CB123042

HADZIC

BLOQUEIOS DE NERVOS PERIFÉRICOS

E ANATOMIA PARA ANESTESIA REGIONAL ORIENTADA POR ULTRASSOM

Thieme Revinter

HADZIC
BLOQUEIOS DE NERVOS PERIFÉRICOS

E ANATOMIA PARA ANESTESIA REGIONAL ORIENTADA POR ULTRASSOM

TERCEIRA EDIÇÃO

Editores

Ana M. Lopez, MD, PhD, DESA
Consultant Anesthesiology, Ziekenhuis Oost-Limburg (ZOL), Genk, Belgium

Angela Lucia Balocco, MD
Research Associate NYSORA, The New York School of Regional Anesthesia
Anesthesia Resident, Ziekenhuis Oost-Limburg (ZOL), Genk, Belgium

Catherine Vandepitte, MD, PhD
Research Associate NYSORA, The New York School of Regional Anesthesia
Consultant Anesthesiology, Ziekenhuis Oost-Limburg (ZOL), Genk, Belgium

Admir Hadzic, MD, PhD
Director NYSORA, The New York School of Regional Anesthesia
Consultant Anesthesiology, Ziekenhuis Oost-Limburg (ZOL), Genk, Belgium
Visiting Professor, Department of Anesthesiology, Katholieke Universiteit Leuven (KUL), Belgium
Honorary Professor, University of Ljubljana, Slovenia
Doctor Honoris Causa, Karol Marcinkowski University of Medical Sciences, Poznan, Poland

Thieme
Rio de Janeiro • Stuttgart • New York • Delhi

Dados Internacionais de Catalogação na Publicação (CIP)
(eDOC BRASIL, Belo Horizonte/MG)

B652

Bloqueios de nervos periféricos e anatomia para anestesia regional orientada por ultrassom / Admir Hadzic... [et al.]; tradutoras Angela Nishikaku, Vilma Ribeiro de Souza Varga. – 3.ed. – Rio de Janeiro, RJ: Thieme Revinter, 2023.
21 x 28 cm
Título Original: *Hadzic's Peripheral Nerve Blocks and Anatomy...*
Inclui bibliografia.
ISBN 978-65-5572-188-1
eISBN 978-65-5572-189-8

1. Bloqueio nervoso. 2. Anestesiologia. I. Hadzic, Admir. II. Lopez, Ana M. III. Balocco, Angela Lucia. IV. Vandepitte, Catherine.

CDD: 617.9

Elaborado por Maurício Amormino Júnior – CRB6/2422

Nota: O conhecimento médico está em constante evolução. À medida que a pesquisa e a experiência clínica ampliam o nosso saber, pode ser necessário alterar os métodos de tratamento e medicação. Os autores e editores deste material consultaram fontes tidas como confiáveis, a fim de fornecer informações completas e de acordo com os padrões aceitos no momento da publicação. No entanto, em vista da possibilidade de erro humano por parte dos autores, dos editores ou da casa editorial que traz à luz este trabalho, ou ainda de alterações no conhecimento médico, nem os autores, nem os editores, nem a casa editorial, nem qualquer outra parte que se tenha envolvido na elaboração deste material garantem que as informações aqui contidas sejam totalmente precisas ou completas; tampouco se responsabilizam por quaisquer erros ou omissões ou pelos resultados obtidos em consequência do uso de tais informações. É aconselhável que os leitores confirmem em outras fontes as informações aqui contidas. Sugere-se, por exemplo, que verifiquem a bula de cada medicamento que pretendam administrar, a fim de certificar-se de que as informações contidas nesta publicação são precisas e de que não houve mudanças na dose recomendada ou nas contraindicações. Esta recomendação é especialmente importante no caso de medicamentos novos ou pouco utilizados. Alguns dos nomes de produtos, patentes e design a que nos referimos neste livro são, na verdade, marcas registradas ou nomes protegidos pela legislação referente à propriedade intelectual, ainda que nem sempre o texto faça menção específica a esse fato. Portanto, a ocorrência de um nome sem a designação de sua propriedade não deve ser interpretada como uma indicação, por parte da editora, de que ele se encontra em domínio público.

Tradução:
Angela Nishikaku (Caps. Zero ao 11)
Tradutora Especializada na Área da Saúde, SP

Vilma Ribeiro de Souza Varga (Caps. 12-40)
Médica e Tradutora Especializada na Área da Saúde, SP

Revisão Técnica:
James Skinovsky
Doutor em Cirurgia pela Universidade Federal do Paraná (UFPR)
Presidente Mundial da HTC - High Tech Surgery Association

Título original:
Hadzic's Peripheral Nerve Blocks and Anatomy for Ultrasound-Guided Regional Anesthesia
Copyright © 2022 by McGraw Hill
ISBN 978-0-07-183894-8

© 2023 Thieme. All rights reserved.

Thieme Revinter Publicações Ltda.
Rua do Matoso, 170
Rio de Janeiro, RJ
CEP 20270-135, Brasil
http://www.ThiemeRevinter.com.br

Thieme USA
http://www.thieme.com

Impresso no Brasil por Hawaii Gráfica e Editora Ltda.
5 4 3 2 1
ISBN 978-65-5572-188-1

Também disponível como eBook:
eISBN 978-65-5572-189-8

Todos os direitos reservados. Nenhuma parte desta publicação poderá ser reproduzida ou transmitida por nenhum meio, impresso, eletrônico ou mecânico, incluindo fotocópia, gravação ou qualquer outro tipo de sistema de armazenamento e transmissão de informação, sem prévia autorização por escrito.

Dedicatória

Dedicamos este livro a Jerry Vloka, MD, PhD em reconhecimento às suas contribuições pioneiras para a anestesia regional e imensa inspiração para gerações de estudantes e estudioso da anestesiologia.

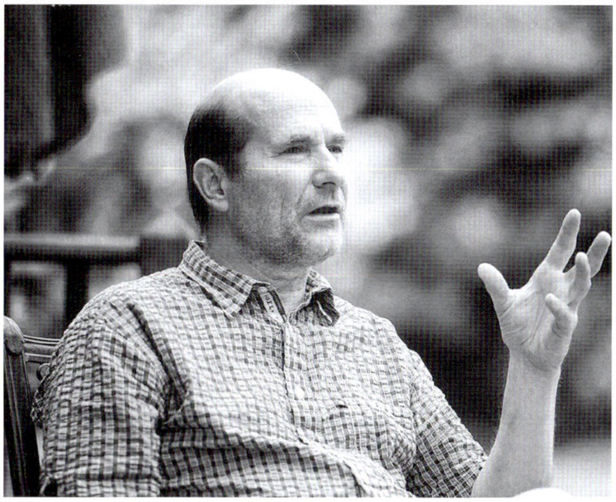

SUMÁRIO

Colaboradores ix

Prefácio xiii

Agradecimentos xv

Seção 1

FUNDAMENTOS

1. Anatomia Funcional Orientada para a Anestesia Regional 3
2. Anestésicos Locais: Farmacologia Clínica e Seleção 33
3. Equipamentos para Bloqueios de Nervos Periféricos 47
4. Estimulação Elétrica Nervosa 57
5. Otimização da Imagem de Ultrassom 67
6. Monitoramento e Documentação na Anestesia Regional 75
7. Indicações dos Bloqueios de Nervos Periféricos 89
8. Bloqueios Contínuos de Nervos Periféricos 101
9. Toxicidade Sistêmica do Anestésico Local e Alergia aos Anestésicos Locais 107
10. Complicações Neurológicas dos Bloqueios de Nervos Periféricos 117
11. Preparação para Anestesia Regional e Manejo Perioperatório 123

Seção 2

BLOQUEIOS EM CABEÇA E PESCOÇO

12. Bloqueio do Plexo Cervical 131

Seção 3

BLOQUEIOS DA EXTREMIDADE SUPERIOR

13. Bloqueio Interescalênico do Plexo Braquial 143
14. Bloqueio Supraclavicular do Plexo Braquial 153
15. Bloqueio Infraclavicular do Plexo Braquial 161
16. Bloqueio Costoclavicular do Plexo Braquial 169
17. Bloqueio Axilar do Plexo Braquial 177
18. Bloqueios para Analgesia do Ombro: Bloqueios Poupando o Nervo Frênico 185
19. Bloqueios na Área do Cotovelo 195
20. Bloqueio do Punho 205

Seção 4

BLOQUEIOS DA EXTREMIDADE INFERIOR

21. Bloqueio do Plexo Lombar 217
22. Bloqueio da Fáscia Ilíaca 229
23. Bloqueios para Analgesia do Quadril 239
24. Bloqueio do Nervo Femoral 247
25. Bloqueios Subsartoriais: Bloqueios do Nervo Safeno, do Canal Adutor e do Triângulo Femoral 255
26. Bloqueio do Nervo Cutâneo Femoral Lateral 265
27. Bloqueio do Nervo Obturatório 271
28. Bloqueio Proximal do Nervo Isquiático 281
29. Bloqueio Isquiático Poplíteo 291
30. Bloqueio dos Nervos Geniculares 299
31. Bloqueio iPACK 305
32. Bloqueio do Tornozelo 313

Seção 5

BLOQUEIOS NO TRONCO E NA PAREDE ABDOMINAL

33. Bloqueio de Nervos Intercostais 325

34. Bloqueio de Nervos Peitorais 333

35. Bloqueio do Plano do Serrátil 341

36. Bloqueio Paravertebral 349

37. Bloqueio do Plano dos Eretores da Espinha 359

38. Bloqueios do Plano do Transverso do Abdome 367

39. Bloqueio da Bainha do Músculo Reto 379

40. Bloqueios do Quadrado Lombar 385

Índice Remissivo 395

COLABORADORES

DAVID ALVAREZ, MD
Department of Anesthesiology
Hospital Universitari de Bellvitge
Barcelona, Spain
(Capítulo 20)

ANGELA LUCIA BALOCCO, MD
Department of Anesthesiology
Ziekenhuis Oost-Limburg
Genk, Belgium
(Capítulos 9, 11, 19, 31, 35, 37, 38, 39, e 40)

JONAS BRUGGEN, MD
Department of Anesthesiology
UZ Leuven
Leuven, Belgium
(Capítulo 21)

ROBBERT BUCK, MD
Department of Anesthesiology
UZ Antwerpen
Antwerpen, Belgium
(Capítulo 12)

EVELINE CLAES, MD
Department of Anesthesiology
AZ Diest
Diest, Belgium
(Capítulo 10)

TOMÁS CUÑAT, MD, DESA
Department of Anesthesiology
Hospital Clinic de Barcelona Barcelona, Spain
(Capítulo 30)

LOTTE CUYX, MD
Department of Anesthesiology
UZ Leuven
Leuven, Belgium
(Capítulo 38)

OLIVIER DE FRÉ, MD
Anesthesiology Department
AZ Herentals
Herentals, Belgium
(Capítulo 2)

JAVIER DOMENECH DE LA LASTRA, MD, DESA
Department of Anesthesiology
Hospital Clinic de Barcelona
Barcelona, Spain
(Capítulo 16)

ROBIN DE MEIRSMAN, MD
Department of Anesthesiology
UZ Leuven
Leuven, Belgium
(Capítulo 34)

DIMITRI DYLST, MD
Department of Anesthesiology
Ziekenhuis Oost-Limburg
Genk, Belgium
(Capítulo 17)

CHRISTOPHER J. EDWARDS, MD
Department of Anesthesiology
Wake Forest Baptist Medical Center
Winston Salem, North Carolina
United States of America
(Capítulo 36)

GERT-JAN EERDEKENS, MD
Department of Anesthesiology UZ Leuven
Leuven, Belgium
(Capítulos 17 e 40)

VICTOR FRUTOS, MD
Department of Anesthesiology and Pain Clinics
Hospital Universitari Germans Trias i Pujol Badalona, Spain
(Capítulo 1)

JEFF GADSDEN, MD
Department of Anesthesiology
Duke University Hospital
Durham, North Carolina
United States of America
(Capítulo 10)

LEVIN GARIP, MD
Department of Anesthesiology
UZ Leuven
Leuven, Belgium
(Capítulo 2)

ADMIR HADZIC, MD, PHD
Director, The New York School of Regional Anesthesia
New York, United States of America
Department of Anesthesiology
Ziekenhuis Oost-Limburg
Genk, Belgium
(Capítulos 3, 4, 10, e 11)

RAWAD HAMZI, MD
Department of Anesthesia and Pain Management
Wake Forest Baptist Medical Center
Winston Salem, North Carolina,
United States of America
(Capítulo 33)

TYLER HEIJNEN, MD
Department of Anesthesiology
Ziekenhuis Oost-Limburg
Genk, Belgium
(Capítulo 18)

JELENA HEIRBAUT, MD
Department of Anesthesiology
UZ Antwerpen
Antwerpen, Belgium
(Capítulo 4)

JORE HENDRIKX, MD
Department of Anesthesiology
UZ Leuven
Leuven, Belgium
(Capítulo 31)

LOTTE HENDRIX, MD
Department of Anesthesiology
UZ Leuven
Leuven, Belgium
(Capítulo 13)

DARYL S. HENSHAW, MD
Department of Anesthesiology and Pain Management
Wake Forest Baptist Medical Center
Winston Salem, North Carolina
United States of America
(Capítulo 36)

PETER HULSBOSCH, MD
Department of Anesthesiology
Regionaal Ziekenhuis Heilig Hart
Leuven, Belgium
(Capítulo 15)

J. DOUGLAS JAFFE, MD
Department of Anesthesiology and Pain Management
Wake Forest Baptist Medical Center
Winston Salem, North Carolina
United States of America
(Capítulo 33)

LEEN JANSSEN, MD
Department of Anesthesiology
UZ Antwerpen
Antwerpen, Belgium
(Capítulo 5)

MANOJ K. KARMAKAR, MD
Director of Pediatric Anesthesia
Chinese University of Hong Kong
Prince of Wales Hospital
Sha Tin, Hong Kong, China
(Capítulo 21)

BRAM KEUNEN, MD
Department of Anesthesiology
Ziekenhuis Oost-Limburg
Genk, Belgium
(Capítulo 15)

SAMANTHA KRANSINGH, FCA, FANZCA
South Canterbury District Health Board
Timaru, New Zealand
(Capítulos 5 e 22)

QUEENAYDA A. D. KROON, MD
Department of Anesthesia and Pain Management
University Medical Centre Maastricht
Maastricht, The Netherlands
(Capítulo 33)

ANNELIES LANGENAEKEN, MD
Department of Anesthesiology
UZ Leuven
Leuven, Belgium
(Capítulo 29)

RAPHAËL LAPRÉ, MD
Department of Anesthesiology
AZ Rivierenland
Reet, Belgium
(Capítulo 2)

ANA LOPEZ, MD, PHD
Department of Anesthesiology
Ziekenhuis Oost-Limburg
Genk, Belgium
(Capítulos 1, 11, 12, 16, 18, 20, 21, e 32)

SOFIE LOUAGE, MD
Department of Anesthesiology
AZ Glorieux
Ronse, Belgium
(Capítulos 27, 28, e 29)

LEANDER MANCEL, MD
Department of Anesthesiology
UZ Leuven
Leuven, Belgium
(Capítulo 6)

BEREND MARCUS, MD
Department of Anesthesiology
UZ Leuven
Leuven, Belgium
(Capítulo 7)

EVI MELLEBEEK, MD
Department of Anesthesiology
Ziekenhuis Oost-Limburg
Genk, Belgium
(Capítulo 24)

FELIPE MUÑOZ-LEYVA, MD
Department of Anesthesia and Pain Management
University Health Network, University of Toronto,
Toronto Western Hospital
Toronto, Ontario, Canada
(Capítulos 9 e 37)

GWENDOLYNE PEETERS, MD
Department of Anesthesiology
UZ Gent
Gent, Belgium
(Capítulo 9)

XAVIER SALA-BLANCH, MD
Department of Anesthesiology
Hospital Clinic de Barcelona
Barcelona, Spain
(Capítulos 1 e 23)

AMAR SALTI, MD, EDRA
Department of Anesthesia and Pain Medicine
Sheikh Khalifa Medical City
Abu Dhabi, United Arab Emirates
(Capítulo 22 e 27)

RUBEN SCHREURS, MD
Department of Anesthesiology
Ziekenhuis Oost-Limburg
Genk, Belgium
(Capítulo 25)

JEROEN SMET, MD
Department of Anesthesiology
UZ Gent
Gent, Belgium
(Capítulo 3)

FILIEP SOETENS, MD
Department of Anesthesiology
AZ Turnhout
Turnhout, Belgium
(Capítulos 2 e 9)

SAM VAN BOXSTAEL, MD
Department of Anesthesiology
Ziekenhuis Oost-Limburg Genk, Belgium
(Capítulos 24, 25, e 26)

IMRÉ VAN HERREWEGHE, MD
Department of Anesthesiology
AZ Turnhout
Turnhout, Belgium
(Capítulos 2 e 7)

ASTRID VAN LANTSCHOOT, MD
Department of Anesthesiology
Ziekenhuis Oost-Limburg Genk, Belgium
(Capítulos 34 e 35)

KATHLEEN VAN LOON, MD
Department of Anesthesiology
UZ Leuven
Leuven, Belgium
(Capítulo 9)

JILL VANHAEREN, MSC
Research Associate
The New York School of Regional Anesthesia
New York, United States of America
(Capítulo 39)

CATHERINE VANDEPITTE, MD, PHD
Department of Anesthesiology
Ziekenhuis Oost-Limburg
Genk, Belgium
(Capítulos 6, 8, 11, 15, 17, 19, e 28)

STEFANIE VANHOENACKER, MD
Department of Anesthesiology
Sint-Jozefskliniek Izegem Izegem, Belgium
(Capítulo 14)

THIBAUT VANNESTE, MD
Department of Anesthesiology
Ziekenhuis Oost-Limburg
Genk, Belgium
(Capítulos 13, 14, 23, e 30)

ROB VERVOORT, MD
Department of Anesthesiology
UZ Leuven
Leuven, Belgium
(Capítulo 8)

DAQUAN XU
Associate Researcher
The New York School of Regional Anesthesia
New York, United States of America
(Capítulo 5)

PREFÁCIO

A terceira edição deste clássico livro sobre bloqueios nervosos por ultrassom é lançada durante um período único na história da humanidade. A pandemia de COVID-19 e as ameaças que a doença representa para pacientes e profissionais de saúde mudaram substancialmente a prática perioperatória. Durante a pandemia, a anestesia regional foi estabelecida como método preferencial em relação à anestesia geral sempre que possível. Os bloqueios nervosos preservam a função respiratória e evitam a aerossolização durante a intubação e extubação e, portanto, a transmissão viral para outros pacientes e profissionais de saúde. Como exemplo, o uso de bloqueios nervosos como método preferencial de anestesia cirúrgica durante a pandemia permitiu que muitas cirurgias de membros fossem realizadas com menor exposição aos profissionais de saúde e menos sobrecarga nas unidades de recuperação pós-anestésica (SRPA) e utilização de leitos hospitalares. Com anestesia regional, os pacientes podem deixar as instalações de cuidados pós-operatórios agudos mais rapidamente e evitar a admissão nos leitos de internação limitados. Em nosso centro, o uso de anestesia regional e bloqueios nervosos como principal escolha anestésica permitiu cirurgia ortopédica eletiva em muitos pacientes.

O uso de anestesia local regional guiada por ultrassom (ARL) aumentou exponencialmente nos últimos anos. As técnicas tradicionais foram refinadas e uma série de novas abordagens foi concebida para melhor se adequar à prática clínica em evolução. Os bloqueios nervosos são um componente essencial da analgesia multimodal nos protocolos de recuperação aprimorada após a cirurgia (ERAS). Seu uso potencializa a analgesia e reduz ou elimina o uso de opioides no pós-operatório. Algumas técnicas tradicionais de bloqueio nervoso foram substituídas por técnicas mais seletivas para minimizar o bloqueio motor e facilitar a reabilitação e recuperação precoces. Novas técnicas de plano fascial guiadas por ultrassom, bloqueios de nervos distais e injeções periarticulares seletivas também estão sendo cada vez mais usados para obter um melhor equilíbrio entre eficácia, simplicidade, segurança e razão de bloqueio sensoriomotor.

Esta terceira edição do livro-texto da NYSORA é substancialmente atualizada e revisada para incluir os muitos novos desenvolvimentos em anestesia regional e tendências na prática clínica. Apresenta artes inteiramente novas, novas imagens clínicas e novas técnicas de plano fascial e infiltração. Ao todo, cerca de 500 novos algoritmos, ilustrações, imagens de ultrassom, fotografias clínicas e auxílios cognitivos foram incluídos para facilitar o aprendizado. Além dos anestesiologistas, as descrições de técnicas altamente didáticas e organizadas, bem como os princípios de anatomia funcional serão valiosos para todos os anestesiologistas, especialistas em dores aguda e crônica, para dor intervencionista, Medicina Musculoesquelética e médicos de emergência.

As imagens Reverse Ultrasound Anatomy™ (RUA) da NYSORA apresentam anatomia funcional ou técnicas de bloqueio com instruções claras sobre os princípios e objetivos de cada técnica. Esses auxílios cognitivos envolveram inúmeras horas de trabalho e colaboração entre as equipes criativas e editoriais do NYSORA para desenvolver materiais criativos e altamente didáticos que facilitam a compreensão da anatomia, planos fasciais e princípios de bloqueio nervoso. A RUA ajuda os alunos a memorizar os padrões de sonoanatomia, o que é essencial para imagens de ultrassom. O conhecimento dos padrões de sonoanatomia aumenta substancialmente a proficiência do ultrassom e a retenção de habilidades. Sempre que aplicável, são apresentadas imagens clínicas da posição do paciente, posicionamento do transdutor de ultrassom e detalhes anatômicos. A literatura relevante recente foi adicionada à "Leitura Sugerida" para leitores que gostam de explorar as fontes originais das informações apresentadas. Escolhemos essa abordagem em um esforço para fornecer as informações mais práticas e pragmáticas, e aliviar o conteúdo de citações de literatura em massa. Os leitores devem ser avisados de que este livro não pretende ser uma lista enciclopédica de todas as técnicas e suas variações. Em vez disso, nosso livro didático deve ser visto como um compêndio de conhecimento bem estabelecido, organizado didaticamente para o aprendizado e a transferência de conhecimento para estudantes de Anestesiologia. Com esta abordagem, o livro didático visa ajudar a padronizar e implementar técnicas bem estabelecidas, indicações, farmacologia, monitoramento e documentação de bloqueios nervosos. Em vez de sobrecarregar o leitor com técnicas experimentais de bloqueio com benefícios clínicos não comprovados, pretendemos incluir as técnicas de bloqueio nervoso, fascial e infiltração mais clinicamente úteis com eficácia e aplicabilidade clínica comprovadas. Informações sobre manejo perioperatório e tratamento de toxicidade anestésica local também foram adicionadas e/ou totalmente revisadas. Como os pacientes geralmente apresentam um histórico vago de alergia a anestésicos locais, a nova edição também apresenta algoritmos altamente práticos para facilitar a tomada de decisões e o manejo da alergia a anestésicos locais. Estamos confiantes de que este livro continuará a ser um dos principais recursos sobre bloqueios de nervos periféricos nas práticas médicas em todo o mundo.

Atenciosamente,
Drs Hadzic, Lopez, Balocco e Vandepitte

AGRADECIMENTOS

Este livro não seria possível sem as pessoas extraordinárias que contribuíram com seu tempo, talento e compromisso eterno para criar uma obra-prima educacional. Muito obrigado às Dras. Ana Lopez (editora sênior), Angela Lucia Balocco e Catherine Vandepitte, as editoras da terceira edição. Sua combinação de compromisso, conhecimento, pesquisa e experiência clínica é aparente em cada página deste livro.

Muito obrigado à liderança da Ziekenhuis Oost-Limburg (ZOL; Genk, Bélgica) por seu apoio e por facilitar uma plataforma criativa no ambiente clínico do hospital. Em particular, muito obrigado à diretora médica, Dra. Griet Vander Velpen, e à gerente "pode resolver tudo", Chantal Desticker. Sem o seu apoio, este livro e a criação do nosso centro de excelência em anestesia regional na ZOL não seria possível. Obrigado à liderança do departamento, especialmente Rene Heylen, Jan Van Zundert e Pieter De Vooght; sua visão levou à criação de um dos melhores centros de anestesia regional no coração da Europa. Obrigado à nossa equipe de anestesia regional e enfermeiras do bloco Birgit Lohmar, Joelle Caretta, Ine Vanweert, Kristell Broux, Ilse Cardinaels, Sydney Herfs, Elke Janssen, Hüda Erdem, Mohamed Rafiq, Danny Baens e todas as enfermeiras operacionais do Bloco N na unidade de cirurgia ortopédica.

Muito obrigado a todos os principais colegas em anestesia regional. Esses médicos jovens e brilhantes contribuem com imenso valor para nossa missão de ensino e continuam a missão de embaixadores nacionais da anestesia regional após a formatura. Muita gratidão aos nossos residentes de Anestesia, que alternam através de nosso serviço de suas universidades-mãe: Leuven (KUL), Gent, Antuérpia e outras.

O nosso departamento de Cirurgia Ortopédica é, sem dúvida, um dos melhores da Europa. Composto por ultra-alta empreendedores; médicos de equipes nacionais, olímpicas e profissionais de futebol; inovadores; e, acima de tudo, cirurgiões incrivelmente habilidosos e apaixonados. Foi um prazer absoluto construir o serviço de Anestesia Ortopédica com você. Uma breve olhada no *site* do departamento de Cirurgia Ortopédica da ZOL é suficiente para ter uma noção de que NYSORA-EUROPE na ZOL é ladeada por verdadeiros gigantes da cirurgia ortopédica (https://www.zol.be/raadplegingen/orthopedie).

Obrigado à equipe internacional da NYSORA: Pat Pokorny (Reino Unido), Kusum Dubey (Nova Delhi), Katherine Hughey-Kubena (EUA), Elvira Karovic, Medina Brajkovic, Ismar Ruznjic (B&H), Nenad Markovic (SER), Jill Vanhaeren, e Greet van Meir (BE). Esta é uma equipe incrível de empreendedores da NYSORA.

Obrigado ao ilustrador do NYSORA, Ismar Ruznjic, pelo novo estilo de ilustrações e obras de arte desta edição. Ismar cresceu com a NYSORA para se tornar um dos melhores ilustradores de Anatomia do mundo.

Um muito obrigado ao nosso *designer* e maestro 3D, Nenad Markovic, um perfeccionista supremo, cujo olhar tem sido construtivamente crítico para muitos aspectos artísticos e estilísticos deste livro e para o conteúdo do NYSORA em geral.

Finalmente, um enorme obrigado a todos os colaboradores desta obra, pois foram muitos. Tal volume, repleto de tantas informações anatômicas, pode sempre conter erros ocultos. Contamos com nossos colaboradores estelares para detectá-los e corrigi-los sempre que possível. No entanto, se os leitores encontrarem algum que tenhamos perdido e precise de correção, por favor, encaminhe-o para info@nysora.com. Garantimos melhorá-los e agradecemos imensa e antecipadamente os seus comentários.

Muito obrigado a todos,

Editores

SEÇÃO 1

Fundamentos

Capítulo 1	Anatomia Funcional Orientada para a Anestesia Regional	3
Capítulo 2	Anestésicos Locais: Farmacologia Clínica e Seleção	33
Capítulo 3	Equipamentos para Bloqueios de Nervos Periféricos	47
Capítulo 4	Estimulação Elétrica Nervosa	57
Capítulo 5	Otimização da Imagem de Ultrassom	67
Capítulo 6	Monitoramento e Documentação na Anestesia Regional	75
Capítulo 7	Indicações dos Bloqueios de Nervos Periféricos	89
Capítulo 8	Bloqueios Contínuos de Nervos Periféricos	101
Capítulo 9	Toxicidade Sistêmica do Anestésico Local e Alergia aos Anestésicos Locais	107
Capítulo 10	Complicações Neurológicas dos Bloqueios de Nervos Periféricos	117
Capítulo 11	Preparação para Anestesia Regional e Manejo Perioperatório	123

1 Anatomia Funcional Orientada para a Anestesia Regional

O conhecimento da anatomia é essencial para a prática de anestesia regional e para os procedimentos de anestesia regional guiada por ultrassom. Este capítulo fornece uma visão geral concisa da anatomia funcional, que é essencial e necessária para a implementação das técnicas de anestesia tradicional e anestesia regional guiada por ultrassom. A Figura 1–1 demonstra os planos e as direções anatômicas utilizadas como uma abordagem convencional ao longo do livro.

Anatomia dos Nervos Periféricos

O neurônio é a unidade funcional básica responsável pela condução nervosa. Os neurônios são as células mais longas do corpo, muitas vezes com até 1 m de comprimento. A maioria dos neurônios tem uma capacidade limitada de reparação após lesão. Avanços na compreensão da neurobiologia da regeneração nervosa e avanços experimentais na biotecnologia podem eventualmente resultar no desenvolvimento de estratégias para promover o crescimento axonal e reduzir a morte neuronal.

Um neurônio típico consiste em um corpo celular (soma) com um grande núcleo. O corpo celular está conectado a vários processos de ramificação, denominados dendritos, e um único axônio (Figura 1–2). Os dendritos recebem as mensagens aferentes (entrada), enquanto os axônios únicos por neurônio conduzem as mensagens eferentes (saída). Nos nervos periféricos, os axônios são longos e finos; sendo frequentemente referidos como fibras nervosas.

Tecido Conjuntivo

O nervo periférico é composto por três tipos de fibras: (1) nervos somatossensoriais ou aferentes, (2) nervos motores ou eferentes e (3) nervos autônomos. Em um nervo periférico

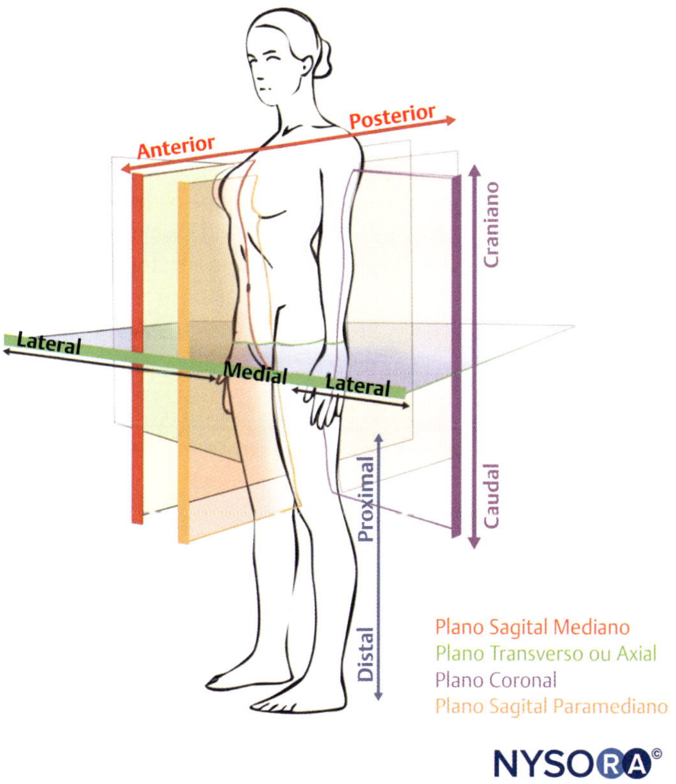

FIGURA 1–1. Planos e direções convencionais do corpo. Vermelho, sagital; laranja, paramediano sagital; verde, transversal; e roxo, coronal ou axial.

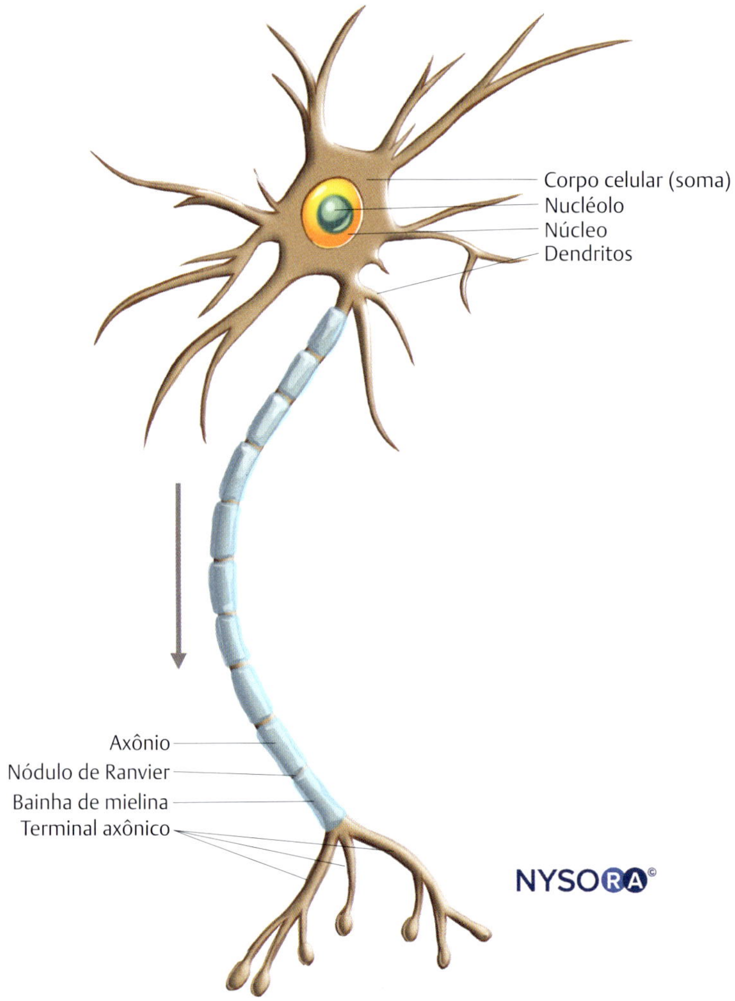

FIGURA 1–2. Composição do neurônio.

(Figura 1–3), axônios individuais são envoltos em um tecido conjuntivo frouxo e delicado, o **endoneuro**. Grupos de axônios estão dispostos dentro de um feixe (fascículo nervoso) cercado pelo **perineuro**. Este confere resistência mecânica ao nervo periférico e funciona como uma barreira de difusão ao fascículo, isolando o espaço endoneural e preservando o meio iônico do axônio. Em cada ponto de ramificação, o perineuro se divide com o fascículo. Os fascículos, por sua vez, estão embebidos no tecido conjuntivo frouxo denominado **epineuro interfascicular**, que contém tecido adiposo, fibroblastos, mastócitos, vasos sanguíneos e linfáticos. A camada externa que envolve o nervo é o **epineuro**, um tecido colagenoso mais denso que protege o nervo. O **paraneuro** é constituído por tecido conjuntivo frouxo que mantém uma relação estável entre estruturas adjacentes, as quais preenchem o espaço entre elas, como os feixes neurovasculares dos septos intermusculares. Este tecido contribui para a mobilidade funcional dos nervos durante a articulação e o movimento muscular.

É importante notar que os feixes fasciculares não são contínuos ao longo do nervo periférico, mas se dividem e realizam anastomoses entre si com a mesma frequência de alguns milímetros (Figura 1–4). Esse arranjo dos nervos periféricos ajuda a explicar por que as injeções intraneurais, que perturbam essa organização, podem resultar em consequências desastrosas em oposição a secções de nervos com agulhas limpas, que cicatrizam mais facilmente. Nas proximidades das articulações, os fascículos são mais finos, mais numerosos e provavelmente cercados por uma maior quantidade de tecido conjuntivo, o que reduz a vulnerabilidade dos fascículos à pressão e ao alongamento causado pelo movimento.

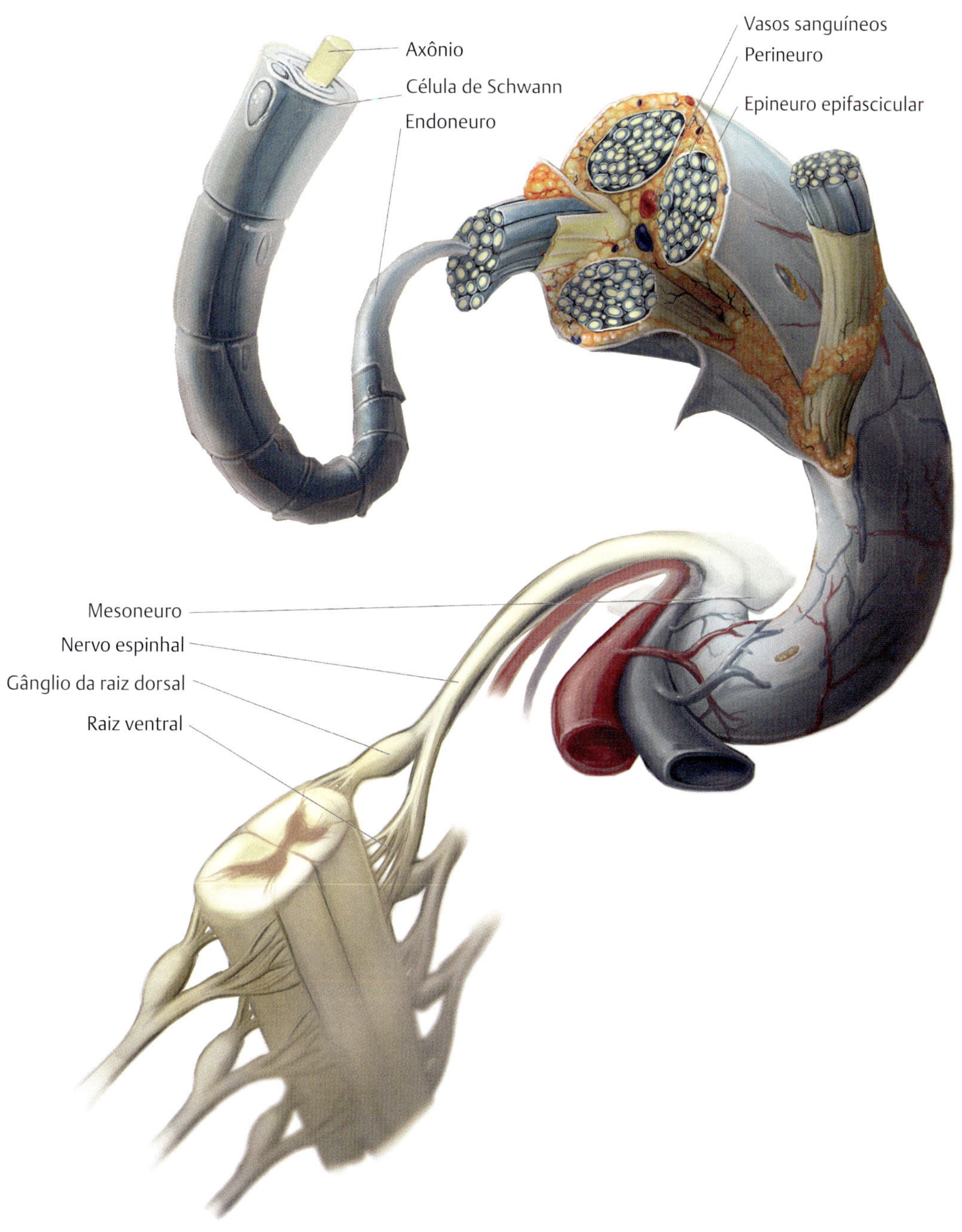

FIGURA 1–3. Organização do nervo periférico.

Os nervos periféricos recebem suprimento sanguíneo dos vasos adjacentes que correm ao longo de seu curso. Existem dois sistemas vasculares interconectados independentes. O sistema vascular extrínseco consiste em artérias, arteríolas e veias que estão localizadas no epineuro. O sistema vascular intrínseco compreende um grupo de capilares longitudinais que correm dentro dos fascículos e do endoneuro. A lesão neuronal após bloqueio nervoso pode ser devida, pelo menos em parte, à pressão ou ao estiramento dentro das bainhas de tecido conjuntivo e à consequente interferência no suprimento vascular dos nervos.

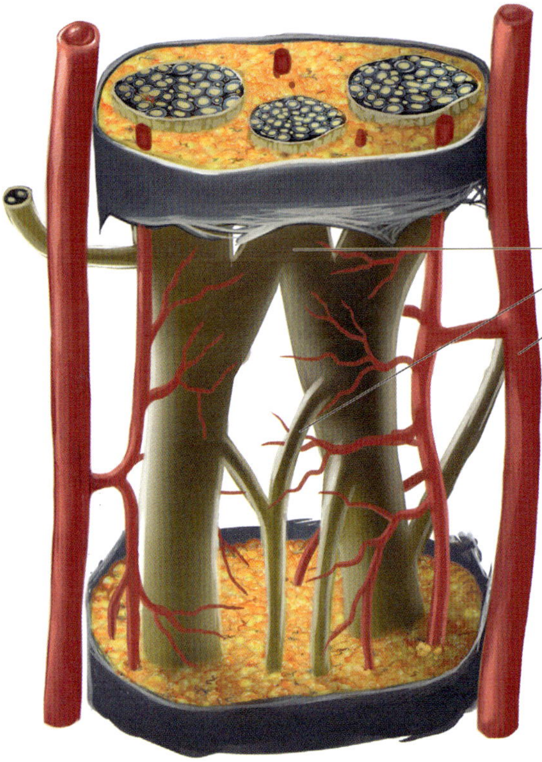

FIGURA 1–4. Diagrama do arranjo fascicular em um nervo periférico.

Comunicação entre o Sistema Nervoso Central e os Sistemas Nervosos Periféricos

O sistema nervoso central (CNS) se comunica com o corpo por meio dos nervos espinhais, que possuem componentes sensoriais e motores (Figura 1–5). As fibras sensoriais originam-se dos neurônios nos gânglios da raiz dorsal e entram na face dorsolateral da medula espinhal para formar a raiz dorsal. As fibras motoras surgem de neurônios no corno ventral da medula espinhal e atravessam a face ventrolateral da medula espinhal para formar a raiz ventral. As *raízes* dorsais e ventrais convergem no forame intervertebral para formar os nervos espinhais, que então se dividem em *ramos* dorsais e ventrais. Os ramos dorsais inervam os músculos, ossos, as articulações

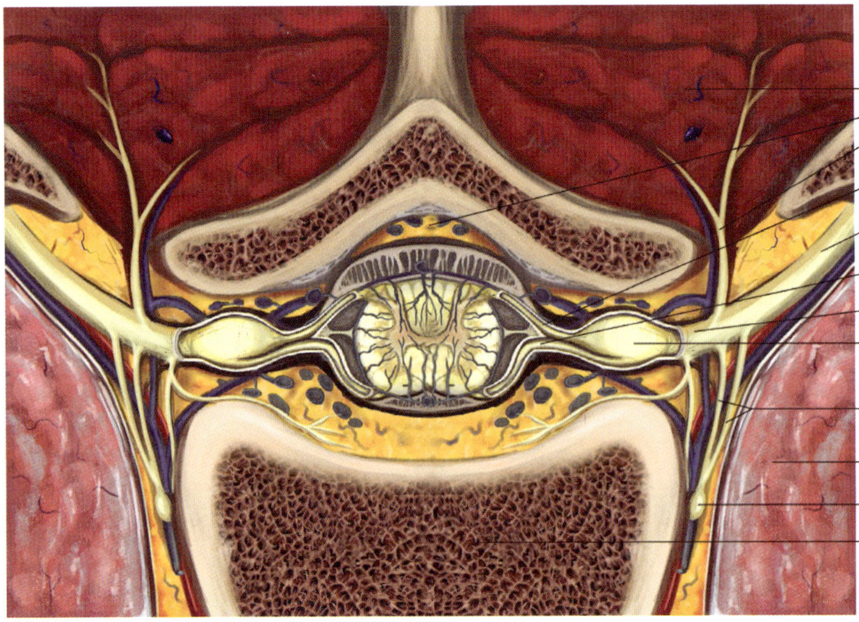

FIGURA 1–5. Corte transversal esquemático da vértebra torácica mostrando a coluna e a origem dos nervos espinais.

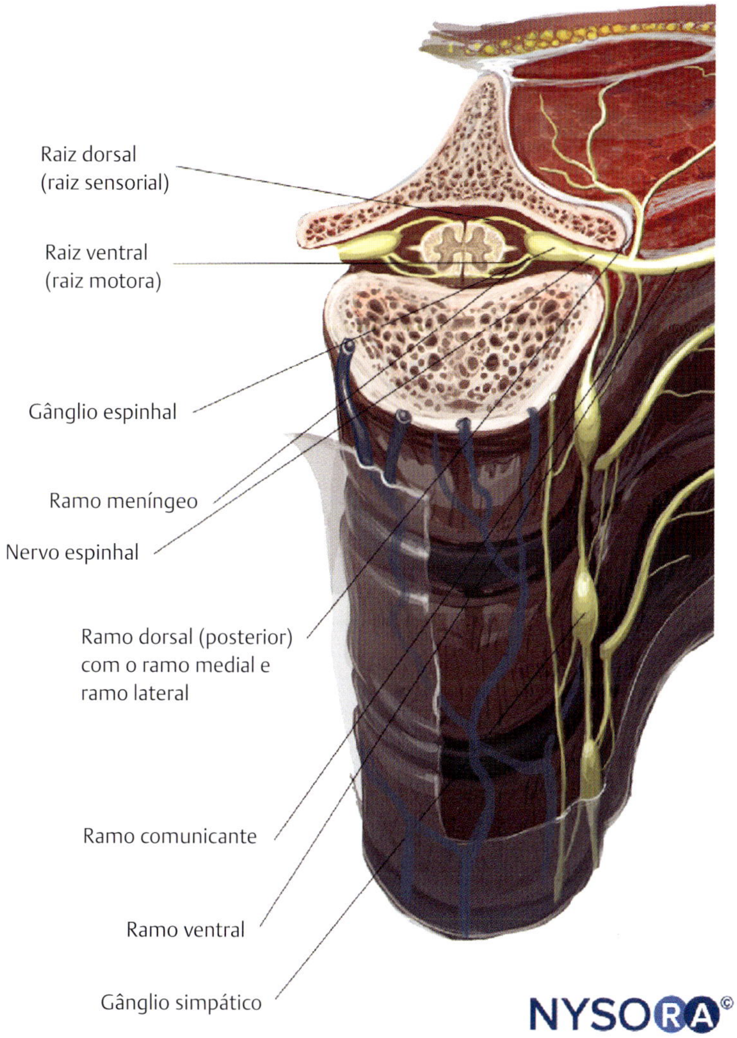

FIGURA 1–6. Anatomia de um nervo intercostal espinhal típico.

e a pele das costas ao longo da linha mediana posterior. Os ramos ventrais inervam os músculos, ossos, as articulações e a pele da face anterolateral do pescoço, tórax, abdome, da pelve e das extremidades (Figura 1–6).

Nervos Espinhais

Existem 31 pares de nervos espinhais: 8 cervicais, 12 torácicos, 5 lombares, 5 sacrais e 1 coccígeo. Os nervos espinhais atravessam a coluna vertebral nos forames intervertebrais (Figura 1–7). O primeiro nervo cervical (C1) passa superiormente à vértebra C1 (atlas). O segundo nervo cervical (C2) passa entre as vértebras C1 (atlas) e C2 (áxis). Esse padrão continua descendente pela coluna cervical; porém, como não há vértebra C8, o nervo em C8 passa entre as vértebras C7 e T1.

Na região torácica, o nervo T1 passa entre as vértebras T1 e T2. Esse padrão continua em direção descendente pelo restante da coluna. O arco vertebral da quinta vértebra sacral e primeira vértebra coccígea é rudimentar. Por causa disso, o canal vertebral abre-se inferiormente no hiato sacral, onde passam o quinto nervo sacral e o primeiro nervo coccígeo. As raízes dos nervos espinhais devem descer através do canal vertebral antes de sair da coluna vertebral, através do forame intervertebral apropriado, visto que a extremidade inferior da medula espinal (cone medular) está localizada no nível vertebral L1–L2 em adultos. Coletivamente, essas raízes são denominadas cauda equina.

Fora da coluna vertebral, ramos ventrais dos níveis espinhais cervicais e lombossacrais coalescem para formar redes intrincadas chamadas plexos, a partir dos quais os nervos se estendem para o pescoço, os braços e as pernas.

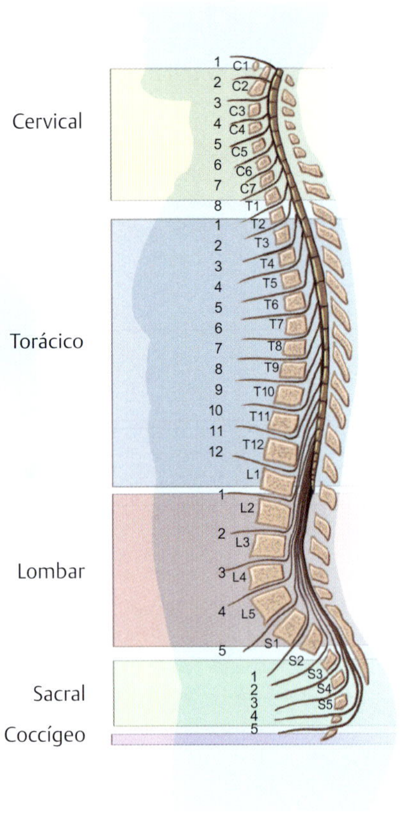

FIGURA 1-7. Nervos espinhais.

Dermátomos, Miótomos e Osteótomos

Um **dermátomo** é a área da pele suprida pela raiz dorsal (sensorial) de um nervo espinhal específico (Figura 1-8). No tronco, cada segmento é disposto horizontalmente, exceto C1, que não tem um componente sensorial. Os dermátomos dos membros do quinto nervo cervical ao primeiro nervo torácico (C5-T1) e da terceira vértebra lombar até a segunda vértebra sacral (L3-S2) se estendem como uma série de bandas da linha mediana do tronco posteriormente para os membros. Vale ressaltar que existe uma considerável sobreposição entre dermátomos adjacentes.

Um **miótomo** é a inervação segmentar do músculo esquelético por uma raiz ventral de um nervo espinhal específico (Figura 1-8). Um **osteótomo** é a área do osso suprida pela raiz sensorial do nervo espinhal específico.

A distribuição de dermátomos, miótomos e osteótomos não segue o mesmo padrão em algumas áreas, onde diferentes nervos suprem a inervação de estruturas profundas e superficiais (Figura 1-8). Independentemente disso, o conhecimento de sua distribuição é relevante para a aplicação da anestesia regional como um guia para decidir quais técnicas de bloqueio são apropriadas para fornecer analgesia e anestesia adequadas para procedimentos cirúrgicos específicos.

Paredes Torácica e Abdominal

Parede Torácica

Os nervos intercostais originam-se dos ramos ventrais dos primeiros 11 nervos espinhais torácicos (T1-T11). Cada nervo intercostal torna-se parte do feixe neurovascular da costela e fornece inervações sensoriais e motoras (Figura 1-9).

Com exceção do primeiro, cada nervo intercostal emite um ramo cutâneo lateral que perfura o músculo sobrejacente próximo à linha axilar média. Este nervo cutâneo se divide em ramos anterior e posterior, que suprem a pele adjacente. Os nervos intercostais do segundo ao sexto espaço alcançam a parede torácica anterior e perfuram a fáscia superficial próxima à borda lateral do esterno e se dividem em ramos cutâneos medial e lateral.

A maioria das fibras do ramo anterior do primeiro nervo espinhal torácico une-se ao plexo braquial para distribuição ao membro superior. O primeiro nervo intercostal pequeno é o ramo lateral e supre apenas os músculos do espaço intercostal, não a pele sobreposta. Em contraste, os cinco nervos intercostais inferiores abandonam o espaço intercostal na margem costal para suprir os músculos e a pele da parede abdominal.

Parede Abdominal Anterior

Os seis nervos torácicos inferiores e o primeiro nervo lombar inervam a pele, os músculos e o peritônio parietal da parede abdominal anterior. Na margem costal, o sétimo ao décimo primeiro nervos torácicos (T7-T11) deixam seus espaços intercostais e entram na parede abdominal em um plano fascial entre os músculos transverso do abdome e oblíquo interno. O sétimo e oitavo nervos intercostais inclinam-se em direção ascendente, seguindo o contorno da margem costal, o nono corre horizontalmente, enquanto o décimo e o décimo primeiro nervos apresentam uma trajetória descendente. Anteriormente, os nervos perfuram o músculo reto do abdome e a camada anterior da bainha do reto para emergir como ramos cutâneos anteriores que suprem a pele sobrejacente (Figura 1-9).

O nervo subcostal (T12) segue a linha da décima segunda costela através da parede abdominal posterior. Continua em torno do flanco e termina de forma semelhante aos nervos intercostais inferiores. O sétimo ao décimo segundo nervos torácicos (T7-T12) emitem os nervos cutâneos laterais, que se dividem em ramos anterior e posterior. Os ramos anteriores suprem a pele até a borda lateral do reto do abdome. Os ramos posteriores suprem a pele que recobre o latíssimo do dorso. O ramo cutâneo lateral do nervo subcostal é distribuído para a pele na lateral da nádega.

Os nervos ílio-hipogástrico e ilioinguinal, ambos os ramos de L1, suprem a parte inferior da parede abdominal. O nervo ílio-hipogástrico corre acima da crista ilíaca e se divide em dois ramos terminais. O ramo cutâneo lateral supre a lateral da nádega; o ramo cutâneo anterior supre a região suprapúbica.

O nervo ilioinguinal deixa o plano intermuscular ao perfurar o músculo oblíquo interno acima da crista ilíaca. Continua entre os dois músculos oblíquos para entrar no canal inguinal através do cordão espermático. Ao emergir do anel

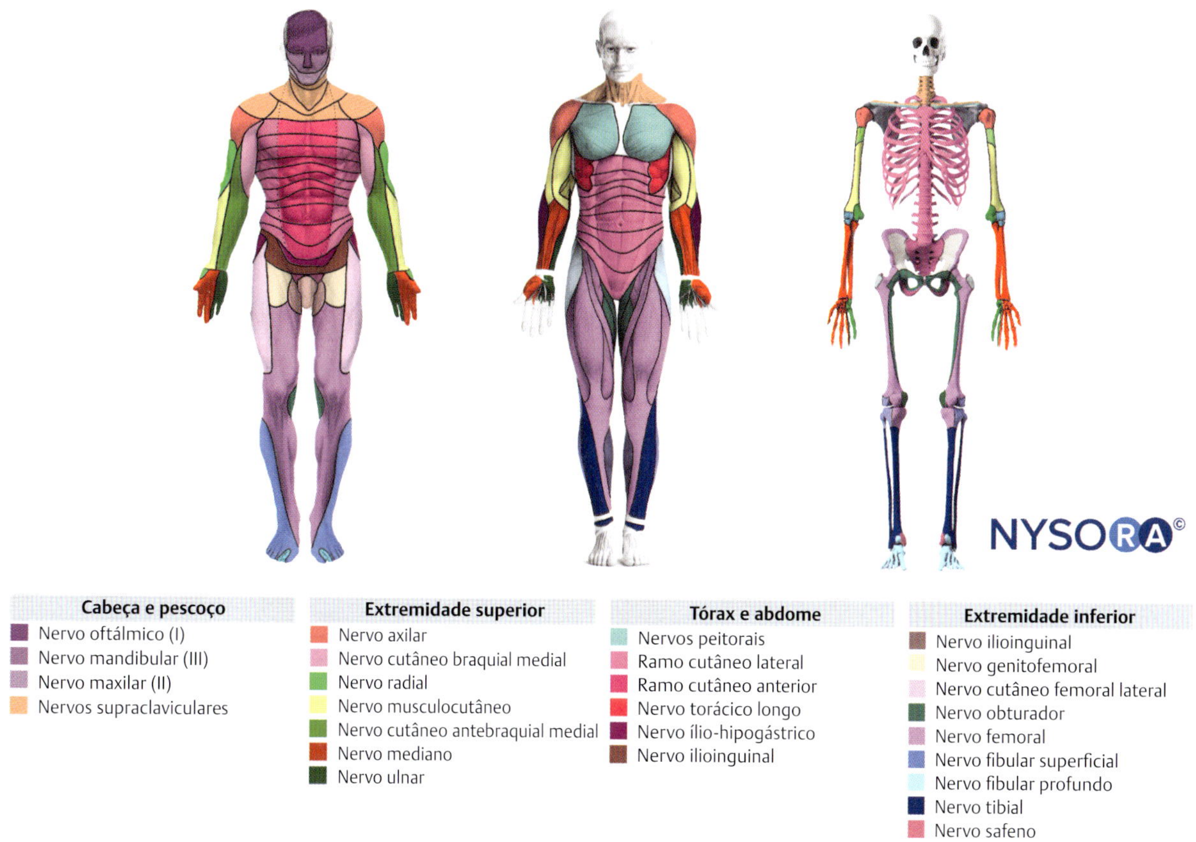

A

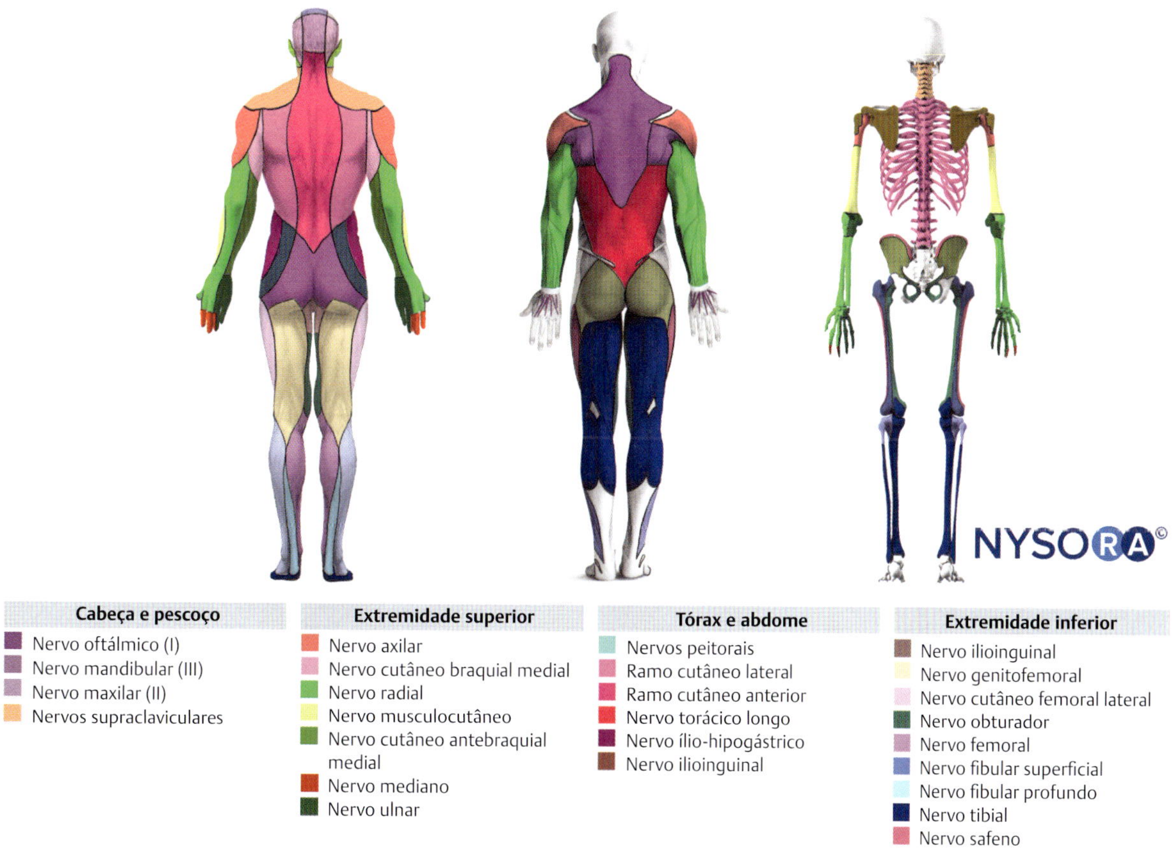

B

FIGURA 1–8. Distribuição dos dermátomos, miótomos e osteótomos: (A) vista anterior e (B) vista posterior.

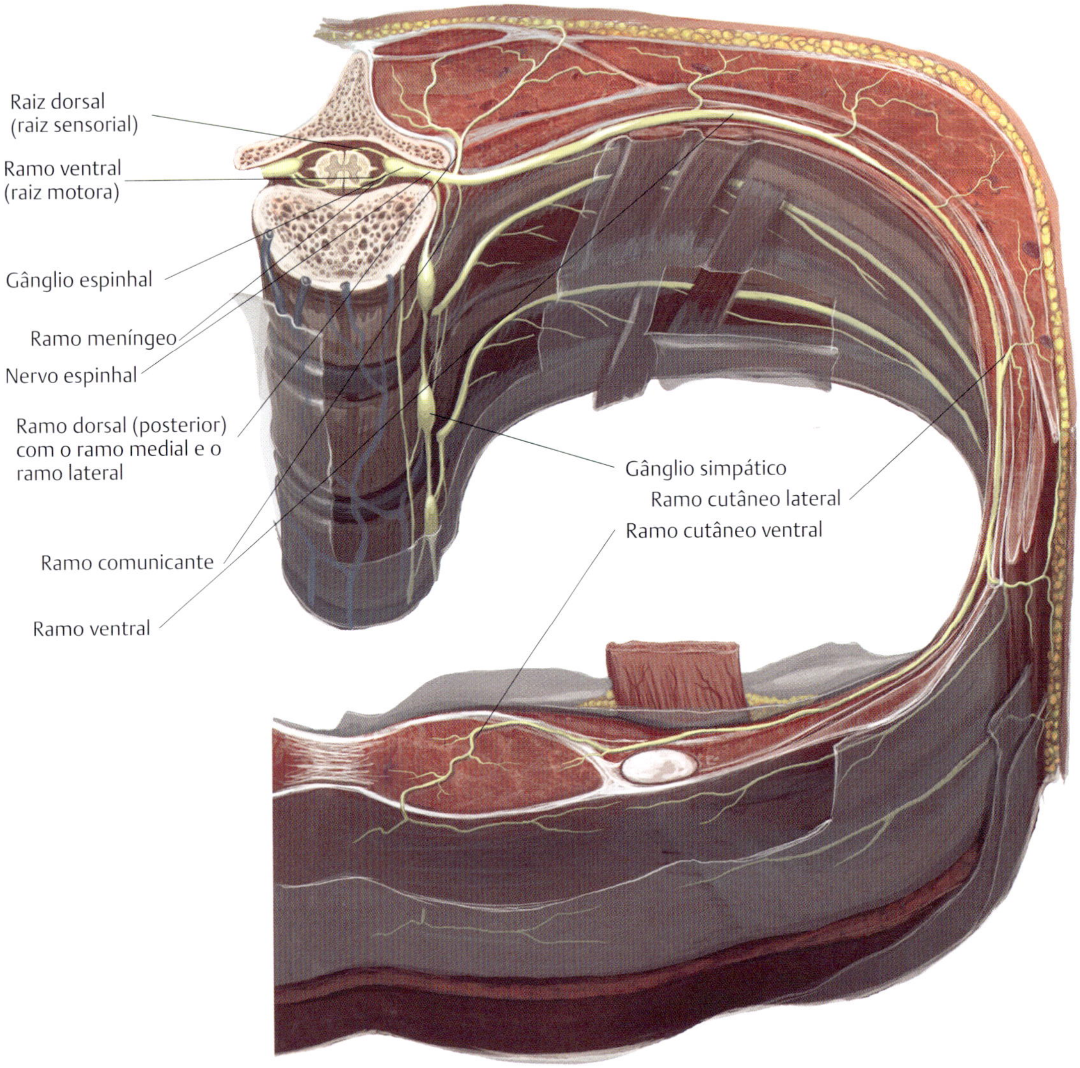

FIGURA 1–9. Trajeto e distribuição de um nervo intercostal.

inguinal superficial, fornece ramos cutâneos para a pele no lado medial da raiz da coxa, na parte proximal do pênis, bem como na porção frontal do escroto em homens e para o monte do púbis e a parte anterior do lábio maior em mulheres.

Suprimento Nervoso para o Peritônio

Os nervos torácicos inferiores e o primeiro lombar inervam o peritônio parietal da parede abdominal. Os nervos torácicos inferiores também inervam o peritônio que cobre a periferia do diafragma. A inflamação do peritônio causa dor na parede torácica inferior e abdominal. Por outro lado, o peritônio na parte central do diafragma recebe ramos sensoriais dos nervos frênicos (C3, C4 e C5) e a irritação nessa área pode produzir dor na região do ombro (o quarto dermátomo cervical).

Plexos Nervosos

Os ramos ventrais dos nervos da espinha cervical, lombar e sacral formam uma rede neural conhecida como plexos. As fibras nervosas desses segmentos espinhais se distribuem em diferentes nervos terminais. Os quatro principais plexos nervosos são o plexo cervical, braquial, lombar e sacral.

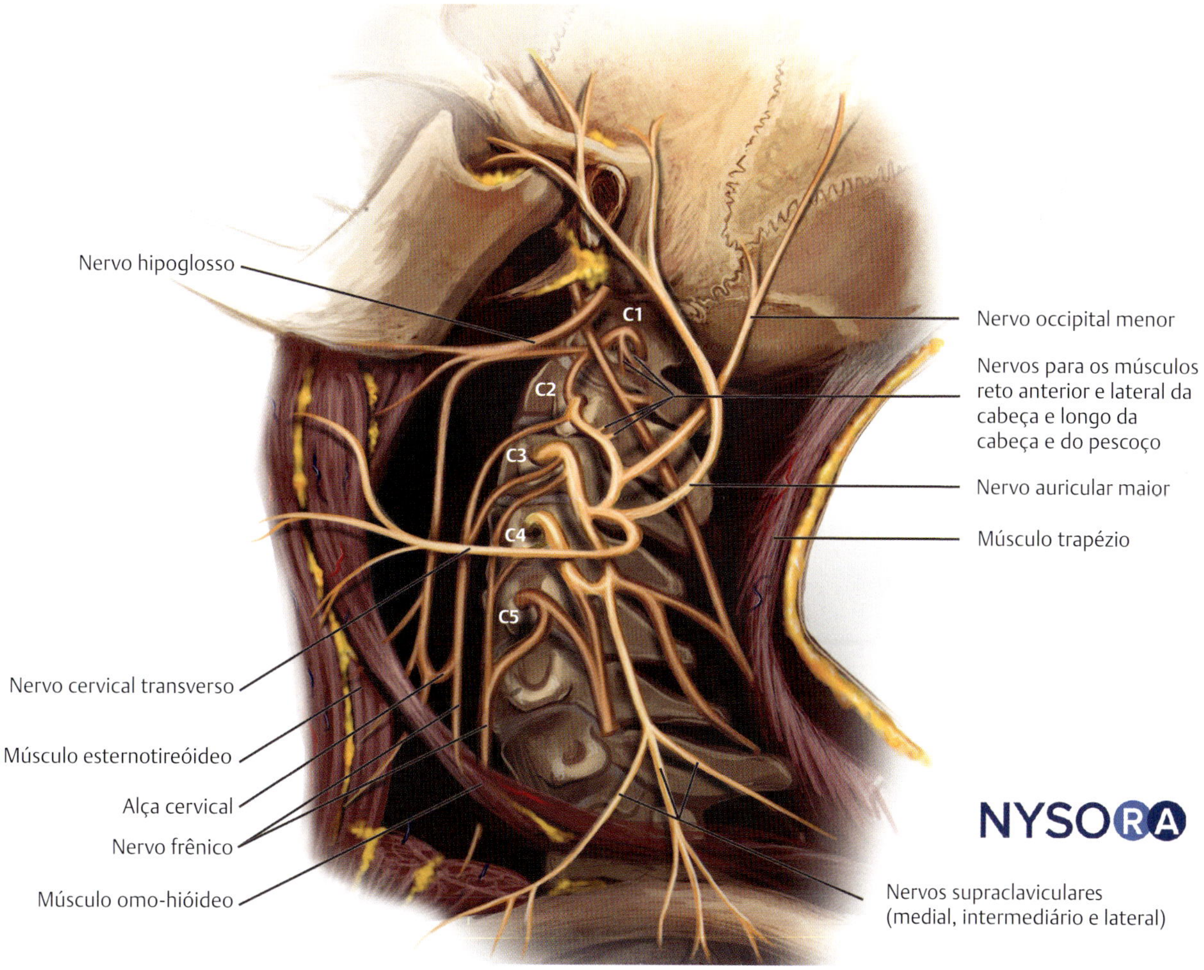

FIGURA 1–10. Organização do plexo cervical das raízes aos nervos terminais.

Plexo Cervical

O plexo cervical origina-se dos ramos ventrais de C1 a C5, que formam três alças (Figura 1–10). Os ramos motores profundos originados dessas alças inervam os músculos infra-hióideo e escaleno. As fibras de C3 a C5 formam o nervo frênico, que desce na superfície anterior do músculo escaleno anterior, passa pela abertura torácica superior e desce nas paredes do mediastino para inervar o diafragma (nervo frênico). Portanto, o plexo cervical tem um papel relevante na manutenção da função respiratória. Ramos superficiais do plexo cervical passam ao redor da margem posterior do músculo esternocleidomastóideo e fornecem inervação sensorial para a pele do couro cabeludo lateral, pescoço, clavícula, ombro e tórax superior (Figura 1–11). A Tabela 1-1 descreve a origem e a inervação de cada nervo do plexo cervical.

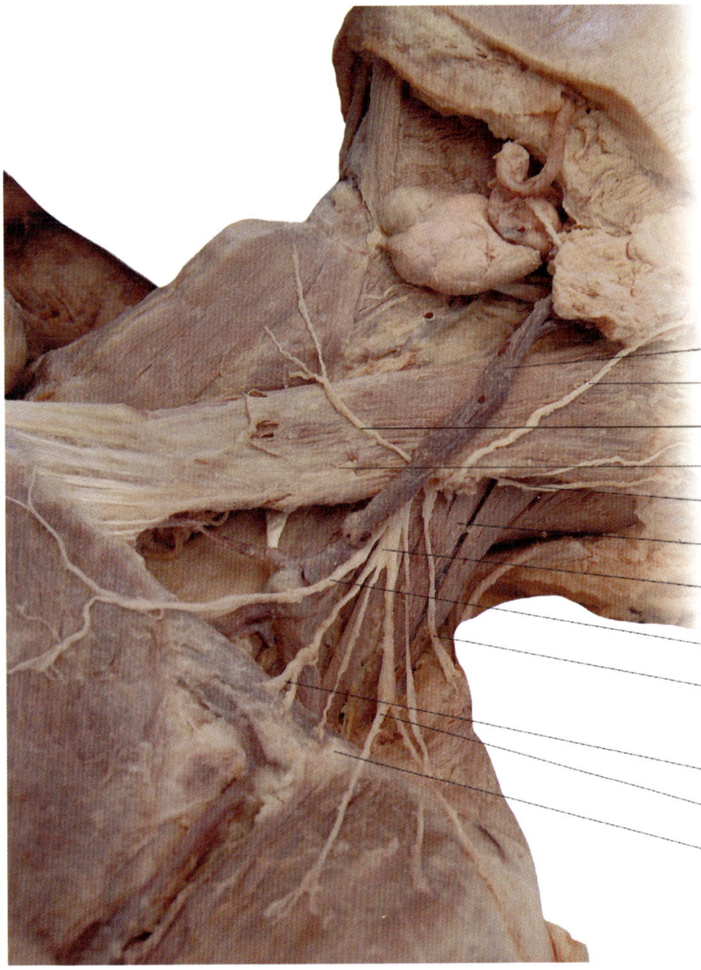

FIGURA 1–11. Dissecção dos ramos superficiais do plexo cervical.

Tabela 1-1. Organização e Distribuição do Plexo Cervical

NERVOS	SEGMENTOS ESPINHAIS	DISTRIBUIÇÃO
Alça cervical (ramos superior e inferior)	C1–C3	Cinco dos músculos laríngeos extrínsecos (esternotireóideo, esterno-hióideo, omo-hióideo, genio-hióideo e tireo-hióideo) por meio do XII nervo craniano
Nervos occipital menor, cervical transverso, supraclavicular e auricular maior	C2–C4	Pele da porção superior do tórax, ombro, pescoço e orelha
Nervo frênico	C3–C5	Diafragma
Nervos cervicais	C1–C5	Levantador da escápula, músculos escalenos, músculos esternocleidomastóideos e músculos trapézios (com o XI nervo craniano)

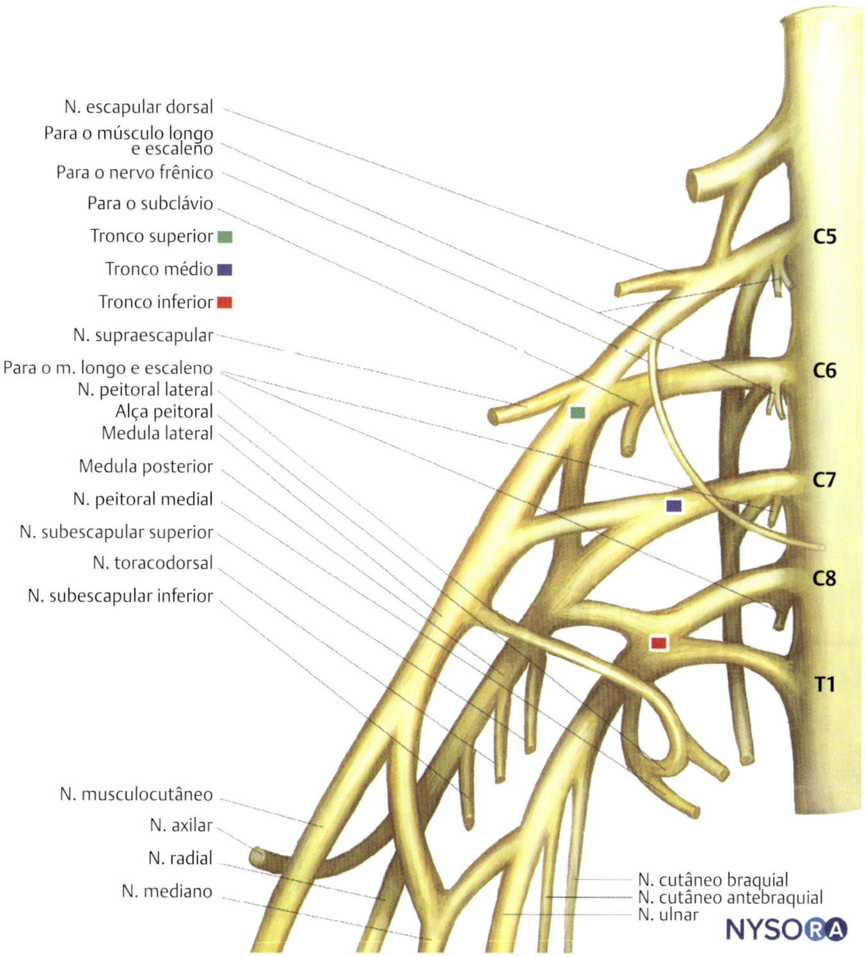

FIGURA 1–12. Organização do plexo braquial das raízes até os nervos terminais.

Plexo Braquial

Os ramos ventrais dos nervos espinhais C5–T1 formam o plexo braquial, que inerva ossos, articulações, músculos e a pele da extremidade superior e do cíngulo escapular. Entre os músculos escaleno anterior e médio, as raízes convergem para formar os troncos superior (C5–C6), médio (C7) e inferior (C8–T1) (Figura 1–12). Ao nível da clavícula, cada tronco emite uma divisão anterior e uma posterior. Essas divisões reorganizam suas fibras para formar os cordões laterais, mediais e posteriores, que, por sua vez, emitem os nervos periféricos para a extremidade superior (Figura 1–13). A Tabela 1-2 descreve a origem e a inervação de cada nervo do plexo braquial.

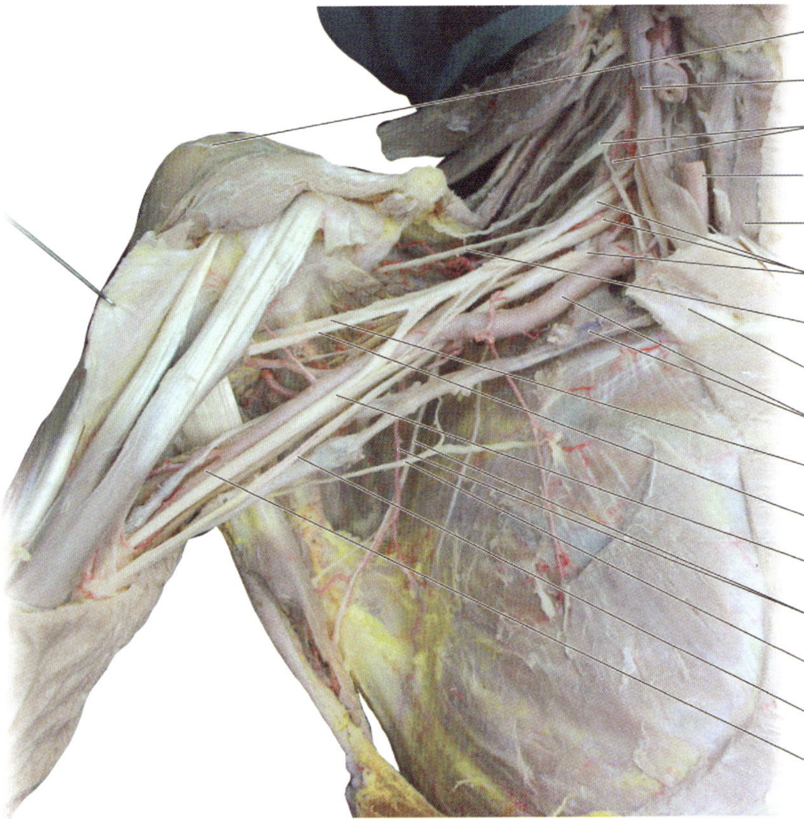

FIGURA 1-13. Dissecção do plexo braquial das raízes no pescoço até a fossa axilar.

Tabela 1-2. Anatomia dos Plexos Braquiais C5–T1

NERVO (RAMO TERMINAL)	NERVOS ESPINHAIS	TRONCO	MEDULA	MIÓTOMOS		ESCLERÓTOMOS	DERMÁTOMOS
				MÚSCULOS	RESPOSTA MOTORA		
Torácico longo	C5–C7			Serrátil anterior	Flexão anterior do braço e contração do serrátil anterior		
Dorsal da escápula	C5			Músculos levantadores da escápula, romboides	Elevação da escápula		
Nervos para a subclávia	C4–C6	Superior		Subclávio		Articulação esternoclavicular	

(Continua.)

Tabela 1-2. (Cont.) Anatomia dos Plexos Braquiais C5–T1

NERVO (RAMO TERMINAL)	NERVOS ESPINHAIS	TRONCO	MEDULA	MIÓTOMOS		ESCLERÓTOMOS	DERMÁTOMOS
				MÚSCULOS	RESPOSTA MOTORA		
Supraescapular	C5–C6	Superior		Supraespinal, infraespinal	Abdução e rotação lateral do ombro	Articulações glenoumeral e acromioclavicular, bursa subacromial	
Subescapular (superior e inferior)	C5–C6	Superior	Posterior	Subescapular, redondo maior	Adução e rotação medial do ombro	Superfície profunda da escápula	
Toracodorsal	C6–C8	Superior, médio, inferior	Posterior	Latíssimo do dorso	Extensão, adução e rotação medial do ombro		
Axilar	C5–C6	Superior	Posterior	Deltoide, redondo menor	Abdução e rotação lateral do ombro	Articulações glenoumeral anterior e acromioclavicular	Porção anterior e posterior do ombro
Radial	C5–T1	Superior, médio, inferior	Posterior	Tríceps, ancôneo, braquiorradial, extensor radial longo e curto do carpo, supinador, extensor comum dos dedos, extensor do dedo mínimo, extensor ulnar do carpo, extensor do indicador, extensor longo e curto do polegar, abdutor do polegar	Extensão do cotovelo, punho e dedos, supinação do antebraço, abdução do punho e polegar	1º/3º úmero superior, articulação do cotovelo, rádio, ulna, carpo, 1º-3º metacarpo e falanges	Porção posterior do braço e antebraço, face dorsal da mão (1º–4º dedos)
Peitoral lateral	C5–C7	Superior, médio	Lateral	Peitoral menor, peitoral maior		Articulações glenoumeral e acromioclavicular	
Musculocutâneo	C5–C6	Superior	Lateral	Coracobraquial, bíceps braquial, braquial	Flexão do cotovelo e supinação do antebraço	Articulações do úmero, cotovelo e radioulnar proximal	Borda lateral do antebraço

(Continua.)

Tabela 1-2. *(Cont.)* **Anatomia dos Plexos Braquiais C5–T1**

NERVO (RAMO TERMINAL)	NERVOS ESPINHAIS	TRONCO	MEDULA	MIÓTOMOS		ESCLERÓTOMOS	DERMÁTOMOS
				MÚSCULOS	RESPOSTA MOTORA		
Mediano	C6–T1	Superior, médio, inferior	Lateral, medial	*Cotovelo:* Pronador redondo, flexor radial do carpo, palmar longo *Antebraço*: Flexor superficial profundo dos dedos, flexor longo do polegar, pronador quadrado *Mão:* Músculos tenares, 1º–2º músculos lumbricais	Flexão do punho e 2º–3º dedos, pronação do antebraço	Articulação do cotovelo (anterior), rádio, ulna, 1º–4º metacarpos e falanges	Face palmar da mão (1º–4º dedos) e face dorsal da metade distal do 2º–4 dedos
Peitoral medial	C8–T1	Inferior	Medial	Peitoral menor, peitoral maior		Clavícula	
Cutâneo braquial medial	T1	Inferior	Medial				Face medial do braço
Cutâneo antebraquial medial	C8–T1	Inferior	Medial				Face medial do antebraço
Ulnar	C8–T1	Médio	Medial	Flexor ulnar do carpo, flexor profundo dos dedos e interósseo (4º–5º dedos), músculos da eminência hipotenar, adutor do polegar, flexor curto do polegar	Flexão do punho e 4º–5º dedos, adução do polegar	Articulação do cotovelo, ulna e face medial do punho, mão e 4º–5º dedos	Face medial da mão, 4º–5º dedos

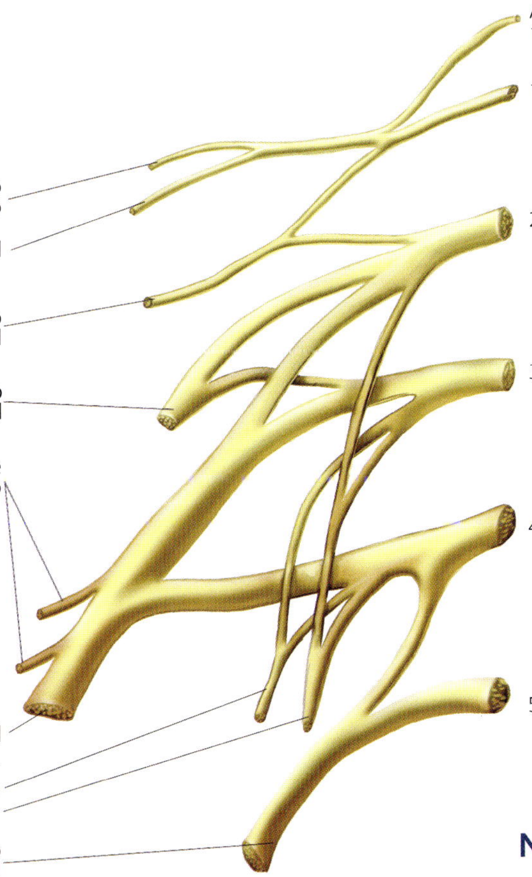

FIGURA 1–14. Organização do plexo lombar das raízes até os nervos terminais.

Plexo Lombar

Os ramos ventrais dos nervos espinais L1–L4 formam o plexo lombar e se separam em divisões anterior e posterior que coalescem para formar os nervos terminais (Figura 1–14). O plexo lombar inerva a pele, os músculos, o revestimento peritoneal da parede abdominal inferior e a face anteromedial das extremidades inferiores. O plexo corre caudalmente na parede abdominal posterior entre os músculos psoas maior e quadrado lombar. Os principais ramos do plexo lombar são os nervos ílio-hipogástrico, ilioinguinal, genitofemoral, cutâneo femoral lateral, obturador e femoral (Figura 1–15 e Figura 1–16). A Tabela 1–3 descreve a origem e a inervação de cada nervo do plexo lombar.

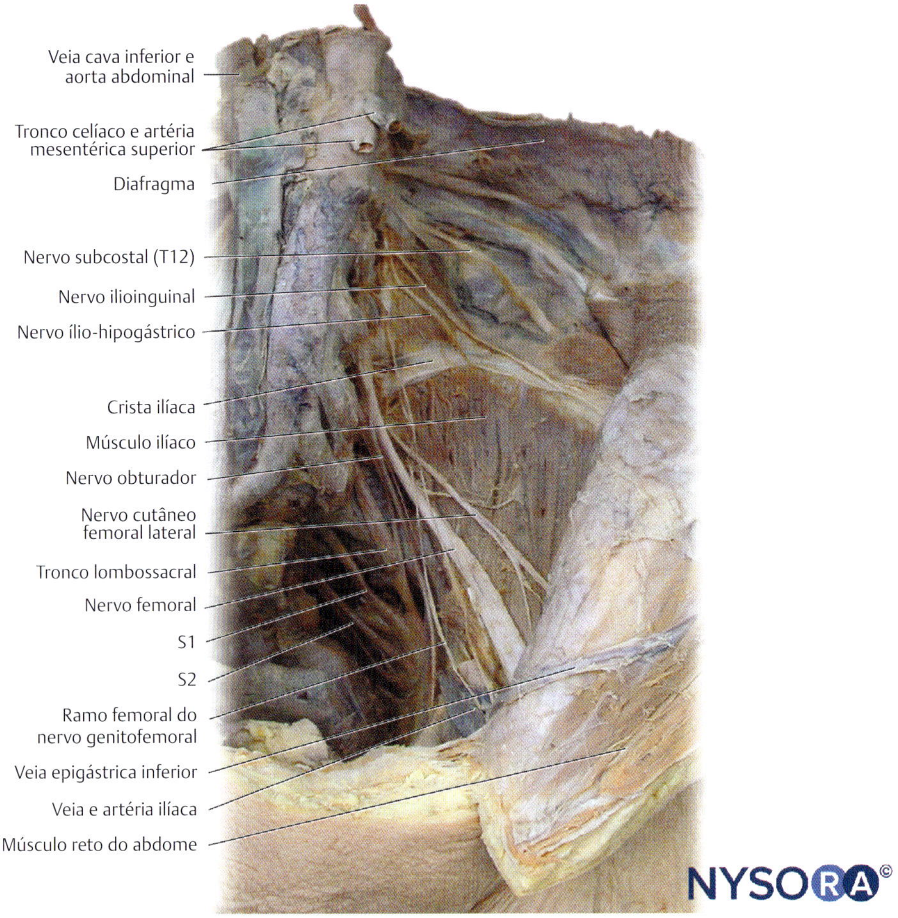

FIGURA 1–15. Dissecção do plexo lombar na cavidade pélvica.

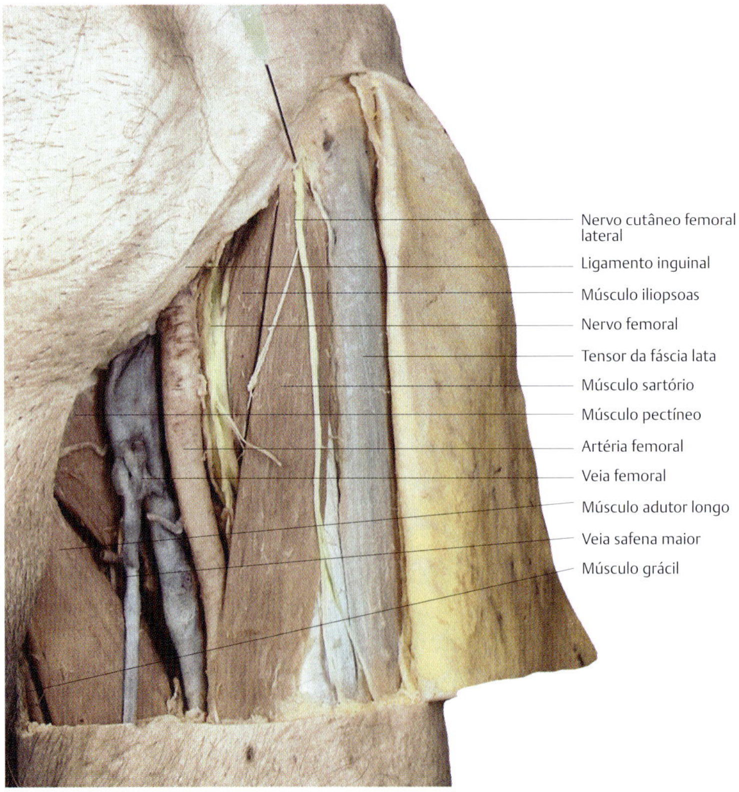

FIGURA 1–16. Dissecção do nervo femoral abaixo do ligamento inguinal.

Tabela 1-3. Anatomia do Plexo Lombar L1–L4

NERVO (RAMO TERMINAL)	NERVOS ESPINHAIS	MIÓTOMOS		ESCLERÓTOMOS	DERMÁTOMOS
		MÚSCULOS	RESPOSTA MOTORA		
Ílio-hipogástrico	T12–L1	Músculos abdominais (oblíquos externo e interno, transverso do abdome)	Contração da parede abdominal (área inguinal)		Pele sobre o abdome inferior e nádegas
Ilioinguinal	L1	Oblíquo interno	Contração da parede abdominal (área inguinal)		Pele sobre a parte superior, medial da coxa e porções da genitália externa
Genitofemoral	L1–L2	Cremaster	Eleva o escroto		Superfície anteromedial da coxa e porções sobre a genitália
Cutâneo femoral lateral	L2–L3				Face anterolateral da coxa
Femoral (ramos anteriores/superficiais): cutâneo anterolateral, cutâneo anteromedial	L2–L4	Sartório, pectíneo	Flexão, adução e rotação externa do quadril		Face anteromedial da coxa
Femoral (ramo posterior): safeno, nervos para o quadríceps	L2–L4	Quadríceps	Extensão do joelho, patelar	Ílio, face anterior e lateral do fêmur, face articular superior da tíbia; articulações do quadril e joelho	Superfície anterior da coxa, superfície medial da perna e pé
Obturador	L2–L4	Adutores da coxa (adutores magno, curto e longo); grácil, obturador externo	Adução da coxa, rotação externa do quadril	Ísquio, púbis, face medial do fêmur; articulações do quadril e joelho	Superfície medial da coxa

Plexo Sacral

Os ramos ventrais dos nervos espinais L4–L5 e S1–S4 formam o plexo sacral, que inerva as nádegas, o períneo, a face posterior da coxa e toda a perna abaixo do joelho, exceto o território sensorial do nervo safeno (Figura 1–17). O nervo principal é o nervo ciático, que deixa a pelve através do forame isquiático maior e caminha entre o trocanter maior e a tuberosidade isquiática na área glútea (Figura 1–18). Na porção proximal da coxa, o nervo encontra-se atrás do trocanter menor do fêmur e é coberto superficialmente pela cabeça longa do músculo bíceps femoral. Os dois componentes do nervo ciático divergem em dois nervos reconhecíveis à medida que se aproxima da fossa poplítea: os nervos fibulares comuns e os tibiais. A Tabela 1–4 descreve a origem e a inervação de cada nervo do plexo sacral.

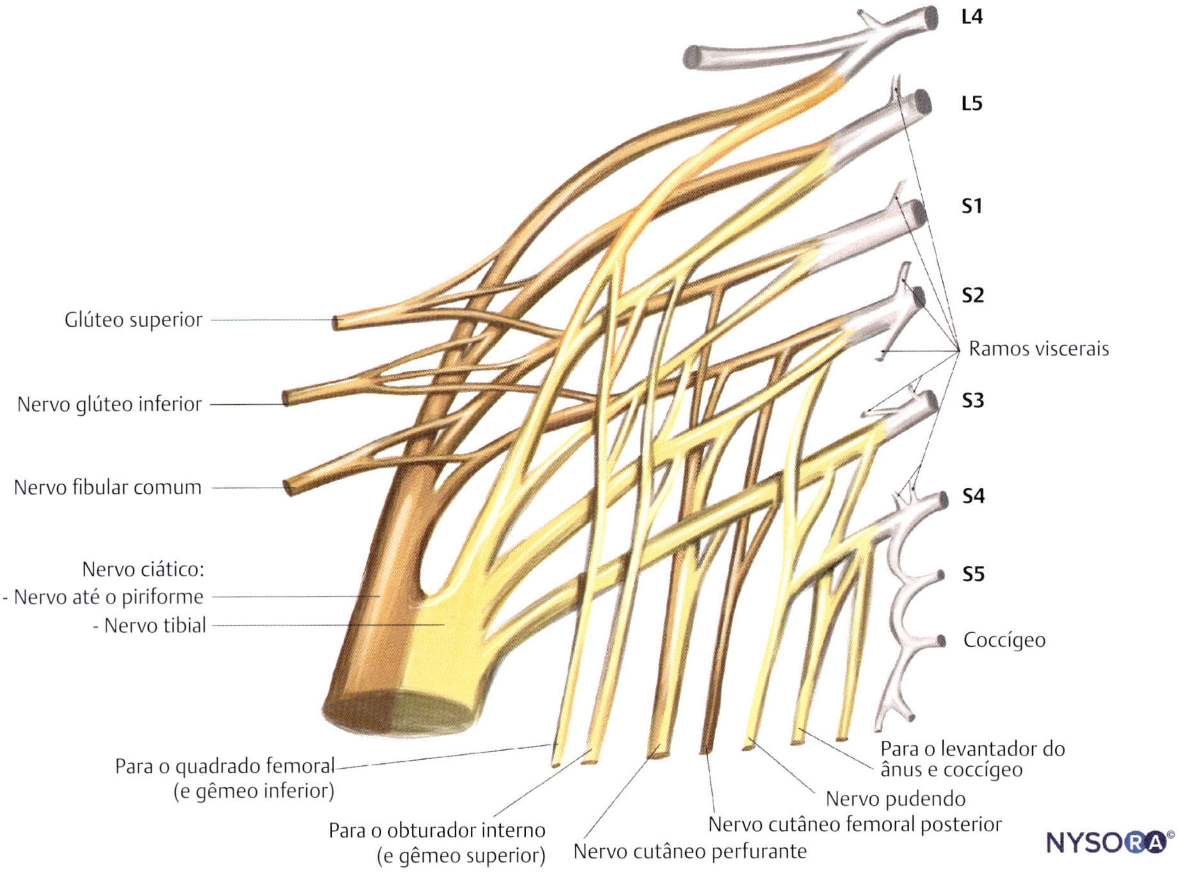

FIGURA 1–17. Organização do plexo sacral das raízes até os nervos terminais.

Inervação das Principais Articulações

Grande parte da prática de bloqueios de nervos periféricos envolve a cirurgia ortopédica e articular. Consequentemente, o conhecimento da inervação sensorial das principais articulações é importante para uma melhor compreensão dos componentes neuronais que precisam ser anestesiados para obter anestesia ou analgesia após a cirurgia articular. A Tabela 1–5 resume a inervação e a função cinética dos principais grupos musculares das extremidades superiores e inferiores.

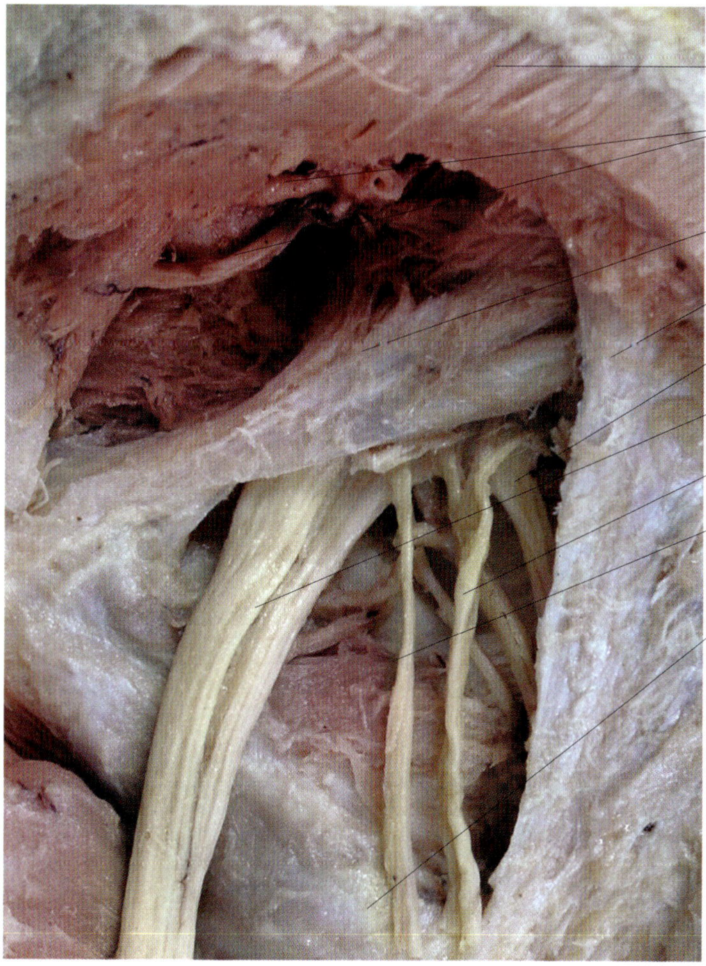

FIGURA 1–18. Dissecção do nervo ciático na abertura da pelve.

Tabela 1-4. Anatomia do Plexo Sacral L4–S4

NERVO (RAMO TERMINAL)	NERVOS ESPINHAIS	INERVAÇÃO MOTORA	RESPOSTA MOTORA À NEUROESTIMULAÇÃO	DERMÁTOMOS	ESCLERÓTOMOS
Glúteo (superior/inferior)	L4–S2	Abdutores da coxa (glúteo mínimo, glúteo médio e tensor da fáscia lata) e extensor da coxa (glúteo máximo)	Contração das nádegas e rotação externa da coxa	Face medial e superior das nádegas	
Cutâneo femoral posterior	S1–S3			Pele do períneo e superfície posterior da coxa e perna	

(Continua.)

Tabela 1-4. Anatomia do Plexo Sacral L4–S4

NERVO (RAMO TERMINAL)		NERVOS ESPINHAIS	INERVAÇÃO MOTORA	RESPOSTA MOTORA À NEUROESTIMULAÇÃO	DERMÁTOMOS	ESCLERÓTOMOS
Ciático	Nível glúteo		Três dos isquiotibiais (cabeça longa semitendinosa e semimembranosa do bíceps femoral); adutor magno (com o nervo obturador)	Extensão da coxa, flexão do joelho		Articulação do quadril; ísquio, face posterior do fêmur
	Tibial	L4–S3	Flexor do joelho e flexores plantares do tornozelo (músculos poplíteo, gastrocnêmio, sóleo plantar e tibial posterior e cabeça longa do músculo bíceps femoral); flexores dos dedos dos pés	Flexão do joelho, flexão plantar do pé e dedos dos pés, inversão do pé	Face posterior da perna, face plantar do pé	Joelho, tornozelo e todas as articulações do pé; tíbia, fíbula e face plantar do pé
	Fibular comum	L4–S2	Músculo bíceps femoral (cabeça curta); músculos fibular (curto e longo) e tibial anterior; extensores dos dedos dos pés	Flexão do joelho, dorsiflexão do pé e dedos dos pés, eversão do pé	Superfície anterior da perna e face dorsal do pé; pele sobre a porção lateral do pé (através do nervo sural)	Joelho, tornozelo e todas as articulações do pé; tíbia e fíbula proximal e face dorsal do pé
Pudendo		S2–S4	Músculos do períneo, incluindo músculos diafragma urogenital e externo do ânus e esfíncter da uretra; músculos esqueléticos (músculos bulboesponjoso, isquiocavernoso)	Contração motora dos músculos envolvidos	Genitália externa, terço inferior da uretra e vagina, pele da circunferência anal, terço caudal do reto	
Nervo para o quadrado femoral e gêmeo inferior		L4–L5	Quadrado femoral, gêmeo inferior	Adução e rotação externa do quadril		Articulação do quadril
Nervo para os obturadores e gêmeo superior		L5–S1	Gêmeo superior, obturador interno	Abdução do quadril		
Nervo para o piriforme		S1–S2	Piriforme	Abdução e rotação lateral do quadril		
Nervos para o coccígeo e levantador do ânus		S3–S4	Coccígeo, levantador do ânus	Contração motora dos músculos envolvidos		

Tabela 1-5. Resumo do Movimento pela Articulação

EXTREMIDADE SUPERIOR		
Articulação do Ombro (Glenoumeral)		
Flexão	Bíceps braquial — cabeça longa	Nervo musculocutâneo
	Coracobraquial	
	Deltoide	Nervo axilar
	Peitoral maior	Nervos peitorais medial e lateral
Extensão	Tríceps braquial — cabeça longa	Nervo radial
	Latíssimo do dorso	Nervo toracodorsal
	Deltoide	Nervo axilar
Adução	Latíssimo do dorso	Nervo toracodorsal
	Peitoral maior	Nervos peitorais medial e lateral
	Redondo maior	Nervo subescapular inferior
	Subescapular	Nervos subescapulares superior e inferior
Abdução	Supraespinal	Nervo supraescapular
	Deltoide	Nervo axilar
Rotação medial	Peitoral maior	Nervos peitorais medial e lateral
	Latíssimo do dorso	Nervo toracodorsal
	Redondo maior	Nervo subescapular inferior
	Subescapular	Nervos subescapulares superior e inferior
Rotação lateral	Redondo menor	Nervo axilar
	Infraespinal	Nervo supraescapular
Articulação do Cotovelo (Umeroulnar, Umerorradial)		
Flexão	Braquial	Musculocutânea
	Bíceps braquial — cabeças longa e curta	
	Flexor radial do carpo	Nervo mediano
Extensão	Tríceps braquial — cabeça longa lateral, medial	Nervo radial
	Ancôneo	
Articulações Radioulnares		
Supinação	Bíceps braquial — cabeça longa e curta	Musculocutâneo
	Supinador	Nervo radial
Pronação	Pronador redondo	Nervo mediano
	Pronador quadrado	
Articulação do Punho (Radiocarpal, Ulnocarpal)		
Flexão	Flexor radial do carpo	Nervo mediano
	Palmar longo	
	Flexores dos dedos listados abaixo	
	Flexor ulnar do carpo	Nervo ulnar
Extensão	Extensor radial longo e curto do carpo	Nervo radial
	Extensores dos dedos listados abaixo	
	Extensor ulnar do carpo	

(Continua.)

Tabela 1-5. *(Cont.)* **Resumo do Movimento pela Articulação**

EXTREMIDADE SUPERIOR		
Articulações Carpometacarpais		
Oposição	Oponente do polegar	Nervo mediano
	Oponente do dedo mínimo	Nervo ulnar
Articulações Metacarpofalângicas		
Flexão	Flexor superficial dos dedos	Nervo mediano
	Flexor profundo dos dedos	Nervos mediano e ulnar
	Flexor longo e curto do polegar	Nervo mediano
	Interósseo	Nervo ulnar
	Lumbricais	Nervos mediano e ulnar
Extensão	Extensor comum dos dedos	Nervo radial
	Extensor do indicador	
	Extensor do dedo mínimo	
Adução	Interósseo palmar	Nervo ulnar
	Abdutor do polegar	
Abdução	Interósseo dorsal	Nervo ulnar
	Abdutor do dedo mínimo	
	Abdutor longo do polegar	Nervo radial
	Abdutor curto do polegar	Nervo mediano
Articulações Interfalângicas		
Flexão	Flexor superficial dos dedos	Nervo mediano
	Flexor profundo dos dedos	Nervos mediano e ulnar
	Flexor longo e curto do polegar	Nervo mediano
Extensão	Extensor comum dos dedos	Nervo radial
	Extensor do indicador	
	Extensor do dedo mínimo	
	Lumbricais (indicador, dedos médios)	Nervo mediano
	Lumbricais (dedos anelares, mínimos)	Nervo ulnar
	Músculos interósseos	
EXTREMIDADE INFERIOR		
Articulação do Quadril (Acetabulofemoral)		
Flexão	Ilíaco/psoas maior	Nervo femoral
	Pectíneo	
	Reto femoral	
	Sartório	
	Adutor magno	Nervo obturador
	Adutor longo e curto	
	Tensor da fáscia lata	Nervo glúteo superior
Extensão	Bíceps femoral — cabeça longa	Nervo ciático
	Semimembranoso	
	Semitendinoso	
	Glúteo máximo	Nervo glúteo inferior
	Adutor magno	Nervo obturador

(Continua.)

Tabela 1-5. *(Cont.)* **Resumo do Movimento pela Articulação**		
EXTREMIDADE INFERIOR		
Articulação do Quadril (Acetabulofemoral)		
Adução	Adutor magno, longo, curto	Nervo obturador
	Grácil	
	Pectíneo	Nervo femoral
Abdução	Glúteo mínimo	Nervo glúteo superior
	Glúteo médio	
	Tensor da fáscia lata	
Rotação medial	Glúteo mínimo	Nervo glúteo superior
	Glúteo médio	
	Tensor da fáscia lata	
Rotação lateral	Piriforme	Nervo para o piriforme
	Obturador interno	Nervo para o obturador interno
	Gêmeos superiores	Nervo para o obturador interno
	Gêmeos inferiores	Nervo para o quadrado femoral
	Quadrado femoral	Nervo para o quadrado femoral
	Sartório	Nervo femoral
Articulação do Joelho (Tibiofemoral)		
Flexão	Bíceps femoral — cabeças longa e curta	Nervo ciático
	Semitendinoso	
	Semimembranoso	
	Poplíteo	Nervo tibial
	Gastrocnêmio	
	Sartório	Nervo femoral
Extensão	Reto femoral	Nervo femoral
	Vasto lateral	
	Vasto intermédio	
	Vasto medial	
Rotação medial	Poplíteo	Nervo tibial
	Semimembranoso	Nervo ciático
	Semitendinoso	
Rotação lateral	Bíceps femoral	Nervo ciático
Articulação do Tornozelo (Talocrural)		
Flexão plantar	Sóleo	Nervo tibial
	Gastrocnêmio	
	Tibial posterior	
	Flexor longo dos dedos	
	Flexor longo do hálux	
	Fibular longo e curto	Nervo fibular superficial
Dorsiflexão	Tibial anterior	Nervo fibular profundo
	Extensor dos dedos	
	Extensor longo do hálux	

Articulação do Ombro

A inervação das articulações do ombro se origina dos troncos médios e superiores do plexo braquial, que podem ser bloqueados no nível interescalênico. A maior parte da cápsula do ombro é suprida pelos nervos axilar e supraescapular, que podem ser bloqueados de modo seletivo mais distalmente (Figura 1–19).

Articulação do Cotovelo

Ramos de todos os principais nervos do plexo braquial, que atravessam a articulação, incluindo os nervos musculocutâneo, radial, mediano e ulnar, suprem a articulação do cotovelo (Figura 1–20).

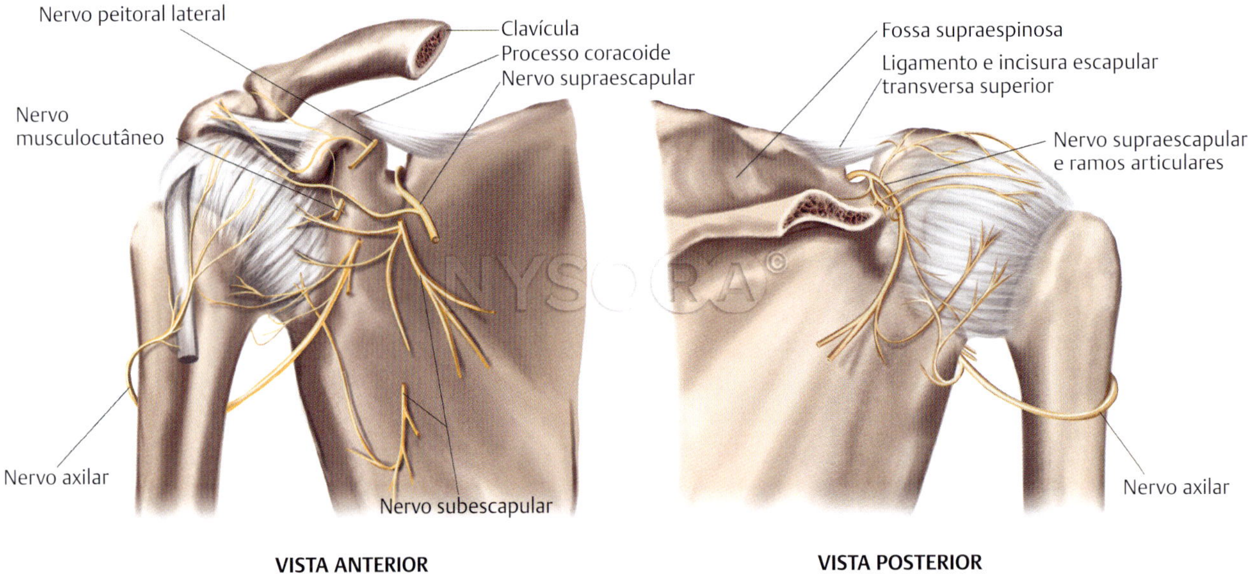

FIGURA 1–19. Inervação da articulação do ombro.

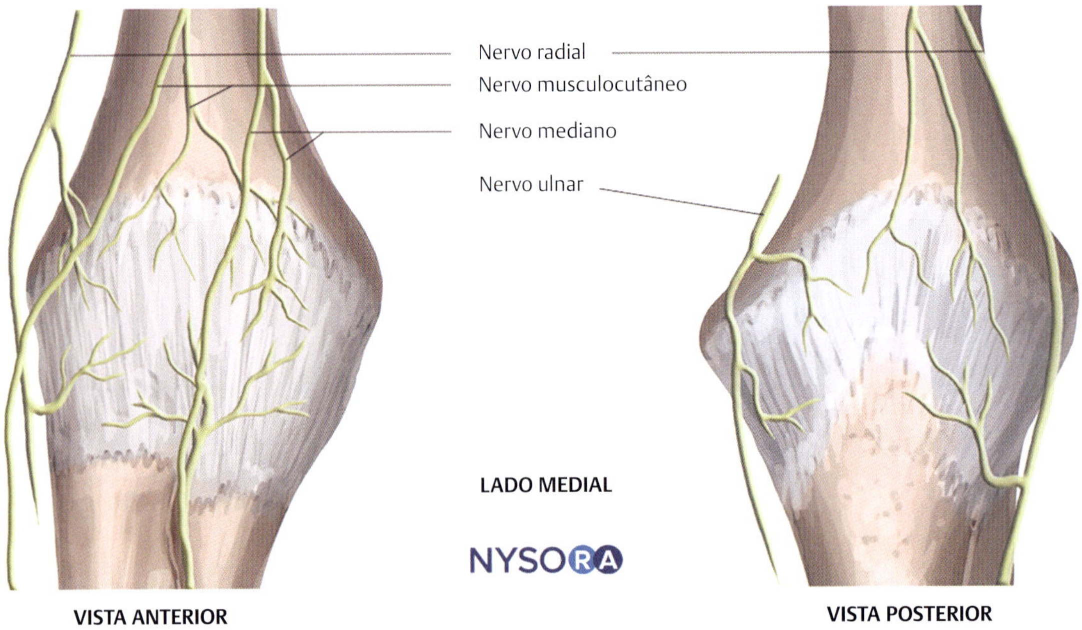

FIGURA 1–20. Inervação da articulação do cotovelo.

Articulação do Quadril

Ramos dos nervos femoral e obturador derivados do plexo lombar e do nervo ciático, e o nervo para o quadrado femoral a partir do plexo sacral inervam a articulação do quadril (Figura 1–21).

Articulação do Joelho

Ramos do nervo femoral inervam a articulação do joelho anteriormente. Em seu lado medial, o nervo recebe ramos da divisão posterior do nervo obturador, enquanto ambas as divisões do nervo ciático suprem seu lado posterior (Figura 1–22).

Punho (Carpo) e Mão

A maioria dos ramos terminais do plexo braquial, incluindo os nervos radial, mediano e ulnar, inerva as articulações do punho (carpo) e das mãos (Figura 1–23).

Tornozelo e Pé

A inervação das articulações do tornozelo e do pé é complexa e envolve os ramos terminais dos nervos fibular comum (nervos fibulares profundos e superficiais), tibial (nervo tibial) e femoral (nervo safeno). Uma visão mais fácil é que toda a inervação da articulação do tornozelo origina-se do nervo ciático, exceto pela face medial ao redor do maléolo medial, que é inervado pelo nervo safeno (Figura 1–24).

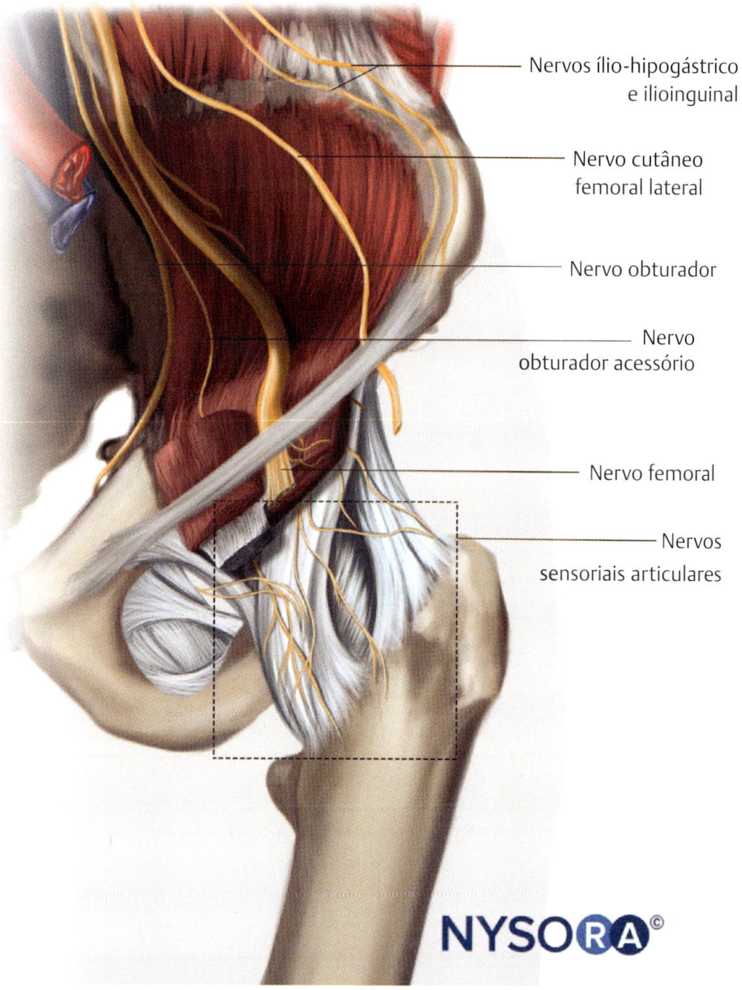

FIGURA 1–21. Inervação da articulação do quadril.

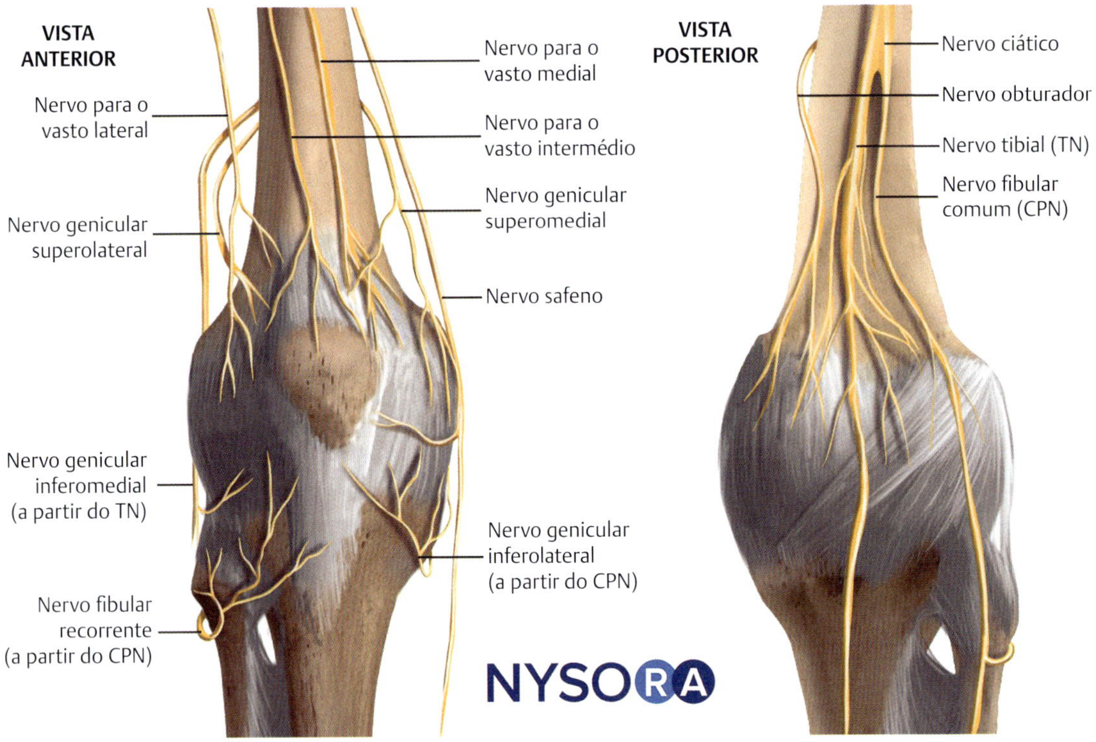

FIGURA 1–22. Inervação da articulação do joelho. A origem dos nervos geniculares superomedial e superolateral (do nervo ciático ou nervo femoral) é controversa.

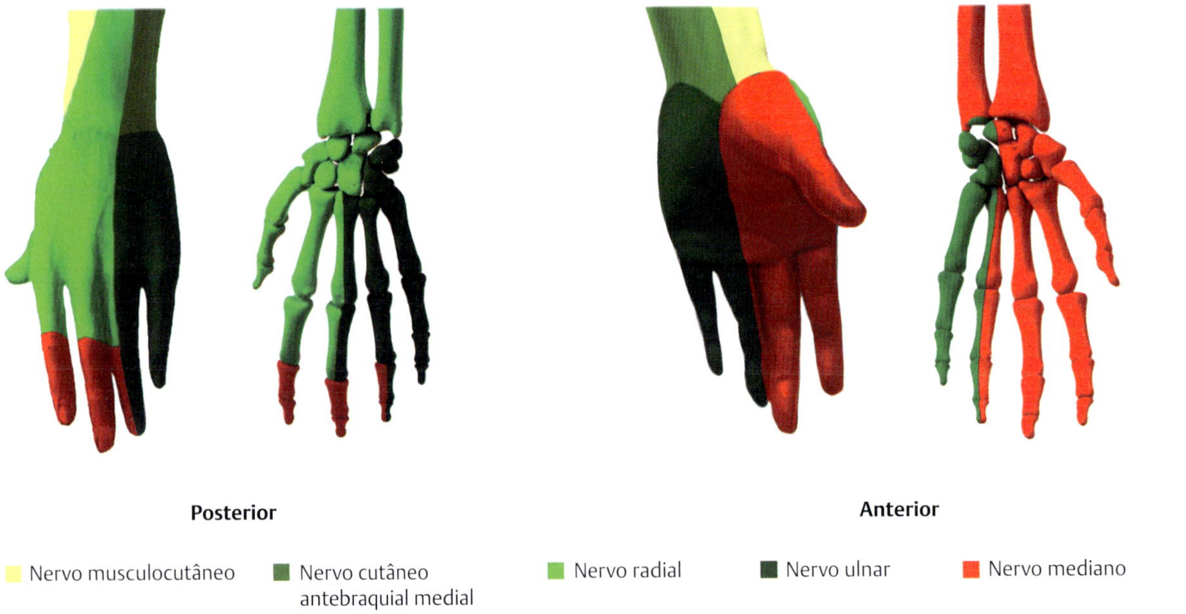

FIGURA 1–23. Inervação do punho (ou carpo).

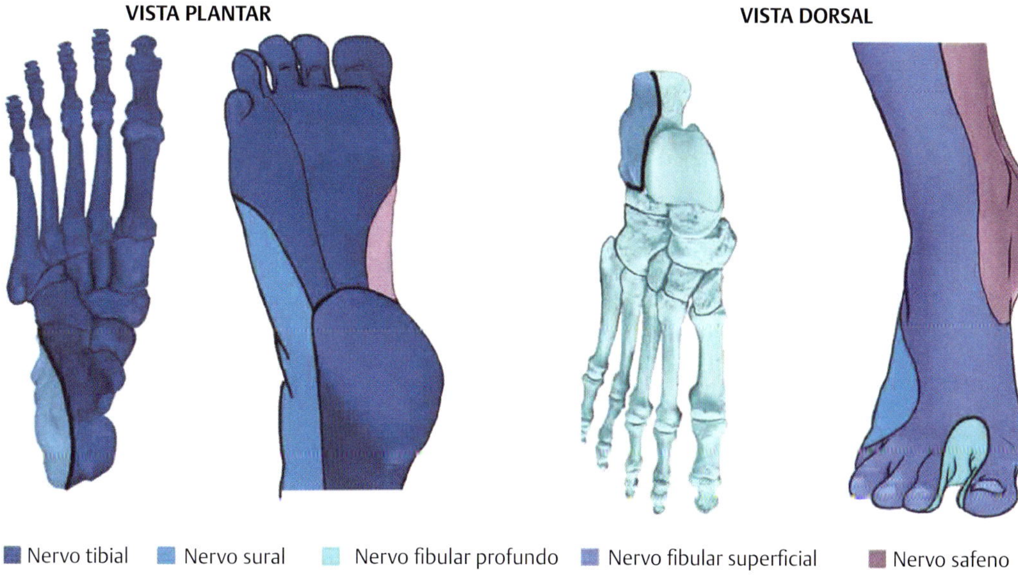

FIGURA 1–24. Inervação do tornozelo.

Componente Autônomo dos Nervos Espinhais

Todos os nervos espinhais transmitem as fibras simpáticas autônomas para as glândulas e os músculos lisos nas regiões que inervam. Nenhuma fibra parassimpática está presente nos nervos espinhais. As fibras simpáticas originam-se na medula espinhal entre T1 e L2, passando desta através das raízes ventrais dos nervos espinhais T1–L2. Elas partem do nervo espinhal através dos ramos comunicantes brancos para entrarem no tronco simpático, que é formado por uma série de gânglios paravertebrais interconectados, adjacentes aos corpos vertebrais e que se estendem do áxis (vértebra C2) ao sacro. As fibras pré-ganglionares fazem sinapse nos corpos celulares dos neurônios formando os gânglios paravertebrais. Os axônios dos gânglios paravertebrais (fibras pós-ganglionares) podem permanecer no mesmo nível ou mudar de nível em direção ascendente ou descendente do tronco. Essas fibras passam do tronco através de ramos comunicantes cinzentos aos nervos espinhais. O tronco simpático envia um ramo cinzento para todos os nervos espinhais. Os nervos simpáticos percorrem ao longo dos ramos do nervo espinhal para o destino alvo (Figura 1–25).

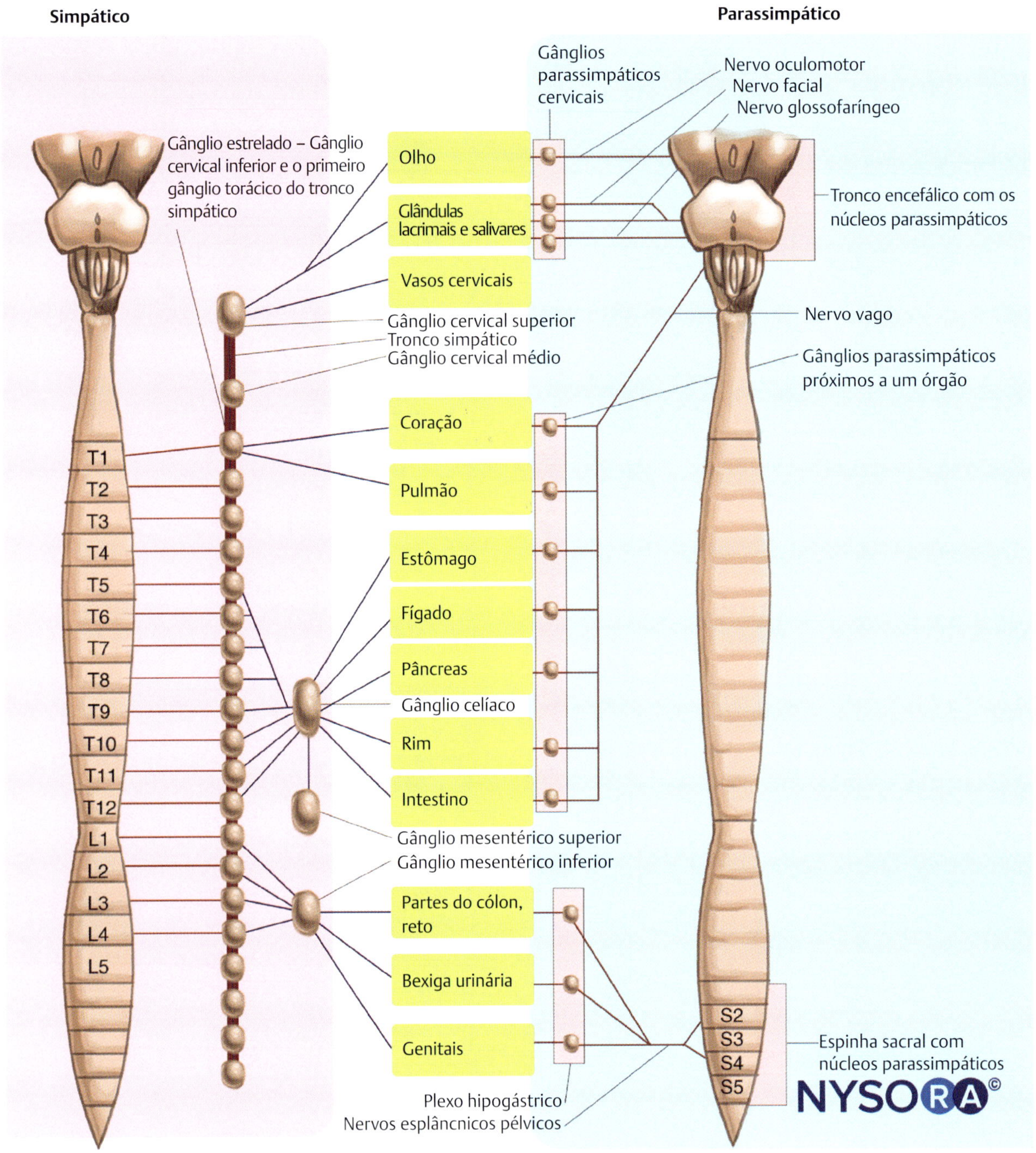

FIGURA 1–25. Organização do sistema nervoso autônomo.

LEITURAS SUGERIDAS

Clemente CD. *Anatomy: A Regional Atlas of the Human Body.* 4th ed. Philadelphia, PA: Lippincott; 1997.

Dean D, Herbener TE. *Cross-Sectional Human Anatomy.* Philadelphia, PA: Lippincott; 2000.

Gosling JA, Harris PF, Whitmore I, Willan PLT. *Human Anatomy: Color Atlas and Text.* 5th ed. London, UK: Mosby; 2008.

Gray H. *Anatomy, Descriptive and Surgical.* Pick TP, Howden R, eds. New York, NY: Portland House; 1977.

Hahn MB, McQuillan PM, Sheplock GJ. *Regional Anesthesia: An Atlas of Anatomy and Techniques.* St. Louis, MO: Mosby; 1996.

Kubiak CA, Kung TA, Brown DL, Cederna PS, Kemp SWP. State-of-the-art techniques in treating peripheral nerve injury. *Plast Reconstr Surg.* 2018;141(3):702-710.

Martini FH, Timmons MJ, Tallitsch RB. *Human Anatomy.* 7th ed. Upper Saddle River, NJ: Prentice Hall; 2011.

Netter FH. *Atlas of Human Anatomy.* Summit, NJ: Ciba-Geigy; 1989.

Panagopoulos GN, Megaloikonomos PD, Mavrogenis AF. The present and future for peripheral nerve regeneration. *Orthopedics.* 2017;40(1):e141-e156.

Pernkopf E. *Atlas of Topographical and Applied Human Anatomy.* 2nd ed. Munich, Germany: Saunders; 1980. Head and Neck; vol 1.

Pernkopf E. *Atlas of Topographical and Applied Human Anatomy.* 2nd ed. Munich, Germany: Saunders; 1980. Thorax, abdomen and extremities; vol 2.

Rohen JW, Yokochi C, Lütjen-Drecoll E. *Color Atlas of Anatomy.* 4th ed. Baltimore, MD: Williams and Wilkins; 1998.

Rosse C, Gaddum-Rosse P. *Hillinshead's Textbook of Anatomy.* 5th ed. Philadelphia, PA: Lippincott-Raven; 1997.

2 Anestésicos Locais: Farmacologia Clínica e Seleção

Os anestésicos locais (LAs) são usados há mais de um século para bloquear os sinais nociceptivos. Eles se ligam aos sítios do receptor específico nos canais de sódio (Na^+), nas células nervosas, para interromper a condução elétrica, bloqueando a entrada de íons através da membrana celular. Os LAs também ativam uma série de vias a jusante em neurônios por receptores acoplados à proteína G e interagem com o cálcio, potássio, além de canais iônicos dependentes de hiperpolarização e canais de ligação. As propriedades clínicas dos LAs são determinadas por suas propriedades químicas e farmacológicas, com uma variação significativa nas respostas individuais dos pacientes. Os desenvolvimentos atuais em LAs se concentram nas formulações de anestésicos locais que prolongam a duração de ação. Formulações de LAs encapsulados de liberação lenta, liberação sob demanda e aqueles com bloqueio nociceptivo seletivo estão sendo desenvolvidos. Este capítulo discute o mecanismo de ação dos LAs e seu uso clínico. A prevenção, o tratamento da toxicidade e a alergia por LAs são explicados no Capítulo 9.

Condução Nervosa

A condução nervosa é a transmissão de um sinal eletroquímico de um neurônio para outro. O axônio, um prolongamento da soma do neurônio, desempenha um papel essencial na condução nervosa. Os axônios podem ser mielinizados (mielínicos) ou não mielinizados (amielínicos), dependendo do tipo de fibra nervosa. A mielina é a substância de tecido adiposo que isola os nervos e envolve o axônio. A bainha de mielina, no entanto, não é contínua. A secção na qual a mielina está ausente é chamada de nódulo de Ranvier. Uma alta concentração de canais iônicos no nível desses nódulos em fibras nervosas mielínicas resulta em altas velocidades de condução. Quanto maior a distância internodal, maior a velocidade de condução. As fibras não mielinizadas, sem o mecanismo saltatório, conduzem mais lentamente do que as fibras mielinizadas.

A propagação de um impulso elétrico na condução nervosa é gerada pelo movimento rápido de pequenas quantidades de cátions, sódio (Na^+) e potássio (K^+) através da membrana nervosa. O gradiente iônico causado pelo Na^+ (extracelular alto; intracelular baixo) e K^+ (intracelular alto; extracelular baixo) é mantido por um mecanismo de bomba de Na^+/K^+-adenosina trifosfato (ATPase) dentro da membrana celular do nervo. No estado de repouso, a membrana nervosa é mais permeável aos íons K^+ do que aos íons Na^+. Isso resulta no extravasamento contínuo e lento de íons K^+ para fora da célula nervosa. Este extravasamento de cátions, por sua vez, cria um interior carregado negativamente em relação ao exterior, produzindo um potencial elétrico de −60 a −70 mV através da membrana nervosa, também chamado de potencial de repouso (Figura 2-1).

Receptores nas extremidades distais dos nervos sensoriais atuam como sensores e transdutores de estímulos mecânicos, químicos ou térmicos. Os estímulos são então convertidos em minúsculas correntes elétricas. Por exemplo, uma incisão cirúrgica libera mediadores químicos que reagem com os receptores. Os mediadores na interação com a membrana nervosa próxima ao receptor alteram o potencial elétrico através da membrana, tornando-a menos negativa. Quando o potencial limiar é atingido, um potencial de ação ocorre, com um aumento súbito na permeabilidade da membrana nervosa para íons Na^+. Como resultado, há um rápido influxo de íons Na^+ carregados positivamente (Figura 2-2). Essa reversão transitória de carga é chamada de despolarização. A despolarização gera uma corrente elétrica que flui para os segmentos adjacentes do nervo e os despolariza sequencialmente. Esse processo de despolarização sequencial ao longo da membrana nervosa é essencial para a condução nervosa e é causado pelo rápido influxo de íons Na^+ em resposta a uma mudança no potencial transmembrana. Os canais de Na^+ no nervo são, portanto, caracterizados como "dependentes de voltagem". Esses canais são estruturas proteicas com três subunidades, uma subunidade α principal e duas subunidades auxiliares, que penetram em toda a profundidade da bicamada da membrana e estão em comunicação tanto com a superfície extracelular da membrana nervosa quanto com o axoplasma (interior) do nervo. A subunidade α contém o domínio formador de poro e é responsável pela transmissão de sinal dependente de voltagem e unidirecional por inativação do canal. Essa inativação dependente do tempo é chamada de período refratário.

A repolarização ocorre após o período refratário e restaurará o equilíbrio elétrico para o potencial de repouso. Durante a repolarização, a permeabilidade ao Na^+ diminui, enquanto a permeabilidade ao K^+ aumenta, resultando em um efluxo de K^+ de dentro da célula. Subsequentemente, ambos os íons são restaurados às suas concentrações iniciais intracelulares e extracelulares pela bomba de Na+/K+-ATPase.

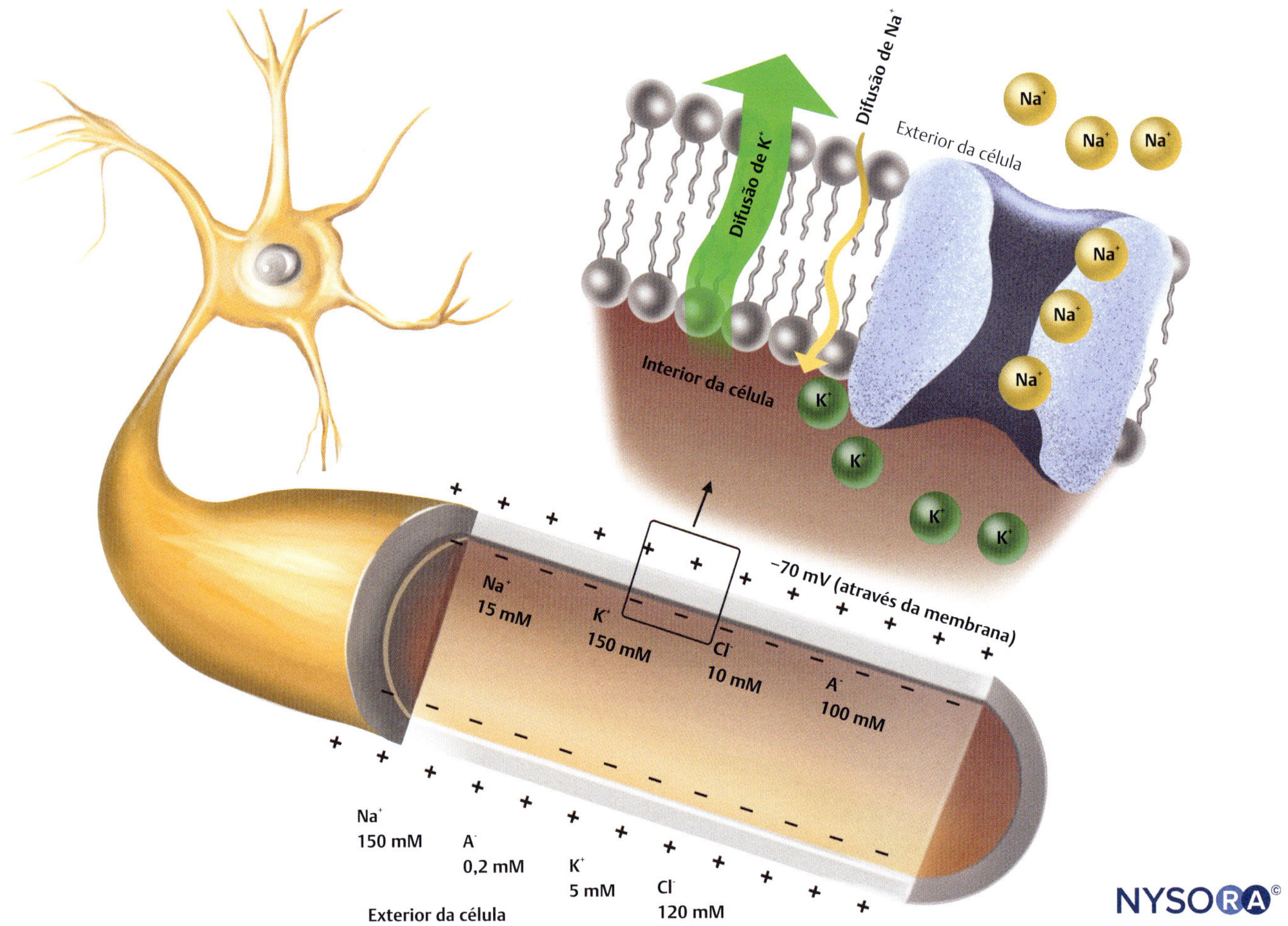

FIGURA 2–1. Potencial de membrana em repouso. A bomba de Na^+/K^+ é responsável por manter o gradiente iônico entre os íons Na^+ e K^+ dentro do nervo. Normalmente, o potencial de membrana em repouso está entre −60 e −70 mV.

Mecanismo de Ação de Anestésicos Locais

Os LAs impedem a geração e condução de impulsos nervosos ligando-se ao canal de Na^+ e inibindo o influxo de Na^+ para dentro da célula, interrompendo assim a transmissão da onda progressiva de despolarização ao longo do comprimento do nervo (Figura 2–3).

Os LAs se ligam, de forma reversível e dependente da concentração, à subunidade α localizada na superfície interna do canal de Na^+. Como as moléculas de LA não podem passar pelo próprio canal para alcançar o sítio de ligação, elas precisam atravessar a membrana neuronal primeiro e depois entrar no canal a partir do lado citoplasmático (Figura 2–3). Os LAs existem em duas formas: não ionizada (lipofílica) e ionizada (hidrofílica). A forma não ionizada permeia mais facilmente a membrana fosfolipídica, enquanto a forma ionizada é mais hidrofílica e se liga com maior afinidade aos canais de sódio abertos.

O canal de Na^+ dependente de voltagem existe em três estados: (1) aberto, (2) inativado e (3) em repouso. Os LAs têm maior afinidade com os estados aberto e inativado do canal de Na^+, dependente de voltagem, em comparação ao estado de repouso. A despolarização repetida facilita o encontro da molécula de LA com um canal de Na^+ que esteja na forma ativada ou aberta, em oposição à forma em repouso. Um nervo em repouso é menos sensível a um LA do que um nervo que é repetidamente estimulado. O aumento na frequência de estimulação causa uma diminuição no fluxo de Na^+ na presença de uma dose baixa de LAs.

Propriedades Clínicas Relacionadas com a Estrutura de Anestésicos Locais

Os LAs são sais hidrossolúveis de bases lipossolúveis, que se comportam como ácido ou base fraca, dependendo do pH do fluido em que eles estão presentes. A estrutura característica de um LA consiste em domínios hidrofílicos (amina terciária) e lipofílicos (anel aromático) separados por uma

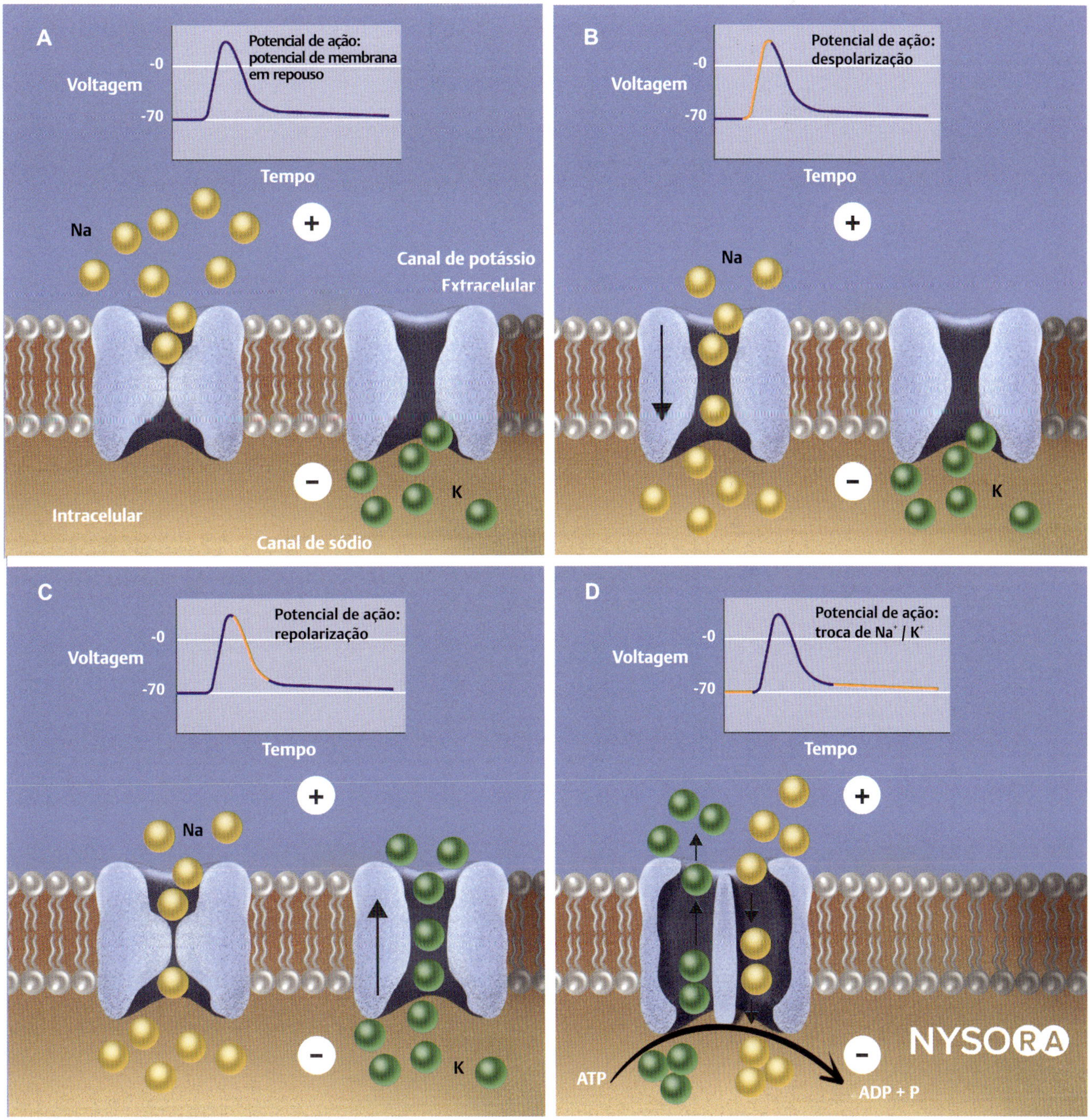

FIGURA 2–2. O mecanismo de funcionamento dos potenciais de ação. (A) Em repouso, a bomba de Na^+/K^+ é responsável por manter o gradiente iônico entre íons Na^+ e K^+. A membrana nervosa é mais permeável aos íons K^+ do que aos íons Na^+, resultando no extravasamento de íons K^+ para fora do espaço intracelular. Isso cria um interior carregado negativamente em relação ao exterior, produzindo um potencial de membrana de repouso de −60 a −70 mV através da membrana nervosa. (B) Um estímulo gera pequenas correntes elétricas, fazendo com que o potencial de membrana se torne menos negativo. Quando o potencial limiar é atingido, um potencial de ação resulta em um aumento súbito na permeabilidade aos íons Na^+ (canais de Na^+ dependentes de voltagem se abrem) e um rápido influxo de íons Na^+ carregados positivamente para o interior do neurônio, resultando em despolarização (reversão transitória de carga). (C) No pico do potencial de ação, os canais de Na^+ dependentes de voltagem são inativados, impedindo assim a entrada de íons Na^+. Simultaneamente, os canais de K^+ dependentes de voltagem se abrem, e os íons K^+ extravasam para fora do neurônio. Isso torna o interior do neurônio negativo em relação ao exterior (repolarização). (D) Finalmente, ambos os íons são restaurados às suas concentrações intracelulares e extracelulares iniciais pelo mecanismo de bomba de Na^+/K^+.

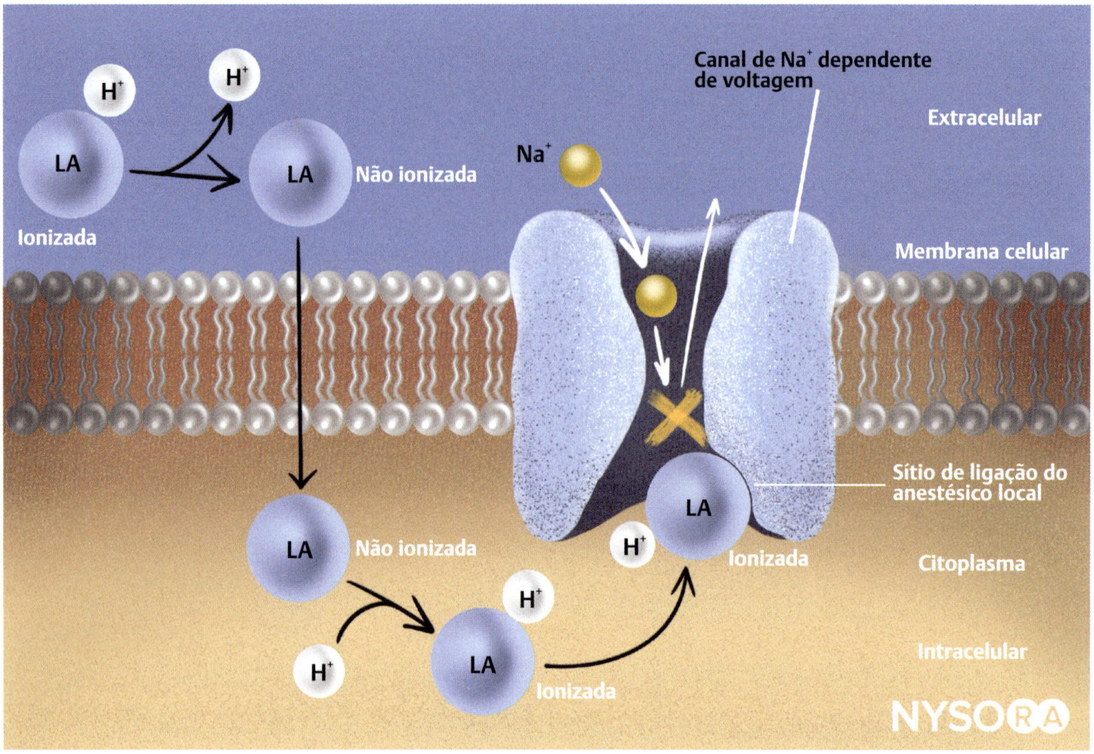

FIGURA 2–3. Mecanismo de ação dos anestésicos locais. Os anestésicos locais atuam ligando-se à subunidade α dos canais de Na^+ dependentes de voltagem, impedindo assim a geração e condução de impulsos nervosos. Subsequentemente, os íons Na^+ não podem fluir para dentro da célula, interrompendo assim a transmissão da onda progressiva de despolarização ao longo do comprimento do nervo. A fração das moléculas do anestésico local está na forma ionizada. As moléculas do LA mudam de ionizadas para não ionizadas em uma fração de segundo.

ligação éster ou amida intermediária (Figura 2–4). Cada um desses componentes contribui para as propriedades clínicas específicas do LA.

- O ***grupo amino*** determina o pK_a do LA e transmite a hidrossolubilidade, que é importante para a ligação do LA com os canais de sódio. O pK_a é o pH no qual 50% do fármaco é ionizado e 50% está presente como base. O pK_a está relacionado com o pH e as concentrações de (cátion) ionizado e (base) não ionizada, regidos pela equação de Henderson-Hasselbalch: pH = pK_a + log ([não ionizado] / [ionizado]). Se reorganizarmos a equação de Henderson-Hasselbalch como log ([não ionizado] / [ionizado]) = pH − pK_a, é evidente que um pK_a mais baixo aumenta a quantidade da forma não ionizada de LA, que facilita o cruzamento da membrana da célula nervosa. Segue-se que, quanto menor o pK_a de um LA, mais rápido o início. É importante notar que o pH do tecido também afeta o início e a duração dos LAs. O tecido isquêmico ou infectado com pH baixo retardará o início da ação do LA. Isso porque a penetração do fármaco na membrana nervosa pelo LA requer a forma de base (não ionizada) para passar através da membrana lipídica nervosa, e o pH do tecido local pode afetar o equilíbrio entre frações não ionizadas e ionizadas do LA.

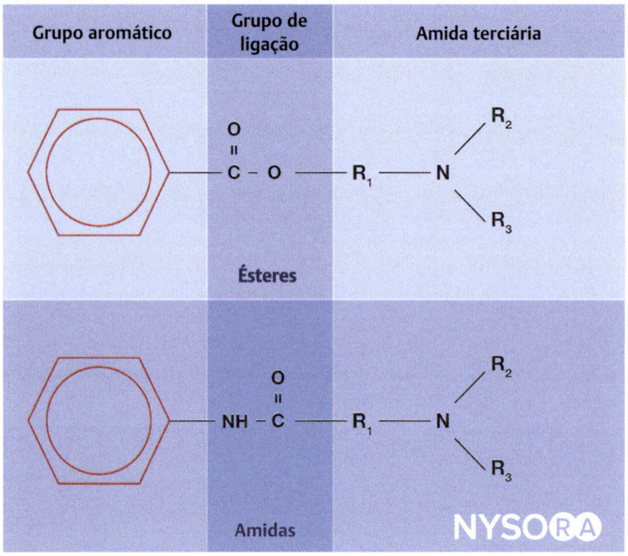

FIGURA 2–4. Estruturas dos anestésicos locais comumente utilizados.

- O ***grupo aromático*** e suas substituições determinam a lipossolubilidade (hidrofobicidade) da molécula de LA, que é expressa como coeficiente de partição. A maior lipossolubilidade permite a maior afinidade para as membranas lipídicas, que resulta em permanência mais longa na proximidade aos sítios de ação (Figura 2–5). Portanto, a lipossolubilidade aumenta a potência e a duração de sua ação. Infelizmente, a maior lipossolubilidade também aumenta a toxicidade, diminuindo o índice terapêutico. No cenário clínico, a maior lipossolubilidade não aumenta a velocidade

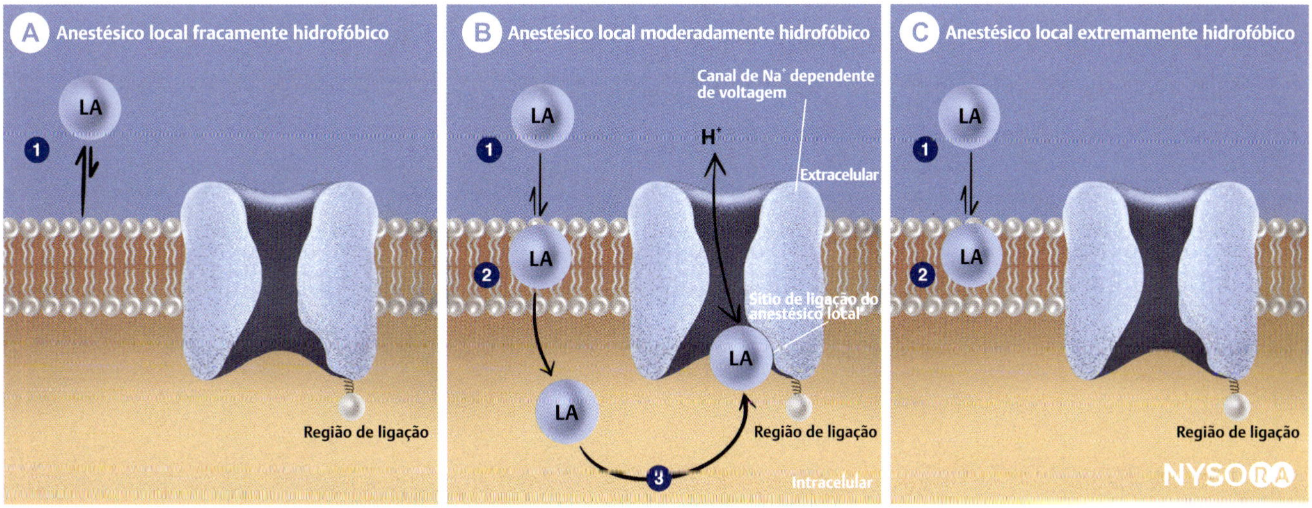

FIGURA 2-5. Hidrofobicidade, difusão e ligação do anestésico local. Os anestésicos locais atuam ligando-se à porção intracelular dos canais de Na^+ dependentes de voltagem (subunidade α). A hidrofobicidade de um anestésico local determina a eficiência com que ele se difunde através da membrana lipídica e com que força ela se liga ao canal de Na^+ e, portanto, governa sua potência. (A) Os anestésicos locais menos hidrofóbicos são incapazes de atravessar a bicamada lipídica hidrofóbica de forma eficiente, porque o anestésico local é estável na solução extracelular. (B) Os anestésicos locais moderadamente hidrofóbicos são os agentes mais eficazes. Esses anestésicos locais têm maior afinidade pelas membranas lipídicas e maior proximidade aos sítios de ação. (C) Anestésicos locais extremamente hidrofóbicos são absorvidos pela membrana da célula neuronal e dificilmente se dissociam ou se difundem para fora da membrana. Portanto, eles permanecem presos na bicamada lipídica.

de início do LA, apesar de uma difusão mais rápida através das membranas lipídicas. Isso se deve a uma maior absorção pelo tecido adiposo e pelas bainhas de mielina.

- A natureza do ***grupo de ligação*** determina as propriedades farmacocinéticas do LA. Existem duas categorias: LAs na forma de **ésteres**, que são hidrolisados rapidamente no plasma pela pseudocolinesterase para o metabólito ácido para-aminobenzoico (PABA); e LAs na forma de **amidas,** que sofrem metabolização no fígado. Exceções são a cocaína, um LA éster que é metabolizado no fígado pela carboxilesterase; e articaína, um LA amida que é hidrolisado pela carboxilesterase plasmática.

Propriedades Farmacológicas de Anestésicos Locais

Em geral, quanto maior o peso molecular das moléculas de LA e a propriedade lipofílica, bem como a ligação à proteínas, mais longa a duração da ação, potência e toxicidade do LA. No entanto, o inverso é verdadeiro em relação à velocidade de início. Fatores adicionais que influenciam a ação do LA incluem a dose, vasoatividade intrínseca, características físicas do tecido que circunda o nervo e a formulação do LA. Por exemplo, formulações de liberação prolongada produzem um início tardio, mas duração estendida.

De forma simplificada, a duração do bloqueio é determinada, em grande parte, por três fatores: (1) lipossolubilidade, (2) vascularização do tecido e (3) presença de vasoconstritores. Dos três, o fator mais importante que influencia a duração do bloqueio de condução é a lipossolubilidade do LA.

Sítio de Injeção

No bloqueio do nervo periférico, o LA é depositado na vizinhança ou ao redor dos nervos, tipicamente entre as bainhas da fáscia, que contêm o nervo. O padrão de propagação da solução injetada longitudinal e circunferencialmente determina a exposição da superfície nervosa ao LA. As injeções intraneurais ou subepineurais geralmente resultam em um início de bloqueio mais rápido, mas não são recomendadas como uma prática segura. Essas injeções aumentam o risco de lesão neurológica devido à injúria mecânica do nervo por agulha, o risco de hematoma intraneural ou o risco de neurotoxicidade do LA.

Fatores Nervosos

Características Anatômicas das Fibras Nervosas

A anatomia do nervo, com seus tecidos conjuntivos circundantes, apresenta barreiras à difusão e à ação dos LAs. Os nervos periféricos contêm três bainhas de tecido conjuntivo. Um nervo periférico misto consiste em nervos individuais cercados por um epineuro de revestimento. O epineuro é colagenoso e envolve uma grande quantidade de fascículos nervosos separados por tecido adiposo, outros tecidos conjuntivos e vasos sanguíneos nutrientes. O epineuro mais externo envolve o nervo periférico e fornece suporte mecânico durante a flexão e o alongamento. O perineuro envolve um feixe de fibras nervosas chamado fascículo e atua como uma estrutura endotelial, enquanto transmite resistência mecânica ao nervo. Dentro do perineuro, fibras nervosas individuais estão inseridas no endoneuro, um tecido conjuntivo frouxo composto de células da glia, fibroblastos e capilares.

Quando um LA é depositado próximo a um nervo periférico, ele se difunde do manto externo em direção ao núcleo do nervo ao longo de um gradiente de concentração. Consequentemente, as fibras nervosas localizadas no manto externo do nervo misto são bloqueadas primeiramente (Figura 2–6). As fibras externas são normalmente distribuídas para estruturas anatômicas mais proximais do que as fibras situadas perto do núcleo do nervo. Como resultado, o bloqueio evolui de estruturas proximais para estruturas distais (o núcleo geralmente consiste em fibras motoras). O LA eventualmente difunde-se para dentro ao longo do gradiente de concentração para bloquear as fibras localizadas centralmente. Doses e/ou concentrações menores dos LAs bloqueiam predominantemente os menores nervos e os mais suscetíveis no manto externo.

Sensibilidade Diferencial de Fibras Nervosas para os Anestésicos Locais

Diferentes fibras nervosas diferem não apenas pela espessura e pelo tamanho da mielina, mas também por diferentes padrões de propriedades eletrofisiológicas e composição

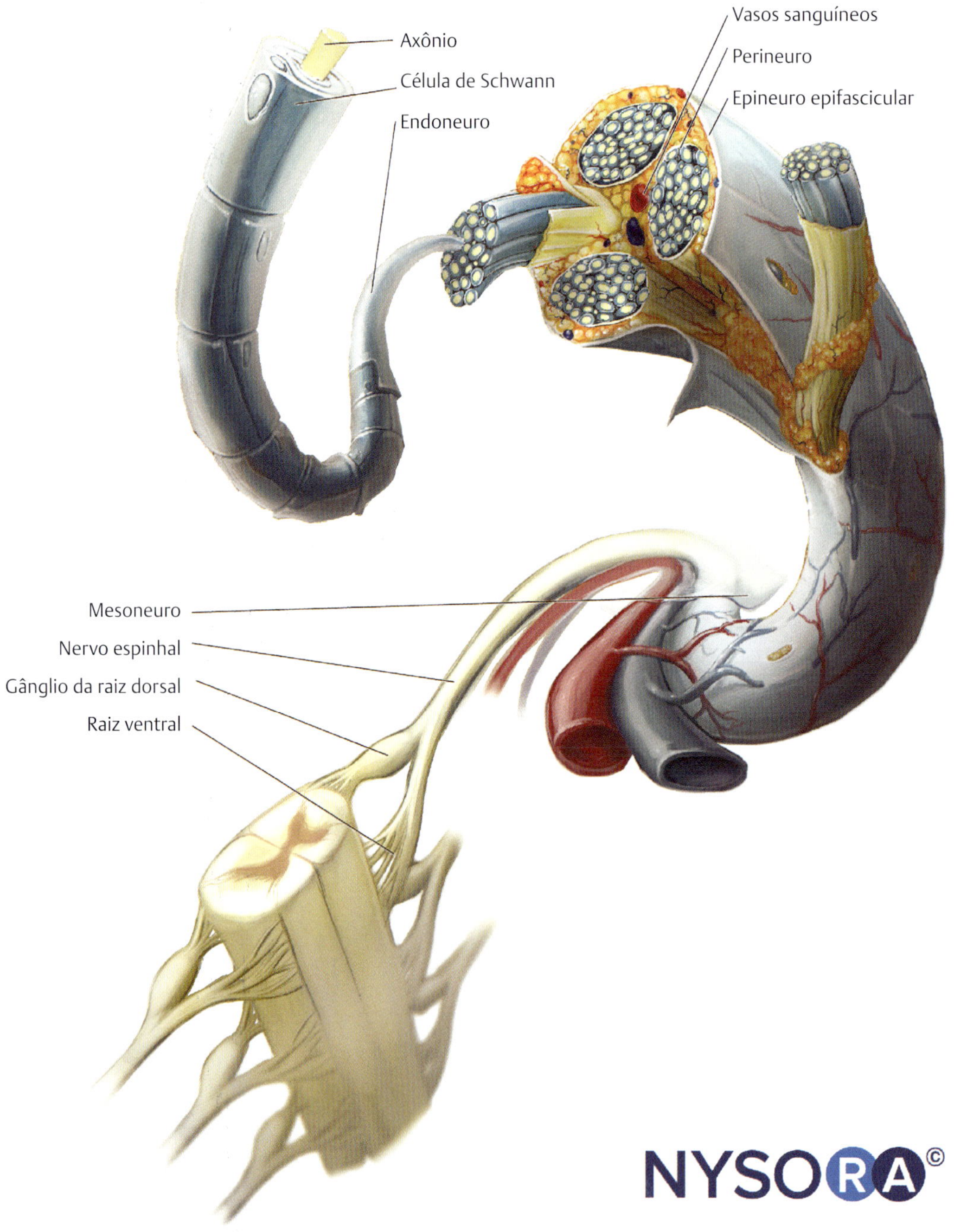

FIGURA 2–6. A estrutura e organização do nervo periférico.

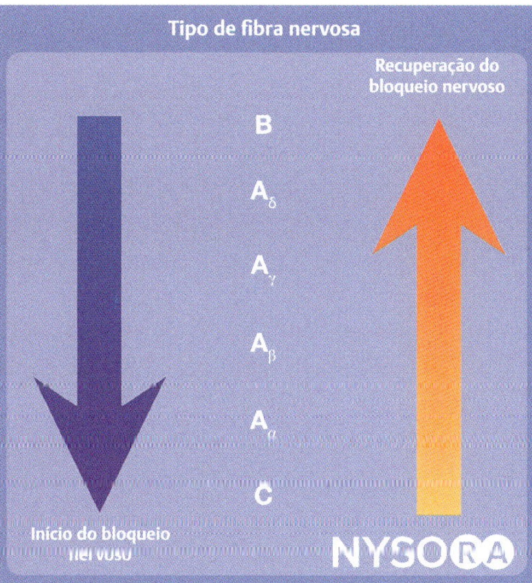

Classificação das fibras nervosas

Tipo	Diâmetro (μm)	Mielina	Velocidade de condução (m/s)	Localização	Função
A_α	12-20	+++	70-120	Aferentes / eferentes para os músculos e articulações	Motor e propriocepção
A_β	6-12	+++	30-70	Aferentes / eferentes para os músculos e articulações	Toque Pressão
A_γ	3-6	+++	15-35	Eferente para o fuso muscular	Tônus muscular
A_δ	1-4	+++	5-25	Nervo sensorial aferente	Dor Toque Temperatura
B	< 3	+	3-15	Simpático pré-ganglionar	Função autônoma
C	0,3-1,3	-	0,7-1,3	Simpática pós-ganglionar Nervo sensorial aferente	Função autônoma Dor Temperatura

FIGURA 2–7. Classificação de fibras nervosas e taxa diferencial do bloqueio nervoso.

do canal iônico. Duas regras gerais se aplicam em relação à suscetibilidade das fibras nervosas aos LAs. Primeiramente, fibras nervosas menores são mais suscetíveis à ação dos LAs do que as fibras grandes (Figura 2–7). As fibras menores são preferencialmente bloqueadas, porque um comprimento menor do axônio é necessário para interromper completamente a condução. Em segundo lugar, fibras mielinizadas são mais facilmente bloqueadas do que as fibras não mielinizadas. No geral, fibras nervosas com diâmetro transversal maior que 1 μm são mielinizadas.

Clinicamente, a velocidade diferencial do bloqueio e recuperação da condução nervosa pode diferir, dependendo do sítio de injeção (nervo espinhal, epidural ou periférico) e o tipo e a concentração de LA utilizado. Em geral, a sensação de dor é normalmente a primeira modalidade a desaparecer, seguida pela perda de sensações ao frio, calor, toque, à pressão profunda e, finalmente, perda da função motora.

Tipos de Anestésicos Locais

Os LAs são divididos em duas categorias: ésteres e amidas. Além das vias de metabolização, as propriedades físico-químicas de aminoésteres e aminoamidas são semelhantes e determinadas principalmente por sua constante de dissociação, composição lipofílica e arranjo espacial da molécula (Tabela 2-1).

Anestésicos Locais Ligados ao Éster

Os LAs ligados ao éster são hidrolisados na ligação éster no plasma pela pseudocolinesterase. A taxa de hidrólise de LAs ligados ao éster depende do tipo e da localização da substituição no anel aromático. Por exemplo, a 2-cloroprocaína é hidrolisada cerca de quatro vezes mais rápido do que a procaína, que por sua vez é hidrolisada cerca de quatro vezes mais rápido que a tetracaína. A taxa de hidrólise de todos os LAs ligados ao éster pode ser mais lenta em pacientes com pseudocolinesterase plasmática atípica (incomum; incidência para homozigose de 1:2.000–4.000). O metabolismo (hidrólise) de LAs ligados ao éster leva à formação do ácido para-aminobenzoico (PABA), que é conhecido por causar reações alérgicas. A história de uma reação alérgica aos LAs é muitas vezes em decorrência da presença de PABA derivado de um LA ligado ao éster. É importante notar que, embora raras, as reações alérgicas também podem se desenvolver a partir de LAs ligados à amida; no entanto, isso é mais provável em razão do PABA como conservante, que é comumente adicionado aos frascos de doses múltiplas.

2-Cloroprocaína

A 2-cloroprocaína é um aminoéster introduzido em 1952, sendo o LA mais rapidamente metabolizado. Por causa de sua rápida degradação no plasma (< 1 minuto), tem um potencial muito baixo para toxicidade sistêmica. Os conservantes cloroprocaína, bissulfito de sódio e etilenodiaminotetra-acetato dissódico (EDTA) utilizados no passado foram relatados como causadores de sintomas neurológicos, o que impossibilitou seu uso para raquianestesia até recentemente. As formulações mais recentes de 2-cloroprocaína são preparações livres de conservantes e são frequentemente utilizadas para raquianestesia de curta ação.

Uma solução de 2-cloroprocaína a 3% é uma boa escolha em bloqueios de nervos periféricos (PNBs) para anestesia cirúrgica de curta duração ou para pacientes submetidos a uma cirurgia relativamente pequena, não resultando em dor pós-operatória (p. ex., síndrome do túnel do carpo, artroscopia do joelho, biópsia muscular, tratamento da luxação do ombro). Os PNBs com cloroprocaína (2%–3%) são caracterizados por rápido início e curta duração de ação (60–90 minutos).

Cocaína

A cocaína ocorre naturalmente nas folhas do arbusto de coca e é um éster de ácido benzoico. A cocaína bloqueia a condução

Tabela 2–1. Propriedades Físico-Químicas de Anestésicos Locais de Uso Clínico

ANESTÉSICO LOCAL	PK_A	PORCENTAGEM IONIZADA (EM PH 7,4)	COEFICIENTE DE PARTIÇÃO (LIPOSSOLUBILIDADE)	PORCENTAGEM DE LIGAÇÃO PROTEICA
Amidas				
Bupivacaína[a]	8,1	83	3.420	95
Etidocaína	7,7	66	7.317	94
Lidocaína	7,9	76	366	64
Mepivacaína	7,6	61	130	77
Prilocaína	7,9	76	129	55
Ropivacaína	8,1	83	775	94
Ésteres				
Cloroprocaína	8,7	95	810	N/A
Procaína	8,9	97	100	6
Tetracaína	8,5	93	5.822	94

[a] Levobupivacaína tem as mesmas propriedades físico-químicas de um racemato. N/A, não disponível (do inglês, *not available*).

Dados de Liu SS. Local anesthetics and analgesia. In: Ashburn MA, Rice LJ, eds. *The Management of Pain*. New York: Churchill Livingstone;1997:141.

Adaptada de Barash PG, Cullen BF, Stoelting RK, Cahalan MK, Stock MC, Ortega R, et al. *Clinical Anesthesia*, 8th ed. Philadelphia, PA: Wolters Kluwer; 2017.

nervosa e causa vasoconstrição local devido à inibição da recaptação de noradrenalina localmente. Sua toxicidade e seu potencial para abuso impedem seu uso clínico mais amplo. Suas propriedades eufóricas são principalmente ocasionadas pela inibição da captação de catecolaminas, particularmente dopamina, nas sinapses do sistema nervoso central (CNS).

Procaína

A procaína, um aminoéster, foi o primeiro LA sintético. A procaína é caracterizada por baixa potência, início lento e curta duração de ação. A procaína é usada com menos frequência hoje, uma vez que existem alternativas mais eficazes (e hipoalergênicas), como a lidocaína. Como outros LAs (como mepivacaína e prilocaína), a procaína é um vasodilatador.

Tetracaína

A tetracaína, um aminoéster de ação prolongada, foi introduzida em 1932. É muito mais potente e tem uma duração de ação mais longa do que os ésteres procaína ou 2-cloroprocaína anteriormente mencionados. A tetracaína tem um início mais lento em comparação com outros LAs ligados ao éster comumente utilizados e é mais tóxica. Devido ao seu início lento e potencial de toxicidade, raramente é usada para PNBs.

Anestésicos Locais Ligados à Amida

Os LAs ligados à amida são metabolizados no fígado por uma reação de desalcalinização na qual um grupo etila é clivado da amina terciária. O fluxo sanguíneo hepático e a função hepática determinam a depuração hepática desses anestésicos. Consequentemente, fatores que diminuem o fluxo sanguíneo hepático ou a extração hepática de fármacos resultam ambos no aumento da meia-vida de eliminação. A depuração renal de LAs inalterados é uma rota menor de eliminação, representando apenas 3% a 5% do fármaco total administrado.

Lidocaína

Introduzida em 1948, a lidocaína continua sendo um dos LAs mais amplamente utilizados. A lidocaína é absorvida rapidamente após administração parenteral e nos tratos gastrintestinal e respiratório após administração tópica. A alta concentração de lidocaína (5%) está relacionada com sintomas neurológicos transitórios (TNS) no uso intratecal para a raquianestesia. Uma concentração de 1,5% ou 2%, com ou sem adição de adrenalina, é mais comumente usada para anestesia cirúrgica em PNBs. Concentrações diluídas são frequentemente utilizadas para bloqueios diagnósticos no tratamento da dor.

Mepivacaína

A mepivacaína, introduzida em 1957, tem propriedades farmacológicas semelhantes às da lidocaína. Embora tenha sido sugerido que a mepivacaína é mais tóxica para recém-nascidos (e como tal não é utilizada em anestesia obstétrica), seu índice terapêutico em adultos é semelhante ao da lidocaína. Seu início de ação é semelhante ao da lidocaína, mas com uma duração de ação ligeiramente maior que a mesma. Os bloqueios de nervos com a mepivacaína a 2% resultam em um bloqueio de duração intermediária (3–6 horas).

Prilocaína

A prilocaína é um LA de duração intermediária com perfil farmacológico semelhante ao da lidocaína, exceto que não causa vasodilatação. Também tem um volume de distribuição maior, o que reduz sua toxicidade no CNS. É única entre os LAs de amida por sua capacidade de induzir metemoglobinemia. O desenvolvimento de metemoglobinemia depende da dose total administrada (geralmente, requer 8 mg/kg) e é causado pelo seu efeito no metabolismo do anel aromático à o-toluidina e não tem consequências significativas em pacientes saudáveis. Pode ser tratada por administração intravenosa (IV) de azul de metileno (1–2 mg/kg). A prilocaína é usada raramente para PNBs, mas é cada vez mais utilizada para raquianestesia, particularmente para cirurgia rápida.

Bupivacaína

Desde sua introdução em 1963, a bupivacaína é um dos LAs mais utilizados em anestesia regional, tanto em neuroaxiais quanto em PNBs. Sua estrutura é semelhante à da lidocaína, exceto que o grupo contendo amina é a butilpiperidina. A bupivacaína é caracterizada por um início mais lento e longa duração do bloqueio de condução, que pode resultar em anestesia e analgesia de > 24 horas em alguns bloqueios nervosos (p. ex., bloqueio ciático e do tornozelo). A adição de um vasoconstritor (p. ex., adrenalina 1:300.000) pode prolongar a duração do bloqueio em até 30%. A bupivacaína é mais cardiotóxica que a lidocaína, ao passo que a cardiotoxicidade é cumulativa com todos os LAs. Sua cardiotoxicidade, parcialmente, pode ser mediada centralmente, pois a injeção direta de pequenas quantidades de bupivacaína na medula pode produzir arritmias ventriculares malignas. A cardiotoxicidade induzida por bupivacaína pode ser resistente ao tratamento. Por causa de seu perfil de toxicidade, grandes doses deste AL devem ser evitadas.

Levobupivacaína

A levobupivacaína contém um único enantiômero de cloridrato de bupivacaína (S sinistro ou esquerdo, levo). O enantiômero-*S*, como a maioria dos LAs com um centro quiral, tem um perfil de toxicidade menor do que o enantiômetro-*R*. Os estudos disponíveis da levobupivacaína sugerem que as propriedades de bloqueio de condução são semelhantes às da bupivacaína. Portanto, a levobupivacaína é percebida como uma alternativa à bupivacaína com um perfil de toxicidade cardiovascular pouco mais favorável.

Ropivacaína

A ropivacaína é um LA de longa duração (enantiômero-*S* de 1-propil-2', 6'-pipecolocilida). Tem uma captação um pouco mais lenta do que a bupivacaína, resultando em níveis sanguíneos mais baixos para uma determinada dose. A ropivacaína também é ligeiramente menos potente que a bupivacaína, quando usada na mesma concentração. No entanto, em concentrações superiores ou iguais a 0,5%, produz um bloqueio denso com uma duração mais curta do que a da bupivacaína (geralmente até 12 horas). Em concentrações de 0,75% a 1%, o início do bloqueio é rápido e próximo ao da mepivacaína a 1,5% ou a 2-cloroprocaína a 3%. A ropivacaína é menos lipofílica que a bupivacaína e pode penetrar menos através de grandes fibras motoras mielinizadas, possivelmente resultando em menor bloqueio motor. No entanto, isso não é evidente clinicamente. Independentemente disso, devido à sua toxicidade no SNC e perfil cardiotóxico ligeiramente melhor, a ropivacaína ganhou popularidade e praticamente substituiu a bupivacaína em alguns centros. Como a orientação ultrassonográfica durante a anestesia regional diminui a dose mínima de LA para um bloqueio bem-sucedido e, portanto, o risco de toxicidade, a bupivacaína e a levobupivacaína estão voltando e são cada vez mais utilizadas como os LAs de escolha, de ação prolongada, quando se procura a analgesia de longa duração.

Aditivos para Anestésicos Locais

Os médicos utilizam uma variedade de adjuvantes para os LAs com o intuito de prolongar os bloqueios nervosos. Embora o risco de neurotoxicidade seja relativamente pequeno, as vantagens desses adjuvantes em ensaios clínicos não são consistentes, levantando questões de benefícios clínicos. Os aditivos mais comuns incluem adrenalina, clonidina, dexmedetomidina, opioides e dexametasona.

Vasoconstritores

A adição de um vasoconstritor a um LA retarda sua absorção vascular pelos tecidos circundantes e aumenta a duração do contato do LA com os nervos. O efeito líquido é o prolongamento do bloqueio em 30% a 50% e a diminuição na absorção sistêmica do LA. Esses efeitos variam significativamente entre os diferentes tipos de LAs e os bloqueios de nervos individuais. O prolongamento do bloqueio é maior com LAs que possuem maiores propriedades vasodilatadoras (p. ex., bupivacaína) do que com a ropivacaína, que tem um leve efeito vasoconstritor. A adrenalina é o vasoconstritor mais comumente utilizado em PNBs com concentrações variando de 1:400.000 a 1:200.000 (2,5–3,3 μg/mL) (Figura 2–8).

A adrenalina também pode servir como marcador de injeção intravenosa de LA. Um aumento da frequência cardíaca de 10 bpm ou superior e/ou um aumento da pressão arterial sistólica de 15 mmHg ou mais após uma dose de 10 a 15 μg de adrenalina deve levantar a suspeita de injeção intravascular. Nota: Estas propriedades da adrenalina como "marcador intravascular" são menos relevantes com volumes menores de LA utilizados durante bloqueios nervosos guiados por ultrassom.

Opioides

A injeção de opioides no espaço peridural ou subaracnóideo para o manejo da dor aguda ou crônica é baseada na presença de receptores opioides na substância gelatinosa da medula espinal. A adição intratecal de um opioide aumenta o bloqueio neuroaxial e prolonga a analgesia. Entretanto, os opioides não são tão eficazes em nervos periféricos. Talvez o opioide mais estudado seja a buprenorfina, um agonista parcial do receptor μ-opiáceo. A buprenorfina atua nos receptores opioides κ e δ e também possui propriedades de bloqueio do canal de

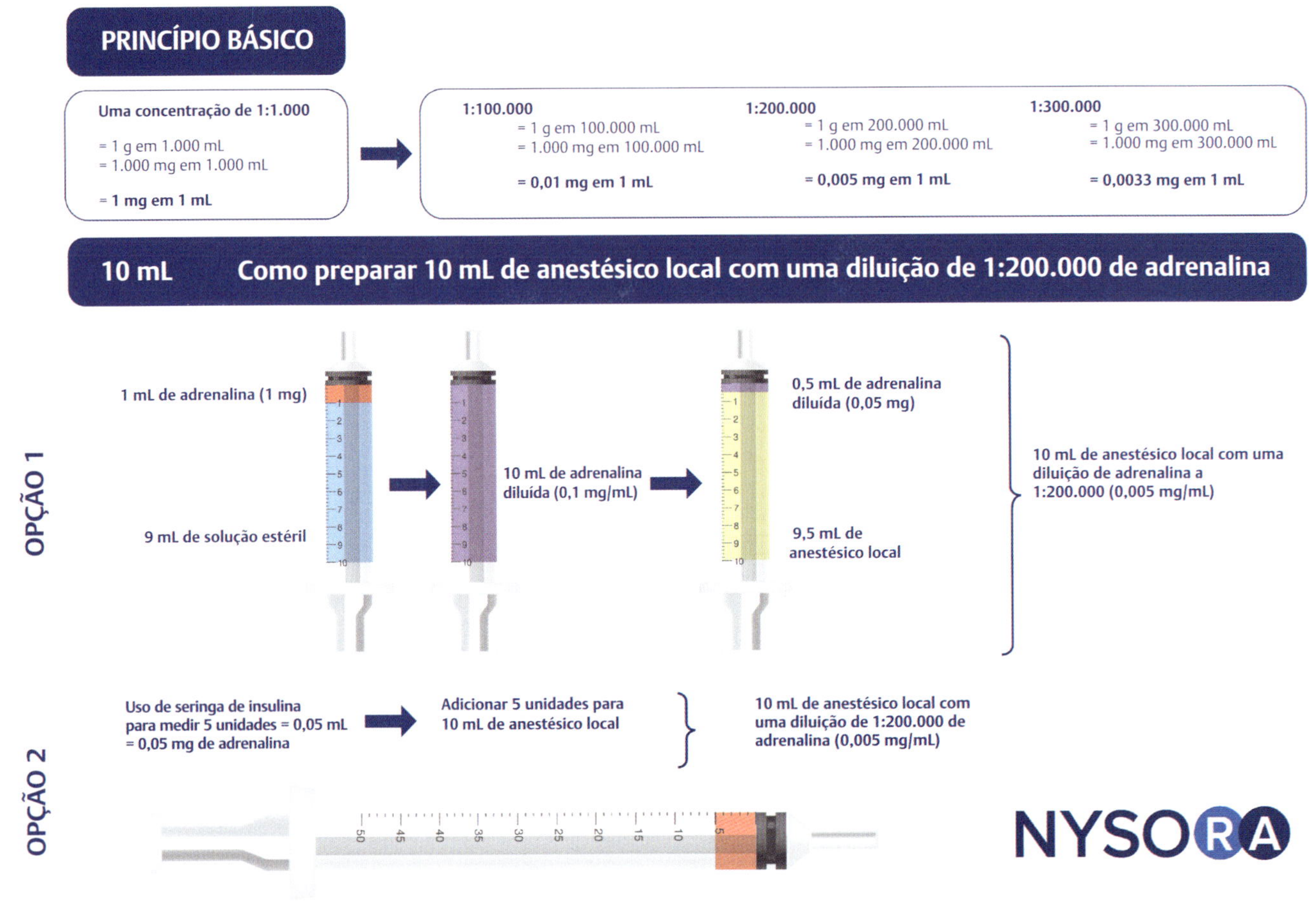

FIGURA 2–8. Adição de adrenalina às misturas dos anestésicos locais para diminuir a absorção de LA e aumentar a duração de ação.

sódio dependente de voltagem. Relatos mais antigos indicavam que a buprenorfina poderia ser usada, em vez dos LAs, para fornecer analgesia pós-operatória. Embora possa prolongar o bloqueio sensorial-motor por algumas horas e até mesmo fornecer algum grau de bloqueio de transmissão por si só, um aumento significativo nas náuseas e nos vômitos limita seu uso clínico.

Clonidina

A clonidina é um agonista α2-adrenérgico seletivo de ação central. É mais comumente utilizada como um medicamento anti-hipertensivo, porque reduz a resposta simpática do CNS. A clonidina sem conservantes, administrada no espaço epidural ou subaracnóideo (150–450 μg), produz analgesia dose-dependente via receptores adrenérgicos supraespinais e espinais. Ao contrário dos opioides, a clonidina não produz depressão da ventilação, prurido, náusea ou vômito. A clonidina também possui efeitos inibitórios diretos na condução nervosa periférica (fibras nervosas A e C) e também pode prolongar a duração do bloqueio sensorial-motor em 1,5 a 2 horas. Parece não haver benefício do uso de clonidina em infusões perineurais contínuas. Os efeitos adversos da clonidina, contudo, notadamente sedação, hipotensão ortostática e desequilíbrio podem ser limitantes. Embora a hipotensão ou bradicardia com risco de vida não seja relatada quando a clonidina é usada com PNBs, seus efeitos circulatórios podem complicar a ressuscitação em um quadro de toxicidade sistêmica do anestésico local.

Dexmedetomidina

Em contraste com a clonidina, a dexmedetomidina é mais eficaz e um agonista α2 mais específico. Pode prolongar o bloqueio motor e sensorial por aproximadamente 4 horas além da duração do LA. Os efeitos adversos comumente relatados são bradicardia, hipotensão e sedação, mas normalmente esses episódios são transitórios e não requerem intervenção. A dose ideal de dexmedetomidina não foi determinada, mas parece estar entre 50 e 100 μg.

Dexametasona

A dexametasona é o medicamento mais bem estudado, mais eficaz e provavelmente o adjuvante mais amplamente utilizado para prolongar a duração do bloqueio com o menor risco de efeitos adversos. Seu mecanismo de ação preciso não é conhecido. No entanto, a adição de dexametasona a um LA pode aumentar a duração do bloqueio em 4 horas ou mais. Este prolongamento pode ser acompanhado por um bloqueio motor prolongado. Vale ressaltar que a administração intravenosa pode ser igualmente eficaz, porém mais simples de

Tabela 2-2. Seleção dos Anestésicos Locais para Bloqueios de Nervos Periféricos

ANESTÉSICO LOCAL	INÍCIO MÉDIO (MINUTOS)	DURAÇÃO MÉDIA DA ANESTESIA (HORAS)	DURAÇÃO MÉDIA DA ANALGESIA (HORAS)
Cloroprocaína a 3%	6–12	0,5–1	
Lidocaína a 2% + adrenalina	10–20	2-5	3–8
Mepivacaína a 1,5% + adrenalina	10–20	2-5	3–8
Ropivacaína a 0,5%	13–30	4–8	5–12
Ropivacaína a 0,75%	10–15	5–10	6–24
Bupivacaína a 0,5% ou levobupivacaína + adrenalina	15–30	5–15	6–30

administrar. De modo geral, 4 a 10 mg de dexametasona são usados por via perineural ou intravenosa. Embora frequentemente utilizada, a injeção perineural de dexametasona é uma indicação *off-label* (prescrição fora das indicações aprovadas).

Outros Adjuvantes

Outros agentes farmacológicos, como magnésio, neostigmina, agentes anti-inflamatórios etc. também são utilizados no espaço perineural com resultados mistos. Na literatura mais antiga, a adição de bicarbonato de sódio foi sugerida para diminuir a latência de início e dor na injeção de mepivacaína e lidocaína. No entanto, as formulações de LA mais recentes têm um pH mais próximo do pH nos tecidos; consequentemente, o bicarbonato de sódio não é mais usado com frequência.

Seleção de Anestésicos Locais para os Bloqueios de Nervos Periféricos

A escolha do LA é mais comumente baseada na duração desejada do bloqueio, por exemplo, duração do procedimento cirúrgico, nível e duração prevista da dor pós-operatória. Por exemplo, a criação de uma fístula arteriovenosa é uma operação relativamente curta com mínima dor pós-operatória. Portanto, a seleção de um agente de ação curta (p. ex., lidocaína ou mepivacaína) fornece excelente anestesia intraoperatória com baixo perfil de risco sistêmico e sem a longa duração desnecessária da extremidade insensível no pós-operatório. Em um exemplo oposto, um reparo do manguito rotador está associado à dor pós-operatória significativa e sustentada. Portanto, a melhor escolha para analgesia é um LA de ação prolongada, como a bupivacaína ou ropivacaína. A bupivacaína fornece a duração de bloqueio mais longa dos LAs atualmente disponíveis.

O início e a duração de um determinado LA variam de acordo com o nervo ou plexo a ser bloqueado. Por exemplo, a ropivacaína a 0,5% no plexo braquial pode fornecer de 10 a 12 horas de analgesia. O mesmo volume, dose e concentração para o nervo ciático pode fornecer um bloqueio significativamente mais longo (p. ex., 30%-50% mais longo). Conforme discutido, vários fatores influenciam a duração, como diferenças na vascularização perineural, que influenciam a absorção e captação do LA.

Pacientes com dor prevista, com duração superior a 24 horas, devem ser considerados para infusão perineural de LAs através de um cateter ou combinação de bupivacaína e bupivacaína lipossomal, quando indicado.

A Tabela 2-2 mostra os LAs comumente empregados, com seu início e sua duração das ações esperadas. Como mencionado anteriormente, esses números não se aplicam a todos os cenários, nervos ou plexos, mas podem ser utilizados como um guia comparativo aproximado para ajudar na tomada de decisão.

A Tabela 2-3 mostra as doses máximas (com e sem adrenalina) dos LAs comumente usados.

Mistura de Anestésicos Locais

A mistura de LAs (p. ex., lidocaína e bupivacaína) é frequentemente feita na prática clínica com o objetivo de encurtar o início e prolongar a duração de um bloqueio. Infelizmente, quando LAs são misturados, seu início, sua duração e potência tornam-se menos previsíveis. Como exemplo da literatura, a combinação de mepivacaína a 1,5% com bupivacaína a 0,5% não oferece vantagem clínica significativa sobre cada medicamento isoladamente. Os tempos de início para cada medicamento injetado individualmente ou sua mistura foram semelhantes, enquanto a duração da combinação foi menor

Tabela 2-3. Doses Máximas do Anestésico Local

ANESTÉSICO LOCAL	DOSE MÁXIMA SEM ADRENALINA (MG/KG)	DOSE MÁXIMA COM ADRENALINA (MG/KG)
Cloroprocaína	11	14
Lidocaína	5	7
Mepivacaína	5	7
Prilocaína	6–7	8
Ropivacaína	3	–
Levobupivacaína	2	3
Bupivacaína	2	3–4

que a bupivacaína isolada. Portanto, se uma longa duração de bloqueio é desejada, um fármaco de ação prolongada fornecerá as melhores condições. Além disso, misturar LAs também traz o risco de erro medicamentoso. Muitos objetivos de bloqueio nervoso podem ser alcançados usando um único agente, ou seja, um LA de ação curta, intermediária ou longa.

Formulações de Anestésicos Locais de Liberação Prolongada

A pesquisa atual sobre LAs se concentra principalmente em formulações que podem prolongar a duração de ação desses medicamentos através de uma liberação lenta e contínua durante um período de tempo. Os sistemas lipossomais à base de colágeno e de sacarose estão entre os mecanismos de liberação lenta mais estudados para os LAs. Existem boas razões para a busca por LAs de liberação estendida ou de liberação retardada, como uma duração prolongada de ação ou diminuição do risco de toxicidade local e sistêmica, visto que a quantidade e a concentração do LA livre sendo liberado são pequenas. As novas formulações podem substituir em grande parte os cateteres perineurais e seus problemas de migração de ponta, deslocamento, manejo complicado e caro, além de risco de infecção.

No momento da redação deste livro, o Exparel® (Pacira Pharmaceuticals, Inc.; EUA) ou a bupivacaína lipossomal é o único LA de liberação retardada atualmente aprovado para uso clínico. O Exparel® é aprovado para infiltração de sítio cirúrgico e bloqueio interescalênico do plexo braquial nos EUA. Na UE, o Exparel® também foi aprovado para bloqueio do nervo femoral. Os lipossomas são estruturas multivesiculares que contêm um núcleo aquoso cercado por uma bicamada fosfolipídica. O tempo de início e a duração da bupivacaína lipossomal são dependentes da degradação das vesículas e sua liberação a partir dessa formulação lipossomal de liberação. Em essência, os lipossomas multivesiculares são constituídos por uma miríade de cavidades que podem ser preenchidas com vários agentes farmacológicos. Seu tamanho extenso cria um depósito de medicamentos, que gradativamente descarrega o LA (ou outro conteúdo) com o rompimento natural da membrana lipossomal. Propostos pela primeira vez como carreador de medicamentos em 1965, os lipossomas multivesiculares são utilizados para encapsular fármacos tão diversos, como o ibuprofeno, neostigmina, quimioterápicos e opioides. Em 2004, a morfina lipossomal (DepoDur®; Pacira Pharmaceuticals; EUA) tornou-se o primeiro medicamento envolto em lipossomas a ser aprovado para analgesia pós-operatória pela U.S. Food and Drug Administration. Posteriormente, essa formulação foi aprovada para analgesia por infiltração e para alguns procedimentos de bloqueio nervoso tanto nos Estados Unidos quanto na União Europeia.

Embora possa ser usada sem aditivos, a bupivacaína lipossomal é frequentemente combinada com a bupivacaína padrão (cloridrato de bupivacaína) para aumentar o início do bloqueio, pois a bupivacaína livre é liberada gradualmente para um bloqueio sustentado. A bupivacaína lipossomal não deve ser misturada com outros agentes (p. ex., lidocaína), porque outros anestésicos locais competem com a bupivacaína pelos lipossomas. Consequentemente, misturar o Exparel® com anestésicos locais não bupivacaína pode resultar no deslocamento da bupivacaína dos lipossomas. A maior parte da experiência clínica com a bupivacaína lipossomal é realizada no sítio cirúrgico e nas infiltrações em extensas feridas, onde a formulação pode fornecer analgesia além de 72 horas após a cirurgia. No entanto, desde a sua aprovação para uso no bloqueio interescalênico do plexo braquial, há uma crescente evidência e experiência clínica de que o Exparel® fornece analgesia significativa por vários dias, particularmente quando misturado com a bupivacaína.

Em comparação com a bupivacaína padrão isolada, a combinação de bupivacaína e bupivacaína lipossomal melhora a analgesia pós-operatória com o bloqueio interescalênico ao longo da primeira semana de pós-operatório, mesmo no quadro de analgesia multimodal completa. Revisões e meta-análises recentes questionaram a eficácia clinicamente relevante da bupivacaína lipossomal sobre a bupivacaína em aplicações perineurais. No entanto, a bupivacaína lipossomal deve ser adicionada à bupivacaína para compreender os benefícios da bupivacaína. Importante em relação à escolha da bupivacaína lipossomal para bloqueios nervosos aprovados é selecionar indicações nas quais a técnica de bloqueio nervoso fornece um bloqueio sensorial para toda a região de interesse. Por exemplo, um bloqueio interescalênico ou bloqueio do nervo femoral, em pacientes com cirurgia principal do ombro ou patela (joelho), proporciona excelente analgesia com a bupivacaína; a adição de bupivacaína lipossomal à bupivacaína estende os benefícios de analgesia desses bloqueios além da bupivacaína isolada. Vale ressaltar que a bupivacaína lipossomal é incapaz de fornecer anestesia cirúrgica devido à quantidade insuficiente de substância ativa, sendo a bupivacaína livre liberada para bloqueio cirúrgico. No entanto, o bloqueio sensorial primariamente mais fraco com a bupivacaína lipossomal é favorecido para analgesia em comparação com o bloqueio cirúrgico denso obtido com os LAs tradicionais. Outras indicações para administração perineural ou neuroaxial de bupivacaína lipossomal estão sendo atualmente pesquisadas e provavelmente seguirão desde que a bupivacaína lipossomal tem um perfil de segurança documentado.

Outros fármacos de liberação lenta em desenvolvimento são os sistemas de liberação controlada à base de sacarose e de colágeno. A SABER®-bupivacaína (DURECT Corporation, Inc.; EUA) consiste em isobutirato acetato de sacarose (SAIB), bupivacaína e um solvente. Após a infiltração, o SAIB começa a se dissolver e liberar a bupivacaína sem atraso no início, resultando em aproximadamente 72 horas de analgesia. O XaraColl® (Innocoll Pharmaceuticals, Inc.; Irlanda), uma matriz à base de colágeno impregnada com bupivacaína, é implantado durante a cirurgia e começa a liberar a bupivacaína imediatamente. A reabsorção da matriz prolongará a duração da analgesia por mais de 72 horas.

As formulações de liberação prolongada provavelmente serão integradas em muitos protocolos de analgesia multimodal e diminuem ainda mais a necessidade de opioides no pós-operatório. Estudos futuros são necessários para fornecer orientação adicional para as indicações e os modos do uso da bupivacaína lipossomal e outras futuras formulações de liberação retardada. Entretanto, a adição de lipossomas à bupivacaína nas indicações perineurais aprovadas é provavelmente o melhor método para prolongar a analgesia do bloqueio nervoso na maioria dos serviços de dor aguda.

LEITURAS SUGERIDAS

Athar M, Ahmed S, Ali S, Siddiqi O. Levobupivacaine: a safer alternative. *J Curr Res Sci Med.* 2016;2:3-9.

Balocco AL, Van Zundert PGE, Gan SS, Gan TJ, Hadzic A. Extended release bupivacaine formulations for postoperative analgesia: an update. *Curr Opin Anaesthesiol.* 2018;31:636-642.

Bajwa SJS, Kaur J. Clinical profile of levobupivacaine in regional anesthesia: a systematic review. *J Anaesthesiol Clin Pharmacol.* 2013;29:530-539.

Blanch SA, Lopez AM, Carazo J, et al. Intraneural injection during nerve stimulator-guided sciatic nerve block at the popliteal fossa. *Br J Anaesth.* 2009;102:855-861.

Braid BP, Scott DB. The systemic absorption of local analgesic drugs. *Br J Anaesth.* 1965;37:394.

Butterworth JF, Strichartz GR. The molecular mechanisms by which LAs produce impulse blockade: a review. *Anesthesiology.* 1990;72:711-734.

Casati A, Magistris L, Fanelli G, et al. Small-dose clonidine prolongs postoperative analgesia after sciatic-femoral nerve block with 0.75% ropivacaine for foot surgery. *Anesth Analg.* 2000;91:388.

Clarkson CW, Hondeghem LM. Mechanism for bupivacaine depression of cardiac conduction: fast block of sodium channels during the action potential with slow recovery from block during diastole. *Anesthesiology.* 1985;62:396-405.

Courtney KR, Strichartz GR. Structural elements which determine local anesthetic activity. In: Strichartz GR, ed. *Handbook of Experimental Pharmacology*. Vol 81. Berlin, Germany: Springer-Verlag; 1987:53-94.

Cousins MJ, Bridenbaugh PO, eds. *Neural Blockade in Clinical Anesthesia and Management of Pain.* 3rd ed. Philadelphia, PA: Lippincott; 1995.

Cousins MJ, Mather LE. Intrathecal and epidural administration of opioids. *Anesthesiology.* 1984;61:276-310.

DiFazio CA, Rowlingson JC. Additives to local anesthetic solutions. In: Brown DL, ed. *Regional Anesthesia and Analgesia.* Philadelphia, PA: Saunders; 1996:232-239.

Dinges HC, Wiesmann T, Otremba B, et al. The analgesic efficacy of liposomal bupivacaine compared with bupivacaine hydrochloride for the prevention of postoperative pain: a systematic review and meta-analysis with trial sequential analysis. *Reg Anesth Pain Med.* 2021. Epub ahead of print.

El-Boghdadly K, Brull R, Sehmbi H, Abdallah FW. Perineural dexmedetomidine is more effective than clonidine when added to local anesthetic for supraclavicular brachial plexus block: a systematic review and meta-analysis. *Anesth Analg.* 2017;124:2008-2020.

Gadsden J, Hadzic A, Gandhi K, et al. The effect of mixing 1.5% mepivacaine and 0.5% bupivacaine on duration of analgesia and latency of block onset in ultrasound-guided interscalene block. *Anesth Analg.* 2011;112:471-476.

Garfield JM, Gugino L. Central effects of local anesthetics. In: Strichartz GR, ed. *Handbook of Experimental Pharmacology.* Vol 81. Berlin, Germany: Springer-Verlag; 1987:187-212.

Ghisi D, Bonarelli S. Ambulatory surgery with chloroprocaine spinal anesthesia: a review. *Ambul Anesth.* 2015;2:111-120.

Guay J. The epidural test dose: a review. *Anesth Analg.* 2006;102(3): 921-929.

Hadzic A, Minkowitz HS, Melson TI, et al. Liposome bupivacaine femoral nerve block for postsurgical analgesia after total knee arthroplasty. *Anesthesiology.* 2016;124:1372-1383.

Harwood TN, Butterworth JF, Colonna DM, et al. Plasma bupivacaine concentrations and effects of epinephrine after superficial cervical plexus blockade in patients undergoing carotid endarterectomy. *J Cardiothorac Vasc Anesth.* 1999;3:703-706.

Hilgier M. Alkalinization of bupivacaine for brachial plexus block. *Reg Anesth.* 1985;10:59-61.

Kasten GW, Martin ST. Bupivacaine cardiovascular toxicity: comparison of treatment with bretylium and lidocaine. *Anesth Analg.* 1985;64:911-916.

Kim S, Turker MS, Chi EY, Sela S, Martin GM. Preparation of multivesicular liposomes. *Biochim Biophys Acta.* 1983;728: 339-348.

Kosel J, Bobik P, Tomczyk M. Buprenorphine —the unique opioid adjuvant in regional anesthesia. *Expert Rev Clin Pharmacol.* 2016;9:375-383.

Manassero A, Fanelli A. Prilocaine hydrochloride 2% hyperbaric solution for intrathecal injection: a clinical review. *Local Reg Anesth.* 2017;10:15-24.

Ragsdale DR, McPhee JC, Scheuer T, et al. Molecular determinants of state-dependent block of Na_+ channels by local anesthetics. *Science.* 1994;265:1724-1728.

Raymond SA, Gissen AJ. Mechanism of differential nerve block. In: Strichartz GR, ed. *Handbook of Experimental Pharmacology.* Vol 81. Berlin, Germany: Springer-Verlag; 1987:95-164.

Reiz S, Haggmark S, Johansson G, et al. Cardiotoxicity of ropivacaine—a new amide local anesthetic agent. *Acta Anaesthesiol Scand.* 1989;33:93-98.

Santos AC, Arthur GR, Padderson H, et al. Systemic toxicity of ropivacaine during bovine pregnancy. *Anesthesiology.* 1994;75: 137-141.

Singelyn FJ, Gouvernuer JM, Robert A. A minimum dose of clonidine added to mepivacaine prolongs the duration of anesthesia and analgesia after axillary brachial plexus block. *Anesth Analg.* 1996;83:1046.

Strichartz GR, Ritchie JM. The action of local anesthetics on ion channels of excitable tissues. In: Strichartz GR, ed. *Handbook of Experimental Pharmacology.* Vol 81. Berlin, Germany: Springer-Verlag; 1987:21-53.

Vandepitte C, Kuroda M, Witvrouw R, et al. Addition of liposome bupivacaine to bupivacaine HCl versus bupivacaine HCl alone for interscalene brachial plexus block in patients having major shoulder surgery. *Reg Anesth Pain Med.* 2017;42:334-341.

Viscusi ER, Martin G, Hartrick CT, Singla N, Manvelian G. Forty-eight hours of postoperative pain relief after total hip arthroplasty with a novel, extended-release epidural morphine formulation. *Anesthesiology.* 2005;102:1014-1022.

Vorobeichik L, Brull R, Abdallah FW. Evidence basis for using perineural dexmedetomidine to enhance the quality of brachial plexus nerve blocks: a systematic review and meta-analysis of randomized controlled trials. *Br J Anaesth.* 2017;118:167-181.

Wagman IH, Dejong RH, Prince DA. Effect of lidocaine on the central nervous system. *Anesthesiology*. 1967;28:155-172.

Winnie AP, Tay CH, Patel KP, et al. Pharmacokinetics of local anesthetics during plexus blocks. *Anesth Analg.* 1977;56:852-861.

3 Equipamentos para Bloqueios de Nervos Periféricos

Introdução

Os equipamentos de anestesia regional passaram por recentes avanços tecnológicos. A prática da anestesia regional foi substancialmente modernizada com a introdução da ultrassonografia (US), melhores agulhas, sistemas de cateteres e monitoramento por ultrassonografia do avanço da agulha e da pressão de injeção.

Sala de Indução e de Bloqueio

A anestesia regional é idealmente realizada em uma área desenvolvida com acesso ao equipamento para a prática segura e em tempo eficiente de bloqueios dos nervos periféricos (PNBs). Espaço adequado, iluminação, equipamentos, medicamentos e materiais apropriados para realizar os bloqueios são essenciais. Monitoramento completo do paciente, fonte de oxigênio, equipamentos para manejo de emergência das vias aéreas e ventilação por pressão positiva, além de acesso a medicamentos de emergência são necessários (Figura 3–1). Ao realizar o bloqueio, um assistente treinado em anestesia regional é útil para preparar e manusear o equipamento e auxiliar no procedimento.

DICAS

Monitoramento de rotina do paciente durante a administração de bloqueios dos nervos:

- Oxímetro de pulso
- Pressão arterial não invasiva
- Eletrocardiograma
- Capnografia
- Estado mental (contato verbal)

Monitoramento Cardiovascular e Respiratório durante a Aplicação de Anestesia Regional

Pacientes que recebem anestesia regional devem ser monitorados com o mesmo grau de vigilância que os pacientes que recebem anestesia geral. A toxicidade do anestésico local (LA) – devido à injeção intravascular ou absorção rápida na circulação sistêmica –, é incomum, mas é potencialmente uma complicação com risco de vida. Da mesma forma, a pré-medicação, muitas vezes benéfica para o conforto do paciente e a aceitação de procedimentos de anestesia regional, pode resultar na depressão respiratória, hipoventilação e hipóxia. Os pacientes geralmente apresentam comorbidades e condições clínicas que requerem monitoramento durante e após o procedimento de bloqueio, que passariam despercebidas sem o devido acompanhamento (p. ex., arritmias, hipertensão, hipoxemia). Por essas razões, os pacientes que recebem PNBs devem sempre ter o acesso vascular e serem monitorados adequadamente. O monitoramento cardiorrespiratório de rotina deve consistir em oximetria de pulso, pressão arterial não invasiva e eletrocardiograma. A frequência respiratória e o estado mental também devem ser monitorados. A toxicidade do LA tem um padrão bifásico e deve ser prevista durante a injeção, imediatamente após a injeção e novamente 10 a 30 minutos após a mesma. Sinais e sintomas de toxicidade que ocorrem durante ou logo após o término da injeção são em decorrência de uma injeção intravascular ou canalização dos LAs para a circulação sistêmica (1–2 minutos). Na ausência desta ação, a taxa de absorção típica de LAs após a injeção atinge o pico em aproximadamente 10 a 30 minutos após o desempenho de um PNB; portanto, os pacientes devem ser monitorados contínua e atentamente por, pelo menos, 60 minutos para sinais de toxicidade do LA.

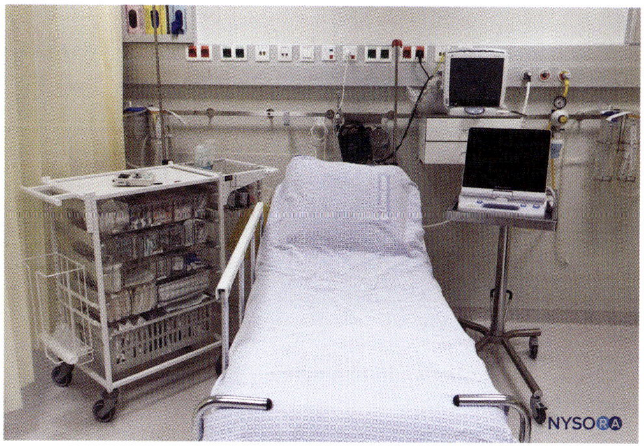

FIGURA 3–1. Configuração típica da sala de bloqueio. São mostrados o monitoramento, a fonte de oxigênio, o aparelho de sucção, equipamento de ultrassonografia e carrinho de bloqueio do nervo com o equipamento.

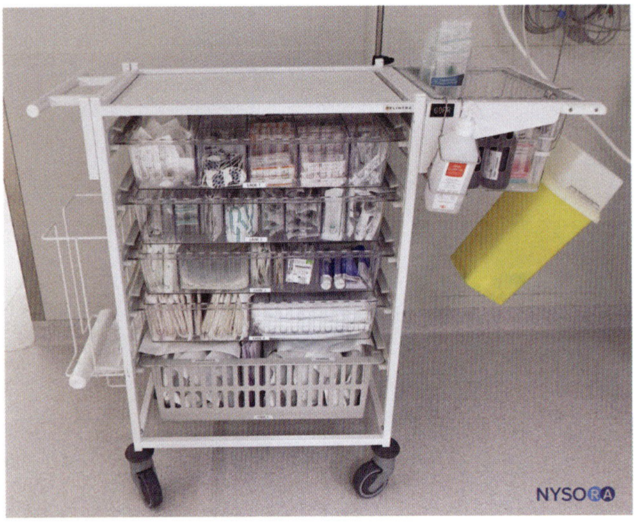

FIGURA 3–2. Carrinho típico de bloqueio do nervo.

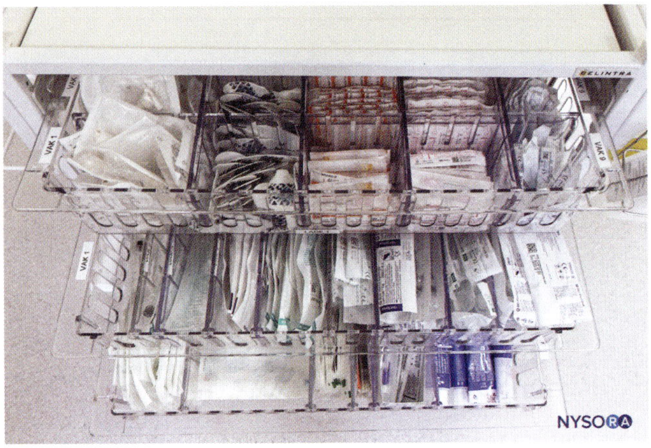

FIGURA 3–3. Conteúdo do carrinho de bloqueio do nervo organizado de maneira lógica para garantir o acesso rápido e fácil aos suprimentos.

Carrinho de Armazenamento do Equipamento de Anestesia Regional

Um carrinho de anestesia regional deve ser portátil para permitir o transporte à beira do leito. Também deve ser bem abastecido com todos os equipamentos e suprimentos necessários, que devem ser bem rotulados e facilmente identificáveis, para que os profissionais possam realizar PNBs de forma eficaz, segura e eficientemente (Figuras 3–2 e 3–3).

Gavetas diferentes devem ser organizadas logicamente para garantir acesso rápido e fácil (Tabela 3–1). Uma gaveta deve ser destinada para equipamentos de emergência e incluir laringoscópios com uma variedade de lâminas comumente utilizadas, estiletes, tubos endotraqueais e vias aéreas de vários tamanhos. Medicamentos de emergência imediatamente disponíveis devem incluir atropina, efedrina, fenilefrina, propofol, succinilcolina e Intralipid® 20% (Tabela 3–2). Este último pode ser alternativamente armazenado em um carrinho de medicamentos próximo ou no sistema de dispensação de medicamentos, que é imediatamente disponível e deve permanecer perto da sala de bloqueio. Desta forma, pode ser rapidamente preparado em caso de toxicidade do LA. É recomendado incluir um fluxograma de emergência de forma visível e em local acessível para tratar a toxicidade do LA.

Bandejas de Bloqueio do Nervo Periférico

As bandejas especializadas de bloqueio dos nervos, disponíveis comercialmente, são as melhores para a prática eficiente em termos de tempo de PNBs. Uma bandeja para todos os fins, adaptável a uma variedade de bloqueios, pode ser a mais prática, dada a grande variedade de agulhas e cateteres que podem ser necessários para procedimentos específicos. Agulhas apropriadas, cateteres e outros equipamentos especializados são simplesmente abertos e adicionados à bandeja de bloqueio conforme necessário (Figura 3–4).

Agulhas de Bloqueio dos Nervos

As agulhas variam em relação ao modelo da ponta, comprimento, calibre e à presença ou ausência de isolamento elétrico ou outro tratamento especializado (p. ex., Figura 3-5), a fim de permitir melhor visualização na US. A escolha da agulha depende do bloqueio a ser realizado, o tamanho do paciente e a preferência do médico.

A lesão do nervo pode ser causada pela penetração direta do nervo ou pelo contato mecânico forçado da agulha com

Tabela 3–1. Organização Sugerida do Carrinho de Bloqueio dos Nervos

GAVETA	CONTENDO ELEMENTOS
Equipamento de emergência	Laringoscópios, lâminas variadas, pinça Magill, estiletes, tubos endotraqueais, máscara laríngea das vias aéreas de tamanhos variados, dispositivos das vias aéreas nasais e das vias aéreas orais, máscaras de oxigênio
Medicamentos	Solução salina estéril, propofol, anestésicos locais de longa e curta ação, medicamentos de emergência, rótulos de seringas
Agulhas	Agulhas estimuladoras, cateteres não estimuladores, agulhas espinhais
Equipamento geral	Seringas de tamanhos variados, derivações do eletrocardiograma, monitores de pressão, adesivos de pele e sistemas de fixação de cateteres, *swabs* com álcool, curativo oclusivo transparente, esparadrapo, gel lubrificante, luvas estéreis
Conjuntos estéreis	Os conjuntos incluem campos cirúrgicos estéreis, esponjas, capa protetora do transdutor

Tabela 3–2. Medicamentos de Emergência Sugeridos, Necessários durante a Toxicidade Sistêmica do Anestésico Local

MEDICAMENTO	DOSE SUGERIDA (ADULTO DE 70 KG)
Intralipid® 20%	*Bolus* ▪ 100 mL por 2–3 min, se o paciente possui mais de 70 kg ▪ 1,5 mL por 2–3 min, se o paciente possui menos de 70 kg Infusão ▪ 200–250 mL por 15–20 min, se o paciente possui mais de 70 kg ▪ 0,25 mL/kg/min, se o paciente possui menos de 70 kg (peso corporal ideal) Se a estabilidade circulatória não for alcançada, considerar um novo *bolus* ou aumentar a infusão para 0,5 mL/kq/min
Controle de convulsões:	
Midazolam	2–10 mg IV
Propofol	1 mg/kg IV
Relaxante muscular (succinilcolina)	1–2 mg/kg IV
Se ocorrer a parada cardíaca:	
Adrenalina	≤ 1 μg/kg (pequenas doses iniciais são preferíveis)
Amiodarona (se as arritmias ventriculares se desenvolverem)	
Atropina	Incrementos de 0,2–0,4 mg IV
Efedrina	5–10 mg IV
Fenilefrina	50–200 μg IV

*Propofol pode parar as convulsões, mas grandes doses podem deprimir ainda mais a função cardíaca; portanto, o propofol deve ser evitado ou usado com cautela.

o nervo e o consequente trauma. Portanto, o bisel da agulha pode ter um impacto na extensão do dano na inserção da agulha próxima a um nervo (Figura 3–5). Agulhas com o bisel curto (45°) podem ter a vantagem de reduzir os danos nos nervos causados pelo corte ou pela penetração no nervo. As agulhas com bisel longo (14°–15°) têm maior probabilidade de penetrar no perineuro e causar lesão fascicular do que agulhas com bisel curto, principalmente quando orientadas transversalmente às fibras nervosas. A maioria das agulhas comumente usadas tem um ângulo de bisel intermediário (30°), o que parece ser um equilíbrio razoável.

O modelo da ponta da agulha também pode afetar diretamente a capacidade do profissional de perceber planos teciduais usando a sensação tátil durante o procedimento. Agulhas de Tuohy e não cortantes de bisel curto encontram mais resistência por parte dos tecidos e melhoram a sensação tátil à medida que a agulha atravessa diferentes tipos de tecidos. Como exemplo, a passagem de uma agulha com bisel curto através de um plano fascial é frequentemente percebida como um "clique" palpável ou "perda de resistência". Essa sensação tátil da agulha é útil para complementar ou

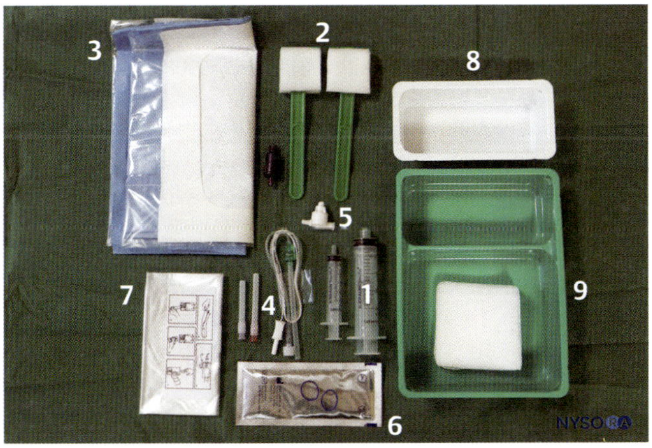

FIGURA 3–4. Exemplo de uma bandeja personalizada de bloqueio do nervo: seringas (1), *swabs* de desinfecção (2), campo de procedimento fenestrado (3), agulha de bloqueio do nervo com tubo de extensão (4), monitores de pressão de injeção (5), gel de ultrassonografia (6), capa protetora do transdutor de ultrassonografia (7), bacia de medicação (8) e bandeja de desinfecção (9).

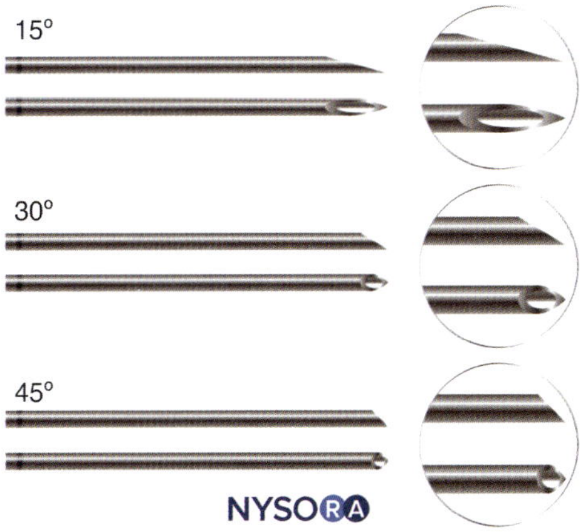

FIGURA 3–5. Modelos comuns de bisel na ponta da agulha.

confirmar as informações obtidas pelo monitoramento com a US. Agulhas "cortantes" de bisel longo não fornecem muita informação tátil ao atravessar diferentes tecidos. Finalmente, agulhas de ponta em lápis podem estar associadas a menos trauma tecidual do que agulhas com bisel curto. No entanto, seu uso na prática de PNBs, em que mudanças frequentes do ângulo de inserção da agulha são necessárias, não é prático devido à resistência excessiva pelos tecidos durante o avanço da agulha.

O comprimento da agulha deve ser selecionado de acordo com o tipo de bloqueio que está sendo executado (Tabela 3-3). Uma agulha curta pode não atingir seu alvo. Agulhas longas têm um risco maior de causar lesões em razão do aumento da dificuldade em sua manobrabilidade e a possibilidade de ser inserida muito profundamente. O comprimento da agulha geralmente precisa ser maior em 2 a 3 cm para bloqueios guiados por ultrassom, porque as agulhas são inseridas ainda mais a partir do alvo para visualizar o curso da agulha na imagem. O comprimento correto da agulha permitirá o manuseio e a manipulação ideais. De preferência, as agulhas devem ter marcações de profundidade em seu eixo para permitir o monitoramento da profundidade de colocação em todos os tempos.

Tabela 3-3. Técnica de Bloqueio e Comprimento Recomendado da Agulha

TÉCNICA DE BLOQUEIO	COMPRIMENTO RECOMENDADO DA AGULHA
Bloqueio do plexo cervical Bloqueio do pulso ou carpo Bloqueio do tornozelo	30–40 mm
Bloqueio do plexo braquial interescalênico, supraclavicular e axilar Bloqueio da fáscia ilíaca Bloqueio do nervo femoral Bloqueio poplíteo	50 mm
Bloqueio do ombro Bloqueio do plexo braquial costoclavicular e infraclavicular Bloqueio do plano eretor da espinha Bloqueios dos planos peitoral e serrátil Bloqueio do plano transverso do abdome Bloqueio do canal adutor Bloqueio do nervo obturador	50–100 mm
Bloqueio paravertebral torácico Bloqueio paravertebral lombar Bloqueio do plexo lombar Bloqueio do quadrado lombar Bloqueio iPACK Bloqueio do nervo ciático proximal (abordagem posterior)	80–100 mm
Bloqueio do nervo ciático proximal (abordagem anterior)	100–150 mm

Calibre da Agulha

O calibre refere-se ao diâmetro interno da agulha expresso como uma fração de uma polegada (2,54 cm); assim, quanto maior o calibre, menor o diâmetro da agulha e vice-versa. A escolha do calibre da agulha depende da profundidade do bloqueio e se um cateter contínuo é colocado. Steinfeldt e colaboradores demonstraram uma correlação positiva entre o calibre da agulha e o grau de dano do nervo após ser perfurado intencionalmente. Agulhas de grande diâmetro (calibre 20-22) aumentam o trauma tecidual e o desconforto do paciente, mas são mais bem utilizadas para bloqueios mais profundos, nos quais os diâmetros maiores ajudam a evitar a flexão do eixo e mantêm o controle do trajeto da agulha. Em contraste, agulhas mais finas (calibres 25 e 26) dobram-se mais facilmente, tornando-as mais difíceis de direcionar, à medida que penetram nos planos de tecidos profundos e são mais fáceis de serem inseridas por via intraneural. As agulhas de menor diâmetro têm mais resistência interna, tornando mais difícil medir a pressão de injeção e aspirar de forma confiável para excluir a colocação intravascular. Ao colocar um cateter perineural, o diâmetro da agulha deve ser grande o suficiente para permitir a passagem do cateter. Consequentemente, as agulhas de calibre 17 a 19 são mais comumente utilizadas com um cateter de calibre 18 para cateteres contínuos.

Agulhas "Ecogênicas" e Sistemas de Rastreamento da Ponta da Agulha

A visualização da ponta da agulha é um dos aspectos mais desafiadores da realização de um PNB guiado por ultrassom. Para aumentar a sua visualização, modelos especializados de agulhas foram desenvolvidos. Alguns deles incorporam o revestimento com um polímero biocompatível que retém microbolhas de ar, criando refletores especulares de ar. Outro modelo melhorou a visibilidade da agulha pela gravura da superfície da sua ponta ou do eixo para melhorar a reflexão da US de volta ao transdutor. A tecnologia para melhorar a visualização da ponta da agulha continua a evoluir. Exemplos de inovações recentes são sistemas baseados em sensores de ponta, orientação eletromagnética, magnetização das agulhas e algoritmos de processamento de imagem complexos para rastrear a trajetória da agulha. Estas tecnologias têm um grande potencial em treinamento e educação, podendo melhorar o desempenho de bloqueios profundos. Qualquer que seja a agulha escolhida, a capacidade de rastrear o seu trajeto e a relação agulha-nervo em tempo real devem contribuir para a segurança.

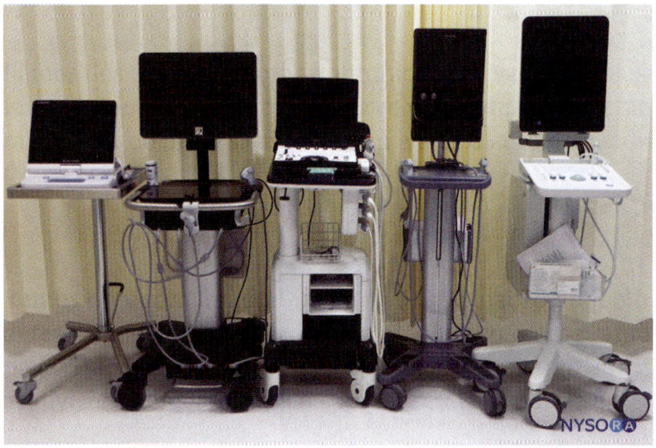

FIGURA 3–6. Exemplos de diferentes modelos de equipamentos de ultrassonografia.

Equipamentos de Ultrassonografia

A US permite a visualização das estruturas anatômicas, aproximação da agulha e propagação do LA. Facilidade de uso, qualidade de imagem, modelo ergonômico, portabilidade e custo são importantes considerações ao escolher um equipamento de US. Vários equipamentos de US mais novos e portáteis podem ser montados em um suporte giratório nas configurações em que há espaço limitado para realizar um bloqueio. A tecnologia da US está em constante e rápida evolução, com foco crescente em sua aplicação na anestesia regional e à beira do leito. Modelos de equipamentos mais recentes também têm maior resolução e taxas de atualização de quadros, além de cada vez mais incorporarem algoritmos de detecção automática das agulhas, reconhecimento de padrões teciduais e tecnologias de rastreamento das agulhas (Figura 3–6).

Esterilidade

Infecções decorrentes de PNBs são incomuns e amplamente evitáveis. A adesão estrita às técnicas estéreis é obrigatória na prática da anestesia regional. Um relato de uma fatalidade em função de uma complicação infecciosa de um PNB ressalta a importância das técnicas estéreis. Cuvillon *et al.* observaram que 57% dos cateteres femorais demonstraram colonização bacteriana, embora apenas 3 de 208 evidenciaram sinais sugestivos de infecção (ou seja, calafrios e febre) que cederam após a remoção do cateter. Bergman e coautores documentaram uma complicação infecciosa de 405 cateteres axilares colocados, refletindo a raridade relativa desses eventos. No entanto, vários relatos de casos refletem a gravidade das infecções causadas por cateteres de demora, incluindo um caso de abscesso do psoas, complicando a colocação de um cateter femoral, e celulite aguda e mediastinite após a colocação de cateter interescalênico contínuo. Esses casos ilustram a importância da adesão às técnicas assépticas em todas as fases do procedimento, inserção e manejo do cateter, bem como a administração dos LAs.

As mãos dos profissionais de Saúde são os veículos mais comuns para a transferência de microrganismos de um paciente para outro. Estudos demonstram que, embora o sabão e a água possam remover bactérias, apenas antissépticos à base de álcool, iodopovidona e clorexidina fornecem desinfecção adequada. Luvas e técnicas estéreis devem ser utilizadas durante todo o procedimento.

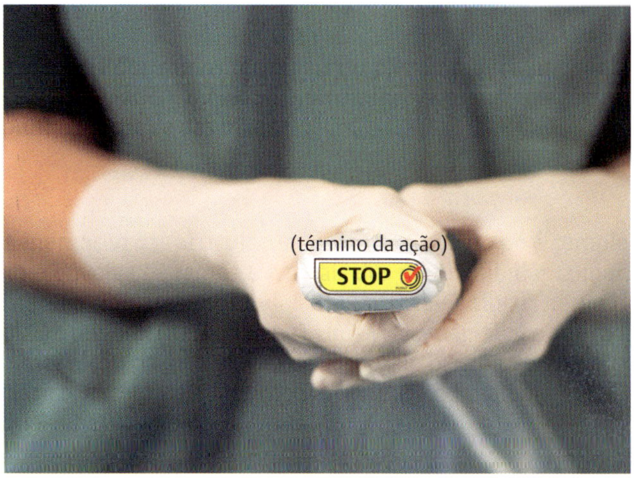

FIGURA 3–7. Capa protetora do transdutor com *time-out* (tempo para desligamento da conexão).

Capa Protetora e Gel do Transdutor

Sondas de US e géis de transmissão contaminados são potenciais vetores de infecções hospitalares (ou nosocomiais). Portanto, a capa protetora do transdutor de US estéril e o gel estéril devem ser usados rotineiramente. Uma variedade de capas protetoras do transdutor de US estéreis está disponível. Alguns vêm em conjuntos com gel de US estéril e bandas elásticas para puxar a capa do transdutor firmemente sobre os transdutores para facilitar a geração de imagens. A capa protetora do transdutor pode incluir marcas removíveis para lembrar aos médicos a realização de uma última verificação pré-operatória ou *time-out* (lista de verificação ou *checklist*) à beira do leito (Figura 3–7).

Monitoramento da Pressão de Injeção

Injeções intrafasciculares durante a realização de PNBs podem estar associadas a altas pressões de injeção durante a injeção do LA. Tais injeções podem ocasionar lesão nos nervos e déficits neurológicos em modelos animais. Por essa razão, a avaliação da resistência à injeção é rotineiramente feita na prática clínica para reduzir o risco de injeções intraneurais, constituindo a documentação de rotina sugerida do procedimento de PNB. Tradicionalmente, os anestesiologistas dependiam da "sensação da seringa" subjetiva, ou seja, a sensação de maior resistência à injeção. No entanto, estudos demonstram que, enquanto os profissionais podem perceber prontamente uma mudança na resistência ou pressão (p. ex., perda de resistência durante o bloqueio epidural), a medida da pressão absoluta ao injetar o bloqueio do nervo é desafiadora. Isso porque, o operador não tem um ponto de referência de resistência (antes e depois), mas deve avaliar a pressão de abertura antes de ocorrer a injeção. Um manômetro de pressão de injeção em

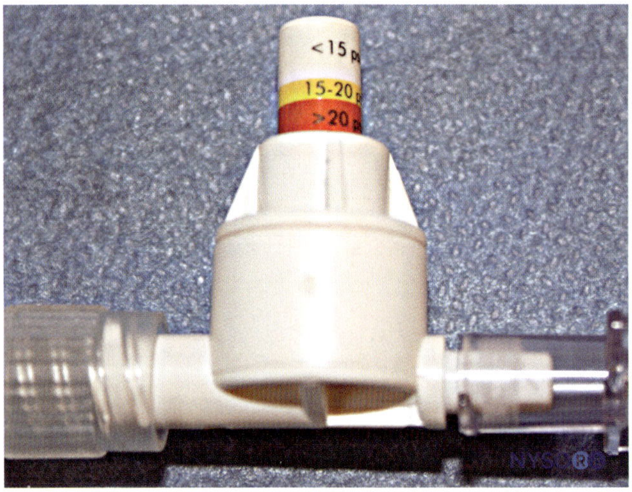

FIGURA 3–8. Monitor da pressão de injeção (BSmart, Concert Medical USA). Um pistão codificado por cores move-se durante o desempenho do bloqueio para indicar a pressão durante a injeção.

linha pode ser colocado entre a seringa e o tubo de injeção com a agulha para quantificar objetivamente e monitorar a pressão de injeção (Figura 3–8). Pressões de injeção maiores que 15 psi podem estar associadas à colocação de agulha intraneural e a injeções intrafasciculares. Alternativamente, o teste de compressão de ar na seringa é utilizado para evitar a injeção com o uso de pressão superior a 20 psi (Figura 3–9). Na prática clínica atual, a injeção com pressões < 15 psi estabelece maior margem de segurança na redução do risco de injeção intrafascicular ou propagação contundente dos LAs. Vários monitores e indicadores de pressão de injeção em linha já estão disponíveis comercialmente.

Cateteres Contínuos dos Nervos

Para a prática de infusões contínuas de PN, uma ampla gama de agulhas e tipos de cateter estão disponíveis. Dois dos principais são os cateteres estimuladores, que podem fornecer estimulação através do próprio cateter e os cateteres não estimuladores, que não permitem essa opção. Apesar disso, parece lógico que a confirmação da colocação do cateter usando eletrolocalização deve resultar em maior consistência da

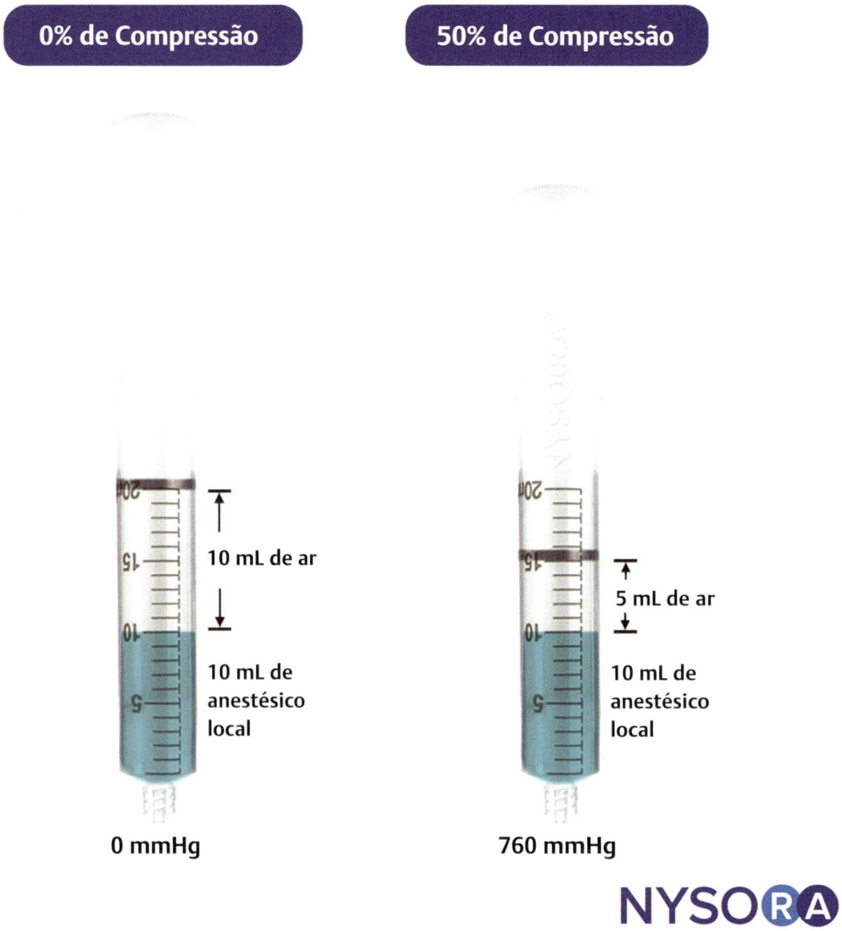

FIGURA 3–9. Técnica de pressão da injeção desenvolvida por Tsui. Seringa à esquerda: Não comprimido, contendo 10 mL de ar e 10 mL de anestésico local. Seringa à direita: ar comprimido em 50% resulta em pressão exercida de 760 mmHg (aproximadamente 15 psi).

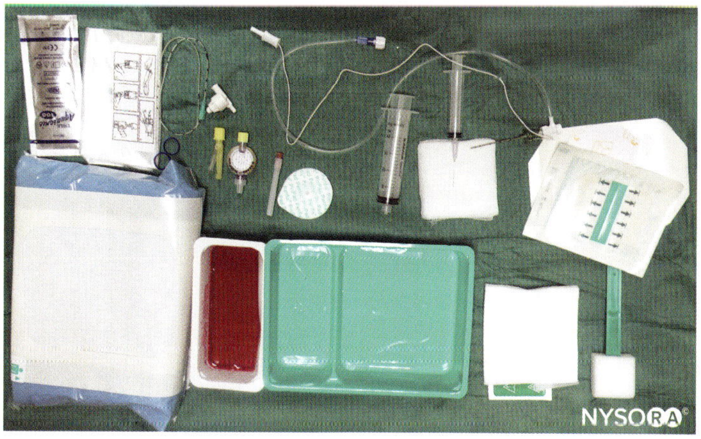

FIGURA 3–10. Conjunto com cateter não estimulador, incluindo cateter não estimulador, tubo de extensão, conector de cateter tipo pinça, agulha de Tuohy estimuladora de 5,08 cm, agulha Tuohy estimuladora de 10,16 cm e etiqueta.

colocação do cateter e maior taxa de sucesso. Os dados sobre quaisquer vantagens de cateteres estimuladores sobre cateteres não estimuladores permanecem conflitantes. Independentemente do modelo, o uso de cateteres não estimuladores é preferível sob orientação da US. O uso da US é um método objetivo para verificar a localização do cateter. A posição da ponta de um cateter não estimulador deve ser confirmada por sua visualização direta com a US e injetando os *bolus* de LA ou solução salina através do cateter, enquanto visualiza a propagação perineural correta da solução injetada (Figura 3–10).

Fixação de Cateteres Perineurais

A fixação do cateter perineural é essencial para prevenir seu fracasso. A falha pode ser classificada como primária ou secundária. A primária é definida como um mau posicionamento do cateter durante a inserção inicial guiada por ultrassom. A secundária é definida como a falha de um cateter para fornecer analgesia após um período de analgesia eficaz. A falha secundária pode resultar do deslocamento do cateter, extravasamento, desconexão ou mau funcionamento da bomba de infusão. As falhas primárias e secundárias levam à dor irruptiva inesperada.

O deslocamento de um cateter é relativamente comum e leva à analgesia ineficaz, requerendo a reinserção do mesmo. Há uma variedade de métodos e dispositivos para fixar cateteres contínuos de demora, a maioria dos quais incorpora algum meio de fixação do dispositivo e/ou cateter na pele através de fita adesiva em um lado dele.

Alguns profissionais tunelizam os cateteres de demora para a melhor fixação; a eficácia de tunelizar um cateter para prevenir o deslocamento não é bem documentada. Os benefícios devem ser ponderados em relação ao potencial para deslocar o cateter no processo de inserção da agulha. A aplicação de adesivo cutâneo tópico no sítio da punção em que o cateter passa pode ajudar a fixá-lo e a prevenir o extravasamento de LA, porque os sítios de punção produzidos por cateteres têm um diâmetro maior do que os próprios cateteres. O cateter deve ser coberto com uma gaze oclusiva transparente e estéril para permitir a inspeção diária do sítio de saída do cateter. Isso permite o monitoramento da migração do cateter e dos primeiros sinais de infecção.

Bombas de Infusão

Cateteres PN podem ser acoplados a bombas de infusão portáteis para garantir a liberação confiável do LA. As bombas podem ser elastoméricas ou eletrônicas. As elastoméricas utilizam um mecanismo não mecânico de balão para infundir LAs e consistem em uma membrana elastomérica dentro de uma concha protetora. A pressão gerada no fluido quando o balão é esticado é determinada pelo material do elastômero (p. ex., borracha de látex, silicone ou isopreno) e sua forma. Esses conjuntos de bombas normalmente contêm uma bomba elastomérica com uma porta de enchimento, uma braçadeira, um filtro de eliminação de ar, um controlador variável, um mostrador de taxa de fluxo, uma chave de mudança de taxa e uma tampa bloqueável. A maioria das bombas eletrônicas tem uma capacidade de 400 mL de LA, e o anestesiologista pode programar facilmente a concentração, velocidade e o volume. Estas bombas são leves, normalmente, vêm com estojos de transporte e não impõem quaisquer limitações na mobilidade do paciente. Um estudo observou que as bombas elastoméricas eram tão eficazes quanto às bombas eletrônicas no fornecimento de analgesia após cirurgia ortopédica ambulatorial; entretanto, as bombas elastoméricas levaram as maiores pontuações de satisfação do paciente devido a menos problemas técnicos. No entanto, o enchimento insuficiente da bomba elastomérica resulta em uma taxa de fluxo mais rápida, enquanto o enchimento excessivo resulta em uma taxa mais lenta. A taxa de fluxo da bomba elastomérica também é afetada por mudanças na temperatura que afetam a viscosidade da solução. O paciente deve receber informações de contato de emergência e ser informado sobre os sinais e sintomas de absorção excessiva do LA. Normalmente, o cateter permanece no local por 2 a 3 dias de pós-operatório, e o paciente é orientado por um profissional de Saúde para a autorremoção do cateter em casa pelo telefone.

Estimuladores Nervosos

O advento da estimulação nervosa permitiu avanços no desempenho da anestesia regional. Estimuladores nervosos substancialmente variam em sua funcionalidade, razão pela qual os profissionais devem estar familiarizados com o modelo utilizado na sua prática. Idealmente, a saída de corrente de um estimulador nervoso não deve mudar à medida que a agulha avança por várias resistências (impedância) encontradas no tecido, na agulha e nos conectores. A impedância é uma medida da resistência ao fluxo de corrente alternada através do tecido e há uma relação inversa entre impedância (resistência) e limiares de corrente necessários para induzir uma resposta motora. Modelos modernos fornecem uma saída de corrente constante na presença de resistência variada. Alguns modelos incluem parâmetros de frequência de estimulação, largura de pulso e corrente liberada (mA). Os estimuladores nervosos são descritos com mais detalhes no Capítulo 4.

LEITURAS SUGERIDAS

Adam F, Jaziri S, Chauvin M. Psoas abscess complicating femoral nerve block catheter. *Anesthesiology.* 2003;99:230-231.

Barrington MJ, Olive DJ, McCutcheon CA, et al. Stimulating catheters for continuous femoral nerve blockade after total knee arthroplasty: a randomized, controlled, double-blinded trial. *Anesth Analg.* 2008;106:1316-1321.

Belkin NL. The surgical mask: are new tests relevant for OR practice? *AORN J.* 2009;89:883-891.

Bergman BD, Hebl JR, Kent J, Horlocker TT. Neurologic complications of 405 consecutive continuous axillary catheters. *Anesth Analg.* 2003;96:247-252.

Bigeleisen PE, Hess A, Zhu R, Krediet A. Modeling, production, and testing of an echogenic needle for ultrasound-guided nerve blocks. *J Ultrasound Med.* 2016;35:1319-1323.

Boezaart A. Perineural infusion of local anesthetics. *Anesthesiology.* 2006;104:872-880.

Boyce JM, Pittet D. Guideline for hand hygiene in health-care settings. Recommendations of the healthcare infection control practices advisory committee. 2002.

Capdevila X, Jaber S, Pesonen P, Borgeat A, Eledjam J-J. Acute neck cellulitis and mediastinitis complicating a continuous interscalene block. *Anesth Analg.* 2008;107:1419-1421.

Capdevila X, Macaire P, Aknin P, Dadure C, Bernard N, Lopez S. Patient-controlled perineural analgesia after ambulatory orthopedic surgery: a comparison of electronic versus elastomeric pumps. *Anesth Analg.* 2003;96:414-417.

Casati A, Fanelli G, Koscielniak-Nielsen Z, et al. Using stimulating catheters for continuous sciatic nerve block shortens onset time of surgical block and minimizes postoperative consumption of pain medication after hallux valgus repair as compared with conventional non-stimulating catheters. *Anesth Analg.* 2005;101:1192-1197.

Clendenen SR, Robards CB, Wang RD, Greengrass RA. Case report: continuous interscalene block associated with neck hematoma and postoperative sepsis. *Anesth Analg.* 2010;110:1236-1238.

Cuvillon P, Ripart J, Lalourcey L, et al. The continuous femoral nerve block catheter for postoperative analgesia: bacterial colonization, infectious rate and adverse effects. *Anesth Analg.* 2001;93:1045-1049.

Deam RK, Kluger R, Barrington J, McCutcheon CA. Investigation of a new echogenic needle for use with ultrasound peripheral nerve blocks. *Anaesth Intensive Care.* 2007;35:582-586.

Gadsden J. Current devices used for the monitoring of injection pressure during peripheral nerve blocks. *Expert Rev Med Devices.* 2018;15:571-578.

Gerancher J, Viscusi E, Liguori G, et al. Development of a standardized peripheral nerve block procedure note form. *Reg Anesth Pain Med.* 2005;30:67-71.

Gitman M, Fettiplace MR, Weinberg GL, Neal JM, Barrington MJ. Local anesthetic systemic toxicity: a narrative literature review and clinical update on prevention, diagnosis, and management. *Plast Reconstr Surg.* 2019;144:783-795.

Grant CRK, Fredrickson MJ. Regional anaesthesia elastomeric pump performance after a single use and subsequent refill: a laboratory study. *Anaesthesia.* 2009;64:770-775.

Hadzic A, Dilberovic F, Shah S, et al. Combination of intraneural injection and high injection pressure leads to fascicular injury and neurologic deficits in dogs. *Reg Anesth Pain Med.* 2004;29:417-423.

Hauritz RW, Hannig KE, Balocco AL, et al. Peripheral nerve catheters: a critical review of the efficacy. *Best Pract Res Clin Anaesthesiol.* 2019; doi:10.1016/j.bpa.2019.07.015.

Hayek SM, Ritchey RM, Sessler D, et al. Continuous femoral nerve analgesia after unilateral total knee arthroplasty: stimulating versus non-stimulating catheters. *Anesth Analg.* 2006;103:1565-1570.

Hebard S, Hocking G. Echogenic technology can improve needle visibility during ultrasound-guided regional anesthesia. *Reg Anesth Pain Med.* 2011;36:185-189.

Hebl J. The importance and implications of aseptic techniques during regional anesthesia. *Reg Anesth Pain Med.* 2006;31:311-323.

Hebl JR, Horlocker TT. You're not as clean as you think! The role of asepsis in reducing infectious complications related to regional anesthesia. *Reg Anesth Pain Med.* 2003;28:1-4.

Hebl JR, Neal JM. Infectious complications: a new practice advisory. *Reg Anesth Pain Med.* 2006;31:289-290.

Horlocker TT, Wedel DJ. Regional anesthesia in the immunocompromised patient. *Reg Anesth Pain Med.* 2006;31:334-345.

Jack NTM, Liem EB, Vonhögen LH. Use of a stimulating catheter for total knee replacement surgery: preliminary results. *Br J Anaesth.* 2005;95:250-254.

Morin AM, Eberhart LHJ, Behnke HKE, et al. Does femoral nerve catheter placement with stimulating catheters improve effective placement? A randomized, controlled, and observer-blinded trial. *Anesth Analg.* 2005;100:1503-1510.

Morin AM, Kranke P, Wulf H, Stienstra R, Eberhart LHJ. The effect of stimulating versus non-stimulating catheter techniques for continuous regional anesthesia. *Reg Anesth Pain Med.* 2010;35:194-199.

Neal JM, Barrington MJ, Fettiplace MR, et al. The third American Society of Regional Anesthesia and Pain Medicine practice advisory on local anesthetic systemic toxicity: executive summary 2017. *Reg Anesth Pain Med.* 2018;43:113-123.

Nseir S, Pronnier P, Soubrier S, et al. Fatal streptococcal necrotizing fasciitis as a complication of axillary brachial plexus block. *Br J Anaesth.* 2004;92:427-429.

Paqueron X, Narchi P, Mazoit J-X, Singelyn F, Bénichou A, Macaire P. A randomized, observer-blinded determination of the median effective volume of local anesthetic required to anesthetize the sciatic nerve in the popliteal fossa for stimulating and non-stimulating perineural catheters. *Reg Anesth Pain Med.* 2009;34:290-295.

Parker RK, White PF. A microscopic analysis of cut-bevel versus pencil-point spinal needles. *Anesth Analg.* 1997;85: 1101-1104.

Pham-Dang C, Kick O, Collet T, Gouin F, Pinaud M. Continuous peripheral nerve blocks with stimulating catheters. *Reg Anesth Pain Med.* 2003;28:83-88.

Philips BJ, Fergusson S, Armstrong P, Anderson FM, Wildsmith JAW. Surgical face masks are effective in reducing bacterial contamination caused by dispersal from the upper airway. *Br J Anaesth.* 1992;69:407-408.

Remerand F, Vuitton AS, Palud M, et al. Elastomeric pump reliability in postoperative regional anesthesia: a survey of 430 consecutive devices. *Anesth Analg.* 2008;107:2079-2084.

Rettig HC, Lerou JGC, Gielen MJM, Boersma E, Burm AGL. The pharmacokinetics of ropivacaine after four different techniques of brachial plexus blockade. *Anaesthesia.* 2007;62:1008-1014.

Rice ASC, McMahonc SB. Peripheral nerve injury caused by injection needles used in regional anesthesia: influence of bevel configuration, studied in a rat model. *Br J Anaesth.* 1992;69:433-438.

Salinas F, Neal JM, Sueda LA, Kopacz DJ, Liu SS. Prospective comparison of continuous femoral nerve block with non-stimulating catheter placement versus stimulating catheter guided perineural placement in volunteers. *Reg Anesth Pain Med.* 2004;29:212-220.

Saloojee H, Steenhoff A. The health professional's role in preventing nosocomial infections. *Postgrad Med J.* 2001;77:16-19.

Sauter AR, Dodgson MS, Kalvøy H, Grimnes S, Stubhaug A, Klaastad Ø. Current threshold for nerve stimulation depends on electrical impedance of the tissue: a study of ultrasound-guided electrical nerve stimulation of the median nerve. *Anesth Analg.* 2009;108:1338-1343.

Scholten HJ, Pourtaherian A, Mihajlovic N, Korsten HHM, Bouwman RA. Improving needle tip identification during ultrasound-guided procedures in anaesthetic practice. *Anaesthesia.* 2017;72:889-904.

Selander D. Peripheral nerve injury caused by injection needles. *Br J Anaesth.* 1993;71:323-325.

Selander D, Sjöstrand J. Longitudinal spread of intraneurally injected local anesthetics: an experimental study of the initial neural distribution following intraneural injections. *Acta Anaesthesiol Scand.* 1978;22:622-634.

Selander D, Dhunér K-G, Lundborg G. Peripheral nerve injury due to injection needles used for regional anesthesia. An experimental study of the acute effects of needle point trauma. *Acta Anaesthesiol Scand.* 1977;21:182-188.

Sites BD, Brull R, Chan VWS, et al. Artifacts and pitfall errors associated with ultrasound-guided regional anesthesia. *Reg Anesth Pain Med.* 2007;32:419-433.

Steinfeldt T, Nimphius W, Werner T, et al. Nerve injury by needle nerve perforation in regional anaesthesia: does size matter? *Br J Anaesth.* 2010;104:245-253.

Sviggum HP, Ahn K, Dilger JA, Smith HM. Needle echogenicity in sonographically guided regional anesthesia. *J Ultrasound Med.* 2013;32:143-148.

Theron PS, Mackay Z, González JG, Donaldson N, Blanco R. An animal model of "syringe feel" during peripheral nerve block. *Reg Anesth Pain Med.* 2009;34:330-332.

Tsui B, Knezevich M, Pillay J. Reduced injection pressures using a compressed air injection technique (CAIT): an in vitro study. *Reg Anesth Pain Med.* 2008;33:168-173.

Tsui BCH, Li LXY, Pillay JJ. Compressed air injection technique to standardize block injection pressures. *Can J Anesth.* 2006;53:1098-1102.

Wynd KP, Smith HM, Jacob AK, Torsher LC, Kopp SL, Hebl JR. Ultrasound machine comparison: an evaluation of ergonomic design, data management, ease of use, and image quality. *Reg Anesth Pain Med.* 2009;34:349-356.

4 Estimulação Elétrica Nervosa

Introdução

Com o crescente uso da ultrassonografia (US) na prática da anestesia regional, a estimulação do nervo periférico (PNS) continua sendo útil para monitorar a relação agulha-nervo, a fim de diminuir o risco de trauma de nervos. Este capítulo revisa a estimulação elétrica nervosa e o seu papel na prática de bloqueios dos nervos periféricos (PNBs).

Bases da Estimulação Elétrica do Nervo Periférico

Voltagem, Corrente e Resistência

A **voltagem (U)** é a diferença de potencial elétrico entre dois pontos carregando diferentes quantidades de cargas positivas e negativas, medidas em volts (V) ou milivolts (mV). A voltagem pode ser comparada ao nível de enchimento de um tanque de água, que determina a pressão na saída inferior (Figura 4–1A).

A **corrente (I)** é a medida do fluxo de uma carga positiva ou negativa, expressa em ampères (A) ou miliampères (mA). A corrente pode ser comparada à quantidade de fluxo de água.

A **resistência elétrica (R)** é o obstáculo ao fluxo de corrente elétrica, medida em ohms (Ω) ou kilo-ohms (kΩ). Em outras palavras, a resistência limita o fluxo de corrente em uma determinada voltagem (veja a Lei de Ohm).

Lei de Ohm

A **Lei de Ohm** descreve a relação entre voltagem, corrente e resistência de acordo com a seguinte equação:

$$U\,[V] = R\,[\Omega] \times I\,[A]$$

ou inversamente,

$$I\,[A] = U\,[V] / R\,[\Omega]$$

Isso significa que, em uma determinada voltagem, a intensidade da corrente elétrica depende da resistência entre os dois eletrodos (nos pacientes, a resistência da pele e dos tecidos entre o eletrodo de aterramento e a agulha). A Figura 4–1 (Lei de Ohm) ilustra a Lei de Ohm e o princípio funcional de uma fonte de corrente constante.

Impedância e Fonte de Corrente Constante

Durante a PNS, o circuito elétrico consiste no estimulador de nervos, na agulha do bloqueio de nervos, no modelo da ponta da agulha, nas características do tecido do paciente, da pele, do eletrodo de pele (eletrodo de aterramento) e dos cabos. Esse circuito tem uma resistência complexa (impedância) no tecido vivo por causa da capacitância do tecido, dos líquidos intravasculares, da interface eletrodo-pele e da ponta da agulha. O modelo da agulha e a conexão eletrodo-pele contribuem consideravelmente para a impedância geral. O primeiro depende significativamente da geometria e do isolamento (área condutora), enquanto a última varia substancialmente entre os indivíduos (p. ex., tipo de pele, condição de hidratação) e pode ser influenciada pela qualidade do material do eletrodo do eletrocardiograma (ECG). Estimuladores de nervos modernos são uma **fonte de corrente constante** e se ajustam automaticamente à variação da impedância, aumentando ou diminuindo a voltagem (tensão) de saída para manter a constante de corrente (mA) ajustada. Eles compensam a ampla gama de impedâncias que pode existir entre os pacientes.

Lei de Coulomb, Campo Elétrico e Densidade de Corrente

A densidade de corrente é uma medida da distribuição do fluxo de corrente, definido como corrente por área de secção transversal. De acordo com a **Lei de Coulomb**, a intensidade do **campo elétrico** e, portanto, a **densidade de corrente (J)** correspondente, em relação à distância da fonte de corrente é dada por

$$\mathbf{J\,(r) = k \times I_0/r^2}$$

onde k é a constante de Coulomb, I_0 é a corrente inicial e r é a distância da fonte de corrente. Isso significa que a corrente (ou carga) que atinge o nervo diminui por um fator de 4, se a distância até o nervo for duplicada ou inversamente, aumenta a um fator de 4, se a distância for dividida pela metade (condições ideais assumidas). A Lei de Coulomb é usada como base para estimar a distância agulha-nervo. Quanto mais curta a distância agulha-nervo, menos corrente é necessária para obter uma resposta motora após a estimulação nervosa. Embora essa relação seja bastante complexa, é geralmente aceito que o surgimento de uma resposta motora a 0,5 mA ou menos indica o contato agulha-nervo ou a colocação da agulha intraneural.

A Figura 4–2 mostra esquematicamente a estrutura anatômica básica das fibras Aα mielínicas (motoras) e das fibras

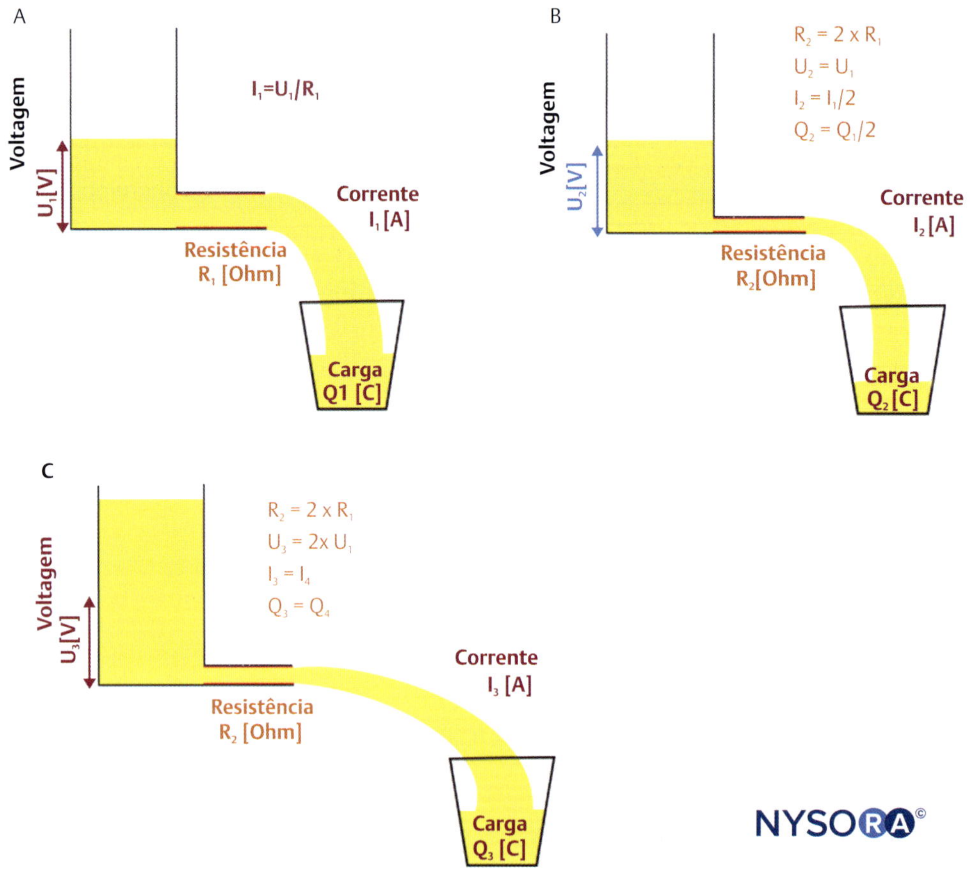

FIGURA 4–1. A lei de Ohm e o princípio funcional de uma fonte de corrente constante. (A) A baixa resistência R_1 requer voltagem U_1 para atingir a corrente desejada I_1. (B) A alta resistência $R_2 = 2 \times R_1$ faz com que a corrente I diminua para $I_2 = I_1/2$, se a voltagem U permanecer constante ($U_2 = U_1$). (C) A fonte de corrente constante aumenta automaticamente a voltagem de saída para $U_3 = 2 \times U_1$ para compensar pela R_2 de maior resistência; portanto, a corrente I aumenta para o nível desejado de $I_3 = I_1$.

C amielínicas (dor). A Figura 4–3 mostra a relação entre os diferentes estímulos e o desencadeamento do potencial de ação em fibras motoras e de dor, respectivamente.

Como a Estimulação Nervosa Funciona

Os estimuladores de nervos usados em anestesia regional fornecem uma corrente de onda quadrada, pulsátil para despolarizar rapidamente o nervo e subsequentemente produzir um potencial de ação (ou seja, a resposta motora). A **carga (Q)** elétrica total aplicada a um nervo é igual ao produto da **intensidade ou amplitude da corrente** (intensidade do estímulo; I) e **duração do pulso** (largura de pulso; t) da corrente: **Q = I × t**. Como tal, tanto a intensidade (I) quanto a duração (t) suficientes são necessárias para causar a despolarização.

Nível Limiar, Reobase e Cronaxia

Uma determinada intensidade de corrente mínima é necessária em uma dada duração de pulso para atingir o **nível limiar**

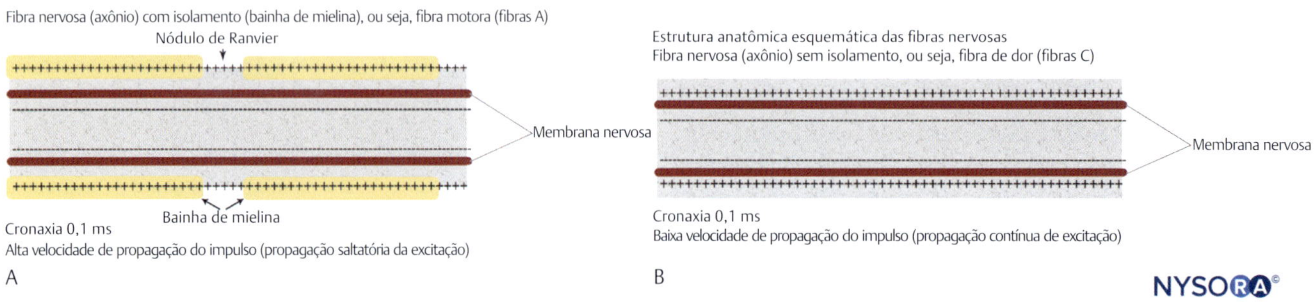

FIGURA 4–2. Estruturas anatômicas esquemáticas das fibras nervosas. (A) Fibra nervosa (axônio) com isolamento (bainha de mielina), (fibras Aα). (B) Fibra nervosa (axônio) sem isolamento (fibra C).

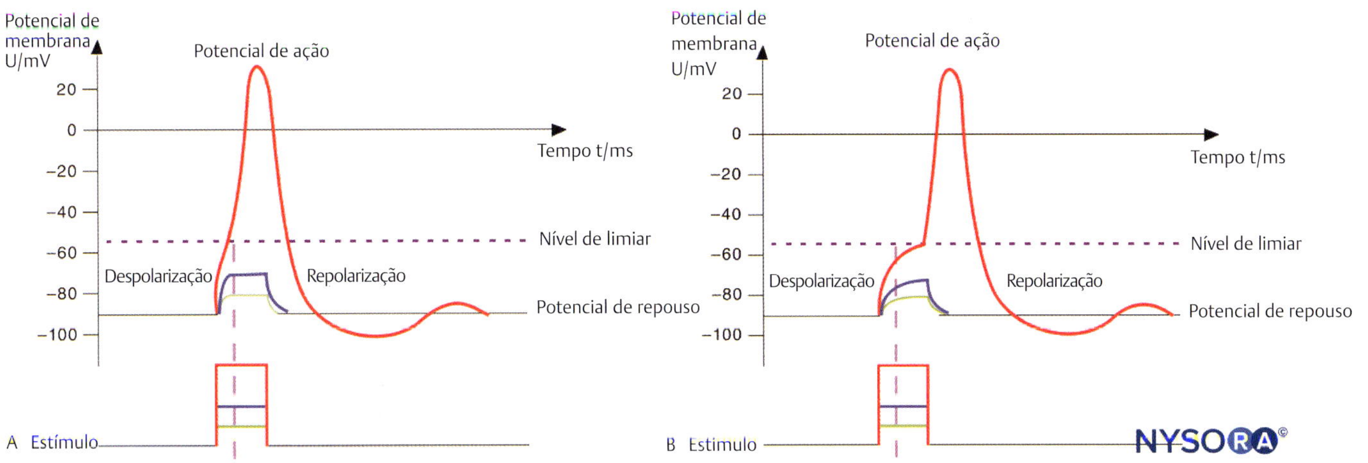

FIGURA 4–3. A) Potencial de ação, nível de limiar e estímulo. As fibras motoras têm uma cronaxia curta por causa da capacitância relativamente baixa de sua membrana mielinizada (apenas a área da contagem dos nódulos de Ranvier); portanto, leva apenas um curto tempo para despolarizar a membrana até o nível de limiar. (B) Potencial de ação, nível de limiar e estímulo. As fibras de dor apresentam uma cronaxia longa por causa da capacitância mais alta de sua membrana não mielinizada (toda a área das contagens da membrana); portanto, leva mais tempo para despolarizar a membrana até o nível de limiar. Impulsos curtos (como indicado pela linha pontilhada vertical) não podem despolarizar a membrana abaixo do nível de limiar.

de excitação neuronal. A intensidade da corrente (I_{Limiar}) depende de três variáveis: reobase ($I_{Reobase}$), cronaxia (C) e duração de pulso (t), e pode ser expressa pela seguinte relação:

$$I_{Limiar} = \frac{I_{reobase}}{1 - e^{-t/c}}$$

onde *c* é a constante de tempo da membrana do nervo relacionada à cronaxia.

A **reobase** (em ampères) é a corrente limiar mínima necessária para estimular (ou seja, despolarizar) o nervo em durações de pulso infinitamente longas. Em outras palavras, uma corrente abaixo da reobase não gerará uma resposta motora. A **cronaxia** (em milissegundos) é a duração mínima de pulso necessária para estimular (ou seja, despolarizar) o nervo com o dobro da corrente de reobase. Pulsos elétricos com duração de cronaxia são mais eficazes (em amplitudes relativamente baixas) para provocar os potenciais de ação. Os valores de cronaxia dependem das propriedades das fibras nervosas, como diâmetro do axônio, mielinização e distância entre os nódulos de Ranvier. Fibras motoras Aα mielinizadas são grandes em diâmetro, enquanto as fibras de dor do tipo C não mielinizadas são menores. A PNS utiliza essas diferenças para ativar preferencialmente as fibras motoras em durações de pulso curtas (p. ex., 0,1 ms) e amplitudes de corrente relativamente baixas, evitando a estimulação das fibras de dor tipo C. Figuras típicas de cronaxia são de 50 a 100 μs (fibras Aα), 170 μs (fibras Aδ) e 400 μs ou mais (fibras C). A Figura 4–4 (reobase e cronaxia) ilustra a relação da reobase para a cronaxia para fibras nervosas motoras *versus* de dor.

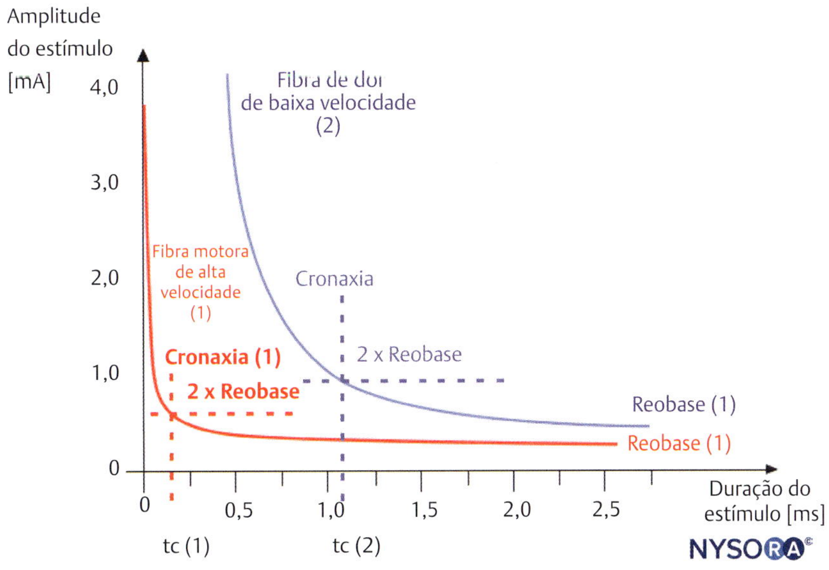

FIGURA 4–4. Comparação das curvas de limiar, cronaxia e nível de reobase das fibras motoras (alta velocidade) e de dor (baixa velocidade).

Distância entre Agulha-Nervo

A fórmula a seguir descreve a relação corrente-distância:

$$I_{Limiar}(r) = I_0 + kr^2$$

onde I_{Limiar} é a corrente no limiar para excitação do neurônio, I_0 é um deslocamento, k a constante de corrente-distância e r a distância agulha-nervo. Assim, a corrente no limiar aumenta com a distância ao quadrado. Dessa forma, como a agulha se aproxima do nervo, menos corrente é necessária para estimular o nervo e, posteriormente, induzir uma resposta motora. A distância agulha-nervo é estimada com este princípio, utilizando uma fonte de corrente constante.

Papel da Estimulação Nervosa em Conjunto com Bloqueios dos Nervos Guiados pela Ultrassonografia

Quando utilizada com a orientação da US, a PNS pode detectar o contato agulha-nervo, caso o operador perca a relação agulha-nervo na US. A resposta motora inesperada durante o avanço da agulha pode alertar o operador de que a agulha está nas imediações do nervo e, portanto, evita o avanço adicional da agulha e consequente a lesão mecânica envolvendo a agulha e o nervo. A resposta motora à PNS é objetiva e menos dependente do usuário do que a interpretação das imagens de US ou a resposta (subjetiva) de dor de um paciente após o contato agulha-nervo (parestesia). A estimulação nervosa também pode ser utilizada para confirmar que a estrutura analisada por imagens pela US é o nervo sendo procurado quando a imagem de ultrassom não é clara. A Figura 4–5 fornece um algoritmo para usar a estimulação nervosa como ferramenta de monitoramento durante bloqueios guiados por ultrassonografia.

Limitações da Estimulação do Nervo Periférico

Uma resposta motora em uma intensidade de corrente de ≤ 0,5 mA pode indicar o contato agulha-nervo ou a colocação intraneural da agulha (alta especificidade). Infelizmente, essa resposta pode não estar presente (baixa sensibilidade). Além disso, múltiplas técnicas de injeção durante os PNBs diminuem a sensibilidade da PNS em decorrência do bloqueio parcial do nervo, que ocorre com essas injeções. Da mesma forma, a PNS não é confiável e não deve ser utilizada em pacientes que recebem agentes bloqueadores neuromusculares (relaxantes).

As desvantagens evidentes da PNS incluem a necessidade de equipamentos (estimulador de nervos e agulhas isoladas), manutenção de equipamentos e atividades multitarefas durante o procedimento de bloqueio do nervo. O operador deve monitorar o paciente, os parâmetros físicos, a imagens de ultrassonografia, a resposta à estimulação nervosa, além da funcionalidade do estimulador de nervos.

PÉROLAS CLÍNICAS

- A ocorrência de uma resposta motora em uma intensidade de corrente muito baixa (ou seja, < 0,5 mA; 0,1 ms) pode indicar o contato agulha-nervo ou a colocação intraneural da agulha, e o avanço adicional da agulha deve ser interrompido.
- A PNS não é confiável em pacientes que recebem relaxantes musculares.
- A presença de raquianestesia ou anestesia peridural não afeta a confiabilidade da PNS.
- Várias técnicas de injeção aumentam a intensidade de corrente mínima necessária para induzir uma resposta motora e diminuem a sensibilidade da PNS ao detectar o contato agulha-nervo.

Estimulação Nervosa e Interferência nos Marca-Passos e Desfibriladores

Embora altamente improvável, a PNS pode interferir em marca-passos ou outros dispositivos eletrônicos implantados. Por essa razão, em pacientes com marca-passo ou desfibrilador, deve-se utilizar a menor intensidade e duração de corrente prática e parâmetros de PNS de baixa frequência (p. ex., 1 Hz). A colocação do eletrodo do estimulador de nervos longe dos componentes do marca-passo (ou seja, gerador de pulso e sistema de derivação) diminui a possibilidade de que a corrente de PNS atravesse esses componentes. A falta de relatos de casos sugere que os sistemas de desfibrilação provavelmente não precisam ser desabilitados durante a PNS com baixa intensidade e frequência de estímulo. O monitoramento pela American Society of Anesthesiologists deve ser usado rotineiramente durante os PNBs em todos os pacientes, independentemente de terem ou não dispositivos eletrônicos implantados.

Agulhas de Estimulação

Em **agulhas não isoladas**, a corrente se dispersa em todas as direções ao longo do eixo da agulha, exigindo uma intensidade de corrente maior para estimular o nervo. Por outro lado, **agulhas isoladas** promovem estimulação próxima ao ponto de injeção na ponta da agulha e são, portanto, o padrão industrial.

As agulhas de PNS devem ter as seguintes características:

- O encaixe e o eixo da agulha totalmente isolados para evitar a fuga da corrente;
- Marcações de profundidade para fácil identificação e documentação da profundidade de inserção da agulha.

A Figura 4–6 mostra uma comparação das características elétricas de agulhas não isoladas e isoladas com bisel não revestido (Figura 4–6A) e agulhas totalmente revestidas com a ponta da agulha exposta apenas (Figura 4–6B). Uma agulha não isolada é incapaz de determinar a relação agulha-nervo uma vez que a ponta da agulha passou pelo nervo. Portanto, a discriminação espacial próxima ao nervo é mais precisa em agulhas com eixo isolado e a ponta exposta (Figura 4–6B) em comparação com agulhas sem isolamento (Figura 4–6A).

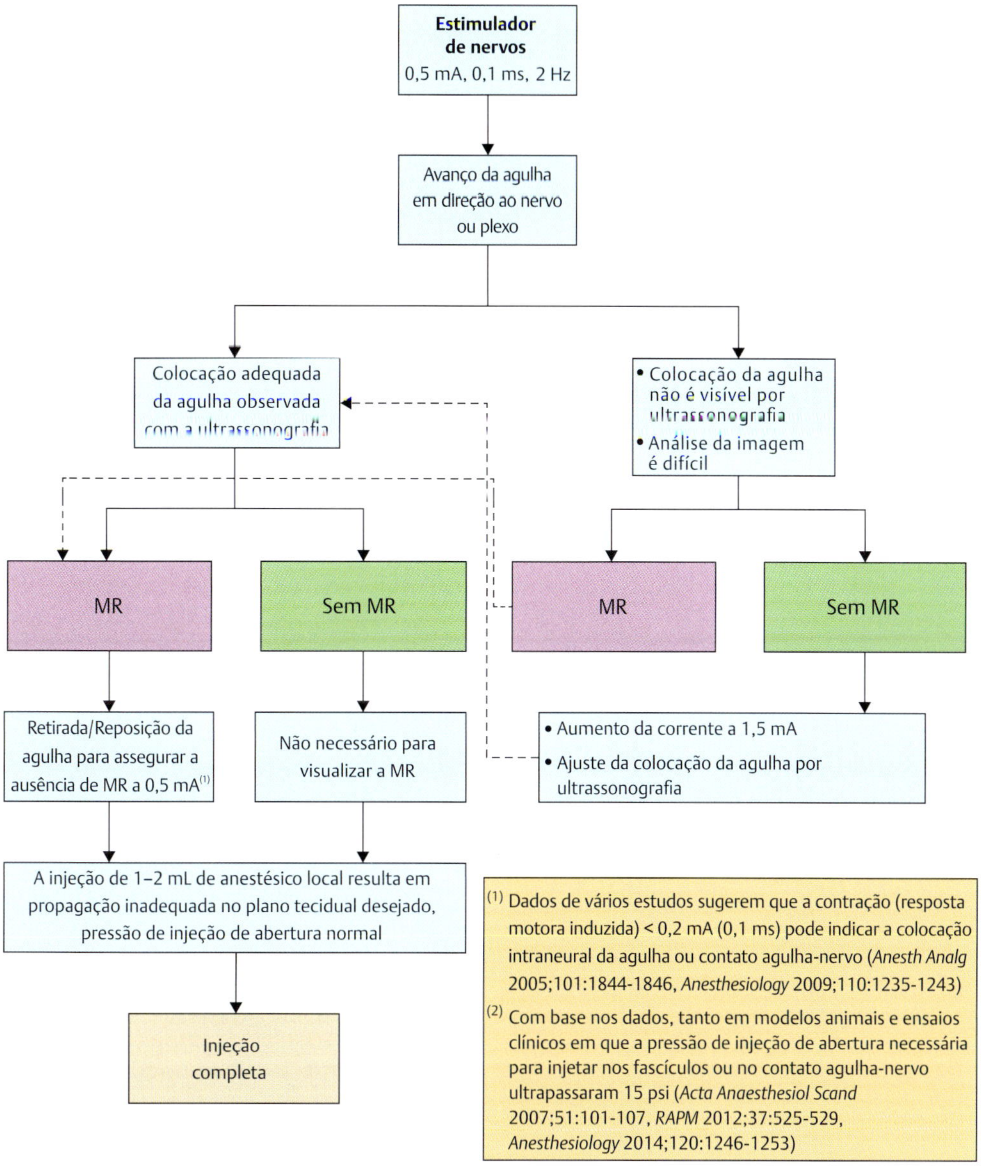

FIGURA 4–5. Um algoritmo para o uso de estimulação nervosa com bloqueios dos nervos guiados por ultrassonografia, no qual o estimulador do nervo é usado principalmente como uma ferramenta de monitoramento de segurança, em vez de uma ferramenta de localização do nervo. O estimulador é configurado a 0,5 mA (0,1 ms), e a corrente raramente é ajustada. A resposta motora não é analisada, mas, quando obtida, o avanço da agulha é interrompido. A agulha pode ser ligeiramente retirada do nervo até que a resposta pare. Uma pequena quantidade de solução injetada pode ser utilizada para determinar a localização da ponta da agulha, evitando uma pressão de abertura superior a 15 psi. MR, resposta motora.

Uso Clínico da Estimulação do Nervo Periférico

Configuração e Verificação do Equipamento

A seguir, estão alguns aspectos importantes para a eletrolocalização bem-sucedida dos nervos periféricos utilizando a PNS:

- Uso de apenas um estimulador de nervos fabricado especialmente para bloqueios nervosos;
- Antes de iniciar o procedimento, verificar o funcionamento apropriado do estimulador de nervos e dos cabos de conexão;
- Selecionar entre 0,1 e 0,3 ms de duração de pulso para a maioria dos propósitos;
- Com a orientação da US, selecionar a corrente como 0,5 mA; é raramente necessário alterar a corrente quando a resposta motora com a orientação da US não é procurada;
- Uso de agulhas de estimulação nervosa com isolamento;
- Uso de eletrodos cutâneos de alta qualidade com uma baixa impedância. Alguns eletrodos de ECG mais baratos podem ter uma impedância/resistência muito alta.

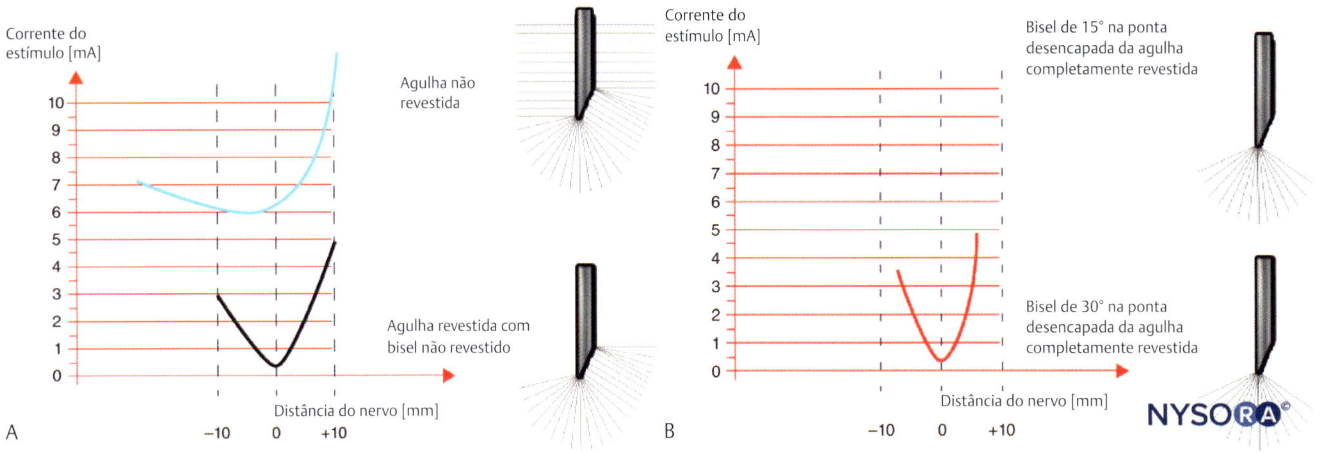

FIGURA 4-6. (A) A amplitude do limiar alcançada com uma agulha sem revestimento e a agulha revestida com um bisel sem revestimento. (B) Amplitude do limiar alcançada com uma agulha totalmente revestida e um eletrodo pontual.

Configurações Básicas e Implicações

- **Intensidade ou amplitude da** corrente (intensidade do estímulo): uso de estimulação nervosa de baixa intensidade de corrente (0,5 mA) com bloqueios dos nervos guiados por ultrassonografia. Não é necessário alterar a intensidade da corrente durante o procedimento.
- **Duração do pulso** (largura de pulso): entre 0,1 e 1,0 ms. Os nervos motores são estimulados mais facilmente com uma corrente de duração mais curta (0,1 ms), enquanto os nervos sensoriais requerem uma maior duração do estímulo (1,0 ms).
- **Frequência de estímulo** (número de pulsos de corrente liberados do estimulador de nervos em 1 segundo): entre 1 e 3 Hz (significando 1 a 3 pulsos por segundo). Em 1 Hz, a agulha deve ser avançada lentamente para dar tempo ao pulso liberado para induzir uma resposta motora, enquanto em 2 Hz a agulha pode ser avançada com o dobro da velocidade. Além disso, o uso da frequência de 2 Hz permite um retorno mais frequente à medida que o operador está avançando a agulha, possibilitando a manipulação mais rápida e mais eficiente da agulha até o nervo. Portanto, a melhor configuração é 2 de Hz, que deve ser o padrão.

Localização do Eletrodo

A polaridade elétrica é o fluxo direcional de elétrons (ou seja, a corrente) de um polo negativo para um polo positivo (isto é, o eletrodo). A agulha estimuladora e o eletrodo de retorno são os eletrodos utilizados durante a PNS. A orientação desses eletrodos, negativo e positivo, afeta a corrente necessária para induzir uma resposta motora. O eletrodo negativo (cátodo) deve ser conectado à agulha, enquanto o eletrodo positivo (ânodo) deve ser fixado à pele do paciente. O fluxo de corrente da agulha age quando o cátodo altera o potencial de repouso da membrana de células próximas, levando à despolarização do nervo e à geração de um potencial de ação. A localização do eletrodo de retorno não é importante, porque pode ser colocado em qualquer local da pele ao usar um estimulador de nervos de saída de corrente constante.

Uso de Estimulação do Nervo Periférico como Ferramenta de Localização sem Orientação por Ultrassonografia

A amplitude inicial (ou seja, intensidade de corrente) utilizada para a estimulação nervosa depende da prática local e da profundidade projetada da pele em relação ao nervo. Uma amplitude de 1 mA é frequentemente escolhida para iniciar, na maioria dos casos, para nervos superficiais. Para nervos mais profundos, pode ser necessário aumentar a amplitude da corrente inicial entre 1,5 e 3 mA, até que uma resposta motora seja induzida em uma distância segura do nervo. A intensidade de corrente muito alta, porém, pode levar à estimulação muscular direta ou ocasionar desconforto para o paciente, ambos indesejáveis.

Após obter a resposta muscular desejada, a amplitude da intensidade de corrente é gradualmente reduzida, e a agulha avança lentamente. O avanço muito rápido pode levar à perda de uma resposta entre dois estímulos. O avanço da agulha e a redução de corrente continuam até que a resposta motora desejada seja alcançada com uma corrente de 0,2 a 0,5 mA. Quando a contração motora é perdida durante o avanço da agulha, aumentar a intensidade do estímulo, primeiramente, para recuperar a contração muscular em vez de mover a agulha cegamente. Assim que a agulha estiver posicionada para obter uma resposta motora em torno de 0,3 mA (0,1 ms), 1–2 mL de anestésico local (LA) é injetado como dose teste, que elimina a resposta motora. Soluções condutoras de eletricidade, como solução salina e LAs, aumentam a área condutora na ponta da agulha, reduzindo assim a densidade de corrente. Em outras palavras, para induzir um potencial de ação (ou seja, a resposta motora) na mesma distância, é necessária uma corrente no limiar mais elevada. A injeção de dextrose a 5% em água, uma solução menos condutora, reduz a área condutora na ponta da agulha e, assim, aumenta a densidade de corrente, não leva à perda da contração muscular e pode também ser usada para confirmar a posição da agulha.

Lembre-se de que a ausência da resposta motora com uma corrente estimuladora de até 1,5 mA não exclui a colocação intraneural da agulha (baixa sensibilidade). No entanto, a presença de uma resposta motora com uma corrente de baixa intensidade (≤ 0,2 mA, 0,1 ms) ocorre apenas com a colocação intraneural e, possivelmente, intrafascicular da agulha. Por essa razão, se a resposta motora ainda está presente a 0,2 mA ou menos (0,1 ms), a agulha deve ser ligeiramente retirada para evitar o risco de injeção intrafascicular. A Figura 4–7 mostra a abordagem da agulha-nervo e sua relação com a estimulação.

Para prevenir ou minimizar o desconforto do paciente durante o procedimento de localização do nervo, é recomendado evitar o uso de altas correntes de estimulação. Novamente, a agulha deve ser avançada lentamente enquanto observa a resposta motora. O avanço muito rápido da agulha pode conter o risco de que a melhor posição da agulha, que produz uma boa resposta motora próxima ao limiar, pode ser perdida.

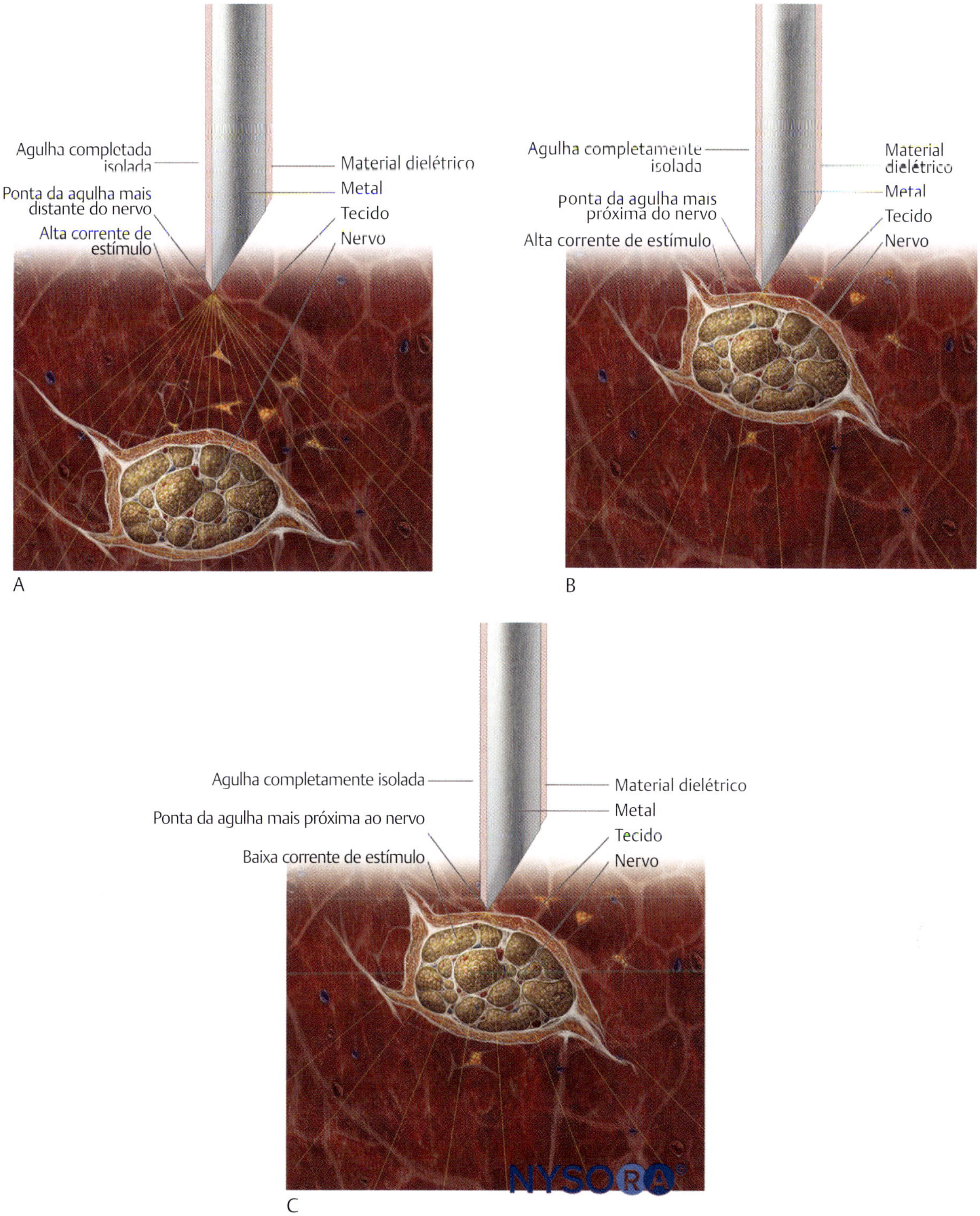

FIGURA 4–7. (A) Um exemplo de agulha colocada a uma distância do nervo e a alta corrente de estímulo provocando uma resposta motora fraca. (B) Agulha de estimulação próxima ao nervo e alta corrente de estímulo provocando uma forte resposta motora. (C) Agulha de estimulação próxima ao nervo e baixa corrente de estímulo (próxima do limiar) provocando uma resposta motora fraca.

Tabela 4–1. Problemas Comuns Encontrados durante a Eletrolocalização dos Nervos Periféricos e Ação Corretiva

PROBLEMA	SOLUÇÃO
O estimulador de nervos não funciona	Verificar e substituir a bateria; consultar o manual do operador do estimulador
Estimulador de nervos para de funcionar subitamente	Verificar e substituir a bateria
Nenhuma resposta motora é alcançada apesar do posicionamento adequado da agulha	▪ Verificar os conectores, o eletrodo de pele, os cabos e a agulha de estimulação para um circuito interrompido ou impedância muito alta ▪ Verificar e certificar-se de que a corrente está fluindo — nenhum indicador de desconexão no estimulador ▪ Verificar a configuração de amplitude (mA) e duração do impulso ▪ Verificar a configuração do estimulador (alguns estimuladores têm um modo de teste ou de pausa, que impede a liberação de corrente)
A resposta motora desaparece e não pode ser recuperada mesmo após o aumento da amplitude e duração do estímulo	▪ Verificar as causas listadas anteriormente ▪ Pode ser causada por injeção de anestésico local

PÉROLAS CLÍNICAS

- Quando uma resposta motora é inesperadamente induzida com 0,5 mA durante a PNS guiada por ultrassonografia, interromper o avanço da agulha e determinar a localização da ponta da agulha utilizando as seguintes manobras:
  - Refocalizar e melhorar a imagem;
  - Agitar levemente a agulha para facilitar sua detecção na ultrassonografia;
  - Injetar uma pequena quantidade de solução injetável, evitando uma pressão de injeção de abertura > 15 psi.

SOLUÇÃO DE PROBLEMAS

A Tabela 4–1 lista os problemas mais comuns encontrados durante a estimulação nervosa e a ação corretiva.

LEITURAS SUGERIDAS

Bomberg H, Wetjen L, Wagenpfeil S, et al. Risks and benefits of ultrasound, nerve stimulation, and their combination for guiding peripheral nerve blocks: a retrospective registry analysis. *Anesth Analg.* 2018;127:1035-1043.

Dalrymple P, Chelliah S. Electrical nerve locators. *Contin Educ Anaesth Crit Care Pain.* 2006;6:32-36.

Denny NM, Barber N, Sildown DJ. Evaluation of an insulated Tuohy needle system for the placement of interscalene brachial plexus catheters. *Anaesthesia.* 2003;58:554-557.

Ertmer M, Klotz E, Birnbaum J. The concept of protective nerve stimulation for ultrasound guided nerve blocks. *Med Hypotheses.* 2017;107:72-73.

Gadsden JC, Choi JJ, Lin E, Robinson A. Opening injection pressure consistently detects needle-nerve contact during ultrasound-guided interscalene brachial plexus block. *Anesthesiology.* 2014;120:1246-1253.

Gadsden J, Latmore M, Levine DM, Robinson A. High opening injection pressure is associated with needle-nerve and needle-fascia contact during femoral nerve block. *Reg Anesth Pain Med.* 2016;41:50-55.

Hadzic A, Vloka JD, Claudio RE, Thys DM, Santos AC. Electrical nerve localization: effects of cutaneous electrode placement and duration of the stimulus on motor response. *Anesthesiology.* 2004;100:1526-1530.

Jochum D, Iohom G, Diarra DP, Loughnane F, Dupré LJ, Bouaziz H. An objective assessment of nerve stimulators used for peripheral nerve blockade. *Anaesthesia.* 2006;61:557-564.

Kaiser H. Periphere elektrische Nervenstimulation. In: Niesel HC, Van Aken H, eds. *Regionalanästhesie, Lokalanästhesie, Regionale Schmerztherapie.* 2nd ed. Stuttgart, Germany: Thieme; 2002.

Kaiser H, Neuburger M. How close is close enough—how close is safe enough? *Reg Anesth Pain Med.* 2002;27:227-228.

Klein SM, Melton MS, Grill WM, Nielsen KC. Peripheral nerve stimulation in regional anesthesia. *Reg Anesth Pain Med.* 2012;37:383-392.

Luedi MM, Upadek V, Vogt AP, Steinfeldt T, Eichenberger U, Sauter AR. A Swiss nationwide survey shows that dual guidance is the preferred approach for peripheral nerve blocks. *Sci Rep.* 2019;9:1-8.

McKay RE, Rozner MA. Preventing pacemaker problems with nerve stimulators. *J Assoc Anaesth Gt Britain Irel.* 2008;63:554-557.

Melnyk V, Ibinson JW, Kentor ML, Orebaugh SL. Updated retrospective single-center comparative analysis of peripheral nerve block complications using landmark peripheral nerve stimulation versus ultrasound guidance as a primary means of nerve localization. *J Ultrasound Med.* 2018;37:2477-2488.

Neuburger M, Rotzinger M, Kaiser H. Electric nerve stimulation in relation to impulse strength. A quantitative study of the distance of the electrode point to the nerve. *Acta Anaesthesiol Scand.* 2007;51:942-948.

Tsui BC, Guenther C, Emery D, Finucane B. Determining epidural catheter location using nerve stimulation with radiological confirmation. *Reg Anesth Pain Med.* 2000;25:306-309.

Tsui BC, Gupta S, Finucane B. Confirmation of epidural catheter placement using nerve stimulation. *Can J Anesth.* 1998;45:640-644.

Tsui BC, Kropelin B. The electrophysiological effect of dextrose 5% in water on single-shot peripheral nerve stimulation. *Anesth Analg.* 2005;100:1837-1839.

Ueshima H, Hiroshi O. Ultrasound and nerve stimulator guidance decreases the use of local anesthetic for 1st injection in pectoral nerve blocks. *J Clin Anesth.* 2018;48:21.
Urmey WF, Grossi P. Percutaneous electrode guidance. A non-invasive technique for prelocation of peripheral nerves to facilitate peripheral plexus or nerve block. *Reg Anesth Pain Med.* 2002;27:261-267.
Urmey WF, Grossi P. Percutaneous electrode guidance and subcutaneous stimulating electrode guidance. Modifications of the original technique. *Reg Anesth Pain Med.* 2003;28:253-255.
Venkatraghavan L, Chinnapa V, Peng P, Brull R. Non-cardiac implantable electrical devices: brief review and implications for anesthesiologists. *Can J Anesth.* 2009;56:320-326.
Wang ZX, Zhang DL, Liu XW, Li Y, Zhang XX, Li RH. Efficacy of ultrasound and nerve stimulation guidance in peripheral nerve block: a systematic review and meta-analysis. *IUBMB Life.* 2017;69:720-734.
Zhang XH, Li YJ, He WQ, et al. Combined ultrasound and nerve stimulator-guided deep nerve block may decrease the rate of local anesthetics systemic toxicity: a randomized clinical trial. *BMC Anesthesiol.* 2019;19:1-9.

5 Otimização da Imagem de Ultrassom

Introdução

A otimização da imagem de ultrassom ou ultrassonografia (US) é importante para melhorar a visualização da anatomia relevante durante os bloqueios de nervos periféricos (PNBs) guiados por US. Visto que o bloqueio de nervos é a injeção de anestésico local (LA) em um espaço tecidual que contém o nervo, muitas vezes é mais prático e fácil identificar o espaço tecidual interfascial que contém o nervo do que o(s) nervo(s) a ser(em) bloqueado(s). A otimização da imagem de US requer o conhecimento de como o equipamento de US opera e o treinamento adequado em aquisição de imagens. Neste capítulo, descrevemos as etapas de escaneamento padronizado, incluindo a seleção dos modos sonográficos, o ajuste de teclas de função, as manobras essenciais do transdutor e a interpretação de artefatos para otimizar a visão da US e orientar a agulha em direção ao alvo.

Configurações do Equipamento de Ultrassonografia

A análise da imagem convencional, composta e harmônica do tecido (THI, do inglês *tissue harmonic imaging*) compreende as imagens ultrassonográficas comuns e os modos de processamento dos sinais utilizados para diagnósticos médicos, que podem ser utilizados para visualizar a anatomia relevante durante a anestesia regional.

A ***imagem convencional*** é gerada a partir de um único ângulo do feixe em uma frequência primária desenvolvida pelo transdutor.

A ***imagem composta*** adquire vários quadros sobrepostos de diferentes frequências ou ângulos. A Figura 5–1 demonstra a diferença entre a imagem convencional e a imagem composta aplicada para visualizar o nervo radial proximal ao cotovelo. A resolução do contraste entre o músculo e o nervo é aumentada em comparação com a imagem convencional. A imagem composta é desativada automaticamente com o uso do Doppler colorido, que não pode ser aplicado com múltiplos ângulos de insonação.

A ***imagem harmônica do tecido*** (THI) combina as informações de frequências harmônicas, que são múltiplos da frequência primária, gerada pela transmissão do feixe de US através do tecido. Como tal, a THI suprime os sinais de dispersão das interfaces teciduais, melhorando assim a resolução axial e a detecção dos contornos. Um exemplo de sua vantagem é observado em pacientes obesos nos quais as estruturas anatômicas podem situar-se mais profundamente. Todos os fabricantes modernos de US incorporam a THI como o modo padrão, por causa das melhores imagens de resolução, penetração tecidual aumentada, melhor detecção das interfaces dos tecidos e realce da margem em comparação com a sonografia convencional.

As seguintes teclas de função em um equipamento de US são essenciais para alcançar a melhor resolução possível durante o desempenho dos PNBs:

1. ***Frequência do transdutor***: a frequência da US determina a resolução axial ou a capacidade da US de distinguir dois pontos distintos ao longo do eixo do feixe de US. A frequência e a profundidade, no entanto, são interdependentes e importantes na tomada de decisões. O primeiro passo é

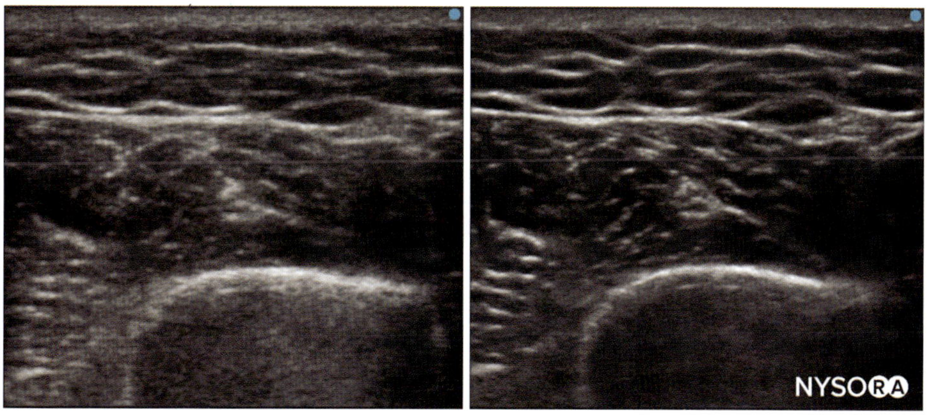

A B

FIGURA 5–1. Imagem de ultrassonografia do nervo radial no cotovelo com (A) imagem convencional e (B) composta.

selecionar o transdutor com a faixa de frequência ideal ou ótima para visualizar os nervos alvos em uma determinada profundidade. O segundo passo é ajustar a melhor frequência dentro de cada faixa do transdutor de acordo com a profundidade do nervo. Alguns equipamentos de US exibem a faixa completa da frequência do transdutor, enquanto outros exibem várias opções de intervalo (p. ex., alto, médio e baixo). A energia da US é atenuada e eventualmente absorvida pelo tecidos visualizados por imagem. Quanto maior a frequência da US, mais rápida a absorção e menor a distância de propagação do som. Portanto, a frequência mais baixa permite a melhor penetração tecidual e a melhor imagem para tecidos profundos, mas menor qualidade de imagem para estruturas superficiais. Frequências mais altas têm melhor resolução e qualidade de imagem, mas a penetração mais rasa. Consequentemente, a alta frequência pode ser utilizada apenas para bloqueios superficiais (estruturas). Vale ressaltar que, aumentar a frequência de imagem tem um platô de teto em relação à qualidade da imagem. Frequências além de 18 MHz não melhoram a qualidade da imagem para uso na maioria das técnicas de anestesia regional (Figura 5–2).

2. ***Profundidade da imagem:*** Os controles de profundidade aumentam ou diminuem o campo de imagem por incrementos de profundidade predeterminados. Aumentar a profundidade reduz a resolução da imagem; portanto, a configuração de profundidade mínima necessária normalmente fornece uma imagem melhor (Figura 5–3). A profundidade em que os nervos periféricos e planos fasciais estão localizados varia muito e também depende da largura do tecido subcutâneo sobrejacente. A Tabela 5–1 mostra as configurações de profundidade inicial e do transdutor recomendadas para bloqueios comuns na anestesia regional. Os fabricantes de equipamentos de US muitas vezes incorporam os algoritmos de *software* que otimizam a resolução no centro da imagem. Isso simplifica o uso do equipamento e permite a visualização de outras estruturas anatômicas nas proximidades do nervo ou ponto alvo. Por essa razão, sempre que possível o plano fascial ou o nervo alvo deve ser posicionado no centro do monitor de US.

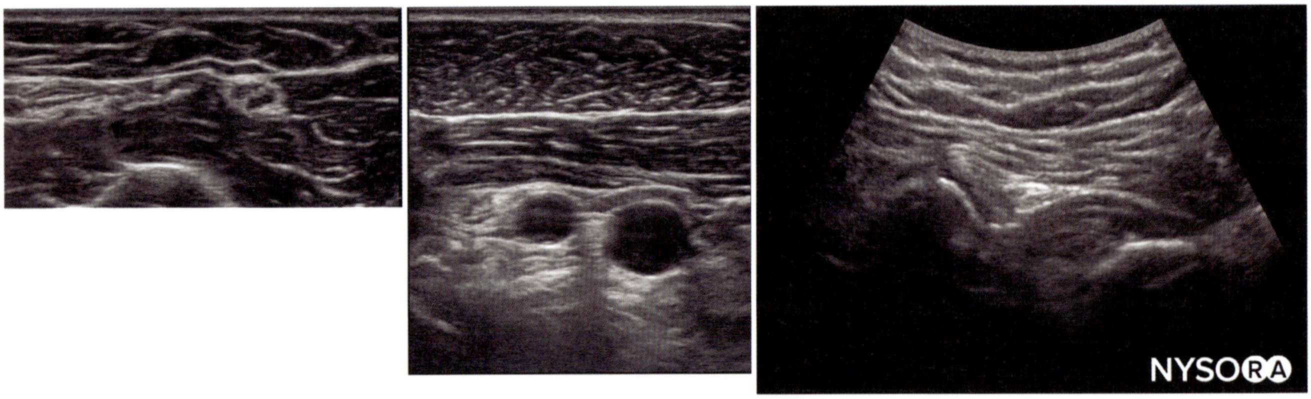

A B C

FIGURA 5–2. Exemplos de imagens com diferentes frequências do transdutor: (A) nervo ulnar, 13 MHz; (B) plexo braquial infraclavicular, 10 MHz; e (C) nervo ciático, 5 MHz.

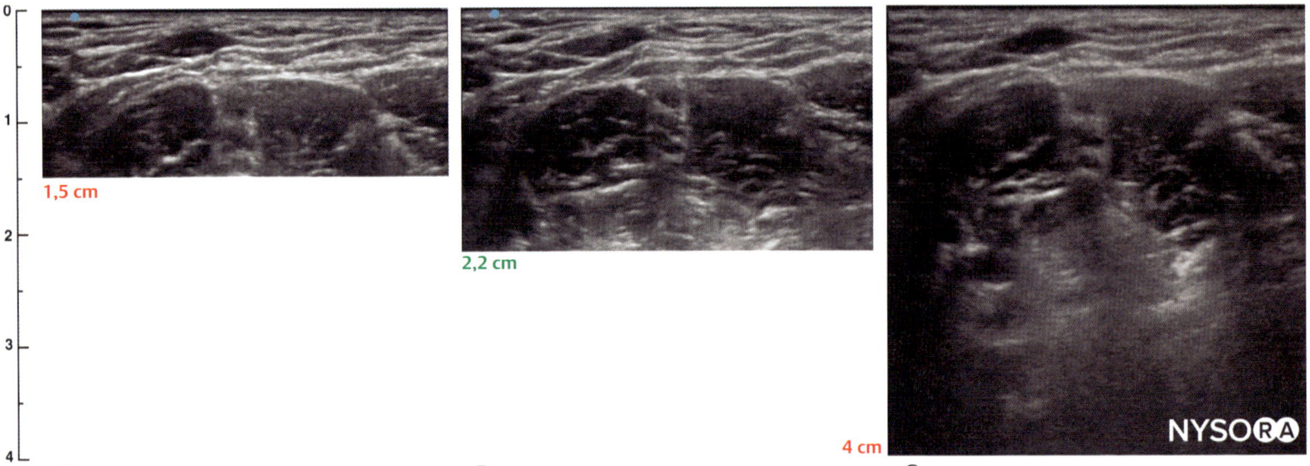

A B C

FIGURA 5–3. Imagens do plexo braquial no espaço interescalênico com diferentes configurações de profundidade: (A) insuficiente, (B) correta e (C) excessiva.

Tabela 5–1 Sugestão de Profundidade e Frequência Ideais de Imagem para o Plano Fascial Comum e Bloqueios de Nervos Periféricos

PROFUNDIDADE DO CAMPO (CM)	TRANSDUTOR	TIPO DE BLOQUEIO
< 2,0	Alta frequência	Plexo cervical, punho, cotovelo e tornozelo
2,0–3,0	Alta frequência	Bloqueio interescalênico, supraclavicular, axilar do plexo braquial, peitoral e serrátil, fáscia ilíaca
3,0–4,0	Alta frequência	Nervo femoral, bloqueio de TAP, eretor da espinha
3,0–5,0	Alta ou baixa frequência	Bloqueios do nervo ciático subglúteo, infraclavicular, canal adutor, poplíteo
7,0–10,0	Baixa frequência	Bloqueios do plexo lombar, nervo pudendo, nervo ciático glúteo, quadrado lombar
> 10,0	Baixa frequência	Abordagem anterior para o bloqueio do nervo ciático, ganglionar celíaco

3. ***Foco:*** A largura do feixe determina a resolução lateral ou a capacidade do sistema de US para distinguir dois pontos no plano transversal (perpendicular ao eixo do feixe de US). A resolução lateral é máxima na zona focal, onde a largura do feixe é mais estreita. O número e a posição das zonas focais podem ser ajustados, modificando o pulso de US. Ao escolher um transdutor de frequência mais alta (para profundidades rasas, normalmente 4–5 cm) e focar o feixe de US no nível do alvo (zona focal), a resolução espacial pode ser melhorada (Figura 5–4). Embora muitos equipamentos permitam várias zonas de foco, selecionar no máximo duas zonas de foco pode produzir uma qualidade de imagem melhor do que várias zonas de foco. Isso porque o uso de múltiplas zonas de foco diminui a taxa de atualização dos quadros. Por sua vez, diminui a resolução temporal.
4. ***Ganho:*** Ganho é a amplificação dos sinais de US que retornam ao transdutor após a reflexão a partir dos tecidos em várias profundidades. Nas imagens de US, esses sinais são representados com pontos brancos (brilhantes) no monitor. O ganho desses sinais refletidos pode ser ajustado como um ganho geral (Figura 5–5) ou na profundidade desejada (compensação do ganho de tempo, TGC) (Figura 5–6). A TGC compensa a atenuação (perda) dos sinais à medida

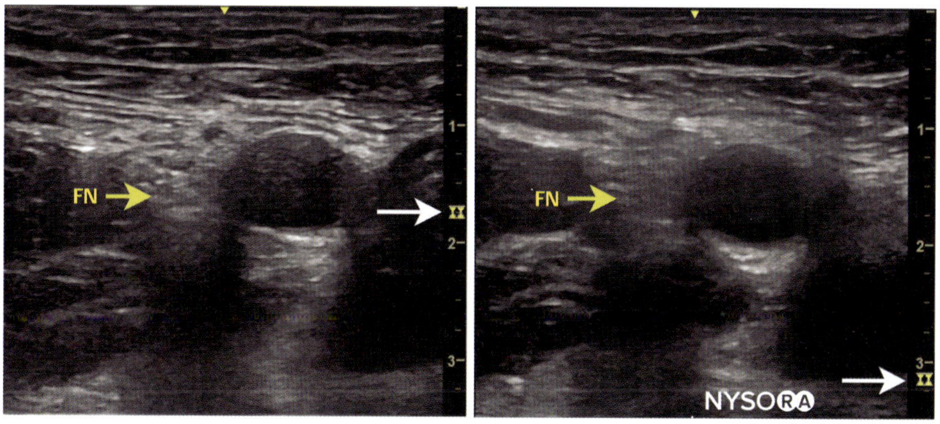

A B

FIGURA 5–4. Ajuste do foco (seta branca). (A) Foco da imagem posicionado no nível do nervo femoral e (B) foco abaixo do nervo femoral.

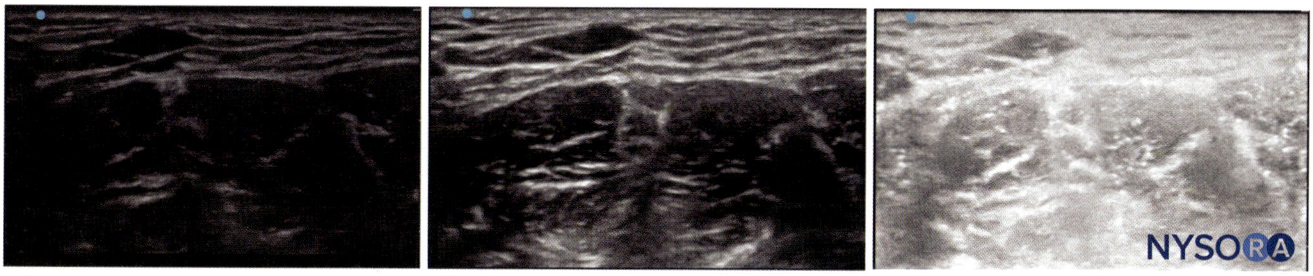

A B C

FIGURA 5–5. Efeitos dos ajustes gerais de ganho: (A) insuficiente, (B) correto e (C) excessivo.

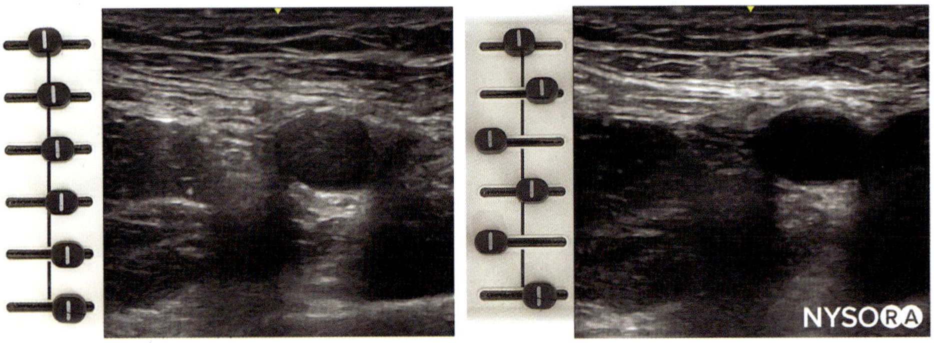

FIGURA 5–6. Efeitos dos ajustes de compensação do ganho de tempo na visualização do nervo femoral. Compensação de ganho de tempo ideal (*esquerda*) e subideal (*direita*).

que refletem e viajam de volta através dos tecidos. O ajuste da TGC permite um nível de ganho mais uniforme ou seletivo na profundidade de imagem desejada. Para simplificar, os sistemas portáteis de US desenvolvidos para uso à beira do leito geralmente têm um ganho geral sem a funcionalidade de TGC. Para a imagem dos nervos periféricos, o ganho ótimo é tipicamente aquele no qual o melhor contraste é obtido entre os nervos e músculos e tecidos conjuntivos adjacentes. O ganho excessivo ou inadequado causa o desfoque dos contornos teciduais e a perda de contraste. Configurações incorretas de TGC podem acentuar os artefatos e resultar na qualidade de imagem inferior que interfere na interpretação da imagem. O aumento de ganho abaixo do foco funciona bem para melhorar a imagem tanto do alvo de interesse como das estruturas anatômicas em uma profundidade maior. Os técnicos podem obter uma imagem mais desejável utilizando a TGC com ganho seletivamente aplicado para diferentes profundidades.

5. ***Imagem Doppler:*** o modo Doppler é utilizado para detectar estruturas vasculares nas proximidades dos nervos alvos e ao longo do trajeto da agulha. O Doppler colorido também pode ser utilizado para identificar a dispersão do LA durante a injeção. Para otimizar a visualização de pequenos vasos, recomenda-se aplicar os seguintes ajustes (Figura 5–7):
   a. Diminuição da escala de velocidade do Doppler, que é definida de forma adequada entre 15 e 35 cm/s para reduzir o *aliasing* (suavização das bordas) da imagem com Doppler colorido e artefatos de cor. O efeito *aliasing* é a incapacidade de registrar a direção e a velocidade do fluxo com precisão.
   b. Uso do Doppler de potência, pois é mais sensível que o Doppler colorido para detectar o fluxo sanguíneo. O Doppler de potência simplesmente detecta o fluxo, em vez de sua velocidade e direção, que são menos importantes para aplicação na anestesia regional na qual o objetivo é detectar e evitar a vascularização.
   c. Ajuste do portal para limitar o tamanho do volume da amostra na direção axial. Para maior sensibilidade, o volume da amostra deve ser pequeno para sobrepor apenas a área de interesse. Isso exclui sinais de distração dos tecidos adjacentes e melhora a resolução temporal, permitindo uma maior taxa de atualização de quadros.
   d. Observe que aplicar pressão excessiva no transdutor durante a aquisição da imagem pode colapsar vasos pequenos e médios, impedindo sua detecção com a imagem pelo Doppler.

Artefatos da Ultrassonografia

Os artefatos da US ocorrem comumente e são uma parte intrínseca da imagem de US. Por definição, um artefato de US é qualquer aberração de imagem que não representa as estruturas anatômicas corretas. A maioria dos artefatos é indesejável, e os operadores devem aprender como reconhecê-los ao usar a US para praticar a anestesia regional. Os seis artefatos mais comuns na prática da anestesia regional são os seguintes:

1. A ***anisotropia*** é vista como uma alteração da ecogenicidade do tecido em diferentes ângulos de insonação. A anisotropia é uma propriedade de alguns tecidos fibrilares,

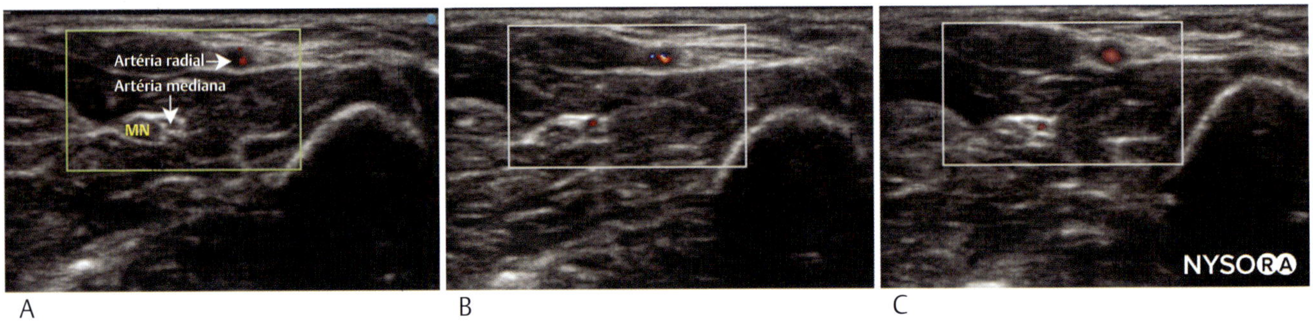

FIGURA 5–7. Exemplos de imagem com Doppler da pequena artéria mediana: (A) Doppler colorido de alto fluxo, (B) Doppler colorido de baixo fluxo e (C) Doppler de potência.

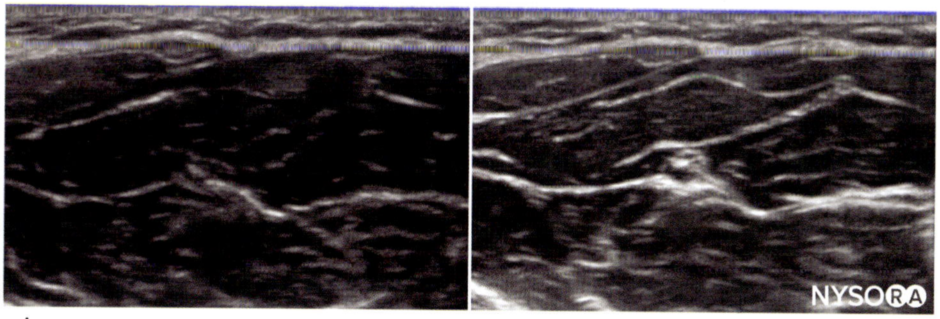

A B

FIGURA 5–8. Anisotropia ou alterações da ecogenicidade do tecido em diferentes ângulos de insonação. (A) Ecogenicidade reduzida e (B) ecogenicidade otimizada para visualização do nervo mediano no antebraço.

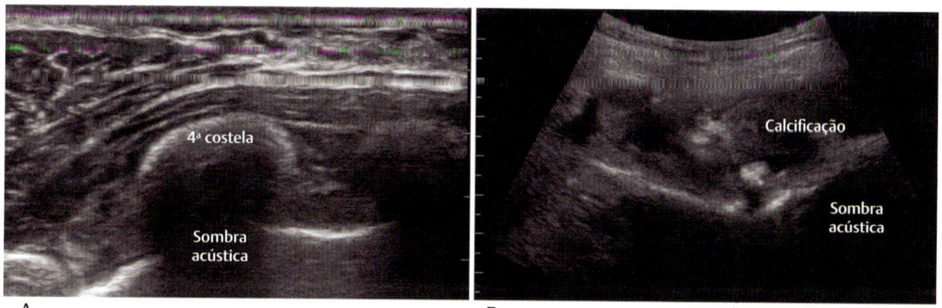

A B

FIGURA 5–9. Exemplos de sombreamento acústico com (A) estruturas profundas em relação às estruturas ósseas e (B) profundas em relação às calcificações.

como tendões e nervos, que refletem a maioria das ondas de US na mesma direção. A ecogenicidade é máxima quando o feixe de US é perpendicular às fibras, quando o transdutor recebe a maior parte das ondas refletidas, sendo progressivamente reduzida à medida que o ângulo de desvio aumenta, quando a maioria das ondas de US é refletida longo do mesmo. (Figura 5–8).

2. O ***sombreamento acústico*** é a atenuação dos sinais de US por estruturas que impedem, absorvem ou refletem a energia de US, como o osso, as calcificações ou o ar. O resultado é uma imagem eco fraca ou ausente, que aparece como uma sombra abaixo de uma interface brilhante e hiperecoica. O sombreamento acústico facilita o diagnóstico de calcificações, como cálculos biliares, tecidos cicatriciais ou presença de ar. Na anestesia regional, o sombreamento acústico é utilizado para identificar pontos de referência ósseos, mas pode interferir na visualização do nervo. Alterar o ângulo de escaneamento, alinhamento ou plano de imagem para encontrar uma janela acústica é a melhor estratégia para evitar o sombreamento durante a interferência na imagem (Figura 5–9).

3. O ***realce acústico ou realce posterior*** manifesta-se como um aumento na ecogenicidade profunda em relação a uma estrutura que transmite o som melhor do que os tecidos moles circundantes (p. ex., uma estrutura cheia de fluido, como um vaso sanguíneo ou um cisto). Esse artefato ocorre porque os sinais de eco são superamplificados, desproporcionalmente, a outros sinais de eco na mesma profundidade. Alterar o ângulo ou plano da imagem ajuda a diminuir ou eliminar artefatos de realce quando necessário. A correção de TGC também pode ser utilizada para diminuir os artefatos de realce (Figura 5–10).

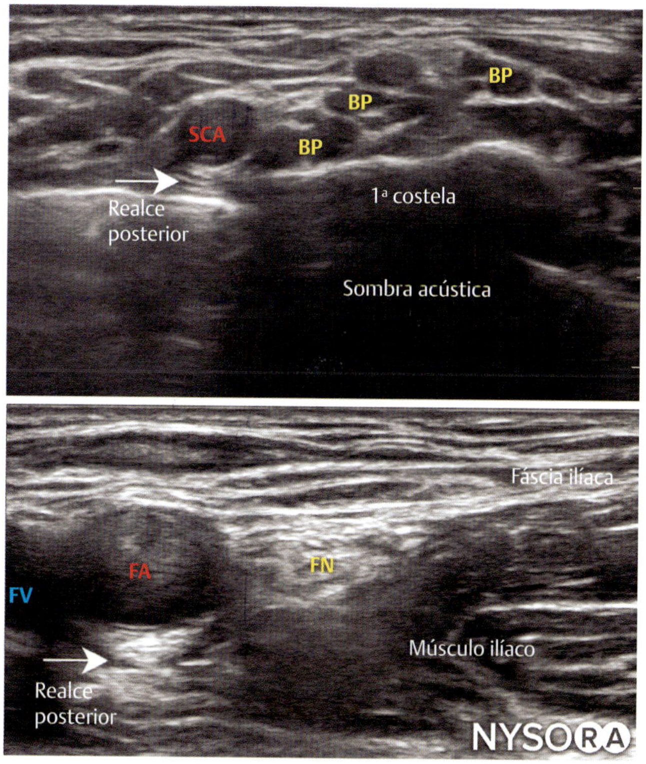

FIGURA 5–10. Exemplo de um realce posterior: (A) abaixo da artéria subclávia e (B) abaixo da artéria femoral. BP, plexo braquial; FA, artéria femoral; FN, nervo femoral; FV, veia femoral; SCA, artéria subclávia.

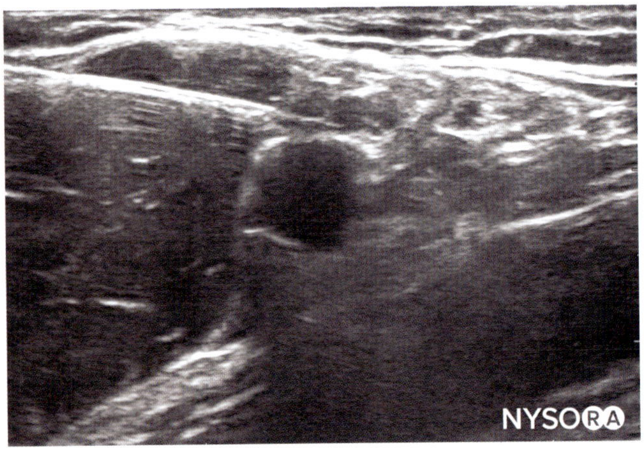

FIGURA 5–11. Reverberação da agulha durante o bloqueio axilar.

4. A ***reverberação*** pode ocorrer entre duas interfaces paralelas altamente reflexivas ou entre o transdutor e um forte refletor em paralelo. Em vez de o feixe refletir em uma única superfície e produzir um eco forte que retorna ao transdutor, o feixe de US é refletido entre as interfaces repetidamente. A reverberação é exibida como ecos lineares brilhantes, paralelos e igualmente espaçados, que diminuem de intensidade com um aumento de profundidade, mais profundo para o refletor forte. Visto que os ecos de reverberação demoram mais tempo para retornar ao transdutor, eles parecem ocorrer em profundidade crescente. A mudança ligeira na direção do escaneamento ou a diminuição da frequência de US pode atenuar ou eliminar os artefatos de reverberação (Figura 5–11).

5. O artefato de ***imagem espelhada*** resulta de um contorno linear altamente reflexivo que age como um "espelho" acústico. Uma estrutura localizada em um lado da interface se repete também no outro lado a uma distância igual. O transdutor recebe tanto os ecos diretos do objeto quanto ecos indiretos do espelho (Figura 5–12). A imagem de artefato duplicada é menos brilhante e mais profunda do que a imagem real, porque os ecos indiretos transmitem uma distância maior e sua energia é atenuada dessa forma. Alterar a direção de escaneamento pode diminuir o artefato.

6. O ***erro de velocidade de propagação*** é visto como um deslocamento ou descontinuidade de uma interface causada pela diferença da velocidade real de propagação da US em tecidos moles em comparação com a velocidade calibrada, que se supõe ser uma velocidade constante de 1.540 m/s definida pelo sistema de US. Consequentemente, um refletor é deslocado erroneamente na imagem mais próxima ao transdutor pelo erro nos cálculos de distância (Figura 5–13).

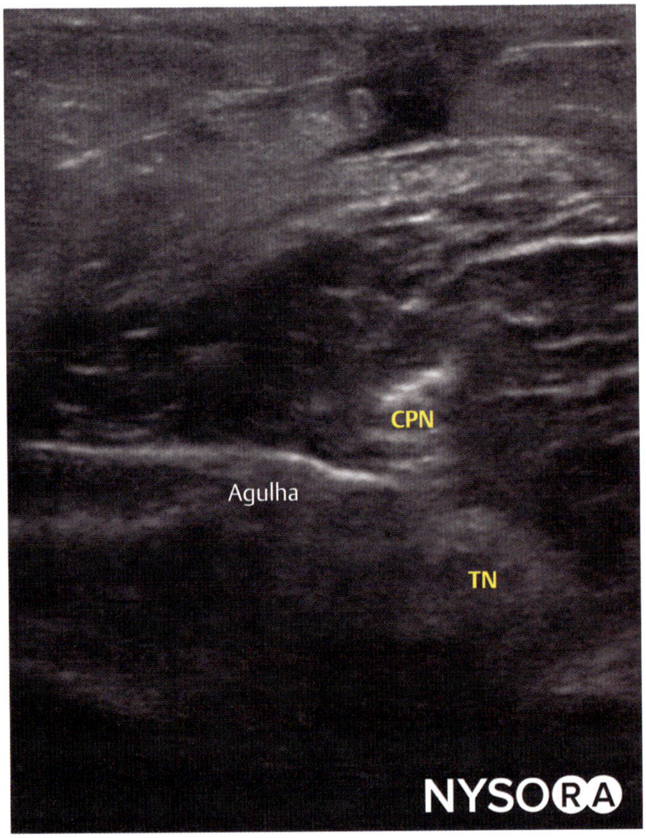

FIGURA 5–13. Erro de velocidade de propagação. "Efeito baioneta" da agulha que se aproxima do nervo ciático na fossa poplítea. CPN, nervo fibular comum; TN, nervo tibial.

Os artefatos inerentes ao processo de escaneamento não podem sempre ser totalmente eliminados. No entanto, reconhecer e entender os artefatos da US ajuda o operador a evitar interpretações errôneas das imagens e a usar as configurações do equipamento para controlar e limitar seu efeito na qualidade da imagem.

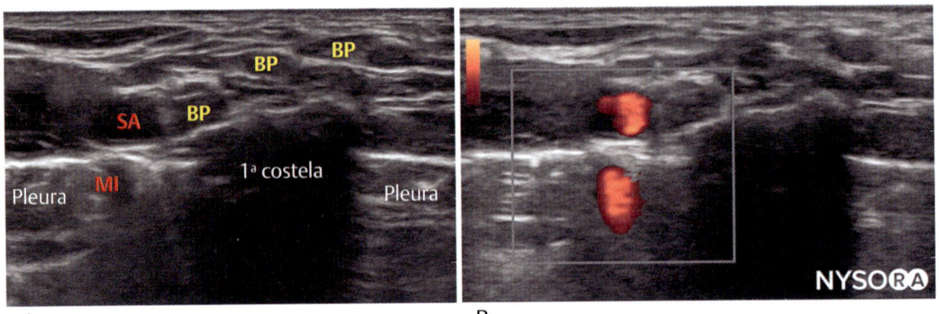

FIGURA 5–12. Imagem ultrassonográfica da artéria subclávia no nível supraclavicular que mostra um exemplo de imagem espelhada (MI) acima e abaixo da pleura. BP, plexo braquial; SA, artéria subclávia.

Técnicas de Inserção de Agulhas

As duas técnicas de inserção de agulha mais comuns são as técnicas dentro e fora do plano (Figura 5–14).

Com a técnica dentro do plano, a agulha é colocada no plano do feixe de US. Como resultado, o eixo da agulha pode ser monitorado durante todo o procedimento na vista longitudinal, em tempo real, à medida que a agulha avança em direção ao nervo alvo. Quando a ponta da agulha não é vista na imagem, o avanço da agulha é interrompido. O melhor curso de ação para trazer a agulha no plano é o *alinhamento* (deslizamento). Embora inclinar ou girar o transdutor também possa alinhar o feixe de US com a agulha, essas manobras podem resultar em comprometimento na imagem da anatomia relevante. Além disso, a agitação sutil e rápida da agulha e/ou injeção de uma pequena quantidade de anestésico injetado pode ajudar a detectar a localização da ponta da agulha.

A técnica fora do plano envolve a inserção da agulha perpendicular ou em um ângulo oblíquo em relação ao transdutor. O eixo da agulha é visualizado na imagem em um plano de secção transversal e é frequentemente identificado como um reflexo branco brilhante na imagem. A visualização da ponta da agulha com uma técnica fora do plano requer um alto grau de habilidade. Para rastrear a agulha com essa técnica, a agulha é ligeiramente sacudida para diferenciar a reflexão da agulha do tecido circundante. Uma técnica comum é, uma vez que a reflexão da ponta da agulha encontra o feixe de US superficialmente em relação ao alvo, a agulha é então avançada em um ângulo mais acentuado sob a visão contínua da ponta em direção ao alvo. Além disso, o transdutor pode ser alinhado (deslizamento) com o avanço da reflexão da ponta da agulha à medida que a agulha está sendo inserida até atingir o alvo. O operador deve parar o avanço da agulha quando a trajetória da agulha é visualmente perdida e alinhar o transdutor para identificar a agulha. Uma pequena quantidade da solução injetada ("hidrodissecção") pode ser utilizada para estimar a posição da ponta da agulha.

Visualização do Cateter

Os PNBs contínuos são uma prática comum. A visualização da posição do cateter pode ser um desafio. Introduzir o cateter no plano a uma curta distância da ponta da agulha (p. ex., 2 cm além da ponta da agulha) pode permitir a visualização direta da ponta do cateter (Figura 5–15). No entanto, a inserção do cateter mais profundo (p. ex., 3–5 cm além da ponta da agulha)

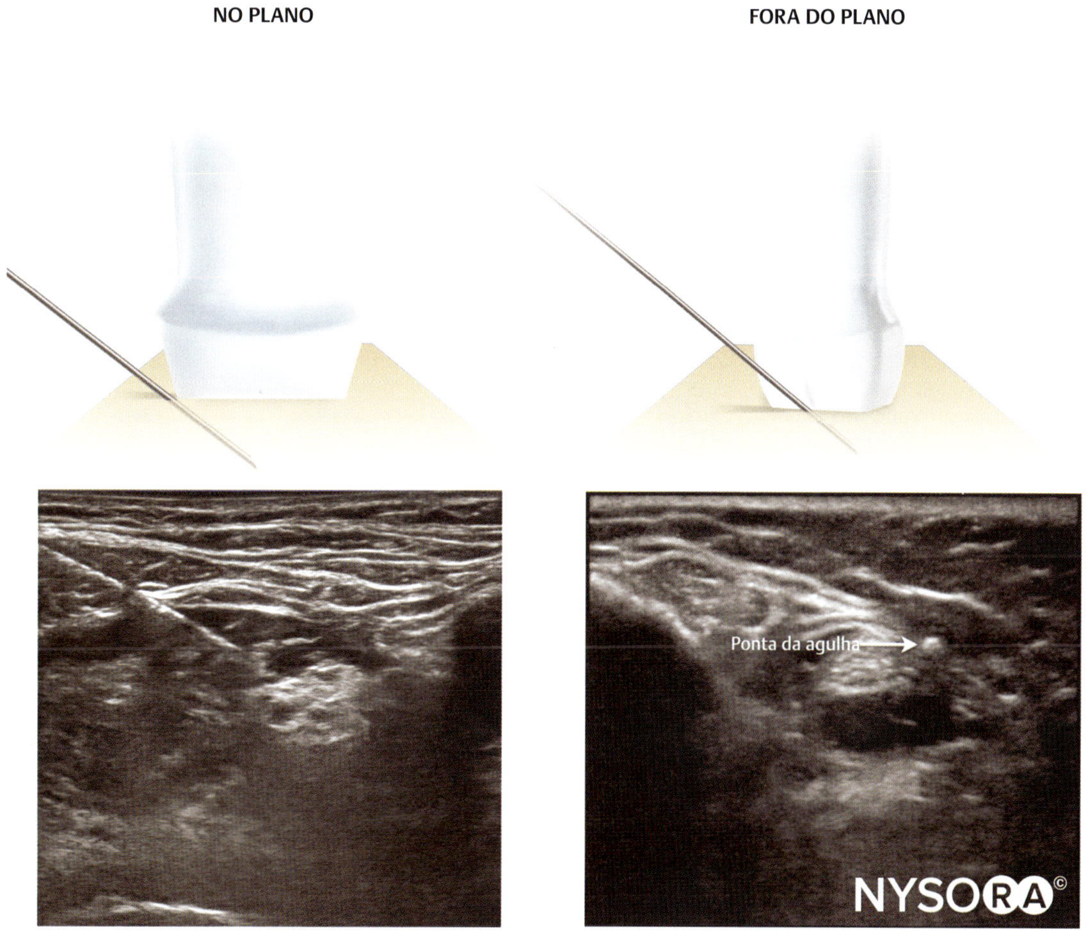

FIGURA 5–14. Técnicas de inserção de agulha no plano e fora do plano, e seu aspecto correspondente na imagem de ultrassonografia.

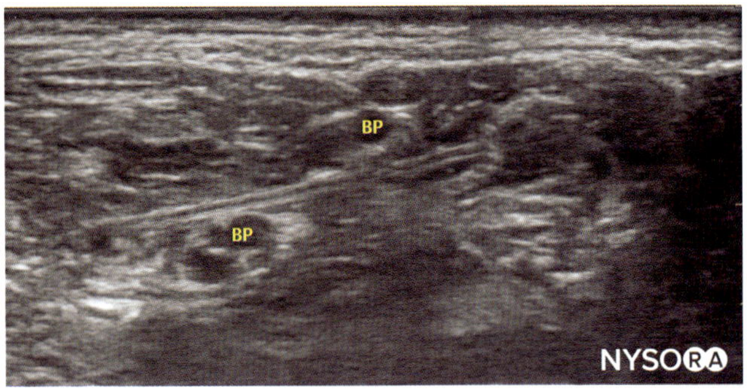

FIGURA 5–15. Inserção do cateter no plano para o bloqueio interescalênico do plexo braquial. BP, plexo braquial.

ou fora do plano resulta na presença da agulha, do nervo e do cateter em diferentes planos do feixe de US, que desafia a aquisição de imagem. Os cateteres podem ser difíceis de visualizar, porque muitas vezes enrolam-se dentro do espaço que contém o nervo. Existem duas maneiras de confirmar a localização da ponta do cateter:

1. O operador pode alinhar (deslizar) o transdutor para visualizar a reflexão do cateter.
2. A posição da ponta do cateter pode ser detectada observando a dispersão de 1–2 mL do anestésico injetado através do cateter. O uso de Doppler colorido também pode ajudar a visualizar a dispersão (Figura 5–16). A visualização da dispersão da solução injetada é o método mais conveniente e importante para verificar a posição da ponta do cateter na localização terapêutica, em vez da visualização do cateter.

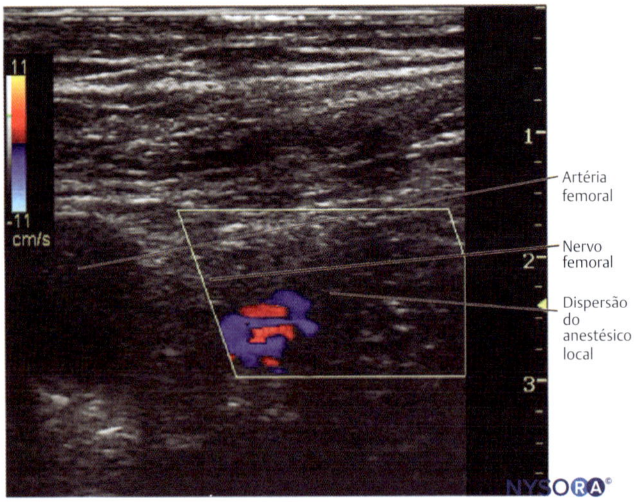

FIGURA 5–16. Detecção da ponta do cateter usando a dispersão do anestésico injetado e a imagem com Doppler colorido.

Nova Tecnologia de Rastreamento de Agulhas

O uso de guias fixados ao transdutor para orientar mecanicamente a agulha em direção ao alvo ajuda a alinhar a agulha e o feixe de US, podendo ser útil para controlar o trajeto da agulha. Recentemente, uma variedade de tecnologias mais avançadas foi introduzida para facilitar a visualização da ponta da agulha durante os procedimentos. Estes incluem a modificação da ponta da agulha, o eletromagnetismo, a magnetização da ponta da agulha, o rastreamento óptico, a realidade aumentada, o *software* para detecção de agulhas, a US tridimensional e a assistência robótica. Essas tecnologias podem, em última análise, facilitar substancialmente a precisão da US intervencionista à beira do leito nos próximos anos.

LEITURAS SUGERIDAS

Bushberg JT, Seibert JA, Leidholdt E Jr, Boone JM. Ultrasound image quality and artifacts. In *The Essential Physics of Medical Imaging.* 3rd ed. Lippincott Williams & Wilkins; 2012: 560-567.

Gadsden JC, Choi JJ, Lin E, Robinson A. Opening injection pressure consistently detects needle-nerve contact during ultrasound-guided interscalene brachial plexus block. *Anesthesiology.* 2014;120:1246-1253.

Jespersen SK, Wilhjelm JE, Sillesen H. Multi-angle compound imaging. *Ultrason Imaging.* 1998;20:81-102.

NYSORA YouTube Chanel. How to Improve US Image in 15 Seconds! https://www.youtube.com/watch?v=DlQULVSlhL0&t=32s. Accessed May 2021.

Oláh L. Ultrasound principles. *Man Neurosonology.* 2016;1-14. doi:10.1017/cbo9781107447905.002.

Powles AE, Martin DJ, Wells IT, Goodwin CR. Physics of ultrasound. *Anaesth Intensive Care Med.* 2018;19:202-205.

Shanthanna H. Review of essential understanding of ultrasound physics and equipment operation. *World J Anesthesiol.* 2014;3:12-17.

Scholten HJ, Pourtaherian A, Mihajlovic N, Korsten HHM, Bouwman RA. Improving needle tip identification during ultrasound-guided procedures in anaesthetic practice. *Anaesthesia.* 2017;72:889-904.

Silvestri E, Martinoli C, Derchi LE, Bertolotto M, Chiaramondia M, Rosenberg I. Echotexture of peripheral nerves: correlation between US and histologic findings and criteria to differentiate tendons. *Radiology.* 1995;197:291-296.

Sites BD, Brull R, Chan VWS, et al. Artifacts and pitfall errors associated with ultrasound-guided regional anesthesia. Part II: A pictorial approach to understanding and avoidance. *Reg Anesth Pain Med.* 2007;32:419-433.

Sites BD, Brull R, Chan VWS, et al. Artifacts and pitfall errors associated with ultrasound-guided regional anesthesia. Part I: Understanding the basic principles of ultrasound physics and machine operations. *Reg Anesth Pain Med.* 2007;32:412-418.

Stuart RM, Koh ESC, Breidahl WH. Sonography of peripheral nerve pathology. *Am J Roentgenol.* 2004;182:123-129.

Tempkin BB. *Ultrasound Scanning: Principles and Protocols.* 3rd ed. Saunders Elsevier; 2009.

6 Monitoramento e Documentação na Anestesia Regional

Introdução

Assim como em pacientes submetidos à anestesia geral, a prática da anestesia regional requer a avaliação pré-operatória abrangente e organizada, a educação e preparo do paciente. Da mesma forma, o monitoramento e a documentação de parâmetros respiratórios e cardiovasculares durante a administração da anestesia regional (p. ex., oximetria, capnografia, eletrocardiograma) para segurança e orientação na tomada de decisões terapêuticas. Na anestesia regional, vários sistemas de monitoramento de agulhas e injeções se tornaram disponíveis para diminuir o risco de lesão nervosa, toxicidade do anestésico local (LA) e lesão inadvertida por agulha em estruturas adjacentes.

A primeira parte deste capítulo descreve o monitoramento de agulhas e injeções e a justificativa para seu uso. A última seção concentra-se na documentação de procedimentos do bloqueio de nervos ou manutenção de informações objetivas em registros médicos, obtidas pelos monitores. A documentação objetiva e robusta de *como* o bloqueio de nervos é realizado fornece informações úteis da base de dados para informar sobre as questões de segurança e eficácia e pode apresentar implicações médico-legais.

SEÇÃO I: MONITORAMENTO

Métodos Disponíveis para Monitoramento das Relações Agulha-Nervo

Os monitores, quando utilizados na prática médica, são dispositivos que avaliam um estado fisiológico específico, fornecem dados objetivos, permitem acompanhar a evolução das informações fornecidas e podem alertar o médico sobre danos iminentes. Neste capítulo vamos discutir os monitores clínicos atualmente disponíveis, como a ultrassonografia, estimulação nervosa e pressão de injeção, além de comentar sobre algumas tecnologias emergentes. Cada monitor tem suas vantagens e limitações, sendo que cada um deles pode ser usado em uma forma aditiva e complementar (Figura 6–1) para minimizar o potencial de lesão do paciente, em vez de confiar apenas nas informações fornecidas por um único monitor. Informações baseadas em evidências sugerem que uma combinação de monitores provavelmente aumentará a segurança dos bloqueios de nervos periféricos (PNBs).

Adrenalina como Monitor da Injeção Intravascular

Alguns clínicos usam adrenalina no LA como um monitor farmacológico para melhorar a detecção de uma injeção intravascular e contribui para a segurança durante os PNBs. A injeção intravenosa de 10 a 15 μg de adrenalina aumenta a pressão arterial sistólica para mais de 15 mmHg, mesmo em pacientes pré-medicados ou pacientes tratados com β-bloqueadores. Esse aumento na pressão arterial pode ajudar na detecção precoce da injeção intravascular e descontinuação imediata da injeção. A adrenalina também diminui a absorção do LA em tecidos perineurais ou na infiltração local. Isso pode diminuir o pico do nível plasmático do LA e diminuir o risco de toxicidade sistêmica. Problemas relacionados à vasoconstrição e à isquemia nervosa com a adição de adrenalina não foram comprovados. Concentrações de 2,5 μg/mL (1:400.000), na verdade, podem aumentar o fluxo sanguíneo intraneural devido à predominância do efeito β do fármaco em pequenas doses. Em suma, a adrenalina pode aumentar

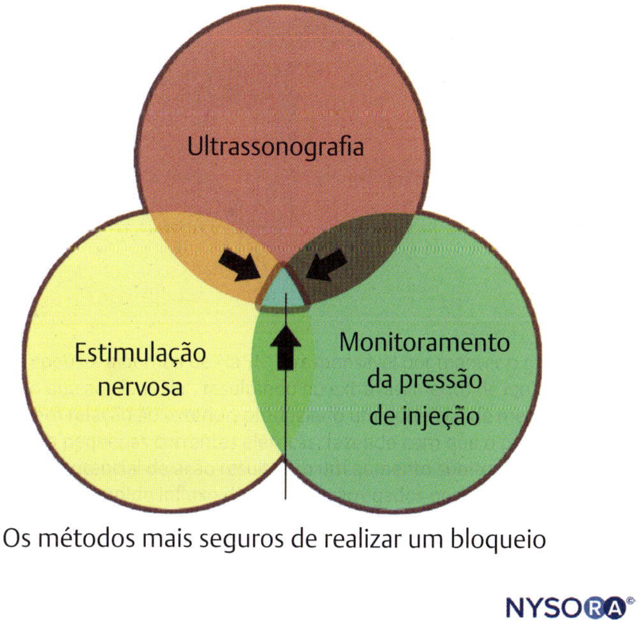

FIGURA 6–1. Três modos de monitoramento de bloqueios de nervos periféricos na lesão do paciente. A área de sobreposição em todos os três (*área azul*) representa os métodos mais seguros de realizar um bloqueio.

a segurança durante a administração de doses maiores de LAs sem aumentar o risco de isquemia nervosa e neuropatia.

Monitoramento da Ultrassonografia

A ultrassonografia (US) revolucionou a prática da anestesia regional e transformou a subespecialidade de uma arte praticada por poucos a uma disciplina médica reprodutível. A US possibilita uma orientação em tempo real da agulha até o alvo e o monitoramento da injeção, resultando em um procedimento mais rápido e preciso. A US torna possível depositar com precisão injeções adicionais de LA em espaços teciduais para anestesia ou analgesia do bloqueio nervoso reprodutível. A US também torna os bloqueios nervosos viáveis para pacientes nos quais uma resposta motora induzida (EMR) usando a estimulação nervosa não poderia ser estimulada.

A orientação da US ajuda a visualizar e evitar estruturas adjacentes importantes, melhorando assim a segurança do PNB. Como exemplo, antes da introdução da US, o bloqueio supraclavicular era raramente utilizado para anestesiar o plexo braquial por medo de causar um pneumotórax devido à proximidade da pleura e da cavidade torácica. Da mesma forma, a capacidade de visualizar as fáscias teciduais permite o desenvolvimento de novos procedimentos de analgesia regional intervencionistas. No entanto, a US depende da habilidade do usuário e da qualidade da imagem. Consequentemente, complicações como injeções intravasculares, lesão dos nervos ou pneumotórax ainda podem ocorrer.

A capacidade de determinar a distância da pele ao alvo e o uso de agulhas com marcações de profundidade detectáveis por ultrassom (Figura 6–2) confere uma margem de segurança adicional por alertar o clínico de uma "distância de parada", uma profundidade além da qual o operador deve parar de avançar a agulha e reavaliar.

O monitoramento em tempo real da distribuição do LA é outra vantagem da US (Figura 6–3). Por exemplo, se a expansão do tecido com a injeção não ocorre na área terapêutica, a ponta da agulha pode ter que ser ajustada. Em seguida, o operador pode reavaliar a localização da ponta da agulha e ajustar em conformidade. Isso pode ser particularmente útil em áreas vasculares, pois a falta de visualização do LA pode ser ocasionada pela colocação intravascular da agulha.

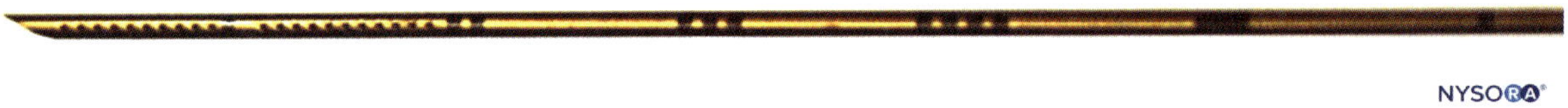

FIGURA 6–2. Agulhas com marcações de 1 cm de profundidade (ou marcações de 0,5 cm em agulhas de comprimento curto) e de superfície gravada ajudam a visualizar e controlar a profundidade de inserção.

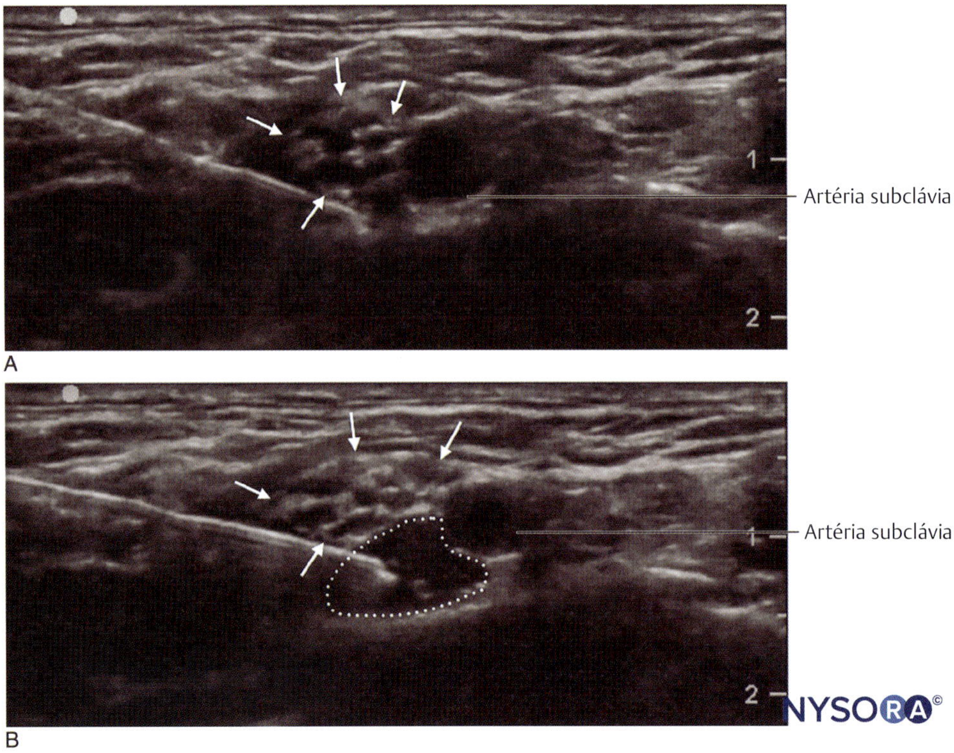

FIGURA 6–3. Bloqueio do plexo braquial supraclavicular mostrando o plexo (*setas*) adjacente à artéria subclávia, (A) antes e (B) após a deposição de 10 mL de anestésico local (*contorno pontilhado*).

O monitoramento de US pode detectar a colocação intra-arterial da ponta da agulha, tipicamente apresentando como um "rubor" no lúmen arterial.

O uso da orientação da US para PNBs diminui o risco de toxicidade sistêmica grave do anestésico local (LAST). Uma análise de um grande registro multicêntrico de PNBs (> 25.000 PNBs) mostrou uma redução > 65% para o risco de LAST ao usar a orientação da US. Uma das razões para o menor risco de LAST com US é a redução dos volumes e doses de LA para realizar os bloqueios. Vários relatos documentaram uma redução no volume necessário para obter um bloqueio nervoso bem-sucedido quando em comparação com as técnicas de anestesia regional pré-guiada por ultrassom. Por exemplo, os bloqueios do plexo braquial podem ser realizados com < 10 mL de LA, sem sacrificar a eficácia da anestesia ou analgesia. Além disso, a LAST grave é menos provável que resulte de injeção acidental de 7 mL de ropivacaína a 0,5% em um adulto de tamanho médio, por exemplo. Além disso, a observação do trajeto da agulha na US, a prevenção da colocação intravascular e a confirmação da dispersão do LA nos tecidos diminuem o risco de LAST.

Infelizmente, o uso da orientação pela US durante os PNBs não diminui o risco de lesão dos nervos. O motivo dessa discrepância é multifatorial. A capacidade de discernir a relação nervo-agulha depende da anatomia e do operador. Estudos sugerem que os profissionais perdem a colocação intraneural da agulha e a injeção em 1 ou 2 de 10 injeções. A resolução de uma imagem de US também pode não ser adequada para reconhecer as injeções intraneurais ou intrafasciculares. No entanto, já pode ser tarde demais para evitar a lesão quando o edema macroscópico do nervo após uma injeção intraneural for detectado. Isso porque mesmo uma pequena quantidade de LA (p. ex., 0,1–0,5 mL) pode resultar em lesão neurológica se injetada no fascículo.

Estimulação Nervosa

A estimulação nervosa substituiu a parestesia como principal método de localização do nervo na década de 1980. No entanto, a resposta motora à estimulação nervosa pode estar ausente mesmo quando a agulha está em contato com o nervo com intensidades de corrente superior ou igual a 1,0 mA. Em algumas condições, mesmo com a colocação intraneural da agulha, uma EMR pode ser obtida com apenas uma intensidade de corrente > 1 mA. Por isso, a estimulação nervosa possui sensibilidade relativamente baixa (ou seja, aproximadamente 70%). Não obstante, quando uma resposta motora está presente com 0,5 mA ou menos, é sempre indicativo de uma distância agulha-nervo muito próxima, contato do nervo ou uma colocação intraneural da agulha (ou seja, especificidade de 100%). Vários fatores conspiram para diminuir a sensibilidade da estimulação nervosa para detectar o contato agulha-nervo: (1) a corrente elétrica pode não fluir em direção ao nervo e pode desviar-se do nervo ao longo do trajeto de menor resistência à saída através do eletrodo de pele (retorno), mesmo quando a agulha está próxima do nervo; (2) a variabilidade na organização das fibras motoras e sensoriais dos nervos.

No entanto, a estimulação elétrica dos nervos periféricos não é obsoleta em uma era de orientação por US. Dados de vários estudos animais e humanos sugerem que a presença de uma resposta motora a uma corrente muito baixa (ou seja, < 0,2 mA) está associada à colocação intraneural da ponta da agulha e à inflamação intraneural após a injeção nessa condição (Tabela 6–1). Voelckel *et al.* relataram que o tecido nervoso não mostrou sinais de um processo inflamatório após injeção de LA em correntes entre 0,3 e 0,5 mA. Injeções abaixo de 0,2 mA resultaram em infiltração linfocítica e granulocítica de 50% dos nervos. Em um estudo semelhante, Tsai *et al.* investigaram o efeito da distância dos nervos na corrente necessária. Enquanto uma faixa de correntes foi registrada para uma variedade de distâncias, uma resposta motora a menos de 0,2 mA foi obtida apenas com a colocação intraneural da ponta da agulha.

Bigeleisen *et al.* estudaram 55 pacientes agendados para cirurgia do membro superior, recebendo bloqueios supraclaviculares do plexo braquial guiados por ultrassonografia. Os autores determinaram o limiar de corrente mínimo para uma resposta motora dentro e fora do primeiro tronco encontrado. Eles relataram um limiar de estimulação mínima mediana de 0,60 mA fora do nervo e 0,3 mA dentro do nervo. As EMRs não foram observadas com correntes de estimulação de 0,2 mA ou menos fora do nervo, enquanto 36% dos pacientes tiveram uma contração na EMR em correntes inferiores a 0,2 mA com a colocação intraneural da agulha.

Wiesmann *et al.* aplicaram uma corrente elétrica no plexo braquial de suínos em três posições diferentes (ou seja, intraneural, com a agulha em contato com o epineuro e a 1 mm do nervo) enquanto variava a duração do pulso (ou seja, 0,1, 0,3 e 1,0 ms). A corrente no limiar mínimo para induzir uma resposta motora foi idêntica entre as posições intraneurais e de contato agulha-nervo e ambas foram significativamente inferiores à posição a 1 mm de distância. A duração do pulso não afetou a corrente no limiar mínimo. Os autores concluíram que uma resposta motora inferior a 0,2 mA, independentemente da duração do pulso, indicou *tanto* o contato intraneural quanto o agulha-nervo. Isso é importante porque, na ausência de punção do epineuro, mesmo o contato vigoroso da agulha com o nervo (epineuro) resulta em inflamação e potencial lesão do nervo. Da mesma forma, Gadsden demonstrou que a intensidade de corrente de 0,5 mA (0,1 ms) detecta o contato agulha-nervo em mais de 70% dos casos.

Em conjunto, os dados disponíveis sugerem que uma sensibilidade de "baixa corrente" para induzir uma EMR é de aproximadamente 75% em uma relação agulha-nervo potencialmente perigosa (colocação intraneural ou epineural). No entanto, a especificidade da EMR, quando presente a menos de 0,5 mA, se aproxima de 100%. Em outras palavras, a ponta da agulha é sempre intraneural ou estritamente relacionada ao epineuro quando uma resposta motora é induzida por uma corrente estimuladora de baixa intensidade. Portanto, a utilidade do estimulador de nervos é evidente. O aparecimento inesperado de uma EMR a 0,5 mA indica uma relação estreita entre agulha e nervo (p. ex., contato agulha-nervo) e pode permitir que o operador interrompa o avanço da agulha antes da entrada no nervo.

A deposição extraneural de LA constitui uma prática mais segura, porque a injeção de LA no nervo traz alto risco de lesão. Embora inquestionavelmente útil, a ultrassonografia está longe de ser um monitor infalível da relação agulha-nervo.

Tabela 6–1. Estudos da Corrente de Estimulação Nervosa e Posição da Ponta da Agulha

ESTUDO	INDIVÍDUO	MÉTODO	ACHADOS
Voelckel *et al.* (2005)	Suínos (n = 10)	▪ Bloqueios bilaterais do nervo ciático posterior ▪ Dois grupos: (1) injeção após EMR a 0,3–0,5 mA; e (2) injeção após EMR a < 0,2 mA ▪ Os nervos ciáticos foram coletados 6 h após a injeção para análise histológica	▪ Aparência normal e saudável do nervo no grupo de alta corrente ▪ 50% dos nervos no grupo de baixa corrente mostraram evidência de linfócitos e granulócitos polimórficos por via sub, peri e intraneural ▪ Uma amostra no grupo de baixa corrente mostrou ruptura grosseira do perineuro e várias fibras nervosas
Tsai *et al.* (2008)	Suínos (n = 20)	▪ Anestesia geral ▪ Exposição bilateral dos nervos ciáticos ▪ Corrente aplicada com agulha a várias distâncias de 2 cm até a via intraneural ▪ Dois observadores em avaliação às cegas concordaram com a corrente mínima necessária para obter a contração do feixe vasculonervoso ▪ 40 tentativas a cada distância	▪ As contrações do nervo ciático foram obtidas apenas a 0,1 cm ou mais próximo ▪ Ampla gama de correntes necessárias para induzir a resposta motora ▪ Somente quando a intraneural resultou em resposta motora a partir da corrente < 0,2 mA
Bigeleisen *et al.* (2009)	Pacientes submetidos à cirurgia da mão/punho (n = 55)	▪ Bloqueio supraclavicular ▪ Corrente mínima (mA) registrada: (1) com agulha fora do tronco nervoso (mas em contato com o nervo); e (2) dentro do tronco ▪ Posição "intraneural" ultrassonográfica confirmada com injeção de 5 mL de anestésico local	▪ Limiar de corrente mínimo mediano fora do nervo foi de 0,60 ± 0,37 mA ▪ Limiar de corrente mínimo mediano dentro do nervo foi de 0,30 ± 0,19 mA ▪ Nenhuma EMR observada a qualquer tempo < 0,2 mA a partir da colocação da agulha fora do nervo
Wiesmann *et al.* (2014)	Suínos (n = 6)	▪ Modelo de plexo braquial aberto ▪ Estimulação em três posições: intraneural, contato do nervo com agulha e 1 mm de distância do nervo ▪ Três durações de pulso testadas (0,1, 0,3 e 1 ms)	▪ A intensidade da corrente não pode distinguir entre intraneural e contato agulha-nervo ▪ A resposta motora < 0,2 mA (independentemente da duração do pulso) indicou a intraneural ou o contato agulha-nervo

EMR, resposta motora induzida.

Portanto, a adição do monitoramento elétrico da posição da ponta da agulha é útil para segurança, particularmente em pacientes com a anatomia US desafiadora, quando a imagem se mostra difícil ou quando a qualidade da imagem é ruim. Em geral, a estimulação nervosa acrescenta pouco ao custo de um procedimento de bloqueio de nervos em termos de tempo ou custo, mas pode adicionar uma confirmação eletrofisiológica de segurança significativa da imagem anatômica mostrada na US (p. ex., "É o nervo mediano ou ulnar?"). Por essas razões, a estimulação nervosa deve ser usada rotineiramente em conjunto com a US como um valioso monitor adicional da posição da ponta da agulha.

Monitoramento da Pressão de Injeção

A injeção intrafascicular de lidocaína em nervos ciáticos caninos foi associada a uma OIP alta (> 20 psi), seguida por um retorno do rastreamento da pressão de injeção ao normal (ou seja, < 5 psi) após ruptura fascicular. Em contraste, as injeções extrafasciculares perineurais e intraneurais produziram OIPs baixas. Os membros em que as injeções do nervo ciático foram associadas a altas OIPs manifestaram sinais clínicos de neuropatia (p. ex., perda de massa muscular, fraqueza), bem como evidência histológica de lesão neurológica (p. ex., inflamação, ruptura da arquitetura do nervo). A implicação é que a injeção em um compartimento de baixa complacência, como dentro de fascículos ligados ao perineuro, requer alta OIP antes que a injeção possa ser iniciada. Portanto, a detecção de alta pressão antes da injeção pode ajudar a evitar a efetivação da mesma no fascículo ou em outros tecidos de baixa complacência.

A posição intraneural da ponta da agulha também foi associada a altas OIPs em cadáveres humanos. Orebaugh *et al.* posicionaram as agulhas nas raízes cervicais de cadáveres usando US e quantificaram a pressão para uma injeção de 5 mL de ropivacaína e tinta durante 15 segundos. Em contraste com as agulhas controles colocadas fora das raízes (pressão de pico < 20 psi), as injeções intraneurais resultaram em uma pressão de pico média de 49 psi (intervalo de 37–66 psi). Similarmente, Krol *et al.* realizaram injeções intraneurais e perineurais guiadas por ultrassom em cadáveres humanos frescos em nervos mais distais (ou seja, nervos mediano, ulnar e radial). Eles relataram que as OIPs intraneurais foram superiores a 15 psi, enquanto as OIPs extraneurais foram inferiores a 10 psi.

Nos estudos de Gadsden *et al.*, o contato agulha-nervo durante os bloqueios femorais e do plexo braquial interescalênico foi associado a uma OIP superior a 15 psi em 16 pacientes submetidos à cirurgia no ombro. O fluxo da solução injetada não foi iniciado a pressões inferiores a 15 psi quando houve contato agulha-nervo ou imediatamente antes da entrada da agulha nas raízes do plexo braquial. Em 97% dos indivíduos, a interrupção da injeção quando a OIP necessária atingiu 15 psi evitou a injeção nessa posição perigosa da agulha. Por outro lado, a posição da agulha a 1 mm do nervo foi associada a um início de fluxo nas OIPs inferiores a 15 psi. Portanto, uma OIP maior que 15 psi, como o monitor de contato agulha-nervo, foi muito mais sensível do que a corrente de limiar mínimo de 0,5 ou 0,2 mA ou a ocorrência de parestesia.

Esses dados sugerem que, quando a pressão no sistema de seringa-tubo-agulha se aproxima de 15 psi sem a capacidade para iniciar o fluxo de injetado, esta OIP alta pode sinalizar uma relação perigosa agulha-nervo ou a colocação de agulha no plano tecidual incorreto. Portanto, quando a pressão de abertura se aproxima a 15 psi, o médico deve interromper a injeção e reavaliar a posição da agulha.

Infelizmente, o uso da "sensação da mão" para evitar uma pressão de injeção alta não é confiável. Estudos com profissionais experientes, desenvolvidos às cegas para a pressão de injeção, que realizaram injeções simuladas usando equipamento padrão, revelaram amplas variações na pressão aplicada, algumas excedendo grosseiramente os limiares de segurança estabelecidos. Da mesma forma, os anestesiologistas tiveram desempenho ruim quando solicitados a distinguir entre injeção intraneural e injeção em outros tecidos (p. ex., músculo ou tendão) em um modelo animal. Assim, usar um método objetivo e quantificável é a única maneira reprodutível de monitorar a OIP.

Embora a prática de monitoramento da pressão de injeção durante os PNBs seja relativamente nova, existem várias opções de monitoramento. Tsui *et al.* descreveram uma "técnica de injeção de ar comprimido" pela qual 10 mL de ar são puxados para a seringa juntamente com o LA. Segurar a seringa

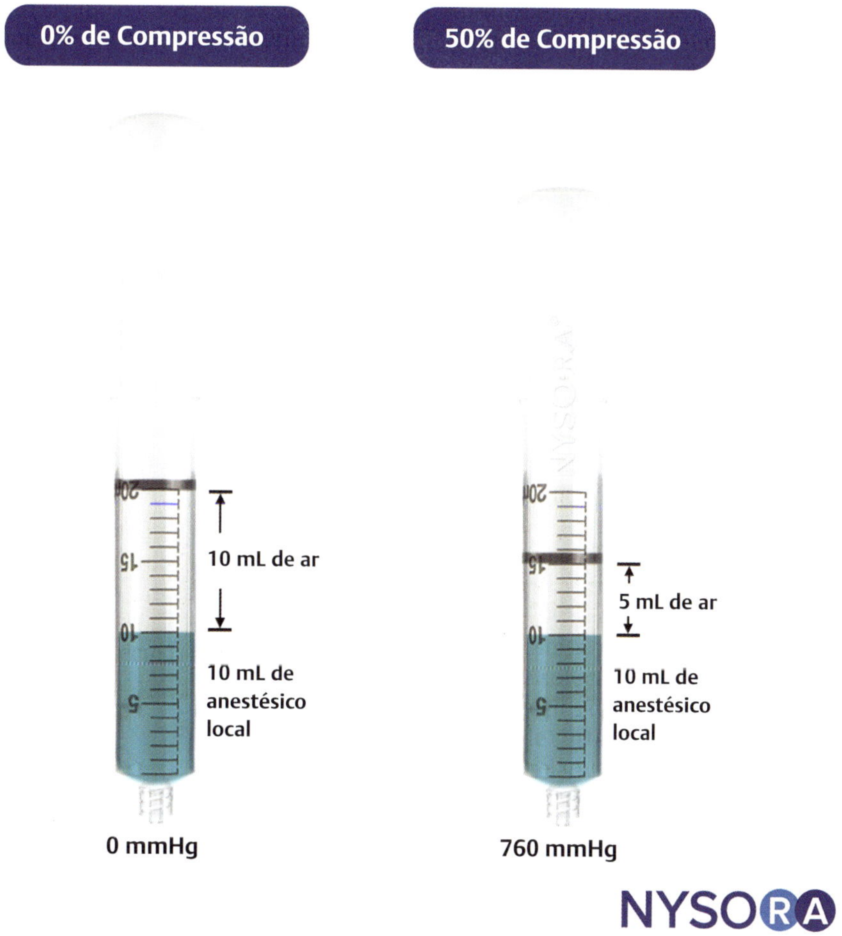

FIGURA 6–4. Técnica de injeção de ar comprimido. Uma bolha de ar de 10 mL é colocada na seringa cheia de anestésico local, que é então invertida. A compressão dessa bolha em um sistema fechado para metade do seu volume original (ou seja, 5 mL) aumentará a pressão no sistema em 1 atm (ou seja, 14,7 psi).

na vertical permite apenas a compressão da porção de gás do conteúdo da seringa à metade do seu volume original (ou seja, 5 mL) e evita um limiar máximo de 1 atm (ou 14,7 psi) (Figura 6–4). Baseia-se na lei de Boyle, que estabelece que a pressão × volume deve ser constante. Uma pressão de 20 psi ou menos é considerada um limiar seguro para iniciar a injeção durante os PNBs. A lei de Boyle também foi empregada em outro aparelho simples, usando uma torneira de quatro vias e uma seringa de 1 mL cheia de ar. Se o fluido na região do menisco atinge o ponto médio na seringa de 1 mL (ou seja, 0,5 mL) durante o início da injeção, isso indica a duplicação da pressão no sistema (ou seja, outro atm ou 14,7 psi). Estas são maneiras baratas e disponíveis em toda a parte para limitar a OIP alta durante os PNBs. Limitações práticas incluem a necessidade de segurar a seringa na posição vertical ou desligar periodicamente a válvula de fecho da seringa de 1 mL durante a aspiração para evitar a introdução de ar no tubo de injeção.

Outra opção para monitorar a pressão de injeção é o uso de manômetros descartáveis de pressão em linha, fabricados expressamente para essa finalidade. Esses dispositivos conectam a seringa e o tubo da agulha e permitem que o clínico monitore continuamente a pressão no sistema de seringa-tubo-agulha através de um pistão com mola. Marcações no eixo do pistão delineiam três diferentes limiares de pressão: menos de 15 psi, entre 15 e 20 psi e mais de 20 psi (Figura 6–5). Esse método oferece a vantagem de que o assistente que executa a injeção pode monitorar e comunicar as pressões e documentar objetivamente a pressão de injeção durante um procedimento de PNB. Outros modelos incluem um limiar de pressão dentro do sistema de tubulação da seringa (NerveGuard, Pajunk GmbH) e várias bombas injetoras automatizadas com sistemas de monitoramento de pressão embutidos.

É importante ressaltar que a pressão de abertura (pressão na qual o fluxo começa) é independente do tamanho da seringa, tubo, agulha e velocidade de injeção (lei de Pascal) (Figura 6–6). Embora a velocidade de injeção rápida possa resultar em maiores pressões de injeção, a pressão de abertura na qual o fluxo começa é independente da velocidade de injeção ou tamanho das passagens de fluido para tamanhos padrões de seringa-tubo-agulha (ou seja, calibre 18–25). No entanto, quando a injeção começa, esses fatores influenciarão a pressão atingida. Portanto, a velocidade de injeção constante e lenta (ou seja, 10–15 mL/min) é sugerida para todos os procedimentos de bloqueio de nervos. A OIP torna-se relevante a cada reposição e injeção de agulhas consequentes.

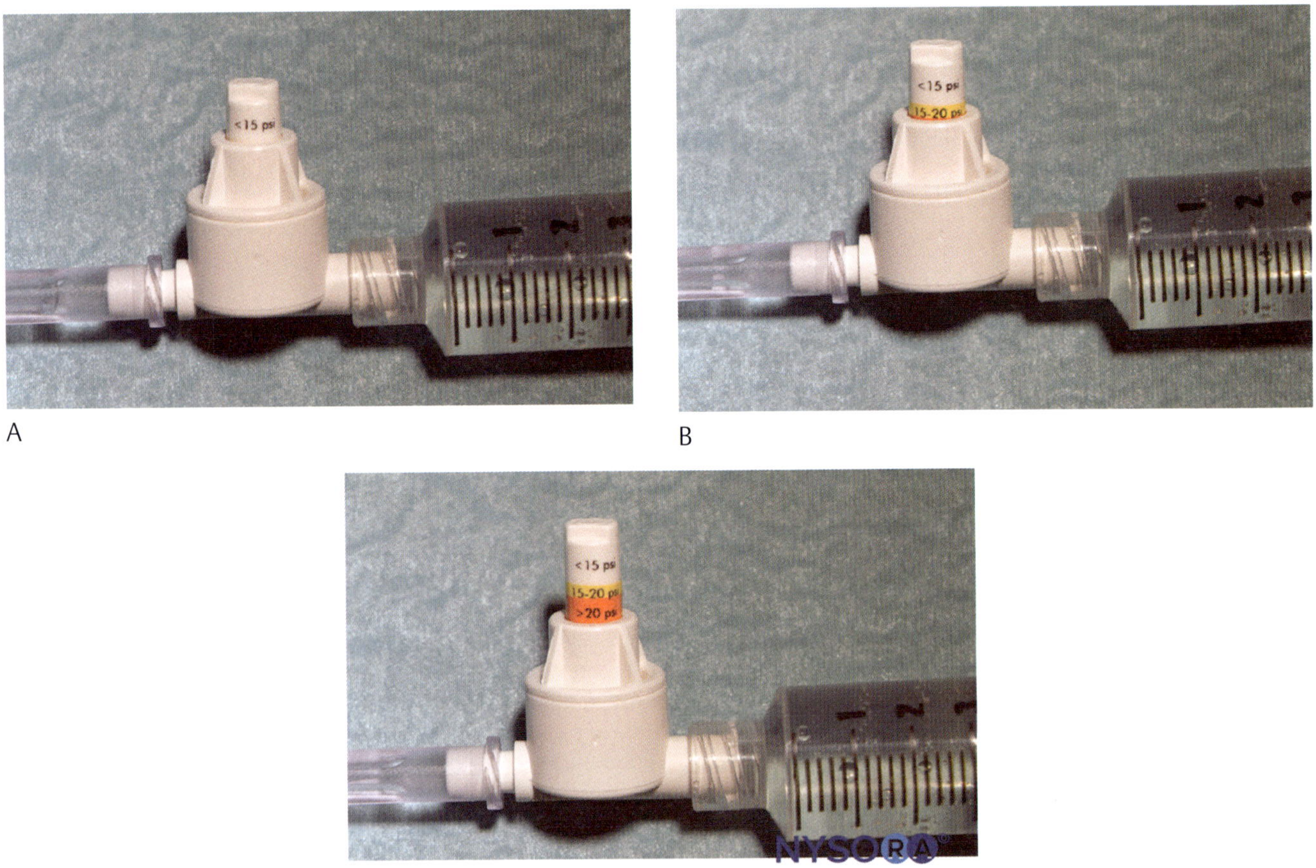

A

B

C

FIGURA 6–5. Exemplo de um manômetro de pressão em linha disponível comercialmente (B-Smart, B. Braun Medical, Bethlehem, PA). Como visto em (A–C), respectivamente, o monitor exibe faixas de pressão em cores no pistão móvel: 0–15 psi (branco), 15–20 psi (amarelo) e mais de 20 psi (laranja). Em uso clínico, a pressão de injeção de abertura exata é menos importante do que a prevenção de exceder a faixa de pressão de injeção de abertura associada à lesão fascicular (> 15 psi). Praticamente, isso é evitado abortando a injeção com a aparência de qualquer cor no pistão durante todo o ciclo de injeção (> 15 psi). Na época desta publicação, vários sistemas adicionais de monitoramento da pressão de injeção foram introduzidos (NerveGuard® por Pajunk, Safira® por Medovate).

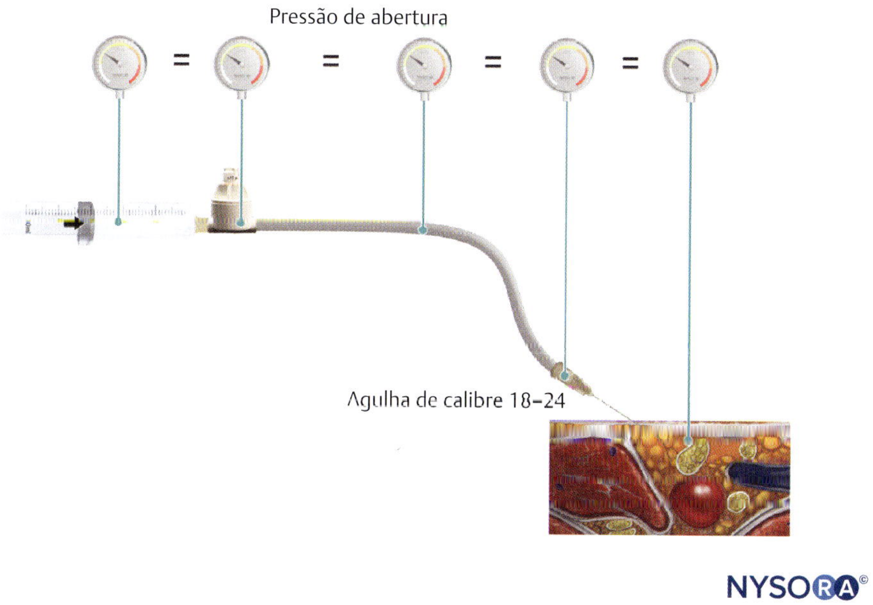

FIGURA 6–6. A pressão de injeção de abertura (pressão na qual o fluxo começa) é independente do tamanho da seringa, do tubo e da agulha ou velocidade de injeção, além de ser igual em todo o sistema de injeção (lei de Pascal).

O monitoramento da pressão é importante para vários aspectos de segurança e conforto do paciente durante a prática de PNBs. Gadsden *et al.* demonstraram que 60% dos pacientes que receberam bloqueios do plexo lombar com alta pressão (> 20 psi) desenvolveram um bloqueio epidural bilateral e um bloqueio epidural torácico alto. De modo semelhante, Gautier *et al.* mostraram que quando os voluntários foram randomizados para pressões de injeção baixas (< 15 psi) *versus* altas (> 20 psi) durante bloqueios interescalênicos do plexo braquial, a propagação epidural cervical ocorreu em 11% das injeções de alta pressão (*vs.* 0% no grupo de baixa pressão). Além disso, todos os indivíduos foram solicitados a interromper a injeção em decorrência do desconforto durante a condição de alta pressão, mas não durante a injeção de baixa pressão.

Resumo

A anestesia regional fez a transição de uma arte para uma disciplina clínica reprodutível. A padronização do monitoramento de PNBs pela ultrassonografia, neuroestimulação e monitoramento da pressão de injeção juntos fornece um conjunto complementar de dados objetivos para maior consistência e segurança. A Figura 6–7 é um fluxograma que descreve como esses monitores são utilizados em nossa prática.

SEÇÃO II: DOCUMENTAÇÃO

Notas do Procedimento de Bloqueio

A documentação dos procedimentos de bloqueio do nervo tem ficado para trás da documentação da anestesia geral. Os crescentes requisitos regulatórios e de cobrança exigem esforços para melhorar a documentação dos PNBs. Exemplos de formulários de documentação de PNB que incorporam todos os elementos do monitoramento mencionados anteriormente neste capítulo são mostrados nas Figuras 6–8 e 6–9. Estes podem ser adotados e modificados para se adequarem às práticas individuais. Instituições que procuram formular suas notas de procedimento devem considerar várias características desses formulários (Tabela 6–2).

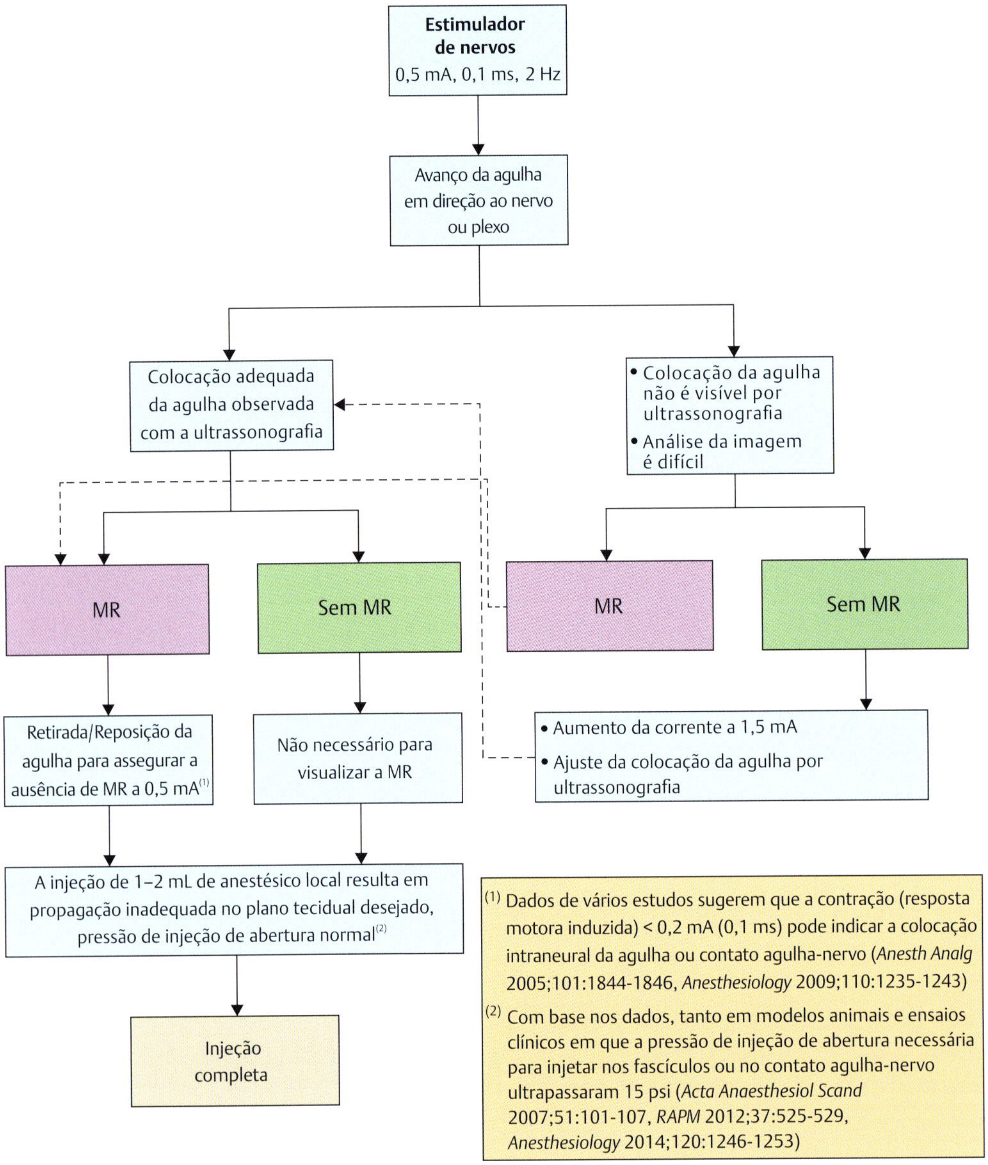

FIGURA 6–7. Fluxograma que descreve a ordem de monitoramento correto dos procedimentos de bloqueio do nervo, combinando ultrassonografia, estimulação do nervo e monitoramento da pressão de injeção (monitoramento triplo). MR, resposta motora.

Os registros em papel estão sendo cada vez mais substituídos por sistemas de registros médicos eletrônicos. A documentação do bloqueio é simples com sistemas computadorizados, pois as variáveis do bloqueio podem ser selecionadas rapidamente de uma lista, indicando os itens relevantes da documentação. Além disso, qualquer elemento narrativo pode ser digitado rapidamente usando um teclado.

Outro aspecto útil da documentação do PNB é o registro de uma imagem ou videoclipe da US para ser armazenado como uma cópia impressa no prontuário do paciente ou como uma cópia digital no registro de saúde eletrônico ou disco rígido seguro individual. Quaisquer cópias impressas devem ter a identificação do paciente, a data e quaisquer achados pertinentes destacados com um marcador, como o LA distribuído

Formulário de Procedimento para Anestesia Regional

Data		***Time-out* (tempo limite)**	
Consulta/Bloqueio Solicitado Por			
Diagnóstico Pré-Operatório			
Procedimento Cirúrgico			
Finalidade do Bloqueio	☐ Cirúrgica	☐ Dor Pós-Operatória	
Localização do Procedimento de Bloqueio			

Adesivo de Identificação do Paciente

Lado:

Monitores	**Pré-medicação**	**Nível de Sedação/Anestesia**
Monitoramento completo pela ASA: ☐	Midazolam (mg)	Sem sedação ☐
Oxigênio por:	Fentanila (mcg)	Sedado, facilmente despertado, acordado ☐
Outro:	Alfentanila (mcg)	Sedação profunda/anestesia geral ☐
	Outro:	Anestesia neuroaxial *in situ* ☐

Procedimento de Bloqueio:			Orientação por Ultrassonografia ☐	**[76942]**
Técnica:	☐ injeção única	☐ contínua	☐ guiada por estimulador de nervos	☐ baseado em pontos de referência

Agulha/Cateter	**Esterilidade**	
Tipo/Tamanho:	☐ Preparo asséptico da pele	☐ Campo(s) cirúrgico(s) estéril(eis)
	☐ Luvas estéreis	☐ Capa protetora estéril do transdutor

Anestésico Local & Aditivos	
Tipo/Concentração:	☐ Adrenalina (concentração:)
Volume: mL	☐ Bicarbonato (0,1 mEq/mL) ☐

Anotações do Procedimento			
☐ Pele anestesiada com o anestésico local	Posição do Paciente:		
Profundidade da agulha: cm	Corrente mínima: mA	Resposta motora:	☐ Ausência de resposta < 0,2 mA
Se guiado por ultrassonografia: ☐ No plano	☐ Fora do plano	☐ Anestésico local diretamente observado pela difusão adjacente ao nervo	
Localização da ponta do cateter confirmada por: ☐ Ultrassonografia	☐ Estimulação motora	Profundidade na pele: cm	
Sangue aspirado:	Ação tomada:		
Dor na injeção:	Ação tomada:		
Pressão de injeção < 15 psi:	Ação tomada:		
Outras anotações:			

Médico residente/Interno:	Assinatura:	NYSORA©	
Atendente:	Assinatura:	Data:	Horário:

FIGURA 6–8. Exemplo de um formulário de documentação de bloqueio.

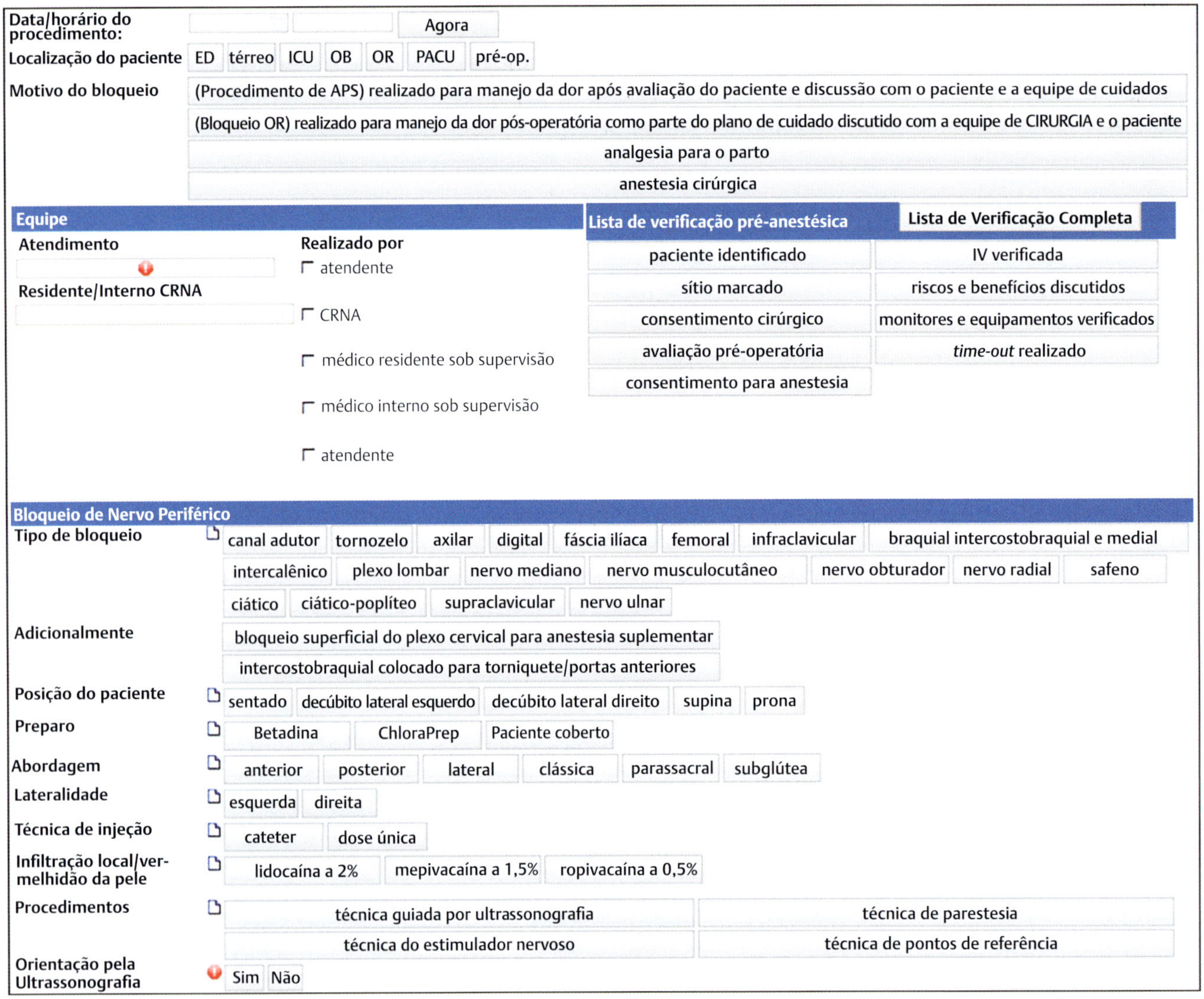

Data/horário do procedimento: | Agora

Localização do paciente: ED | térreo | ICU | OB | OR | PACU | pré-op.

Motivo do bloqueio:
- (Procedimento de APS) realizado para manejo da dor após avaliação do paciente e discussão com o paciente e a equipe de cuidados
- (Bloqueio OR) realizado para manejo da dor pós-operatória como parte do plano de cuidado discutido com a equipe de CIRURGIA e o paciente
- analgesia para o parto
- anestesia cirúrgica

Equipe

Atendimento

Residente/Interno CRNA

Realizado por
- atendente
- CRNA
- médico residente sob supervisão
- médico interno sob supervisão
- atendente

Lista de verificação pré-anestésica | Lista de Verificação Completa

paciente identificado	IV verificada
sítio marcado	riscos e benefícios discutidos
consentimento cirúrgico	monitores e equipamentos verificados
avaliação pré-operatória	*time-out* realizado
consentimento para anestesia	

Bloqueio de Nervo Periférico

Tipo de bloqueio: canal adutor | tornozelo | axilar | digital | fáscia ilíaca | femoral | infraclavicular | braquial intercostobraquial e medial | intercalênico | plexo lombar | nervo mediano | nervo musculocutâneo | nervo obturador | nervo radial | safeno | ciático | ciático-poplíteo | supraclavicular | nervo ulnar

Adicionalmente: bloqueio superficial do plexo cervical para anestesia suplementar | intercostobraquial colocado para torniquete/portas anteriores

Posição do paciente: sentado | decúbito lateral esquerdo | decúbito lateral direito | supina | prona

Preparo: Betadina | ChloraPrep | Paciente coberto

Abordagem: anterior | posterior | lateral | clássica | parassacral | subglútea

Lateralidade: esquerda | direita

Técnica de injeção: cateter | dose única

Infiltração local/vermelhidão da pele: lidocaína a 2% | mepivacaína a 1,5% | ropivacaína a 0,5%

Procedimentos: técnica guiada por ultrassonografia | técnica de parestesia | técnica do estimulador nervoso | técnica de pontos de referência

Orientação pela Ultrassonografia: Sim | Não

FIGURA 6-9. Captura de tela de uma página de documentação de bloqueio extraído de um prontuário médico eletrônico.

Tabela 6-2. Características Úteis das Anotações sobre o Procedimento de Bloqueio do Nervo Periférico

ANOTAÇÕES SUGERIDAS SOBRE O PROCEDIMENTO DE BLOQUEIO DO NERVO PERIFÉRICO	EXEMPLOS
Detalhes que orientam o profissional a atender determinado padrão de cuidado	Um espaço para indicar o uso de aditivos
Comprometimento entre eficiência de tempo e individualização	Informações fornecidas com caixas de seleção e espaços com linhas em branco para descrições, conforme necessário
Documentação para proteger contra desafios médico-legais comuns	Nível de sedação do paciente durante o procedimento
Documentação de conformidade com agências reguladoras (p. ex., Joint Commission)	Caixas de seleção com indicação da lateralidade
Detalhes para facilitar o faturamento	Idioma exigido pelas seguradoras indicando quando o bloqueio foi "solicitado pelo cirurgião"

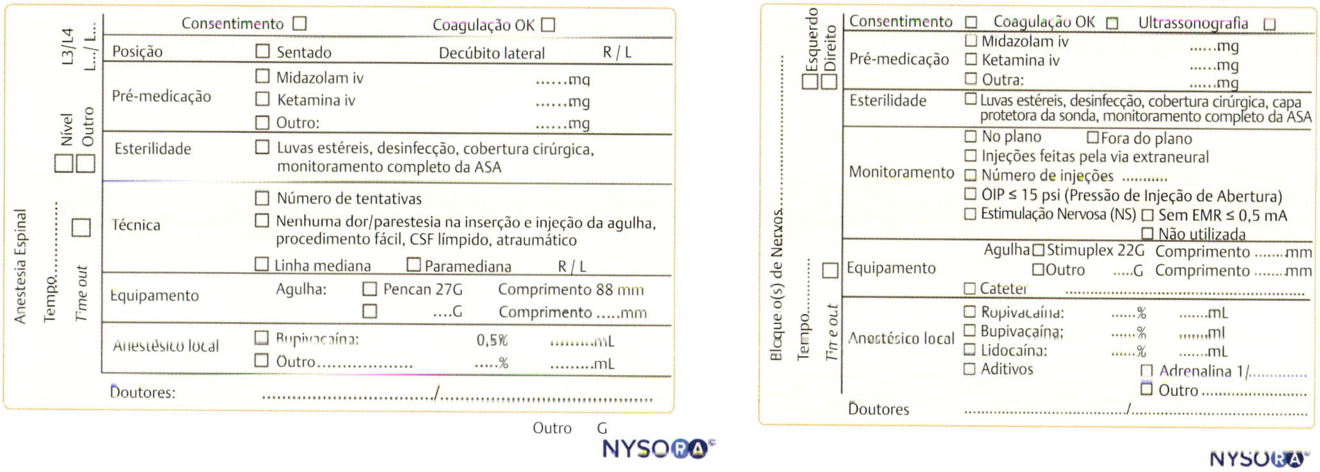

FIGURA 6–10. Elementos essenciais da documentação dos procedimentos de bloqueio de nervos periféricos usados no NYSORA-Europe CREER (Center for Research, Education, and Enhanced Recovery From Orthopedic Surgery) em ZOL (Ziekenhuis Oost-Limburg), Genk, Bélgica.

ao redor do nervo. A Figura 6–10 ilustra exemplos adicionais de implementação prática da documentação de procedimentos de anestesia regional.

Consentimento Informado

A documentação do consentimento informado é um aspecto importante da prática da anestesia regional. Os padrões da prática variam amplamente sobre essa questão e o consentimento escrito específico para procedimentos de bloqueio dos nervos muitas vezes não é obtido. No entanto, a documentação escrita desse processo pode ser importante por várias razões:

- Os pacientes geralmente estão distraídos e ansiosos no dia da cirurgia e podem não se lembrar dos detalhes de uma conversa com seu anestesiologista. Um registro escrito do processo de consentimento informado melhora a lembrança dos riscos e benefícios pelos pacientes.
- Um consentimento por escrito estabelece que uma discussão de riscos e benefícios ocorreu entre o paciente e o médico.
- Um documento específico para anestesia regional pode ser adaptado para incluir todos os riscos comuns e graves; isso permite ao médico explicá-los ao paciente como uma questão de rotina e reduzir a chance de omitir riscos importantes.

As dicas a seguir podem ser utilizadas para maximizar o processo de consentimento:

- Seja breve. Uma explicação simples e curta ajuda a lembrar dos riscos e benefícios mais do que parágrafos longos.
- Inclua não apenas riscos graves e importantes, mas também benefícios e resultados esperados do procedimento anestésico regional proposto. É difícil para os pacientes fazer uma escolha informada se apenas os riscos forem discutidos.
- Use o processo de consentimento como meio de educar o paciente simultaneamente.
- Ofereça uma cópia do formulário ao paciente. Isso tem sido mostrado para ajudar na recuperação de informações relacionadas ao consentimento.

Lista de Verificação (*Checklists*)

As listas de verificação foram introduzidas como uma solução para a segurança do paciente e uma série de outras questões de qualidade nos cuidados de saúde. São considerados métodos simples e baratos para evitar erros humanos comuns, aplicáveis em uma ampla gama de processos. Embora as listas de verificação sejam rotineiramente utilizadas na medicina para prevenir contratempos e erros, publicações contínuas de relatos de casos, descrevendo as ocorrências dos procedimentos em lado errado (também chamados de local errado) ilustram que não existe uma solução simples para esse problema e que as listas de verificação por si só não são uma solução curativa. As listas de verificação em cuidados de saúde destinam-se, especificamente, a melhorar a comunicação e o trabalho em equipe (p. ex., uma discussão sobre os fatores de risco do paciente) e a realização de verificações categóricas simples (p. ex., lavagem das mãos, consentimento informado obtido). No entanto, a conclusão bem-sucedida das listas de verificação relacionadas ao procedimento requer treinamento em sua implementação em um ambiente multidisciplinar.

"Time-Out"

Um *time-out* (tempo limite) deve ser concluído antes da inserção da agulha para cada novo sítio de bloqueio se a posição for alterada ou separada no tempo ou realizado por outra equipe. Os profissionais devem verificar a identidade do paciente, o procedimento e o sítio cirúrgico planejado, se o consentimento informado foi obtido, além da lateralidade do sítio de bloqueio antes de realizar o bloqueio do nervo. No entanto, o erro do responsável, mais comum na prática clínica, é esquecer-se de programar a lista de verificação ou *time-out*. Subsequentemente, procedimentos em lado errado continuam a ocorrer durante o atendimento. O NYSORA desenvolveu uma capa protetora do transdutor de US *time-out*

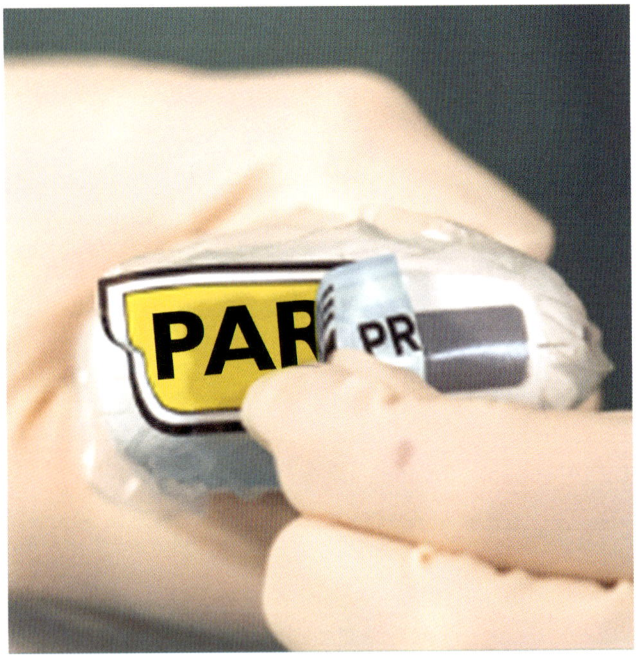

FIGURA 6–11. Exemplo de capa protetora da sonda com o lembrete removível para realizar a lista de verificação antes da colocação do bloqueio no atendimento (*STOP* ou "PARE" antes do seu bloqueio!).

(Figura 6–11). A capa protetora apresenta a indicação *STOP* ("PARE", em português) que requer a remoção do adesivo *STOP* antes que o transdutor possa ser aplicado.

Lista de Verificação RAPT do NYSORA

Aplicar o método RAPT antes de cada injeção de LA para descartar uma resposta motora (R; ausente a 0,5 mA) à estimulação nervosa; e confirmar a aspiração negativa (A) e a baixa OIP (P; < 15 psi) para evitar a colocação intravascular da agulha e prevenir a injeção intraneural, respectivamente. O T refere-se ao volume total injetado em mL, que deve ser documentado.

LEITURAS SUGERIDAS

Balocco AL, Kransingh S, Lopez A, et al. Wrong-side nerve blocks and the use of checklists: part 1. *Anesthesiol News.* 2019:24-31.

Barrington MJ, Kluger R. Ultrasound guidance reduces the risk of local anesthetic systemic toxicity following peripheral nerve blockade. *Reg Anesth Pain Med.* 2013;38:289-297.

Barrington MJ, Lirk P. Reducing the risk of neurological complications after peripheral nerve block: what is the role of pressure monitoring? *Anaesthesia.* 2019;74(1):9-12.

Bigeleisen PE. Nerve puncture and apparent intraneural injection during ultrasound-guided axillary block does not invariably result in neurologic injury. *Anesthesiology.* 2006;105:779-783.

Bigeleisen PE, Moayeri N, Groen GJ. Extraneural versus intraneural stimulation thresholds during ultrasound-guided supraclavicular block. *Anesthesiology.* 2009;110:1235-1243.

Buhre W, Rossaint R. Perioperative management and monitoring in anaesthesia. *The Lancet.* 2003;362:1839-1846.

Casati A, Baciarello M, Di Cianni S, et al. Effects of ultrasound guidance on the minimum effective anaesthetic volume required to block the femoral nerve. *Br J Anaesth.* 2007;98:823-827.

Chan VWS, Brull R, McCartney CJL, Xu D, Abbas S, Shannon P. An ultrasonographic and histological study of intraneural injection and electrical stimulation in pigs. *Anesth Analg.* 2007;104:1281-1284, table of contents.

Claudio R, Hadzic A, Shih H, et al. Injection pressures by anesthesiologists during simulated peripheral nerve block. *Reg Anesth Pain Med.* 2004;29:201-205.

Gadsden J. Current devices used for the monitoring of injection pressure during peripheral nerve blocks. *Expert Rev Med Devices.* 2018;15:571-578.

Gadsden JC, Choi JJ, Lin E, Robinson A. Opening injection pressure consistently detects needle–nerve contact during ultrasound-guided interscalene brachial plexus block. *Anesthesiology.* 2014;120:1246-1253.

Gadsden J, Latmore M, Levine DM, Robinson A. High opening injection pressure is associated with needle-nerve and needle-fascia contact during femoral nerve block. *Reg Anesth Pain Med.* 2016;41(1):50-55.

Gadsden JC, Lindenmuth DM, Hadzic A, Xu D, Somasundarum L, Flisinski KA. Lumbar plexus block using high-pressure injection leads to contralateral and epidural spread. *Anesthesiology.* 2008;109:683-688.

Gadsden J, McCally C, Hadzic A. Monitoring during peripheral nerve blockade. *Curr Opin Anaesthesiol.* 2010;23:656-661.

Gauss A, Tugtekin I, Georgieff M, Dinse-Lambracht A, Keipke D, Gorsewski G. Incidence of clinically symptomatic pneumothorax in ultrasound-guided infraclavicular and supraclavicular brachial plexus block. *Anaesthesia.* 2014;69:327-336.

Gautier P, Vandepitte C, Schaub I, et al. The disposition of radiocontrast in the interscalene space in healthy volunteers. *Anesth Analg.* 2015;120:1138-1141.

Gerancher JC, Grice SC, Dewan DM, Eisenach J. An evaluation of informed consent prior to epidural analgesia for labor and delivery. *Int J Obstet Anesth.* 2000;9:168-173.

Guinard JP, Mulroy MF, Carpenter RL, Knopes KD. Test doses: optimal epinephrine content with and without acute beta-adrenergic blockade. *Anesthesiology.* 1990;73:386-392.

Hadzic A, Dilberovic F, Shah S, et al. Combination of intraneural injection and high injection pressure leads to fascicular injury and neurologic deficits in dogs. *Reg Anesth Pain Med.* 2004;29:417-423.

Hara K, Sakura S, Yokokawa N, Tadenuma S. Incidence and effects of unintentional intraneural injection during ultrasound-guided subgluteal sciatic nerve block. *Reg Anesth Pain Med.* 2012;37:289-293.

Hogan QH. Pathophysiology of peripheral nerve injury during regional anesthesia. *Reg Anesth Pain Med.* 2008;33:435-441.

Karmakar MK, Ho AM-H, Law BK, Wong ASY, Shafer SL, Gin T. Arterial and venous pharmacokinetics of ropivacaine with and without epinephrine after thoracic paravertebral block. *Anesthesiology.* 2005;103:704-711.

Kaye AD, Urman RD, Vadivelu N. *Essentials of Regional Anesthesia.* 2nd ed. Springer; 2018.

Krediet AC, Moayeri N, Bleys RLAW, Groen GJ. Intraneural or extraneural: diagnostic accuracy of ultrasound assessment for localizing low-volume injection. *Reg Anesth Pain Med.* 2014;39:409-413.

Krol A, Szarko M, Vala A, De Andres J. Pressure monitoring of intraneural and perineural injections into the median, radial and ulnar nerves: lessons from a cadaveric study. *Anesth Pain Med.* 2015;5:e22723.

Liu SS, YaDeau JT, Shaw PM, Wilfred S, Shetty T, Gordon M. Incidence of unintentional intraneural injection and postoperative neurological complications with ultrasound-guided interscalene and supraclavicular nerve blocks. *Anaesthesia.* 2011;66:168-174.

Loubert C, Williams SR, Hélie F, Arcand G. Complication during ultrasound-guided regional block: accidental intravascular injection of local anesthetic. *Anesthesiology.* 2008;108:759-760.

Martínez Navas A, DE LA Tabla González RO. Ultrasound-guided technique allowed early detection of intravascular injection during an infraclavicular brachial plexus block. *Acta Anaesthesiol Scand.* 2009;53:968-970.

McCombe K, Bogod D. Regional anaesthesia: risk, consent and complications. *Anaesthesia.* 2021;76(Suppl 1):18-26.

Mulroy MF, Weller RS, Liguori GA. A checklist for performing regional nerve blocks. *Reg Anesth Pain Med.* 2014;39:195-199.

Neal JM. Effects of epinephrine in local anesthetics on the central and peripheral nervous systems: neurotoxicity and neural blood flow. *Reg Anesth Pain Med.* 2003;28:124-134.

O'Donnell B, Riordan J, Ahmad I, Iohom G. Brief reports: a clinical evaluation of block characteristics using one milliliter 2% lidocaine in ultrasound-guided axillary brachial plexus block. *Anesth Analg.* 2010,111.808-810.

Orebaugh SL, Kentor ML, Williams BA. Adverse outcomes associated with nerve stimulator-guided and ultrasound guided peripheral nerve blocks by supervised trainees: update of a single-site database. *Reg Anesth Pain Med.* 2012;37:577-582.

Orebaugh SL, Mukalel JJ, Krediet AC, et al. Brachial plexus root injection in a human cadaver model: injectate distribution and effects on the neuraxis. *Reg Anesth Pain Med.* 2012;37:525-529.

Patil J, Ankireddy H, Wilkes A, Williams D, Lim M. An improvised pressure gauge for regional nerve blockade/anesthesia injections: an initial study. *J Clin Monit Comput.* 2015. doi:10.1007/s10877-015-9701-z.

Perlas A, Niazi A, McCartney C, Chan V, Xu D, Abbas S. The sensitivity of motor response to nerve stimulation and paresthesia for nerve localization as evaluated by ultrasound. *Reg Anesth Pain Med.* 2006;31:445-450.

Riazi S, Carmichael N, Awad I, Holtby RM, McCartney CJL. Effect of local anaesthetic volume (20 vs 5 ml) on the efficacy and respiratory consequences of ultrasound-guided interscalene brachial plexus block. *Br J Anaesth.* 2008;101:549-556.

Robards C, Hadzic A, Somasundaram L, et al. Intraneural injection with low-current stimulation during popliteal sciatic nerve block. *Anesth Analg.* 2009;109:673-677.

Russon K, Blanco R. Accidental intraneural injection into the musculocutaneous nerve visualized with ultrasound. *Anesth Analg.* 2007;105:1504-1505, table of contents.

Sala-Blanch X, Ribalta T, Rivas E, et al. Structural injury to the human sciatic nerve after intraneural needle insertion. *Reg Anesth Pain Med.* 2009;34:201-205.

Sandhu NS, Bahniwal CS, Capan LM. Feasibility of an infraclavicular block with a reduced volume of lidocaine with sonographic guidance. *J Ultrasound Med.* 2006 Jan;25(1):51-56.

Schafhalter-Zoppoth I, Zeitz ID, Gray AT. Inadvertent femoral nerve impalement and intraneural injection visualized by ultrasound. *Anesth Analg.* 2004;99:627-628.

Selander D, Dhunér KG, Lundborg G. Peripheral nerve injury due to injection needles used for regional anesthesia. An experimental study of the acute effects of needle point trauma. *Acta Anaesthesiol Scand.* 1977;21:182-188.

Sites BD, Taenzer AH, Herrick MD, et al. Incidence of local anesthetic systemic toxicity and postoperative neurologic symptoms associated with 12,668 ultrasound-guided nerve blocks: an analysis from a prospective clinical registry. *Reg Anesth Pain Med.* 2012;37(5):478-482.

Steinfeldt T, Graf J, Schneider J, et al. Histological consequences of needle-nerve contact following nerve stimulation in a pig model. *Anesthesiol Res Pract.* 2011;2011:591851.

Steinfeldt T, Poeschl S, Nimphius W, et al. Forced needle advancement during needle-nerve contact in a porcine model: histological outcome. *Anesth Analg.* 2011;113:417-420.

Swisser F, Marques M, Bringuier S, Capdevila X. Injection pressure monitoring during peripheral nerve blocks: from bench to operating theatre. *Anaesth Crit Care Pain Med.* 2020;39(5): 603-610.

Tanaka M, Sato M, Kimura T, Nishikawa T. The efficacy of simulated intravascular test dose in sedated patients. *Anesth Analg.* 2001;93:1612-1617, table of contents.

Theron PS, Mackay Z, Gonzalez JG, Donaldson N, Blanco R. An animal model of "syringe feel" during peripheral nerve block. *Reg Anesth Pain Med.* 2009;34:330-332.

Tsai TP, Vuckovic I, Dilberovic F, et al. Intensity of the stimulating current may not be a reliable indicator of intraneural needle placement. *Reg Anesth Pain Med.* 2008;33:207-210.

Tsui BCH, Knezevich MP, Pillay JJ. Reduced injection pressures using a compressed air injection technique (CAIT): an in vitro study. *Reg Anesth Pain Med.* 2008;33:168-173.

Vadeboncouer T, Weinberg G, Oswald S, Angelov F. Early detection of intravascular injection during ultrasound-guided supraclavicular brachial plexus block. *Reg Anesth Pain Med.* 2008;33:278-279.

Vandepitte C, Gautier P, Xu D, Salviz EA, Hadzic A. Effective volume of ropivacaine 0.75% through a catheter required for interscalene brachial plexus blockade. *Anesthesiology.* 2013;118:863-867.

Van Obbergh LJ, Roelants FA, Veyckemans F, Verbeeck RK. In children, the addition of epinephrine modifies the pharmacokinetics of ropivacaine injected caudally. *Can J Anaesth.* 2003;50:593-598.

Voelckel WG, Klima G, Krismer AC, et al. Signs of inflammation after sciatic nerve block in pigs. *Anesth Analg.* 2005;101: 1844-1846.

Whitlock EL, Brenner MJ, Fox IK, Moradzadeh A, Hunter DA, Mackinnon SE. Ropivacaine-induced peripheral nerve injection injury in the rodent model. *Anesth Analg.* 2010;111(1): 214-220.

Wiesmann T, Bornträger A, Vassiliou T, et al. Minimal current intensity to elicit an evoked motor response cannot discern between needle-nerve contact and intraneural needle insertion. *Anesth Analg.* 2014;118:681-686.

7 Indicações dos Bloqueios de Nervos Periféricos

Introdução

Bloqueios de nervos periféricos (PNBs) são um componente importante em estratégias multimodais para o manejo da dor aguda. Os PNBs podem ser utilizados como modalidade anestésica única ou como adjuvante da anestesia geral ou neuroaxial. O uso de anestesia regional confere muitos benefícios clínicos bem documentados. A ampla disponibilidade da ultrassonografia à beira do leito (*point of care*) na prática clínica e o uso ubíquo de protocolos de recuperação rápida aumentaram as indicações e a utilidade dos PNBs. Uma série de novas técnicas de anestesia regional foi introduzida para facilitar a mobilização precoce após a cirurgia. As técnicas mais recentes tendem a direcionar ramos sensoriais distais específicos para diminuir o bloqueio motor. Como exemplo, vários bloqueios do plano fascial troncular têm sido propostos como uma alternativa à analgesia epidural para evitar efeitos indesejados após procedimentos torácicos e abdominais (p. ex., hipotensão postural, fraqueza motora).

A escolha adequada de bloqueios dos nervos para procedimentos específicos é essencial para o sucesso. Este capítulo tem como objetivo fornecer orientação na tomada de decisão para indicações clínicas comuns. As contraindicações para os PNBs são discutidas na Tabela 7–1. Protocolos de manejo perioperatório para pacientes submetidos a procedimentos cirúrgicos ortopédicos são listados como exemplo para o contexto clínico.

Bloqueios de Extremidades Superiores

A anestesia regional pode ser utilizada como anestesia principal e modalidade de analgesia para muitos procedimentos cirúrgicos nas extremidades superiores, porque o plexo braquial inerva a extremidade superior inteira. O nível (proximal-distal) em que o plexo braquial está bloqueado pode ser adaptado às cirurgias específicas desde as raízes cervicais até os nervos periféricos distais. A Tabela 7–2 lista os procedimentos comuns de bloqueio dos nervos e suas indicações.

Escolher uma técnica de PNB para a extremidade superior requer consideração das necessidades intra e perioperatórias pertinentes ao procedimento cirúrgico. Por exemplo, o sítio anatômico do procedimento cirúrgico planejado, a necessidade e a posição do torniquete (braço ou antebraço) determinam a seleção da técnica de anestesia regional com o bloqueio sensorial-motor ideal. Da mesma forma, para o reparo do tendão ou outra cirurgia de restauração funcional onde o monitoramento funcional intraoperatório é importante, os bloqueios de nervos periféricos distais que são desprovidos de bloqueio motor podem ser muito úteis para monitorar e garantir o resultado funcional desejado.

A paralisia hemidiafragmática é um dos efeitos adversos transitórios mais comuns das técnicas que envolvem o plexo braquial proximal, como os bloqueios interescalênicos ou supraclaviculares. Causa um declínio transitório na função respiratória em aproximadamente 20%, que é decorrente da distribuição do anestésico local sob a fáscia cervical e em direção ao nervo frênico e/ou dispersão proximal do LA para C3–C5. Abordagens alternativas para os bloqueios do plexo braquial proximal devem ser selecionadas em pacientes com disfunção respiratória grave preexistente que não podem tolerar tal declínio na função respiratória.

Bloqueios das Extremidades Inferiores

Alcançar a anestesia completa das extremidades inferiores com bloqueios dos nervos é mais desafiador do que com a extremidade superior. Isso ocorre porque a inervação para a extremidade inferior é fornecida pelos plexos lombar e sacral. Portanto, muitas vezes é necessária uma combinação de bloqueios para a anestesia ou analgesia completa. A Tabela 7–3 lista os bloqueios comuns das extremidades inferiores e considerações práticas para sua seleção.

Tabela 7–1. Contraindicações de Bloqueios dos Nervos Periféricos

ABSOLUTA	RELATIVA
Recusa do paciente	Paciente não cooperativo ou agitado
Alergia documentada para vários anestésicos locais	História vaga de alergia a anestésicos locais (geralmente, procedimento odontológico)
Trauma do nervo/plexo ou neuropatia em evolução	História de déficits neurológicos ao longo da distribuição do bloqueio
Coagulopatia com bloqueios profundos, principalmente, os bloqueios próximos ao neuroeixo	Coagulopatia ou uso de anticoagulantes para bloqueios perivasculares periféricos
Infecção no sítio de injeção	

Tabela 7–2. Bloqueios Comuns das Extremidades Superiores e Suas Indicações

BLOQUEIO DO NERVO PERIFÉRICO	INDICAÇÕES	VANTAGENS	DESVANTAGENS
Bloqueio interescalênico do plexo braquial	▪ Cirurgia do ombro ▪ Mobilização do ombro congelado ▪ Cirurgia do antebraço e úmero	▪ Propagação distal em direção aos nervos supraclaviculares ▪ Pode poupar o tronco inferior e preservar parcialmente a mobilidade da mão	▪ Paralisia hemidiafragmática devida à propagação para o nervo frênico ▪ A arquitetura complexa do plexo apresenta um risco mais elevado de neuropatias transitórias em comparação aos bloqueios mais distais ▪ Preserva o tronco inferior, portanto, não recomendado para cirurgia no cotovelo e abaixo ▪ Efeitos secundários: síndrome de Horner, bloqueio do nervo laríngeo recorrente
Bloqueio supraclavicular do plexo braquial	▪ Cirurgia do ombro (se o tronco superior for bloqueado) ▪ Cirurgia do braço, antebraço e da mão	▪ Anestesia do braço inteiro incluindo o ombro com um único bloqueio ▪ Início rápido	▪ Paralisia hemidiafragmática devida à propagação rostral do anestésico local em direção ao nervo frênico (dependente do volume) ▪ Risco de pneumotórax e punção vascular
Bloqueio do ombro (bloqueio do nervo supraescapular + nervo axilar)	▪ Cirurgia do ombro ▪ Mobilização do ombro congelado	▪ Bloqueio para preservar o nervo frênico ▪ Analgesia efetiva da cápsula anterior e posterior do ombro	▪ A aquisição adequada da imagem de US pode ser desafiadora em pacientes obesos ▪ Os nervos peitoral, musculocutâneo e subescapular não são cobertos
Bloqueio costoclavicular	▪ Cirurgia do ombro (o bloqueio supraescapular também pode ser necessário) ▪ Cirurgia do braço (o bloqueio intercostobraquial pode ser necessário) ▪ Cirurgia do antebraço e da mão	▪ Bloqueio consistente das três cordas do plexo braquial ▪ Bloqueio para preservação do nervo frênico	▪ A aquisição adequada da imagem de US pode ser desafiadora em pacientes obesos ▪ Requer maior grau de experiência
Bloqueio infraclavicular do plexo braquial	▪ Cirurgia do braço distal à axila	▪ Conveniente para a colocação do cateter ▪ Menos incidência de bloqueio do nervo frênico ▪ Menos risco de pneumotórax do que em abordagens supraclaviculares	▪ A aquisição adequada da imagem de US pode ser desafiadora em pacientes obesos ▪ Bloqueio profundo ▪ Requer volume mais elevado de LA para bloquear as três cordas do plexo braquial ▪ O bloqueio do nervo intercostobraquial pode ser necessário
Bloqueio axilar do plexo braquial	▪ Cirurgia do braço, cotovelo ou distal	▪ Bloqueio superficial ▪ Área compressível em caso de anticoagulação ▪ Adequado para bloqueios bilaterais	▪ Requer abdução do braço para acessar a axila ▪ Requer mais de uma injeção ▪ Maior risco de infecção

(Continua.)

Tabela 7-2. (Cont.) Bloqueios Comuns das Extremidades Superiores e Suas Indicações

BLOQUEIO DO NERVO PERIFÉRICO	INDICAÇÕES	VANTAGENS	DESVANTAGENS
Bloqueio dos nervos mediano, ulnar e radial (no nível do cotovelo)	▪ Cirurgia de antebraço, mão e punho	▪ Preserva a função do cotovelo ▪ Os bloqueios nervosos seletivos são possíveis ▪ Bloqueios superficiais ▪ Requer dose e volume menor de LA em comparação com outros bloqueios do plexo braquial	▪ Bloqueios distintos de cada nervo são necessários ▪ Requer alterações no posicionamento do braço para bloquear os nervos radial, mediano e ulnar ▪ Para anestesia completa do antebraço, bloqueios adicionais do nervo cutâneo podem ser necessários ▪ Não é adequado se o procedimento requer torniquete no braço
Bloqueio de punho (bloqueio distal dos nervos mediano, ulnar e radial)	▪ Cirurgia da mão	▪ Preservação motora (punho e parcialmente dos dedos) ▪ Permite monitoramento intraoperatório funcional ▪ Bloqueio superficial ▪ Baixo volume de LA ▪ Início rápido	▪ Várias inserções de agulha necessárias ▪ A infiltração cutânea é necessária para incisões no nível do punho

Abreviaturas: LA, anestésico local; US, ultrassonografia.

Muitas intervenções cirúrgicas que envolvem as articulações do quadril e do joelho são realizadas sob anestesia neuraxial, combinada com bloqueios dos nervos para analgesia pós-operatória. Essa abordagem combina o melhor dos dois mundos, onde a raquianestesia está associada a melhores resultados em comparação com a anestesia geral, enquanto os bloqueios de nervos específicos que preservam a região motora facilitam a mobilização e a recuperação precoce. Por exemplo, o bloqueio do tornozelo tornou-se uma técnica de escolha em protocolos de melhor recuperação após cirurgia (ERAS) de tornozelo e pé e é cada vez mais realizado a partir do bloqueio dos ramos distais dos nervos isquiático (ou ciático) e safeno, seletivamente. Isso fornece anestesia cirúrgica completa e consistente, além de analgesia pós-operatória frequentemente prolongada.

Bloqueios da Parede Torácica e Abdominal

A orientação por ultrassonografia aumentou a precisão das técnicas baseadas nos pontos de referência torácicos e abdominais, como os bloqueios intercostais e paravertebrais. O uso da ultrassonografia permite a identificação precisa e objetiva dos planos fasciais, o que levou ao desenvolvimento de uma série de novas técnicas de analgesia no plano fascial. Como resultado, o uso de bloqueios tronculares está crescendo em protocolos de analgesia multimodal, principalmente em pacientes submetidos a procedimentos torácicos e abdominais (Tabela 7-4).

Tabela 7–3. Bloqueios Comuns das Extremidades Inferiores e Suas Indicações

BLOQUEIO DO NERVO PERIFÉRICO	INDICAÇÕES	VANTAGENS	DESVANTAGENS
Bloqueio do plexo lombar	▪ Analgesia pós-operatória para cirurgia de quadril ou joelho ▪ Combinado com o bloqueio proximal do nervo ciático: anestesia cirúrgica para procedimentos no quadril, na coxa e no joelho	▪ Bloqueio de todos os ramos do plexo lombar que inervam a face anterior do quadril, joelho e da coxa ▪ Pode ser facilmente combinado com raquianestesia em pacientes na posição lateral ou sentada	▪ Bloqueio profundo, próximo ao neuroeixo e tecnicamente complexo ▪ A relação risco/benefício deve ser cuidadosamente considerada ▪ Complicações potenciais: disseminação epidural, punção vascular, toxicidade do LA e punção peritoneal ou renal
Bloqueio da fáscia ilíaca	▪ Analgesia para fraturas do quadril e cirurgia do quadril ▪ Analgesia para procedimentos na porção anterior da coxa	▪ Bloqueio consistente dos nervos cutâneos femorais e femorais laterais ▪ Superficial e tecnicamente fácil de executar ▪ Baixo risco de lesão direta do nervo	▪ Requer volumes elevados de LA ▪ Resulta em bloqueio motor com fraqueza do quadríceps
Bloqueio pericapsular do quadril	▪ Analgesia para substituição primária do quadril ou fraturas do quadril	▪ Tem como alvo ramos sensoriais que inervam a cápsula anterior da articulação do quadril ▪ Preserva a função do quadril e do quadríceps, permitindo a mobilização precoce ▪ Tecnicamente fácil de executar, sem precisar identificar os nervos	▪ Qualidade e duração de analgesia inferior ao da fáscia ilíaca ▪ Risco de injeção intra-articular ▪ Mais evidências são necessárias para definir aspectos técnicos do bloqueio (volume efetivo mínimo, sítio de injeção em relação ao tendão do músculo psoas etc.) ▪ Evidência insuficiente de eficácia
Bloqueio do nervo femoral	▪ Analgesia para fraturas de quadril ▪ Analgesia pós-operatória para cirurgia de quadril ou joelho ▪ Anestesia cirúrgica para procedimentos superficiais da porção anterior da coxa, do tendão do quadríceps e da patela ▪ Analgesia para dor de torniquete na coxa	▪ Bloqueio superficial ▪ Analgesia consistente	▪ Resulta em bloqueio motor com paresia do quadríceps
Bloqueio do triângulo femoral/canal adutor	▪ Analgesia para cirurgia do joelho ▪ Anestesia e analgesia para procedimentos no lado medial do tornozelo/pé	▪ Reduz o bloqueio motor associado ao bloqueio do nervo femoral ▪ Fornece analgesia eficaz do lado anteromedial do joelho	▪ Risco de fraqueza parcial do quadríceps (dependente de volume e propagação)

(Continua.)

Tabela 7-3. (Cont.) Bloqueios Comuns das Extremidades Inferiores e Suas Indicações

BLOQUEIO DO NERVO PERIFÉRICO	INDICAÇÕES	VANTAGENS	DESVANTAGENS
Bloqueio dos nervos geniculados	▪ Analgesia para o joelho	▪ Bloqueio sensorial seletivo do joelho sem bloqueio motor	▪ Analgesia incompleta ▪ Requer várias injeções ao redor do joelho ▪ Propagação imprevisível ▪ Evidência insuficiente de eficácia
Posterior (bloqueio transglúteo ou subglúteo do nervo isquiático)	▪ Anestesia cirúrgica para procedimentos na porção posterior da coxa e abaixo do joelho ▪ Analgesia suplementar para procedimentos no quadril e joelho	▪ Bloqueio completo do nervo ciático (ou isquiático) e do nervo cutâneo posterior da coxa com a abordagem transglútea ▪ Anestesia unilateral da extremidade inferior em combinação com um bloqueio do nervo femoral	▪ Bloqueios profundos; a imagem adequada de US pode ser desafiadora ▪ Desconfortável para os pacientes ▪ Requer posição lateral/prona ▪ Bloqueio motor extenso (joelho, pé e tornozelo) ▪ Nervo cutâneo posterior da coxa não bloqueado com a abordagem subglútea
Bloqueio isquiático anterior	▪ Analgesia suplementar para procedimentos que envolvam a face posterior do joelho ▪ Anestesia para procedimentos no membro inferior abaixo do joelho	▪ Não há necessidade de posição lateral/prona para colocação do bloqueio ▪ Conveniente para combinar com o bloqueio femoral	▪ Bloqueio profundo; imagem de US adequada pode ser um desafio ▪ Desconfortável para os pacientes
Bloqueio do nervo isquiático poplíteo	▪ Anestesia cirúrgica para procedimentos na perna, abaixo do joelho, no pé e tornozelo ▪ Analgesia suplementar para procedimentos envolvendo a face posterior do joelho	▪ Injeção única ▪ Anestesia completa/ analgesia abaixo do joelho em combinação com o bloqueio do nervo safeno ▪ Bloqueio superficial, tecnicamente fácil de executar ▪ Preserva a função do joelho em relação aos bloqueios isquiáticos proximais ▪ Pode ser feito nas posições supina, oblíqua e prona	▪ Bloqueio motor abaixo do joelho (tornozelo e pé)
iPACK	▪ Analgesia do compartimento posterior do joelho	▪ Bloqueio sensorial seletivo da porção posterior do joelho sem o bloqueio motor	▪ Trajetória longa da agulha ▪ A aquisição de imagem de US dos vasos poplíteos e do nervo isquiático pode ser difícil em pacientes obesos
Bloqueio do tornozelo	▪ Cirurgia do pé e do dedo do pé	▪ Localização superficial dos nervos ao redor do tornozelo ▪ Preserva a função do tornozelo, permitindo a deambulação precoce sem apoio para a marcha	▪ Várias injeções necessárias que podem ser desconfortáveis para o paciente

Abreviaturas: LA, anestésico local; US, ultrassonografia.

Tabela 7–4. Bloqueios Comuns da Parede Torácica e Abdominal e Suas Indicações

BLOQUEIO DO NERVO PERIFÉRICO	INDICAÇÕES	VANTAGENS	DESVANTAGENS
Bloqueio paravertebral	▪ Analgesia para cirurgia da mama, torácica e abdominal superior ▪ Analgesia para fraturas das costelas	▪ Bloqueio unilateral completo das divisões anterior e posterior do(s) nervo(s) espinhal(is) alvos ▪ Bloqueio da cadeia simpática	▪ Bloqueio profundo próximo ao neuroeixo e à pleura ▪ Tecnicamente desafiador ▪ Risco de complicações: pneumotórax, disseminação epidural, punção vascular ▪ Perfurações em vários níveis podem ser necessárias
Bloqueio do nervo intercostal	▪ Analgesia para cirurgia de mama, torácica e abdominal superior	▪ Bloqueio completo de um nervo espinhal segmentar (ramos anterior e lateral) ▪ Os pontos de referência são fáceis de encontrar	▪ Requer várias injeções ▪ Risco de pneumotórax ▪ Risco de toxicidade sistêmica do LA com injeções em vários níveis ▪ A dor visceral abdominal não é coberta
Bloqueio do plano peitoral (Pecs)	▪ Anestesia para pequena cirurgia de mama e dissecção do linfonodo axilar ▪ Analgesia suplementar para cirurgia da mama e cirurgia na parede torácica anterolateral	▪ Bloqueio do plano fascial superficial, tecnicamente fácil de realizar ▪ Pode ser realizado na posição supina ▪ Risco reduzido de pneumotórax	▪ Não inclui o ramo anterior do nervo intercostal ▪ Extensão metamérica imprevisível do bloqueio
Bloqueio do plano serrátil	▪ Analgesia suplementar para cirurgia da mama, torácica ou cardíaca ▪ Analgesia para fraturas da costela	▪ Bloqueio do plano fascial superficial ▪ Risco reduzido de pneumotórax	▪ Não bloqueia o ramo cutâneo anterior do nervo intercostal ▪ Extensão metamérica variável do bloqueio ▪ Não adequado para fraturas de costelas posteriores
Bloqueio do eretor da espinha	▪ Analgesia para fraturas de costelas ▪ Analgesia suplementar para cirurgias torácicas e abdominais superiores	▪ Bloqueio do plano fascial paraespinal, tecnicamente fácil de realizar ▪ Analgesia eficaz da parede torácica posterior	▪ Mecanismo de ação incerto ▪ Evidências insuficientes que sustentam a eficácia de procedimentos na parede toracoabdominal anterolateral e extremidades inferiores ▪ Injeção em vários níveis ou um volume elevado de LA pode ser necessário
Bloqueio do plano transverso do abdome (TAP)	▪ Analgesia suplementar para procedimentos abdominais	▪ Bloqueio do plano superficial ▪ Fácil de executar na posição supina ▪ A parte superior, média e inferior da parede abdominal pode ser especificamente bloqueada com diferentes abordagens	▪ Extensão metamérica variável do bloqueio ▪ Injeções múltiplas e um volume alto de LA podem ser necessários, dependendo das áreas da parede abdominal a serem bloqueadas

(Continua.)

Tabela 7–4. *(Cont.)* **Bloqueios Comuns da Parede Torácica e Abdominal e Suas Indicações**

BLOQUEIO DO NERVO PERIFÉRICO	INDICAÇÕES	VANTAGENS	DESVANTAGENS
Bloqueio da bainha do reto	▪ Analgesia suplementar para incisões abdominais na linha mediana ou periumbilicais	▪ Bloqueio do plano fascial superficial ▪ Bloqueio confiável dos ramos cutâneos anteriores perfurantes dos nervos toracoabdominais	▪ Extensão metamérica variável do bloqueio ▪ Requer injeções bilaterais para analgesia efetiva da linha mediana ▪ A duração, extensão e qualidade da analgesia podem variar ▪ O risco de punção dos vasos epigástricos pode levar à formação de hematoma na bainha do reto
Bloqueio do quadrado lombar (QLB, 1,2, TQLB)	▪ Analgesia da parede abdominal anterolateral e do peritônio parietal ▪ Algumas variações do bloqueio visam fornecer analgesia para procedimentos nos membros inferiores	▪ Bloqueio dos ramos anteriores dos nervos espinhais que suprem a parede abdominal ▪ Diferentes abordagens resultam em diferentes padrões analgésicos	▪ Extensão metamérica variável do bloqueio ▪ Duração, extensão e qualidade da analgesia podem variar ▪ Imagens de ultrassom adequadas são muitas vezes difíceis de obter (mais comumente com variações profundas do bloqueio, ou seja, TQLB) ▪ Risco de lesão renal, hepática e/ou esplênica

A seleção racional e realista de técnicas de bloqueios toracoabdominais para indicações cirúrgicas específicas baseadas em evidências ou experiência institucional é essencial para analgesia clinicamente relevante. O sítio da cirurgia é a consideração mais relevante, pois determina a área necessária para analgesia (parede posterior, lateral ou anterior), bem como o número de níveis de dermátomos que precisam ser cobertos pela intervenção analgésica. Fatores adicionais que devem ser considerados incluem qualquer presença e localização de drenos e curativos e a necessidade de posicionamento do paciente para o procedimento analgésico. Os bloqueios multiníveis bilaterais exigem atenção em relação à dose total de LA. As publicações frequentes de novas injeções no plano fascial e suas diversas modificações requerem consideração cuidadosa, experiência e escrutínio quanto à eficácia, duração e relação risco/benefício das diferentes abordagens. Isso porque o mecanismo de ação e o benefício analgésico realista de algumas novas técnicas não foram estabelecidos.

Protocolos de Manejo Perioperatório

A analgesia eficaz é obtida de forma adequada com as vias de manejo perioperatório, desenvolvidas para fornecer cuidados padronizados e, sempre que disponíveis, baseadas em evidências. Os protocolos devem considerar fatores do paciente e da cirurgia, bem como aspectos práticos como políticas departamentais e hospitalares. A comunicação eficiente entre os membros da equipe multidisciplinar (ou seja, cirurgiões, anestesistas, equipe de enfermagem, fisioterapeutas) é fundamental para estabelecer e avaliar a eficácia de tais vias. Os protocolos para os principais procedimentos ortopédicos comuns descritos nessa seção são baseados em recomendações atuais e práticas clínicas aceitas no manejo perioperatório (Figuras 7–1 e 7–2).

A Tabela 7–5 Lista alguns procedimentos cirúrgicos comuns com os PNBs que são adequados para anestesia e analgesia, bem como outras opções analgésicas comuns.

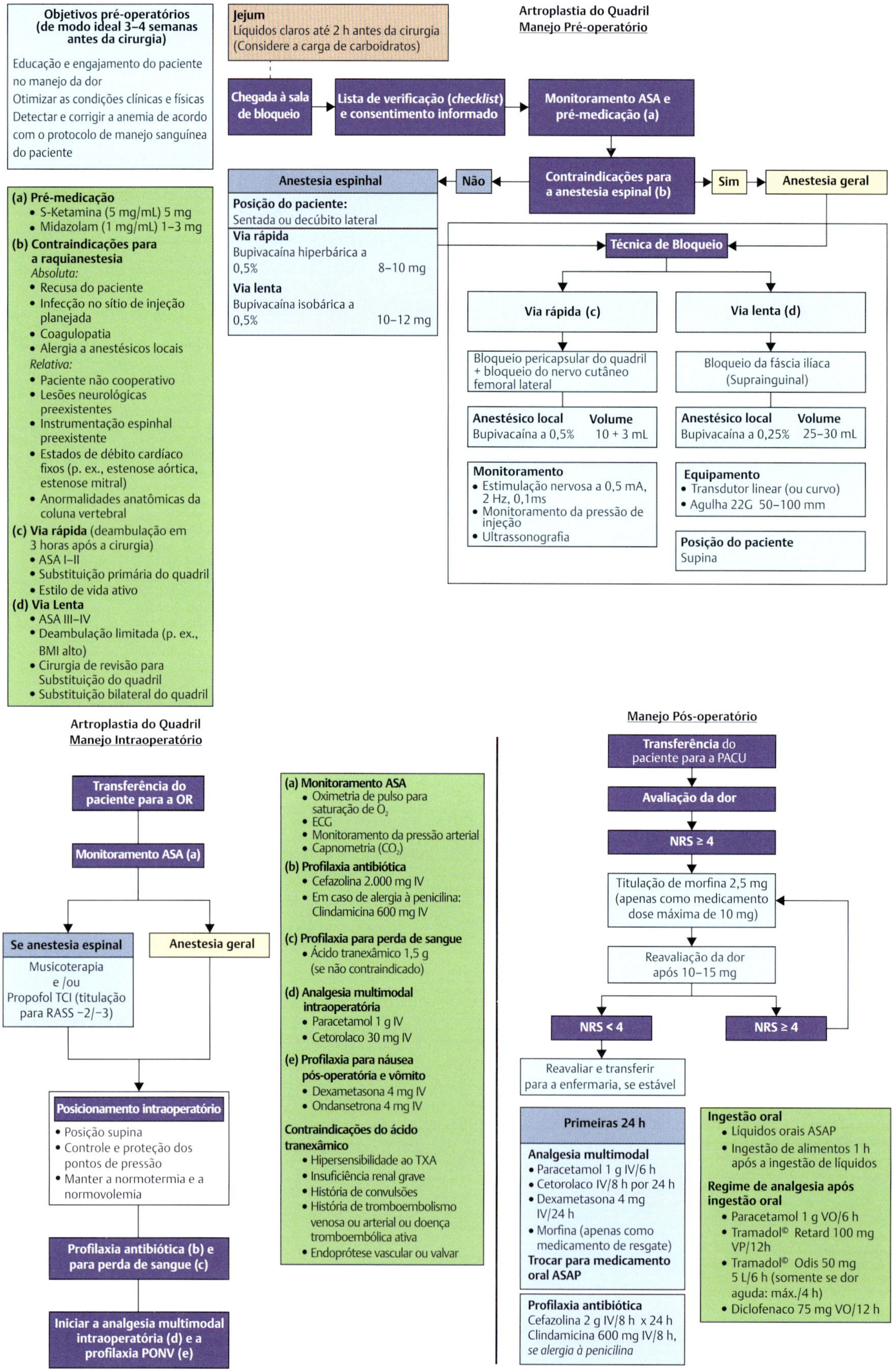

FIGURA 7–1. Protocolo perioperatório para artroplastia do quadril utilizado na prática do NYSORA.

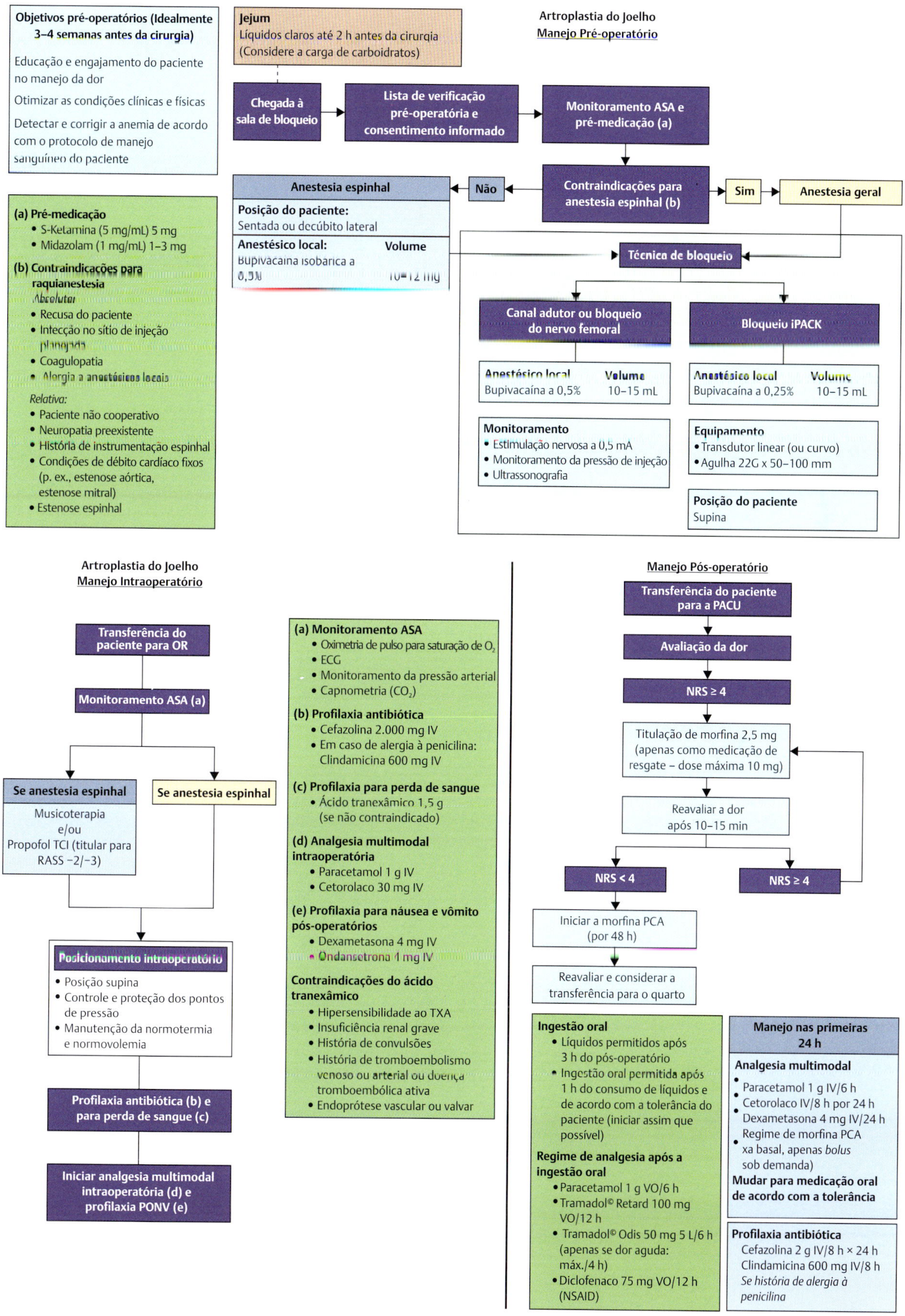

FIGURA 7–2. Protocolo perioperatório de artroplastia de joelho utilizado na prática do NYSORA.

Tabela 7–5. Resumo das Indicações de Bloqueio para Procedimentos Cirúrgicos Comuns

ÁREA ANATÔMICA	PROCEDIMENTOS COMUNS	TIPO DE BLOQUEIO
Ombro	Prótese total de ombro Mobilização do ombro congelado Reparação do manguito rotador	▪ Bloqueio interescalênico (injeção única ou cateter) ▪ Bloqueio supraclavicular ▪ Bloqueio do ombro ▪ Bloqueio costoclavicular
Cotovelo	Fraturas Reparo do tendão	▪ Bloqueio supraclavicular ▪ Bloqueio costoclavicular ▪ Bloqueio infraclavicular ▪ Bloqueio axilar ▪ +/– Infiltração cutânea
Antebraço	Fraturas Próteses Osteotomias	▪ Bloqueio supraclavicular ▪ Bloqueio infraclavicular ▪ Bloqueio costoclavicular ▪ Bloqueio axilar
Punho Mão	Túnel do carpo Reparo do tendão Próteses Fraturas	▪ Bloqueio supraclavicular ▪ Bloqueio axilar ▪ Bloqueio seletivo do nervo periférico no nível do cotovelo
Mão Dedos das mãos	Túnel do carpo Dedo em gatilho	▪ Bloqueio axilar ▪ Bloqueios seletivos de nervos periféricos em nível do antebraço ▪ +/– Infiltração local
Tórax	Mastectomia Toracotomia Implantação de dispositivo Fraturas nas costelas	▪ Bloqueio paravertebral ▪ Bloqueio intercostal ▪ Bloco de PECS ▪ Bloqueio do serrátil anterior ▪ Bloqueio do eretor da espinha
Abdome	Procedimentos abdominais Procedimentos ginecológicos	▪ Bloqueio do plano transverso do abdome (TAP) ▪ Bloqueio do quadrado lombar (QLB) ▪ Bloqueio da bainha do reto
Quadril	Quadril total Fratura do quadril Revisão da cirurgia do quadril	▪ Bloqueio da fáscia ilíaca ▪ Bloqueio pericapsular de quadril ▪ Bloqueio do plexo lombar
Joelho	Joelho total **Ligamento cruzado anterior (ACL)**	▪ Bloqueio do nervo femoral ▪ Bloqueio do triângulo femoral / canal adutor ▪ Bloqueio dos nervos geniculados ▪ iPACK
Tornozelo	Artrodese Artroscopia Fraturas Reparo do tendão	▪ Bloqueio poplíteo (injeção única ou cateter) ▪ +/– bloqueio do nervo safeno
Antepé Dedos dos pés	Hálux valgo	▪ Bloqueio do poplíteo ▪ +/– Bloqueio do nervo safeno ▪ Bloqueio do tornozelo

LEITURAS SUGERIDAS

Abdallah FW, Brull R, Joshi GP. Pain management for ambulatory arthroscopic anterior cruciate ligament reconstruction: evidence-based recommendations from the society for ambulatory anesthesia. *Anesth Analg.* 2019;128:631-40.

Alain D, Philippe M, Clément C, Olivier R, Coppens S. Ultrasound-guided ankle block: history revisited. *Best Pract Res Clin Anaesthesiol.* 2019;33:79-93.

Albrecht E, Chin KJ. Advances in regional anaesthesia and acute pain management: a narrative review. *Anaesthesia.* 2020;75:e101-10.

Albrecht E, Mermoud J, Fournier N, Kern C, Kirkham KR. A systematic review of ultrasound-guided methods for brachial plexus blockade. *Anaesthesia.* 2016;71:213-27.

Børglum J, Gögenür I, Bendtsen TF. Abdominal wall blocks in adults. *Curr Opin Anaesthesiol.* 2016;29:638-43.

El-Boghdadly K, Madjdpour C, Chin KJ. Thoracic paravertebral blocks in abdominal surgery —a systematic review of randomized controlled trials. *Br J Anaesth.* 2016;117:297-308.

Feigl GC, Litz RJ, Marhofer P. Anatomy of the brachial plexus and its implications for daily clinical practice: regional anesthesia is applied anatomy. *Reg Anesth Pain Med.* 2020;45:620-7.

Grape S, Kirkham KR, Baeriswyl M, Albrecht E. The analgesic efficacy of sciatic nerve block in addition to femoral nerve block in patients undergoing total knee arthroplasty: a systematic review and meta-analysis. *Anaesthesia.* 2016;71:1198-209.

Guay J, Parker MJ, Griffiths R, Kopp S. Peripheral nerve blocks for hip fractures. *Cochrane Database Syst Rev.* 2017; 5(5):CD001159.

Hussain N, Ghazaleh G, Ragina N, Banfield L, Laffey JG, Abdallah FW. Suprascapular and interscalene block shoulder surgery: a systematic review and meta-analysis. *Anesthesiology.* 2017;127:998-1013.

Hussain N, Ferreri TG, Prusick PJ, et al. Adductor canal block versus femoral canal block for total knee arthroplasty: a meta-analysis: What does the evidence suggest? *Reg Anesth Pain Med.* 2016;41:314-20.

Kohring JM, Orgain NG. Multimodal analgesia in foot and ankle surgery. *Orthop Clin North Am.* 2017;48:495-505.

Korwin-Kochanowska K, Potié A, El-Boghdadly K, Rawal N, Joshi G, Albrecht E. PROSPECT guideline for hallux valgus repair surgery: a systematic review and procedure-specific postoperative pain management recommendations. *Reg Anesth Pain Med.* 2020;45:702-8.

Morrison C, Brown B, Lin DY, Jaarsma R, Kroon H. Analgesia and anesthesia using the pericapsular nerve group block in hip surgery and hip fracture: a scoping review. *Reg Anesth Pain Med.* 2020:1-7. doi:10.1136/rapm-2020-101826

Park SK, Lee SY, Kim WH, Park HS, Lim YJ, Bahk JH. Comparison of supraclavicular and infraclavicular brachial plexus block: a systemic review of randomized controlled trials. *Anesth Analg.* 2017;124:636-44.

Polshin V, Petro J, Wachtendorf LJ, et al. Effect of peripheral nerve blocks on postanesthesia care unit length of stay in patients undergoing ambulatory surgery: a retrospective cohort study. *Reg Anesth Pain Med.* 2021. doi:10.1136/rapm-2020-102231

Steenberg J, Møller AM. Systematic review of the effects of fascia iliaca compartment block on hip fracture patients before operation. *Br J Anaesth.* 2018;120:1368-80.

Tran DQH, Elgueta MF, Aliste J, Finlayson RJ. Diaphragm-sparing nerve blocks for shoulder surgery. *Reg Anesth Pain Med.* 2017;42:32-8.

Warfield DJ Jr, Barre S, Adhikary SD. Current understanding of the fascial plane blocks for analgesia of the chest wall: techniques and indications update for 2020. *Curr Opin Anaesthesiol.* 2020;33:692-7.

8 Bloqueios Contínuos de Nervos Periféricos

Introdução

A eficácia analgésica dos bloqueios de nervos periféricos (PNBs) de injeção única é limitada de 8 a 24 horas. Uma duração mais longa de analgesia muitas vezes é desejável, mas as opções são limitadas. Para o bloqueio interescalênico do plexo braquial, a bupivacaína lipossomal (Exparel®) foi aprovada pela Food and Drug Administration (FDA) nos US como a analgesia de injeção única por até 72 horas. A partir de abril de 2021, o Exparel® passou a ser aprovado também na EU para bloqueios do nervo femoral por via interescalênica. Uma duração mais longa da analgesia também pode ser realizada com uma infusão de anestésico local (LA) por meio de um cateter inserido por via perineural. Este método requer alto grau de habilidade e manejo, mas o equipamento geralmente está disponível em todo o mundo. Os bloqueios contínuos dos nervos periféricos (CPNBs) são utilizados para uma ampla variedade de indicações, mais tipicamente para anestesia ou analgesia em um número crescente de indicações clínicas, também como cateteres da bainha fascial (p. ex., infusões pela via peitoral, eretor da espinha). A maioria das aplicações relatadas de CPNBs está associada ao tratamento da dor perioperatória. Enquanto existem relatos sobre suas novas aplicações, muitos dos números crescentes de infusões de cateter propostas carecem de informação baseada em evidências claras sobre sua eficácia.

História e Contexto dos Bloqueios Contínuos de Nervos Periféricos

A prática de analgesia perineural contínua desenvolveu-se em paralelo aos avanços tecnológicos ao longo de quase 70 anos. Métodos para identificação do alvo do cateter incluíam estabelecimento de marcos anatômicos, parestesias, estimulação elétrica, fluoroscopia e ultrassonografia (US). O bloqueio contínuo do nervo periférico foi descrito desde 1946, por Ansbro. Uma série de pacientes submetidos à cirurgia dos membros superiores recebeu uma agulha estabilizada com cortiça (rolha) em nível supraclavicular do plexo braquial. Outros relatos iniciais incluem uma prática semelhante em 1950, por Humphries. Em 1951, Sarnoff *et al.* relataram a colocação de um tubo de polietileno avançado através de uma agulha isolada colocada adjacente a um nervo periférico usando estimulação elétrica. Em 1995, cateteres perineurais contínuos eram inseridos usando várias modalidades. Pham-Dang *et al.* descreveram a colocação do cateter guiado por fluoroscopia em posição adjacente ao plexo braquial dentro da axila.

Guzeldemir relatou a colocação de um cateter axilar no plexo braquial pela US. No final da década de 1990, os CPNBs ambulatoriais ganharam popularidade. As bombas de infusão portáteis relativamente pequenas, leves e baratas permitiam a infusão de anestésicos locais através de cateteres inseridos por via perineural em ambientes hospitalares e ambulatoriais.

Os equipamentos para infusão perineural contínua evoluíram desde uma simples rolha para estabilização de uma agulha de liberação, até uma bainha para cateterismo avançada sobre um estilete da agulha, para cateteres do tipo peridural inseridos por agulhas estimuladoras. Os cateteres estimuladores foram introduzidos na tentativa de melhorar a precisão da colocação da ponta do cateter, embora essa tecnologia seja amplamente eliminada com o uso mais amplo da ultrassonografia para documentar a colocação da ponta do cateter e a distribuição do anestésico local.

Qualquer que seja a técnica ou o método de inserção, os cateteres são sempre colocados dentro de um espaço tecidual que contém o plexo ou os nervo(s) de interesse (Figura 8–1). A seleção de pacientes para cateteres perineurais também evoluiu de pacientes hospitalizados, apenas, para infusões

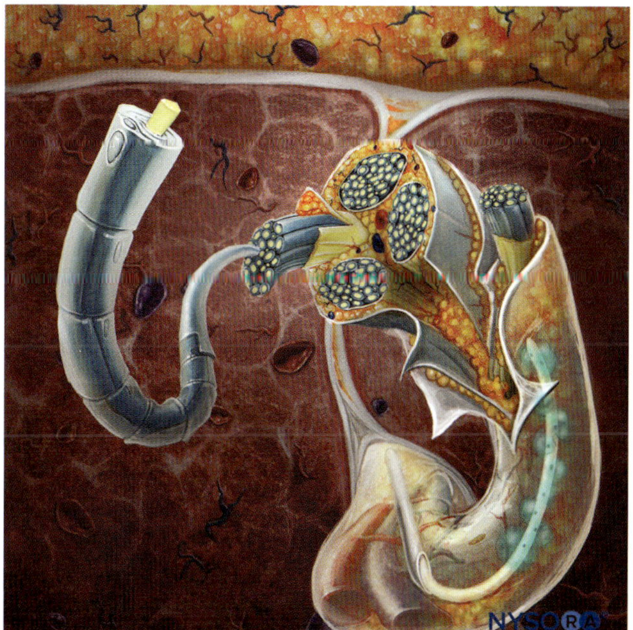

FIGURA 8–1. Conceito geral de inserção do cateter: após a colocação bem-sucedida da agulha no plano tecidual que contém o nervo, o cateter é inserido através da ponta da agulha para infusão e/ou *bolus* do anestésico local.

perineurais em regime ambulatorial nos domicílios dos pacientes, a fim de facilitar a alta hospitalar precoce. Atualmente, as técnicas contínuas são usadas em ampla variedade de populações de pacientes, variando de pacientes pediátricos, grávidas, geriátricos, até pacientes ambulatoriais saudáveis a criticamente doentes.

Klein *et al.*, da Duke University, estão entre os primeiros pesquisadores a quantificar objetivamente os benefícios da infusão do LA. Em um estudo randomizado duplo-cego controlado por placebo, com pacientes submetidos à cirurgia aberta do ombro, o cateter foi colocado, por via interescalênica, sob orientação de estimulação elétrica e os pacientes receberam uma infusão pós-operatória de ropivacaína a 0,2% ou de solução salina normal a 10 mL/h através de uma bomba elastomérica descartável por até 23 horas. Os escores de dor foram mais baixos no grupo de infusão de ropivacaína, com média de 1 (de 10) em comparação com 3 para indivíduos que receberam solução salina perineural. Os resultados sugeriram o benefício conferido pela infusão perineural contínua no pós-operatório hospitalar. Um relato de uma série de 70 infusões de cateteres ambulatoriais por Rawal, em 1998, despertou o interesse em cateteres ambulatoriais. Dados de vários estudos de seguimento, randomizados e controlados envolvendo os CPNBs no ambiente ambulatorial, confirmaram, posteriormente, sua eficácia. Consequentemente, os cateteres ambulatoriais tornaram-se uma prática comum.

Seleção de Pacientes para Bloqueios Contínuos de Nervos Periféricos

Indicações

Cateteres perineurais normalmente são indicados para o manejo de dor perioperatória aguda com duração superior a 12 a 24 horas, que se espera ser difícil de controlar por métodos tradicionais, como o uso de analgésicos sistêmicos. Um cateter perineural também pode ser valioso em pacientes que não toleram outros regimes analgésicos. Indicações frequentemente relatadas são aquelas em pacientes com patologia vascular e incluem simpatectomia/vasodilatação após acidentes vasculares ou embolia, reimplante digital, salvamento do membro e tratamento do fenômeno de Raynaud. No quadro de trauma em combate, infusões perineural contínuas foram descritas durante o transporte para um centro de tratamento. As infusões contínuas também foram descritas para condições dolorosas crônicas, como dor do membro fantasma, síndrome da dor regional complexa, dor oncológica, controle da dor pré-operatória e neuralgia do trigêmeo.

Contraindicações

As contraindicações ao CPNB incluem infecção no sítio de inserção do cateter e alergia aos LAs. As contraindicações relativas adicionais são coagulopatia, neuropatia preexistente, necessidade para exame neurovascular pós-operatório, risco de quedas e incapacidade de seguir as instruções para a infusão domiciliar. Contraindicações adicionais podem ser específicas à localização do cateter, por exemplo, paresia diafragmática com cateteres interescalênicos e supraclaviculares.

Inserção e Manejo de Cateteres

Qualquer que seja a técnica de inserção, os cateteres são sempre colocados dentro de um espaço tecidual que contém o plexo ou o(s) nervo(s) de interesse (Figura 8–1). A orientação pela US facilita a inserção do cateter e, principalmente, confirmação da localização do cateter no sítio terapêutico, detectando a distribuição da injeção do anestésico local no espaço terapêutico.

Vários tipos de cateteres estão disponíveis para uso perineural. Dois modelos principais são cateteres estimuladores e não estimuladores (Figura 8–2). Um cateter estimulador conduz uma corrente elétrica a sua ponta, para confirmação de sua localização quando a US não é utilizada ou está disponível. Cateteres não estimuladores são tipicamente avançados “às cegas” ou sob monitoramento pela US.

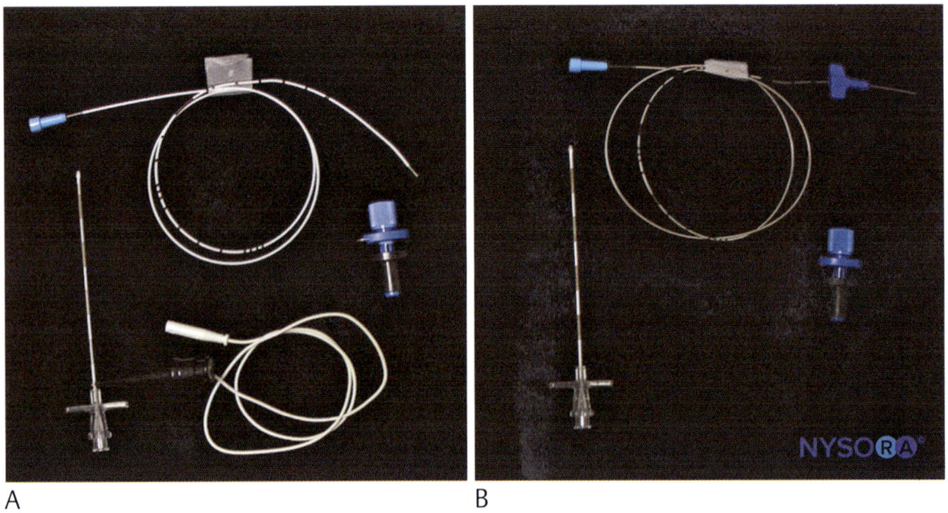

A B

FIGURA 8–2. Exemplos de dois modelos de cateter perineural: (A) uma agulha isolada e cateter estimulador (StimuCath®, Teleflex/Arrow®, Reading, PA) e (B) uma agulha não isolada e cateter não estimulador (FlexBlock®, Teleflex/Arrow®, Reading, PA).

Tabela 8–1. Estratégias de Manejo e Anestésicos Locais para a Maioria dos Cateteres

ESTRATÉGIAS DE MANEJO
1. *Bolus* 5–10 mL
2. Infusão contínua 5 mL/h
3. *Bolus* controlado pelo paciente 5 mL/qh
ANESTÉSICOS LOCAIS COMUNS
1. Bupivacaína a 0,075%–0,125%
2. Ropivacaína a 0,1%–0,2%

A inserção de um cateter perineural sob orientação pela US consiste em cinco etapas:

1. Colocação da agulha no espaço perineural (terapêutico)
2. Injeção de LA para confirmar a localização da ponta da agulha e "abertura do espaço" para o cateter
3. Inserção do cateter cerca de 5 cm além da ponta do cateter
4. Injeção de LA para confirmar a localização terapêutica da ponta do cateter
5. Fixação do cateter para evitar a retirada

Embora seja importante inserir o cateter com profundidade suficiente para evitar sua retirada, a inserção muito profunda de um cateter pode aumentar o risco de nós no cateter, que necessitam de excisão cirúrgica. A maioria dos relatos de dificuldades com a remoção do cateter é descrita com cateteres de estimulação. Isso porque a ponta do fio enrolado pode ser propensa à fixação da fibrina nos tecidos, resultando em adesão. O risco de nó no cateter pode ser maior com a inserção mais profunda superior a 5 cm além da ponta da agulha.

As estratégias comuns de manejo do cateter são descritas na Tabela 8–1. Mais recentemente, um *bolus* de LAs automático, com bomba de infusão programada foi introduzido. Essas injeções programadas são sugeridas para reduzir a necessidade de participação do paciente e a necessidade de ativar a função do *bolus*. Essencial para a compreensão da necessidade de um *bolus* é o fato de que a localização do cateter não pode ser controlada e pode mudar durante o tratamento. Portanto, o uso da função do *bolus* tem o intuito de garantir que o LA atinja os nervos-alvo pelos planos teciduais com grande volume, mesmo quando o cateter não está em uma posição terapêutica ideal.

Benefícios

Os benefícios bem documentados dos cateteres perineurais estão principalmente relacionados com melhor analgesia e economia de opioides, que diminui os efeitos adversos dos opioides. Estudos também documentaram a realização anterior de metas de mobilização conjunta, maior satisfação do paciente e alta hospitalar mais precoce. No entanto, o uso do cateter não deve excluir os regimes concomitantes de analgesia multimodal. Isso é porque muitos sítios cirúrgicos, como o joelho ou o quadril, são inervados por múltiplos nervos; assim, mesmo com um CPNB funcional, a analgesia multimodal é necessária.

A localização do cateter e o sítio cirúrgico influenciarão o grau de analgesia e o benefício poupador dos opioides. A cobertura de todo o sítio cirúrgico dentro da distribuição sensorial do nervo alvo normalmente fornece a analgesia mais completa. Por esse motivo, os procedimentos realizados no ombro (cateter interescalênico) e pé (cateter ciático poplíteo) são particularmente passíveis de anestesia regional. Cateteres infraclaviculares também foram validados por ensaios controlados e randomizados. No entanto, fornecer analgesia adequada nesse local geralmente requer uma dose relativamente alta de LA, o que pode levar a braço ou dedos das mãos insensíveis.

Riscos

Quando comparado aos bloqueios de injeção única, as técnicas contínuas parecem ter uma frequência semelhante de complicações. A maioria dos efeitos adversos e complicações são relativamente menores e incluem formação de hematoma, infecção ou lesão neurológica. Além disso, os cateteres podem ser inseridos inadvertidamente nos espaços intravascular, epidural, intratecal ou intraneural. Embora as complicações infecciosas não sejam comuns, a colonização do cateter é comum e ocorre em 29% a 58% dos pacientes. As complicações neurológicas são raras, mas graves em qualquer técnica regional. É difícil atribuir a contribuição do procedimento cirúrgico, posicionamento do paciente, bloqueio de injeção única ou o cateter/infusão. A incidência de sintomas neurológicos transitórios após a técnica contínua foi relatada entre 0% a 1,4%. Os sintomas neurológicos de longa duração (mais de 6 semanas) foram relatados a uma taxa de 0,2% em um grande estudo com 3.500 cateteres.

Os cateteres podem-se deslocar, ocluir, quebrar ou ficar retidos inadvertidamente e serem difíceis de remover. O deslocamento do cateter da localização terapêutica é relativamente comum e o fator mais limitante para a sua utilidade clínica. O deslocamento depende do sítio de inserção (localização superficial mais comum), técnica de inserção e comprimento do cateter de demora no espaço terapêutico. Um estudo recente em voluntários saudáveis relataram que até 25% dos cateteres femorais podem-se deslocar do local original pretendido. A solução de problemas dos cateteres com suspeita de deslocamento é explicada na Figura 8–3.

Geralmente, a falha no cateter pode ser classificada como: (1) falha primária, onde o cateter não é colocado na posição terapêutica durante o procedimento ou (2) falha secundária, onde o cateter, devidamente posicionado, eventualmente se desloca e migra da posição terapêutica.

Podem ocorrer quedas, principalmente com CPNBs da extremidade inferior, por isso são necessárias estratégias de prevenção. Uma análise conjunta de vários estudos sugere uma associação aumentada de quedas aos bloqueios contínuos do compartimento femoral/psoas após artroplastia de joelho ou de quadril.

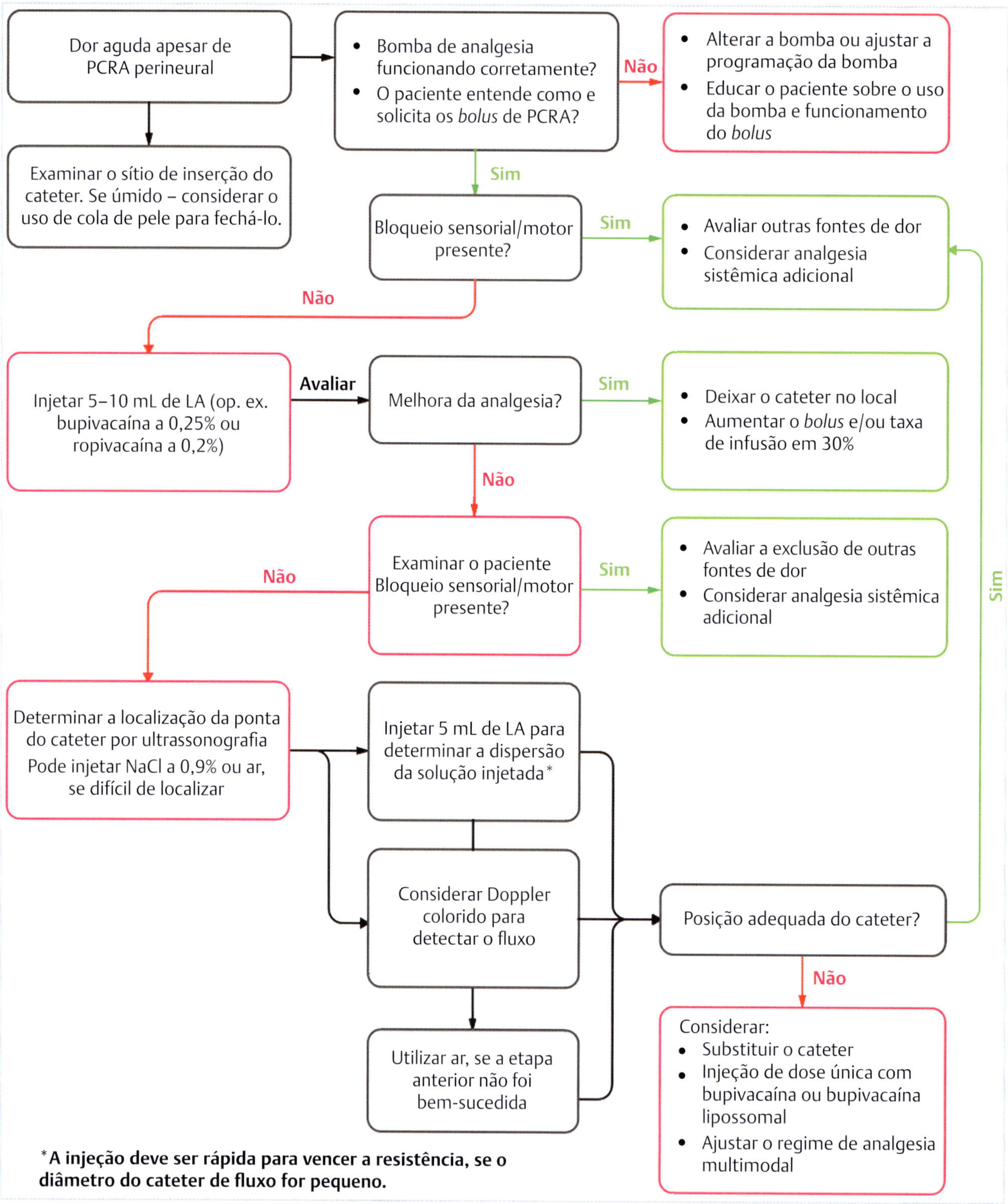

FIGURA 8–3. Manejo de um cateter com suspeita de deslocamento. LA, anestésico local; PCRA, analgesia regional controlada pelo paciente.

RESUMO

O CPNB ou a infusão perineural de LA é um método eficaz e bem estabelecido para estender os efeitos de uma técnica de injeção única a partir da colocação de um cateter perineural e infusão de LA. Indicações precisas e a seleção e educação cuidadosa de pacientes são cruciais para casos de internação e ambulatoriais. Diferentes técnicas são utilizadas para a colocação precisa da ponta de cateter. Vários benefícios para os pacientes foram documentados por ensaios controlados randomizados, a maioria dos quais resulta na melhora da analgesia e os efeitos poupadores dos opioides. Os efeitos adversos são menores e facilmente remediados, enquanto complicações graves são raramente relatadas.

É provável que o uso dos cateteres no futuro seja cada vez mais substituído por anestésicos locais de liberação retardada, que proporcionam analgesia prolongada com uma única injeção e sem a necessidade de cateteres, bombas, manejo do paciente e experiência adicional necessária para a inserção dos cateteres.

LEITURAS SUGERIDAS

Ansbro FP. A method of continuous brachial plexus block. *Am J Surg.* 1946;71:716-722.

Berger A, Tizian C, Zenz M. Continuous plexus blockade for improved circulation in microvascular surgery. *Ann Plast Surg.* 1985;14:16-19.

Boezaart AP. Perineural infusion of local anesthetics. *Anesthesiology.* 2006;104:872-880.

Borgeat A, Ekatodramis G, Kalberer F, Benz C. Acute and nonacute complications associated with interscalene block and shoulder surgery:a prospective study. *Anesthesiology.* 2001;95:875-880.

Buckenmaier CC III, Rupprecht C, McKnight G, et al. Pain following battlefield injury and evacuation: a survey of 110 casualties from the wars in Iraq and Afghanistan. *Pain Med.* 2009;10:1487-1496.

Burgher AH, Hebl JR. Minimally invasive retrieval of knotted nonstimulating peripheral nerve catheters. *Reg Anesth Pain Med.* 2007;32:162-166.

Capdevila X, Bringuier S, Borgeat A. Infectious risk of continuous peripheral nerve blocks. *Anesthesiology.* 2009;110:182-188.

Cheeley LN. Treatment of peripheral embolism by continuous sciatic nerve block. *Curr Res Anesth Analg.* 1952;31:211-212.

Cook LR. Unsuspected extradural catheterization in an interscalene block. *Br J Anaesth.* 1991;67:473-475.

Faust A, Fournier R, Hagon O, et al. Partial sensory and motor deficit of ipsilateral lower limb after continuous interscalene brachial plexus block. *Anesth Analg.* 2006;102:288-290.

Gallagher RM, Polomano RC, Giordano NA, et al. Prospective cohort study examining the use of regional anesthesia for early pain management after combat-related extremity injury. *Reg Anesth Pain Med.* 2019;44:1045-1052.

Greengrass RA, Feinglass NG, Murray PM, Trigg SD. Continuous regional anesthesia before surgical peripheral sympathectomy in a patient with severe digital necrosis associated with Raynaud's phenomenon and scleroderma. *Reg Anesth Pain Med.* 2003;28:354-358.

Guzeldemir ME, Ustunsoz B. Ultrasonographic guidance in placing a catheter for continuous axillary brachial plexus block. *Anesth Analg.* 1995;81:882-883.

Hauritz RW, Hannig KE, Balocco AL, et al. Peripheral nerve catheters: a critical review of the efficacy. *Best Pract Res Clin Anaesthesiol.* 2019;33:325-339.

Humphries S. Brachial plexus block; report on 350 cases. *BMJ.* 1950;21:163.

Ilfeld BM, Duke KB, Donohue MC. The association between lower extremity continuous peripheral nerve blocks and patient falls after knee and hip arthroplasty. *Anesth Analg.* 2010;111:1552-1554.

Ilfeld BM, Fredrickson MJ, Mariano ER. Ultrasound-guided perineural catheter insertion: three approaches but few illuminating data. *Reg Anesth Pain Med.* 2010;35:123-126.

Ilfeld BM, Le LT, Ramjohn J, et al. The effects of local anesthetic concentration and dose on continuous infraclavicular nerve blocks: a multicenter, randomized, observer-masked, controlled study. *Anesth Analg.* 2009;108:345-350.

Ilfeld BM, Moeller-Bertram T, Hanling SR, et al. Treating intractable phantom limb pain with ambulatory continuous peripheral nerve blocks: a pilot study. *Pain Med.* 2013;14(6):935-942.

Ilfeld BM, Morey TE, Enneking FK. Infraclavicular perineural local anesthetic infusion: a comparison of three dosing regimens for postoperative analgesia. *Anesthesiology.* 2004;100:395-402.

Ilfeld BM. Continuous peripheral nerve blocks: an update of the published evidence and comparison with novel, alternative analgesic modalities. *Anesth Analg.* 2017;124:308-335.

Lekhak B, Bartley C, Conacher ID, Nouraei SM. Total spinal anaesthesia in association with insertion of a paravertebral catheter. *Br J Anaesth.* 2001;86:280-282.

Lierz P, Schroegendorfer K, Choi S, et al. Continuous blockade of both brachial plexus with ropivacaine in phantom pain: a case report. *Pain.* 1998;78:135-137.

Litz RJ, Vicent O, Wiessner D, Heller AR. Misplacement of a psoas compartment catheter in the subarachnoid space. *Reg Anesth Pain Med.* 2004;29:60-64.

Liu SS, Salinas FV. Continuous plexus and peripheral nerve blocks for postoperative analgesia. *Anesth Analg.* 2003;96:263-272.

Loland VJ, Ilfeld BM, Abrams RA, Mariano ER. Ultrasound-guided perineural catheter and local anesthetic infusion in the perioperative management of pediatric limb salvage: a case report. *Paediatr Anaesth.* 2009;19:905-907.

Mahoudeau G, Gaertner E, Launoy A, et al. Interscalenic block: accidental catheterization of the epidural space. *Ann Fr Anesth Reanim.* 1995;14:438-441.

Manriquez RG, Pallares V. Continuous brachial plexus block for prolonged sympathectomy and control of pain. *Anesth Analg.* 1978;57:128-130.

Marhofer D, Marhofer P, Triffterer L, et al. Dislocation of perineural catheters: a volunteer study. *Br J Anaeth.* 2013;111(5):800-806.

Mariano ER, Afra R, Loland VJ, et al. Continuous interscalene brachial plexus block via an ultrasound-guided posterior approach: a randomized, triple-masked, placebo-controlled study. *Anesth Analg.* 2009;108:1688-1694.

Mariano ER, Loland VJ, Sandhu NS, et al. Comparative efficacy of ultrasound-guided and stimulating popliteal-sciatic perineural catheters for postoperative analgesia. *Can J Anaesth.* 2010;57:919-926.

Mezzatesta JP, Scott DA, Schweitzer SA, Selander DE. Continuous axillary brachial plexus block for postoperative pain relief. Intermittent bolus versus continuous infusion. *Reg Anesth.* 1997;22:357-362.

Motamed C, Bouaziz H, Mercier FJ, Benhamou D. Knotting of a femoral catheter. *Reg Anesth.* 1997;22:486-487.

Neuburger M, Breitbarth J, Reisig F, et al. Complications and adverse events in continuous peripheral regional anesthesia. Results of investigations on 3,491 catheters. *Anaesthesist.* 2006;55:33-40.

Offerdahl MR, Lennon RL, Horlocker TT. Successful removal of a knotted fascia iliaca catheter: principles of patient positioning for peripheral nerve catheter extraction. *Anesth Analg.* 2004;99:1550-1552.

Pham-Dang C, Meunier JF, Poirier P, et al. A new axillary approach for continuous brachial plexus block. A clinical and anatomic study. *Anesth Analg.* 1995;81:686-693.

Pousman RM, Mansoor Z, Sciard D. Total spinal anesthetic after continuous posterior lumbar plexus block. *Anesthesiology.* 2003;98:1281-1282.

Rawal N, Allvin R, Axelsson K, et al. Patient-controlled regional analgesia (PCRA) at home: controlled comparison between bupivacaine and ropivacaine brachial plexus analgesia. *Anesthesiology.* 2002;96:1290-1296.

Richman JM, Liu SS, Courpas G, et al. Does continuous peripheral nerve block provide superior pain control to opioids? A meta-analysis. *Anesth Analg.* 2006;102:248-257.

Rodriguez J, Taboada M, Blanco M, et al. Intraneural catheterization of the sciatic nerve in humans: a pilot study. *Reg Anesth Pain Med.* 2008;33:285-290.

Sarnoff SJ, Sarnoff LC. Prolonged peripheral nerve block by means of indwelling plastic catheter. Treatment of hiccup. *Anesthesiology.* 1951;12:270-275.

Wildgaard K, Petersen RH, Hansen HJ, et al. Multimodal analgesic treatment in video-assisted thoracic surgery lobectomy using an intraoperative intercostal catheter. *Eur J Cardiothorac Surg.* 2012;41:1072-1077.

Zaric D, Boysen K, Christiansen J, et al. Continuous popliteal sciatic nerve block for outpatient foot surgery—a randomized, controlled trial. *Acta Anaesthesiol Scand.* 2004;48:337-341.

9 Toxicidade Sistêmica do Anestésico Local e Alergia aos Anestésicos Locais

Introdução

A toxicidade sistêmica do anestésico local (LAST) e a alergia aos anestésicos locais (LAs) são complicações potencialmente fatais da anestesia regional.

As causas mais comuns de LAST são a administração de uma dose excessiva de LAs, injeções intravasculares acidentais e a rápida absorção a partir dos sítios de injeção nos tecidos. Felizmente, a incidência de LAST diminuiu nos últimos anos. Isso pode ser atribuído ao uso da ultrassonografia (US) para monitorar a administração de bloqueios dos nervos, doses mais baixas de LAs com anestesia regional guiada por ultrassonografia e a implementação de listas de verificação (*checklist*) de segurança. Estima-se que aproximadamente 1,8/1.000 dos pacientes que receberam um bloqueio do nervo periférico (PNB) podem desenvolver LAST. No entanto, em um relato, não foi observada a toxicidade cardíaca grave em 12.666 pacientes que receberam o PNB guiado pela ultrassonografia.

A alergia a LAs é incomum. A maioria dos sintomas após a injeção de LA é erroneamente interpretada como uma reação alérgica. A estimulação simpática, a síncope vasovagal ou mesmo a LAST podem ser confundidas com uma reação alérgica. A verdadeira alergia ocorre em menos de 1% de todas as reações adversas de LA e é uma resposta imunomediada desencadeada pela molécula LA e/ou seus compostos conservantes (metabissulfito ou metilparabeno). As reações adversas alérgicas e não alérgicas requerem tratamento apropriado.

Este capítulo concentrar-se-á na prevenção, mecanismos e tratamento da LAST e alergia aos LAs. O capítulo inclui, também, um algoritmo prático para avaliação e manejo de pacientes com suspeita de alergia aos LAs.

Mecanismos de LAST

Os LAs geralmente são seguros e eficazes em doses terapêuticas para infiltração tecidual, planos fasciais ou próximas a um nervo/plexo de nervos. No entanto, os níveis plasmáticos supraterapêuticos de LAs podem resultar em LAST. A alta concentração plasmática de LAs pode ser o resultado da punção venosa/arterial acidental, injeção intravascular ou rápida absorção vascular a partir do sítio da injeção. Os níveis plasmáticos de LAs são proporcionais à taxa de absorção sistêmica a partir do local da terapia. A taxa de absorção varia entre os tecidos e, muitas vezes, é determinada pelo tamanho da superfície absortiva e a vascularização dos planos teciduais onde é feita a injeção. Claramente, doses mais altas de LA produzem níveis plasmáticos mais elevados de LAs, independentemente de onde ocorre a injeção.

Os LAs exercem sua ação na condução nervosa inibindo o movimento de íons através de canais ionotrópicos dependentes de voltagem ao nível da membrana celular (consulte o Capítulo 2). O principal alvo terapêutico dos LAs é o canal de sódio dependente de voltagem, onde a inibição altera a transmissão de sinais sensoriais e motores nos axônios. Além do canal de sódio dependente de voltagem, os LAs também inibem os canais de Ca^{2+} dependentes de voltagem, canais de K^+, a Na-K ATPase e outros canais e enzimas. Essa inibição ocorre do lado intracelular e requer LAs para atravessar a bicamada lipídica primeiramente como moléculas livres não ionizadas, não ligadas. Em concentrações mais baixas, os LAs bloqueiam a sinalização da proteinoquinase induzida pelo fator de necrose tumoral α. Em concentrações mais altas, os LAs podem inibir outros canais, enzimas e receptores, incluindo a carnitina-acilcarnitina translocase nas mitocôndrias.

A toxicidade cardiovascular provavelmente é causada pela combinação de disfunção eletrofisiológica e contrátil. A bupivacaína é lipofílica e tem maior afinidade pelos canais de sódio dependentes de voltagem, resultando em seu perfil cardiotóxico excepcionalmente elevado. Com a bupivacaína, a toxicidade pode ocorrer em concentrações séricas mais baixas, pois pode se acumular nas mitocôndrias e no tecido cardíaco em uma proporção de aproximadamente 6:1 (ou maior) em relação ao plasma.

Populações Especiais e o Risco de Toxicidade Sistêmica do Anestésico Local

Nesta seção discutimos as populações com maior risco de LAST, fisiopatologia subjacente e modificações da dosagem sugerida.

Recém-Nascidos

As moléculas de LA não ligadas às proteínas plasmáticas se difundem livremente através das membranas e são responsáveis pelo efeito tóxico dos LAs. Portanto, estados de baixos níveis de proteína plasmática (ou seja, desnutrição ou pacientes com níveis mais baixos de alfa-1-glicoproteína ácida, como os bebês) estão em maior risco de LAST. A meia-vida de eliminação dos LAs do grupo amida em neonatos é prolongada em 2 a 3 vezes. Em comparação com os adultos, os recém-nascidos podem não metabolizar completamente alguns LAs e têm maior excreção inalterada do fármaco na urina.

Por exemplo, em neonatos prematuros, 43% da mepivacaína são excretados na forma inalterada na urina, em comparação com 3,5% em adultos. A lidocaína também tem uma meia-vida de eliminação prolongada em neonatos; 20% da lidocaína são excretados na forma inalterada na urina (4% em adultos). Isso se deve ao sistema enzimático hepático imaturo, incapaz de metabolizar completamente a mepivacaína e a lidocaína no recém-nascido. Recomenda-se, portanto, uma redução da dose de 15% em bebês abaixo de 4 meses de idade que recebem grandes doses de LAs.

Pacientes Idosos

O envelhecimento está associado a muitas alterações fisiológicas nos tecidos e sistemas orgânicos, afetando o metabolismo e o perfil farmacocinético dos LAs. O aumento da sensibilidade neuronal é resultante de um declínio dependente da idade na população de neurônios dentro da medula espinhal e uma velocidade de condução mais lenta nos nervos periféricos.

Pacientes idosos possuem maior proporção de gordura corporal com diminuições na água corporal total, músculo e massa corporal magra. Como resultado, os fármacos lipofílicos têm maior volume de distribuição (Vd). As implicações dessas mudanças na composição corporal são a extensa redistribuição e uma meia-vida de eliminação mais longa de fármacos lipofílicos. Maior efeito farmacológico, principalmente após dosagens repetidas ou contínuas, é esperado. Essas alterações em pacientes com idade avançada os tornam propensos a concentrações máximas dos fármacos após injeções rápidas em *bolus* ou infusões.

Pacientes idosos também podem ter baixas concentrações de albumina e estados nutricionais subideais. A alfa-1 glicoproteína ácida (α1-AG) é a proteína plasmática mais importante envolvida na ligação de bases fracas circulantes, como o LA. Por outro lado, fármacos ácidos provavelmente se ligam à albumina sérica; no entanto, a albumina tem maior capacidade de ligação do que a α-1AG. Em concentrações plasmáticas de LA mais baixas, a α1-AG é a principal proteína de ligação, enquanto a albumina desempenha um papel principal de ligação em altas concentrações, como seria com a toxicidade do sistema cardiovascular (CVS). Portanto, a hipoalbuminemia em idosos reduz a capacidade de ligação plasmática de LAs altamente ligados a proteínas, como a bupivacaína. Ao contrário da albumina, a concentração de α1-AG normalmente não é afetada pela idade avançada. Além disso, um declínio na taxa de filtração glomerular (GFR) e na função renal com a idade é um fator importante em farmacocinética. Como consequência, os metabólitos que são eliminados, principalmente, pelo sistema renal têm meia-vida mais longa e atingem picos mais elevados.

Uma redução do fluxo sanguíneo hepático e um declínio constante no peso do fígado e na atividade enzimática também são comuns nos idosos. Os efeitos relacionados com a idade nas reações de fase I reduzem a taxa metabólica de muitos medicamentos, como LAs do grupo das amidas, que dependem do fígado para eliminação. As alterações anteriormente mencionadas garantem uma redução de 10% a 20% das doses de LA em idosos.

Doença Renal

Os LAs e seus metabólitos são excretados, principalmente, pelos rins. Um declínio na função renal pode alterar o perfil farmacocinético do LA. Embora a excreção renal de lidocaína seja uma parte de sua eliminação, a insuficiência renal também influencia indiretamente na cinética de disposição do LA. A ropivacaína e seus metabólitos, a 3-hidroxiropivacaína e a pipecoloxilidida, em geral, são excretados na urina, levando à redução da depuração plasmática de ropivacaína. Melhor absorção de LA e aumento da ligação ao α1-AG sérico, juntamente com a excreção urinária reduzida dos metabólitos, também aumentam as concentrações plasmáticas totais em pacientes com insuficiência renal. Pacientes que também são urêmicos com acidose metabólica podem apresentar maiores concentrações plasmáticas de bupivacaína e de lidocaína livre.

Doença Hepática

A disfunção hepática diminui a depuração de LAs do grupo das aminoamidas. Após administração intravenosa (IV), a ropivacaína foi encontrada tendo uma depuração menor de 60% em candidatos ao transplante de fígado. Curiosamente, esses pacientes podem ter concentrações de pico plasmático de LAs menores do que o grupo de indivíduos saudáveis em razão do aumento de Vd. A insuficiência hepática não parece afetar a concentração de pico plasmático de ropivacaína após técnicas de anestesia regional com injeção única. Portanto, uma redução nas doses de LA para técnicas de injeção única não parece ser necessária. No entanto, as concentrações plasmáticas de ropivacaína no estado basal são mais que duplicadas na doença hepática terminal e a meia-vida é significativamente prolongada (até 4 vezes maiores do que de indivíduos saudáveis). Apesar de volumes maiores de distribuição da lidocaína, a depuração plasmática média foi encontrada reduzida e a meia-vida de fase mais lenta parece mais longa em pacientes com doença hepática alcoólica avançada. Deve-se ter cuidado ao utilizar o *bolus*/infusões intermitentes de LAs para anestesia regional contínua na doença hepática terminal. Uma redução de até 10% a 50% é recomendada para diminuir o acúmulo de LAs e seus metabólitos no sangue.

Insuficiência Cardíaca

Pacientes com insuficiência cardíaca têm risco aumentado para LAST emm decorrência da perfusão hepática reduzida, depuração reduzida e concentrações teciduais elevadas de LA em decorrência do tempo de circulação mais lento. Não surpreendentemente, níveis plasmáticos de LA mais altos, Vd reduzido e redução na depuração plasmática da lidocaína IV não foram relatados. A disfunção hepática por congestão passiva/aumento da pressão venosa central é comum em pacientes com insuficiência cardíaca no lado direito; a hepatomegalia congestiva pode prejudicar ainda mais a função hepática. Além disso, a diminuição da síntese de albumina e a hipoalbuminemia aumentam a fração livre de LAs no plasma. Pacientes com insuficiência cardíaca têm maior risco de arritmias relacionadas com a toxicidade por LA, em parte como resultado do prolongamento do potencial de ação juntamente com a função alterada dos canais de cálcio e potássio. Recomenda-se a escolha de LAs menos cardiotóxicos sempre que possível. As dosagens utilizadas para doses repetidas ou infusão contínua de LAs devem ser reduzidas em 10% a 20%.

Gravidez

As alterações fisiológicas durante a gravidez são responsáveis pelo risco aumentado de LAST. A gravidez está associada a aumento da sensibilidade dos canais de Na^+ mediada por hormônios para o bloqueio do LA. O aumento do débito cardíaco na gravidez pode alterar a captação sistêmica de LAs dos sítios de injeção. O ingurgitamento do plexo venoso epidural pode aumentar o risco de uma agulha intravascular ou colocação de cateter. A punção vascular ocorre em até 15% dos anestésicos epidurais em parturientes. Diminuições na ligação proteica relacionada com a gravidez, que correspondem a diminuições na α-1-glicoproteína e na albumina, aumentam a fração livre de LAs progressivamente durante a gestação e podem aumentar ainda mais a sensibilidade dos LAs na parturiente, principalmente no terceiro trimestre. Níveis elevados de beta-estradiol e progesterona aumentam o risco de cardiotoxicidade dos LAs por meio de alterações na taxa de despolarização. A suscetibilidade aumentada da LAST devida às alterações mencionadas durante a gravidez garante uma avaliação risco-benefício e redução da dose para bloqueios em volumes elevados.

Sintomas e Diagnóstico

Para diagnosticar e tratar eficazmente um evento de toxicidade do LA é importante manter alto grau de suspeição durante a realização de qualquer procedimento que envolva o uso destes. Da mesma forma, a pressão arterial não invasiva, o eletrocardiograma e a oximetria de pulso devem ser empregados para monitorar todos os pacientes durante e após a conclusão de qualquer procedimento anestésico regional. Um episódio de LAST pode ocorrer imediatamente no momento da injeção (injeção intravascular acidental) ou até uma hora depois (devido à absorção tecidual retardada). Quando grandes volumes ou doses tóxicas de LAs foram utilizados, o monitoramento deve ser continuado por pelo menos 30 a 45 minutos após a injeção. Além disso, em pacientes que apresentam quaisquer sinais de LAST, o monitoramento prolongado (2–6 horas) é recomendado porque a depressão cardiovascular causada pelos LAs pode persistir ou recorrer depois do tratamento.

Outra recomendação fundamental para o diagnóstico da LAST é manter a comunicação frequente com o paciente para detecção precoce de sintomas de toxicidade (parestesia perioral, gosto metálico, zumbido ou estado mental alterado). O sistema nervoso central (CNS) é mais sensível à toxicidade do LA do que o CVS. Consequentemente, os sintomas do CNS geralmente precedem os sintomas do CVS. LAs afetam o equilíbrio entre as vias inibitórias e excitatórias no CNS, levando a sinais/sintomas neurológicos variáveis. O bloqueio rápido dos canais de sódio dependentes de voltagem dos neurônios corticais inibitórios no CNS ocorre primeiro e é responsável pelas manifestações excitatórias que caracterizam, inicialmente, a LAST. Os sintomas neurológicos incluem convulsões (68%), agitação (11%) ou perda de consciência (7%). Muitos pacientes relatam sintomas prodrômicos, como parestesia perioral, gosto metálico e zumbido. À medida que os níveis plasmáticos aumentam, ocorre o bloqueio do neurônio cortical excitatório, levando à depressão geral do SNC que pode progredir para coma e parada respiratória. É importante entender que os sintomas anteriormente mencionados podem estar presentes em qualquer combinação e podem progredir muito rapidamente. Quase 40% dos casos de LAST manifestam-se como convulsão de início rápido e de forma súbita, progredindo para parada cardíaca. Com doses elevadas de LA ou injeção intravascular direta, os sintomas no CNS podem estar ausentes e a primeira manifestação pode ser de toxicidade do CVS (11%).

A toxicidade do CVS durante a LAST é caracterizada por anomalias de condução cardíaca, comprometimento da contratilidade cardíaca e redução da resistência vascular sistêmica. Alterações eletrocardiográficas de início precoce incluem prolongamento do PR e QTc. Alterações no QRS (bloqueio de ramo) e os intervalos ST também podem ser observados, com/sem bradi/taquiarritmias refratárias. A depressão espontânea da atividade do marca-passo pode, rapidamente, levar a bloqueios AV de alto grau ou mesmo assistolia. Choque cardiogênico e hipotensão refratária podem ocorrer como resultado do comprometimento da contratilidade cardíaca e distúrbios do controle vasomotor, causados por alterações dos canais iônicos vasculares periféricos. A toxicidade cardiovascular precoce em baixas concentrações pode aumentar a hipertensão e a resistência vascular sistêmica, embora em concentrações mais altas, uma diminuição significativa na resistência vascular sistêmica seja predominante.

Prevenção

A prevenção é o aspecto mais importante e deve incluir a implementação sistemática de uma lista de verificação para cada procedimento de anestesia regional. No NYSORA utilizamos o mnemônico RAPT como a lista de verificação para segurança durante o procedimento de bloqueio: **R**esposta (motora), **A**spiração, **P**ressão (baixa) e volume **T**otal de LA injetado. Essas etapas, quando combinadas, podem aumentar a segurança das técnicas de bloqueio dos nervos. Além disso, é importante estar atento à população de alto risco para a LAST.

Limitações da Injeção Intravascular e Captação Sistêmica

As recomendações atuais para reduzir o risco de LAST estão resumidas na Tabela 9–1. A orientação da US durante os PNBs diminui significativamente o risco de LAST pelo monitoramento da deposição do LA, permitindo a redução no volume de LA utilizado. Além disso, a US é utilizada para identificar e evitar estruturas vasculares durante o desempenho do bloqueio.

A adrenalina é utilizada como marcador para injeção intravascular e para reduzir os picos dos níveis plasmáticos de LAs. Uma injeção IV de 10 a 15 μg de adrenalina produz alterações detectáveis na frequência cardíaca e na pressão arterial. Um aumento da frequência cardíaca superior a 10 batimentos por minuto é sugestivo de injeção intravascular que deve levar o médico a interromper a injeção. O uso de adrenalina em soluções de LA pode ser particularmente útil com bloqueios do plano fascial que requerem volumes e doses maiores de LAs (ou seja, bloqueios do plano transverso do abdome e do peitoral).

Tabela 9–1.	Recomendações para Redução do Risco de LAST
Utilizar a orientação por ultrassonografia em procedimentos de anestesia regional em que o equipamento estiver disponível.	A injeção deve ser pausada quando a dispersão do anestésico local não for detectada na ultrassonografia, pois pode indicar uma injeção intravascular.
Utilizar a menor dose eficaz de anestésicos locais.	
Ao realizar bloqueios de grandes volumes (p. ex., bloqueios tronculares), diminuir as concentrações dos anestésicos locais e calcular a dose com base no peso corporal magro.	
Injetar o anestésico local de forma progressiva e utilizar o RAPT mnemônico do NYSORA para alertar imediatamente a aspiração e o volume total de anestésico local injetado.	Administrar o anestésico local em alíquotas de 3–5 mL, pausando 15–30 segundos entre cada injeção para garantir novamente a lista de verificação RAPT: ▪ **R**esposta motora ausente ▪ **A**spiração negativa de sangue ▪ **P**ressão de injeção de abertura < 15 psi ▪ Esteja ciente do volume **T**otal necessário
Considerar o uso de misturas de anestésico local contendo adrenalina (ou seja, se grandes volumes de anestésicos locais forem utilizados).	A injeção intravascular de 10–15 μg/mL de adrenalina em adultos produz um aumento na frequência cardíaca ($\geq$ 10 batimentos/min) ou aumento na pressão arterial sistólica ($\geq$ 15 mmHg). Nota: assumir a ausência de β-bloqueio, trabalho de parto ativo, idade avançada ou anestesia geral/neuraxial.
Ser extremamente cauteloso (conservador) com a dose de anestésico local em pacientes com alto risco de LAST (p. ex., idosos, doentes, massa corporal magra).	
Estar ciente da natureza aditiva da toxicidade do anestésico local com a redosagem.	
Incluir parâmetros de dosagem de anestésico local como parte da pausa cirúrgica pré-incisional.	

Manejo

Como na maioria dos cenários de crise na medicina perioperatória, o manejo das vias aéreas e a oxigenação são primordiais no manejo da LAST (Figura 9–1). A administração de oxigênio deve ser iniciada precocemente porque a hipóxia potencializa a toxicidade do LA. Da mesma forma, para garantir a oxigenação e prevenir a acidose respiratória, o manejo das vias aéreas é crucial. As convulsões devem ser rapidamente controladas com a administração de um agente de primeira linha como um benzodiazepínico. Uma pequena dose de propofol, titulada para evitar hipotensão, também é aceitável. Os relaxantes musculares podem ser utilizados para intubação e para interromper as contrações musculares das convulsões. As convulsões causam acidose metabólica e hipoxemia e aumentam a toxicidade do LA.

O bloqueio de canais iônicos de condução cardíaca e inotrópicos pelos LAs pode resultar em colapso cardiovascular, que deve ser abordado imediatamente após assegurar a oxigenação e a ventilação. O colapso cardiovascular iminente pode, inicialmente, manifestar-se como piora da taquicardia, bradicardia ou novo bloqueio cardíaco. Se a progressão continuar para a parada cardíaca, a ressuscitação cardiopulmonar (CPR) com compressões torácicas deve começar imediatamente, pois a redução das concentrações teciduais tóxicas de LAs no cérebro e no coração é dependente do fluxo sanguíneo cerebral e coronariano. A manutenção do débito cardíaco pela CPR também é importante para a terapia de emulsão lipídica com o intuito de alcançar o cérebro e o coração.

O tratamento precoce da LAST com uma infusão intravascular de uma emulsão lipídica a 20% é sugerido para reduzir o pico de LAs e diminuir a chance de progressão para colapso cardiovascular. A terapia com emulsão lipídica deve ser iniciada no primeiro sinal de arritmia, convulsões prolongadas ou rápida deterioração clínica. As doses e a administração da terapia de emulsão lipídica são descritas no algoritmo de manejo de LAST mostrado na Figura 9–1.

Ressuscitação Cardiopulmonar Específica para LAST

A LAST é uma emergência médica que deve ser tratada de forma diferente da CPR convencional, porque a cardiomiopatia tóxica é fisiopatologicamente diferente de outras causas de colapso do sistema cardiovascular. Durante a CPR específica para a LAST, a prioridade inicial é o manejo imediato das vias aéreas para prevenir a hipóxia e a acidose respiratória e metabólica, que potencializam e aumentam a toxicidade. Em segundo lugar, tendo em conta que os mecanismos de potenciação estão relacionados com o aumento da fração livre de LAs e/ou piora da função cardíaca, o tratamento bem-sucedido busca moderar ou reverter efetivamente os mecanismos subjacentes à toxicidade do LA. Isso significa reduzir a concentração de LA livre abaixo de um limiar que corresponde às concentrações de bloqueio do canal iônico. A importância da CPR eficaz neste cenário é, então, garantir que a perfusão coronária seja suficiente para reduzir os níveis teciduais do LA e garantir o benefício máximo da infusão lipídica.

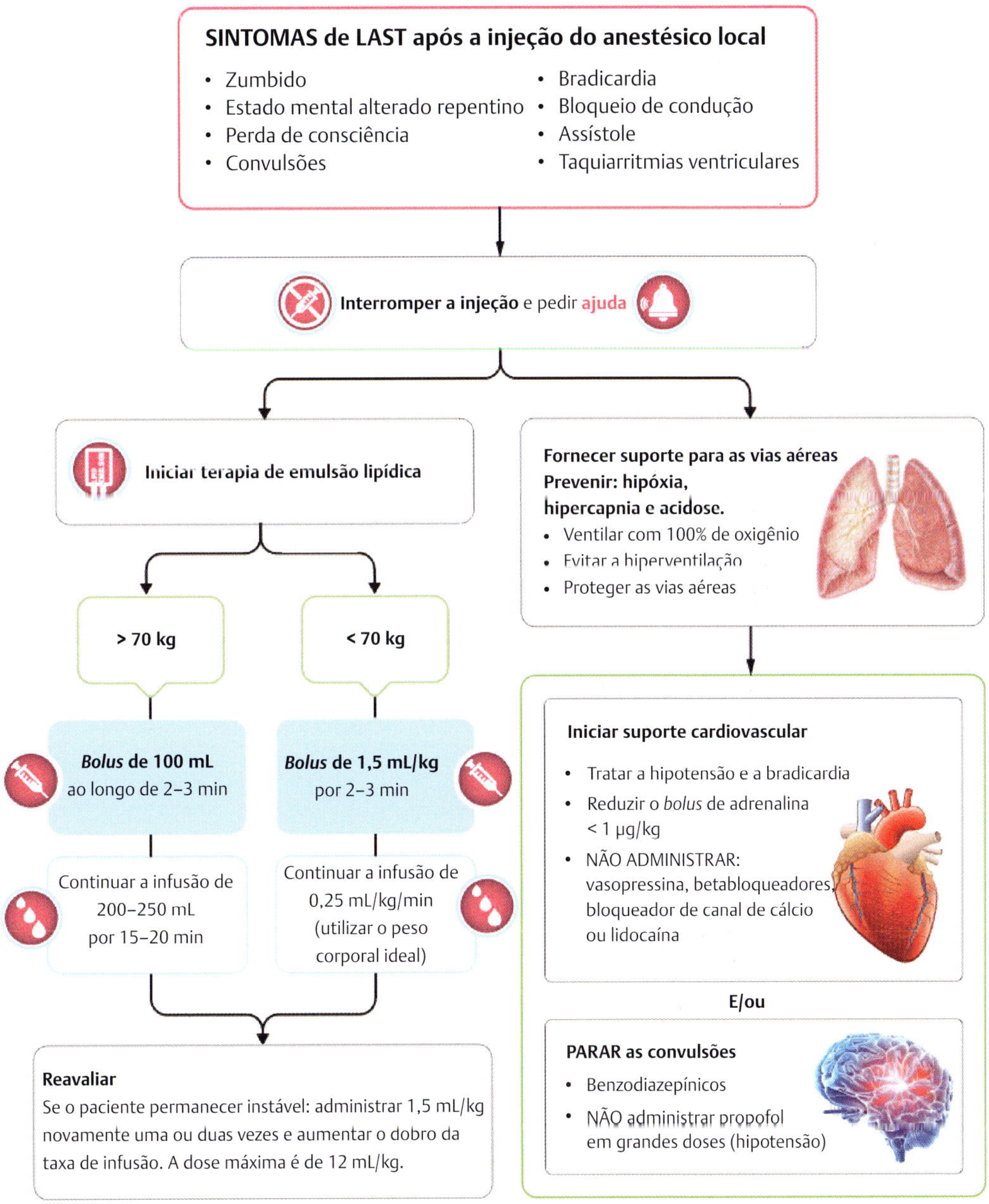

FIGURA 9–1. Algoritmo para o manejo da toxicidade sistêmica do anestésico local.

Quando indicada, a adrenalina pode ser usada, mas em doses menores (≤ 1 μg/kg) do que na CPR genérica a fim de evitar a troca gasosa pulmonar deficiente e a pós-carga aumentada. Além disso, a lidocaína deve ser evitada como terapia antiarrítmica na LAST. Em vez disso, a amiodarona é a primeira escolha para fibrilação ventricular/taquicardia ventricular sem pulso que não responde à CPR, desfibrilação e terapia vasopressora. A procainamida não é recomendada para o tratamento de taquicardia com QRS estável e largo. A vasopressina não é recomendada para uso, pois está associada a desfechos adversos e hemorragia pulmonar em modelos animais. Da mesma forma, os bloqueadores do canal de cálcio e betabloqueadores também devem ser evitados.

A LAST pode exigir CPR prolongada porque é uma causa reversível de parada cardíaca quando o manejo adequado é seguido. Dependendo da disponibilidade, a oxigenação da membrana extracorpórea venoarterial durante a parada cardíaca (incluindo oxigenação da membrana extracorpórea e circulação extracorpórea) pode ser indicada em casos de insuficiência cardíaca refratária para diminuir os níveis de LAs através da redistribuição, metabolismo e eliminação.

Terapia Lipídica: Mecanismo

A infusão intravascular de lipídeos pode funcionar por meio de efeitos de depuração e não depuração. Efeitos depuradores ocorrem após a administração IV inicial de terapia com emulsão lipídica em grandes volumes de *bolus*, que cria um compartimento lipossolúvel no sangue. Este compartimento fornece um meio para a redistribuição de LAs lipofílicos a partir de órgãos sensíveis à toxicidade, como o cérebro, coração e rim, para órgãos que servem como armazenamento e metabolizadores (ou seja, músculo, tecido adiposo, fígado). Esse mecanismo tem sido considerado por alguns autores como um efeito dinâmico ou "transferência" (sequestro de lipídeos).

Os efeitos não depuradores estão relacionados com os efeitos hemodinâmicos diretos da terapia de infusão lipídica, através de ações sobre a vascularização e o coração. Por exemplo, a emulsão lipídica e os ácidos graxos livres elevados aumentam a pressão arterial por vasoconstrição do músculo liso da vascularização periférica. Além disso, há importante efeito de volume (diluição e pré-carga), benefícios cardiovasculares diretos e ativação de vias cardioprotetoras.

Alergia a Anestésicos Locais

Mecanismos

Menos de 1% de todas as reações adversas em que os LAs são administrados podem realmente ser atribuídos à alergia aos LAs. Os efeitos simpáticos induzidos pela adrenalina, LAST, síncope vasovagal e reações psicogênicas são frequentemente confundidos com uma reação alérgica por pacientes e profissionais de saúde.

As verdadeiras reações alérgicas aos LAs são mais comumente respostas do tipo I e tipo IV. Uma reação alérgica do tipo I é uma reação de hipersensibilidade generalizada onde a primeira exposição ao LA (agente alergênico) causa a produção do anticorpo imunoglobulina E (IgE) a partir de células B e sem que os sintomas alérgicos ocorram (a dose sensibilizante). Os anticorpos IgE, então, se ligam aos basófilos e mastócitos e quando o agente alergênico é administrado pela segunda vez, a ligação do agente alergênico ao complexo de IgE resultará, imediatamente, em degranulação de substâncias vasoativas de basófilos e mastócitos.

As reações do tipo IV são o tipo mais comum de reação alérgica mediada por LAs. Isso envolve a imunidade celular em que as células T são sensibilizadas aos LAs durante a primeira exposição e nenhum anticorpo é produzido. A segunda exposição aos LAs fará com que os linfócitos T liberem linfocinas que induzem reações inflamatórias e ativam macrófagos a liberarem mediadores inflamatórios. Esse processo resultará em dermatite de contato.

Conforme descrito no Capítulo 2, os LAs podem ser classificados com base na sua estrutura química, como ésteres ou amidas. O ácido p-aminobenzoico (PABA), um metabólito formado durante o processo de degradação dos LAs ésteres no plasma, tem fortes propriedades alergênicas e, portanto, os ésteres (ou seja, cloroprocaína e tetracaína) são mais propensos a causar reações alérgicas do que as amidas. No entanto, compostos conservantes,como o metilparabeno utilizado em amidas e ésteres, apresentam similaridades estruturais ao ácido para-aminobenzoico e podem provocar reações alérgicas. Sulfitos, agentes estabilizadores utilizados na presença de aditivos vasoconstritores, também podem desencadear reações de hipersensibilidade. Quando uma reação alérgica aos LAs é detectada, é importante testar a reatividade cruzada com os outros tipos de LAs (éster ou amida). A verdadeira reatividade cruzada entre ésteres e amidas não existe e, portanto, está relacionada com compostos conservantes ou agentes estabilizadores.

Sintomas e Diagnóstico

Como mencionado anteriormente, a apresentação clínica de uma alergia aos LAs pode variar dependendo do tipo de reação alérgica que se desenvolve (tipo I ou tipo IV). Da mesma forma, a gravidade da sintomatologia pode ser classificada em diferentes graus (de I–IV) ou de acordo com seu tempo de início, que orientará ainda mais o manejo (Tabela 9–2).

As reações alérgicas do tipo I podem ocorrer com urticária generalizada e/ou sintomas anafiláticos que aparecerão dentro de segundos a 1 hora após a administração do LA. Os sintomas podem ser divididos em vários graus (I a IV), dependendo da gravidade da apresentação, que pode incluir prurido, urticária, broncospasmo, sibilos, angioedema, rinite, hipotensão e colapso cardiovascular, ocasionados pelo choque distributivo. As reações do tipo IV se manifestam como dermatite de contato alérgico que se manifestará como edema local no sítio de administração 24 a 72 horas após a injeção. A área afetada em contato direto com o LA pode desenvolver uma erupção cutânea eczematosa e pruriginosa com bolhas, edema e descamação da pele.

Reações alérgicas a outros alérgenos desencadeadores utilizados durante o procedimento (p. ex., látex, antibióticos, fármacos anti-inflamatórios não esteroidais, povidona ou clorexidina) também precisam ser consideradas. Sintomas relacionados com os efeitos simpáticos induzidos pela adrenalina, LAST, síncope vasovagal ou reações psicogênicas podem mimetizar sintomas de reações alérgicas, que podem dificultar o diagnóstico. O próximo parágrafo será centrado nesses sintomas enganosos para fins diagnósticos. Os sintomas e o diagnóstico de LAST foram amplamente discutidos anteriormente neste capítulo. Os sintomas de LAST geralmente se apresentam como resultado de interações com o CNS (parestesia perioral, gosto metálico, zumbido ou estado mental alterado) e o sistema cardiovascular (hipotensão, arritmias). Manifestações mais graves de LAST são convulsões, depressão do CNS, parada respiratória e colapso cardiovascular. A adrenalina frequentemente é adicionada ao LA para prolongar a duração do bloqueio e é a causa mais comum de sintomas não alérgicos, como taquicardia, hipertensão e palpitações com a injeção intravascular. Pacientes com estresse também podem liberar adrenalina endógena com desfechos semelhantes. Reações psicogênicas são impulsionadas pela

Tabela 9–2. Manifestação Clínica de Alergia aos Anestésicos Locais

POR SINTOMAS (QUATRO GRAUS DE GRAVIDADE)	
Grau I	Sintomas mucocutâneos: eritema, urticária, angioedema
Grau II	Sintomas sem risco de vida: Sintomas mucocutâneos ± hipotensão, taquicardia ± broncospasmo leve
Grau III	Sintomas com risco de vida: sintomas mucocutâneos (edema da laringe) ± colapso cardiovascular ± broncospasmo
Grau IV	Parada cardíaca/respiratória
POR TEMPO	
Início agudo/rápido (reação imune tipo I)	▪ Urticária ▪ Anafilaxia (urticária, angioedema, broncospasmo, hipotensão) → Tecidos afetados NÃO são contíguos com o sítio de injeção do LA.
Tardio (reação imune do tipo IV)	▪ Dermatite de contato ▪ Edema → No sítio de injeção do LA.

ansiedade e podem envolver a liberação de catecolaminas e a hiperventilação (dispneia, taquipneia, parestesia dos dedos ou boca, tontura, palpitações, taquicardia e náuseas). As síncopes vasovagais podem ser desencadeadas por dor, experiências desagradáveis ou ansiedade. Ocorrem como resultado do desequilíbrio simpático (bradicardia, hipotensão, náuseas, sudorese ou perda de consciência).

Uma anamnese correta é essencial para o diagnóstico correto de uma alergia ou para decidir sobre testes diagnósticos adicionais (Figura 9–2). A anamnese positiva para reações alérgicas implica a necessidade de mais procedimentos de testagem. Inicialmente, testes cutâneos e testes intradérmicos serão realizados. Testes cutâneos positivos devem ser interpretados como possível alergia, porém, resultados falso-positivos são prováveis para testes intradérmicos e, portanto, alguns profissionais vão preferir realizar imediatamente os testes de desafio subcutâneo. Um teste negativo sempre necessita de testes de desafio subcutâneo adicionais com concentrações progressivas de LA. Pápula e halo eritematoso, erupção cutânea aguda, sibilos, diminuição da pressão arterial e/ou diminuição da função pulmonar dentro de 20 minutos após a administração são considerados positivos nos testes de desafio cutâneo. Para testes positivos, outros LAs devem ser avaliados em busca de alternativas seguras para futuros procedimentos a serem realizados sob anestesia regional. Se o LA contiver compostos conservantes e o teste for positivo, uma solução livre de compostos deve ser incluída para rastrear se a reação é causada pelo próprio LA ou pelos compostos conservantes.

Para diagnosticar reações psicogênicas, os médicos podem realizar um teste de desafio reverso. Aqui o médico explicitamente diz ao paciente que ele ou ela está injetando um placebo, enquanto, na verdade, está injetando o LA; se não houver sintomas, os efeitos adversos podem ser de origem psicogênica.

Testes epicutâneos ou de contato são utilizados para determinar a presença de dermatite de contato relacionada ao LA ou reações do tipo IV. Diferentes substâncias são aplicadas na pele por 48 horas para determinar quais substâncias causam reações alérgicas.

Manejo

Visto que é difícil determinar a causa exata dos sintomas no momento da apresentação (ou seja, diferenciar entre LAST, síncope vasovagal ou reações alérgicas), o tratamento deve ser, principalmente, de suporte (Figura 9–3). É essencial ter em mente que as reações alérgicas do tipo I são as mais graves e que a administração oportuna de adrenalina é essencial. As doses de adrenalina podem ser orientadas de acordo com a gravidade dos sintomas (graus I–IV). Outros tratamentos farmacológicos são descritos na literatura, mas não devem ser considerados na fase aguda.

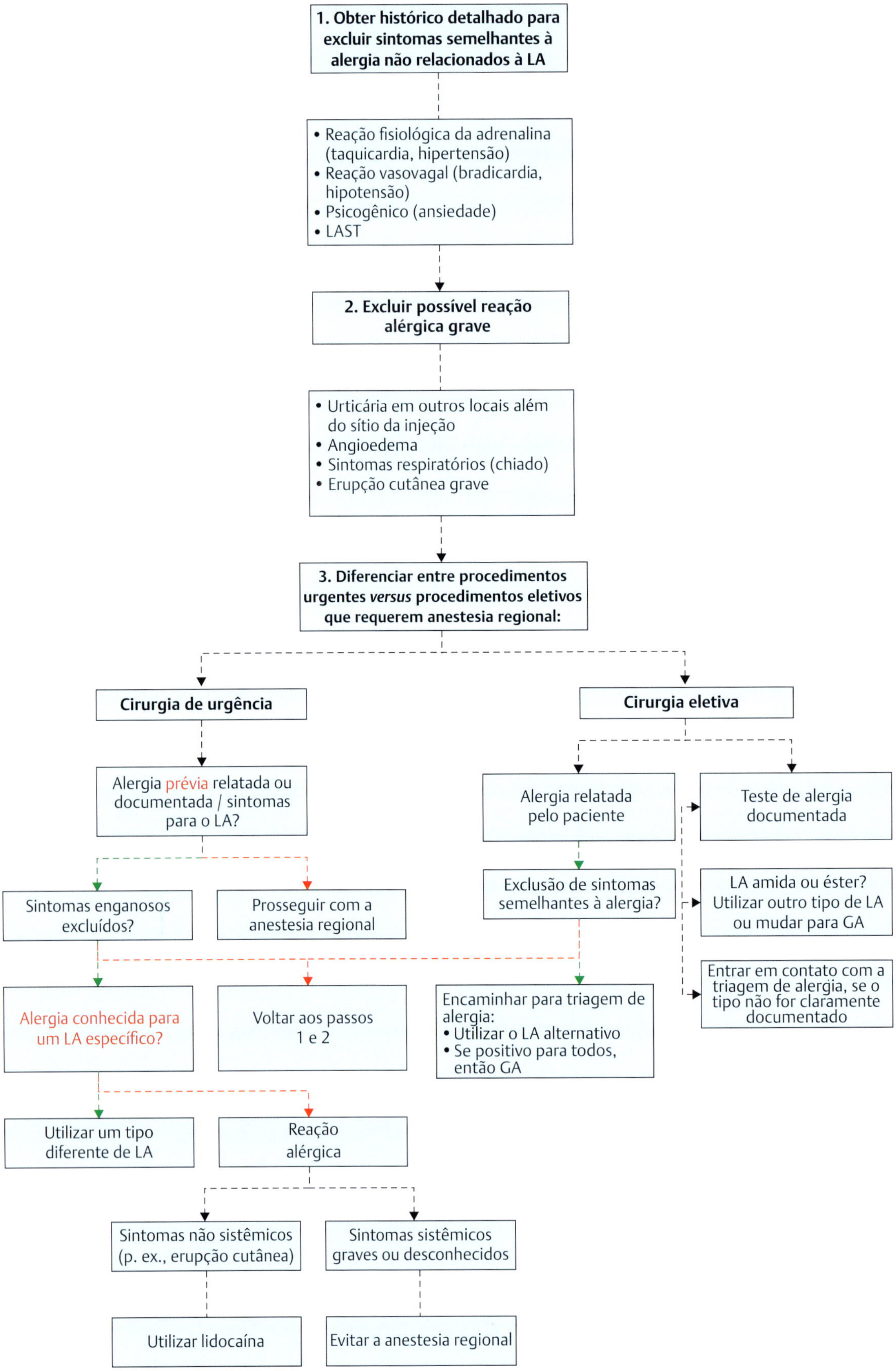

FIGURA 9–2. Avaliação do paciente com histórico de alergia aos anestésicos locais.

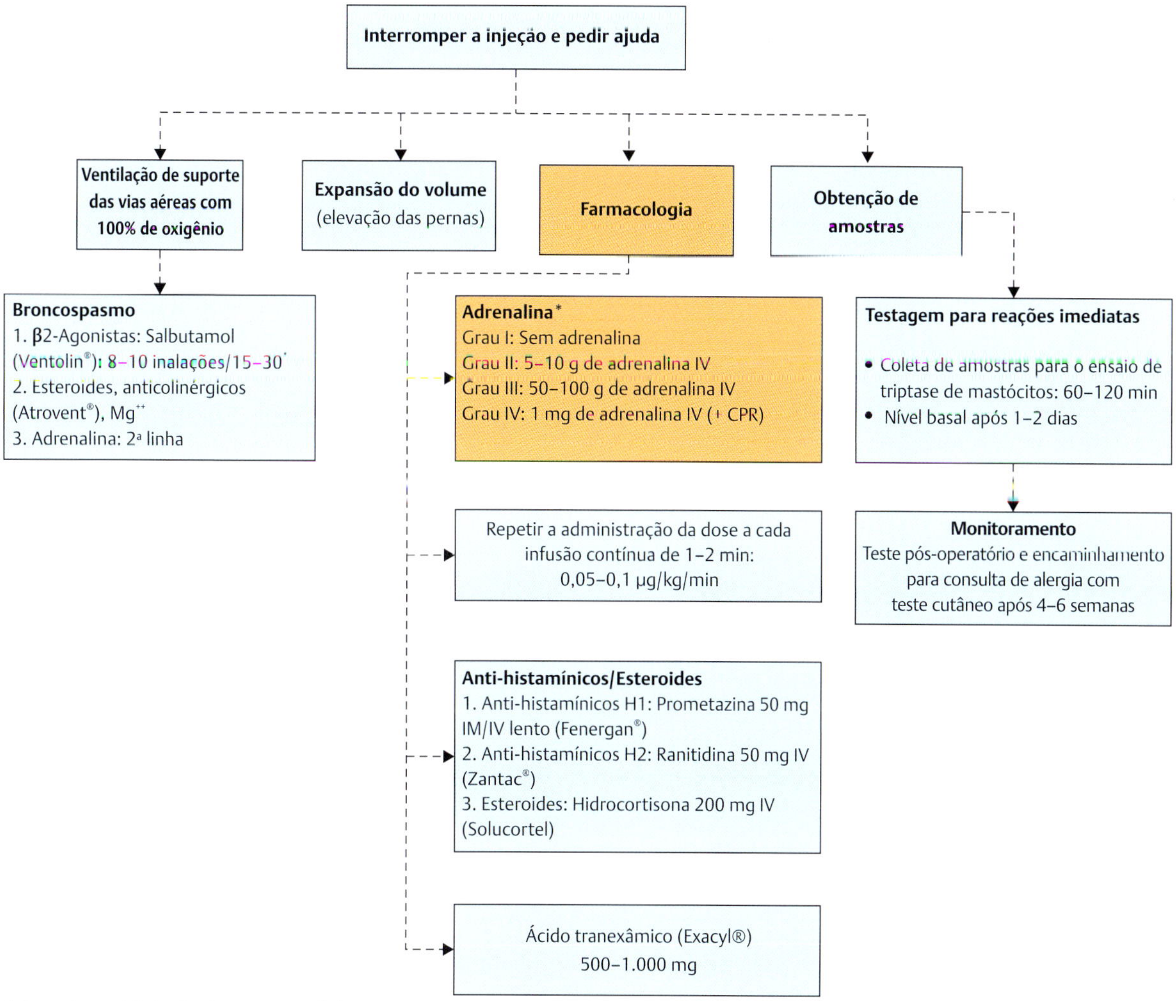

*Graus de gravidade são descritos na Tabela 9–2.

FIGURA 9–3. Manejo de uma reação alérgica aos anestésicos locais.

LEITURAS SUGERIDAS

Alvarez AM, Mukherjee D. Liver abnormalities in cardiac diseases and heart failure. *Int J Angiol.* 2011;20:135-142.

Balestrieri P, Ferguson II JE. Management of a parturient with a history of local anesthetic allergy. *Anesth Analg.* 2003;96:1489-1490.

Berkun Y, Ben-Zvi A, Levy Y, Galili D, Shalit M. Evaluation of adverse reactions to local anesthetics: experience with 236 patients. *Ann Allergy Asthma Immunol.* 2003;91:342-345.

Bern S, Weinberg G. Local anesthetic toxicity and lipid resuscitation in pregnancy. *Curr Opin Anaesthesiol.* 2011;24:262-267.

Bhole MV, Manson AL, Seneviratne SL, Misbah SA. IgE-mediated allergy to local anaesthetics: separating fact from perception: a UK perspective. *Br J Anaesth.* 2012;108:903-911.

Brockow K, Garvey LH, Aberer W, et al. Skin test concentrations for systemically administered drugs—an ENDA/EAACI Drug Allergy Interest Group position paper. *Allergy.* 2013;68:702.

Christie LE, Picard J, Weinberg GL. Local anaesthetic systemic toxicity. *BJA Educ.* 2015;15:136 -142.

Di Gregorio G, Neal JM, Rosenquist RW, Weinberg GL. Clinical presentation of local anesthetic systemic toxicity: a review of published cases, 1979 to 2009. *Reg Anesth Pain Med.* 2010;35:181-187.

Di Gregorio G, Schwartz D, Ripper R, et al. Lipid emulsion is superior to vasopressin in a rodent model of resuscitation from toxin-induced cardiac arrest. *Crit Care Med.* 2009;37:993-999.

Dillane D, Finucane BT. Local anesthetic systemic toxicity. *Can J Anesth.* 2010;57:368-380.

Eggleston ST, Lush LW. Understanding allergic reactions to local anesthetics. *Ann Pharmacother.* 1996;30:851.

El-Boghdadly K, Pawa A, Chin KJ. Local anesthetic systemic toxicity: current perspectives. *Local Reg Anesth.* 2018;11:35-44.

Fettiplace MR, Pichurko A, Ripper R, et al. Cardiac depression induced by cocaine or cocaethylene is alleviated by lipid emulsion more effectively than by sulfobutylether-β-cyclodextrin. *Acad Emerg Med.* 2015;22:508-517.

Fettiplace MR, Weinberg G. The mechanisms underlying lipid resuscitation therapy. *Reg Anesth Pain Med.* 2018;43:138-149.

Finucane BT, Tsui BCH. Chapter 17. In *Complications of Regional Anesthesia.* 3rd edition. 2017:287-301. ISBN 978-3-319-49384-8. DOI 10.1007/978-3-319-49386-2.

Gall H, Kaufmann R, Kalveram CM. Adverse reactions to local anesthetics: analysis of 197 cases. *J Allergy Clin Immunol.* 1996;97:933.

Harboe T, Guttormsen AB, Aarebrot S, et al. Suspected allergy to local anaesthetics: follow-up in 135 cases. *Acta Anaesthesiol Scand.* 2010;54:536.

Harper NJN, Cook TM, Garcez T, et al. Anaesthesia, surgery, and life-threatening allergic reactions: epidemiology and clinical features of perioperative anaphylaxis in the 6th National Audit Project (NAP6). *Br J Anaesth.* 2018;121:159.

Hiller N, Mirtschink P, Merkel C, et al. Myocardial accumulation of bupivacaine and ropivacaine is associated with reversible effects on mitochondria and reduced myocardial function. *Anesth Analg.* 2013;116:83-92.

Jayanthi R, Nasser KSGA, Monica K. Local anesthetics systemic toxicity. *J Assoc Physicians India.* 2016;64:92-93.

Jokinen MJ. The pharmacokinetics of ropivacaine in hepatic and renal insufficiency. *Best Pract Res Clin Anaesthesiol.* 2005; 19:269-274.

Jokinen MJ, Neuvonen PJ, Lindgren L, et al. Pharmacokinetics of ropivacaine in patients with chronic end-stage liver disease. *Anesthesiology.* 2007;106:43-55.

Kalkan IK, Buhari GK, Ates H, et al. Identification of risk factors and cross-reactivity of local anesthetics hypersensitivity: analysis of 14-years' experience. *J Asthma Allergy*. 2021;14:47-58.

Kruijt Spanjer MR, Bakker NA, Absalom AR. Pharmacology in the elderly and newer anaesthesia drugs. *Best Pract Res Clin Anaesthesiol.* 2011;25:355-365.

Link MS, Berkow LC, Kudenchuk PJ, et al. 2015 American Heart Association guidelines update for cardiopulmonary resuscitation and emergency cardiovascular care. *Circulation.* 2015; 132:S444-464.

Macfarlane AJR, Gitman M, Bornstein KJ, El-Boghdadly K, Weinberg G. Updates in our understanding of local anaesthetic systemic toxicity: a narrative review. *Anaesthesia.* 2021; 76 (Suppl 1):27-39.

McCutchen T, Gerancher JC. Early intralipid therapy may have prevented bupivacaine-associated cardiac arrest. *Reg Anesth Pain Med.* 2008;33:178-180.

Neal JM, Barrington MJ, Fettiplace MR, et al. The third American Society of Regional Anesthesia and Pain Medicine practice advisory on local anesthetic systemic toxicity: executive summary 2017. *Reg Anesth Pain Med.* 2018;43:113-123.

Neal JM, Bernards CM, Butterworth JF, et al. ASRA practice advisory on local anesthetic systemic toxicity. *Reg Anesth Pain Med.* 2010;35:152-161.

Neal JM, Neal EJ, Weinberg GL. American Society of Regional Anesthesia and Pain Medicine Local Anesthetic Systemic Toxicity checklist: 2020 version. *Reg Anesth Pain Med.* 2021;46(1):81-82.

Pere P, Salonen M, Jokinen M, Rosenberg PH, Neuvonen PJ, Haasio J. Pharmacokinetics of ropivacaine in uremic and nonuremic patients after axillary brachial plexus block. *Anesth Analg.* 2003;96:563-569.

Ring J, Franz R, Brockow K. Anaphylactic reactions to local anesthetics. *Chem Immunol Allergy.* 2010;95:190-200.

Rosenberg PH, Veering BT, Urmey WF. Maximum recommended doses of local anesthetics: a multifactorial concept. *Reg Anesth Pain Med.* 2004;29:564-575.

Schneider MA, Howard KA. Local anesthetic systemic toxicity: what nurses should know. *Nursing.* 2021;51(4):42-46.

Sites BD, Taenzer AH, Herrick MD, et al. Incidence of local anesthetic systemic toxicity and postoperative neurologic symptoms associated with 12,668 ultrasound-guided nerve blocks: an analysis from a prospective clinical registry. *Reg Anesth Pain Med.* 2012;37:478-482.

Stevenson WG, Ellison KE, Sweeney MO, Epstein LM, Maisel WH. Management of arrhythmias in heart failure. *Cardiol Rev.* 2002;10:8-14.

Thyssen JP, Menné T, Elberling J, Plaschke P, Johansen JD. Hypersensitivity to local anesthetics—update and proposal of evaluation algorithm. *Contact Dermatitis.* 2008;59:69-78.

Troise C, Voltolini S, Minale P, et al. Management of patients at risk for adverse reactions to local anesthetics: analysis of 386 cases. *J Investig Allergol Clin Immunol.* 1998;8:172.

Tsui BCH, Wagner A, Finucane B. Regional anesthesia in the elderly. *Drugs Aging.* 2004;21:895-910.

Wang QG, Wu C, Xia Y, et al. Epinephrine deteriorates pulmonary gas exchange in a rat model of bupivacaine-induced cardiotoxicity a threshold dose of epinephrine. *Reg Anesth Pain Med.* 2017;42:342-350.

Zink W, Graf BM. The toxicity of local anesthetics: the place of ropivacaine and levobupivacaine. *Curr Opin Anaesthesiol.* 2008;21:645-650.

Zuo J, Gong R, Liu X, Zhao J. Risk of true allergy to local anesthetics: 10-year experience from an anesthesia allergy clinic in China. *Ther Clin Risk Manag.* 2020;16:1297-1303.

10 Complicações Neurológicas dos Bloqueios de Nervos Periféricos

Introdução

A lesão do nervo é uma complicação potencialmente grave dos bloqueios de nervos periféricos (PN) que pode levar à incapacidade permanente. Felizmente, muitos déficits neurológicos são reversíveis. Este capítulo descreverá os mecanismos, evolução clínica e tratamento de pacientes com lesão neurológica após bloqueios dos nervos.

Classificação e Mecanismos de Lesão

Talvez a classificação mais prática de lesão neurológica seja a de Seddon. A classificação propõe três tipos de lesão do PN, variando de leve a grave (Figura 10–1).

- **Neuropraxia:** O mais leve dos três tipos consiste em danos na bainha de mielina. Um exemplo clínico comum é a disfunção nervosa transitória que pode ocorrer após o estiramento do nervo ou sua compressão. Com essa lesão, os axônios e o tecido conjuntivo de sustentação de importância para a função nervosa (ou seja, endoneuro, perineuro e epineuro) permanecem intactos. O prognóstico é favorável, com recuperação completa da função nervosa em poucas semanas a meses.
- **Axonotmese:** Lesão axonal associada a ruptura fascicular, esmagamento ou lesão tóxica. Danos ocorrem no endoneuro e no perineuro. A recuperação pode ser prolongada e incompleta, dependendo da extensão (parcial ou completa) de ruptura do perineuro.
- **Neurotmese:** A transecção completa do nervo. Essas lesões geralmente requerem intervenção cirúrgica e o prognóstico é pior.

A maioria das lesões nervosas é mista, com diferentes fascículos apresentando graus distintos de lesões. Muitas vezes todos os três graus distintos de lesão estarão presentes em diferentes fascículos.

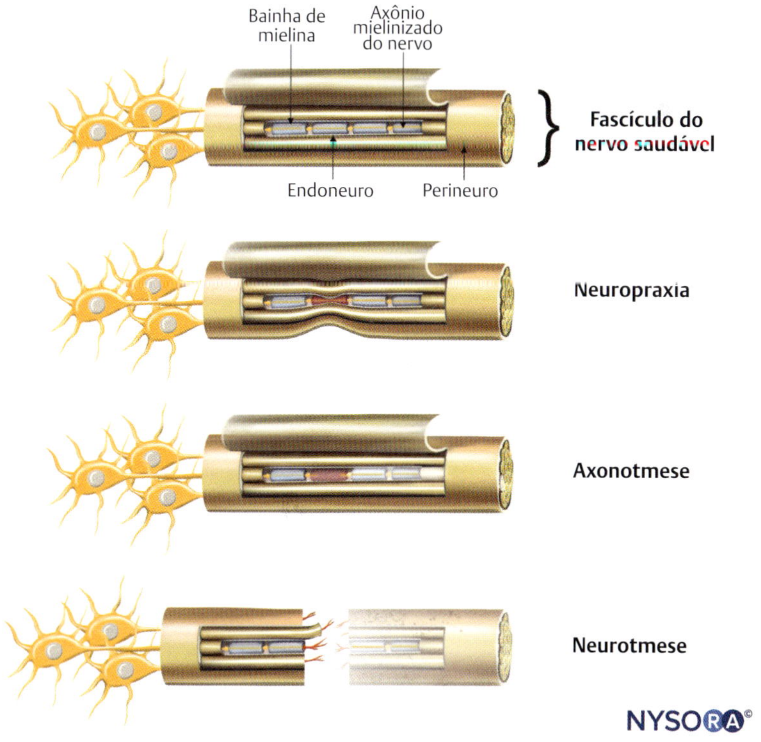

FIGURA 10–1. Classificação de Seddon da lesão nervosa.

Os mecanismos de lesão relacionada com o bloqueio do PN se enquadram em uma de quatro grandes categorias:

- **Lesão mecânica ou traumática:** Inclui compressão, estiramento, laceração ou lesão por injeção. A causa principal de lesão nervosa relacionada ao bloqueio é uma injeção em um fascículo, causando trauma direto com agulha e injeção, ruptura do perineuro e perda do ambiente protetor no fascículo com consequente degeneração da mielina e dos axônios.
- **Lesão vascular:** Danos à vascularização do nervo durante bloqueios dos nervos podem resultar em isquemia local ou difusa. Isso ocorre quando há lesão vascular direta, oclusão aguda das artérias ou hemorragia dentro de uma bainha nervosa.
- **Lesão química:** Resultados da toxicidade do tecido pela solução injetada (p. ex., anestésico local [LA], álcool ou fenol) ou seus aditivos. A solução tóxica pode ser injetada diretamente no nervo ou tecidos adjacentes, o que causa uma reação inflamatória aguda ou fibrose crônica que envolve indiretamente o nervo.
- **Lesão inflamatória:** Respostas inflamatórias inespecíficas que acometem os PNs podem ocorrer remotamente a partir do sítio cirúrgico ou dentro da área operatória. Distinguir a inflamação de outras causas de lesão do PN pode ser difícil.

Fatores de Risco

A etiologia da lesão do PN é difícil de discernir em muitas condições. A lesão é, muitas vezes, multifatorial. Possíveis etiologias incluem trauma mecânico da agulha no nervo, hematoma intraneural, inflamação perineural e intraneural, além de neurotoxicidade da solução injetada (LAs e também adjuvantes). Fatores confundidores que podem desempenhar um papel na lesão do nervo ou retardar o diagnóstico incluem neuropatias preexistentes (p. ex., diabetes *mellitus*), lesão intraoperatória, pressão de torniquete e compressão por gesso pós-operatório. A Tabela 10–1 resume as etiologias comumente citadas e seus respectivos fatores confundidores, tornando difícil discernir a lesão relacionada com o bloqueio da neuropatia preexistente (subclínica) ou lesão perioperatória.

Tabela 10–1. Mecanismos de Lesão do Nervo Periférico e Seus Respectivos Fatores Confundidores

MECANISMO DE LESÃO	FATORES CONFUNDIDORES
Trauma mecânico da agulha	Neuropatias preexistentes
Edema do nervo ou hematoma	Manipulação cirúrgica
Efeitos de pressão do LA injetado	Pressão prolongada do torniquete
Neurotoxicidade da compressão do injetado	Compressão pelo gesso pós-operatório
Inflamação e cicatrização do tecido pós-injeção do bloqueio de nervos	Neuropatia inflamatória pós-operatória

Manejo Prático da Neuropatia Pós-Operatória

Um déficit neurológico pós-operatório que supera a duração esperada do bloqueio de PN pode ocorrer mesmo com todos os monitoramentos utilizados. Felizmente, a grande maioria dos déficits neurológicos se resolve espontaneamente. A tranquilidade do paciente é importante, enquanto os processos que podem estar evoluindo (ou seja, síndrome compartimental) ou são reparáveis (ou seja, lesão nervosa relacionada com a cirurgia) devem ser excluídos. A Figura 10–2 mostra uma abordagem prática para o manejo de pacientes com déficits neurológicos após bloqueios do PN.

Esses princípios devem ser lembrados ao tratar uma neuropatia pós-operatória:

- Boa comunicação antes, durante e após o procedimento é essencial. Isso é importante tanto para o cuidado do paciente quanto do ponto de vista médico-legal.
- Aproximadamente 95% das alterações sensoriais pós-operatórias serão resolvidas dentro de 4 a 6 semanas e a maioria delas ocorrerá durante a primeira semana.
- O diagnóstico precoce de lesão pós-operatória do PN pode ser desafiador devido a:
  - Sedação residual e/ou bloqueio do PN
  - Dor pós-operatória que limita o exame
  - Gessos, curativos, talas e tipoias
  - Restrições de movimento
- Torniquetes prolongados, gesso, tração intraoperatória excessiva ou um clipe cirúrgico mal posicionado podem causar neuropatias. Portanto, o envolvimento precoce da equipe cirúrgica e uma abordagem multidisciplinar também são importantes.
- Em geral, a presença ou persistência de um déficit motor pode estar associada a um desfecho menos favorável e justifica a consulta precoce com um neurologista e/ou neurocirurgião.
- Um déficit neurológico que está em progresso, grave ou completo deve ser examinado imediatamente por um neurologista e um neurocirurgião.

O encaminhamento para o teste eletrofisiológico pode ser indicado quando os sintomas não são puramente sensoriais ou quando a neuropatia é duradoura. Recomenda-se realizar o seguinte:

- **Eletromiografia (EMG):** É realizada para determinar quais unidades musculares são afetadas por uma lesão por desnervação. Pequenos eletrodos de agulha são colocados em vários músculos e o padrão de atividade elétrica, tanto em repouso quanto com contração, é analisado. O teste pode ser utilizado para localizar uma lesão. O padrão de atividade elétrica também pode determinar um período para a lesão. Em outras palavras, pode determinar se há uma lesão preexistente que pode ter desmascarado e agravado a neuropatia atual e clinicamente aparente.

- **Testes de condução nervosa:** Um dispositivo semelhante ao estimulador de PN é fixado sobre vários nervos na área afetada. A estimulação de um nervo gera uma forma de onda característica, que permite ao neurologista identificar

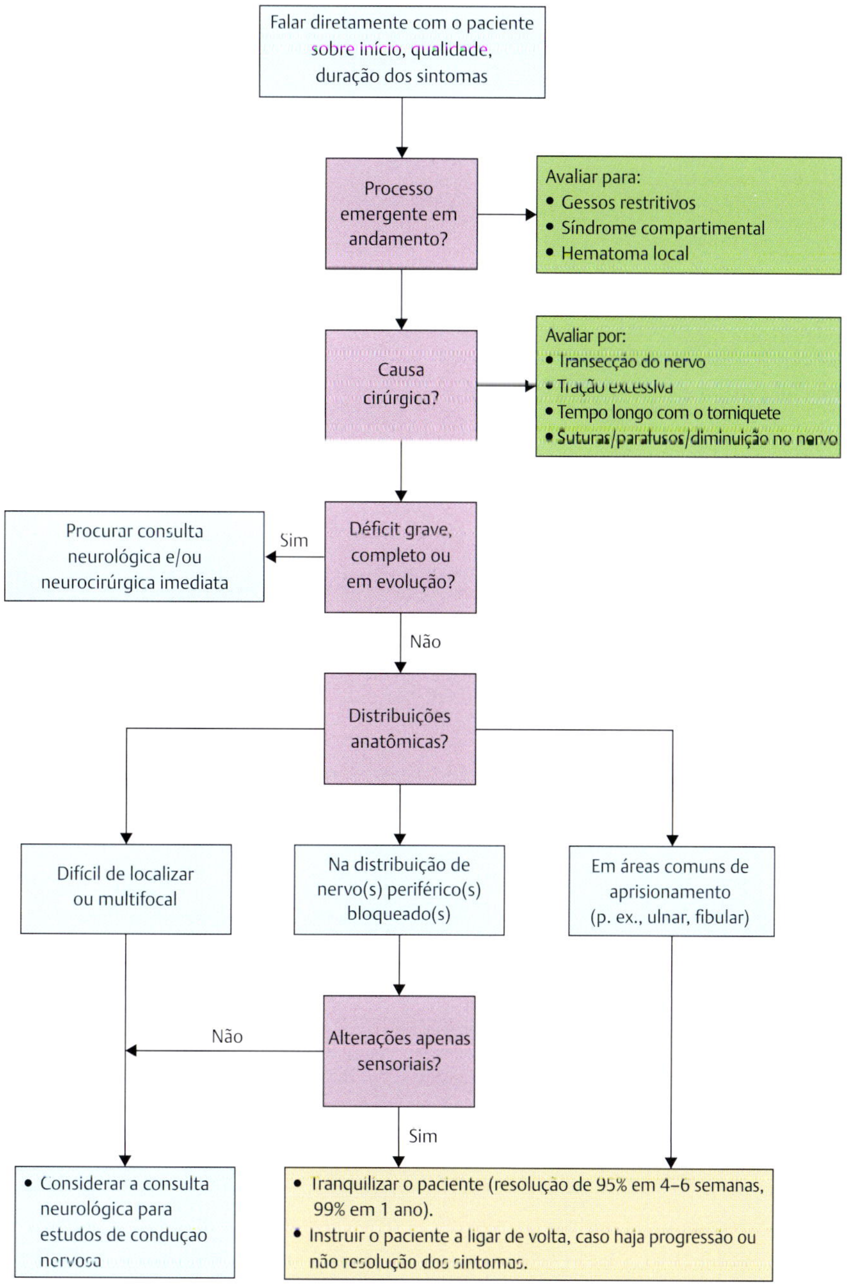

FIGURA 10–2. Fluxograma da abordagem prática do manejo de um paciente com déficit neurológico após o bloqueio do nervo periférico.

um bloqueio de condução. Ela pode ser utilizada para determinar o nível provável em que ocorreu a lesão, que pode ser utilizada para decifrar a possível causa reversível, como compressão pelo fragmento ósseo etc.

O momento ideal do teste eletrofisiológico depende da indicação. Quando realizada 2 a 3 dias após o início da lesão, a EMG também pode fornecer informações sobre a integridade da lesão (prognóstico), bem como informações sobre a duração da lesão, que pode ter ramificações médico-legais, particularmente se a lesão for considerada anterior ao bloqueio do nervo ou procedimento cirúrgico. Como tal, isso pode ser visto como um exame “basal”. Mais informações são obtidas aproximadamente 4 semanas após a lesão, quando as alterações eletrofisiológicas apresentaram oportunidade de evoluir completamente.

Prevenção

Prevenir a lesão nervosa durante a prática do bloqueio do nervo é primordial. Consultar o Capítulo 6. A seguir estão várias recomendações utilizadas no ensino do NYSORA.

- Evitar bloqueios em pacientes com déficit neurológico existente, a menos que o benefício claro para o paciente seja evidente.
- Utilizar o monitoramento triplo: orientação por ultrassonografia (US) (confirmar a injeção extraneural), estimulação nervosa (sem resposta motora < 0,5 mA) e monitoramento da pressão de injeção (pressão de injeção de abertura < 15 psi) e sempre documentar totalmente os procedimentos (Figura 10–3).
- Interromper a injeção quando o paciente manifestar dor grave durante o avanço da agulha ou administração de LA.
- No entanto, a maioria dos pacientes manifesta algum grau de desconforto durante o avanço da agulha e injeção de LA, tornando a dor na injeção inespecífica. Por outro lado, o monitoramento objetivo é recomendado.
- Interromper o avanço da agulha quando uma resposta motora induzida ocorre (0,5 mA; 0,1 ms). Uma resposta motora distal nessa intensidade de corrente indica a relação íntima agulha-nervo, contato agulha-nervo ou colocação intraneural da agulha.
- Nem a presença ou ausência de parestesia é inteiramente preditiva de lesão do nervo.
- Evitar alta pressão de injeção de abertura durante a injeção. Um monitor de pressão de injeção pode detectar a injeção em espaços teciduais pouco complacentes, como um fascículo nervoso.

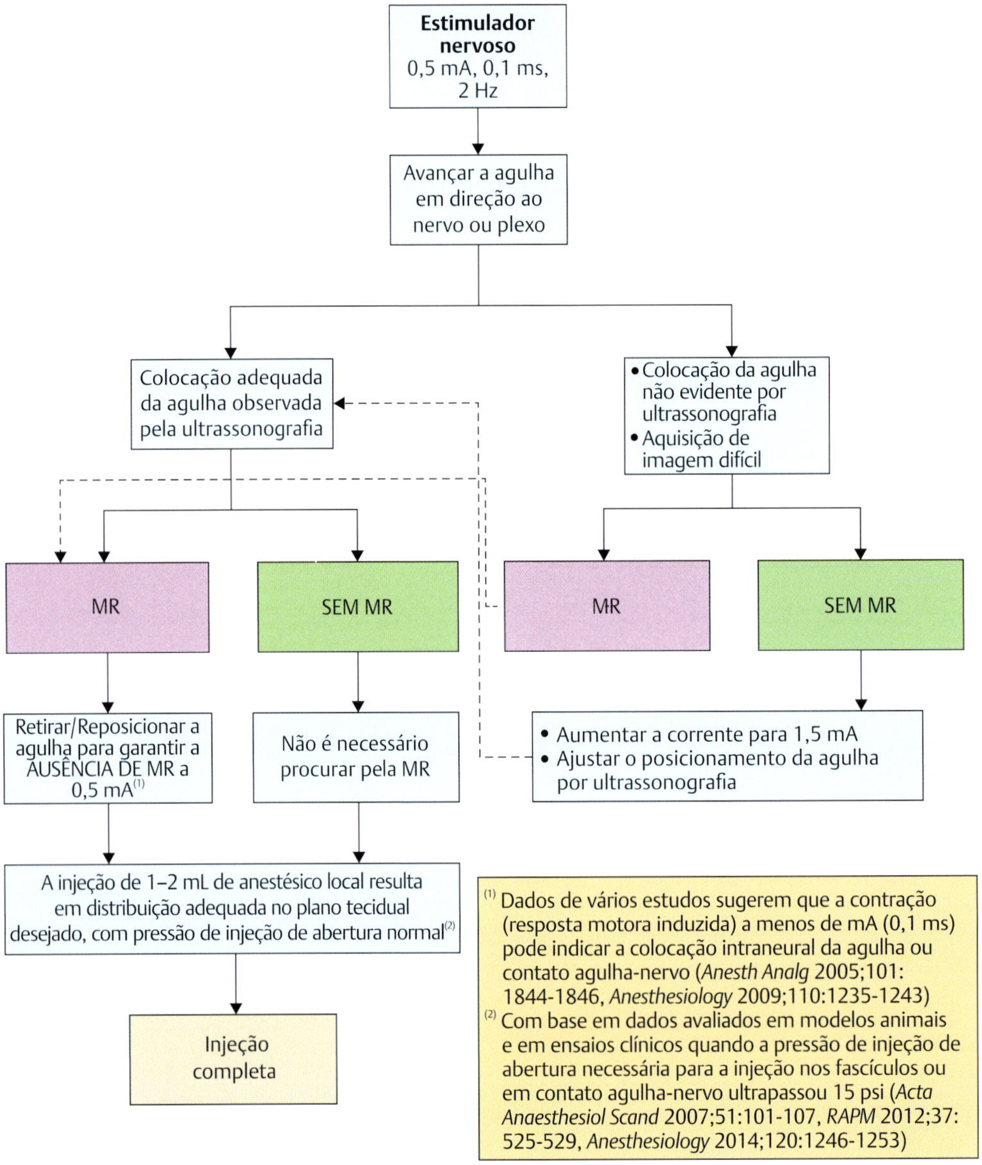

FIGURA 10–3. Fluxograma que descreve a ordem para monitorar corretamente os procedimentos de bloqueio do nervo, combinando ultrassonografia, estimulação do nervo e monitoramento da pressão de injeção (monitoramento triplo). MR, resposta motora.

- Utilizar a US para evitar o contato agulha-nervo e detectar a injeção intraneural. Observar que no momento em que a US detecta a injeção intraneural, já pode ser tarde demais para evitar a lesão (ou seja, mesmo uma pequena quantidade de solução injetada é suficiente para romper o fascículo e lesionar os axônios).

LEITURAS SUGERIDAS

Altermatt FR, Cummings TJ, Auten KM, et al. Ultrasonographic appearance of intraneural injections in the porcine model. *Reg Anesth Pain Med.* 2010;35(2):203-206.

Bigeleisen PE, Moayeri N, Groen GJ. Extraneural versus intraneural stimulation thresholds during ultrasound guided supraclavicular block. *Anesthesiology.* 2009;110(6):1235-1243.

Bigeleisen PE. Nerve puncture and apparent intraneural injection during ultrasound-guided axillary block does not invariably result in neurologic injury. *Anesthesiology.* 2006;105(4):779-783.

Borgeat A, Blumenthal S. Nerve injury and regional anaesthesia. *Curr Opin Anaesthesiol.* 2004;17(5):417-421.

Brull R, Hadzic A, Reina MA, Barrington MJ. Pathophysiology and etiology of nerve injury following peripheral nerve blockade. *Reg Anesth Pain Med.* 2015;40:479-490.

Brull R, McCartney CJL, Chan VWS, El-Beheiry H. Neurological complications after regional anesthesia: contemporary estimates of risk. *Anesth Analg.* 2007;104(4):965-974.

Fredrickson MJ. Case report: neurological deficit associated with intraneural needle placement without injection. *Can J Anaesth.* 2009;56(12):935-938.

Gold MS. Spinal nerve ligation: what to blame for the pain and why. *Pain.* 2000;84(2-3):117-120.

Hadzic A, Dilberovic F, Shah S, et al. Combination of intraneural injection and high injection pressure leads to fascicular injury and neurologic deficits in dogs. *Reg Anesth Pain Med.* 2004;29(5):417-423.

Helander EM, Kaye AJ, Eng MR, et al. Regional nerve blocks-best practice strategies for reduction in complications and comprehensive review. *Curr Pain Headache Rep.* 2019;23(6):43.

Hewson DW, Bedforth NM, Hardman JG. Peripheral nerve injury arising in anaesthesia practice. *Anaesthesia.* 2018;73:51-60.

Hogan QH. Pathophysiology of peripheral nerve injury during regional anesthesia. *Reg Anesth Pain Med.* 2008;33(5):435-441.

Inglis JT, Leeper JB, Wilson LR, Gandevia SC, Burke D. The development of conduction block in single human axons following a focal nerve injury. *J Physiol (Lond).* 1998;513(Pt 1):127-133.

Iohom G, Lan GB, Diarra DP, et al. Long-term evaluation of motor function following intraneural injection of ropivacaine using walking track analysis in rats. *Br J Anaesth.* 2005;94(4):524-529.

Kalichman MW, Moorhouse DF, Powell HC, Myers RR. Relative neural toxicity of local anesthetics. *J Neuropathol Exp Neurol.* 1993;52(3):234-240.

Kitagawa N, Oda M, Totoki T. Possible mechanism of irreversible nerve injury caused by local anesthetics: detergent properties of local anesthetics and membrane disruption. *Anesthesiology.* 2004;100(4):962-967.

Liu SS, Zayas VM, Gordon MA, et al. A prospective, randomized, controlled trial comparing ultrasound versus nerve stimulator guidance for interscalene block for ambulatory shoulder surgery for postoperative neurological symptoms. *Anesth Analg.* 2009;109(1):265-271.

Loubert C, Williams SR, Hélie F, Arcand G. Complication during ultrasound-guided regional block: accidental intravascular injection of local anesthetic. *Anesthesiology.* 2008;108(4):759-760.

Lupu CM, Kiehl T, Chan VWS, et al. Nerve expansion seen on ultrasound predicts histologic but not functional nerve injury after intraneural injection in pigs. *Reg Anesth Pain Med.* 2010;35(2):132-139.

McCombe K, Bogod D. Regional anaesthesia: risk, consent and complications. *Anaesthesia.* 2021;76(Suppl 1):18-26.

Moayeri N, Groen GJ. Differences in quantitative architecture of sciatic nerve may explain differences in potential vulnerability to nerve injury, onset time, and minimum effective anesthetic volume. *Anesthesiology.* 2009;111(5):1128-1134.

Myers RR, Kalichman MW, Reisner LS, Powell HC. Neurotoxicity of local anesthetics: altered perineurial permeability, edema, and nerve fiber injury. *Anesthesiology.* 1986;64(1):29-35.

O'Flaherty D, McCartney CJL, Ng SC. Nerve injury after peripheral nerve blockade: current understanding and guidelines. *BJA Educ.* 2018;18:384-390.

Robards C, Hadzic A, Somasundaram L, et al. Intraneural injection with low-current stimulation during popliteal sciatic nerve block. *Anesth Analg.* 2009;109(2):673-677.

Rodríguez J, Taboada M, Blanco M, et al. Intraneural catheterization of the sciatic nerve in humans: a pilot study. *Reg Anesth Pain Med.* 2008;33(4):285-290.

Russon K, Blanco R. Accidental intraneural injection into the musculocutaneous nerve visualized with ultrasound. *Anesth Analg.* 2007;105(5):1504-1505.

Sala-Blanch X, López AM, Carazo J, et al. Intraneural injection during nerve stimulator-guided sciatic nerve block at the popliteal fossa. *Br J Anaesth.* 2009;102(6):855-861.

Sala-Blanch X, Pomés J, Matute P, et al. Intraneural injection during anterior approach for sciatic nerve block. *Anesthesiology.* 2004;101(4):1027-1030.

Sala-Blanch X, Ribalta T, Rivas E, et al. Structural injury to the human sciatic nerve after intraneural needle insertion. *Reg Anesth Pain Med.* 2009;34(3):201-205.

Schafhalter-Zoppoth I, Zeitz ID, Gray AT. Inadvertent femoral nerve impalement and intraneural injection visualized by ultrasound. *Anesth Analg.* 2004;99(2):627-628.

Seddon HJ. Three types of nerve injury. *Brain.* 1943;66(4): 237-288.

Selander D, Dhunér KG, Lundborg G. Peripheral nerve injury due to injection needles used for regional anesthesia. An experimental study of the acute effects of needle point trauma. *Acta Anaesthesiol Scand.* 1977;21(3):182-188.

Shah S, Hadzic A, Vloka JD, et al. Neurologic complication after anterior sciatic nerve block. *Anesth Analg.* 2005;100(5): 1515-1517.

Sorenson EJ. Neurological injuries associated with regional anesthesia. *Reg Anesth Pain Med.* 2008;33(5):442-448.

Steinfeldt T, Nimphius W, Werner T, et al. Nerve injury by needle nerve perforation in regional anaesthesia: does size matter? *Br J Anaesth.* 2010;104(2):245-253.

Sugimoto Y, Takayama S, Horiuchi Y, Toyama Y. An experimental study on the perineurial window. *J Peripher Nerv Syst.* 2002;7(2):104-111.

Theron PS, Mackay Z, Gonzalez JG, Donaldson N, Blanco R. An animal model of "syringe feel" during peripheral nerve block. *Reg Anesth Pain Med.* 2009;34(4):330-332.

Tsai TP, Vuckovic I, Dilberovic F, et al. Intensity of the stimulating current may not be a reliable indicator of intraneural needle placement. *Reg Anesth Pain Med.* 2008;33(3):207-210.

Voelckel WG, Klima G, Krismer AC, et al. Signs of inflammation after sciatic nerve block in pigs. *Anesth Analg.* 2005;101(6):1844-1846.

Whitlock EL, Brenner MJ, Fox IK, et al. Ropivacaine-induced peripheral nerve injection injury in the rodent model. *Anesth Analg.* 2010;111(1):214-220.

11 Preparação para Anestesia Regional e Manejo Perioperatório

Introdução

A prática da anestesia regional envolve a avaliação pré-operatória, informações do paciente, preparação adequada, monitoramento objetivo da administração do bloqueio e monitoramento de parâmetros respiratórios e cardiovasculares. Essas atividades devem ser padronizadas e registradas como documentação padronizada, quando aplicável.

Este capítulo descreve as etapas sugeridas para o manejo perioperatório de pacientes que recebem anestesia regional. Embora as sugestões aqui se apliquem a todos os anestésicos regionais, mais informações aplicáveis, exclusivamente, aos procedimentos específicos, serão detalhadas em seus respectivos capítulos.

Avaliação e Informação Pré-Anestésica

- Avaliar as comorbidades relevantes para a anestesia e os bloqueios específicos (p. ex., sintomas neurológicos preexistentes, insuficiência respiratória para bloqueios da porção proximal do plexo braquial, distúrbios de coagulação/anticoagulantes).
- Discutir indicações e especificidades da técnica de anestesia regional com o paciente e obter consentimento informado, se aplicável.
- Avaliar a área anatômica da anestesia regional para contraindicações ou limitações potenciais que requerem abordagens alternativas (p. ex., cicatrizes, infecções, material de osteossíntese, incapacidade de posicionar ou expor adequadamente a área de interesse).
- Aplicar diretrizes de jejum semelhantes às da anestesia geral. Na ausência de contraindicações, permitir a ingestão de líquidos claros até 2 horas antes do procedimento cirúrgico.
- Ao contrário da anestesia geral, a remoção das próteses dentárias etc., normalmente não é necessária para pacientes que recebem anestesia regional.

Preparação do Paciente

- Garantir a privacidade e o conforto do paciente.
- Realizar uma lista de verificação (*checklist*) (a) na chegada do paciente e (b) pouco antes da intervenção.
- Confirmar o procedimento cirúrgico, procedimento de anestesia regional e o lado a ser anestesiado.
- Explicar ao paciente o procedimento planejado e o que esperar após o procedimento (ou seja, a duração e a distribuição do bloqueio sensorial-motor).
- Aplicar o padrão de monitoramento da American Society of Anesthesiologists (ASA).
- Iniciar o acesso intravenoso (IV).
- Posicionar o paciente para o procedimento planejado (consultar os capítulos sobre técnicas).
- Administrar oxigênio suplementar.
- Administrar analgesia IV e ansiólise conforme necessário, melhor como protocolo de rotina.

Equipamentos e Pessoal

- Estabelecer e treinar a equipe de enfermagem especializada da sala de bloqueio.
- Estabelecer protocolos padronizados para o equipamento em cada procedimento de anestesia regional comumente utilizado.
- Enfermeiras de bloco são essenciais para o serviço de anestesia regional. Seu serviço funciona melhor, também, quando o cuidado do paciente, técnicas de anestesia regional, equipamentos, indicações e cuidados perioperatórios são padronizados em todo o procedimento.
- Além da preparação do paciente, estabelecer e treinar a equipe de enfermagem para a preparação dos equipamentos de anestesia regional e auxiliar na realização do bloqueio:
  - Preparar o aparelho de ultrassonografia (US) e posicioná-lo corretamente, com ergonomia padronizada.
  - Auxiliar na configuração geral do aparelho de US (transdutor, modo, frequência, compensação de ganho de tempo, profundidade inicial).
  - Preparar o estimulador de nervos com as configurações corretas.
  - Preparar a bandeja de anestesia regional com a medicação protocolada, agulha, monitoramento da pressão de injeção (quando usado) etc. (Figura 11–1.)
  - Preparar luvas estéreis, capa estéril do transdutor de US e, para a colocação do cateter, um avental cirúrgico.

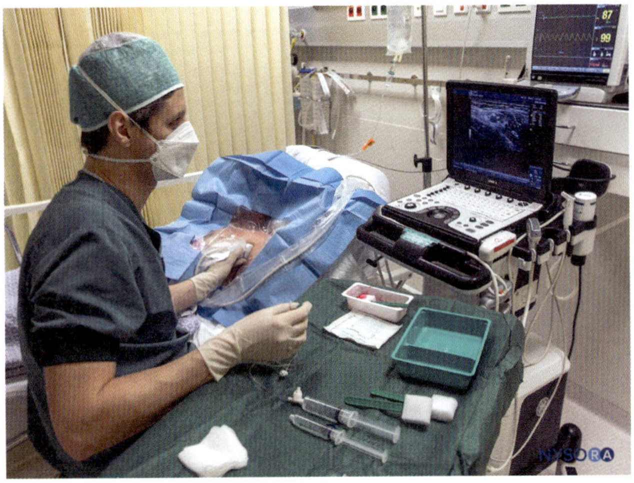

FIGURA 11–1. Configuração para bloqueio do nervo, incluindo uma bandeja de anestesia regional com a medicação protocolada, agulha estimuladora, monitoramento da pressão de injeção e capa protetora do transdutor.

Procedimento de Bloqueio

- Sempre que possível, manter contato verbal significativo com o paciente enquanto são explicadas as etapas ao longo do procedimento.
- Desenvolver um protocolo de instruções claras para a enfermeira do bloqueio para assegurar a assistência durante o procedimento de bloqueio.
- Considerar o uso do **RAPT** mnemônico para o monitoramento e apresentação de informações durante a injeção da anestesia regional:
  - **R**esposta: Resposta motora ausente a 0,5 mA, 0,1 ms, 2 Hz
  - **A**spiração: Negativa para sangue
  - **P**ressão: Pressão de injeção de abertura < 15 psi
  - Volume **T**otal de anestésico local (LA) administrado
- Assim que a injeção estiver concluída, certificar-se de que a extremidade está protegida (Figura 11–2).
- Designar uma única pessoa para a responsabilidade de remover com segurança os objetos pontiagudos da bandeja de bloqueio para evitar picadas acidentais da agulha na equipe do procedimento.
- Avaliar o bloqueio sensorial e motor antes do procedimento cirúrgico (Figura 11–3).

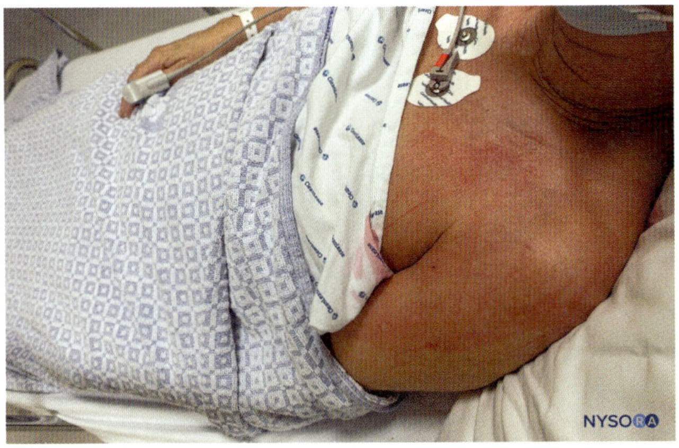

FIGURA 11–2. Braço protegido com um cobertor para evitar má posição inadvertida após bloqueio interescalênico do plexo braquial.

- Para bloqueios incompletos, considerar a administração de resgate ou bloqueio de repetição ou analgesia adicional, sedação ou anestesia geral.
- Documentar o procedimento de bloqueio (consultar o Capítulo 6 para detalhes sobre monitoramento e documentação).

Manejo Intraoperatório

- Aplicar o monitoramento da ASA.
- Administrar oxigênio suplementar.
- Garantir uma posição confortável para o paciente durante a cirurgia.
- Certificar-se de que a temperatura do paciente seja mantida por aquecimento (ou seja, ar forçado, cobertores quentes).
- Iniciar sedação titulada, conforme necessário; isso é feito de maneira adequada utilizando uma abordagem protocolada (p. ex., infusão alvo controlada [TCI] de propofol).
- Proteger os ouvidos do paciente do ruído da sala de cirurgia (OR) com tampões de ouvido, cobertores e/ou fones de ouvido com música. Isso pode aumentar substancialmente o conforto do paciente e a experiência dos cuidados perioperatórios, bem como diminuir a necessidade de sedação intraoperatória (Figura 11–4).
- Estabelecer um protocolo de rotina para administração intraoperatória de líquidos.
- Desenvolver e aplicar um protocolo de analgesia multimodal padronizada para todos os procedimentos cirúrgicos comuns (Figura 11–5).

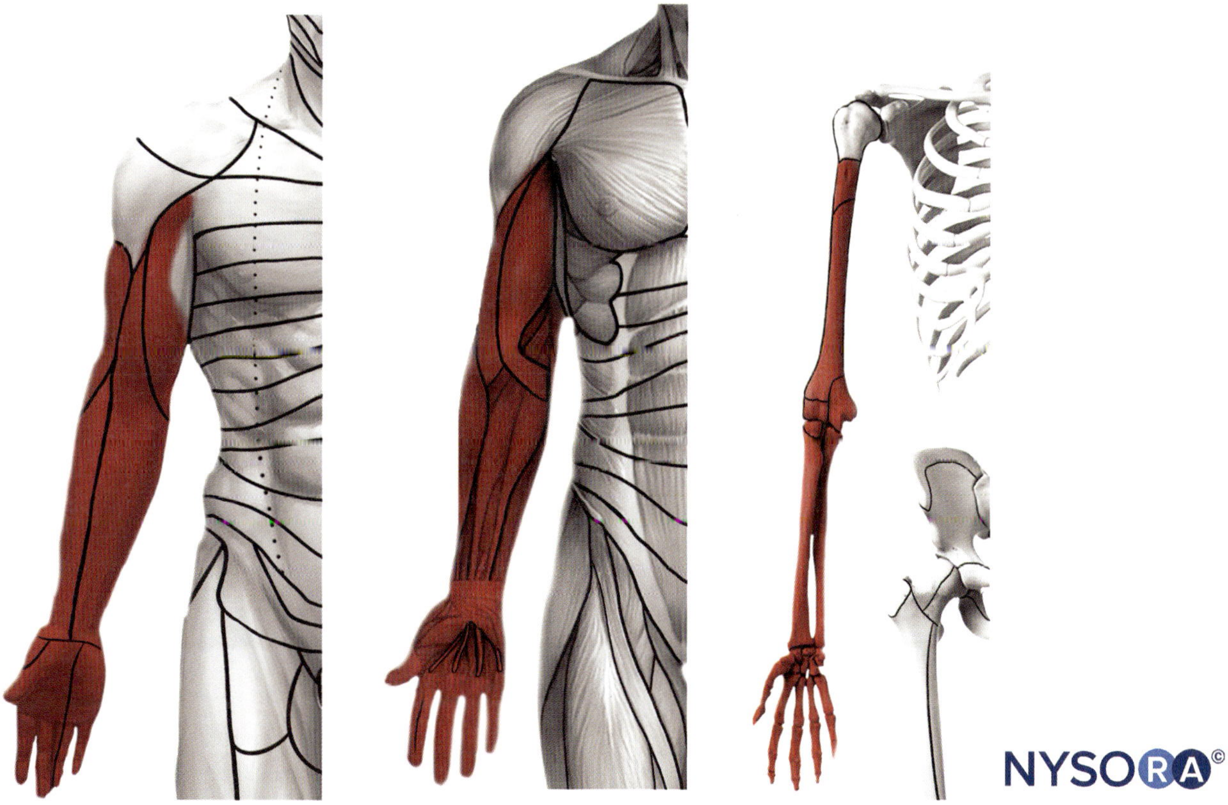

FIGURA 11–3. Exemplo de avaliação sensorial e motora padronizada para completude do bloqueio. Distribuição esperada do bloqueio após um bloqueio axilar.

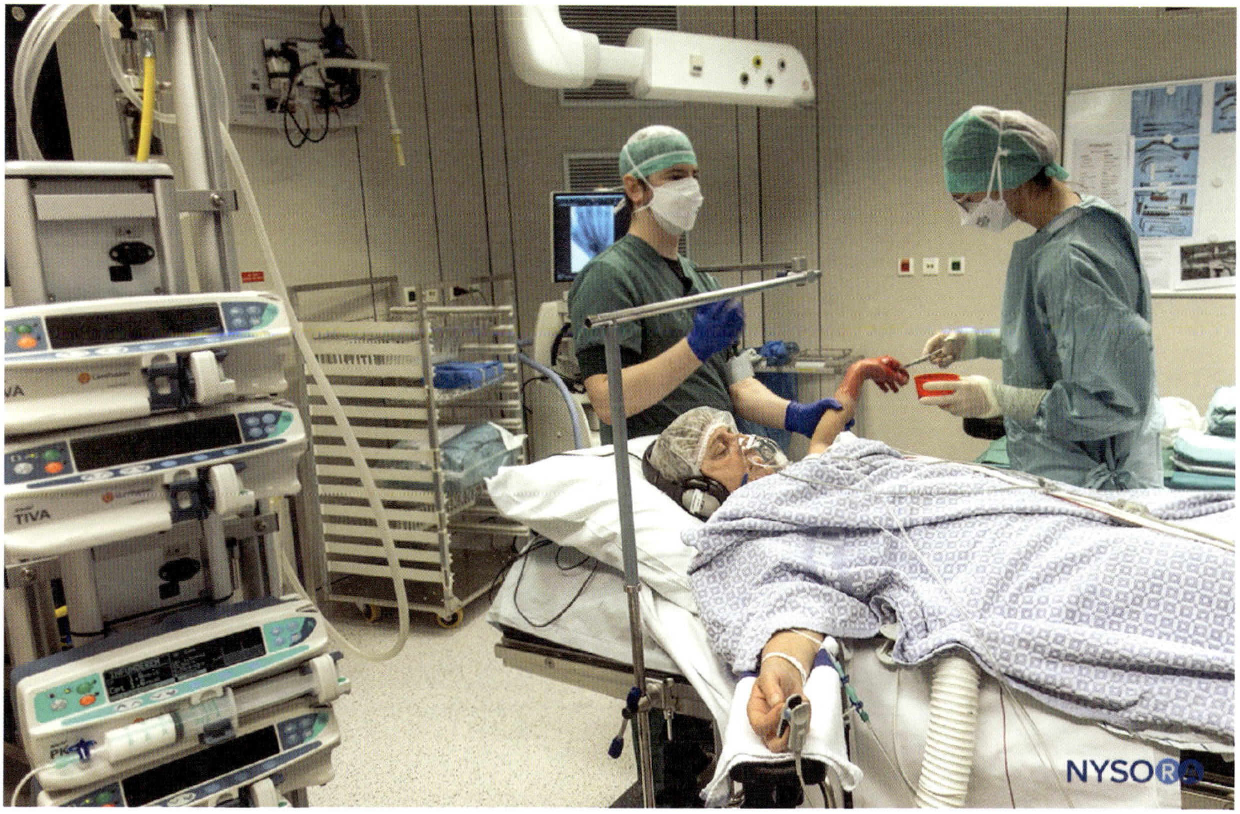

FIGURA 11–4. Exemplo de configuração intraoperatória, incluindo monitoramento padrão, sedação titulada, oxigênio suplementar, proteção contra ruído e sistema de aquecimento.

Manejo Pós-Operatório

- Acompanhar o paciente durante o transporte da OR para a unidade de cuidado pós-anestesia (PACU) ou unidade de cirurgia ambulatorial.
- Fornecer as informações essenciais de cuidados pós-operatórios (situação, antecedentes, avaliação, recomendação [SBAR]) aos enfermeiros que dão continuidade ao cuidado do paciente.
- Reforçar as informações verbais e/ou escritas ao paciente sobre os cuidados com a extremidade bloqueada.
- Garantir instruções adequadas para analgesia pós-operatória após a resolução do bloqueio.

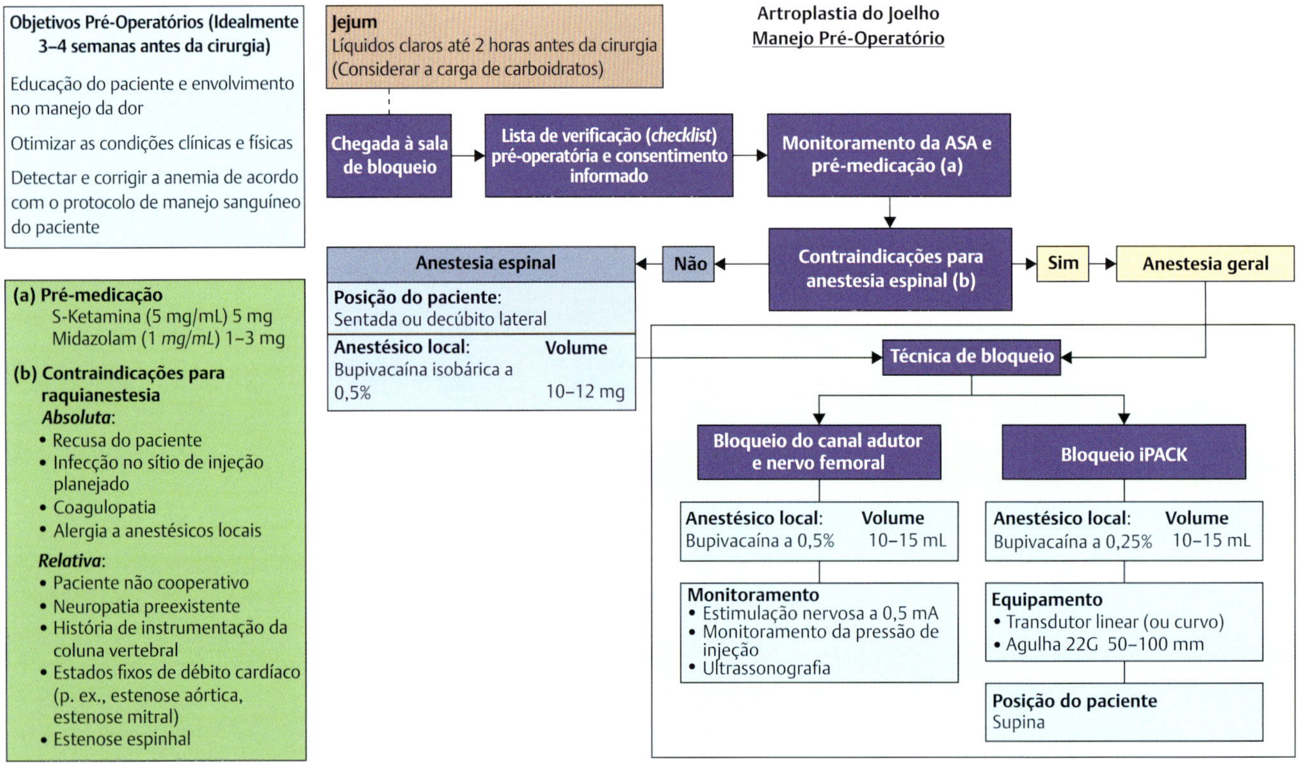

FIGURA 11–5. Exemplo de um protocolo perioperatório padronizado para um procedimento cirúrgico comum (p. ex., artroplastia do joelho).

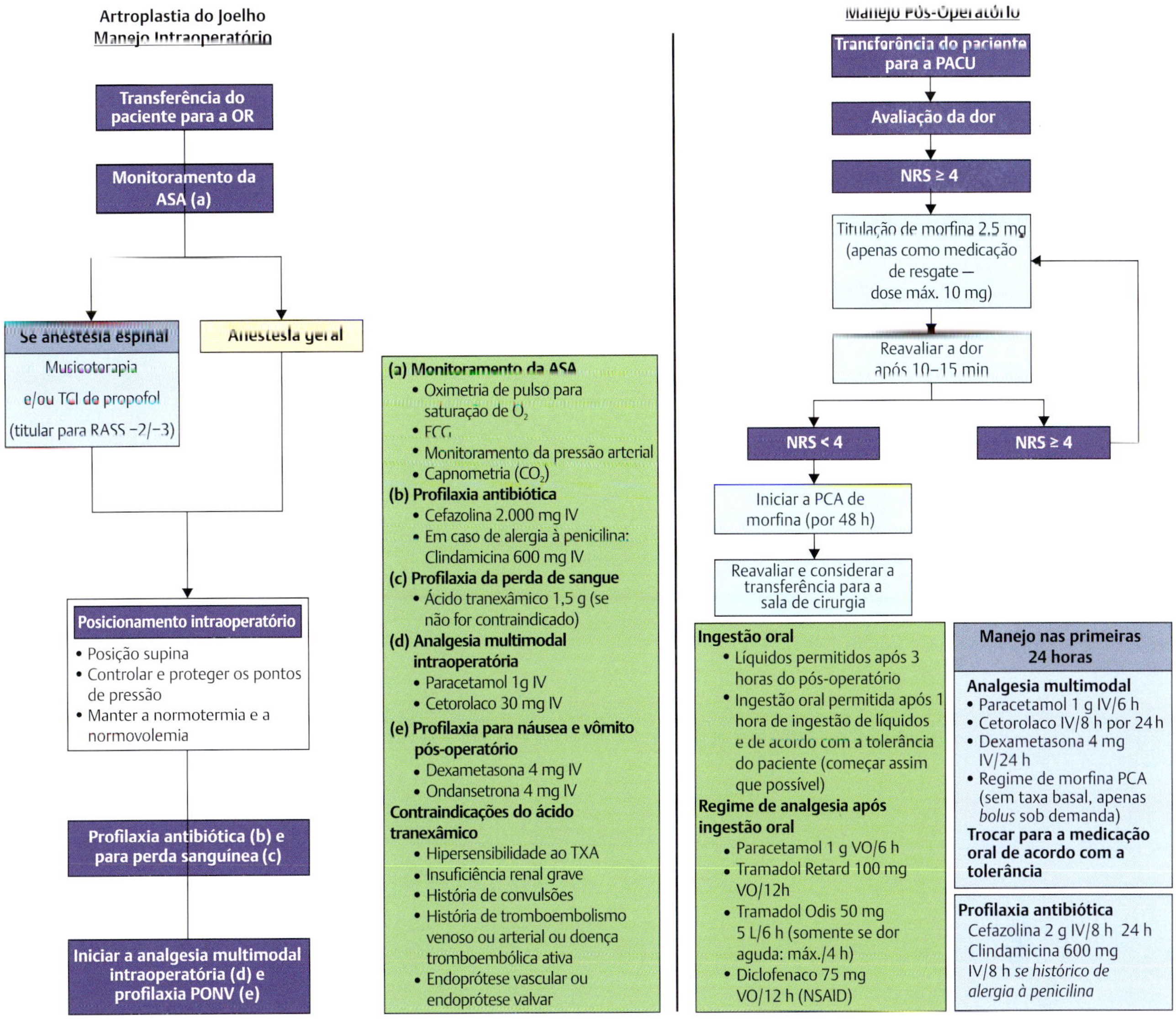

FIGURA 11–5. (*Continuação*)

LEITURAS SUGERIDAS

Balocco AL, Kransingh S, Lopez A, et al. Wrong-side nerve blocks and the use of checklists: part 1. *Anesthesiol News.* 2019;24-31.

Benhamou D, Auroy Y, Amalberti R. Safety during regional anesthesia: what do we know and how can we improve our practice? *Regional Anesthesia & Pain Medicine.* 2010;35:1-3.

Brahmbhatt, A., Barrington, M.J. Quality assurance in regional anesthesia: current status and future directions. *Curr Anesthesiol Rep.* 2013;3:215-222.

Hade AD, Okano S, Pelecanos A, Chin A. Factors associated with low levels of patient satisfaction following peripheral nerve block. *Anaesth Intensive Care.* 2021;30:31.

Henshaw DS, Turner JD, Dobson SW, et al. Preprocedural checklist for regional anesthesia: impact on the incidence of wrong-site nerve blockade (an 8-year perspective). *Reg Anesth Pain Med.* 2019;44(2):201-205.

Lo LWT, Suh J, Chen JY, et al. Early postoperative pain after total knee arthroplasty is associated with subsequent poorer functional outcomes and lower satisfaction. *J Arthroplasty.* 2021;25:S0883-5403.

Russell RA, Burke K, Gattis K. Implementing a regional anesthesia block nurse team in the perianesthesia care unit increases patient safety and perioperative efficiency. *J Perianesth Nurs.* 2013;28(1):3-10.

SEÇÃO 2

Bloqueios em Cabeça e Pescoço

Capítulo 12 Bloqueio do Plexo Cervical 131

12 Bloqueio do Plexo Cervical

BLOQUEIO EM RESUMO

Bloqueio dos ramos do plexo cervical (C2-C4).

- **Indicações:** Anestesia e/ou analgesia para cirurgia da carótida, cirurgia da tireoide e superficial do pescoço, tratamento de espasmo muscular cervical e analgesia para fratura da clavícula.
- **Objetivo:** Anestésico local (AL) propagar-se em torno dos ramos do plexo cervical.
- **Volume de anestésico local:** 5 a 8 mL.

Considerações Gerais

O bloqueio do plexo cervical é uma técnica bem estabelecida tradicionalmente realizada usando-se pontos de referência anatômicos externos antes da introdução da ultrassonografia (US).

Embora a terminologia e a descrição das fáscias cervicais possam ser inconsistentes, há três acessos comuns para o bloqueio do plexo cervical (Figura 12-1).

1. Técnica da injeção profunda: O AL pode ser depositado no espaço paravertebral de C2-C4, profundamente à fáscia pré-vertebral, para bloquear o plexo inteiro. *Nota:* Esta

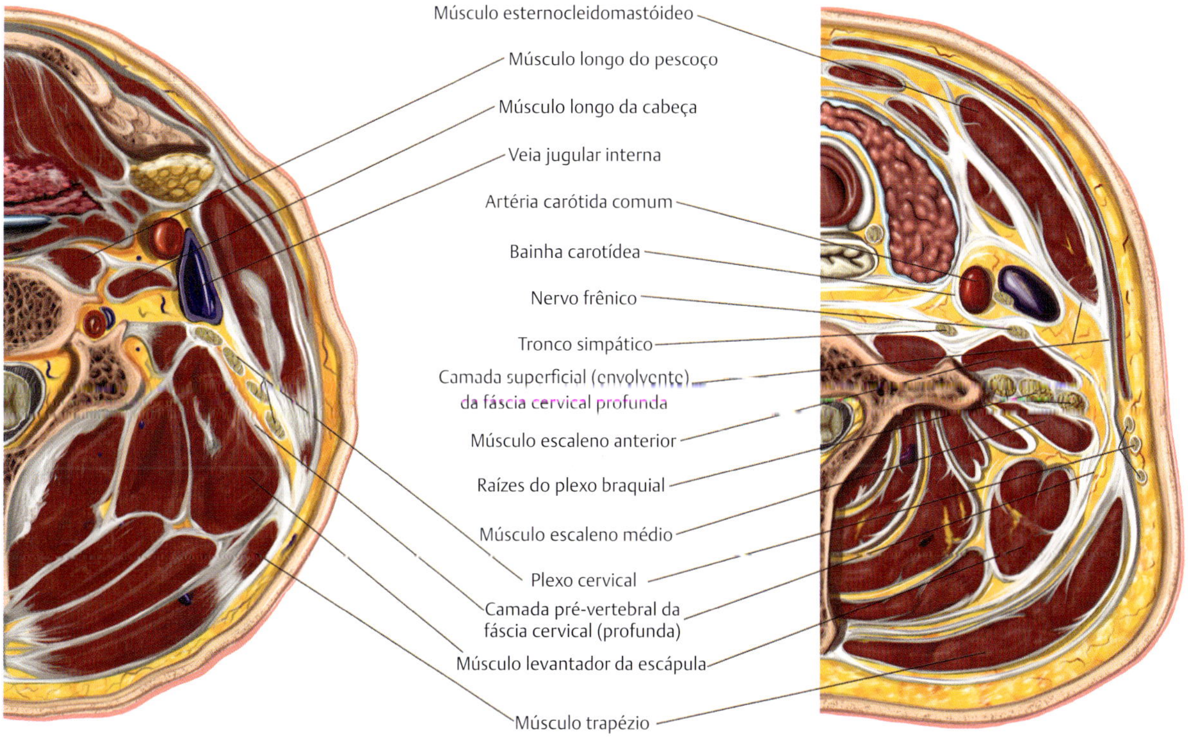

FIGURA 12-1. Anatomia em corte transversal do plexo cervical no nível de C4 e no nível de C6.

técnica é mais precisamente denominada bloqueio paravertebral dos nervos espinais C2-C4, e não "plexo cervical profundo".

2. Técnica intermediária: O AL é injetado no nível do processo transverso de C4, entre a fáscia pré-vertebral e a camada que envolve a fáscia cervical profunda, para bloquear ramos superficiais do plexo.
3. Técnica superficial: No nível de C6, o AL é injetado pela via subcutânea e superficialmente à fáscia cervical profunda, para bloquear todos os ramos ou ramos cutâneos específicos.

Uma técnica de injeção profunda traz um risco mais alto de injeção no canal vertebral ou na artéria vertebral ou, ainda, de bloqueio dos nervos cranianos. Portanto, neste capítulo, descrevemos as técnicas intermediária e superficial, que são mais seguras e igualmente efetivas para a maioria das indicações. Há poucas ou nenhuma indicação para um bloqueio do plexo cervical profundamente à fáscia pré-vertebral. Além disso, as técnicas de injeção profunda bilateral não são recomendadas em vista do potencial de falência respiratória e de obstrução das vias aéreas causadas por um bloqueio bilateral dos nervos vago, hipoglosso e frênico.

Riscos Específicos

Os riscos incluem tosse paroxística, bloqueio recorrente ou do nervo frênico, disfagia, disfonia, síndrome de Horner e bloqueio do gânglio estrelado.

Anatomia

O plexo cervical se origina dos ramos anteriores de C1-C4. O ramo anterior de C1 (nervo suboccipital) é um nervo motor não bloqueado como parte da técnica de bloqueio do plexo cervical descrita. Desse modo, define-se melhor um *bloqueio do plexo cervical* como aqueles dos ramos anteriores de C2 a C4. Os ramos anteriores de C1-C4 do plexo cervical se combinam em três alças, das quais surgem os ramos profundos e superficiais (Figura 12-2). O plexo cervical se conecta aos nervos hipoglosso, glossofaríngeo e vago, bem como ao tronco simpático, assim contribuindo para a inervação de músculos e estruturas relevantes para o controle das vias aéreas, para a função respiratória, a fonação e a deglutição.

Os ramos musculares profundos inervam os músculos do pescoço. O nervo frênico (C3-C5) fornece inervação ao diafragma. Os ramos sensitivos superficiais são os nervos occipital menor, auricular magno, cervical transverso e supraclavicular, que inervam a pele e estruturas superficiais da cabeça, pescoço e ombro (Figura 12-3).

Os ramos superficiais do plexo emergem da fáscia pré-vertebral entre os músculos longo da cabeça e escaleno médio e correm ao longo da face posterior do músculo esternocleidomastoídeo (ECM). Subsequentemente, ramos emergem de trás da borda posterior do ECM, aproximadamente na intersecção com a veia jugular externa (ponto de Erb), localizada no ponto médio das inserções para a mastoide e a clavícula (Figura 12-4).

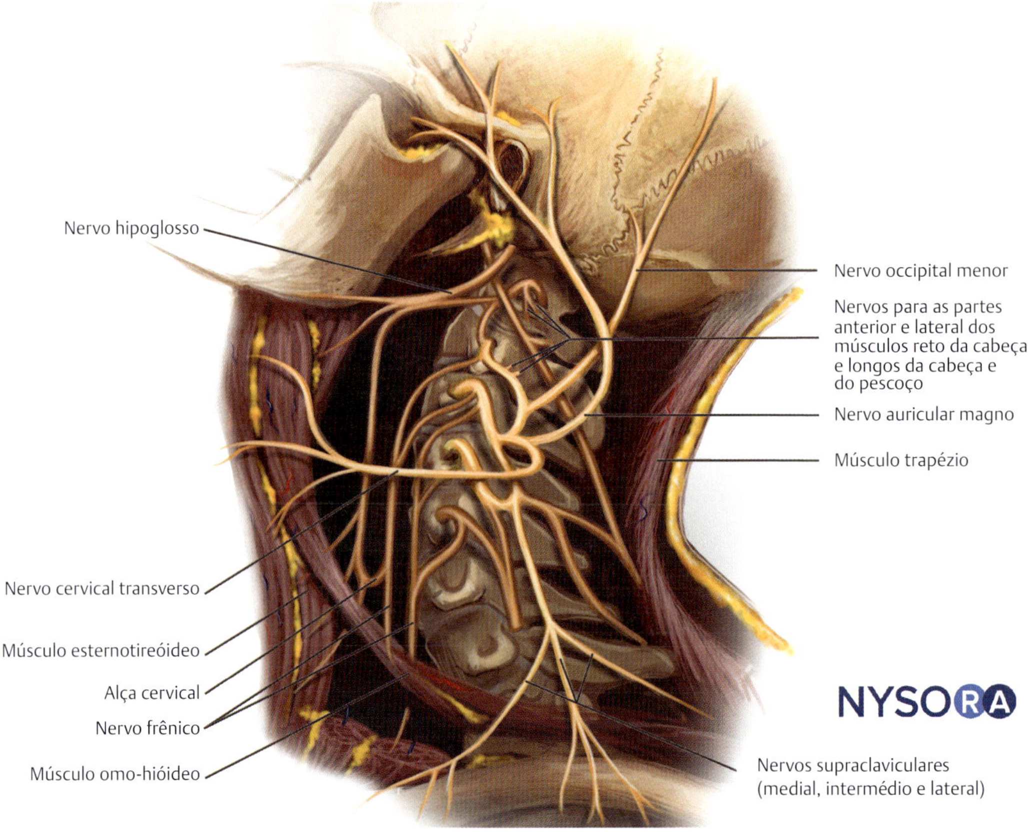

FIGURA 12-2. Anatomia do plexo cervical.

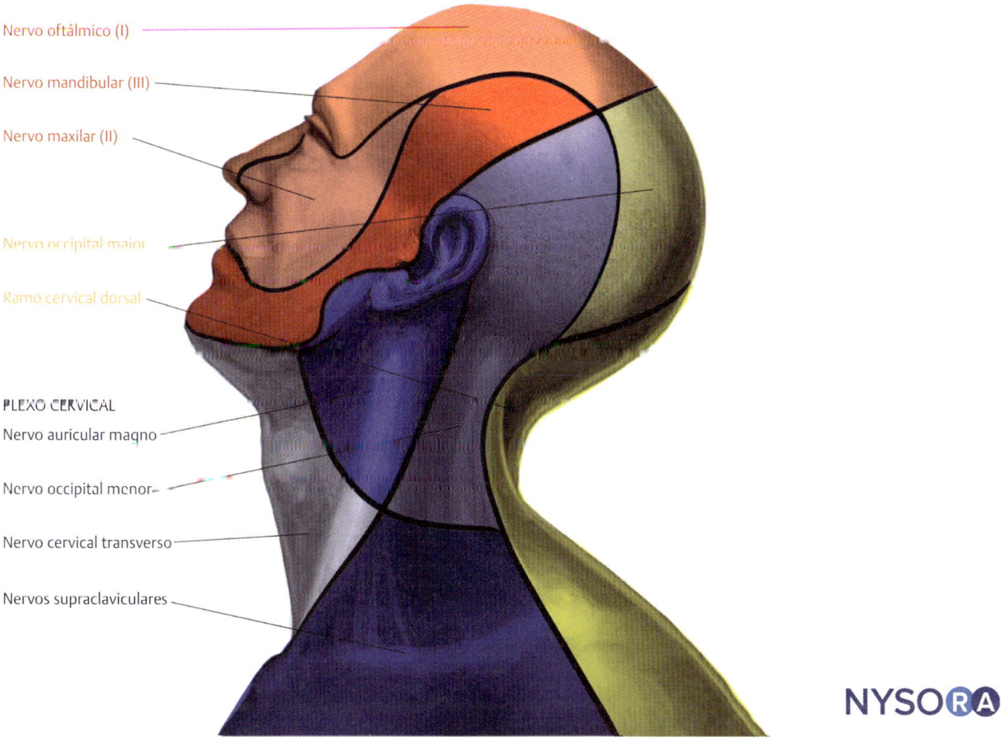

FIGURA 12-3. Distribuição do plexo cervical em dermátomos.

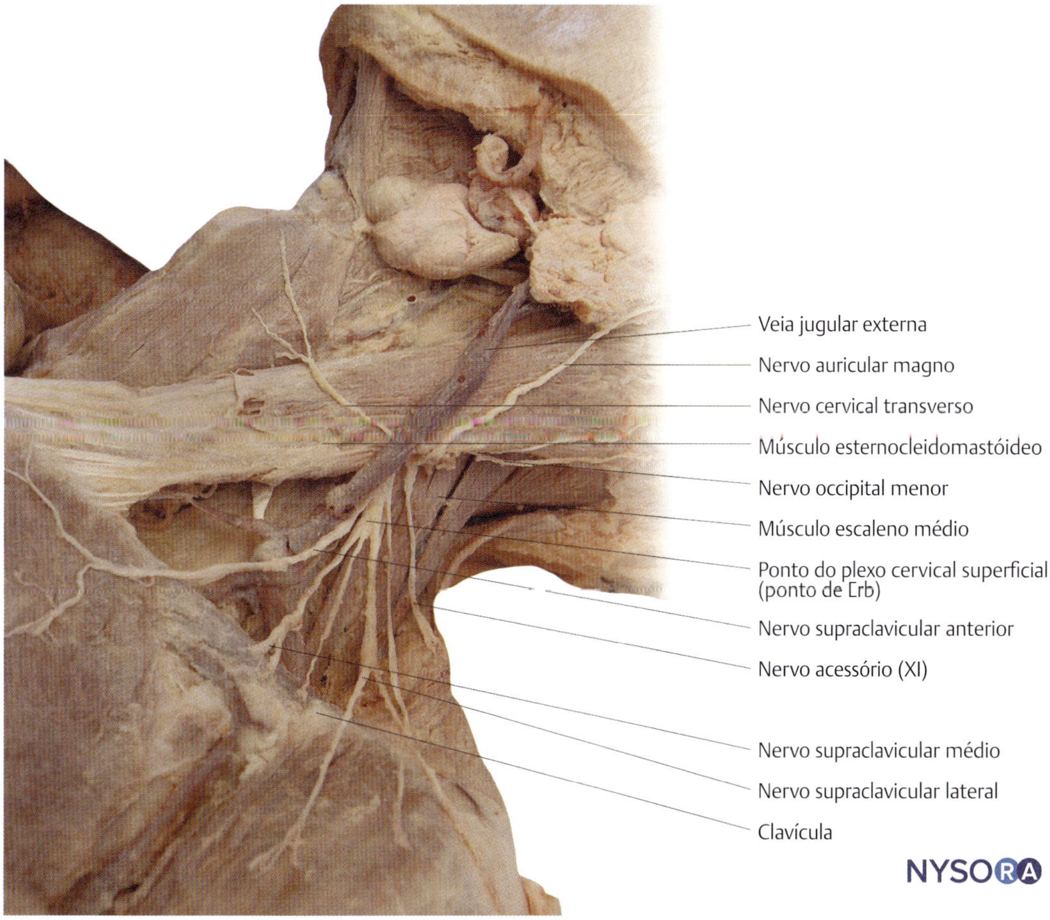

FIGURA 12-4. Dissecção dos ramos superficiais do plexo cervical, saindo no ponto de Erb.

Anatomia em Corte Transversal e Visualização por Ultrassonografia

Cranialmente ao processo transverso de C4, o plexo cervical se localiza na camada pré-vertebral da fáscia cervical profunda, em um sulco entre os músculos longo da cabeça e escaleno médio. No nível de C4-C5, o plexo se localiza superficialmente à fáscia pré-vertebral, sobre o sulco interescalênico, imediatamente profundo ao ECM (Figura 12-1).

Os ramos sensitivos, muitas vezes, podem ser visualizados como uma coleção de pequenos nódulos ovais hipoecoicos na US. Ocasionalmente, a imagem do nervo auricular magno é vista na parte superficial do ECM como estrutura redonda hipoecoica (Figura 12-5). No nível de C6-C7, pode-se ter a imagem de elementos do plexo cervical superficialmente em torno da borda posterior do ECM ou no plano subcutâneo (p. ex., ramos supraclaviculares) (Figura 12-6).

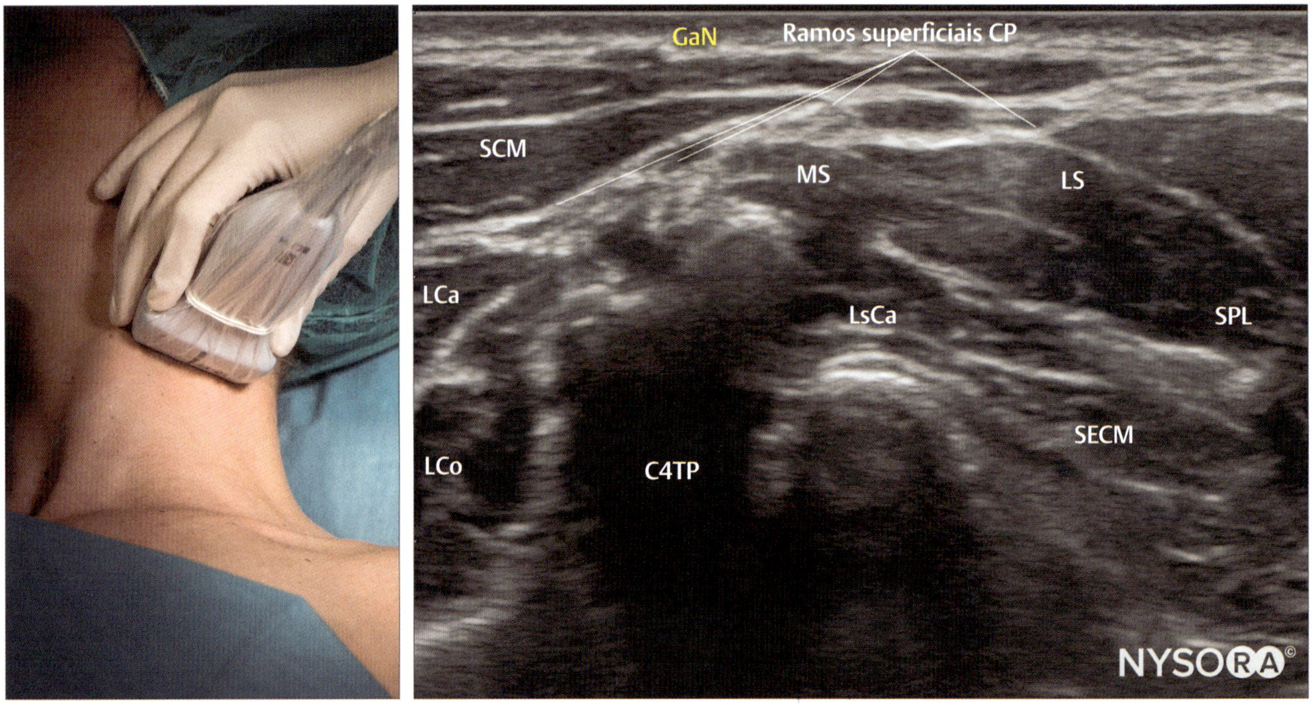

FIGURA 12-5. Posição do transdutor e sonoanatomia do plexo cervical no nível do processo transverso de C4. GaN, nervo auricular magno; SCM, músculo esternocleidomastóideo; LCa, músculo longo da cabeça; LCo, músculo longo do pescoço; MS, músculo escaleno médio; LsCa, músculo longuíssimo da cabeça; LS, músculo levantador da escápula; SPL, músculo esplênio da cabeça; SECM, músculo semiespinhal da cabeça.

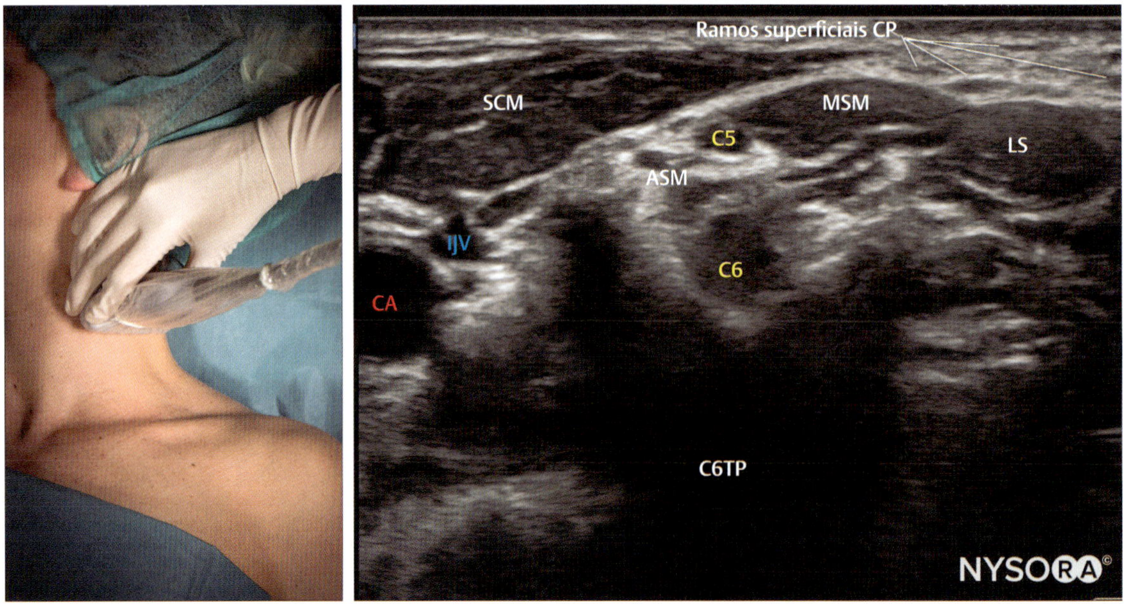

FIGURA 12-6. Posição do transdutor e sonoanatomia do plexo cervical no nível do processo transverso de C6. CA, artéria carótida; IJV, veia jugular interna; SCM, músculo esternocleidomastóideo; ASM, músculo escaleno anterior; MSM, músculo escaleno médio; LS, músculo levantador da escápula; CP, ramos superficiais do plexo cervical.

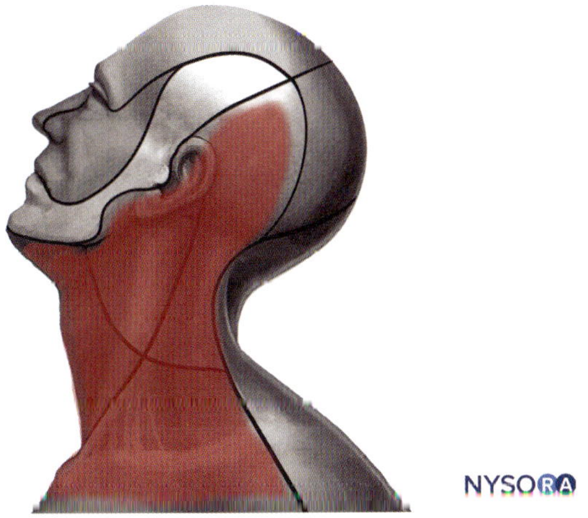

FIGURA 12-7. Distribuição da anestesia depois de um bloqueio do plexo cervical.

Distribuição da Anestesia e da Analgesia

O bloqueio superficial do plexo cervical resulta em anestesia da pele da parte anterolateral do pescoço, da região anteauricular, e das áreas retroauriculares, bem como da pele sobre a clavícula e imediatamente inferior a ela na parede torácica (Figura 12-7). O bloqueio intermediário também anestesia os ramos para o ECM e o nervo frênico.

Preparação do Bloqueio

Equipamento

- Transdutor: Transdutor linear de alta frequência
- Agulha: Agulha estimuladora de 50 mm, calibre 25 e bisel curto

Anestésico Local

Como os ramos superficiais do plexo cervical são nervos sensitivos, são adequadas baixas concentrações de AL (p. ex., ropivacaína 0,25%-0,5%, bupivacaína 0,25% ou lidocaína 1%).

Posicionamento do Paciente

O paciente é colocado em posição semissentada, em decúbito dorsal ou posição semilateral com a cabeça em extensão e rotação para o lado contralateral para expor o triângulo posterior do pescoço. Se a borda posterior do ECM estiver difícil de localizar, especialmente em pacientes obesos, pedir ao paciente para elevar a cabeça do leito facilita a identificação de sua borda posterior (Figura 12-8).

Técnica

Posição Inicial do Transdutor

Coloque o transdutor em uma orientação transversal na face lateral do pescoço, no ponto médio da borda posterior do ECM, aproximadamente transversal à veia jugular externa no nível da cartilagem tireóidea.

Técnica de Varredura

Identifique o ECM e deslize o transdutor posteriormente até a borda posterior afilada estar posicionada no meio da tela.

Deslizar o transdutor de maneira craniocaudal ajudará a identificar os ramos superficiais do plexo cervical como pequena coleção de nódulos hipoecoicos entre os músculos escalenos e o ECM em seu trajeto posterior e superficialmente (Figura 12-5).

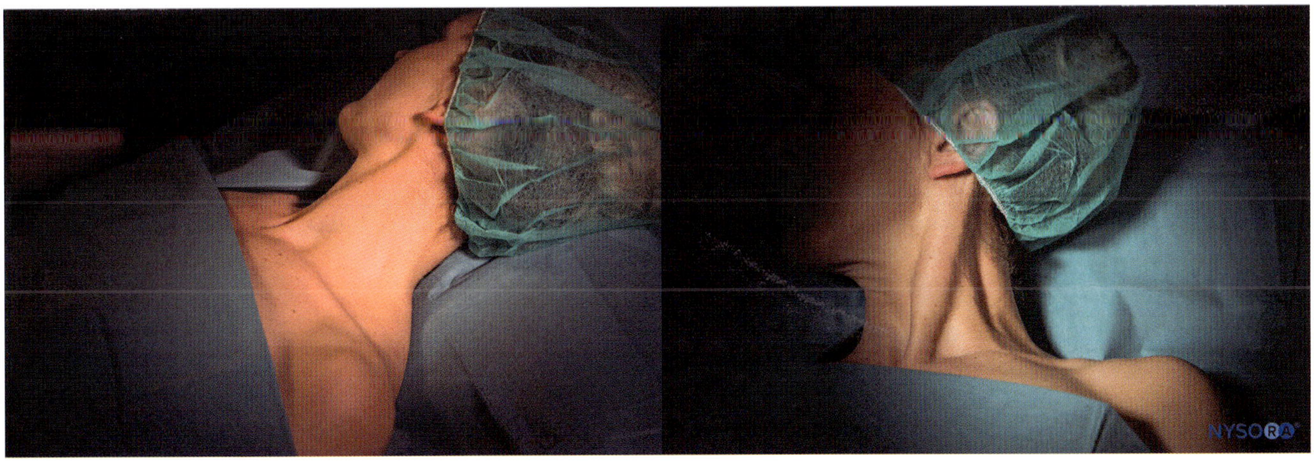

A B

FIGURA 12-8. (A) Posição do paciente para um bloqueio do plexo cervical. (B) Paciente com a cabeça elevada para facilitar a identificação do músculo esternocleidomastóideo.

Introdução da Agulha

Pode-se usar tanto uma abordagem dentro do plano como fora do plano. **Para a abordagem intermediária**, avance a agulha pela pele, platisma e camada de envolvimento da fáscia cervical profunda. Coloque a ponta da agulha adjacente aos ramos do plexo cervical entre os músculos escalenos e o ECM (Figuras 12-9). **Para a abordagem superficial,** injete o AL pela via subcutânea no ponto médio da borda posterior do ECM (Figura 12-10).

Distribuição do Anestésico Local

Após aspiração negativa, injete 1 a 2 mL de AL para confirmar a localização apropriada da ponta da agulha e complete o bloqueio com 5 a 8 mL, limitando a propagação medial até a bainha carotídea. Se a injeção de AL não parecer resultar em propagação linear superficialmente aos músculos escalenos, poderão ser necessárias injeções adicionais.

Pode-se usar uma **abordagem longitudinal** alternativa para a abordagem intermediária; coloque o transdutor no plano coronal acima do ECM sem a agulha para visualizar o plexo (Figura 12-11). Com essa técnica, a ponta da agulha é colocada no espaço entre a borda posterior do ECM e a fáscia pré-vertebral. O AL deve fazer uma camada ao longo desse espaço.

Dicas para Resolução de Problemas

- A cirurgia da carótida também exige bloqueio dos ramos do nervo glossofaríngeo. Isso pode ser efetuado no intraoperatório injetando-se AL dentro da bainha da artéria carótida.

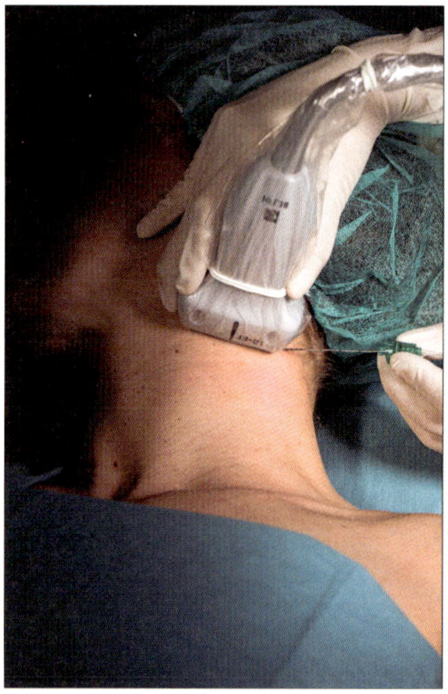

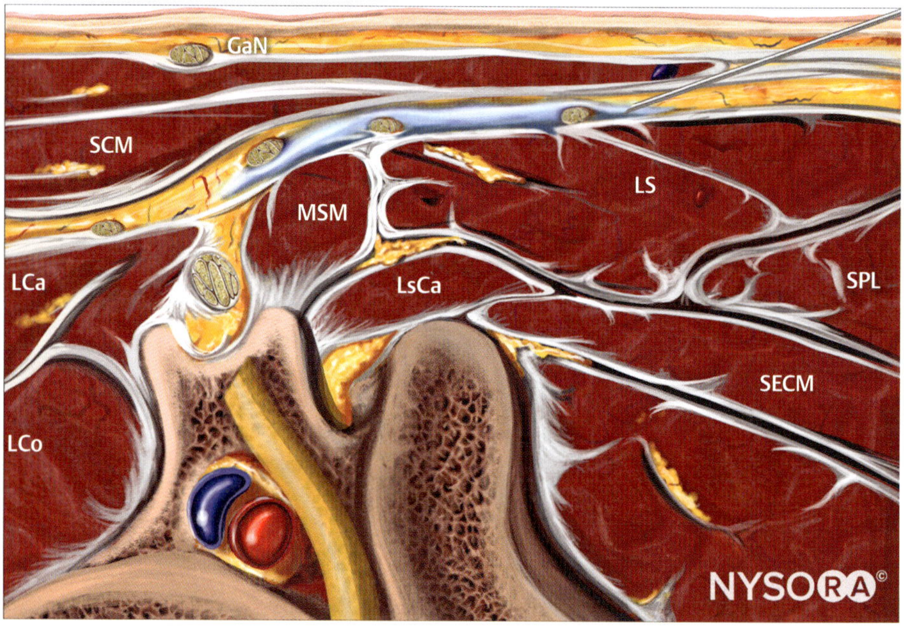

FIGURA 12-9. Bloqueio do plexo cervical (acesso intermediário). Sonoanatomia reversa com introdução da agulha dentro do plano. GaN, nervo auricular mago; SCM, músculo esternocleidomastóideo; LCa, músculo longo da cabeça; LCo, músculo longo do pescoço; MSM, músculo escaleno médio; LsCa, músculo longuíssimo da cabeça; LS, músculo levantador da escápula; SPL, músculo esplênio da cabeça; SECM, músculo semiespinhal da cabeça.

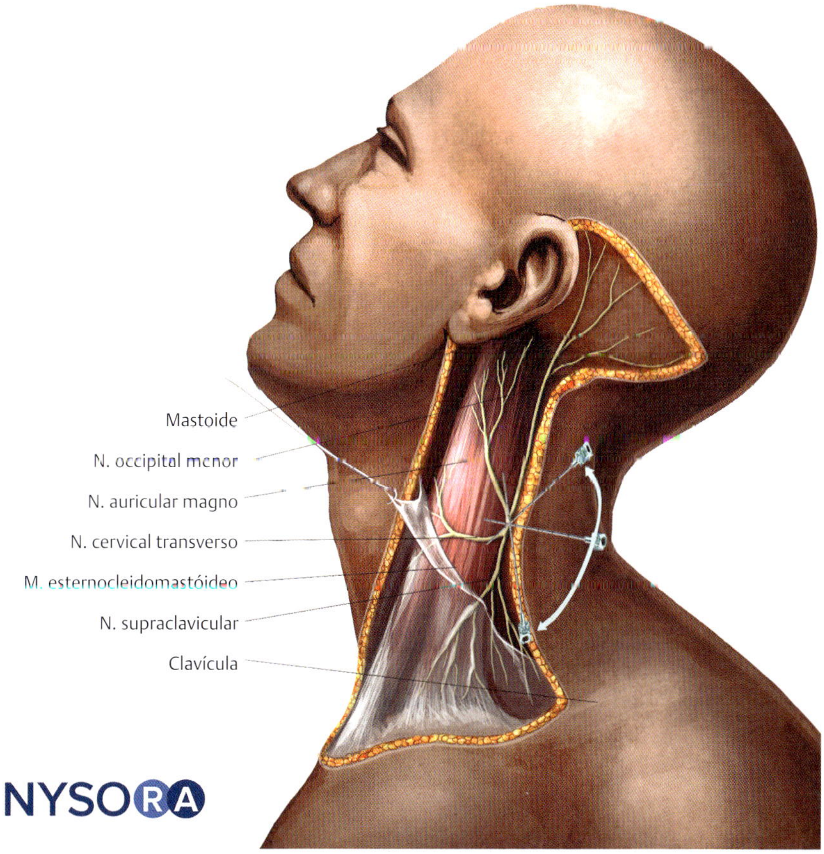

FIGURA 12-10. Infiltração subcutânea esquemática para bloquear os ramos superficiais do plexo cervical no ponto de Erb.

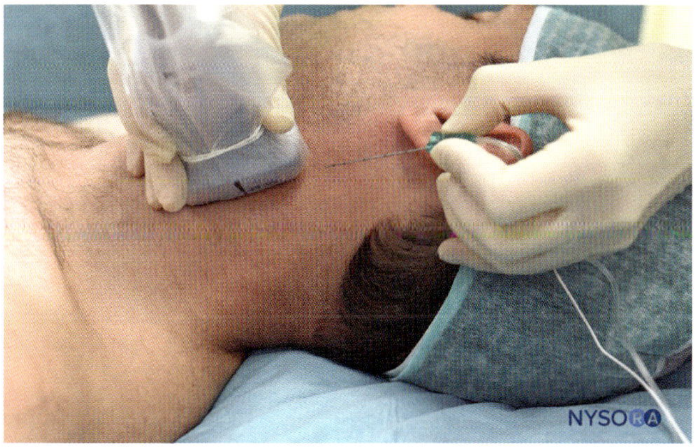

FIGURA 12-11. Posição do transdutor em um acesso longitudinal para bloquear os ramos superficiais do plexo cervical.

Fluxograma

Algoritmo da Técnica de Bloqueio do Plexo Cervical

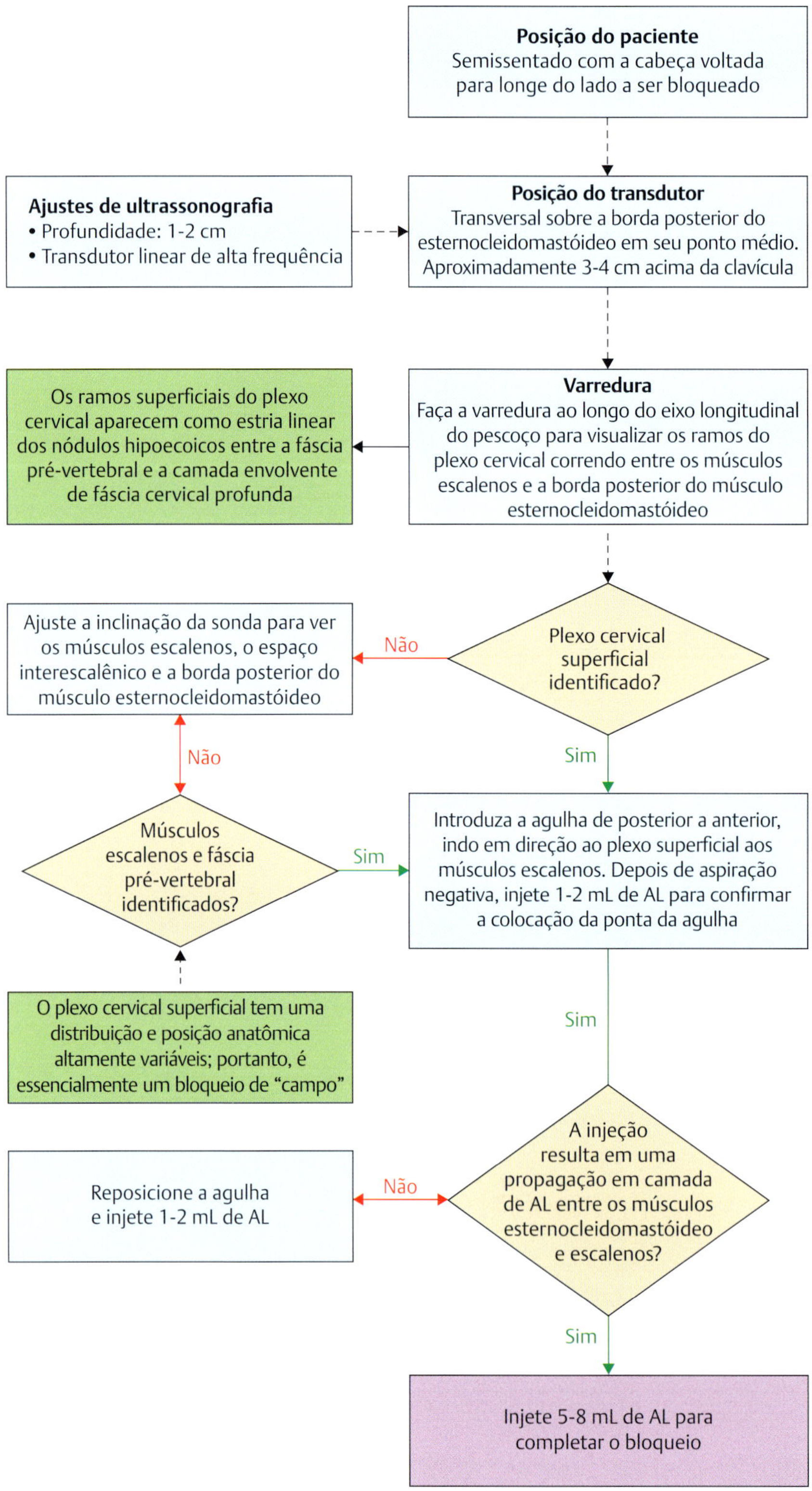

LEITURAS SUGERIDAS

Calderon AL, Zetlaoui P, Benatir F, et al. Ultrasound-guided intermediate cervical plexus block for carotid endarterectomy using a new anterior approach: a two-centre prospective observational study. *Anaesthesia*. 2015;70:445-451.

Choquet O, Dadure C, Capdevila X. Ultrasound-guided deep or intermediate cervical plexus block: the target should be the posterior cervical space. *Anesth Analg*. 2010;111:1563-1564.

Dhonneur G, Saidi NE, Merle JC, Asfazadourian H, Ndoko SK, Bloc S. Demonstration of the spread of injectate with deep cervical plexus block: a case series. *Reg Anesth Pain Med*. 2007;32:116-119.

Flaherty J, Horn JL, Derby R. Regional anesthesia for vascular surgery. *Anesthesiol Clin*. 2014;32:639-659.

Guay J. Regional anesthesia for carotid surgery. *Curr Opin Anaesthesiol*. 2008;21:638-644.

Kim JS, Ko JS, Bang S, Kim H, Lee SY. Cervical plexus block. *Korean J Anesthesiol*. 2018 August;71(4):274-288.

Nash L, Nicholson HD, Zhang M. Does the investing layer of the deep cervical fascia exist? *Anesthesiol*. 2005;103:962-968.

Pandit JJ, Dutta D, Morris JF. Spread of injectate with superficial cervical plexus block in humans: an anatomical study. *Br J Anaesth*. 2003;91:733-735.

Pandit JJ, Satya-Krishna R, Gration P. Superficial or deep cervical plexus block for carotid endarterectomy: a systematic review of complications. *Br J Anaesth*. 2007;99:159-169.

Perisanidis C, Saranteas T, Kostopanagiotou G. Ultrasound-guided combined intermediate and deep cervical plexus nerve block for regional anaesthesia in oral and maxillofacial surgery. *Dentomaxillofac Radiol*. 2013;42:29945724.

Sandeman DJ, Griffiths MJ, Lennox AF. Ultrasound guided deep cervical plexus block. *Anaesth Intensive Care*. 2006;34:240-244.

Soeding P, Eizenberg N. Review article: anatomical considerations for ultrasound guidance for regional anesthesia of the neck and upper limb. *Can J Anaesth*. 2009;56:518-533.

Telford RJ, Stoneham MD. Correct nomenclature of superficial cervical plexus blocks. *Br J Anaesth*. 2004;92:775.

Tran DQ, Dugani S, Finlayson RJ. A randomized comparison between ultrasound-guided and landmark-based superficial cervical plexus block. *Reg Anesth Pain Med*. 2010;35:539-543.

Usui Y, Kobayashi T, Kakinuma H, Watanabe K, Kitajima T, Matsuno K. An anatomical basis for blocking of the deep cervical plexus and cervical sympathetic tract using an ultrasound-guided technique. *Anesth Analg*. 2010;110:964-968.

SEÇÃO 3

Bloqueios da Extremidade Superior

Capítulo 13	Bloqueio Interescalênico do Plexo Braquial	143
Capítulo 14	Bloqueio Supraclavicular do Plexo Braquial	153
Capítulo 15	Bloqueio Infraclavicular do Plexo Braquial	161
Capítulo 16	Bloqueio Costoclavicular do Plexo Braquial	169
Capítulo 17	Bloqueio Axilar do Plexo Braquial	177
Capítulo 18	Bloqueios para Analgesia do Ombro: Bloqueios Poupando o Nervo Frênico	185
Capítulo 19	Bloqueios na Área do Cotovelo	195
Capítulo 20	Bloqueio do Punho	205

13 Bloqueio Interescalênico do Plexo Braquial

BLOQUEIO EM RESUMO

Bloqueio do plexo braquial no nível do espaço interescalênico.

- **Indicações.** Anestesia e analgesia para cirurgia no ombro, braço e clavícula
- **Objetivo:** Propagação do anestésico local (AL) em torno dos troncos superior e médio do plexo braquial, entre os músculos escalenos anterior e médio.
- **Volume de anestésico local:** 5 a 15 mL.

Considerações Gerais

O bloqueio interescalênico do plexo braquial é uma técnica comum de anestesia regional para anestesia e analgesia em cirurgia do ombro e do braço, pois proporciona bloqueio completo dos nervos envolvidos na inervação do ombro (Figura 13-1). Sendo guiada por ultrassonografia (US), melhorou-se o sucesso do bloqueio e sua popularidade, havendo redução do volume de AL necessário. O bloqueio do nervo frênico ipsilateral e a consequente paralisia do hemidiafragma continua a ser o efeito adverso mais comum do bloqueio interescalênico, apesar de várias modificações da técnica para diminuir sua ocorrência. Usar volumes mais baixos (< 10 mL), ALs diluídos, pontos mais distais de injeção, bloqueio seletivo do tronco superior ou uma combinação dessas intervenções realmente diminui a incidência, mas não evita, consistentemente, o bloqueio do nervo frênico. Portanto, este bloqueio deve ser usado com cautela em pacientes com insuficiência respiratória; em lugar dele, recomendam-se técnicas intervencionais mais distais (Capítulo 18.)

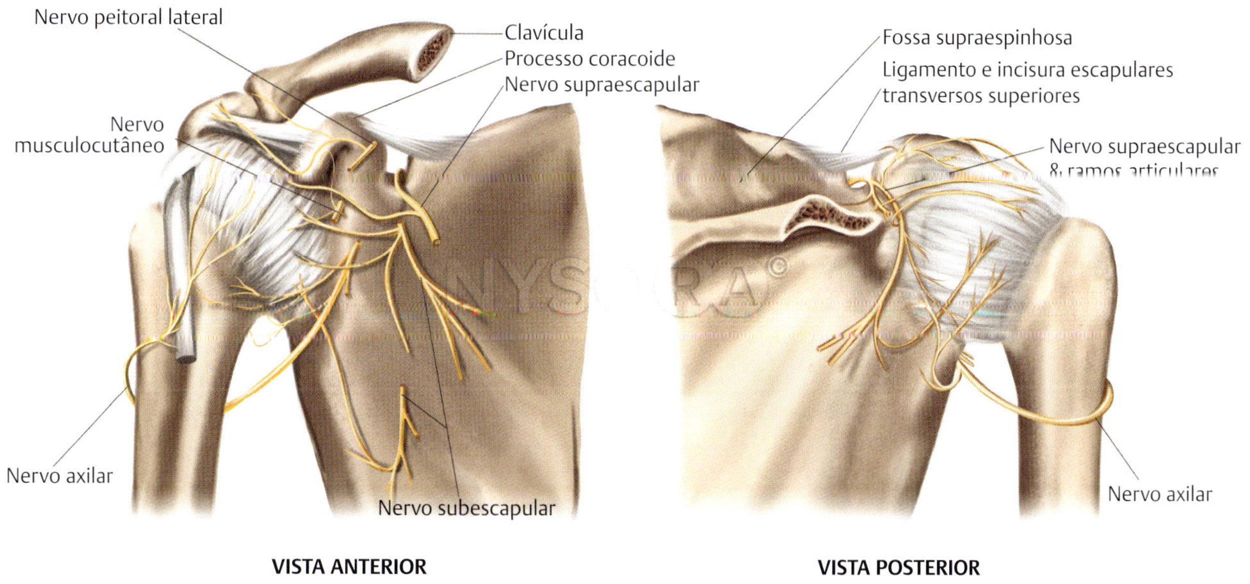

FIGURA 13-1. Inervação da articulação do ombro; todos os elementos neurais vêm do plexo braquial no nível interescalênico.

Riscos Específicos

Há relatos de lesões do plexo braquial interescalênico por procedimentos, inclusive lesão dos nervos mediano, radial, frênico, dorsal da escápula e torácico longo. O nervo laríngeo recorrente também pode ser bloqueado com o bloqueio interescalênico, resultando em obstrução das vias aéreas em pacientes com paralisia da prega vocal existente. Injeção epidural ou espinhal, síndrome de Horner, paralisia do diafragma e miotoxicidade já foram relatadas.

Anatomia

O plexo braquial é uma rede nervosa que compreende os ramos anteriores dos nervos espinhais de C5 a T1 (Figura 13-2). Os nervos espinhais continuam a formar raízes, troncos, divisões, fascículos e ramos. No triângulo posterior do pescoço, o plexo é visto em três troncos (superior, médio e inferior), posteriormente à artéria carótida e à veia jugular interna, entre os músculos escalenos anterior e médio. O nervo frênico tem um trajeto anterior ao plexo braquial sobre a superfície do músculo escaleno anterior (Figura 13-3). O nervo dorsal da escápula tem um trajeto descendente e posterior através do músculo escaleno médio, muitas vezes próximo ao nervo torácico longo. São comuns as variações anatômicas na anatomia do plexo braquial. Por exemplo, a raiz C5, muitas vezes (35%), assume um curso acima ou através do músculo escaleno anterior, e não no espaço interescalênico. Os ramos do tronco tireocervical (artéria supraescapular e artéria cervical transversa) atravessam o plexo braquial em níveis variáveis em seu trajeto em direção posterior.

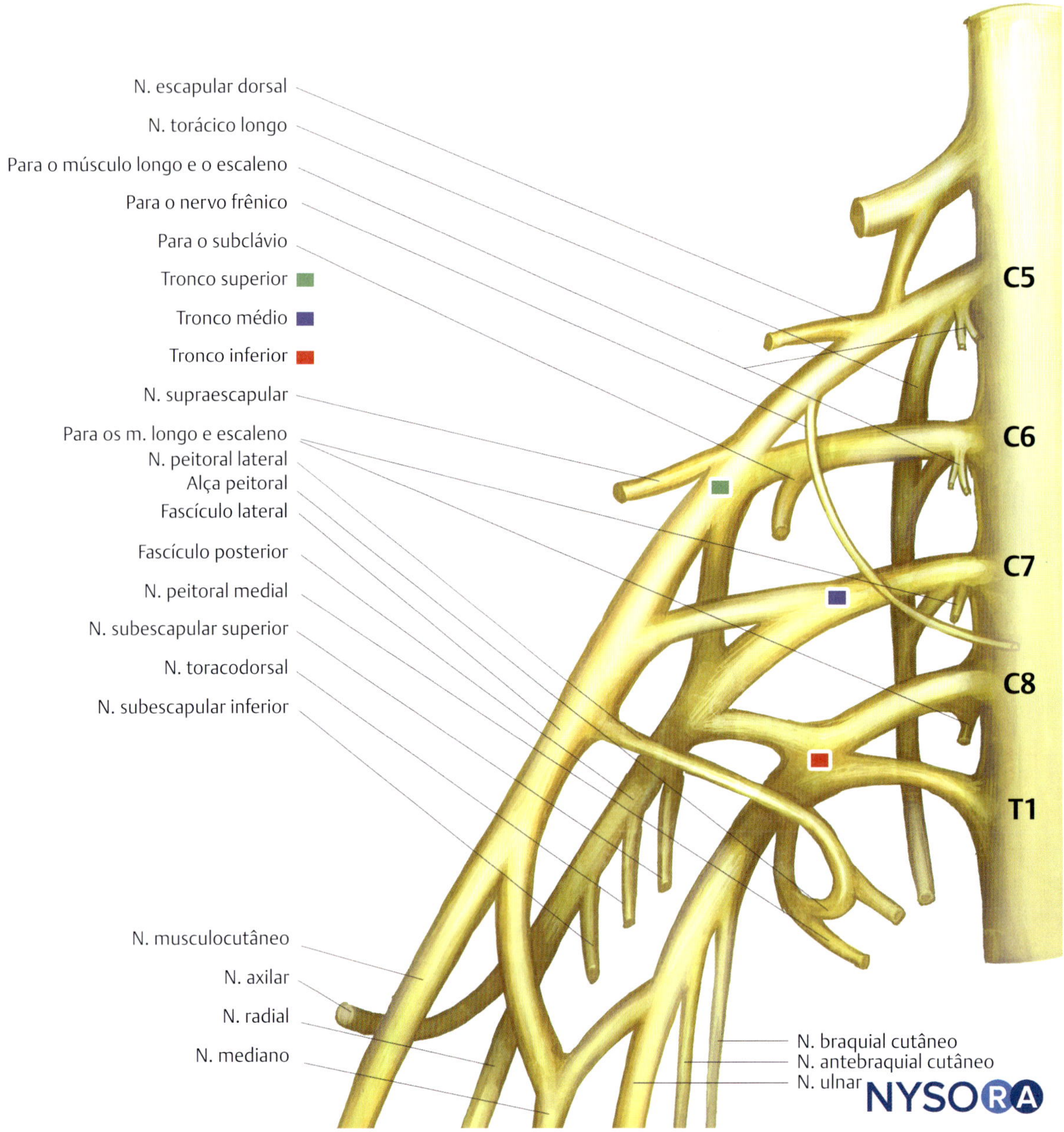

FIGURA 13-2. Organização do plexo braquial das raízes aos nervos terminais.

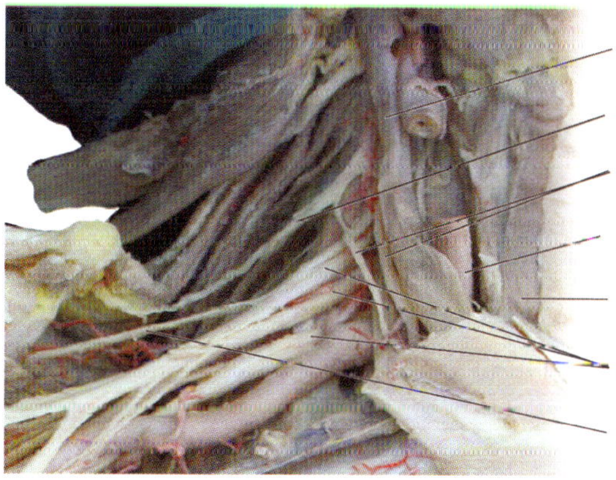

FIGURA 13-3. Dissecção do plexo braquial.

Anatomia em Corte Transversal e Visualização por Ultrassonografia

O plexo braquial se localiza entre os músculos escalenos anterior e médio, profundamente ao músculo esternocleidomastóideo (ECM) e à fáscia cervical profunda (pré-vertebral) (Figura 13-4). Na US, o plexo braquial geralmente visualizado em uma profundidade de 1 a 3 cm como estruturas redondas hipoecoicas que saem do processo transverso e rapidamente mudam seu aspecto e organização de raízes para troncos no espaço de alguns centímetros. Os fascículos podem ser vistos se separando e se rearranjando ao longo de seu curso, aparecendo como duas a quatro estruturas redondas. A raiz nervosa C6 muitas vezes se separa em dois feixes hipoecoicos e, desse modo, pode ser tomada por duas raízes separadas. A forma e a profundidade dos processos transversos das vértebras cervicais permitem reconhecer cada raiz individual. Em razão da forma piramidal do músculo escaleno anterior, é mais fácil identificar o sulco interescalênico na base do pescoço.

Distribuição da Anestesia e da Analgesia

O acesso interescalênico do bloqueio do plexo braquial resulta em anestesia confiável do ombro, braço e dois terços laterais da clavícula (Figura 13-5). Os ramos supraclaviculares do

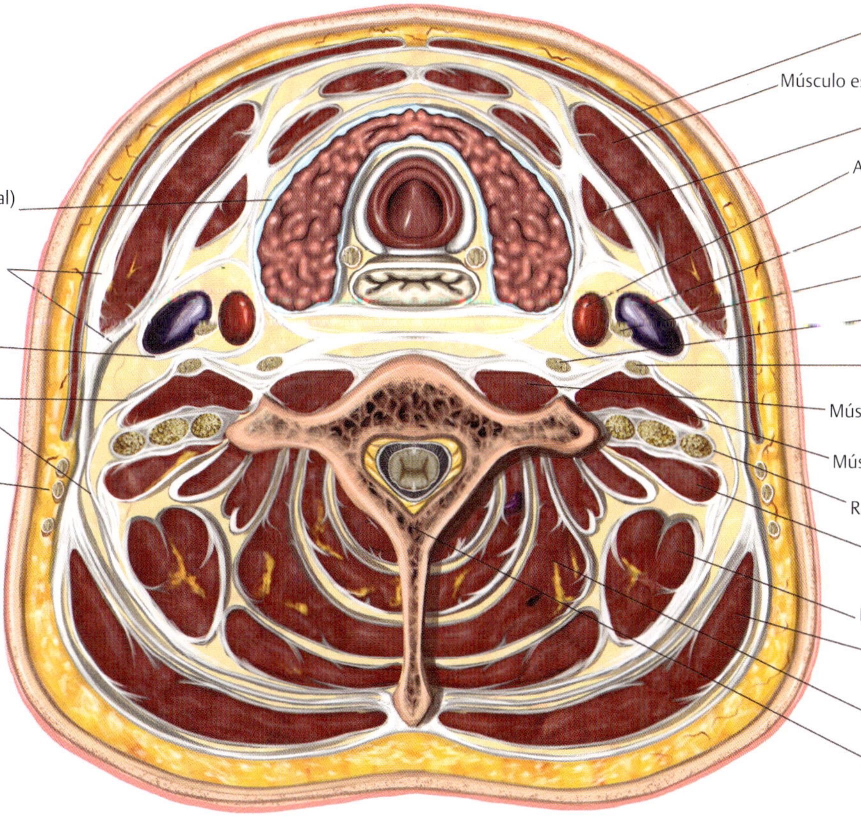

FIGURA 13-4. Ilustração da anatomia em corte transversal do plexo braquial no nível da vértebra C6.

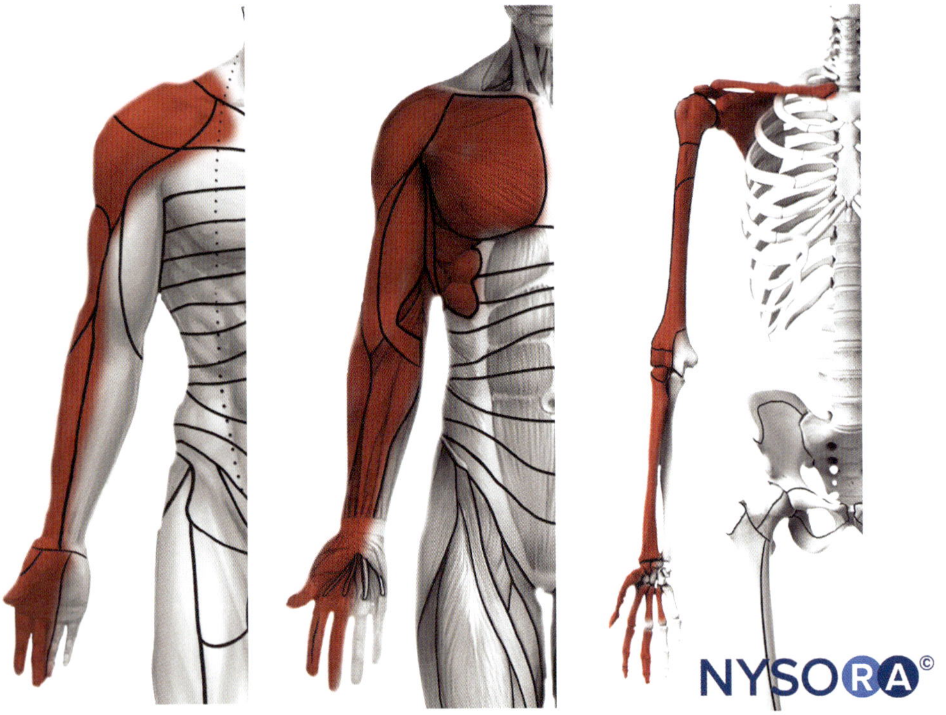

FIGURA 13-5. Distribuição sensitiva esperada do bloqueio interescalênico do plexo braquial (vermelho). A área de distribuição do nervo ulnar (C8-T1) geralmente não é coberta.

plexo cervical, inervando a pele sobre o acrômio e a clavícula, costumam ser bloqueados em razão da propagação proximal e superficial do AL. O volume de AL também pode-se propagar anteriormente e afetar o tronco simpático, resultando na síndrome de Horner. O tronco inferior (C8-T1) geralmente é poupado, a menos que a injeção ocorra no nível supraclavicular.

Preparação do Bloqueio

Equipamento

- Transdutor: Transdutor linear de alta frequência
- Agulha: Agulha estimuladora isolada com 50 mm, calibre 22 e bisel curto

Anestésico Local

Para oferecer analgesia prolongada depois de cirurgia de ombro doloroso, os ALs com longa duração e altas concentrações geralmente são usados para bloqueio interescalênico em injeção única (bupivacaína 0,5%, ropivacaína 0,5%-0,75%). Para analgesia além de 24 horas, pode-se acrescentar bupivacaína lipossomal à bupivacaína, resultando em analgesia por 72 horas ou mais, sem significativo bloqueio motor. Geralmente, 10 mL de bupivacaína lipossomal 1,33% são misturados a 5 mL de bupivacaína 0,5%. Para bloqueios contínuos, usam-se concentrações mais diluídas dos mesmos fármacos, seguidas pela infusão ou bolo automatizado. Deve-se observar que o uso de cateteres interescalênicos contínuos exige experiência substancial, esforço e serviço para administrar. Os cateteres tendem a se desalojar de sua posição terapêutica e podem exigir substituição.

Posicionamento do Paciente

O bloqueio geralmente é realizado com o paciente em decúbito dorsal, semissentado ou em decúbito semilateral, com a cabeça voltada para o lado contralateral para expor o triângulo posterior do pescoço. A posição da cabeça e do ombro deve ser ajustada para maximizar o espaço para varrer e permitir a introdução da agulha a partir da face posterolateral do pescoço (Figura 13-6).

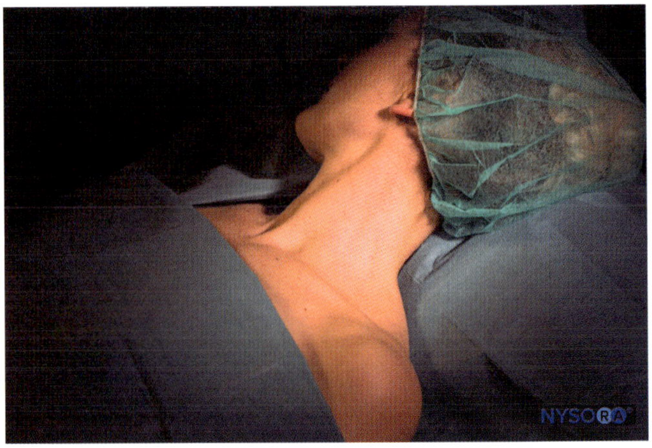

FIGURA 13-6. Posição ideal do paciente para bloqueio interescalênico do plexo braquial guiado por ultrassonografia.

Técnica

Posição Inicial da Sonda

Coloque o transdutor em orientação sagital na fossa supraclavicular para identificar a artéria subclávia. O plexo braquial é visto posterior e superficialmente à artéria subclávia (Figura 13-7) e, dali, pode ser seguido cranialmente até o nível desejado.

Uma alternativa é colocar o transdutor em orientação transversal na face lateral do pescoço imediatamente abaixo do nível da cartilagem cricoide para identificar a artéria carótida profundamente ao ECM.

Técnica de Varredura

O transdutor é movido em direção discretamente posterior através do pescoço para identificar os músculos escalenos anterior e médio. Inclinar o transdutor caudalmente ajuda a identificar as formas redondas do plexo braquial emergindo entre os músculos escalenos (Figura 13-8). Recomenda-se aplicar sistematicamente Doppler colorido para identificar artérias e veias nas vizinhanças do plexo antes de decidir o local a bloquear.

Introdução da Agulha

A agulha é inserida, geralmente, dentro do plano em uma direção de posterior a anterior, apontando para o plexo braquial. A ponta da agulha deve estar direcionada entre os elementos do plexo braquial a fim de minimizar o risco de lesão nervosa acidental quando a agulha entra no espaço interescalênico.

Distribuição do Anestésico Local

Depois de cuidadosa aspiração para descartar a colocação intravascular da agulha, injetam-se 1 a 2 mL de AL para verificar a colocação apropriada da agulha (Figura 13-9). A injeção do AL deve deslocar o plexo braquial para longe da agulha e resultar em sua propagação no espaço escalênico. Quando a injeção do AL não desloca o plexo ou não resulta em propagação adequada em torno dos troncos, será necessário reposicionamento da agulha e injeções adicionais.

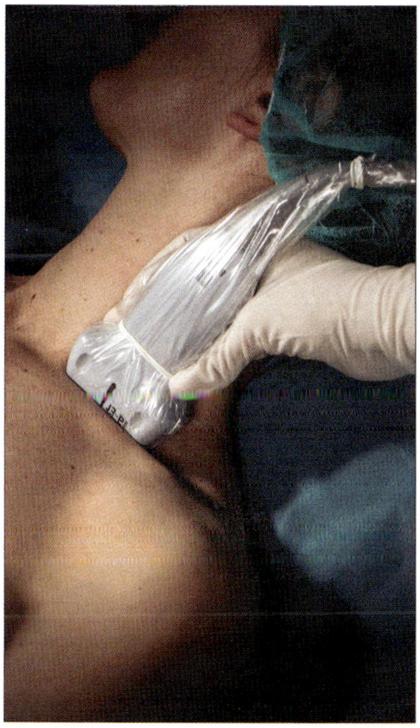

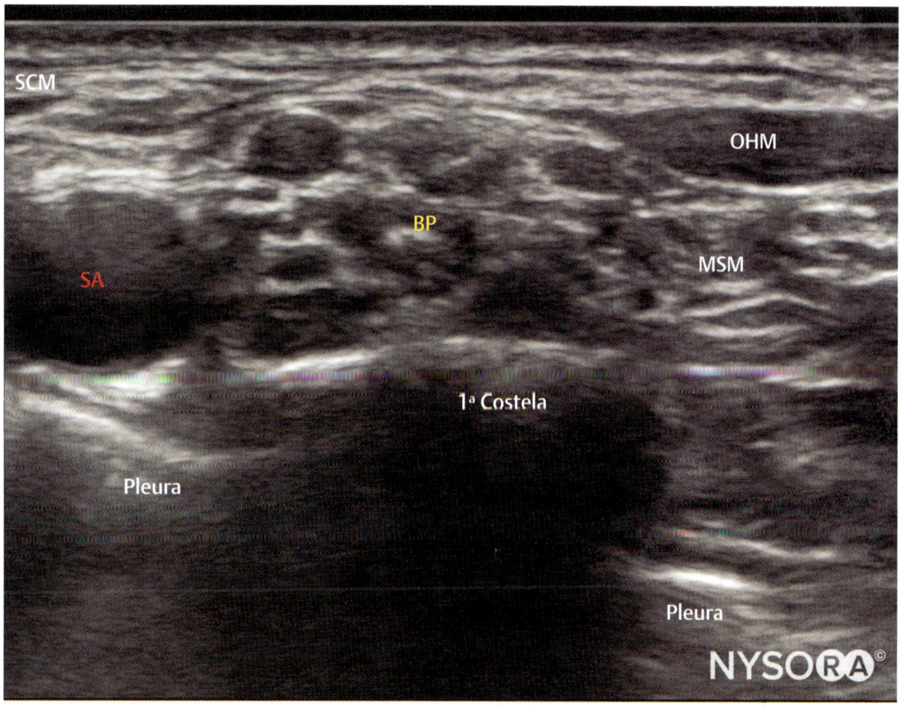

FIGURA 13-7. Posição do transdutor na fossa supraclavicular e de ultrassonografia obtida nesse nível. SCM, músculo esternocleidomastóideo; AS, artéria subclávia; BP, plexo braquial; OHM, músculo omo-hióideo; MSM, músculo escaleno médio.

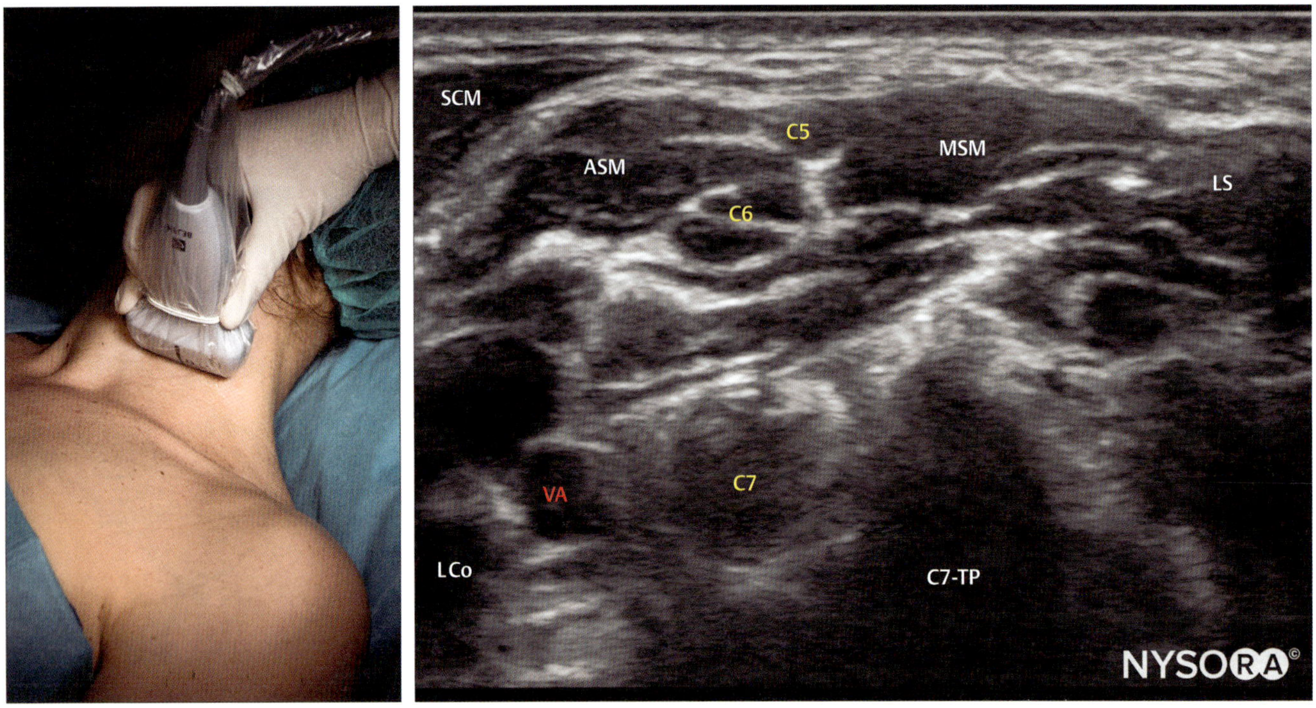

FIGURA 13-8. Posição do transdutor para obter a visualização inicial por ultrassonografia do plexo braquial no sulco interescalênico. SCM, músculo esternocleidomastóideo; ASM, músculo escaleno anterior; MSM, músculo escaleno médio; LS, músculo levantador da escápula; LCo, músculo longo do pescoço; C7-TP, processo transverso de C7.

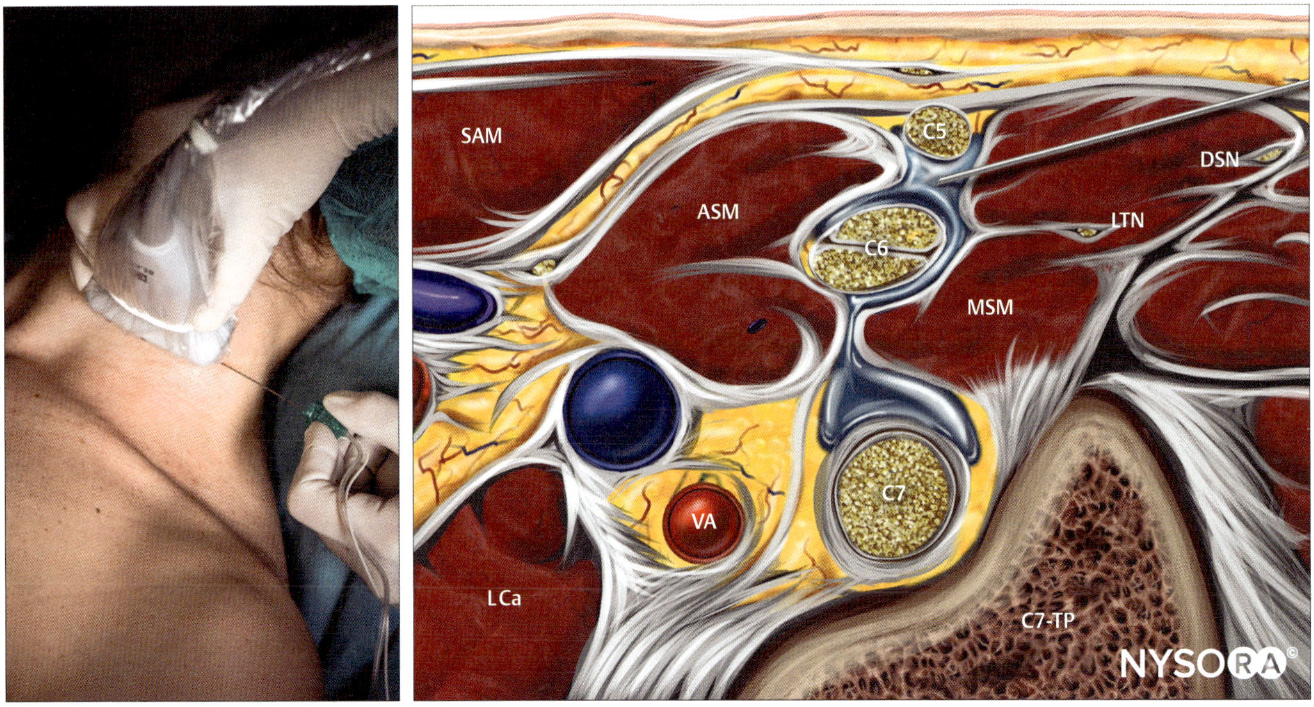

FIGURA 13-9. Anatomia por ultrassonografia reversa com introdução da agulha dentro do plano para um bloqueio interescalênico do plexo braquial. Propagação ideal do anestésico local (azul). ASM, músculo escaleno anterior; MSM, músculo escaleno médio e raízes do plexo braquial; SCM, músculo esternocleidomastóideo; LCa, músculo longo da cabeça; VA, artéria vertebral; LTN, nervo torácico longo; DSN, nervo escapular dorsal; C7-TP, processo transverso de C7.

Dicas para Resolução de Problemas

- O pescoço é uma área altamente vascular e é preciso cuidado em evitar a colocação da agulha ou da injeção em estruturas vasculares (artéria vertebral, tronco tireocervical, artéria tireóidea inferior, artéria supraescapular e artéria cervical transversa). Use imagens em Doppler colorido antes de inserir a agulha para descartar vasos sanguíneos que poderiam estar no caminho da agulha.
- Jamais injete contra alta resistência porque alta pressão de abertura da injeção (> 15 psi) pode indicar contato entre agulha e nervo ou uma injeção intrafascicular. Além da lesão mecânica das raízes nervosas pela agulha e pela injeção, a colocação intraneural da agulha pode resultar em propagação da injeção ao canal vertebral.
- Para confirmar a propagação do AL ao compartimento apropriado, pode-se parar a injeção depois de alguns mL e seguir a disposição do injetado em direção proximal-distal no plexo. O transdutor é então movido de volta para visualização da agulha a fim de se completar a injeção ou reajustar a posição da agulha.
- A introdução de lateral a medial costuma ser a escolhida para prevenir lesão do nervo frênico, que em geral se localiza anteriormente ao escaleno anterior, embora se deva ter ciência de que o nervo escapular dorsal e o nervo torácico longo geralmente atravessam o escaleno médio e poderiam ser lesados também (Figura 13-10).
- C6 e C7 comumente se separam neste nível; evite injetar entre os nervos que vêm de uma única raiz, pois isso traz o risco de uma injeção intraneural. É mais seguro injetar entre C5 e C6 ou entre o tronco superior e o médio.
- Quando a raiz de C5 estiver aparecendo no escaleno anterior, siga-a distalmente até que entre no espaço interescalênico para a injeção.
- Múltiplas injeções devem ser evitadas, pois são desnecessárias para bloqueio do plexo braquial e podem-se associar a um risco mais alto de complicações.

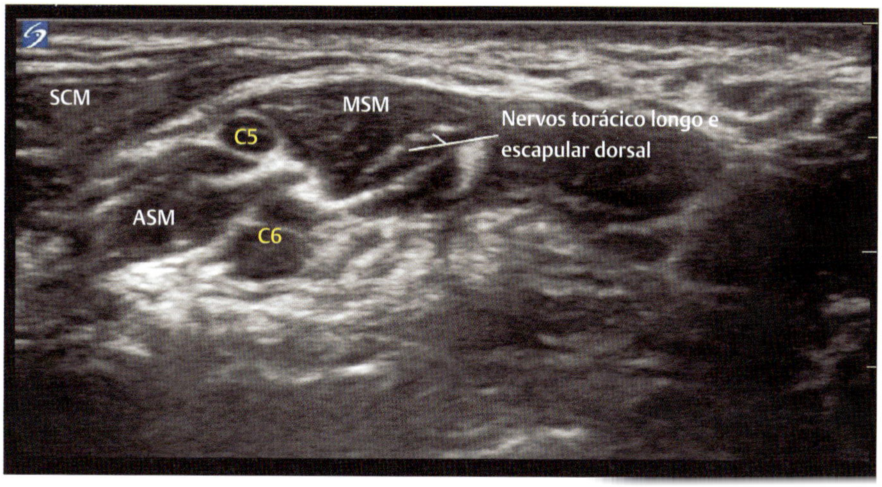

FIGURA 13-10. Imagem de ultrassonografia mostrando os nervos torácico longo e escapular dorsal atravessando o músculo escaleno médio. SCM, músculo esternocleidomastóideo; ASM, músculo escaleno anterior; MSM, músculo escaleno médio.

Fluxograma

Algoritmo da Técnica de Bloqueio Interescalênico do Plexo Braquial

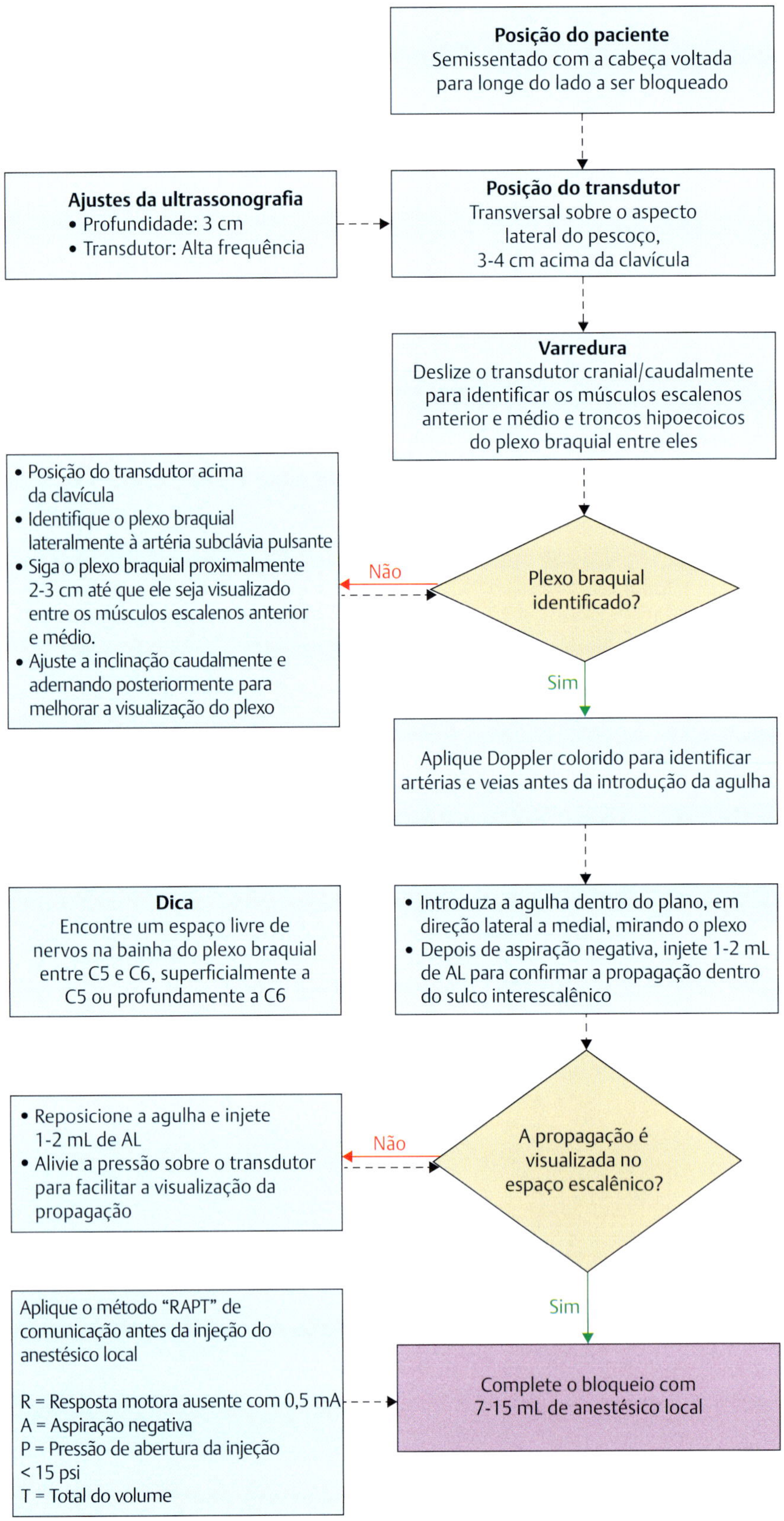

LEITURAS SUGERIDAS

Bloqueio Interescalênico Guiado por Ultrassom de Injeção Única

Albrecht E, Kirkham KR, Taffé P, et al. The maximum effective needle-to-nerve distance for ultrasound-guided interscalene block: an exploratory study. *Reg Anesth Pain Med.* 2014;39:56-60.

Avellanet M, Sala-Blanch X, Rodrigo L, Gonzalez-Viejo MA. Permanent upper trunk plexopathy after interscalene brachial plexus block. *J Clin Monit Comput.* 2016;30:51-54.

Burckett-St Laurent D, Chan V, Chin KJ. Refining the ultrasound-guided interscalene brachial plexus block: the superior trunk approach. *Can J Anaesth.* 2014;61:1098-1102.

Errando CL, Muñoz-Devesa L, Soldado MA. Bloqueo interescalénico guiado por ecografía en un paciente con alteraciones anatómicas de la region supraclavicular secundarias a radioterapia y cirugía [Ultrasound-guided interscalene block in a patient with supraclavicular anatomical abnormalities due to radiotherapy and surgery]. *Rev Esp Anestesiol Reanim.* 2011;58:312-314.

Falcão LF, Perez MV, de Castro I, Yamashita AM, Tardelli MA, Amaral JL. Minimum effective volume of 0.5% bupivacaine with epinephrine in ultrasound-guided interscalene brachial plexus block. *Br J Anaesth.* 2013;110:450-455.

Fredrickson MJ, Kilfoyle DH. Neurological complication analysis of 1000 ultrasound guided peripheral nerve blocks for elective orthopaedic surgery: a prospective study. *Anaesthesia.* 2009;64:836-844.

Fritsch G, Hudelmaier M, Danninger T, Brummett C, Bock M, McCoy M. Bilateral loss of neural function after interscalene plexus blockade may be caused by epidural spread of local anesthetics: a cadaveric study. *Reg Anesth Pain Med.* 2013;38:64-68.

Gadsden J, Hadzic A, Gandhi K, et al. The effect of mixing 1.5% mepivacaine and 0.5% bupivacaine on duration of analgesia and latency of block onset in ultrasound-guided interscalene block. *Anesth Analg.* 2011;112:471-476.

Gautier P, Vandepitte C, Ramquet C, DeCoopman M, Xu D, Hadzic A. The minimum effective anesthetic volume of 0.75% ropivacaine in ultrasound-guided interscalene brachial plexus block. *Anesth Analg.* 2011;113:951-955.

Ihnatsenka B, Boezaart AP. Applied sonoanatomy of the posterior triangle of the neck. *Int J Shoulder Surg.* 2010;4:63-74.

Kim YD, Yu JY, Shim J, Heo HJ, Kim H. Risk of encountering dorsal scapular and long thoracic nerves during ultrasound-guided interscalene brachial plexus block with nerve stimulator. *Korean J Pain.* 2016 July;29(3):179-184.

Koff MD, Cohen JA, McIntyre JJ, Carr CF, Sites BD. Severe brachial plexopathy after an ultrasound-guided single-injection nerve block for total shoulder arthroplasty in a patient with multiple sclerosis. *Anesthesiology.* 2008;108:325-328.

Lang RS, Kentor ML, Vallejo M, Bigeleisen P, Wisniewski SR, Orebaugh SL. The impact of local anesthetic distribution on block onset in ultrasound-guided interscalene block. *Acta Anaesthesiol Scand.* 2012;56:1146-1151.

Liu SS, Gordon MA, Shaw PM, Wilfred S, Shetty T, YaDeau JT. A prospective clinical registry of ultrasound-guided regional anesthesia for ambulatory shoulder surgery. *Anesth Analg.* 2010;111:617-623.

Liu SS, YaDeau JT, Shaw PM, Wilfred S, Shetty T, Gordon M. Incidence of unintentional intraneural injection and post-operative neurological complications with ultrasound-guided interscalene and supraclavicular nerve blocks. *Anaesthesia.* 2011;66:168-174.

Lu IC, Hsu HT, Soo LY, et al. Ultrasound examination for the optimal head position for interscalene brachial plexus block. *Acta Anaesthesiol Taiwan.* 2007;45:73-78.

Madison SJ, Humsi J, Loland VJ, et al. Ultrasound-guided root/trunk (interscalene) block for hand and forearm anesthesia. *Reg Anesth Pain Med.* 2013;38:226-232.

Marhofer P, Harrop-Griffiths W, Willschke H, Kirchmair L. Fifteen years of ultrasound guidance in regional anaesthesia: part 2—recent developments in block techniques. *Br J Anaesth.* 2010;104:673-683.

McNaught A, McHardy P, Awad IT. Posterior interscalene block: an ultrasound-guided case series and overview of history, anatomy and techniques. *Pain Res Manag.* 2010;15:219-223.

McNaught A, Shastri U, Carmichael N, et al. Ultrasound reduces the minimum effective local anaesthetic volume compared with peripheral nerve stimulation for interscalene block. *Br J Anaesth.* 2011;106:124-130.

Natsis K, Totlis T, Didagelos M, Tsakotos G, Vlassis K, Skandalakis P. Scalenus minimus muscle: overestimated or not? An anatomical study. *Am Surg.* 2013;79:372-374.

Orebaugh SL, McFadden K, Skorupan H, Bigeleisen PE. Subepineurial injection in ultrasound-guided interscalene needle tip placement. *Reg Anesth Pain Med.* 2010;35:450-454.

Patel MA, Gadsden JC, Nedeljkovic SS, et al. Brachial plexus block with liposomal bupivacaine for shoulder surgery improves analgesia and reduces opioid consumption: results from a multicenter, randomized, double-blind, controlled trial. *Pain Med.* 2020;21(2):387-400.

Plante T, Rontes O, Bloc S, Delbos A. Spread of local anesthetic during an ultrasound-guided interscalene block: does the injection site influence diffusion? *Acta Anaesthesiol Scand.* 2011;55:664-669.

Renes SH, van Geffen GJ, Rettig HC, Gielen MJ, Scheffer GJ. Minimum effective volume of local anesthetic for shoulder analgesia by ultrasound-guided block at root C7 with assessment of pulmonary function. *Reg Anesth Pain Med.* 2010;35:529-534.

Roessel T, Wiessner D, Heller AR, Zimmermann T, Koch T, Litz RJ. High-resolution ultrasound-guided high interscalene plexus block for carotid endarterectomy. *Reg Anesth Pain Med.* 2007;32:247-253.

Soeding P, Eizenberg N. Review article: anatomical considerations for ultrasound guidance for regional anesthesia of the neck and upper limb. *Can J Anaesth.* 2009;56:518-533.

Spence BC, Beach ML, Gallagher JD, Sites BD. Ultrasound-guided interscalene blocks: understanding where to inject the local anaesthetic. *Anaesthesia.* 2011;66:509-514.

Vandepitte C, Kuroda M, Witvrouw R, et al. Addition of liposome bupivacaine to bupivacaine HCl versus bupivacaine HCl alone for interscalene brachial plexus block in patients having major shoulder surgery. *Reg Anesth Pain Med.* 2017;42(3):334-341.

Zisquit J, Nedeff N. Interscalene block. In: StatPearls [Internet]. Treasure Island: StatPearls Publishing; 2021.

Bloqueio Interescalênico Contínuo Guiado por Ultrassom

Antonakakis JG, Sites BD, Shiffrin J. Ultrasound-guided posterior approach for the placement of a continuous interscalene catheter. *Reg Anesth Pain Med.* 2009;34:64-68.

Cuvillon P, Le Sache F, Demattei C, et al Continuous interscalene brachial plexus nerve block prolongs unilateral diaphragmatic dysfunction. *Anaesth Crit Care Pain Med.* 2016;35(6):383-390.

Fredrickson MJ, Ball CM, Dalgleish AJ. Analgesic effectiveness of a continuous versus single-injection interscalene block for minor arthroscopic shoulder surgery. *Reg Anesth Pain Med.* 2010;35:28-33.

Fredrickson MJ, Ball CM, Dalgleish AJ. Posterior versus anterolateral approach interscalene catheter placement: a prospective randomized trial. *Reg Anesth Pain Med.* 2011;36:125-133.

Fredrickson MJ, Ball CM, Dalgleish AJ, Stewart AW, Short TG. A prospective randomized comparison of ultrasound and neurostimulation as needle end points for interscalene catheter placement. *Anesth Analg.* 2009;108:1695-1700.

Fredrickson MJ, Price DJ. Analgesic effectiveness of ropivacaine 0.2% vs 0.4% via an ultrasound-guided C5–6 root/superior trunk perineural ambulatory catheter. *Br J Anaesth.* 2009;103:434-439.

Mariano ER, Afra R, Loland VJ, et al. Continuous interscalene brachial plexus block via an ultrasound-guided posterior approach: a randomized, triple-masked, placebo-controlled study. *Anesth Analg.* 2009;108:1688-1694.

Mariano ER, Loland VJ, Ilfeld BM. Interscalene perineural catheter placement using an ultrasound-guided posterior approach. *Reg Anesth Pain Med.* 2009;34:60-63.

Shin HJ, Ahn JH, Jung HI, et al. Feasibility of ultrasound-guided posterior approach for interscalene catheter placement during arthroscopic shoulder surgery. *Korean J Anesthesiol.* 2011;61:475-481.

Vandepitte C, Gautier P, Xu D, Salviz EA, Hadzic A. Effective volume of ropivacaine 0.75% through a catheter required for interscalene brachial plexus blockade. *Anesthesiology.* 2013;118:863-867.

Vorobeichik L, Brull R, Bowry R, Laffey JG, Abdallah FW. Should continuous rather than single-injection interscalene block be routinely offered for major shoulder surgery? A meta-analysis of the analgesic and side-effects profiles. *Br J Anaesth.* 2018;120(4):679-692.

14 Bloqueio Supraclavicular do Plexo Braquial

BLOQUEIO EM RESUMO

Bloqueio do plexo braquial no nível da fossa supraclavicular.

- **Indicações:** Anestesia e analgesia para procedimentos em cirurgias no ombro, braço, cotovelo, antebraço e mão.
- **Objetivo:** Injeção do anestésico local (AL) em torno dos troncos e divisões do plexo braquial via duas injeções separadas — uma para o tronco inferior (10 mL) e uma entre os troncos superior e médio (10 mL).
- **Volume de anestésico local:** 20 mL.

Considerações Gerais

O bloqueio supraclavicular é técnica comumente usada para cirurgia da extremidade superior no ombro ou distalmente a ele. À medida que os troncos e divisões do plexo braquial caminham entre a clavícula e a primeira costela, relacionam-se estreitamente entre si e, portanto, propiciam um bloqueio supraclavicular rápido, consistente e completo no braço, antebraço e mão. A orientação por ultrassonografia (US) renovou o interesse no bloqueio supraclavicular em decorrência de sua capacidade de visualizar o plexo e evitar as estruturas vasculares e a pleura. A colocação mais precisa da agulha quando se usa na US permite melhor monitoração da propagação do AL e diminui o risco de complicações causadas por punção pleural ou vascular involuntária. Diferentes autores debatem sobre a posição ideal da ponta da agulha e o número de injeções necessárias. Por exemplo, relata-se que a chamada injeção dentro do "grupamento" de estruturas neurais resulte em um início de ação mais rápido do que uma injeção profunda no plexo braquial ("bolsa do canto"). Alguns autores recomendam duas injeções separadas (visando a estruturas profundas e superficiais). No entanto, considerando-se que a maioria dos estudos mostra taxa de sucesso semelhante e que a injeção intragrupamento pode trazer risco mais alto de injeção intraneural, não se recomenda a injeção "intragrupamento".

Um bloqueio seletivo do tronco superior com baixo volume de AL (5 mL) é uma alternativa ao bloqueio interescalênico para cirurgia do ombro. De igual modo, como o nervo supraescapular parte posterior do tronco superior, é possível um bloqueio seletivo desse nervo para analgesia do ombro sem envolvimento do nervo frênico (Capítulo 18).

Limitações

O risco de bloqueio do nervo frênico é mais baixo do que o bloqueio interescalênico, mas não pode ser confiavelmente evitado. Portanto, em pacientes que não consigam tolerar uma diminuição de 20%-30% da função respiratória, como ocorre com um bloqueio frênico, um acesso infraclavicular para o bloqueio do plexo braquial é melhor escolha para a cirurgia ou analgesia da extremidade superior.

Riscos Específicos

Pneumotórax é uma complicação incomum, mas coloca a vida potencialmente em risco porque é, tipicamente tardio e pode ocorrer em um contexto não monitorado depois da alta para casa. É essencial monitorar o avanço da agulha o tempo todo. Também foi descrita lesão nervosa do plexo por colocação intraneural da agulha ou lesões dos nervos supraescapular e torácico longo. Recomenda-se o uso de rotina de US, de estimulação nervosa e de monitoração da pressão de injeção.

Anatomia

A partir de uma orientação sagital no espaço interescalênico, o plexo braquial muda para uma orientação transversa à medida que o plexo se aproxima da saída costoclavicular e os músculos escalenos divirjam para a inserção na primeira costela. Nessa via curta, os três troncos dão origem a divisões anterior e posterior, aparecendo como grupo compacto de múltiplas estruturas neurais (Figura 14-1). A artéria subclávia acompanha o plexo braquial no cruzamento anteromedial e acima da

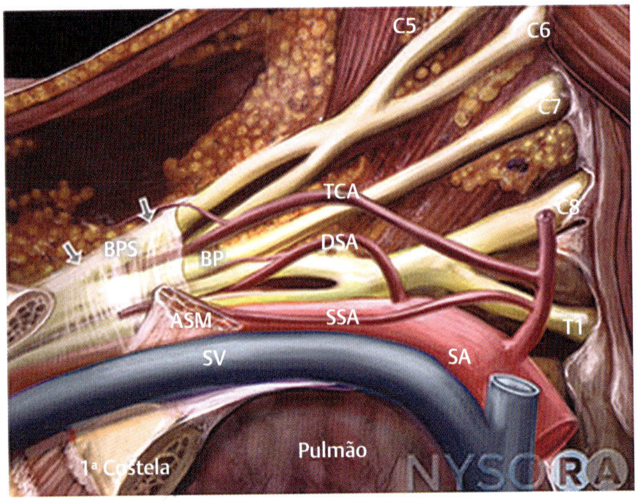

FIGURA 14-1. Anatomia do plexo braquial no nível supraclavicular. BP, plexo braquial; BPS, bainha do plexo braquial; ASM, músculo escaleno anterior; SV, veia subclávia; SSA, artéria supraescapular; SA, artéria subclávia; DSA, artéria escapular dorsal; TCA, artéria cervical transversa.

primeira costela para entrar na fossa infraclavicular. As artérias cervicais supraescapular e transversa (tronco tireocervical) costumam ter um curso entre os elementos do plexo.

Anatomia em Corte Transversal e Visualização por Ultrassonografia

O plexo braquial e a artéria subclávia se cruzam sobre a primeira costela entre as inserções dos músculos escalenos anterior e médio, abaixo do ponto médio da clavícula. Os elementos do plexo braquial apresentam-se em uma forma triangular invertida entre a artéria (anterior), a costela e o músculo escaleno (inferoposterior) e o músculo omo-hióideo (superficial). A cúpula da pleura se localiza caudalmente à artéria e à costela. Na US, a artéria subclávia fica prontamente aparente como estrutura redonda anecoica, tendo o plexo braquial posterior e superficialmente a si como um grupo de estruturas redondas hipoecoicas cercado por camadas finas de bainhas fasciais. A pleura e a primeira costela podem ser vistas como estruturas hiperecoicas lineares profundamente à artéria subclávia (Figura 14-2). A costela é mais superficial e lança uma sombra acústica (imagem anecoica), enquanto a pleura é vista em ambos os lados da costela, "deslizando" com a respiração. Podem-se ver vasos sanguíneos cruzando em uma visualização transversal como nódulos hipoecoicos, semelhantes às estruturas neurais, ou em visualização longitudinal cruzando entre o plexo; portanto, recomenda-se Doppler colorido para detectá-los antes do procedimento.

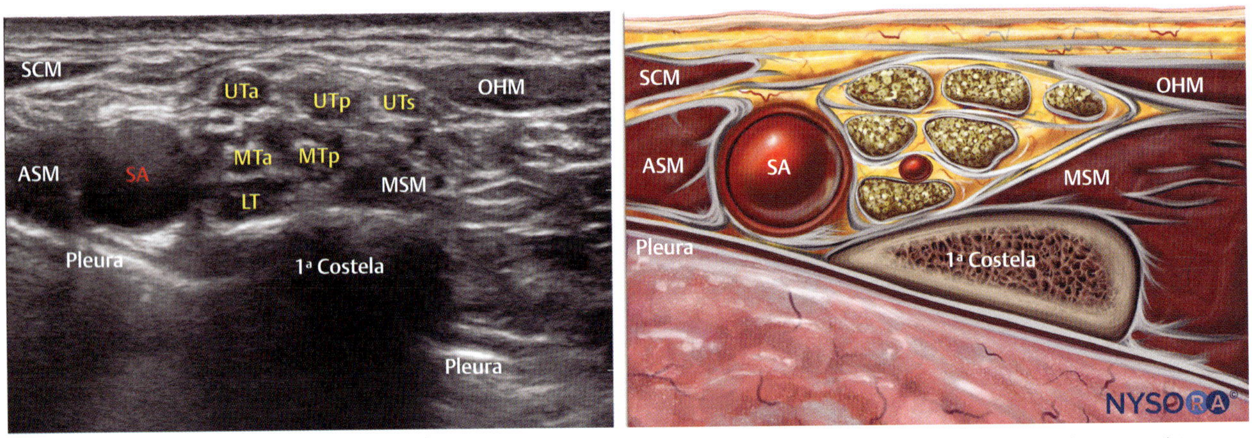

FIGURA 14-2. Visualização por ultrassonografia e ilustração da anatomia reversa do plexo braquial no nível supraclavicular. SA, artéria subclávia; SCM, músculo esternocleidomastóideo; ASM, músculo escaleno anterior; UTa, UTp e UTs, divisões anterior, posterior e supraescapular do tronco superior; MTa e MTp, divisões anterior e posterior do tronco médio; LT, tronco inferior; OHM, músculo omo-hióideo; MSM, músculo escaleno médio.

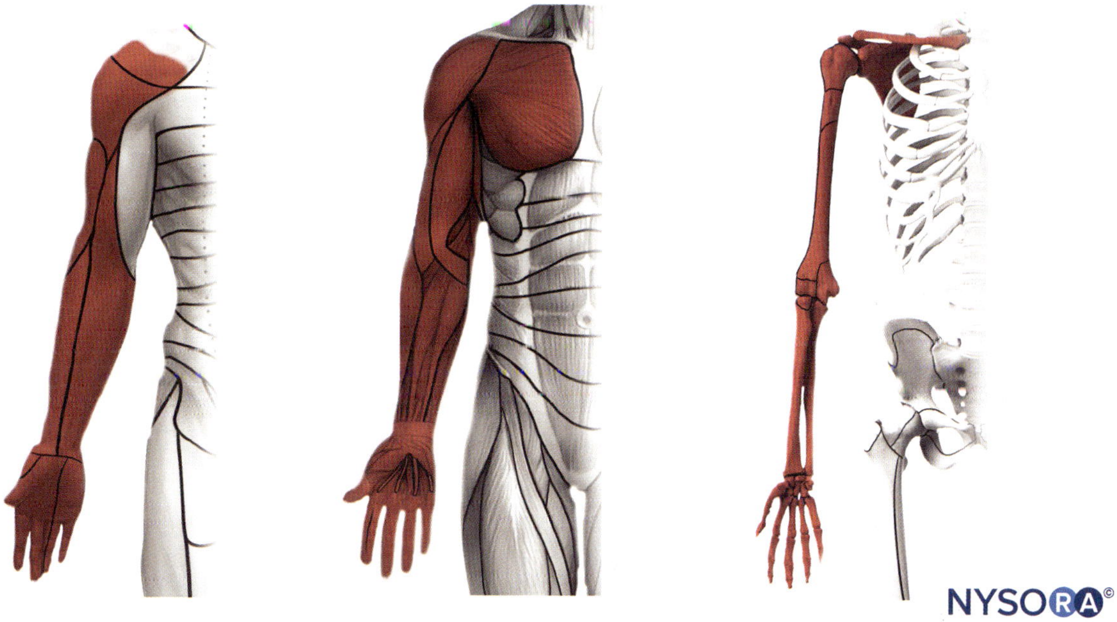

FIGURA 14-3. Distribuição sensorial esperada do bloqueio supraclavicular do plexo braquial.

Distribuição da Anestesia e da Analgesia

O bloqueio supraclavicular do plexo braquial resulta em anestesia da extremidade superior inteira, inclusive o ombro, uma vez que o nervo supraescapular seja envolvido na propagação do AL. No entanto, a pele da parte proximal do lado medial do braço (nervo intercostobraquial, T2) não é anestesiada (Figura 14-3). Quando é necessária uma incisão cutânea nessa área (p. ex, implantes vasculares), as fibras cutâneas do nervo intercostobraquial podem ser bloqueadas por uma injeção subcutânea adicional na axila (Capítulo 17).

Preparação do Bloqueio

Equipamento

- Transdutor: Transdutor linear de alta frequência
- Agulha: Agulha estimuladora isolada de 5 cm, calibre 22 e bisel curto

Anestésico Local

Pode ser de curta (lidocaína 2%) ou de longa ação (bupivacaína 0,5% ou ropivacaína 0,5%), de acordo com a duração da analgesia desejada.

Posicionamento do Paciente

O bloqueio pode ser realizado com o paciente em decúbito dorsal, semissentado ou em posição semilateral. Uma discreta elevação da cabeceira da cama costuma ser mais confortável para o paciente e facilita a drenagem das veias do pescoço. A cabeça do paciente precisa estar voltada para longe do local a ser bloqueado, o ombro relaxado e o braço posicionado ao longo do tronco para deprimir discretamente a clavícula e permitir melhor acesso ao triângulo posterior do pescoço (Figura 14-4).

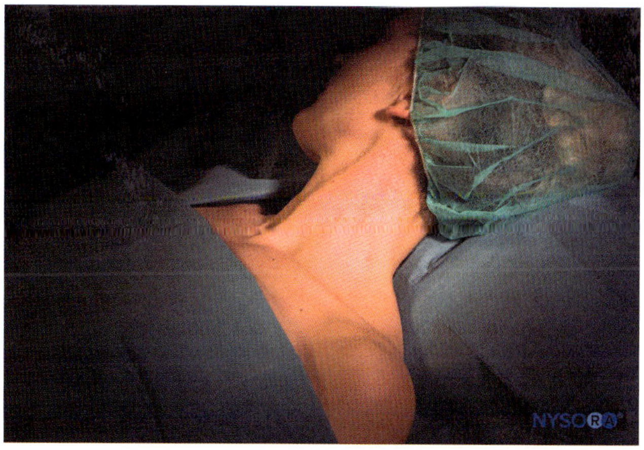

FIGURA 14-4. Posição do paciente para realizar um bloqueio supraclavicular do plexo braquial.

Técnica

Pontos de Referência e Posição Inicial do Transdutor

Identifique a base do triângulo posterior do pescoço (entre a parte média da clavícula, a borda lateral do ECM e a borda anterior do músculo trapézio).

O transdutor é posicionado em um plano oblíquo sagital imediatamente proximal e paralelo à clavícula (Figura 14-5).

Técnica de Varredura

O primeiro objetivo é obter uma visualização em corte transversal da artéria subclávia, da primeira costela e da pleura abaixo; isso pode ser conseguido deslizando-se e ajustando-se a inclinação do transdutor. Os elementos do plexo braquial se localizam posterior e superficialmente à artéria, contida na bainha do plexo braquial, tipicamente a 1 ou 2 cm de profundidade. Para melhorar a visualização dos limites desse espaço, recomenda-se a rotação do transdutor em sentido horário, alternando a pressão na borda anterior ou posterior do transdutor (calcanhar-dedos).

Embora não seja necessário reconhecer os elementos individuais para realizar um bloqueio supraclavicular bem-sucedido, os troncos e divisões individuais podem ser identificados seguindo-se o plexo em direção craniocaudal e inclinando-se o transdutor (Figura 14-5). O tronco superior é a estrutura mais superficial, originando-se de C5-C6 e dividindo-se em três componentes, a divisão anterior, a divisão posterior e o nervo supraescapular, podendo ser bloqueado seletivamente nesse nível para analgesia do ombro (Capítulo 18). O tronco médio é a continuação de C7, enquanto o tronco inferior (C8-T1) tem estreito relacionamento com a artéria e a primeira costela. O Doppler colorido deve ser usado como rotina antes da introdução da agulha para descartar a passagem de grandes ramos do tronco tireocervical.

Introdução da Agulha

A agulha é avançada dentro do plano, tipicamente na direção de posterior a anterior, através do músculo omo-hióideo, dirigindo-se ao plexo braquial. A primeira injeção (10 mL) é depositada entre a primeira costela e o tronco inferior para assegurar o bloqueio dos nervos mediano e ulnar. A introdução da agulha na bainha costuma associar-se a uma perda de resistência perceptível. A agulha é então retirada e cuidadosamente redirecionada aos elementos superficiais do plexo braquial para completar a injeção entre as divisões dos troncos superior e médio com mais 10 mL de AL. Uma vez que a agulha entre no plano fascial e depois de aspiração negativa, avalia-se a propagação do AL e se ajusta a posição da ponta da agulha conforme a necessidade, evitando avanço desnecessário (Figura 14-6).

Distribuição do Anestésico Local

Para procedimentos no braço ou abaixo dele, é necessário que a propagação do AL inclua todos os elementos do plexo braquial nesse nível. Para procedimentos no ombro, a propagação do AL deve ter como alvo os troncos superior e médio.

Dicas para Resolução de Problemas

- Visualização: Se a artéria subclávia não for claramente vista, ajuste a inclinação do transdutor de sagital para oblíqua. Uma vez definida a artéria, o plexo braquial pode ser definido deslizando-se o transdutor em direção craniocaudal. Finalmente, faça a varredura o mais lateral possível para ter imagem da primeira costela profundamente à artéria e ao plexo; a costela funciona como "rede" de segurança.
- Evite a colocação da agulha nos vasos: o pescoço é uma área altamente vascular e é preciso ter cuidado em evitar os vasos. Use Doppler colorido antes da colocação da agulha e aspire a cada 5 mL antes da injeção. A artéria supraescapular costuma ser vista particularmente cruzando o plexo braquial nesse nível. Outros vasos podem ser encontrados nas vizinhanças do plexo braquial, tal como a artéria cervical transversa.
- Cuidado com os nervos supraescapular e torácico longo, que podem estar no caminho da agulha quando se avança dentro do plano em sentido posterior a anterior. Use estimulador de nervo para detectar respostas dos músculos supraespinhoso ou serrátil anterior.
- Entre com a agulha em um ângulo raso para assegurar sua visualização e apenas então ajuste o ângulo conforme a necessidade, mantendo a agulha sob visualização à medida que avança para evitar entrar na pleura.

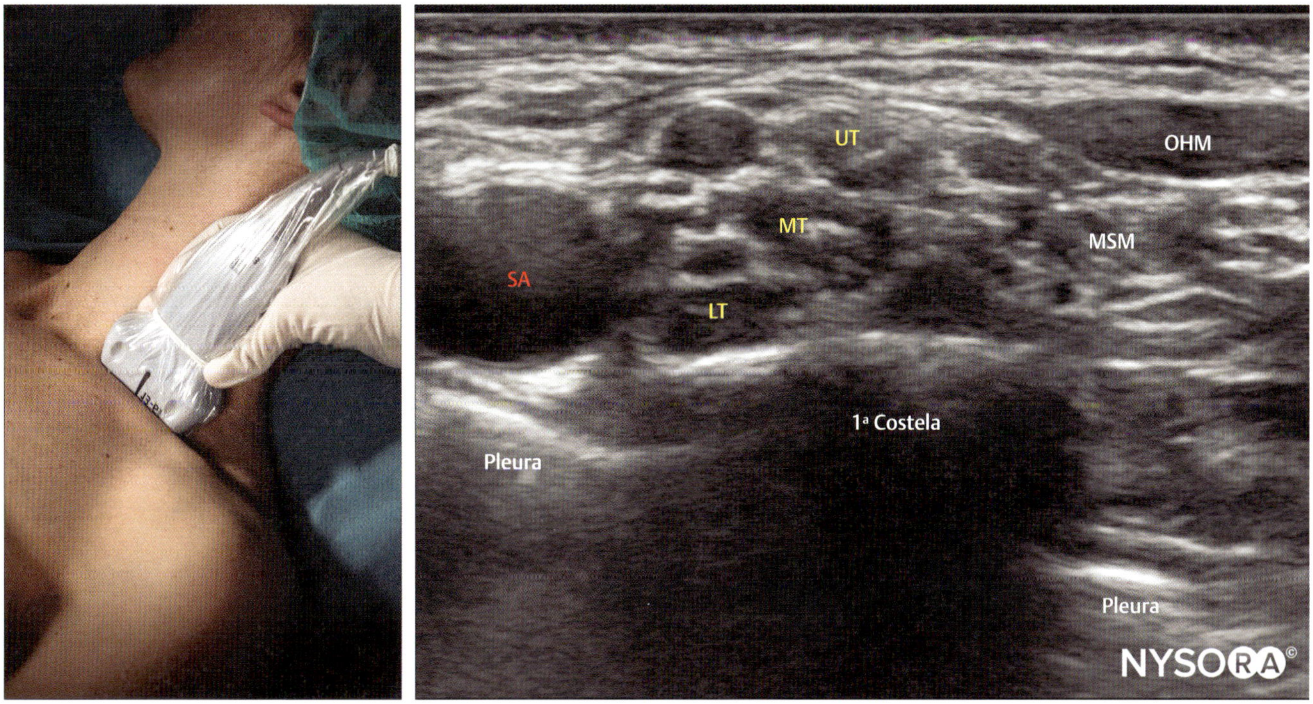

FIGURA 14-5. Posição do transdutor e imagem de ultrassonografia para realizar um bloqueio supraclavicular. SA, artéria subclávia; LT, tronco inferior; MT, tronco médio; UT, tronco superior; MSM, músculo escaleno médio; OHM, músculo omo-hióideo.

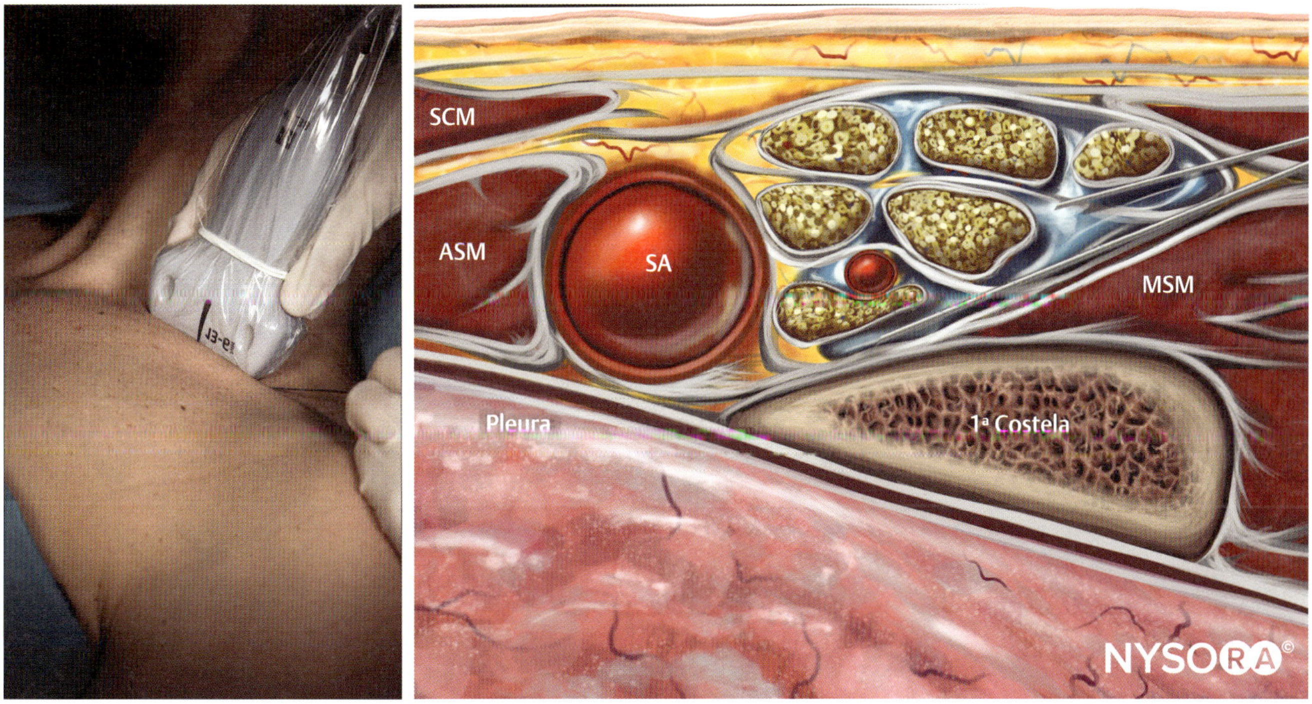

FIGURA 14.6. Anatomia reversa por ultrassonografia com introdução da agulha dentro do plano para bloqueio supraclavicular do plexo braquial. Propagação ideal do AL em torno das divisões do plexo braquial (em azul). A primeira injeção (1) é feita entre a primeira costela e o tronco inferior; e a segunda (2), entre as divisões dos troncos superior e médio. SCM, músculo esternocleidomastóideo; ASM, músculo escaleno anterior; MSM, músculo escaleno médio; SA, artéria subclávia.

Fluxograma

Algoritmo da Técnica de Bloqueio Supraventricular do Plexo Braquial

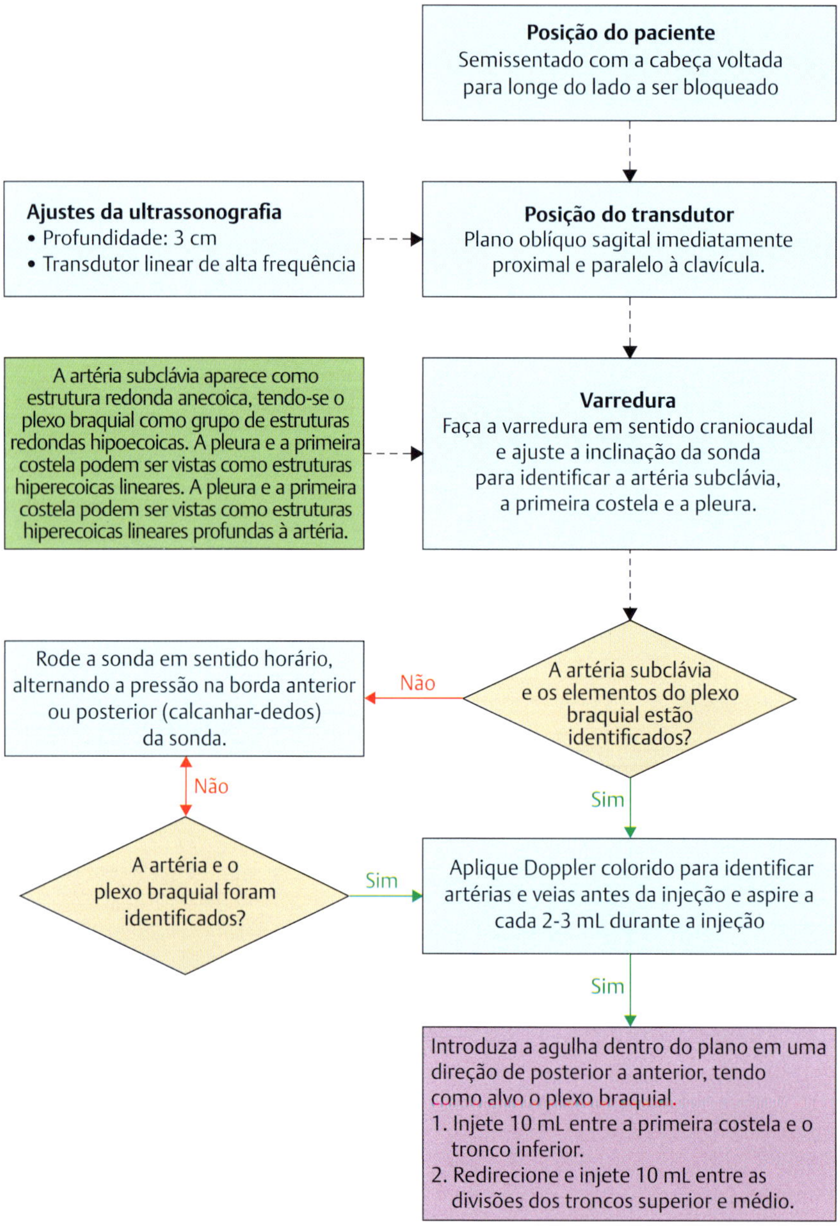

LEITURAS SUGERIDAS

Auyong DB, Gonzales J, Benonis JG. The Houdini clavicle: arm abduction and needle insertion site adjustment improves needle visibility for the infraclavicular nerve block. *Reg Anesth Pain Med.* 2010;35:402-406.

Benkhadra M, Faust A, Fournier R, Aho LS, Girard C, Feigl G. Possible explanation for failures during infraclavicular block: an anatomical observation on Thiel's embalmed cadavers. *Br J Anaesth.* 2012;109:128-129.

Brenner D, Mahon P, Iohom G, Cronin M, Flynn CO, Shorten G. Fascial layers influence the spread of injectate during ultrasound-guided infraclavicular brachial plexus block: a cadaver study. *Br J Anaesth.* 2018;121:876-882.

Brull R, McCartney CJ, Chan VW. A novel approach to infraclavicular brachial plexus block: the ultrasound experience. *Anesth Analg.* 2004;99:950.

Charbonneau J, Fréchette Y, Sansoucy Y, Echave P. The ultrasound-guided retroclavicular block: a prospective feasibility study. *Reg Anesth Pain Med.* 2015;40:605-609.

Desgagne M, Le S, Dion N, Brassard J, Nicole PC. A comparison of a single or triple injection technique for ultrasound-guided infraclavicular block: a prospective randomized controlled study. *Anesth Analg.* 2009;109:668-672.

Dolan J. Fascial planes inhibiting the spread of local anesthetic during ultrasound-guided infraclavicular brachial plexus block are not limited to the posterior aspect of the axillary artery. *Reg Anesth Pain Med.* 2009;34:612-613.

Feigl G, Marhofer P. Comment on 'Fascial layers influence the spread of injectate during ultrasound-guided infraclavicular brachial plexus block: a cadaver study' (*Br J Anaesth.* 2018;121:876e82). *Br J Anaesth.* 2019;122:e54-55.

Flohr-Madsen S, Ytrebø LM, Kregnes S, Wilsgaard T, Klaastad Ø. Minimum effective volume of ropivacaine 7.5 mg/ml for an ultrasound-guided infraclavicular brachial plexus block. *Acta Anaesthesiol Scand.* 2013;57:495-501.

Fredrickson MJ, Wolstencroft P, Kejriwal R, Yoon A, Boland MR, Chinchanwala S. Single versus triple injection ultrasound-guided infraclavicular block: confirmation of the effectiveness of the single injection technique. *Anesth Analg.* 2010;111:1325-1327.

Gaertner E, Estebe JP, Zamfir A, Cuby C, Macaire P. Infraclavicular plexus block: multiple injection versus single injection. *Reg Anesth Pain Med.* 2002;27:590-594.

Hebbard P, Royse C. Ultrasound-guided posterior approach to the infraclavicular brachial plexus. *Anaesthesia.* 2007;62:2007.

Lecours M, Lévesque S, Dion N, Nadeau MJ, Dionne A, Turgeon AF. Complications of single-injection ultrasound-guided infraclavicular block: a cohort study. *Can J Anaesth.* 2013;60:244-252.

Morimoto M, Popovic J, Kim JT, Kiamzon H, MD ADR. Case series: septa can influence local anesthetic spread during infraclavicular brachial plexus blocks. *Can J Anaesth.* 2007;54: 1006-1010.

Musso D, Meknas K, Wilsgaard T, Ytrebø LM. A novel combination of peripheral nerve blocks for arthroscopic shoulder surgery. *Acta Anaesthesiol Scand.* 2017;61:1192-1202.

Ootaki C, Hayashi H, Amano M. Ultrasound-guided infraclavicular brachial plexus block: an alternative technique to anatomical landmark-guided approaches. *Reg Anesth Pain Med.* 2000;25:600-604.

Petrar SD, Seltenrich ME, Head SJ, Schwarz SKW. Hemidiaphragmatic paralysis following ultrasound-guided supraclavicular versus infraclavicular brachial plexus blockade. *Reg Anesth Pain Med.* 2015;40:133-138.

Ruíz A, Sala X, Bargallo X, Hurtado P, Arguis MJ, Carrera A. The influence of arm abduction on the anatomic relations of infraclavicular brachial plexus: an ultrasound study. *Anesth Analg.* 2009;108:364-366.

Sancheti SF, Uppal V, Sandeski R, Kwofie MK, Szerb JJ. A cadaver study investigating structures encountered by the needle during a retroclavicular approach to infraclavicular brachial plexus block. *Reg Anesth Pain Med.* 2018;43:752-755.

Sauter AR, Dodgson MS, Stubhaug A, Halstensen AM, Klaastad Ø. Electrical nerve stimulation or ultrasound guidance for lateral sagittal infraclavicular blocks: a randomized, controlled, observer-blinded, comparative study. *Anesth Analg.* 2008 Jun;106:1910-1915.

Songthamwat B, Karmakar MK, Li JW, Samy W, Mok LYH. Ultrasound-guided infraclavicular brachial plexus block prospective randomized comparison of the lateral sagittal and costoclavicular approach. *Reg Anesth Pain Med.* 2018;43:825-831.

Sutton EM, Bullock WM, Gadsden J. The retroclavicular brachial plexus block: additional advantages. *Reg Anesth Pain Med.* 2015;40:733-734.

Taha AM, Yurdi NA, Elahl MI, Abd-Elmaksoud AM. Diaphragm-sparing effect of the infraclavicular subomohyoid block vs low volume interscalene block. A randomized blinded study. *Acta Anaesthesiol Scand.* 2019 May;63(5):653-658.

Tran DQH, Bertini P, Zaouter C, Muñoz L, Finlayson RJ. A prospective, randomized comparison between single- and double-injection ultrasound-guided infraclavicular brachial plexus block. *Reg Anesth Pain Med.* 2010;35:16-21.

Tran DQ, Dugani S, Dyachenko A, Correa JA, Finlayson RJ. Minimum effective volume of lidocaine for ultrasound-guided infraclavicular block. *Reg Anesth Pain Med.* 2011;36:190-194.

15 Bloqueio Infraclavicular do Plexo Braquial

BLOQUEIO EM RESUMO

Bloqueio do plexo braquial no nível da fossa infraclavicular lateral, profundamente aos músculos peitorais.

- **Indicações:** Cirurgia no braço, cotovelo, antebraço e mão.
- **Objetivo:** Propagação do anestésico local (AL) em torno da artéria axilar próximo aos fascículos medial, posterior e lateral do plexo braquial.
- **Volume de anestésico local:** 20 a 30 mL.

Considerações Gerais

O bloqueio infraclavicular do plexo braquial é técnica bem estabelecida de anestesia regional para procedimentos abaixo do ombro. O bloqueio infraclavicular é desprovido dos sintomas respiratórios que podem ocorrer com a paralisia do nervo frênico nos bloqueios supraclavicular e interescalênico. Em comparação com o bloqueio axilar, a abdução do braço não é absolutamente necessária; portanto, um bloqueio infraclavicular pode ser mais adequado em pacientes com fraturas dolorosas ou que precisem de imobilização do braço. Um bloqueio infraclavicular também é adequado para colocação de cateter, porque a musculatura da parede torácica pode ajudar a estabilizar o cateter, impedindo que seja desalojado, em comparação com a localização mais superficial dos acessos interescalênico e supraclavicular.

A orientação por ultrassonografia (US) facilita a técnica e oferece prática mais consistente pela monitoração da distribuição do AL. Embora nem sempre seja possível identificar confiavelmente todos os três fascículos do plexo nesta posição, pode-se efetuar um bloqueio bem-sucedido simplesmente depositando o AL em torno da parte infraclavicular da artéria axilar, em torno de suas faces lateral, posterior e medial. Estudos anatômicos sugerem que vários fatores podem afetar negativamente a taxa de sucesso do bloqueio do plexo braquial neste nível devido à variabilidade anatômica entre os fascículos e sua localização na fossa infraclavicular. O espaço periarterial infraclavicular também pode ter septos e camadas fasciais no interior do feixe neurovascular que podem impedir a propagação do AL a todos os fascículos do plexo braquial, a menos que sejam feitos ajustes adicionais da ponta da agulha e das injeções. Recentemente têm sido propostos vários outros acessos ao plexo infraclavicular para contornar as limitações do acesso sagital lateral clássico. Em particular, o acesso retroclavicular oferece melhor visualização da agulha, e o acesso costoclavicular visa ao plexo mais proximalmente (Capítulo 16).

Limitações

O feixe neurovascular na fossa infraclavicular lateral em pacientes com grande quantidade de tecido adiposo ou músculos peitorais grandes (p. ex., obesidade ou fisiculturistas) está posicionado muito mais profundamente, tornando difícil fazer imagens adequadas. Nesses pacientes pode ser mais adequado um acesso mais proximal (p. ex., supraclavicular) ou mais distal (p. ex., axilar) do bloqueio do plexo braquial.

Riscos Específicos

Embora incomum, a proximidade da cavidade pleural, teoricamente, traz o risco de pneumotórax. Também se descreve lesão e dissecção da artéria axilar.

Anatomia

Os limites do espaço infraclavicular são os músculos peitorais maior e menor, anteriormente, serrátil anterior e costelas, medialmente, clavícula e processo coracoide, superiormente, e úmero, lateralmente. Em sua descida, a organização do plexo braquial muda ao progredir para a axila como nervos terminais. Os três fascículos (lateral, medial, posterior) entram na fossa axilar agrupados lateralmente à artéria através do espaço costoclavicular e, então, giram para adotar uma disposição circunferencial em torno da artéria axilar em seu trajeto profundamente aos músculos peitorais maior e menor (Figura 15-1). Nesse nível, a organização do plexo braquial é bem complexa devido ao rearranjo dos fascículos e saída dos nervos terminais. Os nervos axilar e musculocutâneo podem sair do plexo braquial no processo coracoide ou cranialmente a ele em 50% dos pacientes, possivelmente afetando a extensão do bloqueio sensitivo.

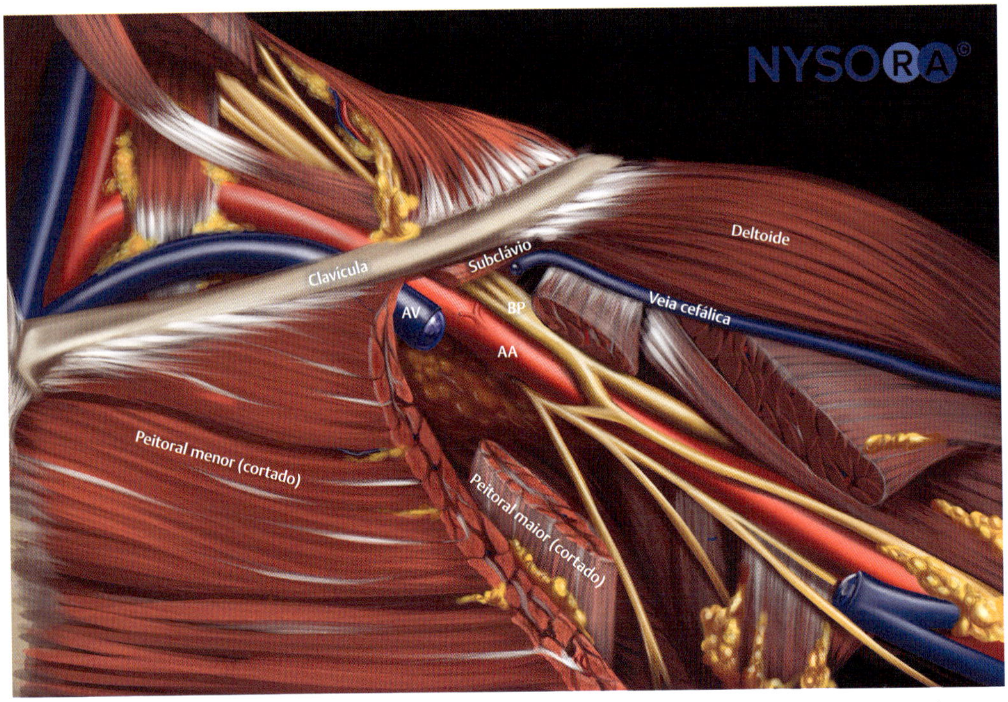

FIGURA 15-1. Anatomia do plexo braquial na fossa infraclavicular. AV, veia axilar; AA, artéria axilar; BP, plexo braquial.

Anatomia em Corte Transversal e Visualização por Ultrassonografia

Em um plano sagital da área infraclavicular imediatamente medial ao processo coracoide, a artéria e a veia axilares e o plexo braquial se posicionam profundamente ao músculo peitoral menor, anteriormente ao músculo subclávio e lateralmente ao músculo serrátil anterior. As disposições dos fascículos nesse nível se localizam no lado lateral, posterior e medial da artéria, de acordo com seus respectivos nomes, embora haja muita variação anatômica (Figura 15-2). As costelas e a pleura são mais profundas e mediais ao feixe neurovascular. Colocando o transdutor de US na orientação sagital e ajustando a inclinação, é possível obter visualizações claras tanto dos músculos peitorais como de suas respectivas fáscias. A pulsação da artéria axilar aparece em um corte transversal abaixo da fáscia do músculo peitoral menor, enquanto a veia axilar é vista como estrutura hipoecoica compressível medial a ele. Os fascículos muitas vezes podem ser vistos como estruturas hiperecoicas arredondadas lateral, posterior e medialmente à artéria (Figura 15-3), enquanto a parede torácica e a pleura podem ser identificadas medialmente e em localização pouco mais profunda. Múltiplos outros vasos sanguíneos menores frequentemente estão presentes, bem como também nas vizinhanças do plexo.

Distribuição da Anestesia e da Analgesia

O acesso infraclavicular ao bloqueio do plexo braquial resulta em anestesia do braço abaixo do ombro (Figura 15-4). Embora o nervo axilar também seja anestesiado com um bloqueio infraclavicular, a anestesia e a analgesia do ombro não são completas. No entanto, o bloqueio seletivo dos fascículos lateral e posterior, juntamente com o bloqueio do nervo supraescapular, têm sido propostos como técnica que poupa o nervo frênico para a cirurgia do ombro (Capítulo 18). Semelhantemente a todas as outras técnicas do plexo braquial, o bloqueio infraclavicular não anestesiará a face medial da pele da parte proximal do braço (nervo intercostobraquial, T2). No entanto, na área infraclavicular, o nervo intercostobraquial pode ser bloqueado seletivamente infiltrando-se AL entre o peitoral menor e o serrátil anterior no nível da terceira costela.

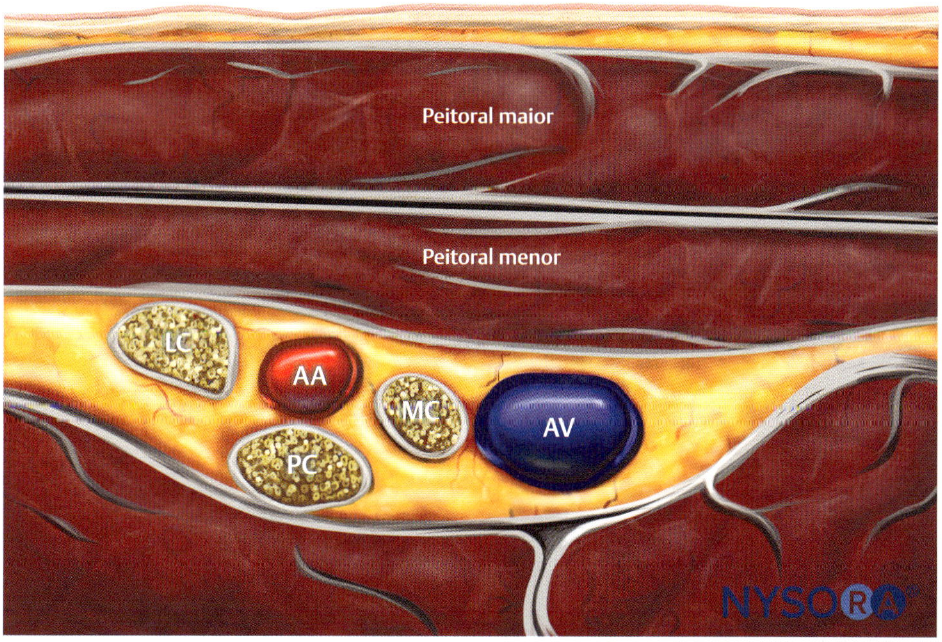

FIGURA 15-2. Anatomia em corte transversal dos fascículos lateral, posterior e medial. AA, artéria axilar; AV, veia axilar; MC, fascículo medial; LC, fascículo lateral; PC, fascículo posterior.

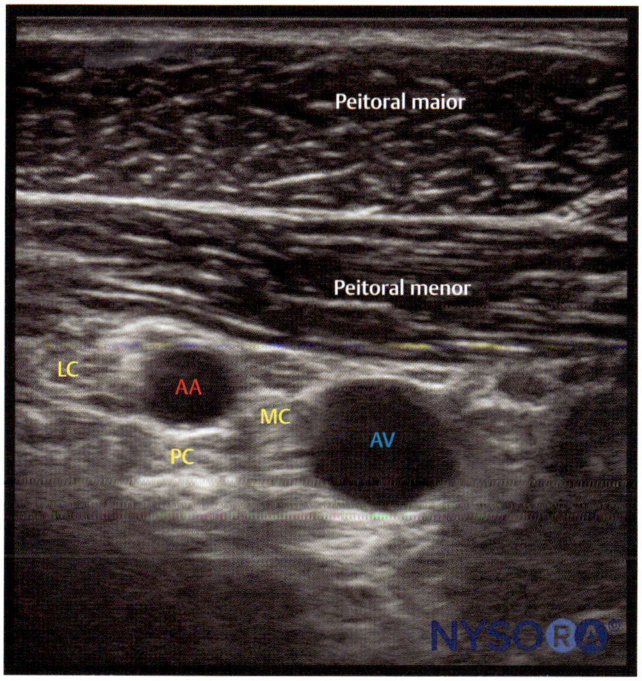

FIGURA 15-3. Bloqueio infraclavicular, imagem de ultrassonografia. AA, artéria axilar; AV, veia axilar; MC, fascículo medial; LC, fascículo lateral; PC, fascículo posterior.

Preparação do Bloqueio

Equipamento

- Transdutor: Transdutor linear de alta frequência
- Agulha: Agulha estimuladora de 50-100 mm, calibre 22 com bisel curto

Anestésico Local

O acesso paracoracóideo sagital exige volume mais alto (25-30 mL) de AL. As escolhas são de fármaco de ação curta (lidocaína 2%) ou de longa ação (bupivacaína 0,5%; levobupivacaína 0,5% ou ropivacaína 0,5%), de acordo com a duração desejada para a analgesia.

Posicionamento do Paciente

O paciente é colocado em decúbito dorsal com a cabeça voltada para longe do lado a ser bloqueado. A abdução do braço a 90° estira os músculos peitorais, acentua as fáscias dos músculos peitorais e traz o feixe neurovascular mais superficialmente, o que facilita a visualização da artéria axilar e do plexo braquial (Figura 15-5).

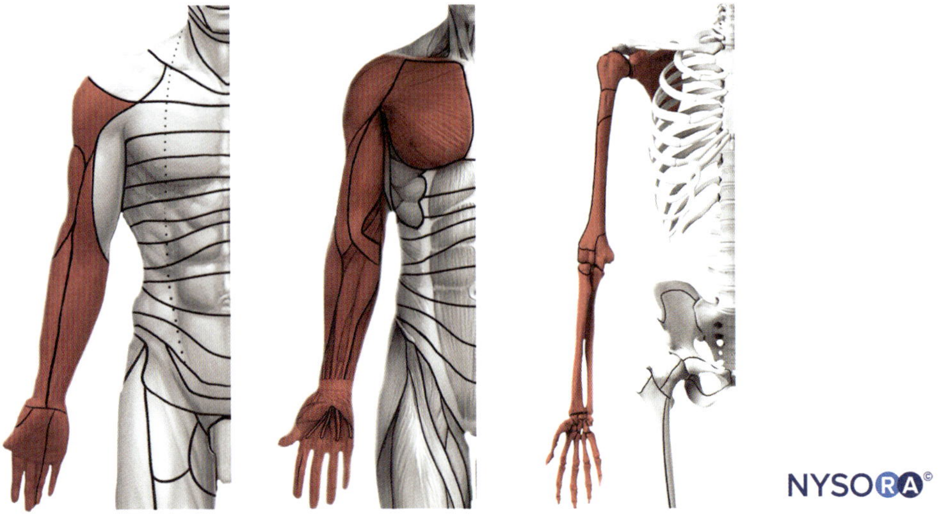

FIGURA 15-4. Distribuição da anestesia.

Técnica

Pontos de Referência e Posição Inicial do Transdutor

O processo coracoide e a clavícula são os pontos de referência superficiais relevantes facilmente identificados por palpação das proeminências ósseas em posição imediatamente medial ao ombro. Para o acesso paracoracóideo sagital, o transdutor é colocado acima da fossa infraclavicular lateral em orientação sagital medial ao processo coracoide e caudal à clavícula (Figura 15-6).

Técnica de Varredura

A varredura se inicia pela identificação do peitoral maior, do peitoral menor e de suas fáscias por deslizamento do transdutor em orientação cranial e caudal. A visualização da artéria e da veia axilares em corte transversal na imagem sonográfica é o objetivo primário em estabelecer os pontos de referência para o bloqueio. Isso pode exigir ajuste da profundidade, tendo em mente que a artéria axilar está, geralmente, a uma profundidade de 3 a 5 cm, dependendo da espessura da musculatura da parede torácica do paciente. Para identificar os fascículos hiperecoicos do plexo braquial em suas posições correspondentes relativamente à artéria, frequentemente é necessário aplicar certa pressão e inclinar o transdutor, embora nem todos os fascículos sejam sempre visualizados (Figura 15-6). A parede torácica pode ser vista no aspecto inferior medial da imagem, com o pulmão e a pleura deslizando em sincronia com o movimento respiratório.

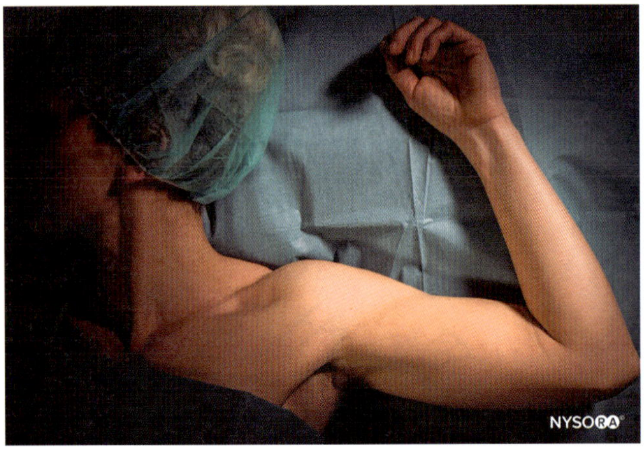

FIGURA 15-5. Posição do paciente.

Acesso e Trajetória da Agulha

A agulha é introduzida dentro do plano em uma direção de cranial a caudal, imediatamente inferior à clavícula para atravessar os músculos peitorais maior e menor, tendo como alvo a face posterior da artéria axilar (Figura 15-7). Quando a agulha penetra as fáscias, sente-se, frequentemente, uma perda de resistência. Se for desencadeada uma resposta motora com o estimulador de nervos, geralmente vem do fascículo lateral (flexão do cotovelo ou flexão de dedos), porque pode estar no caminho da agulha. Se a agulha continuar a ser avançada abaixo da artéria, pode aparecer uma resposta motora do fascículo posterior (extensão de dedos e do punho). Depois de cuidadosa aspiração e evitando-se pressão de abertura alta da injeção, injete 1 a 2 mL de um AL para confirmar a colocação apropriada da ponta da agulha e a propagação inicial.

Distribuição do Anestésico Local

A propagação desejável do AL se dá em torno da artéria axilar medial e lateralmente, alcançando todos os três fascículos (Figura 15-7). Quando uma injeção única não parecer resultar em propagação adequada, reposicione a ponta da agulha e podem ser necessárias mais injeções (até 30 mL) sob visualização por US para efetuar um bloqueio bem-sucedido.

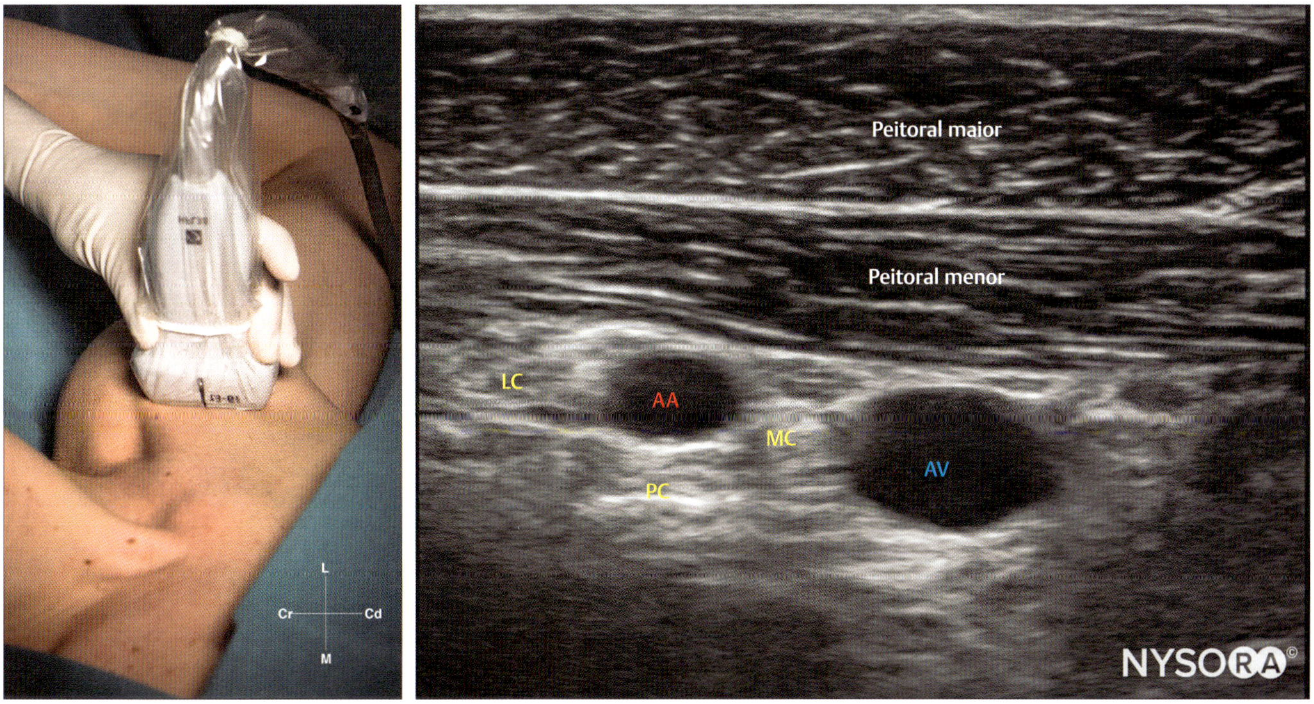

FIGURA 15-6. Posição desejada do transdutor e imagem de ultrassonografia. AA, artéria axilar; AV, veia axilar; MC, fascículo medial; LC, fascículo lateral; PC, fascículo posterior.

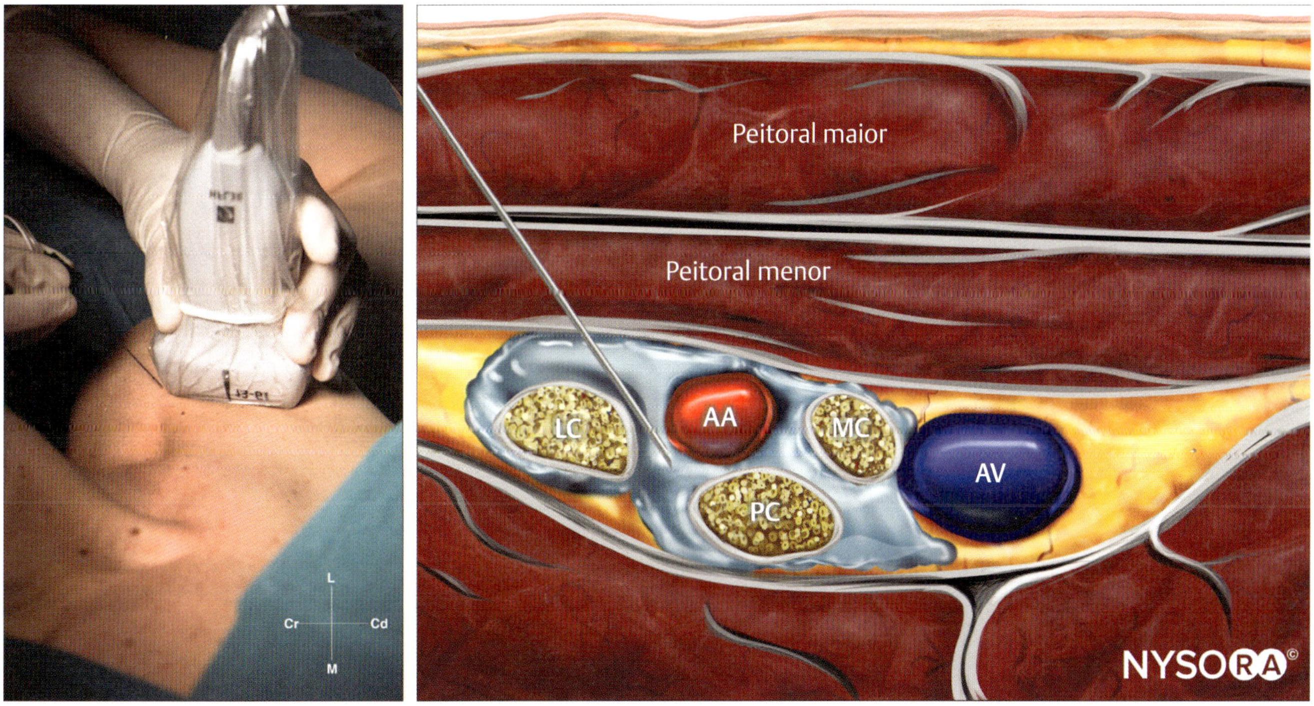

FIGURA 15-7. Anatomia em ultrassonografia reversa com introdução da agulha (dentro do plano) em uma direção de cranial a caudal para colocar a ponta da agulha pós-artéria axilar (AA). AV, veia axilar; MC, fascículo medial; LC, fascículo lateral; PC, fascículo posterior.

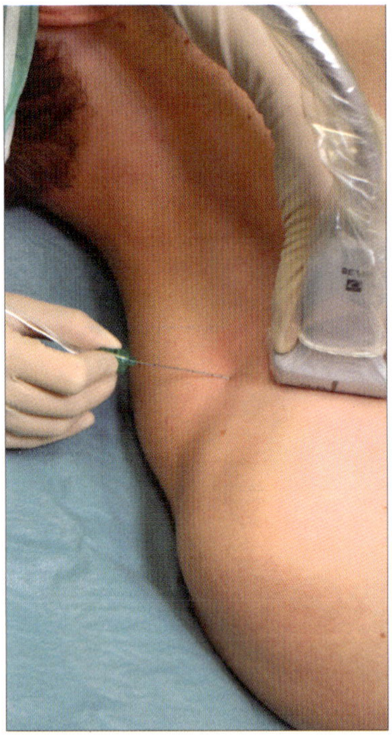

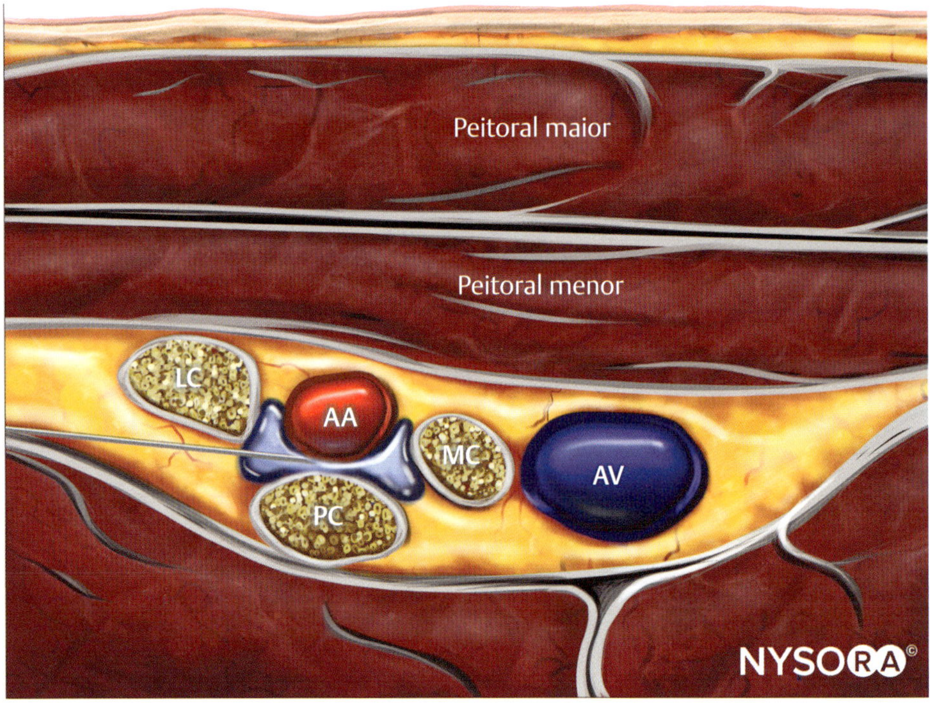

FIGURA 15-8. Anatomia em ultrassonografia reversa com introdução da agulha dentro do plano a partir da fossa supraclavicular sob a clavícula (acesso retroclavicular). AA, artéria axilar; AV, veia axilar; MC, fascículo medial; LC, fascículo lateral; PC, fascículo posterior.

Técnicas Alternativas

Ao longo dos últimos 10 anos têm sido propostos acessos alternativos para bloqueios infraclaviculares com US a fim de superar as dificuldades de visualização do plexo e de avanço da agulha devido à localização profunda das estruturas.

Acesso Retroclavicular

Com o transdutor em posição sagital, a agulha é avançada da fossa supraclavicular, abaixo da clavícula (Figura 15-8). Uma possível vantagem desse acesso é que a introdução da agulha é quase paralela ao transdutor, resultando em maior visibilidade da ponta da agulha quando ela se aproxima da face posterior da artéria. Algumas estruturas anatômicas que se situam no caminho do bloqueio infraclavicular tradicional (p. ex., veia cefálica e o ramo acromial da artéria toracoacromial) podem ser evitadas, enquanto outras, como o nervo e a veia supraescapulares, podem ficar no caminho da agulha. Adicionalmente, como a trajetória da agulha é mais posterior, o risco de pneumotórax pode ser mais alto. Em razão da sombra acústica da clavícula, o avanço da agulha não pode ser monitorado nos primeiros 3 a 4 cm depois da introdução da agulha. São necessários mais dados de segurança antes de sugerir este acesso como padrão.

O acesso costoclavicular é descrito no Capítulo 16.

Dicas para Resolução de Problemas

- Rotação da sonda para uma orientação oblíqua (movimento discreto da extremidade caudal do transdutor medialmente) ajuda a fazer imagem do feixe neurovascular em um plano mais perpendicular, obtendo-se uma imagem em corte transversal da artéria e dos fascículos.
- Aplicar Doppler colorido antes da introdução da agulha ajuda a detectar vasos nas vizinhanças do plexo e no trajeto da agulha.
- Escolha uma agulha do comprimento apropriado, de acordo com a profundidade da face posterior da artéria. Agulhas ecogênicas são mais adequadas quando se supõe que o ângulo de introdução seja mais agudo, como no acesso infraclavicular.
- Quando a clavícula obstruir a entrada ou avanço da agulha, a manobra *heel-toeing* (elevação da pressão da extremidade cranial do transdutor em um plano sagital, pressionando-se o tecido na extremidade caudal) facilita a introdução da agulha.
- Aspire a cada 3 a 5 mL para diminuir o risco de injeção intravascular.
- Certifique-se de que o AL se propaga medialmente em torno da artéria para garantia de um bloqueio do fascículo medial.

Fluxograma

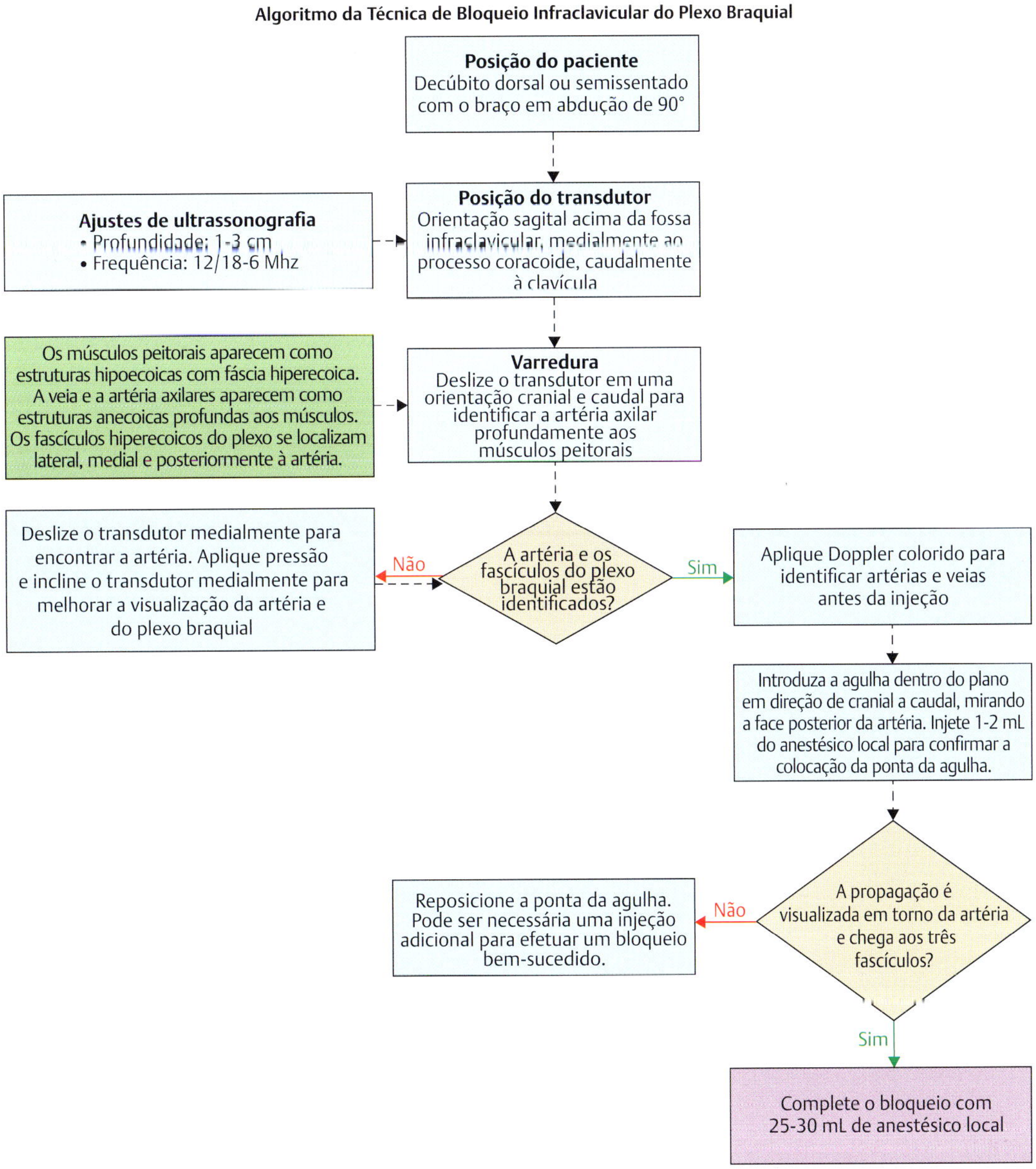

LEITURAS SUGERIDAS

Auyong DB, Gonzales J, Benonis JG. The Houdini clavicle: arm abduction and needle insertion site adjustment improves needle visibility for the infraclavicular nerve block. *Reg Anesth Pain Med.* 2010;35:402-406.

Benkhadra M, Faust A, Fournier R, Aho LS, Girard C, Feigl G. Possible explanation for failures during infraclavicular block: an anatomical observation on Thiel's embalmed cadavers. *Br J Anaesth.* 2012;109:128-129.

Brenner D, Mahon P, Iohom G, Cronin M, Flynn CO, Shorten G. Fascial layers influence the spread of injectate during ultrasound-guided infraclavicular brachial plexus block: a cadaver study. *Br J Anaesth.* 2018;121:876-882.

Brull R, McCartney CJ, Chan VW. A novel approach to infraclavicular brachial plexus block: the ultrasound experience. *Anesth Analg.* 2004;99:950.

Charbonneau J, Fréchette Y, Sansoucy Y, Echave P. The ultrasound-guided retroclavicular block: a prospective feasibility study. *Reg Anesth Pain Med.* 2015;40:605-609.

Desgagne M, Le S, Dion N, Brassard J, Nicole PC. A comparison of a single or triple injection technique for ultrasound-guided infraclavicular block: a prospective randomized controlled study. *Anesth Analg.* 2009;109:668-672.

Dolan J. Fascial planes inhibiting the spread of local anesthetic during ultrasound-guided infraclavicular brachial plexus block are not limited to the posterior aspect of the axillary artery. *Reg Anesth Pain Med.* 2009;34:612-613.

Feigl G, Marhofer P. Comment on 'Fascial layers influence the spread of injectate during ultrasound-guided infraclavicular brachial plexus block: a cadaver study' (*Br J Anaesth.* 2018;121:876e82). *Br J Anaesth.* 2019;122:e54-55.

Flohr-Madsen S, Ytrebø LM, Kregnes S, Wilsgaard T, Klaastad Ø. Minimum effective volume of ropivacaine 7.5 mg/ml for an ultrasound-guided infraclavicular brachial plexus block. *Acta Anaesthesiol Scand.* 2013;57:495-501.

Fredrickson MJ, Wolstencroft P, Kejriwal R, Yoon A, Boland MR, Chinchanwala S. Single versus triple injection ultrasound-guided infraclavicular block: confirmation of the effectiveness of the single injection technique. *Anesth Analg.* 2010;111:1325-1327.

Gaertner E, Estebe JP, Zamfir A, Cuby C, Macaire P. Infraclavicular plexus block: multiple injection versus single injection. *Reg Anesth Pain Med.* 2002;27:590-594.

Hebbard P, Royse C. Ultrasound-guided posterior approach to the infraclavicular brachial plexus. *Anaesthesia.* 2007;62:2007.

Lecours M, Lévesque S, Dion N, Nadeau MJ, Dionne A, Turgeon AF. Complications of single-injection ultrasound-guided infraclavicular block: a cohort study. *Can J Anaesth.* 2013;60:244-252.

Morimoto M, Popovic J, Kim JT, Kiamzon H, MD ADR. Case series: septa can influence local anesthetic spread during infraclavicular brachial plexus blocks. *Can J Anaesth.* 2007;54: 1006-1010.

Musso D, Meknas K, Wilsgaard T, Ytrebø LM. A novel combination of peripheral nerve blocks for arthroscopic shoulder surgery. *Acta Anaesthesiol Scand.* 2017;61:1192-1202.

Ootaki C, Hayashi H, Amano M. Ultrasound-guided infraclavicular brachial plexus block: an alternative technique to anatomical landmark-guided approaches. *Reg Anesth Pain Med.* 2000;25:600-604.

Petrar SD, Seltenrich ME, Head SJ, Schwarz SKW. Hemidiaphragmatic paralysis following ultrasound-guided supraclavicular versus infraclavicular brachial plexus blockade. *Reg Anesth Pain Med.* 2015;40:133-138.

Ruíz A, Sala X, Bargallo X, Hurtado P, Arguis MJ, Carrera A. The influence of arm abduction on the anatomic relations of infraclavicular brachial plexus: an ultrasound study. *Anesth Analg.* 2009;108:364-366.

Sancheti SF, Uppal V, Sandeski R, Kwofie MK, Szerb JJ. A cadaver study investigating structures encountered by the needle during a retroclavicular approach to infraclavicular brachial plexus block. *Reg Anesth Pain Med.* 2018;43:752-755.

Sauter AR, Dodgson MS, Stubhaug A, Halstensen AM, Klaastad Ø. Electrical nerve stimulation or ultrasound guidance for lateral sagittal infraclavicular blocks: a randomized, controlled, observer-blinded, comparative study. *Anesth Analg.* 2008 Jun;106:1910-1915.

Songthamwat B, Karmakar MK, Li JW, Samy W, Mok LYH. Ultrasound-guided infraclavicular brachial plexus block prospective randomized comparison of the lateral sagittal and costoclavicular approach. *Reg Anesth Pain Med.* 2018;43:825-831.

Sutton EM, Bullock WM, Gadsden J. The retroclavicular brachial plexus block: additional advantages. *Reg Anesth Pain Med.* 2015;40:733-734.

Taha AM, Yurdi NA, Elahl MI, Abd-Elmaksoud AM. Diaphragm-sparing effect of the infraclavicular subomohyoid block vs low volume interscalene block. A randomized blinded study. *Acta Anaesthesiol Scand.* 2019 May;63(5):653-658.

Tran DQH, Bertini P, Zaouter C, Muñoz L, Finlayson RJ. A prospective, randomized comparison between single- and double-injection ultrasound-guided infraclavicular brachial plexus block. *Reg Anesth Pain Med.* 2010;35:16-21.

Tran DQ, Dugani S, Dyachenko A, Correa JA, Finlayson RJ. Minimum effective volume of lidocaine for ultrasound-guided infraclavicular block. *Reg Anesth Pain Med.* 2011;36:190-194.

16 Bloqueio Costoclavicular do Plexo Braquial

BLOQUEIO EM RESUMO

Bloqueio do plexo braquial na face medial da fossa infraclavicular próximo ao ponto médio da clavícula.

- **Indicações:** As mesmas que para o bloqueio infraclavicular tradicional — anestesia e analgesia em cirurgias da extremidade superior, cotovelo, antebraço e mão. Analgesia para procedimentos no ombro.
- **Objetivo:** Propagação do anestésico local (AL) entre os três fascículos do plexo braquial.
- **Volume de anestésico local:** 15 a 20 mL.

Considerações Gerais

O bloqueio do plexo braquial no espaço costoclavicular guiado por ultrassonografia (US) foi recentemente descrito como uma abordagem alternativa ao bloqueio infraclavicular tradicional (acesso paracoracoide sagital profundamente aos músculos peitorais). Deve-se mencionar que o local da injeção é semelhante ao "bloqueio do plexo braquial infraclavicular vertical" (VIB) baseado em pontos de referência descritos por Kilka *et al.* A organização compacta do plexo braquial nesse nível, aglomerado lateralmente à artéria e mais superficial do que no acesso tradicional, pode ser mais favorável ao bloqueio com passagem única da agulha. A propagação mais cranial do AL em direção à fossa supraclavicular também pode chegar aos troncos do plexo braquial, e, portanto, oferecer analgesia do ombro.

Poucos estudos recentes sugerem que o início do bloqueio sensorial e motor pode ser algo mais rápido quando comparado à abordagem paracoracoide, e que menores volumes de AL podem ser eficazes.

Limitações e Riscos Específicos

A veia cefálica e a artéria toracoacromial podem estar no caminho da agulha. É preciso cuidado em evitar esses vasos durante o avanço da agulha. No demais, os riscos são semelhantes aos do bloqueio infraclavicular e se relacionam, principalmente, com a proximidade da artéria e veia axilares e da pleura.

Anatomia

A transição dos troncos para fascículos do plexo braquial ocorre no espaço costoclavicular, onde todos os elementos neurais têm um percurso achatado, dispondo-se lateralmente à artéria axilar. É nesse nível que os nervos peitorais lateral e medial saem dos fascículos correspondentes, enquanto os nervos subescapular e toracodorsal saem do fascículo posterior. Mais distalmente, os fascículos se separam e circundam a artéria axilar em seu percurso profundamente aos músculos peitorais (Figura 16-1).

Anatomia em Corte Transversal e Visualização por Ultrassonografia

Os fascículos do plexo braquial, nessa localização, situam-se entre os músculos subclávio e serrátil anterior, lateralmente à artéria, em relação consistente entre si. O fascículo lateral está na posição mais superficial, enquanto os fascículos posterior e medial se situam em posições lateral e medial, respectivamente, compartilhando uma bainha comum. Pode-se ter uma imagem da segunda costela profundamente ao músculo serrátil. A veia axilar se localiza medialmente à artéria e profundamente ao músculo peitoral maior (Figura 16-2).

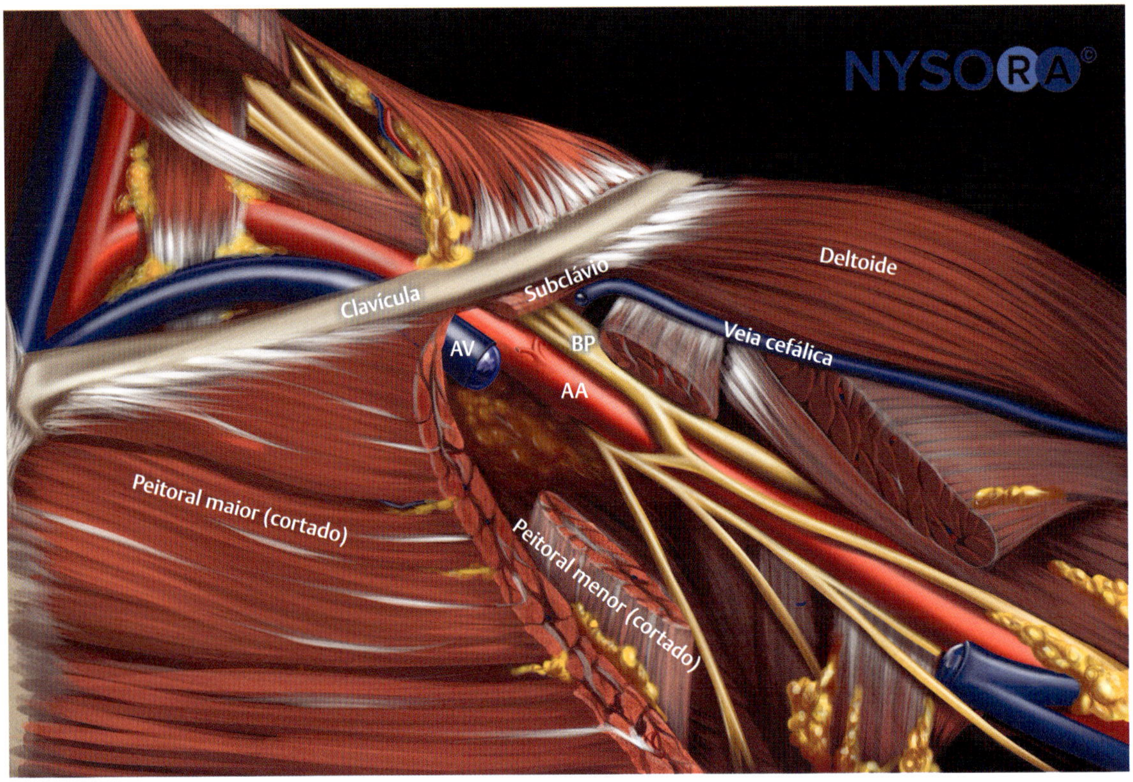

FIGURA 16-1. Anatomia funcional do plexo braquial para o acesso costoclavicular. Observe a relação dos fascículos do plexo braquial com a artéria axilar proximal. BP, plexo braquial; AV, veia axilar; AA, artéria axilar.

Distribuição da Anestesia e da Analgesia

O acesso costoclavicular resulta em bloqueio sensitivo e motor da extremidade superior e da parte anterior do ombro (Figura 16-3). A propagação cranial de volumes maiores (20 mL) do AL pode chegar ao plexo braquial supraclavicular e o interescalênico e resultar em bloqueio completo do ombro. Volumes maiores ainda (35 mL) podem chegar até o nervo frênico. A combinação de bloqueio costoclavicular em baixo volume com um bloqueio nervoso supraescapular é alternativa efetiva para cirurgia no ombro (Capítulo 18). Como qualquer outro bloqueio do plexo braquial, a pele do lado medial do braço não é anestesiada (por ser inervada pelo intercostobraquial [T2]). Quando necessário, a pele da face medial do braço pode ser anestesiada por uma injeção subcutânea adicional na face medial do braço imediatamente distal à axila.

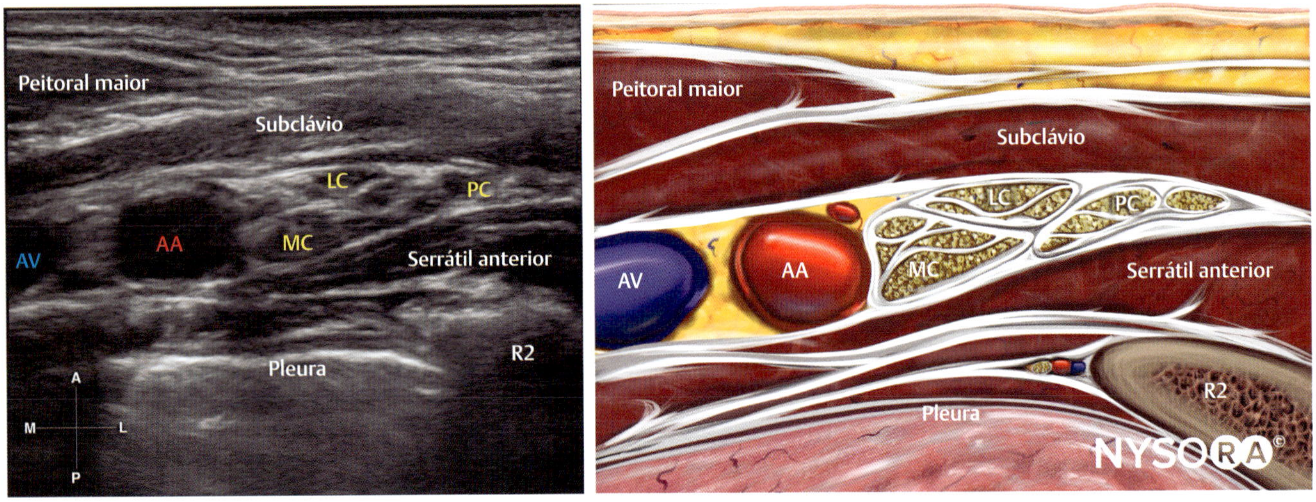

FIGURA 16-2. Sonoanatomia e anatomia reversa do plexo braquial no nível costoclavicular. AA, artéria axilar; AV, veia axilar; MC, fascículo medial; LC, fascículo lateral; PC, fascículo posterior; R2, segunda costela.

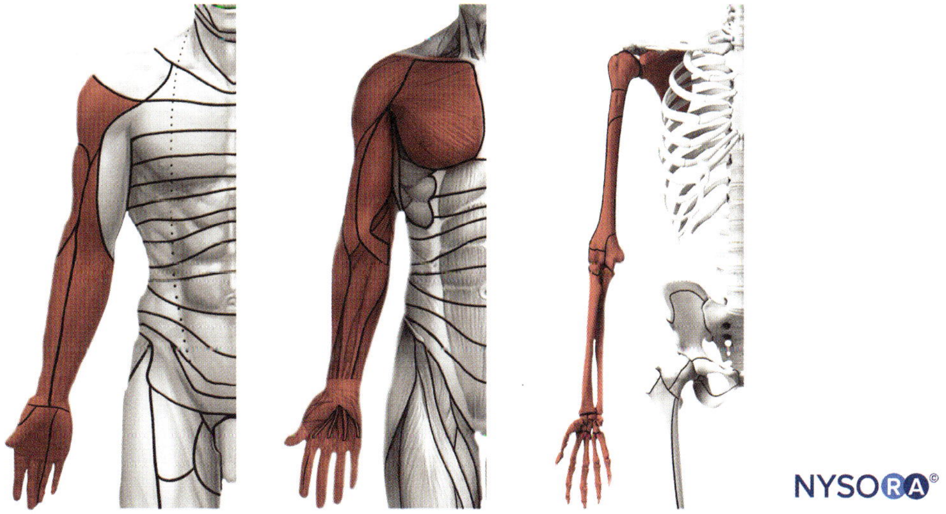

FIGURA 16-3. Distribuição da anestesia com o bloqueio costoclavicular do plexo braquial.

Preparação do Bloqueio

Equipamento

- Transdutor: Transdutor linear de alta frequência
- Agulha: Agulha isolada de 50 mm, calibre 22-23

Posicionamento do Paciente

O bloqueio pode ser realizado com o paciente em decúbito dorsal ou em posição semissentada, e uma discreta elevação da cabeceira pode melhorar o conforto do paciente e a exposição da anatomia. A cabeça do paciente é voltada para longe do lado a ser bloqueado e, se possível, o braço é abduzido 90° para facilitar a visualização do plexo, pois posiciona o plexo mais superficialmente (Figura 16-4).

Técnica

Técnica de Varredura

Posicione o transdutor na fossa infraclavicular medial paralelamente à clavícula e próximo a ela para identificar a artéria axilar. O transdutor é então inclinado cranialmente para se fazer a imagem do plexo braquial e da artéria em uma orientação perpendicular entre o músculo subclávio e o serrátil anterior. Os três fascículos são visualizados em varredura única transversal com US superficial e lateralmente à artéria, que é visualizada como estrutura hiperecoica com forma triangular (Figura 16-5). Liberar a pressão no transdutor e aplicar Doppler colorido é útil para determinar a localização da veia cefálica e da artéria toracoacromial.

Acesso e Trajetória da Agulha

A agulha é avançada dentro do plano e uma direção de lateral a medial, ajustando-se o ângulo para se chegar ao espaço entre os três fascículos (de maneira ideal, através do espaço entre o fascículo lateral e o posterior). Depois de aspiração negativa, injetam-se 1-2 mL de AL para confirmar a propagação entre os três elementos (Figura 16-6). Uma abordagem alternativa

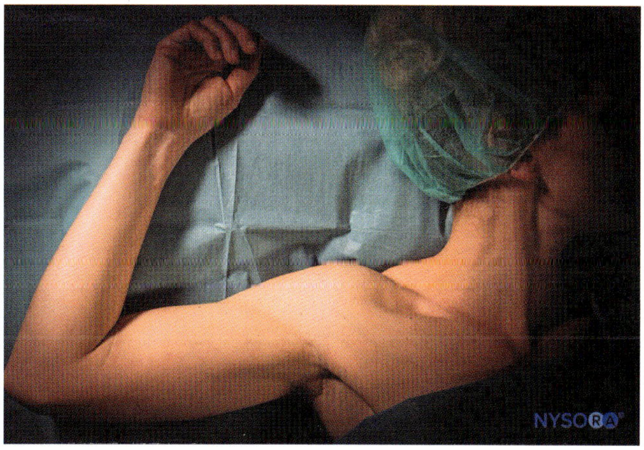

FIGURA 16-4. Posição do paciente recomendada para um bloqueio costoclavicular do plexo braquial.

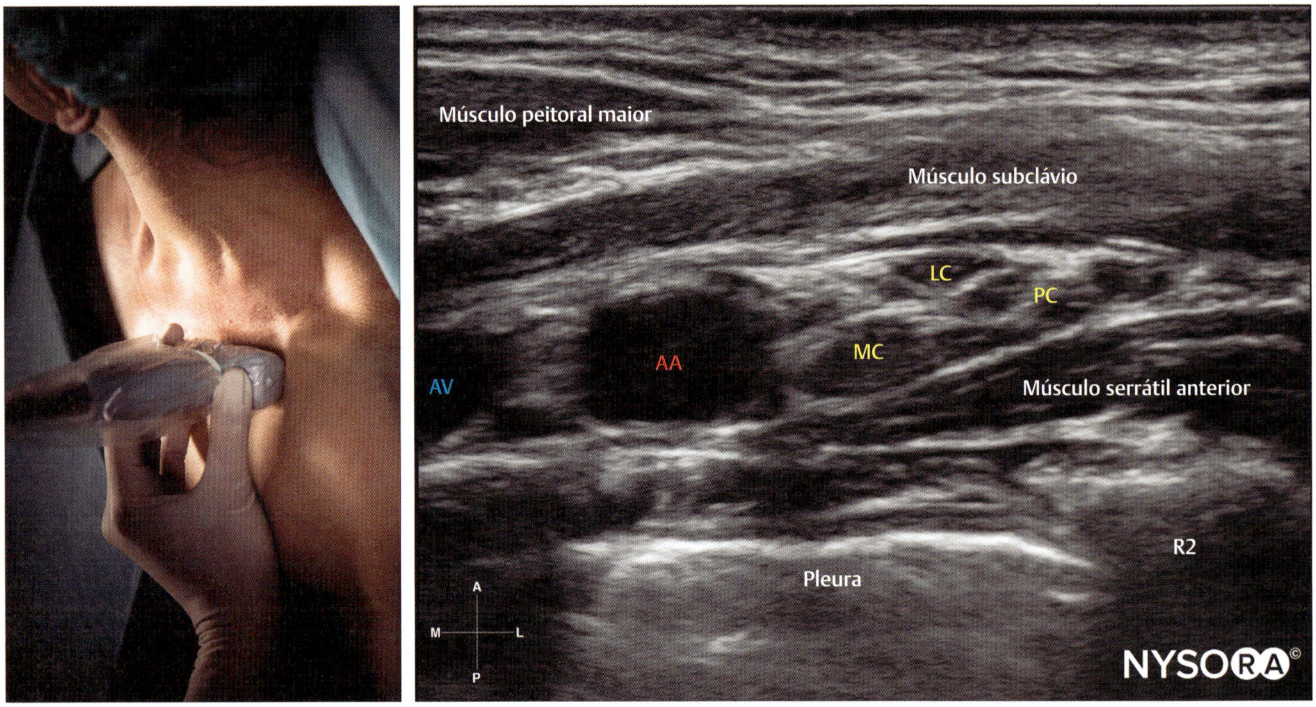

FIGURA 16-5. Posição do transdutor e imagem em ultrassonografia necessárias para um bloqueio costoclavicular. AA, artéria axilar; AV, veia axilar; MC, fascículo medial; LC, fascículo lateral; PC, fascículo posterior; R2, segunda costela.

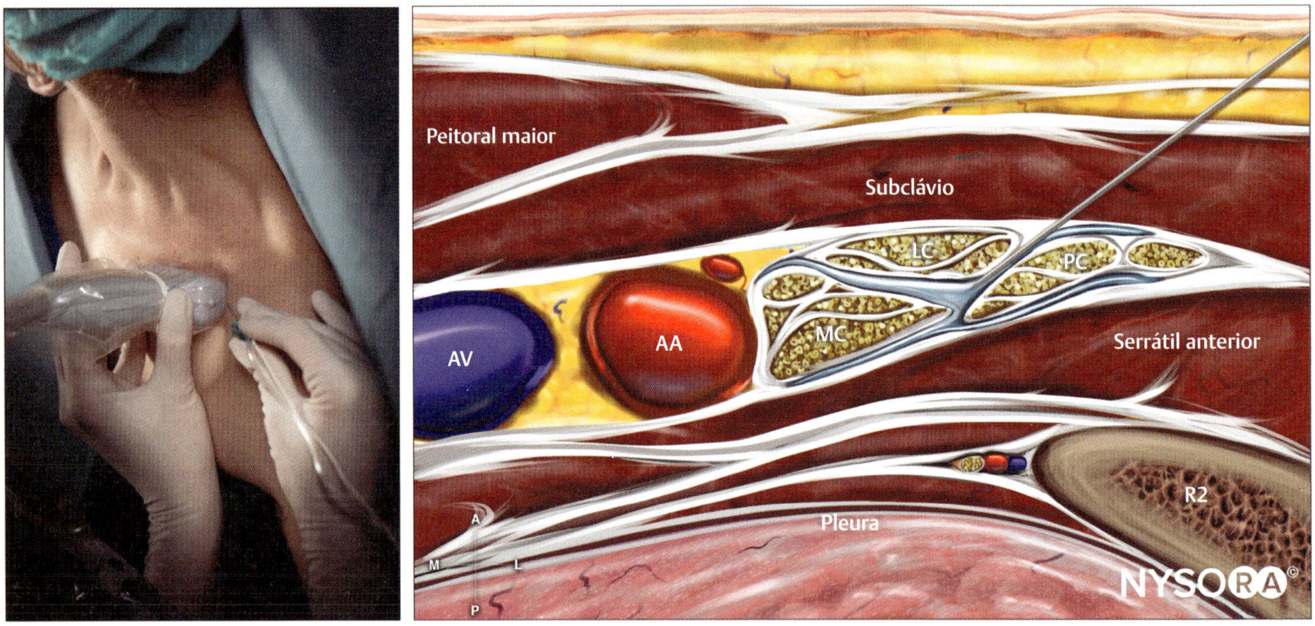

FIGURA 16-6. Anatomia reversa em ultrassonografia com introdução da agulha (dentro do plano) de lateral a medial e propagação desejada entre os fascículos. AA, artéria axilar; AV, veia axilar; MC, fascículo medial; LC, fascículo lateral; PC, fascículo posterior; R2, segunda costela.

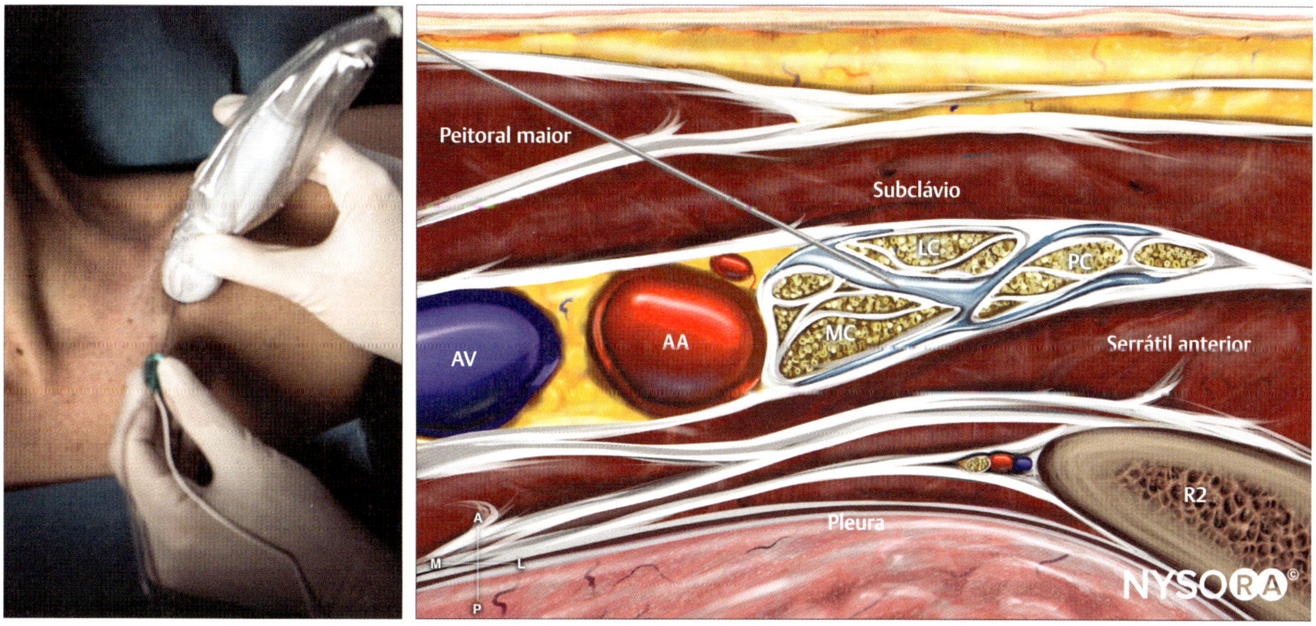

FIGURA 16-7. Anatomia reversa em ultrassonografia com introdução alternativa da agulha (dentro do plano) de medial a lateral. AA, artéria axilar; AV, veia axilar; MC, fascículo medial; LC, fascículo lateral; PC, fascículo posterior; R2, segunda costela.

é avançar a agulha dentro do plano da posição medial à lateral, tendo como alvo o espaço entre a artéria e o fascículo lateral (Figura 16-7).

Distribuição do Anestésico Local

A propagação ideal resultará em separação dos três fascículos pelo AL com injeção única. Quando necessário, a ponta da agulha é avançada ainda mais entre os fascículos medial e posterior através da bainha que limita os dois elementos para completar a injeção. Estudos até o momento sugerem que um volume entre 15 e 20 mL seja suficiente para obter uma propagação consistente e um início rápido do bloqueio.

Dicas para Resolução de Problemas

- Durante a varredura, aplique pressão e incline o transdutor cranialmente para aperfeiçoar a imagem de US e identificar todos os três fascículos do plexo braquial lateralmente à artéria axilar.
- 20 mL de AL são adequados para um bloqueio satisfatório. São necessárias futuras pesquisas para determinar a dose ou o volume ideal de AL exigidos para produzir um bloqueio nesse nível.

Fluxograma

Algoritmo da Técnica de Bloqueio Costoclavicular do Plexo Braquial

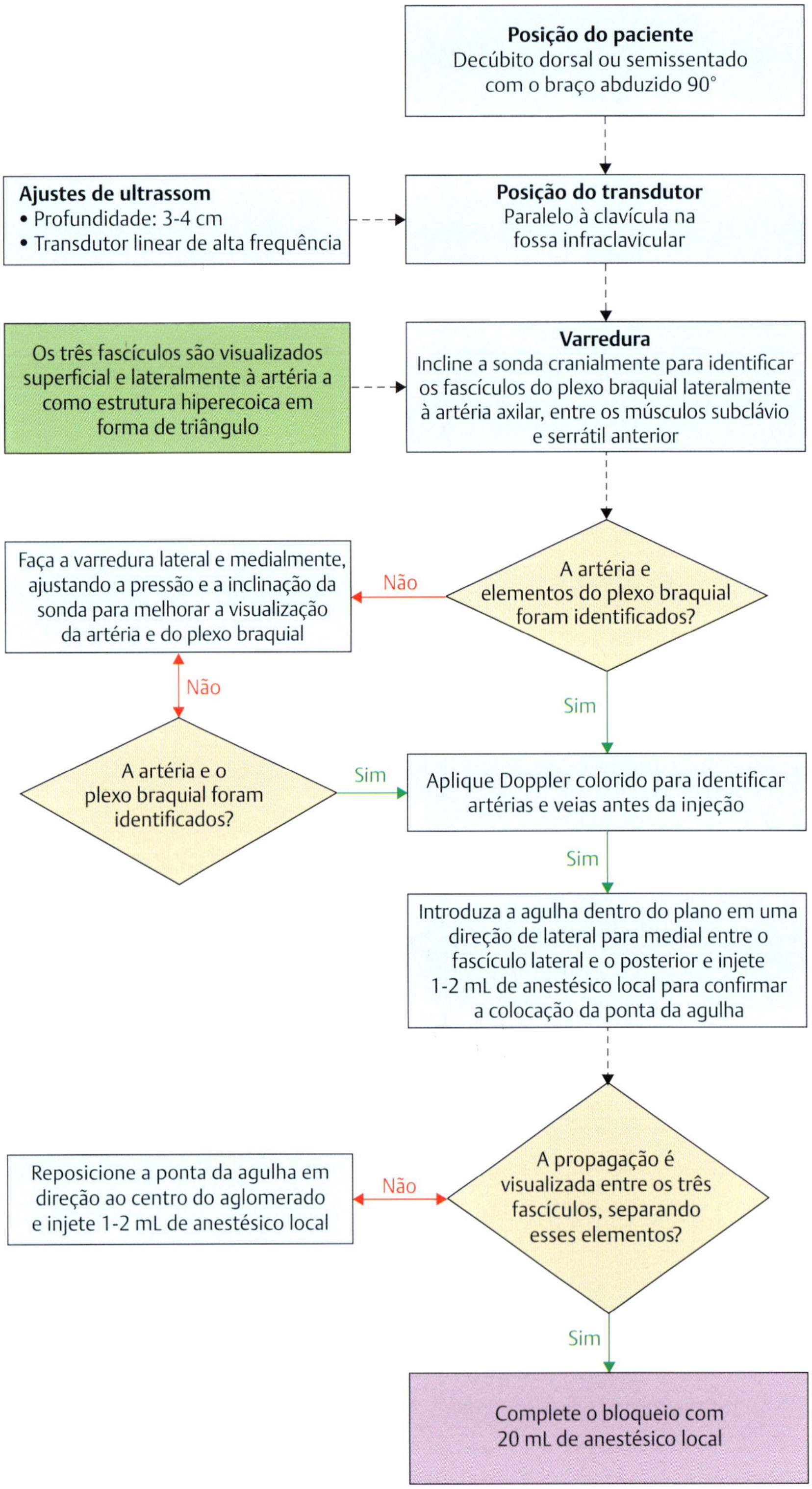

LEITURAS SUGERIDAS

Aliste J, Bravo D, Layera S, Fernández D, Jara Á, Maccioni C, et al. Randomized comparison between interscalene and costoclavicular blocks for arthroscopic shoulder surgery. *Reg Anesth Pain Med.* 2019. doi:10.1136/rapm-2018-100055

Karmakar MK, Sala-Blanch X, Songthamwat B, Tsui B. Benefits of the costoclavicular space for ultrasound-guided infraclavicular brachial plexus block description of a costoclavicular approach. *Reg Anesth Pain Med.* 2015;40(3):287-288.

Kilka HG, Geiger P, Mehrkens HH. Infraclavicular vertical brachial plexus blockade. A new method for anesthesia of the upper extremity. An anatomical and clinical study. Article in German. *Anaesthesist.* 1995;44(5):339-344.

Li JW, Songthamwat B, Samy W, Sala-Blanch X, Karmakar MK. Ultrasound-guided costoclavicular brachial plexus block sonoanatomy, technique, and block dynamics. *Reg Anesth Pain Med.* 2017;42(2):233-240.

Nieuwveld D, Mojica V, Herrera AE, Pomés J, Prats A, Sala-Blanch X. Medial approach of ultrasound-guided costoclavicular plexus block and its effects on regional perfusion. *Rev Esp Anestesiol Reanim.* 2017;64(4):198-205.

Sala-Blanch X, Reina MA, Pangthipampai P, Karmakar MK. Anatomic basis for brachial plexus block at the costoclavicular space: a cadaver anatomic study. *Reg Anesth Pain Med.* 2016;41(3):387-391.

Sotthisopha T, Elgueta MF, Samerchua A, Leurcharusmee P, Tiyaprasertkul W, Gordon A, et al. Minimum effective volume of lidocaine for ultrasound-guided costoclavicular block. *Reg Anesth Pain Med.* 2017;42(5):571-574.

17 Bloqueio Axilar do Plexo Braquial

BLOQUEIO EM RESUMO

Bloqueio dos nervos terminais do plexo braquial no nível da axila.

- **Indicações:** Cirurgia no cotovelo, antebraço e mão.
- **Objetivo:** Propagação do anestésico local (AL) em torno da artéria axilar, próximo aos nervos cutâneos mediano, ulnar, radial e antebraquial medial. Separe a injeção frequentemente necessária para o nervo musculocutâneo (entre os músculos bíceps e coracobraquial).
- **Volume de anestésico local:** 15 a 20 mL.

Considerações Gerais

O bloqueio axilar do plexo braquial é uma técnica de anestesia regional bem estabelecida e amplamente utilizada para procedimentos da extremidade superior no cotovelo e além dele. A localização superficial dos nervos terminais nesse nível, na mesma bainha que a artéria axilar, simplifica a técnica e reduz o risco de complicações em comparação com os bloqueios mais proximais do plexo braquial. A monitoração por ultrassonografia (US) da propagação do AL tem melhorado a taxa de sucesso do bloqueio axilar, inclusive do nervo musculocutâneo. Isso se dá porque o nervo musculocutâneo se separa do feixe neurovascular proximalmente ao nível da injeção e apresenta numerosas variações anatômicas. Uma técnica perivascular, consistindo em duas injeções, uma anterior e outra posterior à artéria, resulta em uma taxa de sucesso semelhante e um tempo mais curto do procedimento do que no acesso perineural, que depende da identificação e de injeções próximas a cada nervo individual. No entanto, esta última técnica pode resultar em início mais rápido do bloqueio. A qualidade da visualização por US e a disposição relativa das estruturas vasculares e neurais ditarão a melhor opção em cada caso.

Anatomia

Os nervos terminais do plexo braquial emergem dos fascículos proximalmente na fossa axilar e têm um percurso distal em direção à extremidade superior, circundando a artéria axilar, passando superficial e anteriormente à inserção do tendão conjunto no úmero (Figura 17-1). O nervo radial se origina do fascículo posterior, corre posteriormente à artéria em estreito contato com o tendão conjunto, e se aprofunda posteriormente à entrada no sulco espiral do úmero. O nervo mediano é formado por partes dos fascículos medial e lateral, localizando-se, em geral, anterior e lateralmente à artéria. O nervo ulnar é a continuação do fascículo medial e tem um percurso ao longo da parte medial da artéria. O nervo musculocutâneo se origina proximalmente no fascículo lateral e se localiza a uma distância variável da artéria no plano fascial entre os músculos coracobraquial e bíceps ou o corpo do coracobraquial.

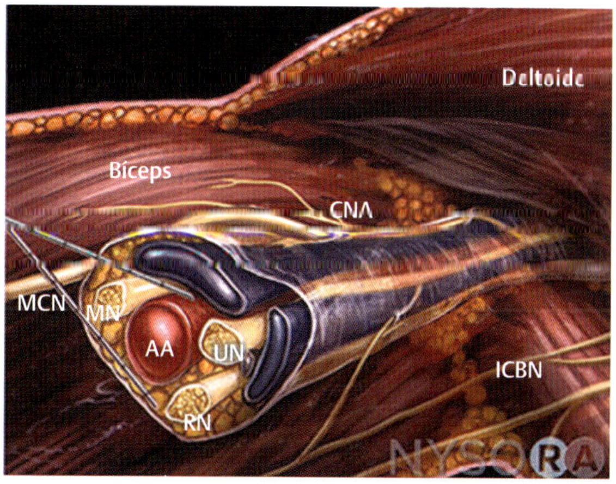

FIGURA 17-1. Nervos terminais do plexo braquial. AA, artéria axilar; McN, nervo musculocutâneo; MN, nervo mediano; UN, nervo ulnar; RN, nervo radial; CNA, nervo cutâneo do braço; ICBN, nervo intercostobraquial.

Anatomia em Corte Transversal e Visualização por Ultrassonografia

O feixe neurovascular se localiza superficialmente na junção do braço com a axila, contido em um espaço triangular limitado pelo tendão conjunto (posteriormente), o músculo bíceps (lateralmente) e a fáscia braquial e o tecido subcutâneo (anteromedialmente). A artéria axilar se localiza a aproximadamente 1 cm centímetro da superfície da pele e pode ser palpada na parte medial e proximal do braço. Acompanhando a artéria, há uma ou mais veias, geralmente localizadas medialmente. Os nervos ulnar, mediano e radial estão contidos no feixe neurovascular, circundando a artéria axilar. Os nervos braquial medial e cutâneo antebraquial podem ter um percurso interno ou externo, enquanto o nervo musculocutâneo, frequentemente, se localiza fora. No entanto, geralmente se encontram diferentes variações anatômicas (Figura 17-2).

Na US a artéria e as veias são identificadas no espaço musculofascial triangular mencionado anteriormente. Os três nervos aparecem como grupos de estruturas redondas hiper ou hipoecoicas quando se fazem movimentos ao redor da artéria. O nervo musculocutâneo é visto como estrutura oval hipoecoica cercada por uma orla hiperecoica clara composta pela confluência das fáscias do bíceps e do coracobraquial.

Distribuição da Anestesia e da Analgesia

O bloqueio axilar do plexo braquial resulta em anestesia da extremidade superior desde a parte média do braço, descendo até a mão. É importante observar que o bloqueio axilar não anestesia o nervo axilar (que parte mais proximalmente do fascículo posterior). Portanto, o ombro ou a pele sobre o músculo deltoide não são anestesiados (Figura 17-3). Semelhantemente a todas as outras técnicas do plexo braquial, o bloqueio infraclavicular não anestesiará a face medial da pele da parte proximal do braço (a cargo do nervo intercostobraquial, T2).

Preparação do Bloqueio

Equipamento

- Transdutor: Transdutor linear de alta frequência
- Agulha: Agulha estimuladora de 5 cm, calibre 22-23 e bisel curto

Anestésico Local

Comumente, usa-se ropivacaína 0,5%, bupivacaína 0,5% ou lidocaína 2% no bloqueio axilar. O volume mínimo de AL para um bloqueio bem-sucedido tem sido reduzido com a orientação por US, em comparação com a técnica tradicional. Geralmente, o adequado são 15 a 20 mL no total, 3 a 5 mL por nervo. Os bloqueios axilares efetivos do plexo braquial têm sido descritos até com volumes mais baixos (< 2 mL por nervo).

Posicionamento do Paciente

O paciente é colocado no decúbito dorsal ou em posição pouco mais elevada com o braço abduzido 90° e o cotovelo flexionado 90° (Figura 17-4). Uma posição semielevada proporcionará mais conforto durante a realização do bloqueio sem comprometer a anatomia ou o acesso da agulha. De igual modo, a

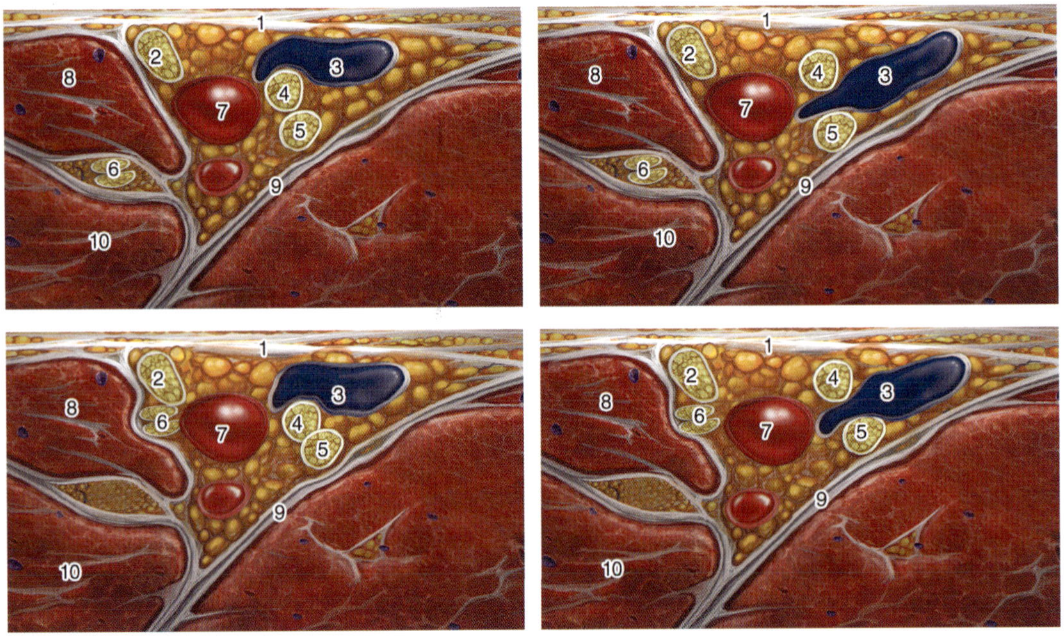

1 Fáscia braquial profunda
2 Nervo mediano
3 Veia axilar
4 Nervo ulnar
5 Nervo radial
6 Nervo musculocutâneo
7 Artéria axilar
8 M. bíceps braquial
9 Tendão conjunto (dos músculos redondo maior e latíssimo do dorso)
10 M. coracobraquial

FIGURA 17-2. Variações anatômicas comuns do plexo braquial axilar.

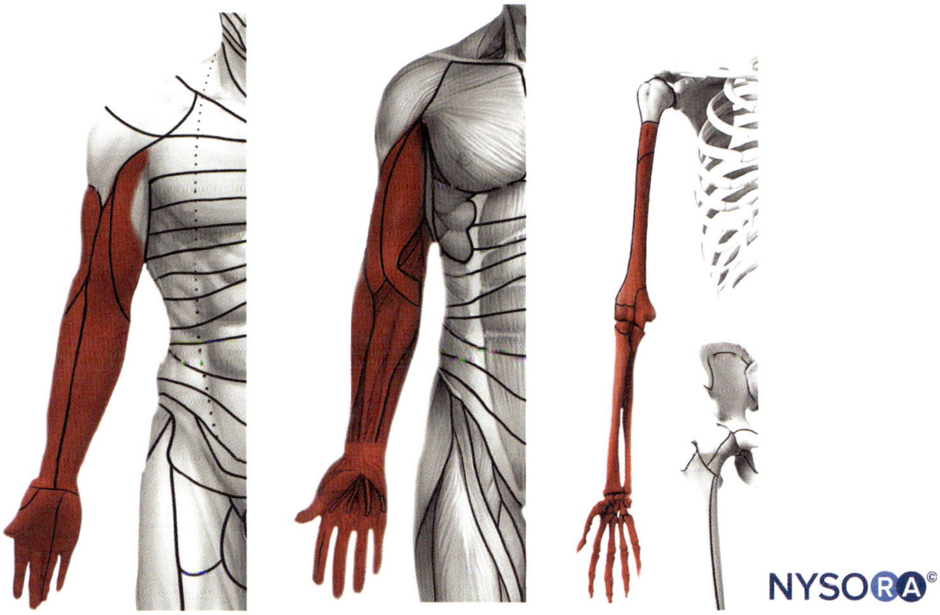

FIGURA 17-3. Distribuição da anestesia com bloqueio axilar do plexo braquial.

abdução do ombro 90° e a extensão do cotovelo (0°) podem ser mais bem toleradas pelos pacientes com redução da mobilidade da extremidade superior. Evite exagerar na abdução, pois isso pode causar tração sobre o plexo braquial, tornando-o mais vulnerável a lesões, bem como trazendo desconforto ao paciente. Relata-se que a posição do ombro e do cotovelo influencia a posição relativa e a distância entre os nervos na axila, embora isso possa ser clinicamente irrelevante para o sucesso do bloqueio.

Técnica

Pontos de Referência e Posição Inicial do Transdutor

O transdutor é colocado perpendicularmente ao eixo do braço na intersecção entre a prega axilar anterior e o bíceps (Figura 17-5).

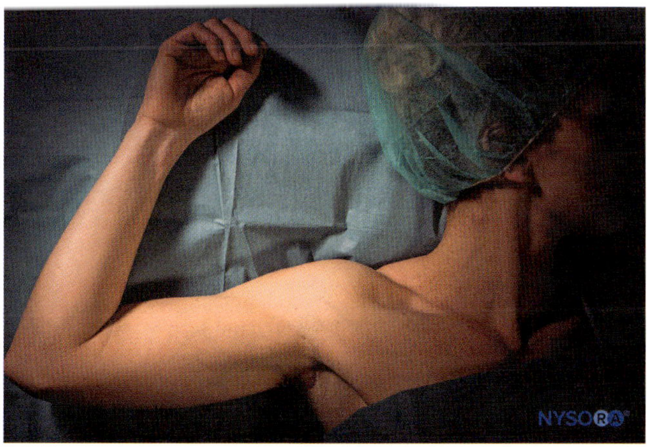

FIGURA 17-4. Posição do paciente.

Técnica de Varredura

A artéria e as veias axilares são facilmente identificadas na axila, medialmente aos músculos bíceps e coracobraquial. As veias podem ser obliteradas por aplicação de pressão sobre o transdutor, quando necessário. Se o tendão conjunto não ficar claramente visível (plano fascial claro profundamente aos vasos), deslize o transdutor alguns centímetros proximalmente. Fazendo-se a varredura proximal e distalmente ao longo do braço e ajustando-se a inclinação, podem-se identificar os nervos mediano, ulnar, radial e musculocutâneo em torno da artéria, e o nervo musculocutâneo entre os músculos. O artefato de realce acústico profundamente à artéria costuma ser mal interpretado como o nervo radial (Figura 17-5).

Acesso e Trajetória da Agulha

A agulha é introduzida dentro do plano, da direção anterolateral à posterior, e avançada de acordo com a disposição dos nervos. Quando os nervos forem visualizados em torno da artéria ou se não forem claramente vistos, a primeira injeção é feita posteriormente à artéria. Isso costuma elevar o plexo braquial e facilita a visualização das estruturas. Daí em diante, a agulha é retirada e redirecionada superficialmente à artéria para bloquear os nervos mediano e ulnar. Quando os três nervos forem vistos alinhados no lado anteromedial da artéria, é suficiente a passagem única da agulha para completar a injeção (Figura 17-6). Finalmente, a agulha é retirada e redirecionada lateralmente para o plano fascial, onde o nervo musculocutâneo tem seu percurso e se injetam mais 5 mL de AL próximo ao nervo. Ocasionalmente, o nervo se situa muito próximo ao nervo mediano, dentro da bainha do plexo braquial, tornando desnecessária a injeção adicional.

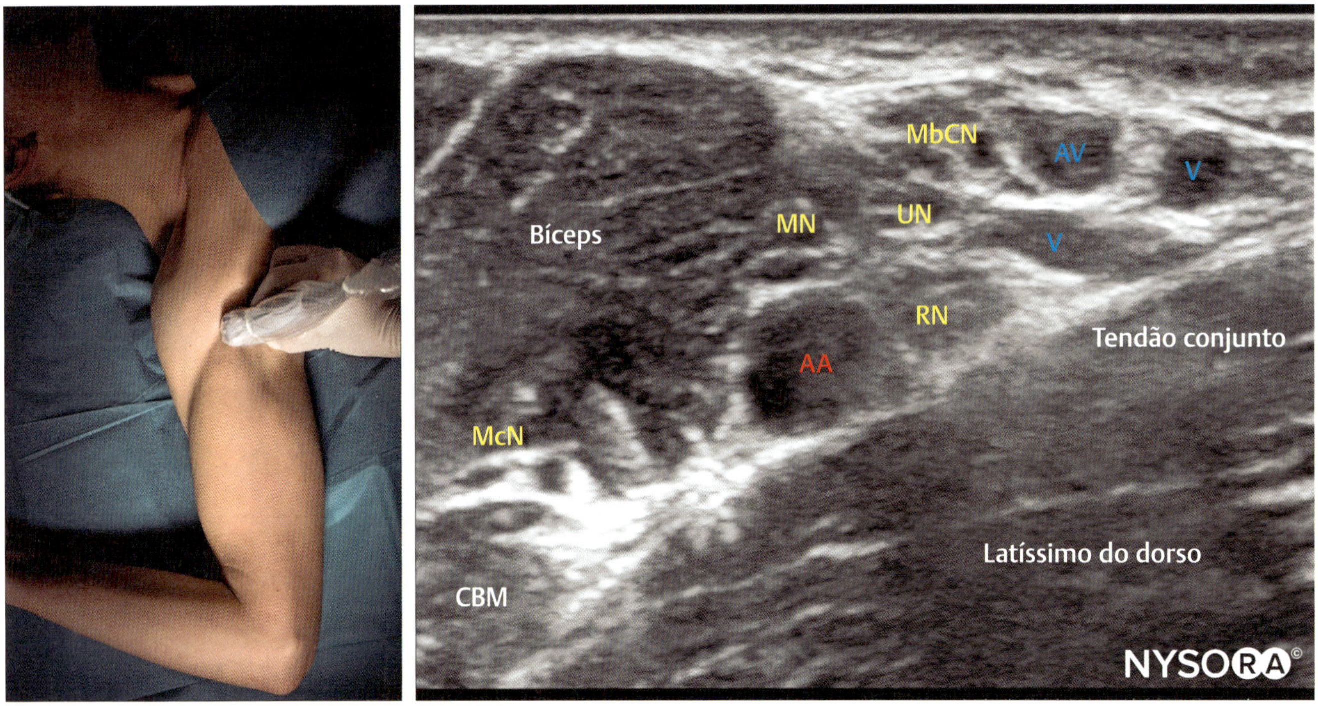

FIGURA 17-5. Posição do transdutor e sonoanatomia para um bloqueio axilar. AA, artéria axilar; AV, veia axilar; McN, nervo musculocutâneo; MN, nervo mediano; UN, nervo ulnar; RN, nervo radial; MbCN, nervo cutâneo braquial medial; CBM, músculo coracobraquial.

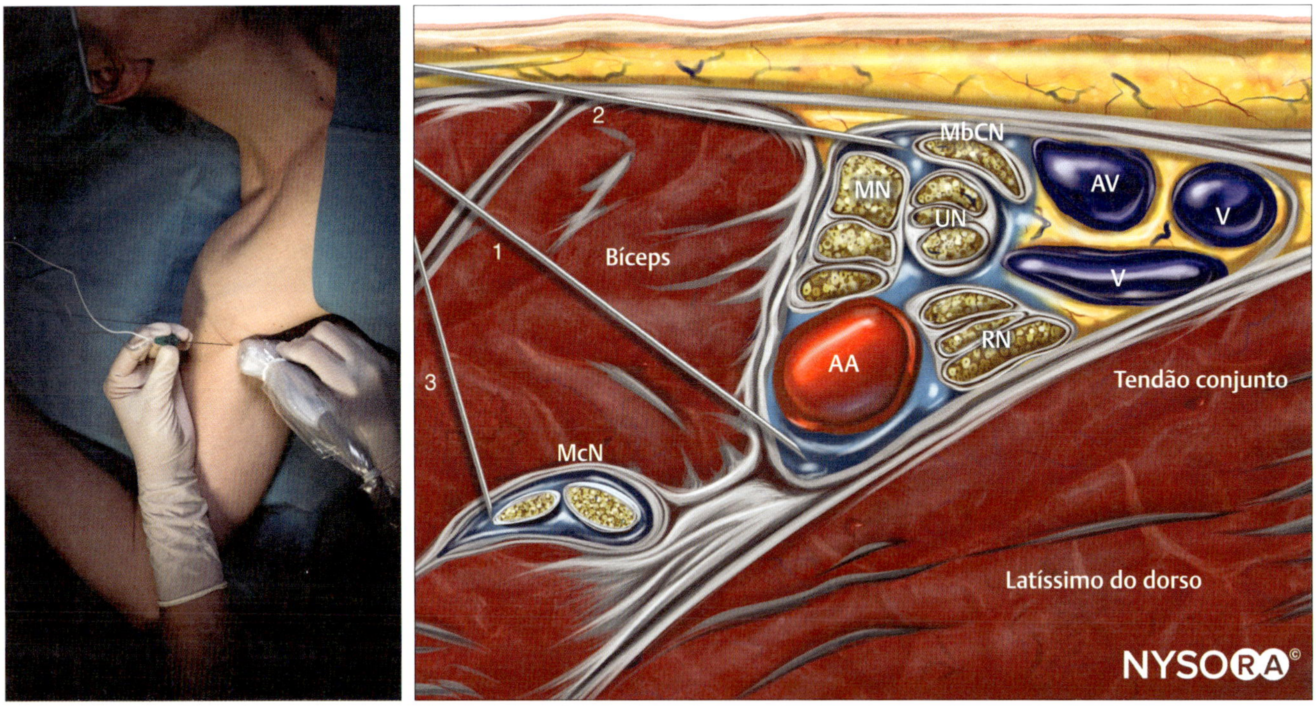

A

FIGURA 17-6. Anatomia reversa na ultrassonografia e introduções da agulha (dentro do plano) para bloqueio axilar do plexo braquial. O bloqueio axilar pode ser efetuado por uma a quatro injeções separadas, dependendo da disposição dos nervos e da propagação do anestésico local.
(A) Bloqueio com três injeções da agulha. (B) Passagem única da agulha superficialmente à artéria com uma injeção para o nervo mediano (MN) e uma entre os nervos ulnar (UN) e radial (RN). O nervo musculocutâneo (MCN) costuma exigir uma injeção separada.

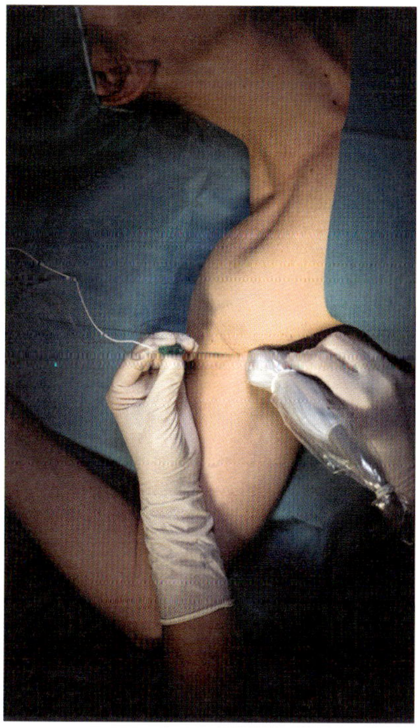

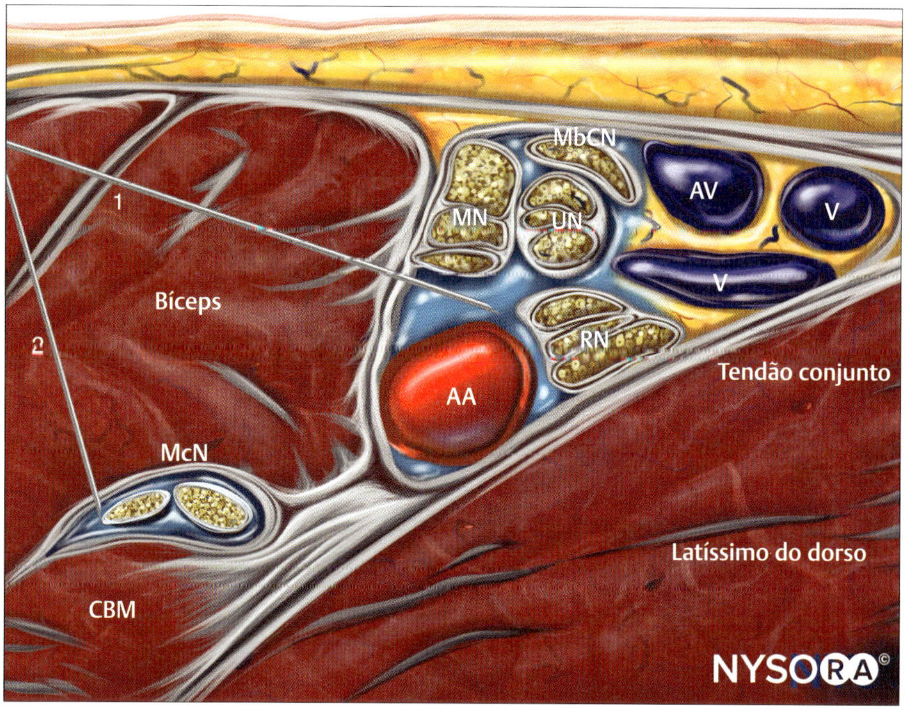

B

FIGURA 17-6. Continuação.

Distribuição do Anestésico Local

Nervos individuais geralmente podem ser identificados e bloqueados com 3 a 5 mL de AL por nervo, embora isso raramente seja necessário porque a injeção do AL em torno da artéria axilar é suficiente para um bloqueio efetivo. Tenha em mente que a bainha do plexo braquial axilar costuma conter septos que a dividem em dois ou mais compartimentos, exigindo injeções separadas para os nervos mediano, ulnar e radial. Geralmente o volume total de AL (20 mL) é dividido em três injeções: 7 a 10 mL profundamente à artéria, 7 a 10 mL superficialmente à artéria, e 5 mL no plano interfascial, onde se encontra, distalmente, o trajeto do nervo musculocutâneo. Se necessário, a pele medial do braço (nervo intercostobraquial, T2) pode ser anestesiada por uma injeção subcutânea adicional imediatamente distal à axila (Figura 17-7).

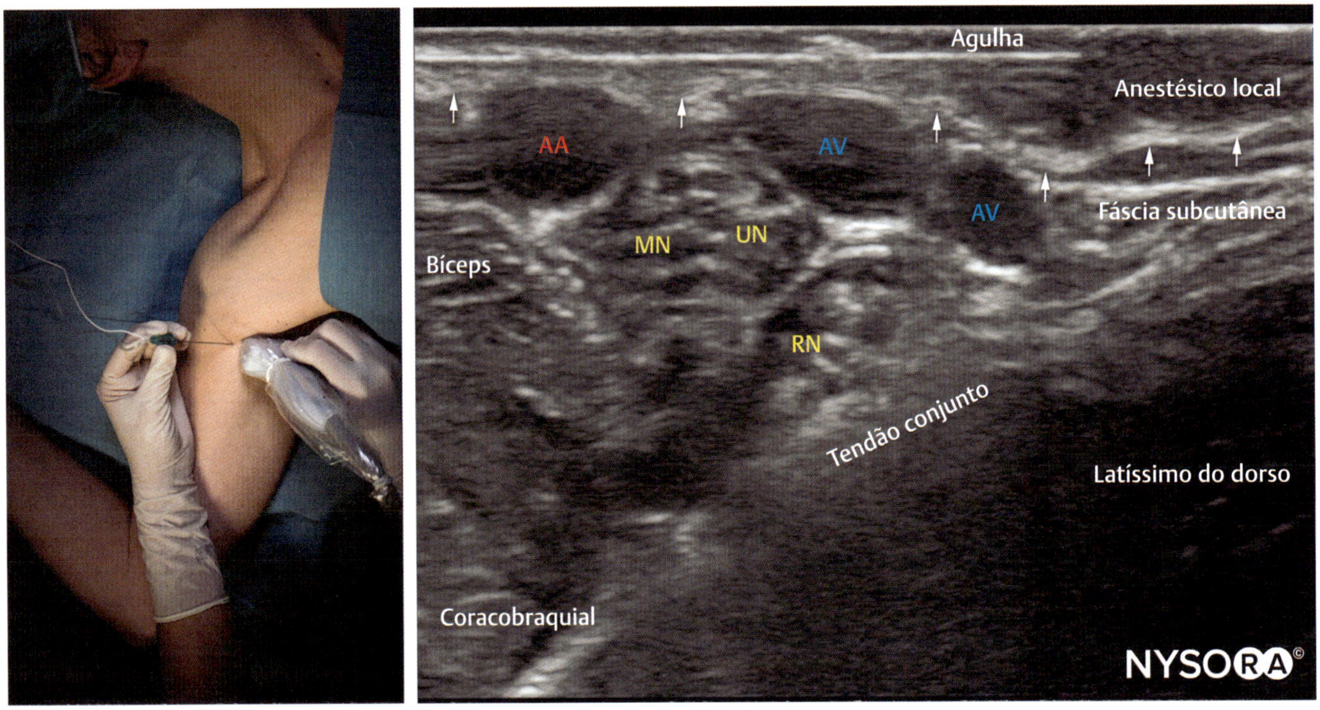

FIGURA 17-7. Infiltração da pele distalmente à axila para bloquear o nervo intercostobraquial.

Dicas para Resolução de Problemas

A aspiração frequente e a administração lenta de ALs são importantes para diminuir o risco de injeção intravascular. Use o método NYSORA's RAPT para diminuir o risco de complicações (Capítulo 9). Há relatos de casos de toxicidade sistêmica depois de bloqueios axilares do plexo braquial guiados por US aparentemente descomplicados. Se não for vista a propagação na imagem de US durante a injeção de AL, a ponta da agulha provavelmente estará localizada em uma das veias axilares. Quando a injeção não for visualizada na US, a injeção deverá ser suspensa imediatamente, e a agulha deverá ser parcialmente retirada. A pressão no transdutor deve ser facilitada para avaliar a presença de estruturas vasculares.

Fluxograma

Algoritmo da Técnica de Bloqueio Axilar do Plexo Braquial

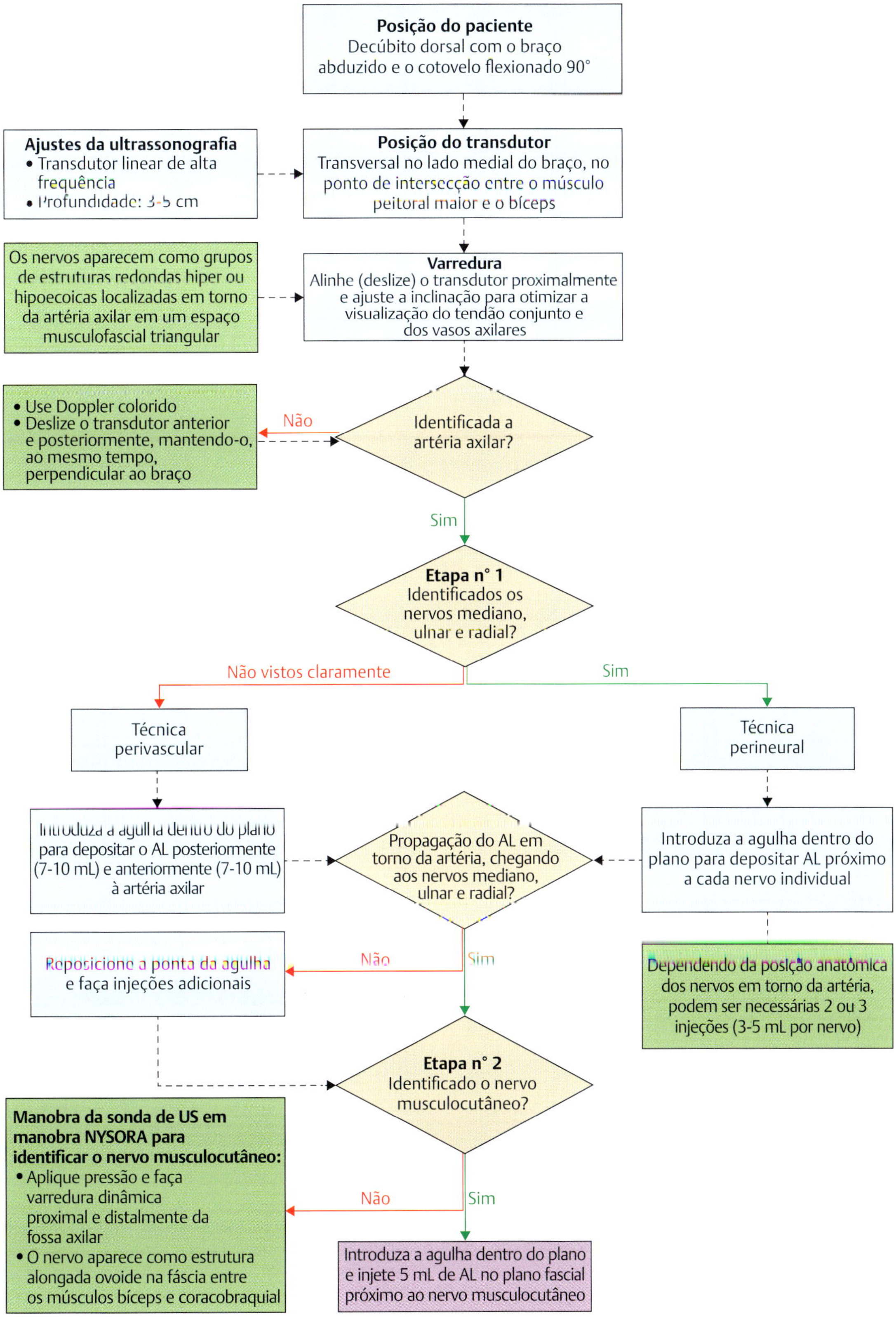

LEITURAS SUGERIDAS

Bernucci F, Andrea PG, Finlayson RJ, Tran DQH. A prospective, randomized comparison between perivascular and perineural ultrasound-guided axillary brachial plexus block. *Reg Anesth Pain Med.* 2012;37:473-477.

Bloc S, Mercadal L, Garnier T, Huynh D, Komly B, Leclerc P, et al. Shoulder position influences the location of the musculocutaneous nerve in the axillary fossa. *J Clin Anesth.* 2016;33:250-253.

Choi S, McCartney CJL. Evidence base for the use of ultrasound for upper extremity blocks: 2014 update. *Reg Anesth Pain Med.* 2016;41:242-250.

Christophe J, Berthier F, Boillot A, Tatu L, Viennet A, Boichut N, et al. Assessment of topographic brachial plexus nerves variations at the axilla using ultrasonography. *Br J Anaesth.* 2009;103:606-612.

Conceição DB, Helayel PE, Carvalho FA, Wollmeister J, Oliveira Filho GR. Imagens ultrasonográficas do plexo braquial na região axilar [Ultrasound images of the brachial plexus in the axillary region]. *Rev Bras Anestesiol.* 2007;57:684-689.

Donnell BO, Riordan J, Ahmad I, Iohom G. A clinical evaluation of block characteristics using one milliliter 2% lidocaine in ultrasound-guided axillary brachial plexus block. *Anesth Analg.* 2010;111:808-810.

Orebaugh SL, Pennington S. Variant location of the musculocutaneous nerve during axillary nerve block. *J Clin Anesth.* 2006;18:541-544.

Qin Q, Yang D, Xie H, Zhang L, Wang C. Ultrasound guidance improves the success rate of axillary plexus block: a meta-analysis. *Brazilian J Anesthesiol.* 2016;66:115-119.

Remerand F, Laulan J, Palud M, Baud A, Velut S, Fusciardi J. Is the musculocutaneous nerve really in the coracobrachialis muscle when performing an axillary block? An ultrasound study. *Anesth Analg.* 2010;110:1729-1734.

Robards C, Clendenen S, Greengrass R. Intravascular injection during ultrasound-guided axillary block: negative aspiration can be misleading. *Anesth Analg.* 2008;107:1754-1755.

Satapathy AR, Coventry DM. Axillary brachial plexus block. *Anesthesiol Res Pract.* 2011;2011:1-5.

Sen S, Sari S, Kurt I, Cobanoglu M. The use of train of four monitoring for clinical evaluation of the axillary brachial plexus block. *J Clin Monit Comput.* 2014;28:243-249.

Sevdi MS, Gunday I, Arar C, Colak A, Turan N. Lateral Trendelenburg with the injected side down after the block improves the efficacy of the axillary approach to brachial plexus block. *J Anesth.* 2014;28:538-543.

Silva MG, Sala-blanch X, Marín R, Espinoza X, Arauz A, Morros C. Bloqueo axilar ecoguiado: variaciones anatómicas de la disposición de los 4 nervios terminales del plexo braquial en relación con la arteria humeral. *Rev Esp Anestesiol Reanim.* 2019;61:15-20.

Strub B, Sonderegger J, Von Campe A, Grünert J, Osterwalder JJ. What benefits does ultrasound-guided axillary block for brachial plexus anaesthesia offer over the conventional blind approach in hand surgery? *J Hand Surg Am.* 2011; 36:778-786.

Ustuner E, Ayse Y, Özgencil E, Okten F, Turhan SC. Ultrasound anatomy of the brachial plexus nerves in the neurovascular bundle at the axilla in patients undergoing upper-extremity block anesthesia. *Skeletal Radiol.* 2013;42:707-713.

18 Bloqueios para Analgesia do Ombro: Bloqueios Poupando o Nervo Frênico

BLOQUEIO EM RESUMO

Os bloqueios do ombro consistem em procedimento seletivo do nervo supraescapular juntamente com o bloqueio do nervo axilar ou o bloqueio infraclavicular do plexo braquial.

- **Indicações:** Analgesia do ombro em pacientes com comprometimento respiratório e que não conseguem suportar mais de 20% de redução da capacidade vital forçada (CVF) e/ou quando for contraindicado bloqueio interescalênico.
- **Objetivo:** Injeção de anestésico local (AL) para os nervos supraescapular e axilar (ou em torno dos fascículos lateral e posterior do plexo braquial).
- **Volume de anestésico local:** 5 a 10 mL por ponto de injeção, dependendo da localização.

Este capítulo descreve várias estratégias para efetuar a analgesia da articulação do ombro, bloqueando nervos distais do plexo braquial que inervam a articulação do ombro. Os bloqueios distais preservam a mobilidade do braço e da mão, bem como a função diafragmática, poupando o nervo frênico. Portanto, bloqueios distais também podem ser usados em pacientes com função respiratória *borderline*.

Considerações Gerais

O bloqueio seletivo de nervos sensitivos periféricos que inervam o ombro emergiu como técnica analgésica alternativa aos bloqueios interescalênico ou supraclavicular do plexo braquial para evitar paresia hemidiafragmática. O curso dos nervos sensitivos que inervam a articulação do ombro possibilita diferentes locais de injeção, distantes da trajetória do nervo frênico, e diferentes combinações de bloqueios:

- Bloqueio do ombro: Bloqueios seletivos dos nervos supraescapular e axilar, que inervam a maior parte da articulação do ombro (Figura 18-1). Deve-se observar que o bloqueio do ombro não oferece anestesia cirúrgica como um bloqueio interescalênico; em vez disso, proporciona analgesia e diminui o consumo de opioides depois da cirurgia do ombro.
- Bloqueio do nervo supraescapular juntamente com um bloqueio infraclavicular do plexo braquial, bloqueio seletivo dos fascículos lateral e posterior ou bloqueio costoclavicular. Essa combinação anestesia a maioria dos componentes do plexo braquial que fornecem inervação à articulação do ombro (Figura 18-1) e, portanto, resulta em analgesia mais completa.

Riscos e Limitações Específicos

Não há contraindicações específicas a não ser as considerações gerais para as técnicas de anestesia regional. No entanto, os bloqueios no ombro em pacientes obesos podem ser um desafio porque pode ser difícil obter imagens adequadas de ultrassonografia (US) dos nervos supraescapular e axilar. São comuns as variações anatômicas da incisura supraescapular e podem tornar a orientação por US um desfio. Consequentemente, em comparação com os bloqueios interescalênicos, os bloqueios no ombro são menos eficientes quanto ao tempo e causam maior grau de desconforto ao paciente porque exigem duas punções. As limitações e riscos dos bloqueios infraclaviculares são discutidos no Capítulo 15.

Anatomia

A inervação da articulação do ombro é complexa e envolve múltiplos ramos do plexo braquial. O nervo **supraescapular** (C5, C6) é um nervo misto sensitivomotor que se origina do *tronco superior* do plexo braquial e tem um trajeto posterolateral através do triângulo posterior do pescoço, profundamente aos músculos omo-hioide e trapézio. O nervo atravessa a incisura supraescapular sob o ligamento escapular transverso superior, enquanto a artéria e a veia acompanhantes passam acima do ligamento. Na fossa supraespinal, o nervo supraescapular corre posteriormente entre a superfície do osso e o músculo supraespinal, dando os ramos articulares para a articulação acromioclavicular e a face posterior da cápsula do ombro. O nervo, então, entra na fossa infraespinal,

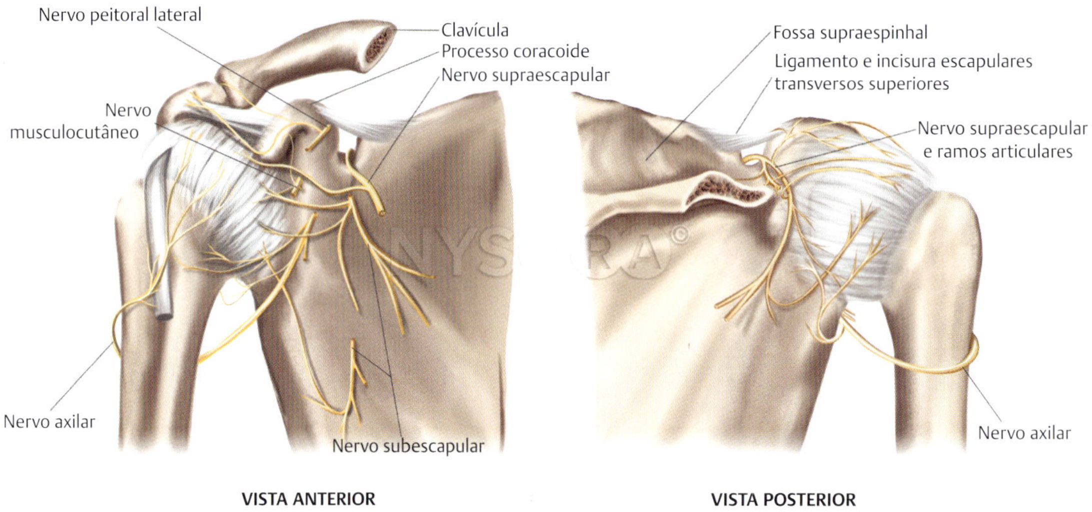

FIGURA 18-1. Inervação da articulação do ombro.

lateralmente à incisura espinoglenoide, abaixo do ligamento transverso inferior (Figura 18-2).

O **nervo axilar** se origina do *fascículo posterior* do plexo braquial e tem um curso em direção posterior com a artéria umeral circunflexa posterior (**Figura 18-3**). O nervo dá a volta ao colo do úmero e inerva as faces anterior, inferior, lateral e posterior do ombro. Também inerva os músculos deltoide e redondo menor e a pele sobre o ombro.

O **nervo subescapular** (do fascículo posterior), o nervo **peitoral lateral** e o nervo **musculocutâneo** (ambos do fascículo lateral) contribuem para a inervação da face anterior da articulação (Figura 18-1).

O **nervo frênico** sai de C4 e deixa o plexo braquial ao descer o músculo escaleno anterior. O local de injeção e o volume de ALs usados em um bloqueio do plexo braquial podem influenciar a incidência de bloqueio do nervo frênico.

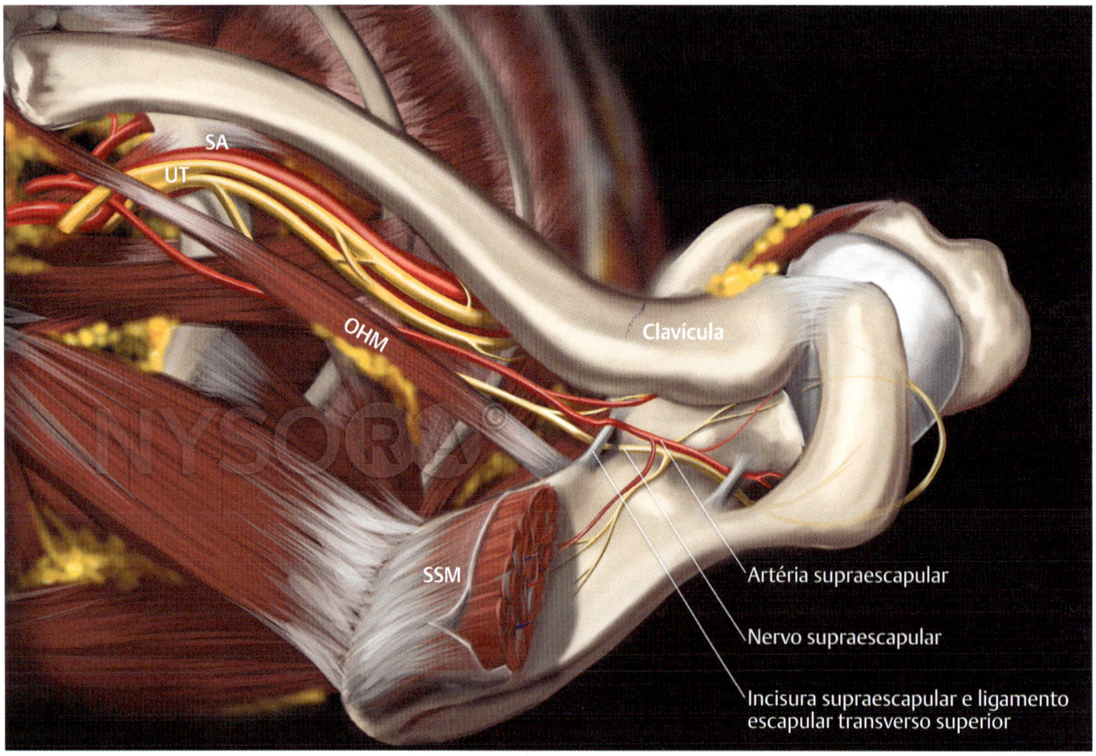

FIGURA 18-2. Vista superior da fossa supraespinhal mostrando o curso do nervo supraescapular através das incisuras supraescapular e espinoglenóidea. UT, tronco superior; SA, artéria subclávia; OHM, músculo omo-hióideo; SSM, músculo supraespinhal.

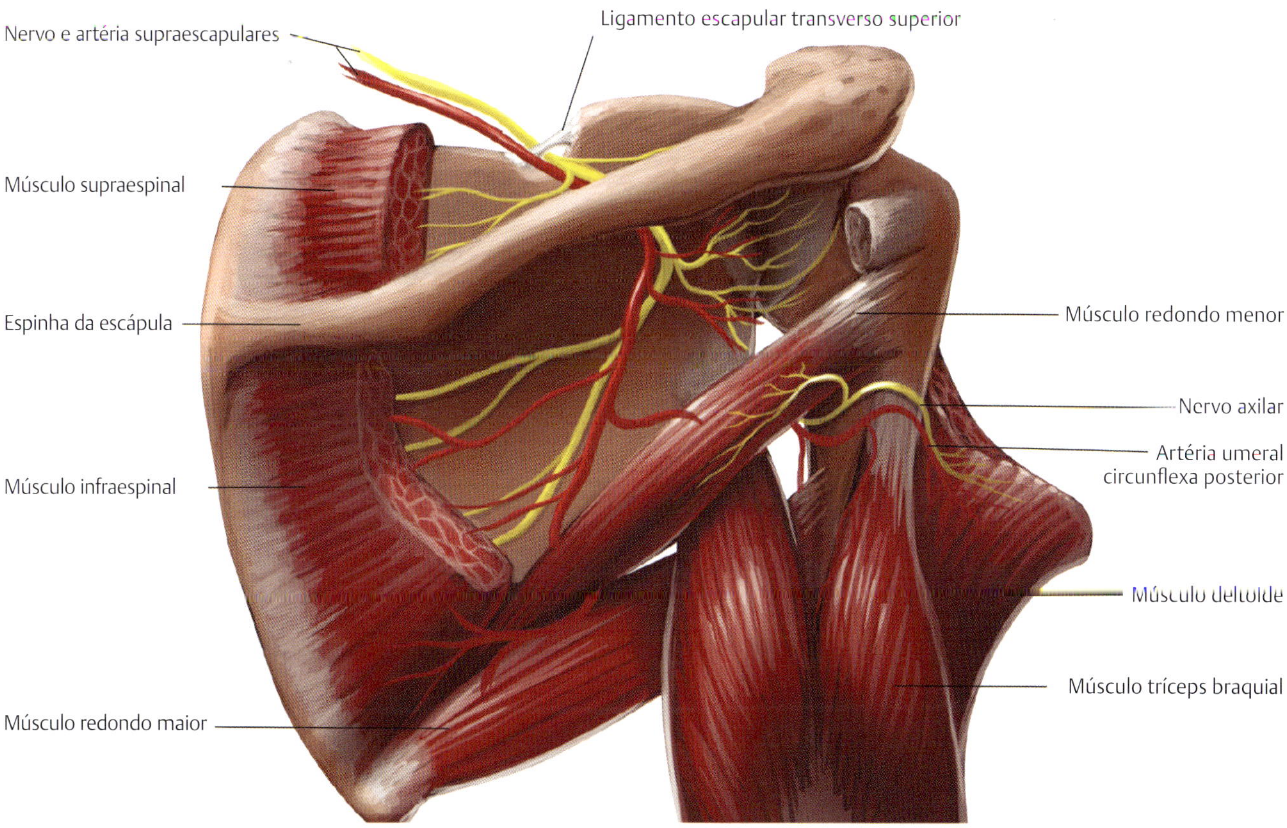

FIGURA 18-3. Vista posterior dos nervos supraescapular e axilar, mostrando a distribuição dos ramos articulares para a articulação do ombro.

Anatomia em Corte Transversal e Visualização por Ultrassonografia

Pode-se obter a imagem do **nervo supraescapular** em duas localizações diferentes:

1. Anterior à fossa supraclavicular: O nervo pode ser identificado na maioria dos sujeitos, separado do tronco superior em uma direção laterodorsal, sob o músculo omo-hioide (Figura 18-4).
2. Posteriormente na fossa supraespinal: Pode-se obter a imagem do nervo ao longo de seu trajeto no assoalho da fossa supraespinal (profundamente ao músculo supraespinal), desde a entrada, atravessando a incisura supraescapular, até a saída acima da incisura espinoglenóidea (Figura 18-5).

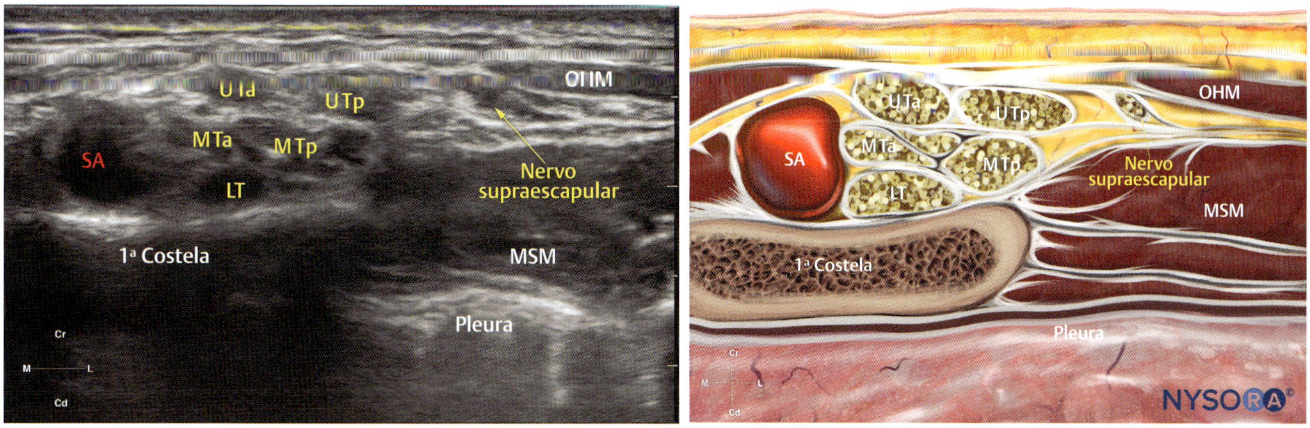

FIGURA 18-4. Anatomia reversa do nervo supraescapular na fossa supraclavicular mostrando a origem do nervo a partir do tronco superior. SA, artéria subclávia; MSM, músculo escaleno médio; UTa e UTp, divisões anterior e posterior do tronco superior; MTa e MTp, divisões anterior e posterior do tronco médio; LT, tronco inferior; OHM, músculo omo-hióideo.

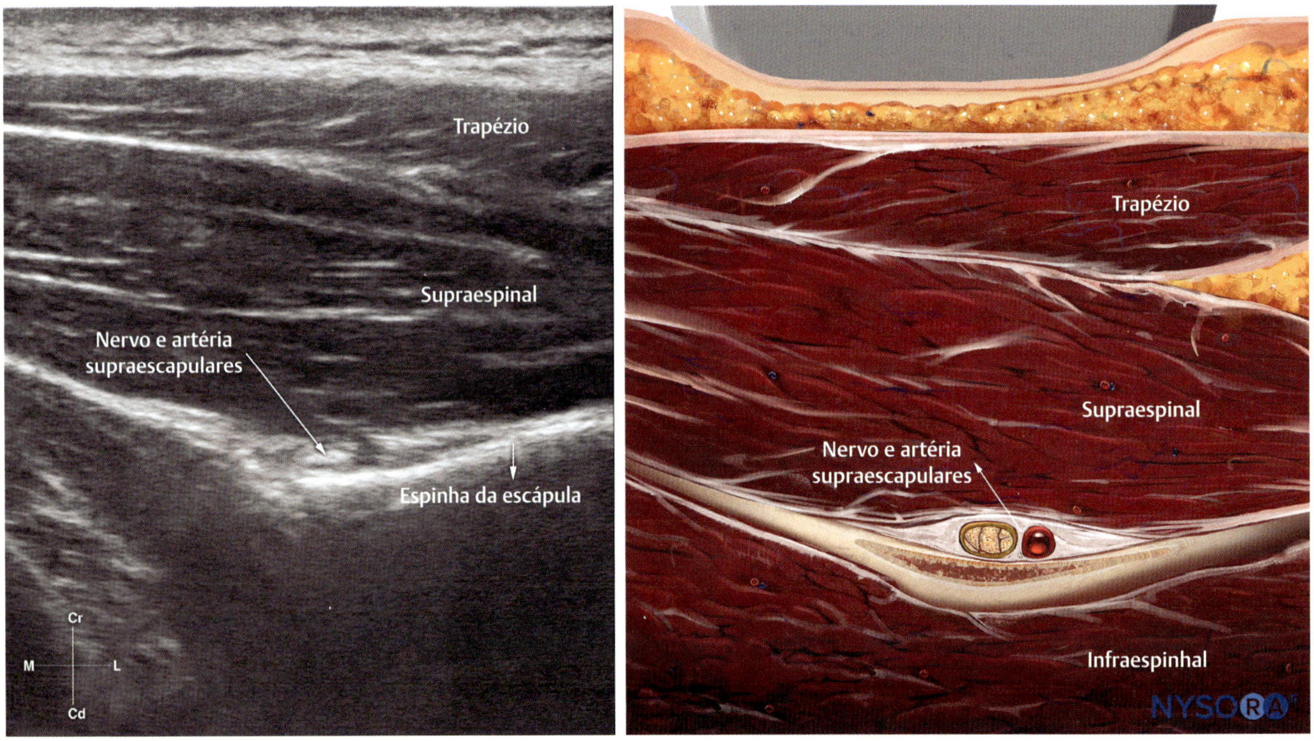

FIGURA 18-5. Anatomia reversa do nervo supraescapular na fossa supraespinal.

O **nervo axilar** e a artéria umeral circunflexa posterior atravessam o espaço quadrangular, composto pela cabeça longa do tríceps medialmente, o redondo menor superiormente, o redondo maior inferiormente e a diáfise umeral lateralmente (Figura 18-6).

Para uma revisão da anatomia do bloqueio infraclavicular, consulte os Capítulos 15 e 16.

Distribuição da Anestesia e da Analgesia

Um bloqueio do nervo supraescapular resulta em bloqueio motor dos músculos supraespinal e infraespinal e um bloqueio sensitivo da face posterior do ombro.

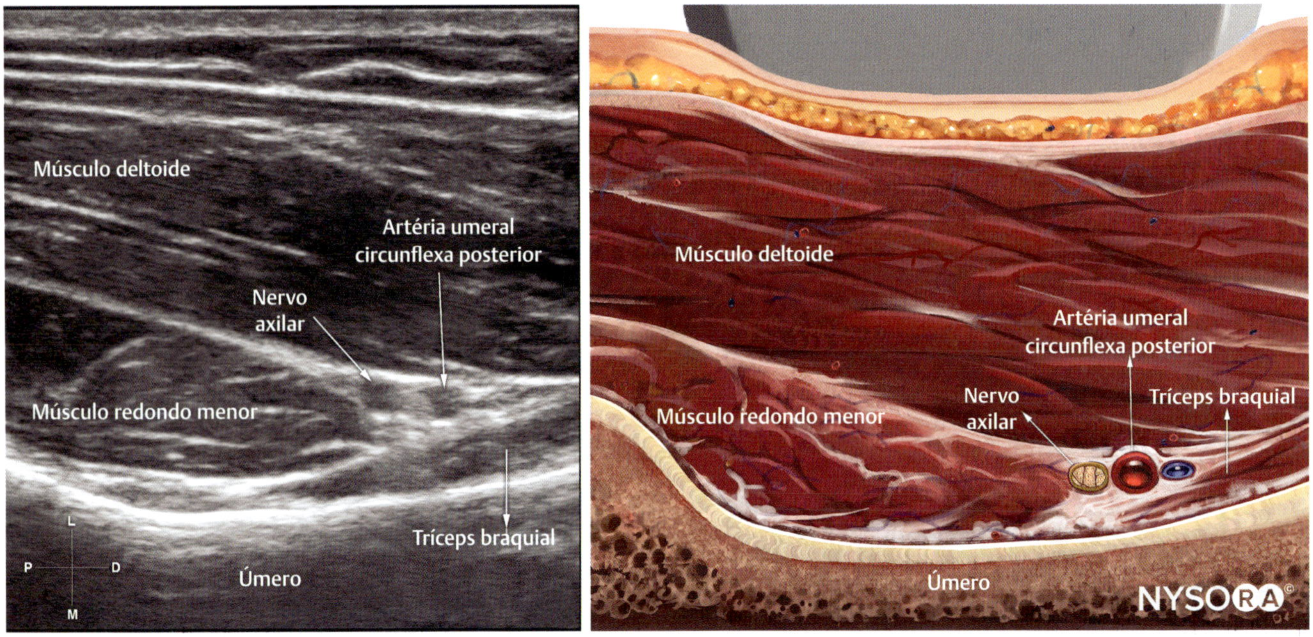

FIGURA 18-6. Anatomia reversa do nervo axilar no nível do úmero posterior.

O bloqueio do nervo axilar resulta em bloqueio motor do músculo deltoide (abdução do ombro), do redondo menor, da cabeça longa do tríceps e um bloqueio sensitivo da face anterior da articulação do ombro e da pele sobre o músculo deltoide.

Preparação do Bloqueio

Equipamento

- Transdutor: Transdutor linear de alta frequência
- Agulha: 5 cm (para acesso supraclavicular); 5-8 cm (para acesso supraescapular)

Anestésico Local

Para analgesia do ombro, usa-se, mais comumente, AL de longa ação (bupivacaína 0,5%, levobupivacaína 0,5%, ropivacaína 0,5%). Usam-se baixos volumes de 3 a 5 mL/nervo para anestesiar os nervos supraclavicular e axilar nessas localizações.

Posicionamento do Paciente

Para um bloqueio no ombro, o paciente deve estar sentado com o braço aduzido e o ombro relaxado (Figura 18-7). Para melhorar o espaço para o bloqueio do nervo supraescapular, peça ao paciente para colocar a mão no ombro contralateral, se possível. Alternativamente, o paciente pode deitar-se em decúbito lateral com o ombro a ser bloqueado na posição superior. Para o acesso anterior ao bloqueio do nervo supraescapular, é melhor posicionar o paciente em decúbito dorsal ou em posição semilateral com a cabeça voltada em direção contralateral.

TÉCNICAS

Bloqueio do Nervo Supraescapular

Acesso Anterior na Fossa Supraclavicular

O transdutor é posicionado em orientação oblíqua sagital sobre a fossa supraclavicular, paralelamente à clavícula para se fazer a imagem da artéria subclávia e do plexo braquial nesse nível (Figura 18-8). Seguindo o plexo craniocaudalmente, costuma ser possível identificar o nervo supraescapular como pequena estrutura redonda hipoecoica separada do tronco superior posteriormente. A agulha é avançada dentro do plano de posterior a anterior, profundamente ao músculo omo-hioide, até que seja vista a ponta no plano fascial próximo do nervo. A injeção de 3 a 5 mL de AL é suficiente para bloquear o nervo supraescapular nesse local (Figura 18-9). Devem-se evitar volumes maiores de injetado, pois podem resultar na propagação ao tronco superior e ao nervo frênico.

Acesso Posterior na Fossa Supraespinal

Coloque o transdutor em uma orientação oblíqua coronal sobre o ombro, paralelamente ao terço lateral da espinha escapular. Incline a sonda anteriormente, ao mesmo tempo em que se aplica pressão, até que o assoalho da fossa supraespinal apareça profundamente aos músculos trapézio e supraespinal aproximadamente a uma profundidade de 3 a 4 cm. A superfície do osso tem depressão côncava que vai da incisura supraescapular (anterior) à incisura

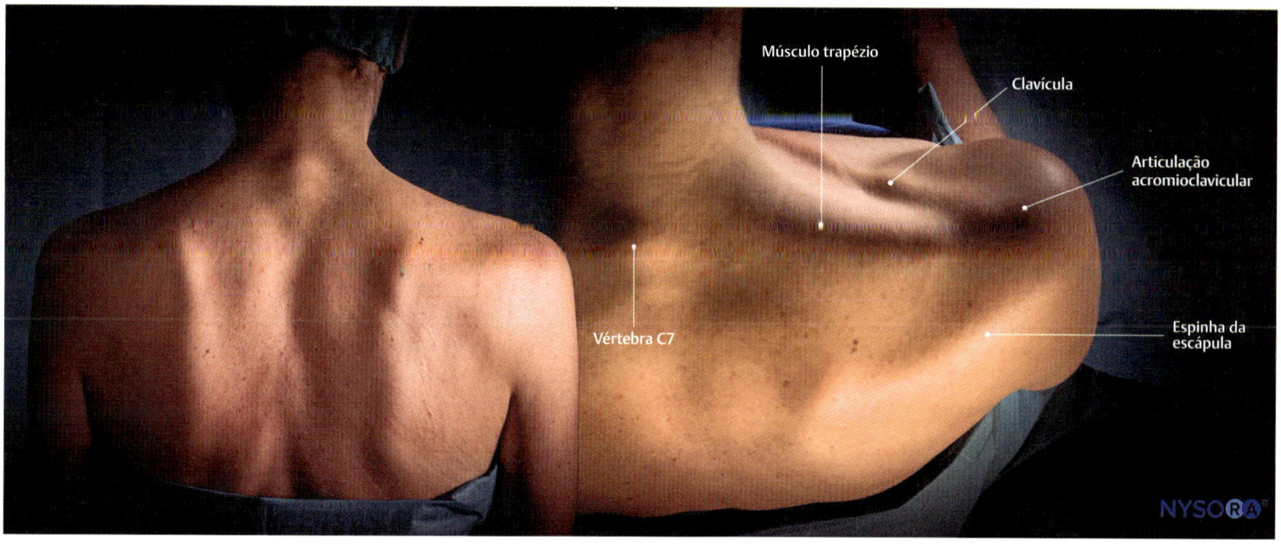

FIGURA 18-7. Posição do paciente.

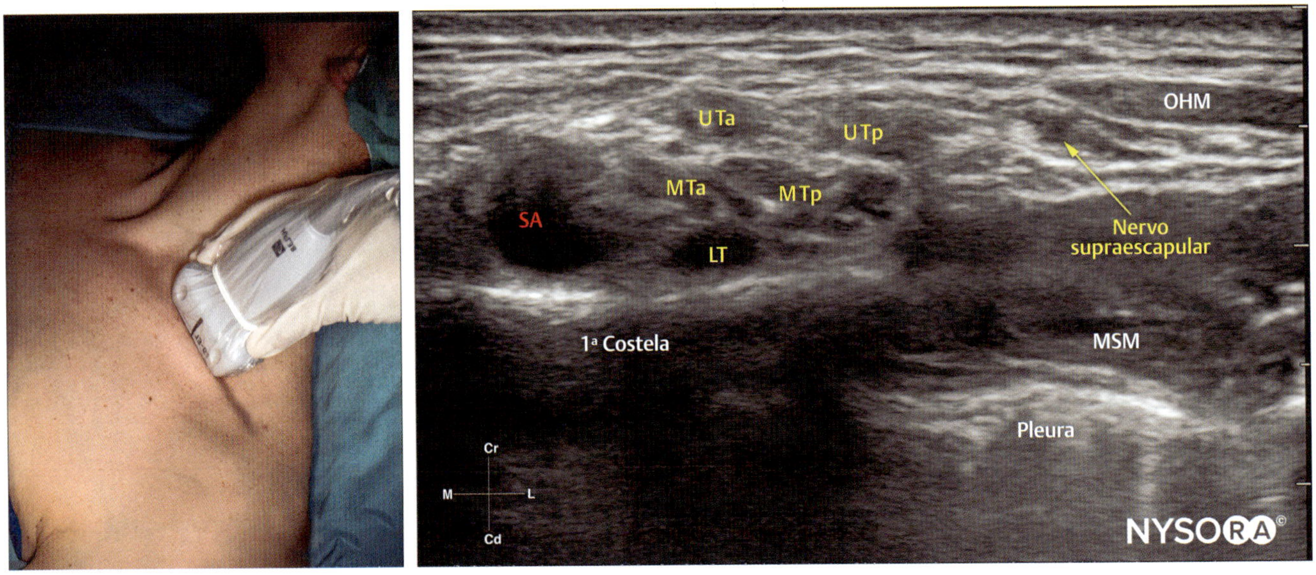

FIGURA 18-8. Posição do transdutor e imagem de ultrassonografia ideal para um bloqueio do nervo supraescapular na fossa supraclavicular. SA, artéria subclávia; LT, tronco inferior; UTa e UTp, divisões anterior e posterior do tronco superior; MTa e MTp, divisões anterior e posterior do tronco médio; OHM, músculo omo-hióideo; MSM; músculo escaleno médio.

espinoglenóidea (posterior), contendo o nervo, a artéria e a veia supraescapulares (Figura 18-10). A agulha é avançada dentro do plano em uma direção de medial a lateral, até que a ponta penetre a fáscia profunda do músculo supraespinal e se sinta o contato com o osso próximo aos vasos (ou na concavidade óssea, se a artéria não estiver visível) (Figura 18-11). O AL deve ser visto se propagando profundamente à fáscia do músculo supraespinal.

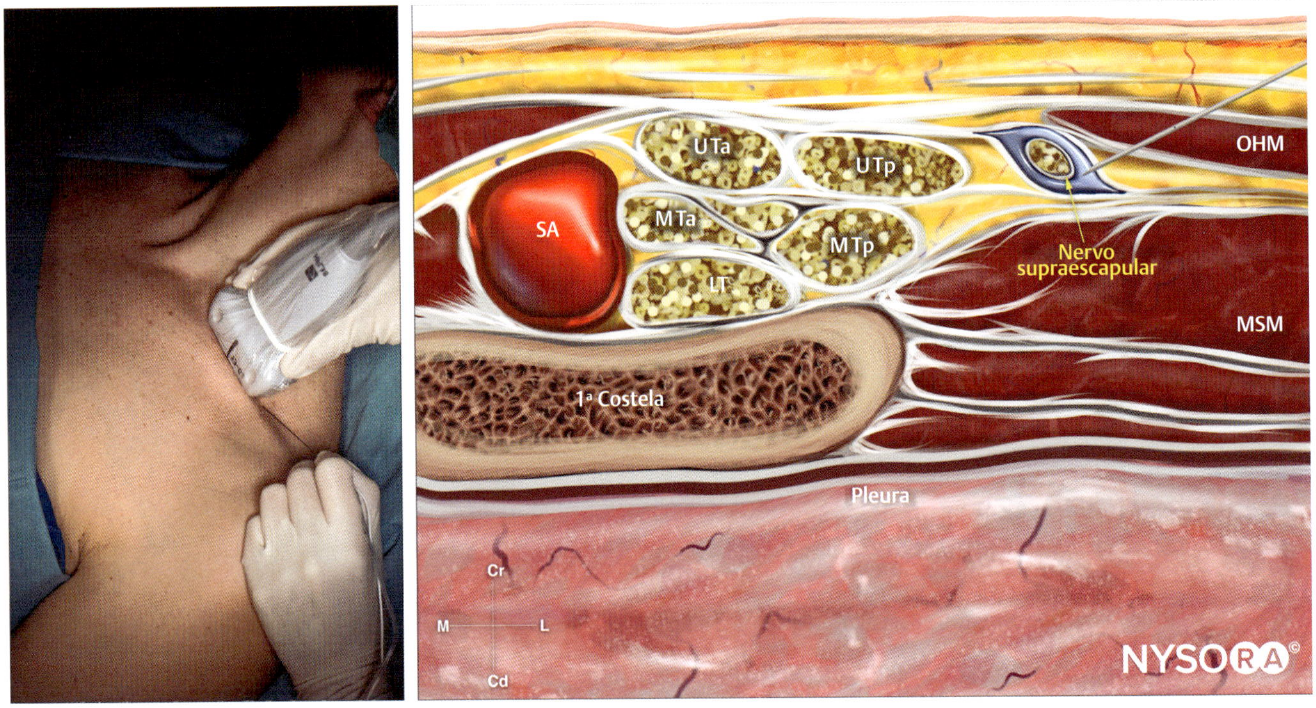

FIGURA 18-9. Anatomia reversa na ultrassonografia com introdução da agulha dentro do plano para um bloqueio do nervo supraescapular na fossa supraclavicular. SA, artéria subclávia; MSM, músculo escaleno médio; UTa e UTp, divisões anterior e posterior do tronco superior; MTa e MTp, divisões anterior e posterior do tronco médio; LT, tronco inferior; OHM, músculo omo-hióideo.

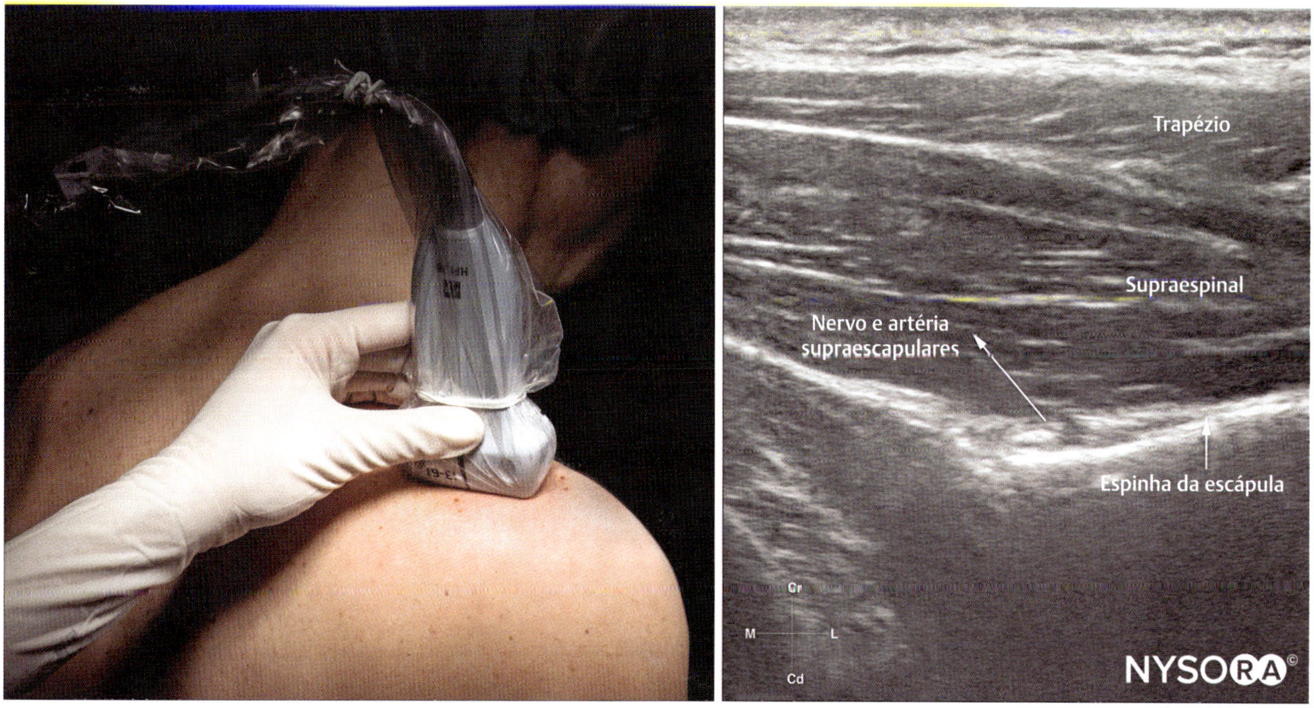

FIGURA 18-10. Posição do transdutor e imagem ultrassonográfica ideal para um bloqueio do nervo supraescapular posterior.

Bloqueio do Nervo Axilar

Posicione o US em orientação sagital sobre a face posterior do braço, a meio caminho entre o acrômio e a prega axilar. Deslize o transdutor em direção lateromedial para fazer a imagem do colo do úmero no maior eixo (Figura 18-12). Ajuste a inclinação até que seja visualizada a artéria umeral circunflexa posterior no menor eixo entre os músculos redondo menor, deltoide e tríceps, superficialmente ao osso. A ponta da agulha é avançada dentro ou fora do plano até ser sentido o contato com o osso próximo à artéria. Depois de aspiração negativa, o AL é depositado nesse espaço quadrangular em redor da artéria (Figura 18-13).

Para acessos infraclaviculares do plexo braquial, consulte os Capítulos 15 e 16.

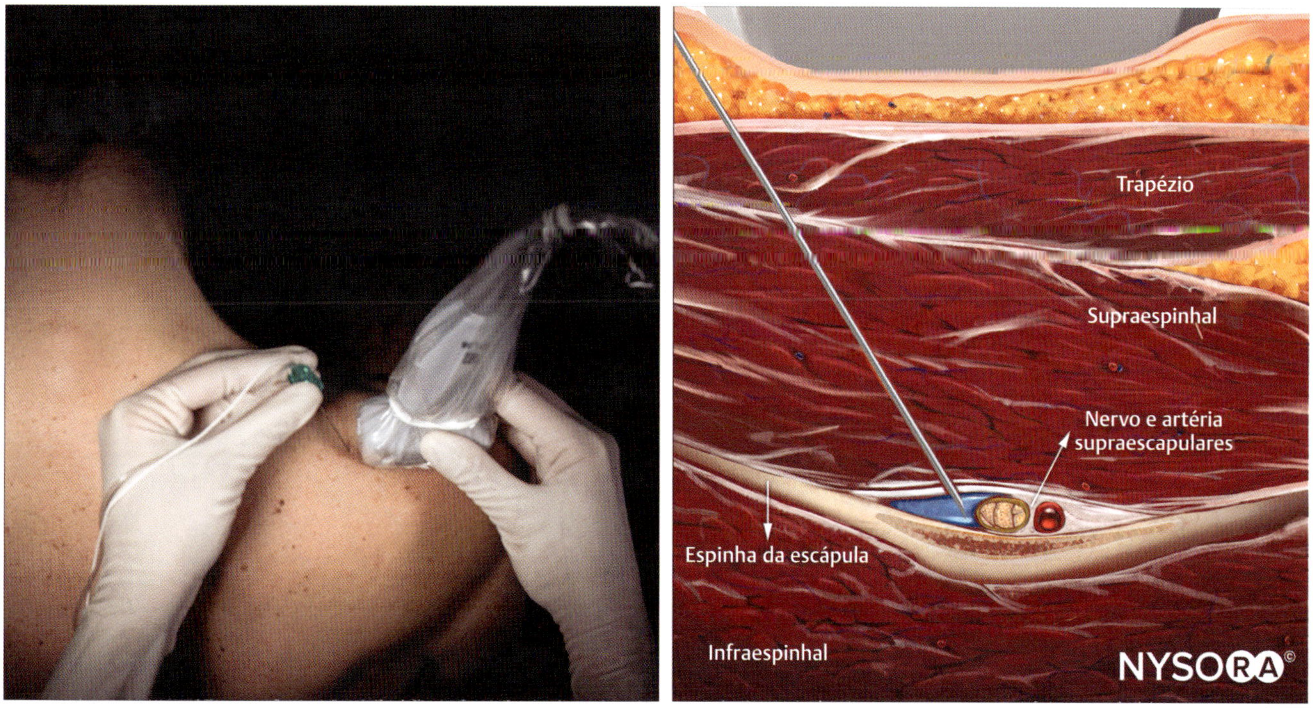

FIGURA 18-11. Anatomia ultrassonográfica reversa com introdução da agulha dentro do plano de medial a lateral para um bloqueio do nervo supraescapular na fossa supraespinhal.

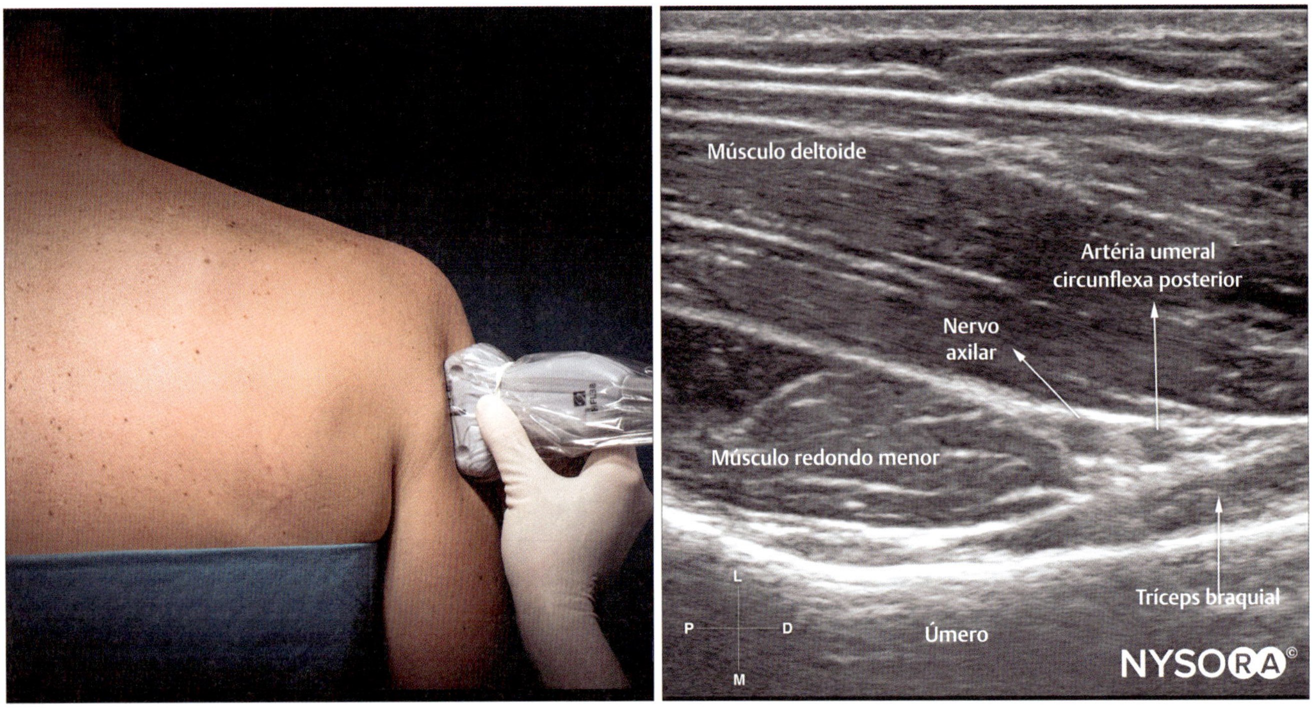

FIGURA 18-12. Posição do transdutor e imagem ideal de ultrassonografia para um bloqueio do nervo axilar.

Dicas para Resolução de Problemas

- Em alguns pacientes, a posição da clavícula para cranial no pescoço pode impedir a identificação e o bloqueio seletivo do nervo supraescapular na fossa supraclavicular. Nesses casos indica-se o acesso posterior.
- Para melhorar a visualização do nervo supraescapular na fossa supraescapular, ajuste a inclinação e a rotação da sonda para que a extremidade lateral da sonda fique acima do acrômio e, a posterior (medial), acima da espinha escapular.

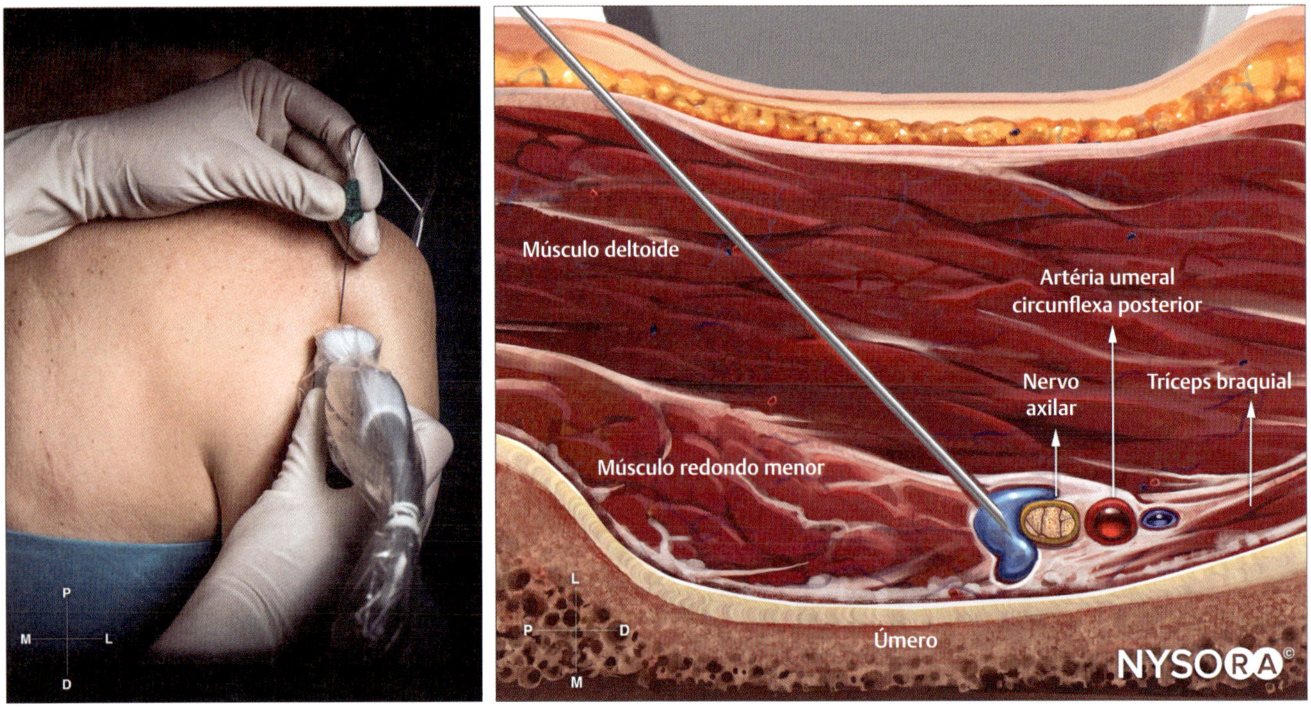

FIGURA 18-13. Anatomia ultrassonográfica reversa com introdução da agulha dentro do plano para realizar um bloqueio do nervo axilar.

Fluxograma

Algoritmo da Técnica de Bloqueio no Ombro

Posição do paciente
Sentado com o braço aduzido e o ombro relaxado

↓

Ajustes de ultrassom
- Profundidade: 3-4 cm
- Transdutor linear de alta frequência

↓

Posição do transdutor

Bloqueio do nervo supraescapular (Acesso posterior)	**Bloqueio do nervo axilar**
Oblíqua coronal sobre o ombro, paralelamente à espinha escapular	Sagital sobre a face posterior do braço

Técnica de varredura

Incline anteriormente, ao mesmo tempo aplicando pressão para visualizar a fossa supraespinhal profundamente aos músculos trapézio e supraespinhal	Deslize o transdutor lateral/medialmente ou proximal/distalmente para visualizar a superfície do úmero e a artéria umeral circunflexa posterior
A superfície óssea da fossa supraespinal é visualizada como linha hiperecoica com uma depressão côncava onde cursam o nervo, a artéria e a veia supraescapular	A artéria umeral circunflexa posterior é visualizada como pequena estrutura anecoica redonda entre os músculos redondo menor, deltoide e tríceps

DICA: Use Doppler colorido para identificar as artérias de rotina antes da inserção da agulha

↓

Introdução da agulha

Dentro do plano de medial a lateral até ser sentido o contato com o osso próximo à artéria supraescapular	Dentro do plano ou fora do plano até ser sentido o contato com o osso próximo à artéria umeral circunflexa posterior

↓

Aplique o método de comunicação "RAPT" antes da injeção do anestésico local
R = **R**esposta motora ausente em 0,5 mA
A = **A**spiração negativa
P = **P**ressão de abertura da injeção < 15 psi
T = **T**otal de volume

↓

Complete o bloqueio com 5-10 mL por local de injeção

LEITURAS SUGERIDAS

Auyong DB, Hanson NA, Joseph RS, Schmidt BE, Slee AE, Yuan SC. Comparison of anterior suprascapular, supraclavicular, and interscalene nerve block approaches for major outpatient arthroscopic shoulder surgery: a randomized, double-blind, noninferiority trial. *Anesthesiology.* 2018;129:47-57.

Auyong DB, Yuan SC, Choi DS, Pahang JA, Slee AE, Hanson NA. A double-blind randomized comparison of continuous interscalene, supraclavicular, and suprascapular blocks for total shoulder arthroplasty. *Reg Anesth Pain Med.* 2017;42: 302-309.

Chan C, Peng PWH. Suprascapular nerve block. *Reg Anesth Pain Med.* 2011;36:358-373.

Kim YA, Yoon KB, Kwon TD, Kim DH, Yoon D. Evaluation of anatomic landmarks for axillary nerve block in the quadrilateral space. *Acta Anaesthesiol Scand.* 2014;58:567-571.

Laumonerie P, Blasco L, Tibbo ME, Renard Y, Kerezoudis P, Chaynes P. Distal suprascapular nerve block do it yourself: cadaveric feasibility study. *J Shoulder Elb Surg.* 2018:1-7. doi:10.1016/j.jse.2018.11.073

Laumonerie P, Blasco L, Tibbo ME, Bonnevialle N, Labrousse M, Chaynes P. Sensory innervation of the subacromial bursa by the distal suprascapular nerve: a new description of its anatomic distribution. *J Shoulder Elb Surg.* 2019:1-7. doi:10.1016/j.jse.2019.02.016

Musso D, Meknas K, Wilsgaard T, Ytrebø LM. A novel combination of peripheral nerve blocks for arthroscopic shoulder surgery. *Acta Anaesthesiol Scand.* 2017;61:1192-1202.

Neuts A, Stessel B, Wouters PF, Dierickx C, Cools W, Ory J-P. Selective suprascapular and axillary nerve block versus interscalene plexus block for pain control after arthroscopic shoulder surgery. *Reg Anesth Pain Med.* 2018;43:1-7.

Siegenthaler A, Moriggl B, Mlekusch S, Schliessbach J, Haug M, Curatolo M. Ultrasound-guided suprascapular nerve block, description of a novel supraclavicular approach. *Reg Anesth Pain Med.* 2012;37:325-328.

Tran DQH, Elgueta MF, Aliste J, Finlayson RJ. Diaphragm-sparing nerve blocks for shoulder surgery. *Reg Anesth Pain Med.* 2017;42:32-38.

Vorster W, Lange CPE, Briët RJP, Labuschagne BCJ, Toit DF du, Muller CJF. The sensory branch distribution of the suprascapular nerve: an anatomic study. *J Shoulder Elb Surg.* 2008;17:500-502.

19 Bloqueios na Área do Cotovelo

BLOQUEIO EM RESUMO

Bloqueios dos ramos terminais do plexo braquial no nível do cotovelo.

- **Indicações.** Anestesia e analgesia para procedimentos na mão e no punho.
- **Objetivo:** Injeção de anestésico local (AL) no plano tecidual contendo os nervos radial, mediano e/ou ulnar.
- **Volume de anestésico local:** 4 a 5 mL por nervo.

Considerações Gerais

Os bloqueios distais de nervos periféricos da extremidade superior são muito úteis para procedimentos na mão e no punho, seja como técnica independente ou como bloqueios parciais do plexo braquial. As imagens por ultrassonografia (US) de nervos individuais na parte distal da extremidade superior permitem anestesia com bloqueio de nervos personalizados reprodutíveis para uma variedade de indicações clínicas. Os bloqueios nervosos distais são igualmente adequados para cirurgia na mão, assim como os acessos mais proximais do bloqueio do plexo braquial, porém, com menos bloqueio motor extensivo. Uma combinação de um bloqueio proximal de curta ação do plexo braquial com bloqueios distais com ALs de longa ação também diminui o tempo até o início da ação e prolonga consistentemente a analgesia depois de cirurgia dolorosa no punho ou mão sem a inconveniência de um bloqueio de longa duração do membro superior inteiro.

Limitações

A anestesia completa do antebraço exige cinco bloqueios nervosos específicos. Dois desses são de nervos cutâneos (nervos cutâneo antebraquial e musculocutâneo) e podem ser efetuados por infiltrações subcutâneas distais ao cotovelo. Bloqueios separados de cinco nervos podem ser menos eficazes em termos de tempo, em comparação com bloqueios do plexo braquial com injeção única. No entanto, a eficiência ao longo do tempo se torna semelhante com o treinamento. O uso de um torniquete, seja no braço ou no antebraço, geralmente exige sedação e/ou analgesia adicional.

Riscos Específicos

Os bloqueios de nervos periféricos distais exigem agulhas com bisel longo (15°) e de pequeno calibre para o conforto do paciente e precisão da colocação em delicadas bainhas fasciais que envolvem os nervos. Portanto, devem-se exercer precauções adicionais para diminuir o risco de injeções intraneurais ao usar agulhas afiadas e de menor calibre (p. ex., calibre 25) para bloqueios superficiais. Na ocasião em que este texto está sendo escrito, nenhum fabricante de maior porte produziu agulhas estimulantes de 30°, adequadamente afiadas e de pequeno calibre. Observação: A propagação circunferencial completa do AL, circundando os nervos, não é necessária para um bloqueio bem-sucedido, embora isso possa aumentar a velocidade do início da ação.

Anatomia

Nervo Radial

Depois de emergir do sulco espiral, na face lateral do úmero, o nervo radial atravessa o septo intermuscular lateral e entra no compartimento anterior do braço. Continua seu trajeto distalmente entre os músculos braquial e braquiorradial, juntamente com a artéria colateral radial (Figura 19-1). Quando o nervo chega à articulação do cotovelo, divide-se em ramos superficial (cutâneo) e profundo. O ramo superficial desce entre os músculos braquiorradial e supinador, lateralmente à artéria radial. O ramo profundo (também conhecido como nervo interósseo posterior) chega à parte posterior do antebraço, tendo um curso entre as duas cabeças do músculo supinador. O nervo radial dá a inervação da maioria das estruturas posteriores do antebraço e punho.

Nervo Mediano

No braço, o nervo mediano tem um trajeto distal entre os músculos bíceps e braquial, em estreito relacionamento com a artéria braquial (Figura 19-2). A posição do nervo, relativamente à artéria, muda de lateral, na axila, a medial, na fossa antecubital. Distalmente ao nível da inserção do coracobraquial, o nervo mediano se separa da artéria e seu trajeto se

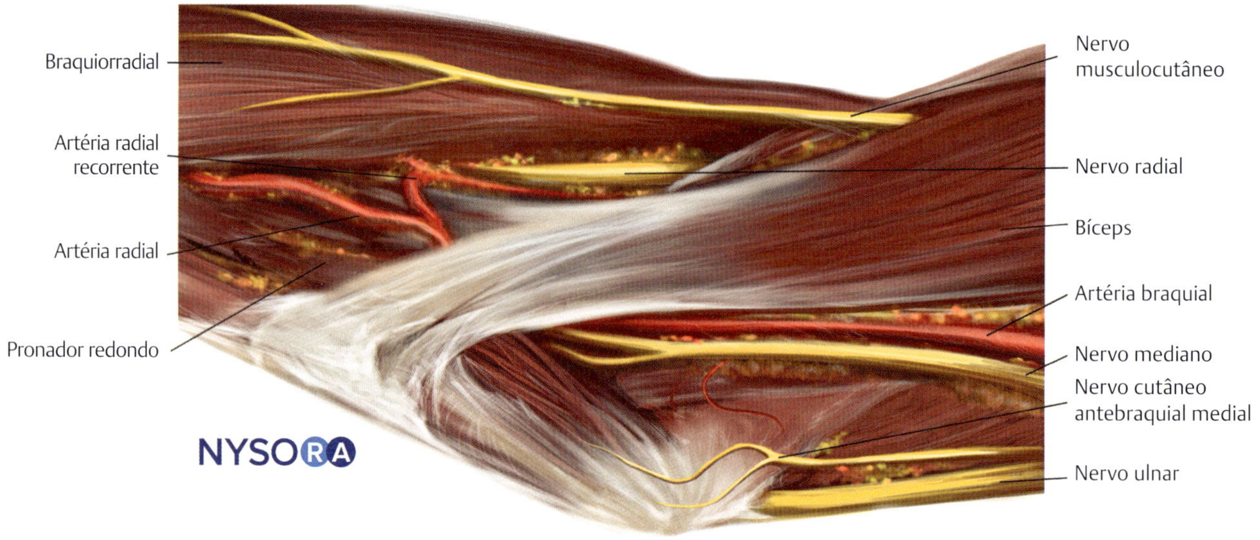

FIGURA 19-1. Anatomia dos ramos terminais do plexo braquial no cotovelo.

torna profundo ao músculo pronador redondo. O nervo mediano inerva os ossos, músculos e pele da face lateral da palma, incluindo os três dedos laterais.

Nervo Ulnar

O nervo ulnar tem seu percurso ao longo da face posteromedial do úmero sobre o tríceps, em posição imediatamente profunda à fáscia envolvente e posterior ao septo intermuscular medial (Figura 19-1). No cotovelo, o nervo passa atrás do epicôndilo medial (através do túnel ulnar) e entra no compartimento anterior entre as duas cabeças do flexor ulnar do carpo. O nervo ulnar dá a inervação a estruturas no lado medial do antebraço e da mão (Figura 19-2).

Nervos Cutâneos do Antebraço

O nervo cutâneo antebraquial lateral (ramo do nervo musculocutâneo) corre entre os músculos bíceps e braquial, saindo da fáscia na parte lateral do cotovelo, próximo à veia cefálica (Figura 19-3).

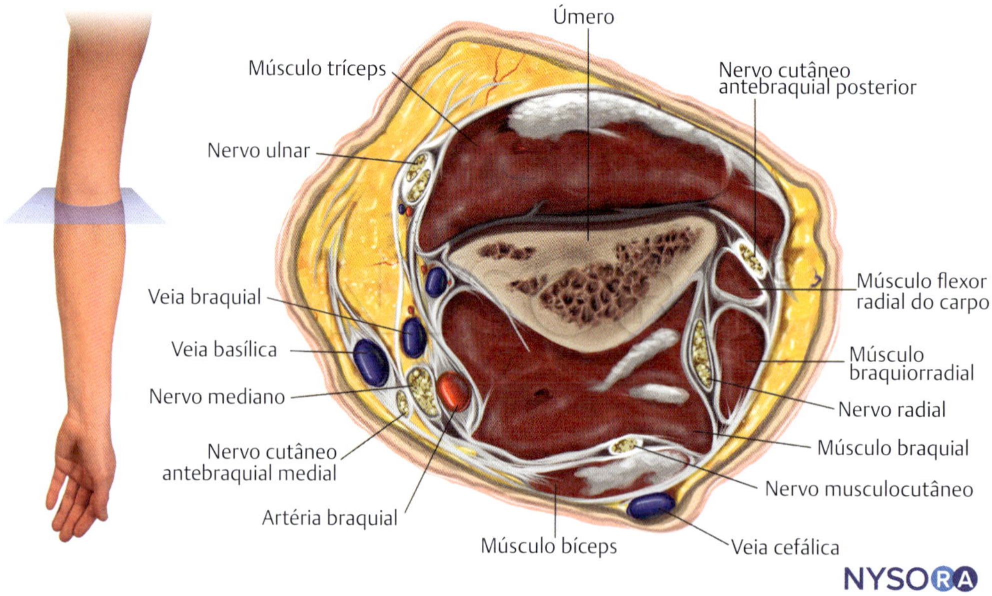

FIGURA 19-2. Corte transversal acima da prega do cotovelo, ilustrando a distribuição anatômica dos ramos terminais do plexo braquial.

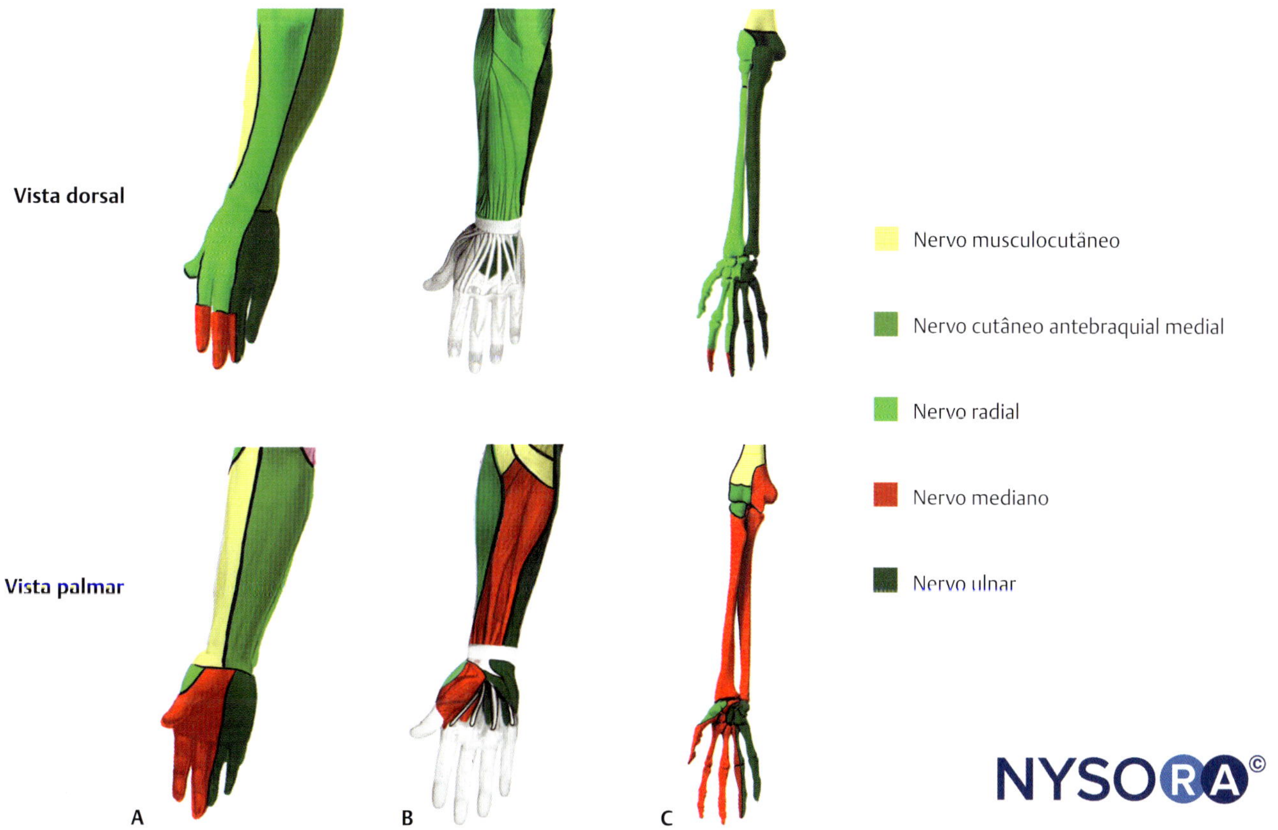

FIGURA 19-3. Vistas dorsal e palmar da distribuição do bloqueio sensitivo e motor dos nervos terminais do plexo braquial. (A) Inervação cutânea, (B) miótomos e (C) osteótomos.

O nervo cutâneo antebraquial medial (ramo do fascículo medial do plexo braquial) corre superficialmente no lado medial do braço. No cotovelo medial, o nervo se localiza próximo à veia basílica (Figura 19-3).

O nervo cutâneo antebraquial posterior (ramo do nervo radial) sai da fáscial, no lado posterior do cotovelo, entre o epicôndilo lateral e o olécrano, fornecendo inervação sensitiva ao aspecto posterior do antebraço (Figura 19-2).

Anatomia em Corte Transversal e Visualização por Ultrassonografia

Proximalmente ao cotovelo, o **nervo radial** se localiza lateralmente no plano fascial entre os músculos braquiorradial e braquial (Figura 19-2). Imagens de US do nervo aparecem como estrutura hiperecoica triangular ou oval, posicionada entre os músculos hipoecoicos, superficialmente ao osso.

O **nervo mediano** se localiza superficialmente ao lado medial do tendão do bíceps e imediatamente medial à artéria (Figura 19-2). Quando se faz imagem por US, o nervo aparece como estrutura hiperecoica, com tamanho semelhante ao da artéria.

O **nervo ulnar** se localiza na face posteromedial do cotovelo (Figura 19-2), sendo visualizado como estrutural oval hiperecoica superficial ao músculo tríceps, abaixo da fáscia de envolvimento e posterior ao septo intermuscular medial.

Os **nervos cutâneos** são vistos emergindo da fáscia nos aspectos lateral, medial e posterior.

Distribuição da Anestesia e da Analgesia

Anestesiar os nervos radial, mediano e/ou ulnar oferece anestesia sensitiva e analgesia dos respectivos territórios da mão, do antebraço e do punho (Figura 19-3).

Para obter um bloqueio completo do antebraço é necessário anestesiar os nervos superficiais, oferecendo à pele um botão subcutâneo distal ao cotovelo lateral e medialmente (Figura 19-4).

É preciso levar em conta que o uso de um torniquete no braço ou no antebraço geralmente exige sedação e/ou analgesia adicional.

Preparação do Bloqueio

Equipamento

- Transdutor: Transdutor linear de alta frequência
- Agulha: Agulha estimulante isolada, com bisel curto e calibre 25 (opcional)

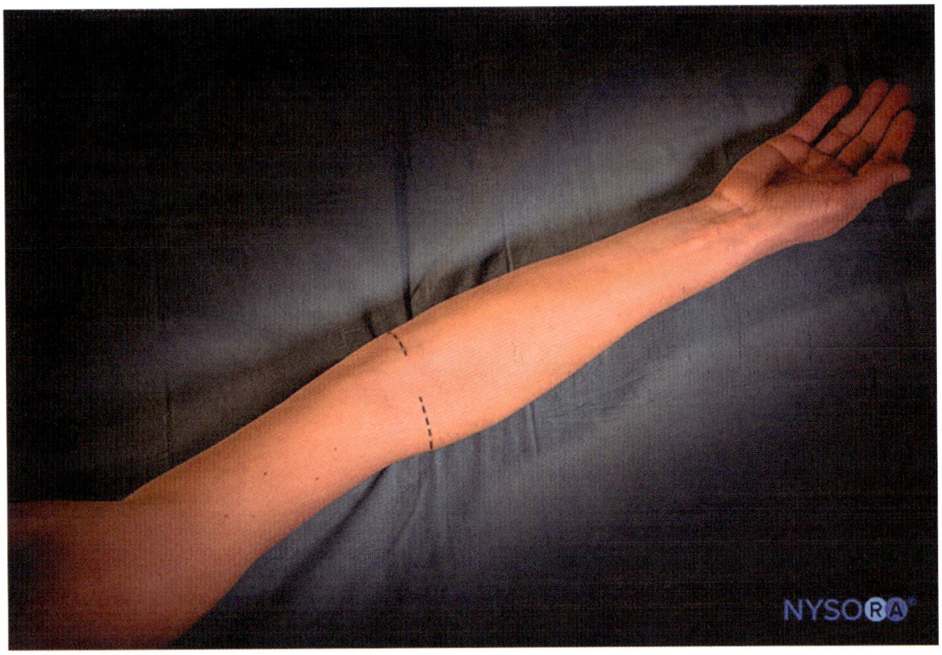

FIGURA 19-4. Botão subcutâneo distal ao cotovelo nas partes lateral e medial.

Anestésico Local

Um volume de 3 a 5 mL de um AL de ação curta (p. ex., lidocaína 2%) em torno de cada nervo é suficiente para oferecer anestesia adequada para procedimentos na mão e nos dedos. ALs de ação longa poderiam ser usados para prolongar analgesia pós-operatória.

Posição do Paciente

O paciente é posicionado em decúbito dorsal com o abraço abduzido a 90° e descansando em um apoio ou mesa lateral. Essa posição permite o fácil acesso a todos os nervos por flexão ou rotação da extremidade (Figura 19-5).

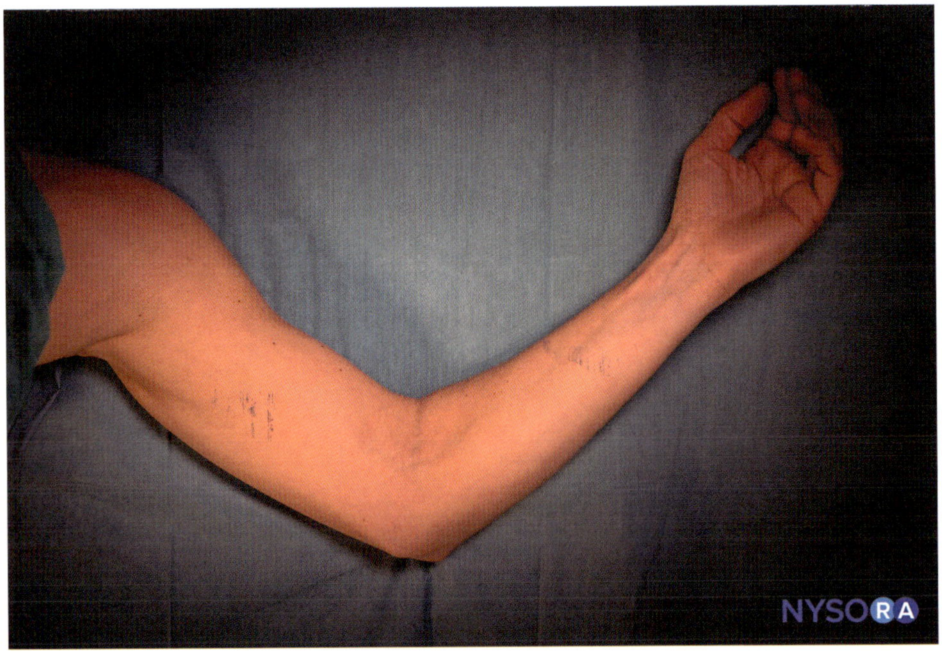

FIGURA 19-5. Posição do paciente para realização de bloqueios nervosos acima do cotovelo.

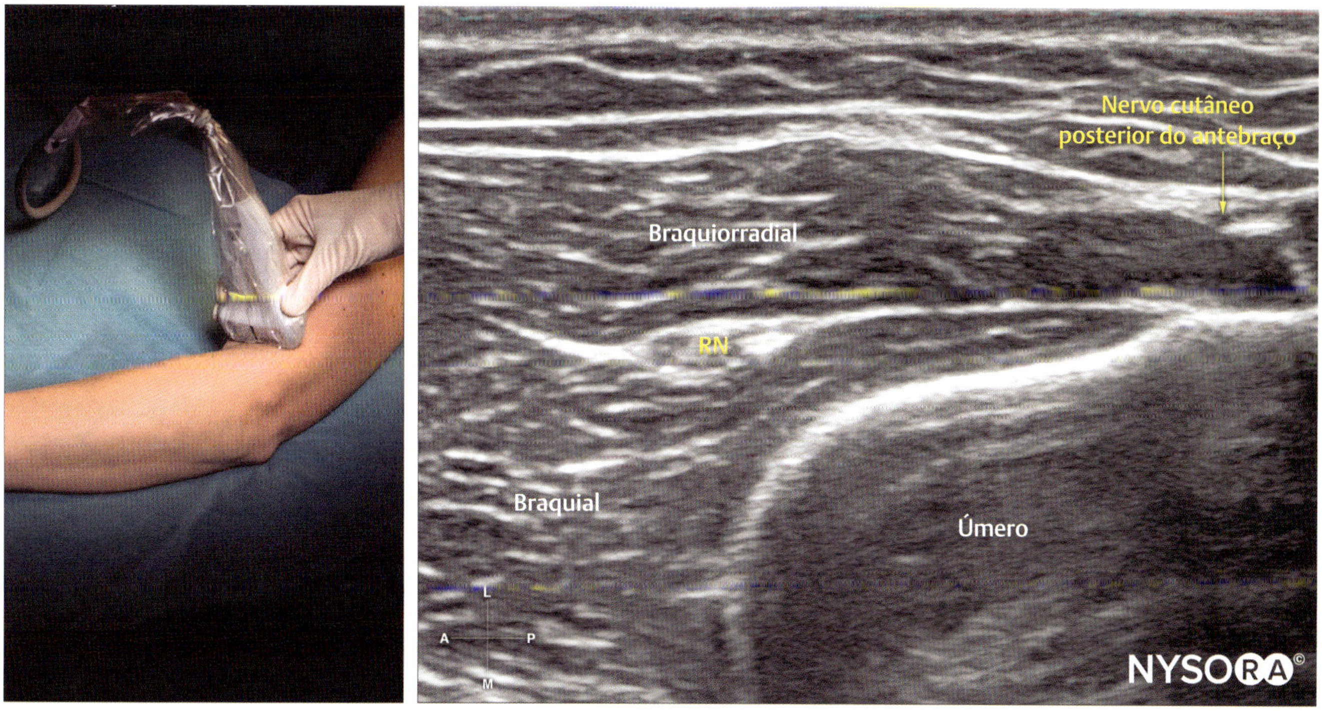

FIGURA 19-6. Posição da sonda e imagem por ultrassonografia do nervo radial (RN) acima do cotovelo.

Técnica

Nervo Radial

Identifique o epicôndilo lateral do cotovelo e coloque o transdutor em uma orientação transversa 3 a 4 cm proximalmente a ele. Faça a varredura proximal e distalmente aplicando pressão e ajustando a inclinação da sonda até o nervo ser visualizado superficialmente à superfície do osso no plano fascial intermuscular (Figura 19-6).

A agulha é inserida dentro do plano, a partir da direção anterior ou posterior, e avançada através do músculo braquiorradial até que a ponta seja vista próxima ao nervo radial. Se a estimulação nervosa for usada, poderia ser desencadeada uma resposta em extensão do punho ou dos dedos (Figura 19-7).

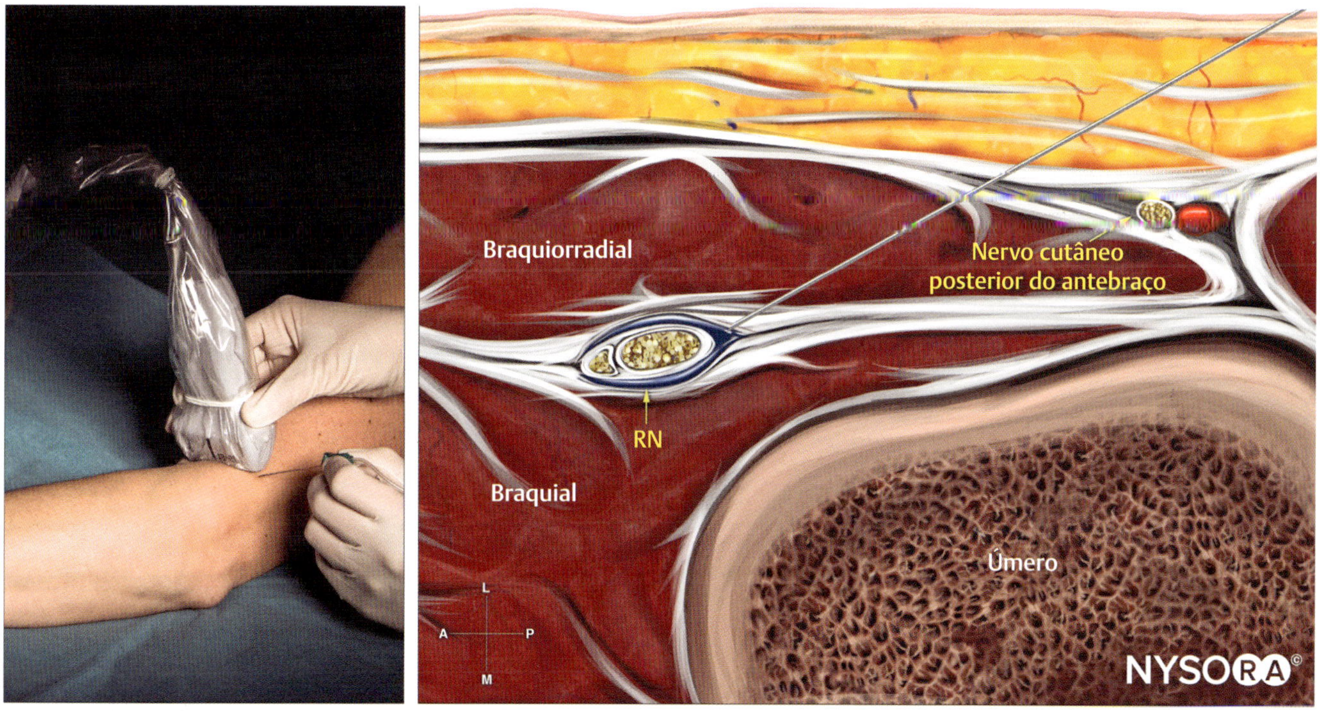

FIGURA 19-7. Anatomia com ultrassonografia reversa com inserção da agulha dentro do plano para bloqueio do nervo radial (RN) acima do cotovelo.

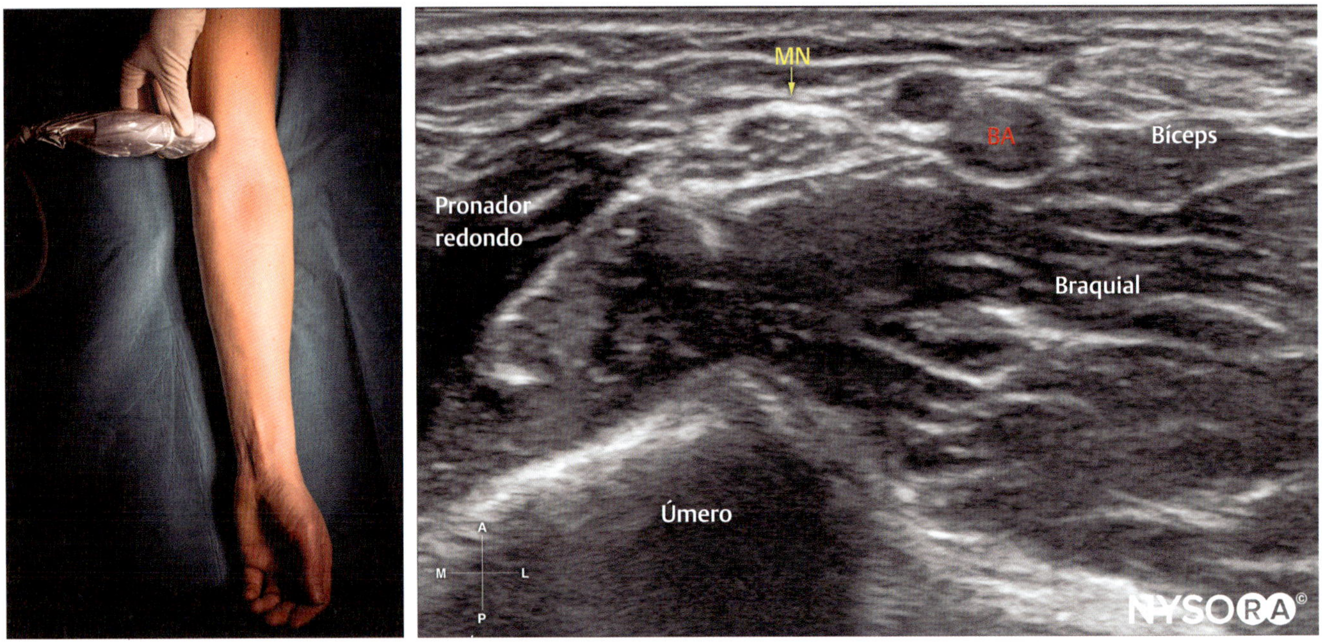

FIGURA 19-8. Posição da sonda e imagem de ultrassonografia do nervo mediano (MN) acima do cotovelo. BA, artéria braquial.

Nervo Mediano

O transdutor é posicionado em uma orientação transversal na fossa antecubital, imediatamente proximal à prega do cotovelo. Depois de identificar a artéria braquial, visualiza-se o nervo mediano próximo a ela no lado medial. O Doppler colorido pode ser útil se a artéria não ficar prontamente aparente (Figura 19-8).

A agulha é inserida dentro do plano de cada lado do transdutor, embora um acesso de medial a lateral geralmente seja mais conveniente para evitar a artéria (Figura 19-9).

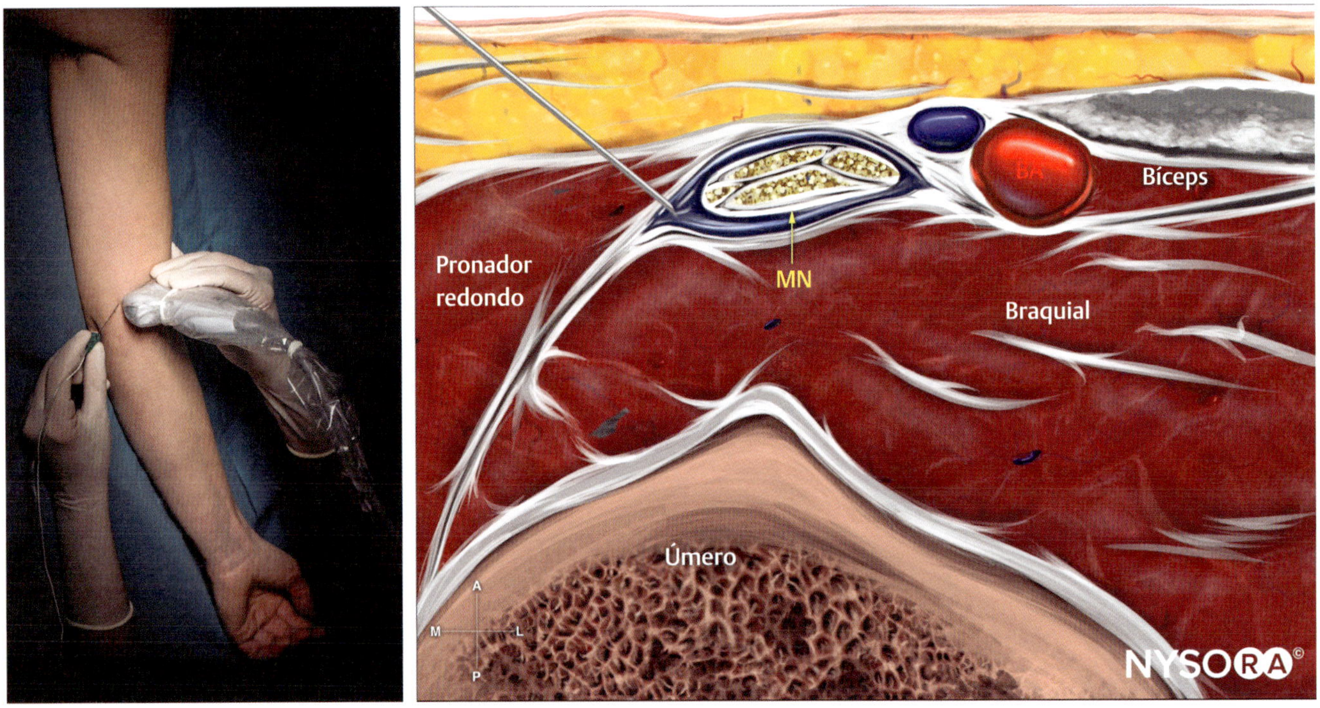

FIGURA 19-9. Anatomia com ultrassonografia reversa com introdução da agulha dentro do plano para bloquear o nervo mediano (MN) acima do cotovelo. BA, artéria braquial.

20 Bloqueio do Punho

BLOQUEIO EM RESUMO

Bloqueio dos nervos mediano e ulnar (e ramo superficial do nervo radial) no nível do antebraço.

- **Indicaçoes:** Cirurgias de mao e dedos nao envolvendo as estruturas profundas do dorso da mao e do polegar.
- **Objetivo:** Injeção de anestésico local (AL) nas vizinhanças dos nervos mediano e ulnar, bem como o ramo superficial do nervo radial (se necessário).
- **Volume de anestésico local:** 3 a 5 mL por nervo.

Considerações Gerais

O bloqueio do punho é técnica comumente usada para cirurgias na mão e nos dedos, em particular para procedimentos curtos envolvendo tecidos moles no lado palmar. A principal vantagem do bloqueio é que fornece anestesia efetiva (e, finalmente, analgesia de longa duração), ao mesmo tempo preservando a mobilidade do punho. A técnica baseada em pontos de referência dependia da localização superficial dos nervos que correm entre os tendões flexores (nervo mediano) ou próximos à artéria (nervo ulnar) e era, muitas vezes, complementada com infiltrações subcutâneas de acordo com o local de incisão. A orientação por ultrassonografia (US) permite identificação precisa dos nervos ao longo de seu trajeto no antebraço e o nível mais conveniente para uma injeção confiável nos espaços que contêm os nervos. No entanto, a inervação complexa do punho e da mão, envolvendo ramos de cinco nervos diferentes sobrepostos entre si, é responsável pela variabilidade observada na distribuição da anestesia depois de um bloqueio no punho.

Limitações

O bloqueio no punho não resulta em bloqueio completo da mão e dos dedos. Por exemplo, o território do ramo profundo do nervo radial (estruturas profundas no dorso da mão e primeiro ao terceiro dedos) não será bloqueado. Para anestesiar essa área, é necessário bloquear o nervo radial proximalmente à prega do cotovelo (Capítulo 19). De igual modo, a pele sobre a prega do punho não é completamente anestesiada, pois também é inervada pelos nervos cutâneos antebraquiais lateral e medial, o ramo superficial do nervo radial e por contribuição ocasional dos nervos interósseos. Para cirurgia no túnel do carpo, por exemplo, é necessária uma infiltração subcutânea no nível da prega do punho para bloquear todos esses pequenos ramos terminais.

Riscos Específicos

Ao usar agulhas de pequeno calibre (p. ex., calibre 25) deve-se ter atenção especial a fim de evitar injeção intraneural, ainda mais quando não for usada estimulação nervosa. É preciso tomar cuidado ao realizar bloqueios dos nervos ulnar e radial, porque eles se associam estreitamente a artérias, e, assim, evitar a punção de artérias e injeção inadvertida nelas.

Anatomia

Abaixo do cotovelo, o **nervo mediano** tem um trajeto em direção à parte profunda do punho, indo aos músculos pronador redondo e flexor superficial dos dedos. Comumente, há um ramo comunicante com o nervo ulnar nesse nível (anastomose de Martin-Gruber). O ramo palmar do nervo mediano sai 3 a 8 cm proximalmente à prega do punho e deixa a fáscia antebraquial para inervar a pele da eminência tênar e da parte média da palma. À medida que os músculos se afilam e se transformam em tendões perto do punho, o nervo assume uma posição cada vez mais superficial entre os tendões dos músculos flexor radial do carpo e palmar longo até que se localize abaixo do retináculo flexor no túnel do carpo (Figura 20-1).

O **nervo ulnar** entra no compartimento anterior do antebraço entre as duas cabeças do flexor ulnar do carpo, tendo um trajeto profundo ao músculo e seu tendão, descendo até o punho. Distalmente à parte média do antebraço, o nervo corre à direita, próximo à artéria ulnar em seu lado medial. O ramo palmar do nervo ulnar sai 3 a 8 cm proximalmente à prega do punho para inervar a pele da eminência hipotenar (Figura 20-1).

O nervo radial se divide imediatamente abaixo da prega do cotovelo em ramos superficial (sensitivo) e profundo. O **ramo superficial do nervo radial** corre lateralmente à artéria radial, profundamente ao músculo braquiorradial. Na parte

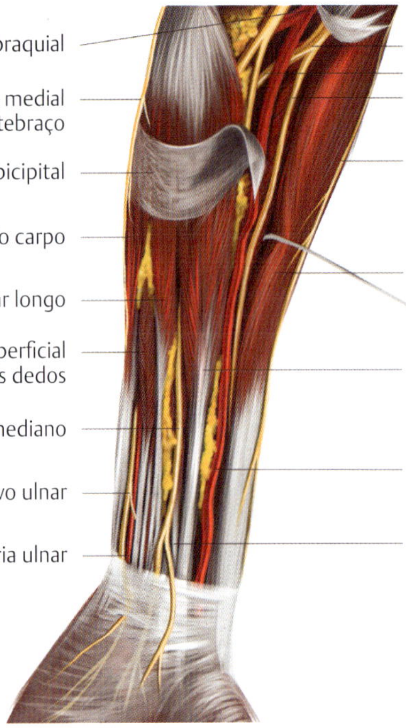

FIGURA 20-1. Anatomia dos nervos mediano, ulnar e radial na parte média do antebraço.

média do antebraço, o nervo sai da fáscia antebraquial entre os tendões dos músculos braquiorradial e extensor radial do carpo para inervar a pele do dorso da mão em sua parte lateral (Figura 20-2).

Anatomia em Corte Transversal e Visualização por Ultrassonografia

Em uma visualização em corte transversal no nível da parte média do antebraço, o **nervo mediano** se localiza em um plano fascial entre os flexores superficiais e profundos da mão (Figura 20-3). Na US, o nervo aparece como estrutura hiperecoica triangular que pode ser diferenciada dos músculos hipoecoicos.

O **nervo ulnar** se localiza medialmente à artéria ulnar, profundamente ao músculo flexor ulnar do carpo e seu tendão (Figura 20-3). Na US aparece como estrutura hiperecoica triangular ou oval em estreito contato com a artéria.

O **ramo superficial fino do nervo radial** pode ser visto profundamente ao músculo braquiorradial, lateralmente à artéria radial e superficialmente à inserção do músculo pronador redondo (Figura 20-3). Na US pode ser identificado como pequena estrutura hiperecoica oval lateral à artéria radial.

Distribuição da Anestesia e da Analgesia

O bloqueio do punho resulta em anestesia do lado palmar da mão e uma extensão variável no lado posterior, de acordo com a distribuição dos nervos distais. Quando o ramo sensitivo do nervo radial é incluído, a pele do dorso também será anestesiada (Figura 20-4).

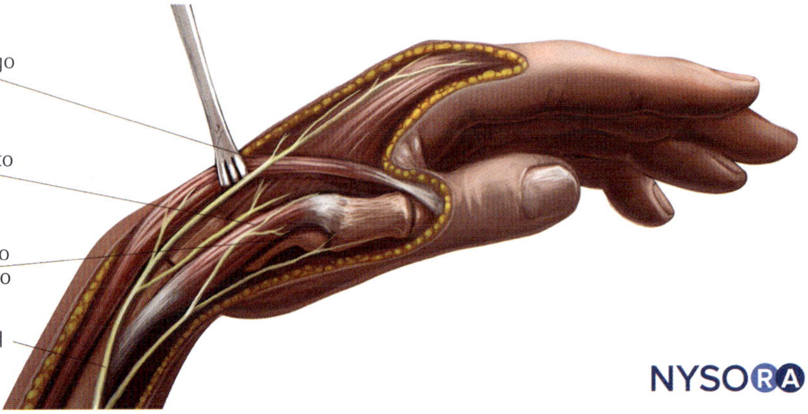

FIGURA 20-2. Ilustração da distribuição do ramo superficial do nervo radial na mão.

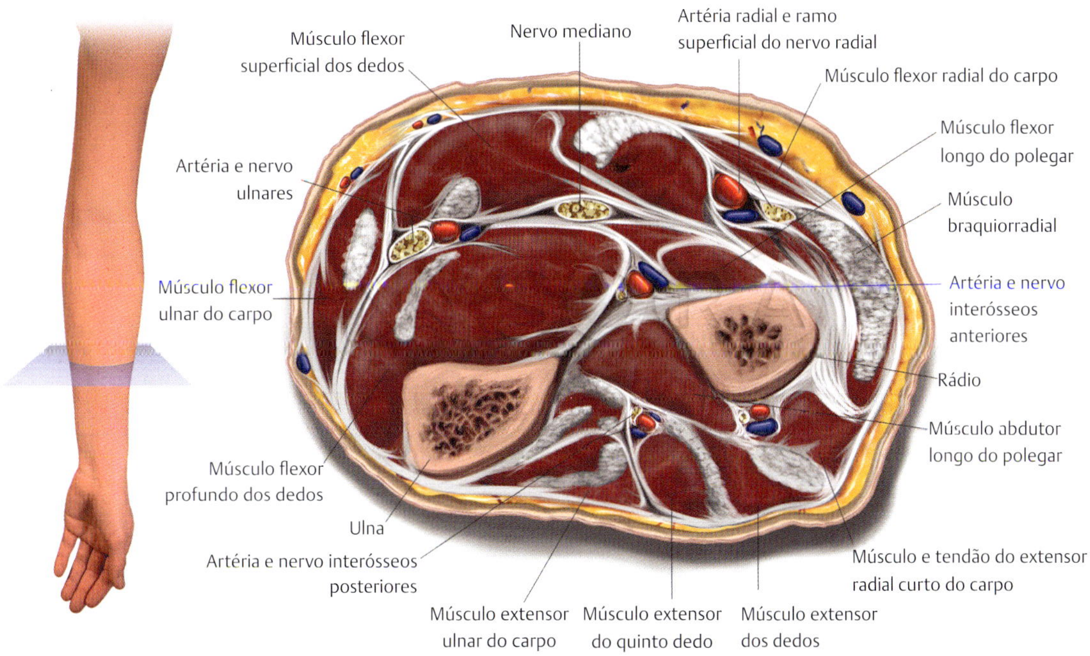

FIGURA 20-3. Anatomia em corte transversal no nível da parte média do antebraço.

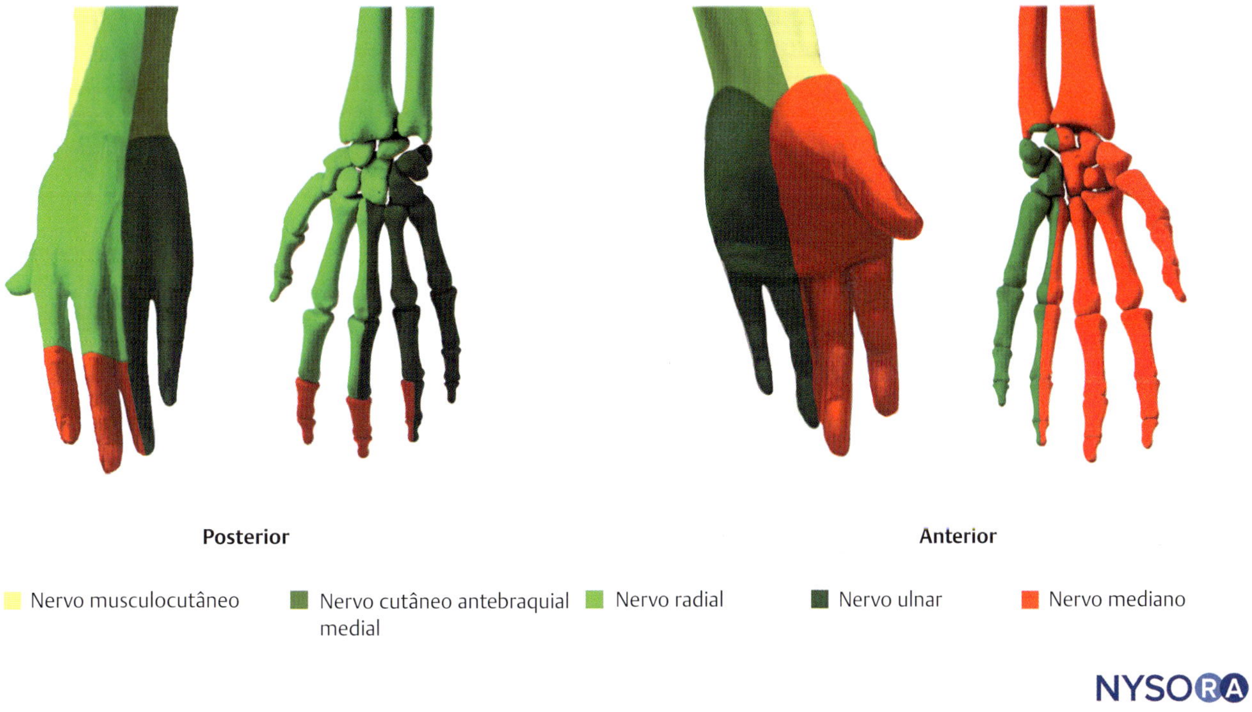

FIGURA 20-4. Distribuição da anestesia depois de um bloqueio no punho.

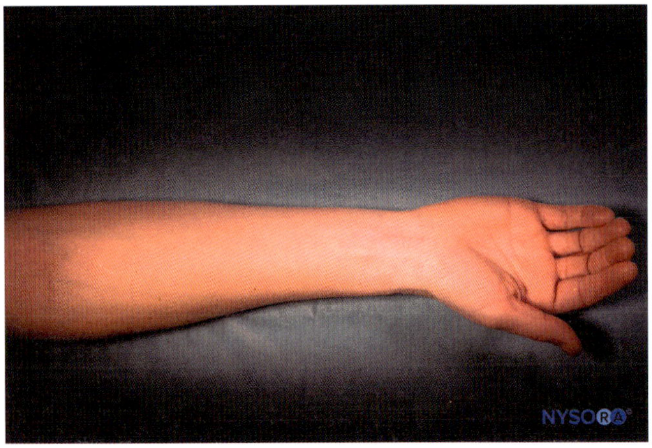

FIGURA 20-5. Posição do paciente.

Preparação do Bloqueio

Equipamento

- Transdutor: Transdutor linear de alta frequência
- Agulha: Agulha estimulante isolada calibre 25 (opcional)

Anestésico Local

Para um bloqueio no punho, uma injeção de 3 a 5 mL de lidocaína 2% em torno de cada nervo deve ser suficiente para proporcionar anestesia adequada para procedimentos na mão. ALs com ação mais longa poderiam ser usados para prolongar a analgesia pós-operatória.

Posicionamento do Paciente

O bloqueio no punho é realizado mais facilmente com o paciente na posição semissentada com o braço abduzido e descansando em um suporte lateral e a superfície volar (palmar) voltada para cima (Figura 20-5).

Técnica

Nervo Mediano

O transdutor é posicionado em orientação transversa no aspecto anterior da parte média do antebraço (pelo menos 5-10 cm proximalmente à prega do punho para garantir o bloqueio dos ramos palmares dos nervos mediano e ulnar) (Figura 20-6). Com uma discreta inclinação em direção à mão, o nervo mediano aparece como estrutura hiperecoica oval no plano fascial entre os músculos flexores profundos e superficiais dos dedos. Se necessário, faça a varredura proximalmente, o que ajudará a diferenciar o nervo dos tendões do flexor superficial dos dedos ou do flexor longo do polegar.

A agulha é introduzida dentro do plano ou fora do plano em direção ao plano fascial que envolve o nervo; a ergonomia muitas vezes dita o que é mais efetivo (Figura 20-7).

Nervo Ulnar

O transdutor deve ser colocado em orientação transversa no aspecto anteromedial (lado ulnar) do antebraço. Depois de identificar a artéria ulnar, o nervo ulnar aparecerá na imagem como estrutura hiperecoica triangular ou oval medialmente a ela (Figura 20-8). O tendão do flexor ulnar do carpo se situa imediatamente superficial e eles e pode ser tomado pelo nervo ulnar. A varredura proximalmente-distalmente ajudará a identificar o nervo ulnar: proximalmente, desvia-se da artéria; distalmente, fica próximo à artéria.

O melhor ponto de injeção é onde a artéria e o nervo começam a se separar. Para abordagem dentro do plano, geralmente é mais adequado inserir a agulha de medial a lateral para evitar punção arterial (Figura 20-9).

Ramo Superficial do Nervo Radial

O transdutor é colocado em orientação transversa no aspecto anterolateral (lado radial) da parte média do antebraço para identificar a pulsação da artéria radial. O ramo sensitivo do nervo radial aparece na imagem como estrutura hiperecoica lateral à artéria e superficial ao osso rádio. Se a identificação do nervo, nesse nível, provar ser difícil, é útil segui-lo desde sua localização acima do cotovelo até que se divida em ramos superficial e profundo (Figura 20-10).

A agulha pode ser inserida dentro ou fora do plano, sendo que a ergonomia geralmente dita qual abordagem é melhor para realizar esse bloqueio. De igual modo, pode-se usar uma direção da agulha de medial a lateral ou de lateral a medial; sempre escolha a melhor opção para evitar punção arterial (Figura 20-11).

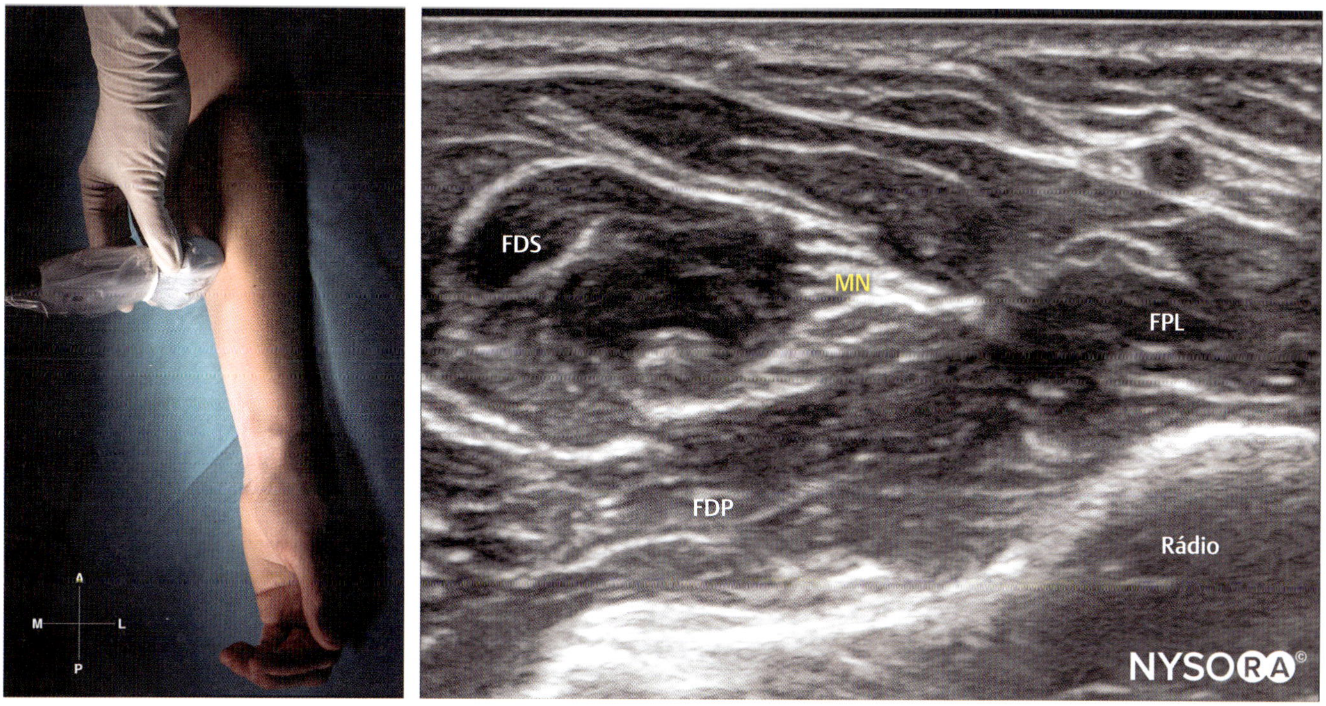

FIGURA 20-6. Posição do transdutor e sonoanatomia do nervo mediano (MN) no nível da parte média do antebraço. FPL, músculo flexor longo do polegar; FDS, músculo flexor superficial dos dedos; FDP, flexor profundo dos dedos.

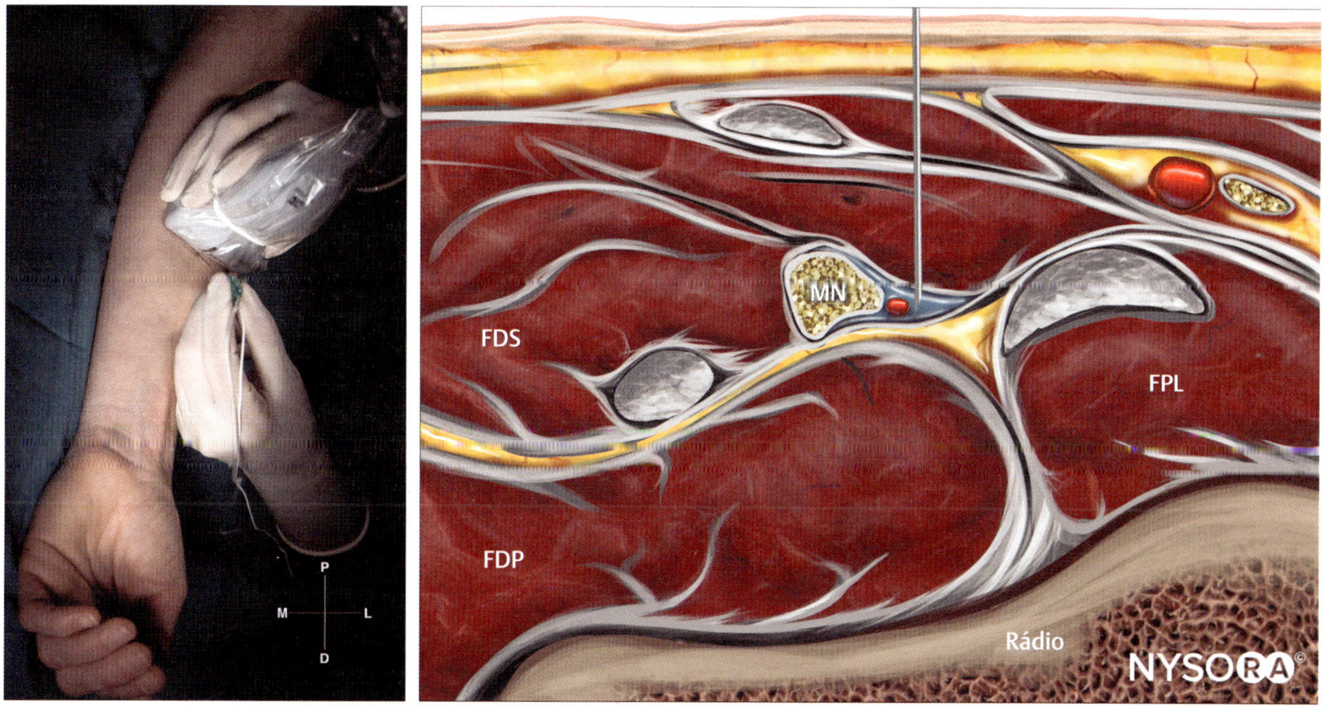

FIGURA 20-7. Anatomia em ultrassonografia reversa do nervo mediano (MN) no nível da parte média do antebraço com introdução da agulha fora do plano. FPL, músculo flexor longo do polegar; FDS, músculo flexor superficial dos dedos; FDP, flexor profundo dos dedos.

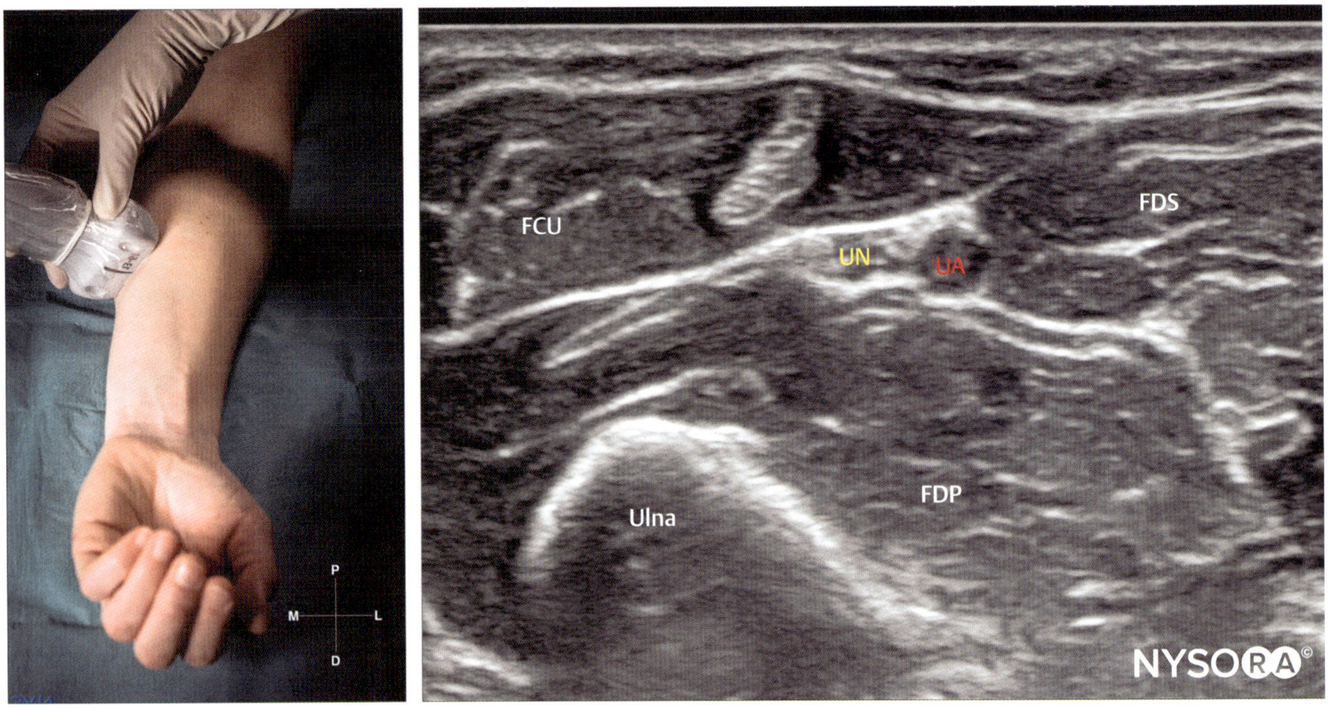

FIGURA 20-8. Posição do transdutor e sonoanatomia do nervo ulnar (UN) no nível da parte média do antebraço. UA, artéria ulnar; FCU, flexor ulnar do carpo; FDP, músculo flexor profundo dos dedos; FDS, músculo flexor superficial dos dedos.

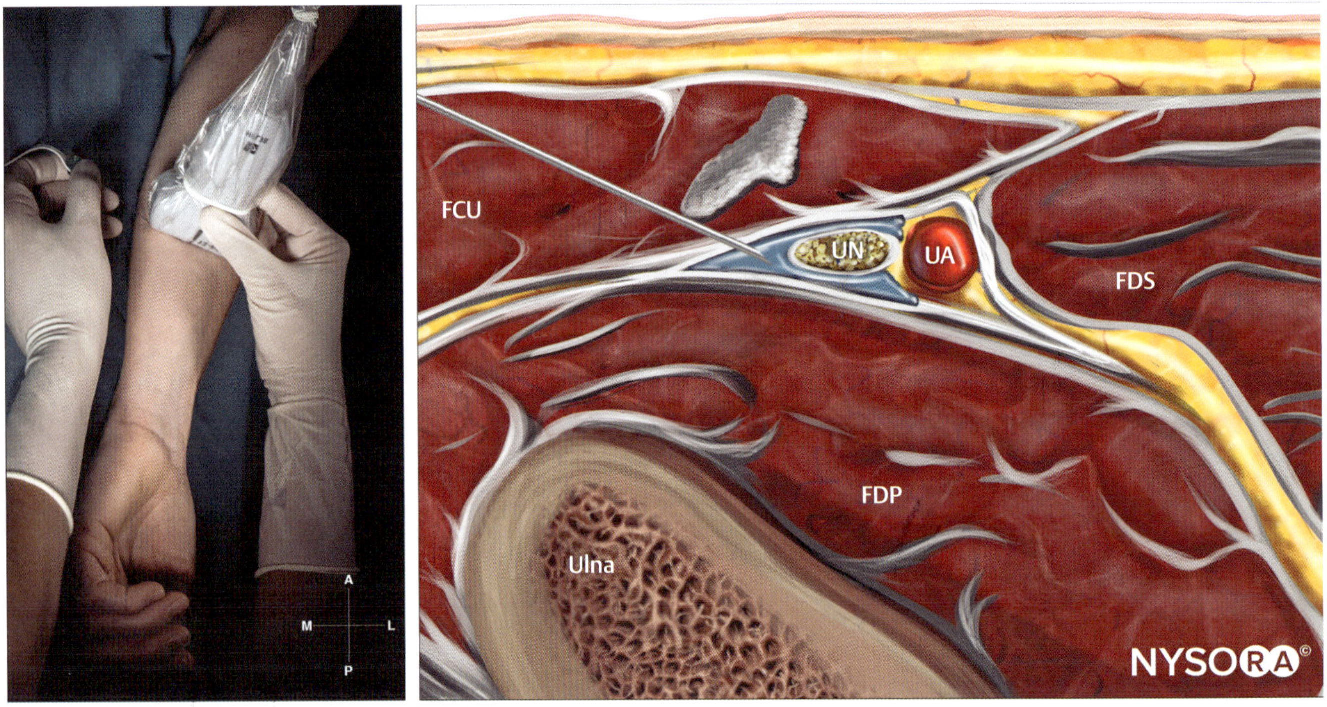

FIGURA 20-9. Anatomia em ultrassonografia reversa do nervo ulnar na parte média do antebraço com agulha dentro do plano e injeção do anestésico local em azul. FDS, músculo flexor superficial dos dedos; FDP, músculo flexor profundo dos dedos; FPL, flexor longo do polegar.

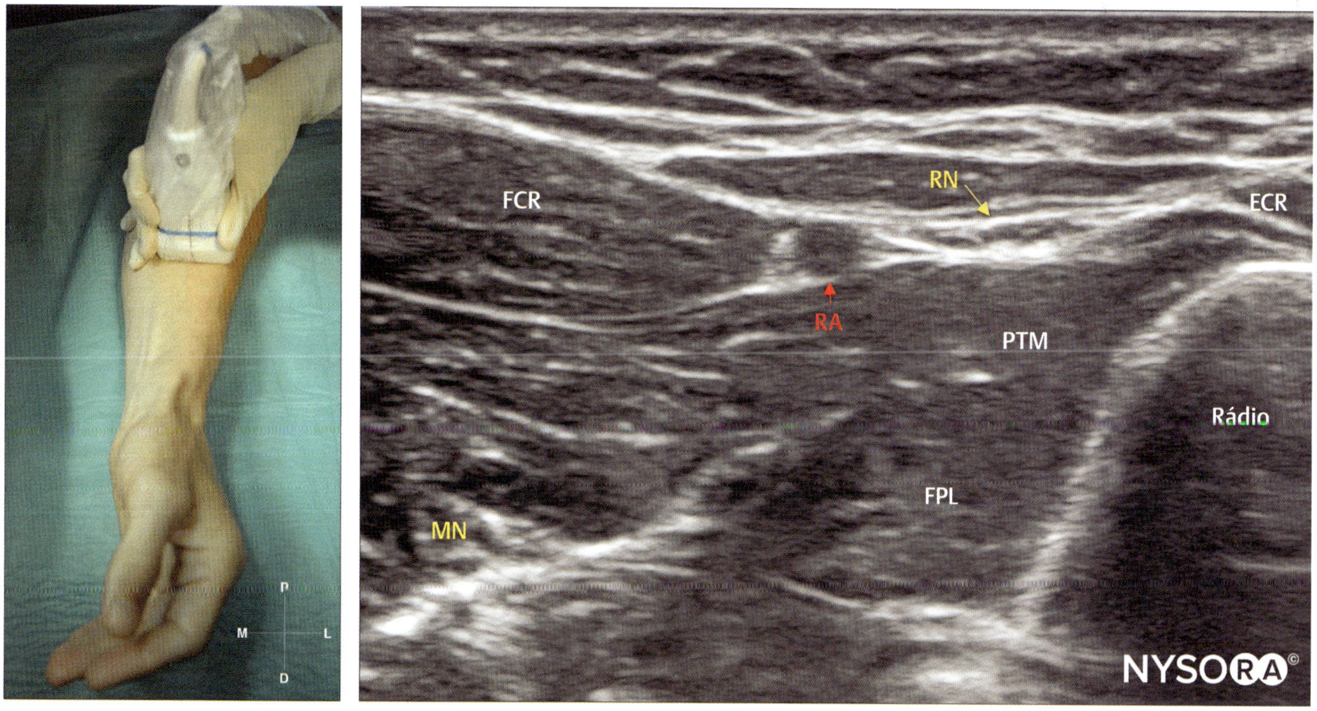

FIGURA 20-10. Sonoanatomia e posição do transdutor para bloqueio do nervo radial (RN) no nível da parte média do antebraço. FCR, flexor radial do carpo; MN, nervo mediano; FPL, flexor longo do polegar; PTM, músculo pronador redondo; ECR, extensor radial do carpo.

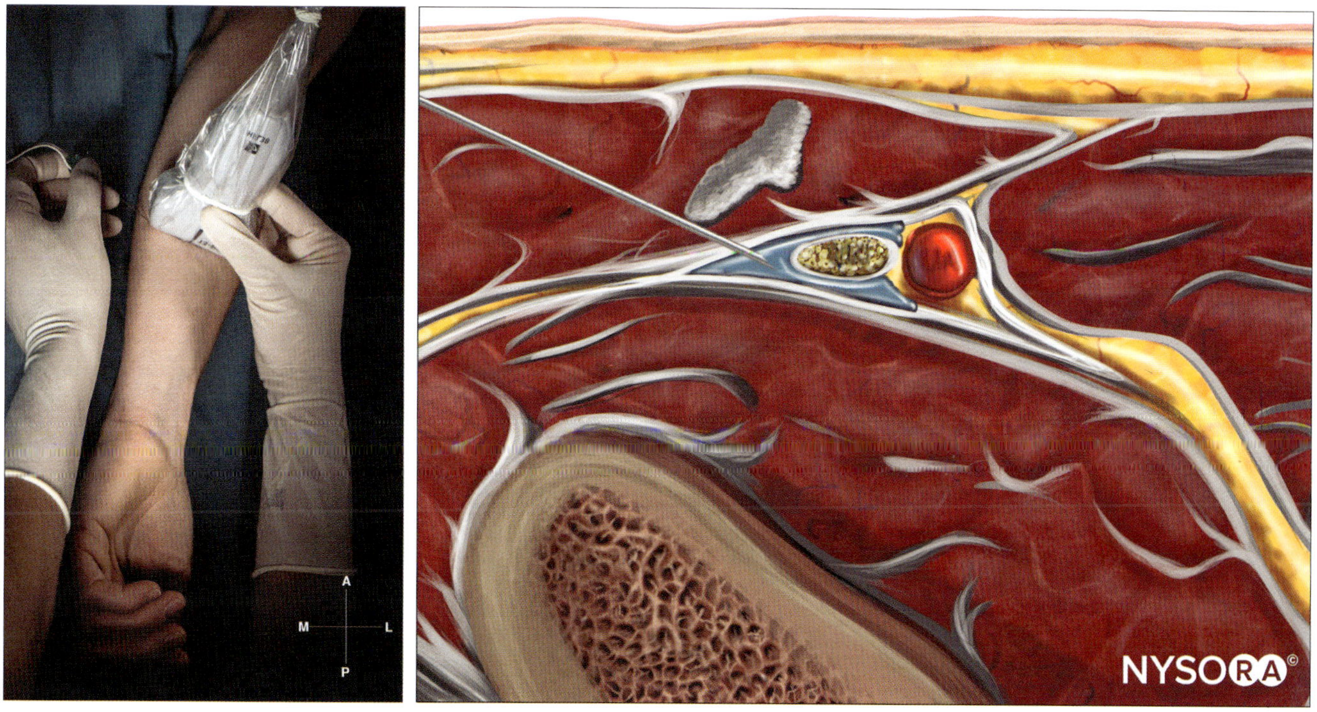

FIGURA 20-11. Anatomia em ultrassonografia reversa do ramo superficial do nervo radial (RN) no nível da parte média do antebraço com introdução da agulha dentro do plano. FCR, flexor radial do carpo; MN, nervo mediano; FPL, flexor longo do polegar; PTM, músculo pronador redondo; ECR, extensor radial do carpo.

Distribuição do Anestésico Local

Depois de aspiração negativa, injete 1 a 2 mL de AL para confirmar a posição correta da ponta da agulha; a propagação é visualizada no plano da fáscia que envolve o nervo. Se assim não for, reposicione a agulha e injete mais 1 a 2 mL. Geralmente não são necessárias múltiplas injeções para obter a propagação circunferencial.

Para cirurgia do túnel do carpo deve-se realizar uma infiltração subcutânea no nível da prega do punho com 5 mL de AL. De igual modo, pode-se realizar uma infiltração em "K" seguindo primeiro a prega do punho e, depois, direcionando a agulha para as eminências tênar e hipotenar. Essas abordagens bloqueiam qualquer pequeno ramo terminal do plexo braquial que possa chegar à prega palmar (Figura 20-12).

Dicas para Resolução de Problemas

- O nervo mediano exibe pronunciada anisotropia, de modo que inclinar o transdutor discretamente fará o nervo aparecer alternativamente mais claro (mais contraste) ou mais escuro (menos contraste) com respeito ao fundo.
- Quando em dúvida, pode-se usar a estimulação nervos (0,5 a 1,0 mA) para confirmar a localização do nervo correto.
- Podem-se usar as abordagens dentro ou fora do plano para todos os três bloqueios.
- Não é necessário procurar uma propagação circunferencial do AL em torno dos nervos, mas é essencial confirmar se a injeção ocorre no plano fascial correto por varredura para cima e para baixo durante a injeção.

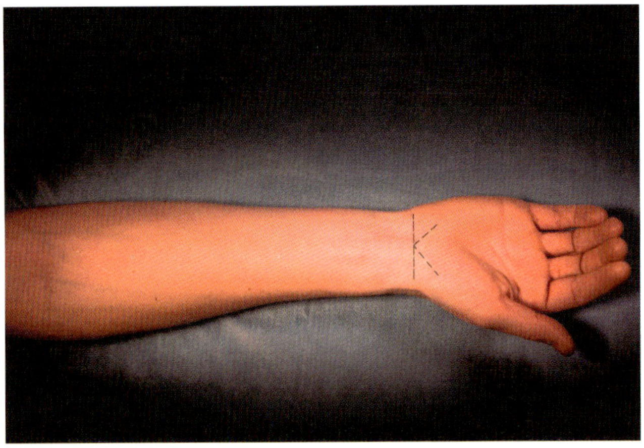

FIGURA 20-12. Infiltração subcutânea (linha tracejada) no nível da prega do punho para cirurgia do túnel do carpo.

Fluxograma

Algoritmo da Técnica para Bloqueio do Punho

Posição do paciente
Semissentada com braço abduzido, descansando sobre um suporte lateral e a superfície volar voltada para cima

Ajustes de ultrassonografia
- Transdutor: Alta frequência
- Profundidade: 1-3 cm

Posição do transdutor
(5-10 cm proximalmente à prega do punho)

Nervo mediano
1 Transversal no lado radial do antebraço

Nervo ulnar
2 Transversal no lado ulnar do antebraço

Ramo superficial do nervo radial (opcional)
3 Transversal na face anterior do antebraço

Varredura
Faça a varredura proximalmente/distalmente enquanto aplica pressão e ajusta a incra otimizar a imagem

Anatomia por ultrassonografia
Nervo mediano: Estrutura hiperecoica oval localizada entre os músculos flexores profundos e superficiais dos dedos
Nervo ulnar: Estrutura hiperecoica triangular ou oval medial à artéria ulnar
Ramo superficial do nervo radial: Estrutura hiperecoica plana lateral à artéria radial superficial ao rádio

Dicas
- Dentro do plano ou fora do plano
- Não é necessária a propagação circunferencial do AL em torno dos nervos, mas é preciso confirmar a injeção no plano fascial correto

Introduza a agulha para chegar ao plano fascial que envolve o nervo e injete 1 mL para confirmar a posição correta

Cada bloqueio exige 4-5 mL por nervo

LEITURAS SUGERIDAS

Bajaj S, Pattamapaspong N, Middleton W, Teefey S. Ultrasound of the hand and wrist. *J Hand Surg Am.* 2009;34:759-760.

Bianchi S, Martinoli C. Forearm. In: *Ultrasound of the Musculoskeletal System.* 1st ed. New York: Springer Editorial; 2007:409-423.

Dufeu N, Marchand-Maillet F, Atchabahian A, Robert N, Ait Yahia Y, Milan D. Efficacy and safety of ultrasound-guided distal blocks for analgesia without motor blockade after ambulatory hand surgery. *J Hand Surg Am.* 2014;39:737-743.

Heinemeyer O, Reimers CD. Ultrasound of radial, ulnar, median and sciatic nerves in healthy subjects and patients with hereditary motor and sensory neuropathies. *Ultrasound Med Biol.* 1999;25:481-485.

Ince I, Aksoy M, Celik M. Can we perform distal nerve block instead of brachial plexus nerve block under ultrasound guidance for hand surgery? *Eurasian J Med.* 2016;48:167-171.

Kiely PD, O'Farrell D, Riordan J, Harmon D. The use of ultrasound-guided hematoma blocks in wrist fractures. *J Clin Anesth.* 2009;21:540-542.

Lam NC, Charles M, Mercer D, et al. A triple-masked, randomized controlled trial comparing ultrasound-guided brachial plexus and distal peripheral nerve block anesthesia for outpatient hand surgery. *Anesthesiol Res Pract.* 2014;2014:324083.

Liebmann O, Price D, Mills C, et al. Feasibility of forearm ultrasonography-guided nerve blocks of the radial, ulnar, and median nerves for hand procedures in the emergency department. *Ann Emerg Med.* 2006;48:558-562.

Macaire P, Singelyn F, Narchi P, Paqueron X. Ultrasound- or nerve stimulation-guided wrist blocks for carpal tunnel release: a randomized prospective comparative study. *Reg Anesth Pain Med.* 2008;33:363-368.

McCartney CJL, Xu D, Constantinescu C, et al. Ultrasound examination of peripheral nerves in the forearm. *Reg Anesth Pain Med.* 2007;32:434-439.

Soberón JR, Bhatt NR, Nossaman BD, Duncan SF, Patterson ME, Sisco-Wise LE. Distal peripheral nerve blockade for patients undergoing hand surgery: a pilot study. *Hand (NY).* 2015;10:197-204.

SEÇÃO 4

Bloqueios da Extremidade Inferior

Capítulo 21	Bloqueio do Plexo Lombar	217
Capítulo 22	Bloqueio da Fáscia Ilíaca	229
Capítulo 23	Bloqueios para Analgesia do Quadril	239
Capítulo 24	Bloqueio do Nervo Femoral	247
Capítulo 25	Bloqueios Subsartoriais: Bloqueios do Nervo Safeno, do Canal Adutor e do Triângulo Femoral	255
Capítulo 26	Bloqueio do Nervo Cutâneo Femoral Lateral	265
Capítulo 27	Bloqueio do Nervo Obturatório	271
Capítulo 28	Bloqueio Proximal do Nervo Isquiático	281
Capítulo 29	Bloqueio Isquiático Poplíteo	291
Capítulo 30	Bloqueio dos Nervos Geniculares	299
Capítulo 31	Bloqueio iPACK	305
Capítulo 32	Bloqueio do Tornozelo	31

21 Bloqueio do Plexo Lombar

BLOQUEIO EM RESUMO

Bloqueio do plexo lombar (nervos femoral, cutâneo femoral lateral e obturatório) no nível do espaço paravertebral lombar no compartimento do músculo psoas.

- **Indicações:** Anestesia e analgesia para cirurgia do quadril, joelho e extremidade inferior. Combinado a um bloqueio proximal do nervo isquiático, produz anestesia completa da extremidade inferior ipsilateral
- **Objetivo:** Propagação do anestésico local em torno do plexo lombar no compartimento do músculo psoas.
- **Volume de anestésico local:** 20 a 30 mL.

Considerações Gerais

O bloqueio do plexo lombar é uma técnica de anestesia regional avançada para procedimentos no quadril e no joelho. Seu uso tem diminuído ao longo do tempo devido à complexidade da técnica e ao potencial para complicações. As principais desvantagens do bloqueio do plexo lombar são a localização profunda dos elementos neurais e sua estreita proximidade com o espaço epidural, as artérias lombares e os rins. Embora se possa usar ultrassonografia (US) para ajudar a guiar o avanço da agulha e a propagação do anestésico local (AL), isso ainda exige alto grau de habilidade. Deve-se fazer uma avaliação da relação risco-benefício para cada paciente. As indicações para bloqueios do plexo lombar estão declinando em favor de bloqueios mais específicos de nervos distais, particularmente os bloqueios que visam somente a ramos sensitivos para as articulações da extremidade inferior. Essas considerações explicam a escassez de dados sobre o bloqueio do plexo lombar guiado por ultrassonografia.

Limitações e Complicações

Obter imagens adequadas de US do compartimento do psoas e um trajeto adequado da agulha pode ser um desafio devido à sua localização profunda e à complexidade da sonoanatomia. Consequentemente, o bloqueio do plexo lombar se associa a uma taxa de falhas com risco relativamente alto e propagação epidural. Dada a vascularização da região paravertebral lombar, relatam-se toxicidade do AL e hematomas.

Anatomia

O plexo lombar é formado pela união dos ramos primários anteriores de L1, L2, L3 e uma parte de L4. Também recebe uma contribuição variável de T12 (nervo subcostal) e L5 (Figura 21-1). Depois de sair do forame intervertebral, as raízes nervosas do plexo lombar entram no espaço paravertebral lombar, um compartimento em forma de cunha entre as inserções anterior e posterior do músculo psoas. O espaço paravertebral lombar também contém ramos da artéria e da veia lombares. As raízes seguem um trajeto caudal bem inclinado pelo compartimento do psoas no terço posterior do músculo psoas, próximo aos processos transversos lombares. Os nervos terminais originados do plexo lombar têm curso caudal e lateralmente ao longo da bacia numa distribuição em leque (Figura 21-2).

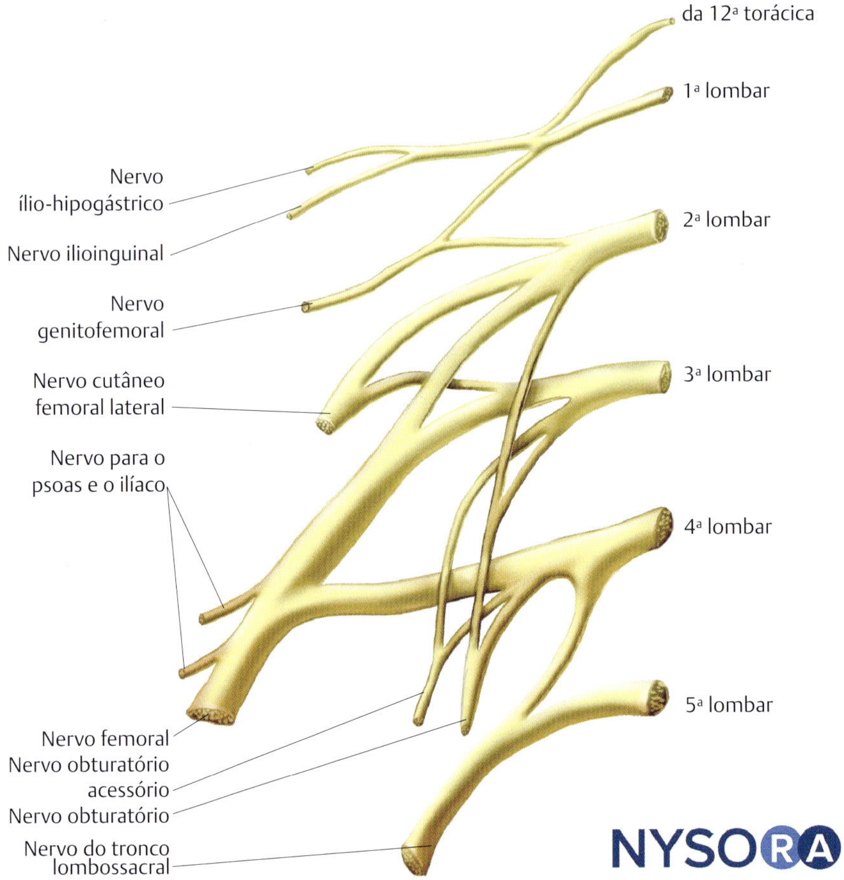

FIGURA 21-1. Organização do plexo lombar.

Anatomia em Corte Transversal e Visualização por Ultrassonografia

Um corte transversal no nível de L4-L5 mostra a vista transversal dos elementos do plexo lombar saindo do forame intervertebral e avançando para o compartimento do músculo psoas (Figura 21-3). A artéria lombar segmentar correspondente tem um trajeto posterolateral próximo ao forame intervertebral e se divide em ramos lateral, posterior e radicular.

Para que se obtenha uma visualização transversal do plexo lombar, coloca-se um transdutor de US curvo posteriormente, 4 cm lateralmente à linha média, direcionado discretamente para a região medial (vista oblíqua transversa), sendo ajustado para insonar o espaço intertransverso (Figura 21-4A). Os músculos eretor da espinha e psoas se situam superficialmente ao processo espinhoso e ao corpo vertebral. O plexo lombar aparece como estrutura hiperecoica no músculo psoas hipoecoico (Figura 21-4B). Alternativamente, o transdutor é colocado no flanco, entre a crista ilíaca e a borda costal, orientado medialmente (visualização em trevo) (Figura 21-5).

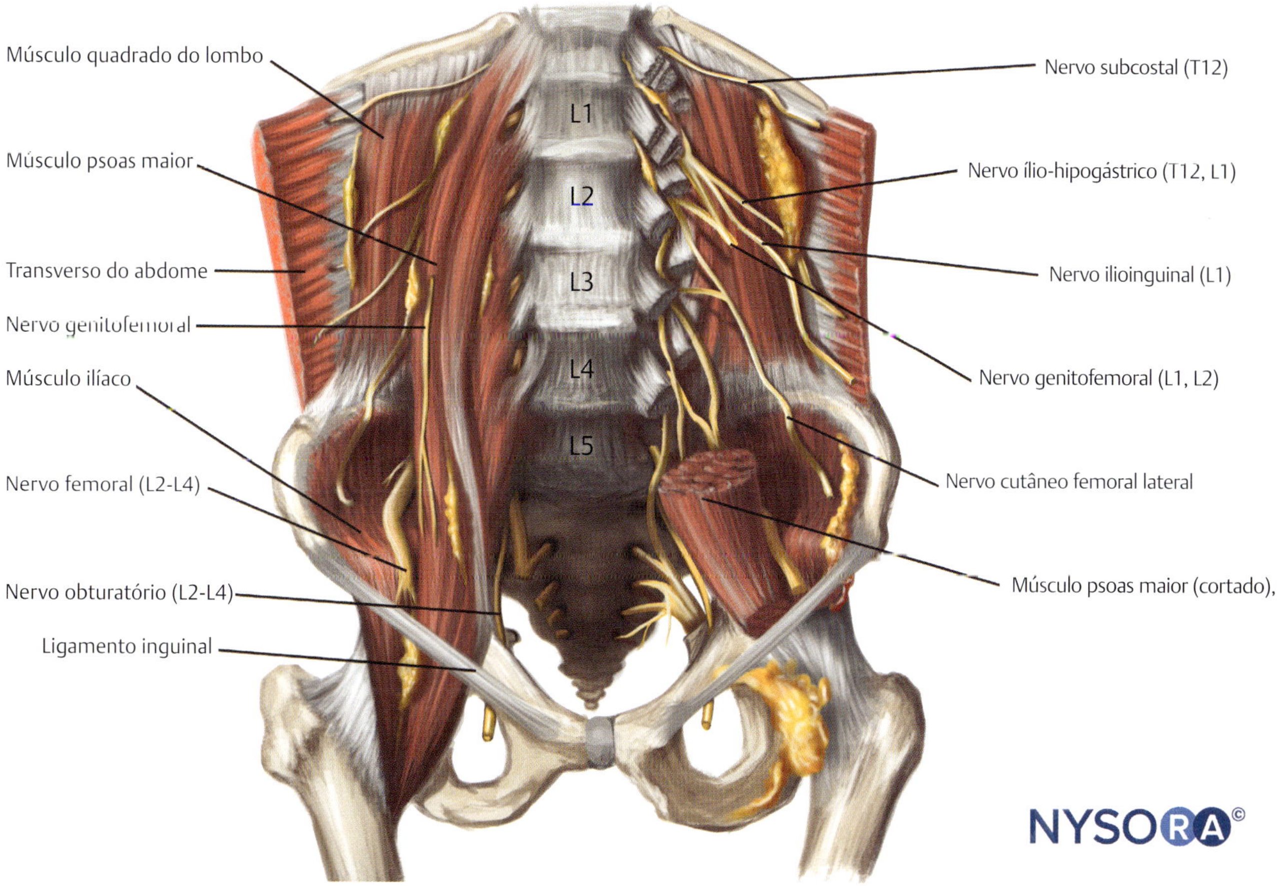

FIGURA 21-2. Anatomia do plexo lombar e parede abdominal posterior.

Distribuição da Anestesia e da Analgesia

O bloqueio do plexo lombar resulta em bloqueio motor e sensitivo da face anterior da coxa, quadril e joelho (Figura 21-6).

Preparação do Bloqueio

Equipamento

- Transdutor: Transdutor curvo com baixa frequência
- Agulha: Agulha de estimulação calibre 22 com 80 a 100 mm

Anestésico Local

ALs de longa duração (como a bupivacaína 0,5% ou ropivacaína 0,5%) são comumente usados para prolongar a analgesia pós-operatória depois de cirurgia articular. O volume recomendado é de 20 a 25 mL, dependendo da qualidade da visualização do AL.

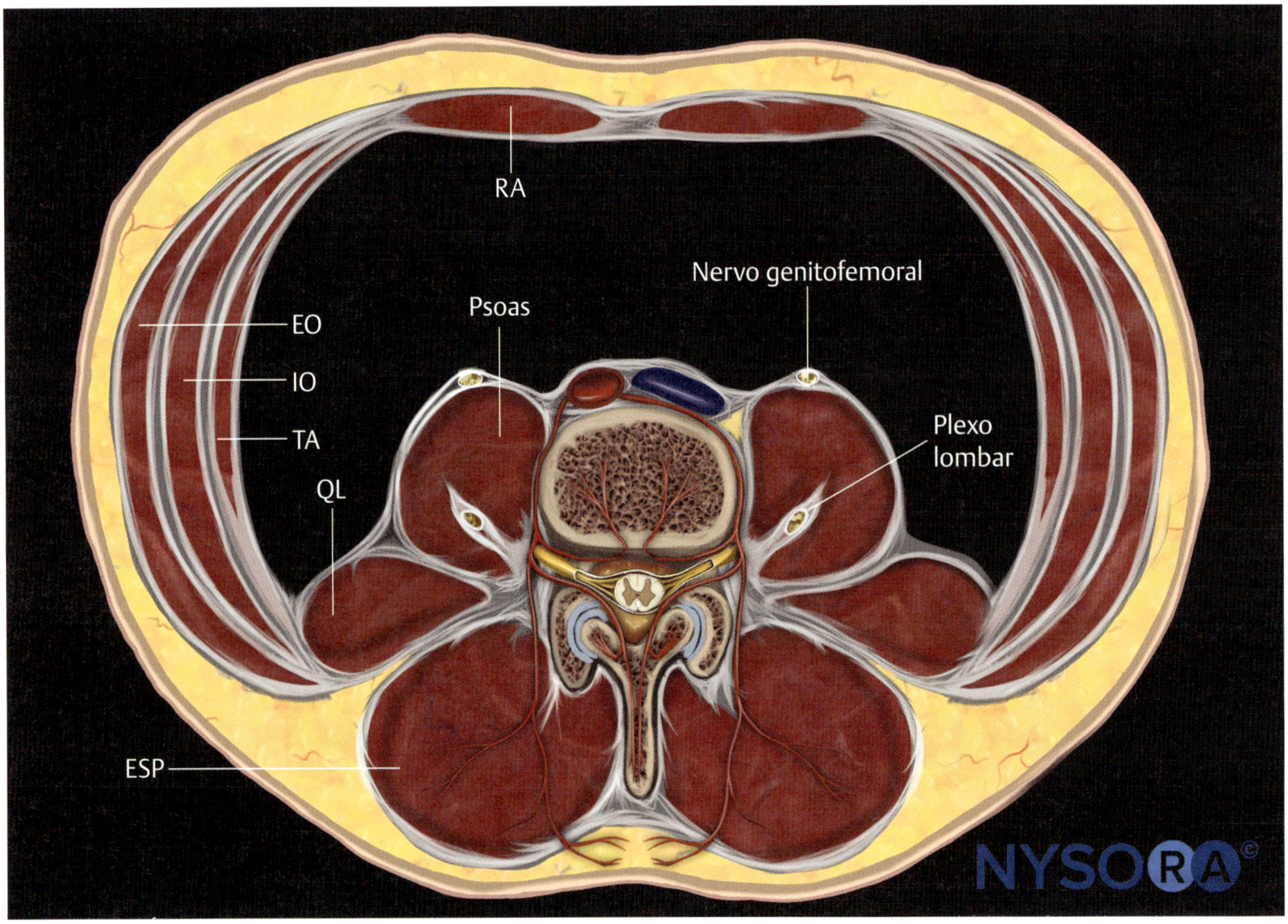

FIGURA 21-3. Corte transversal do plexo lombar no nível de L4-L5. RA, reto do abdome; EO, músculo oblíquo externo; IO, músculo oblíquo interno; TA, músculo transverso do abdome; QL, músculo quadrado do lombo; ESP, músculo eretor da espinha.

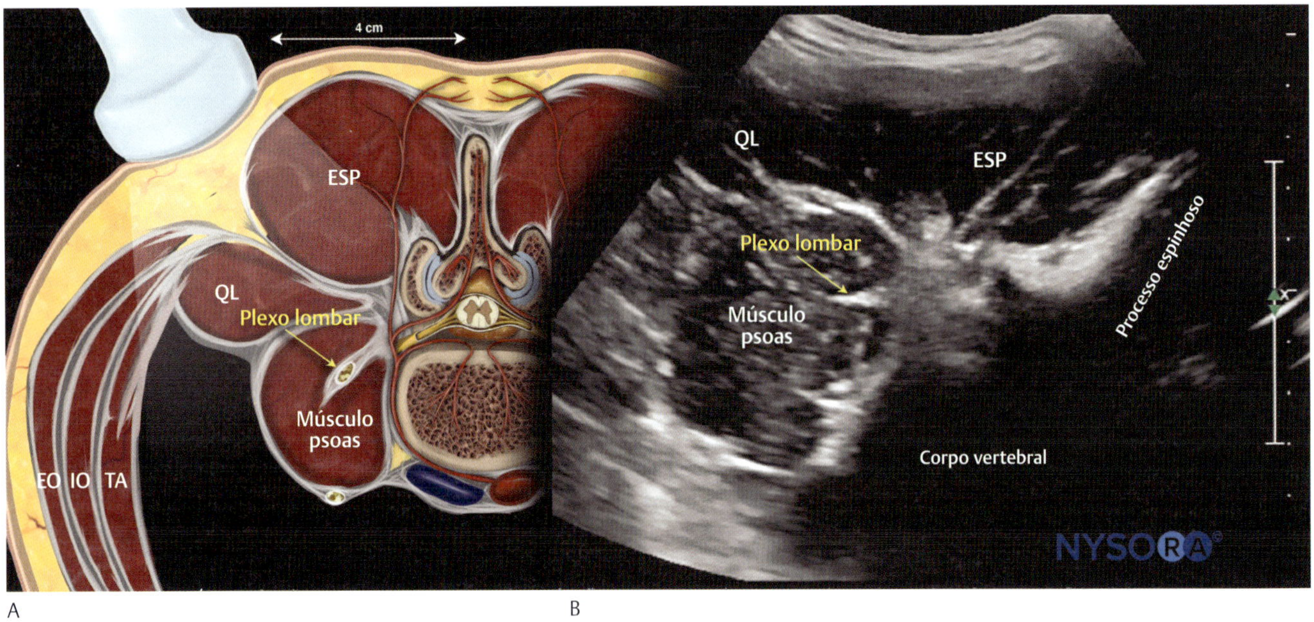

FIGURA 21-4. Ilustração mostrando a posição do transdutor para que se obtenha visualização oblíqua transversal do plexo lombar (A) e imagem correspondente na ultrassonografia (B). QL, quadrado do lombo; ESP, músculos eretores da espinha; EO, oblíquo externo; IO, oblíquo interno; TA, músculo transverso do abdome.

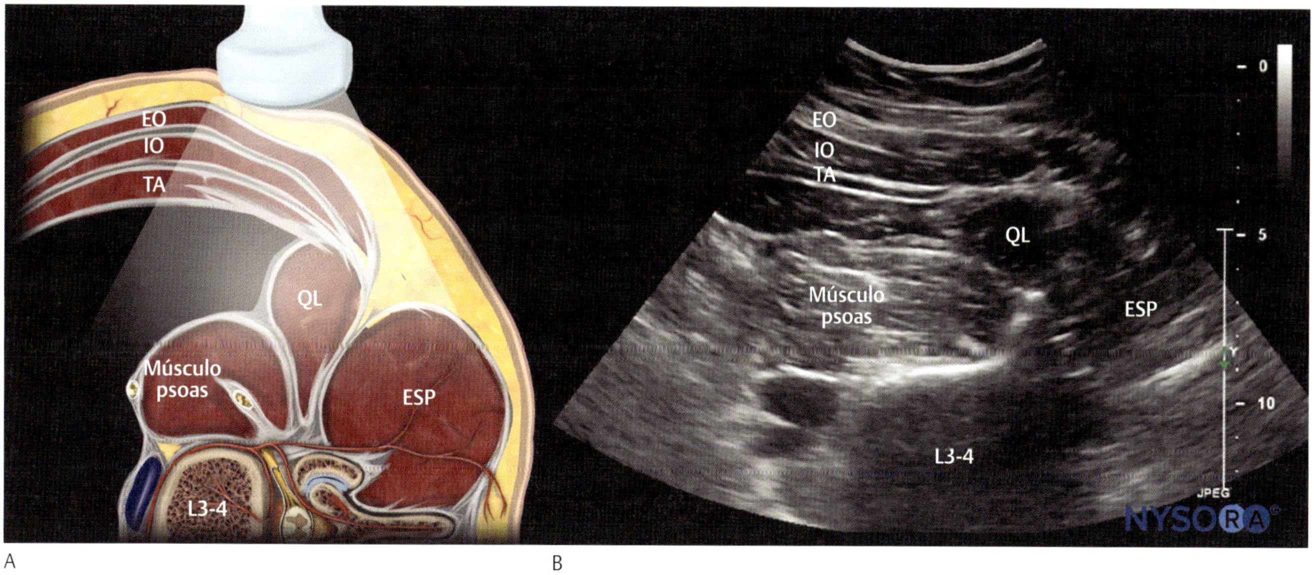

FIGURA 21-5. Ilustração mostrando a posição do transdutor para que se obtenha visualização transversal "em trevo" (A) e a correspondente imagem na ultrassonografia (B). QL, quadrado do lombo; ESP, músculos eretores da espinha; EO, oblíquo externo; IO, oblíquo interno; TA, músculo transverso do abdome.

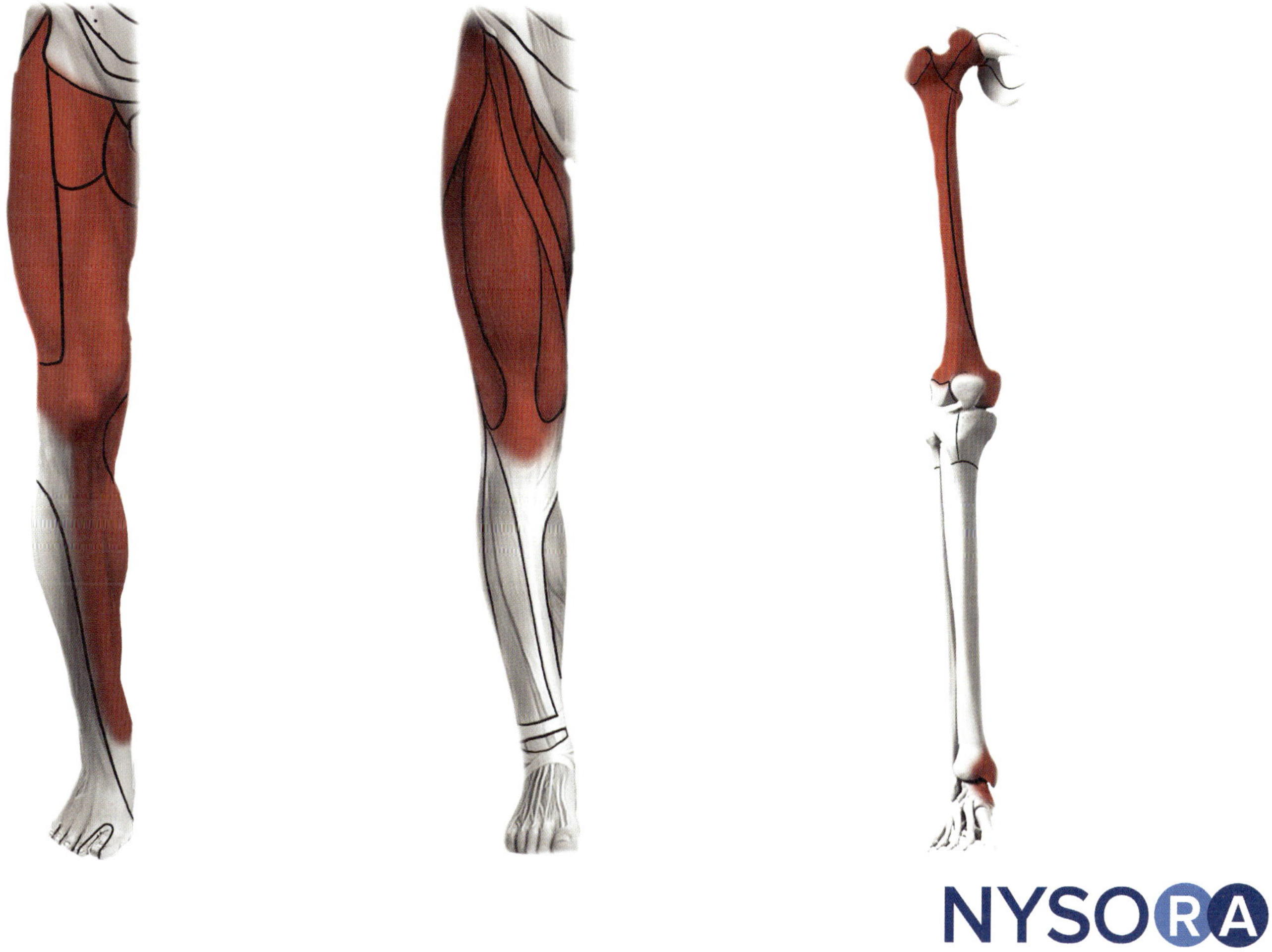

FIGURA 21-6. Distribuição do bloqueio sensitivo e motor de um bloqueio do plexo lombar.

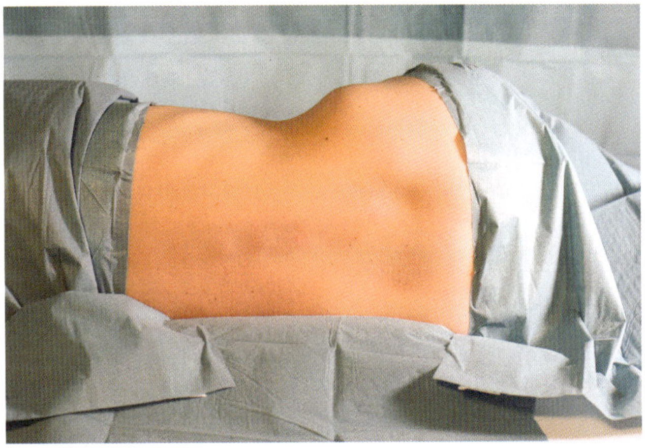

FIGURA 21-7. Posição do paciente para realização de um bloqueio do plexo lombar.

Posicionamento do Paciente

Coloque o paciente na posição sentada ou em decúbito lateral com o lado a ser bloqueado para cima (Figura 21-7).

Técnica

Pontos de Referência, Posição Inicial da Sonda do Transdutor e Técnicas de Varredura

O bloqueio do plexo lombar pode ser realizado com o transdutor em uma orientação sagital ou transversa.

1. **Sagital**
   O transdutor é colocado em uma orientação paramediana sagital, 4 cm lateralmente à linha média para identificar os processos transversos lombares. O processo transverso aparece como reflexão hiperecoica com sombra acústica anterior (Figura 21-8). Com o transdutor curvo, as sombras acústicas mostram um padrão sonográfico que é conhecido como "sinal do tridente". O músculo psoas é visualizado por janelas acústicas como estrutura muscular hipoecoica espessa com estriações hiperecoicas. O plexo lombar é visto como estruturas hiperecoicas longitudinais no terço posterior do músculo psoas que podem ser diferenciadas dos tendões intramusculares, pois é mais espesso e assume uma trajetória oblíqua anteriormente. Se os processos transversos não forem visualizados, o transdutor é movido medialmente e é discretamente inclinado em direção à linha média até que se veja o sinal do tridente.

2. **Transversa**
   Há duas opções para realizar o bloqueio na orientação transversa:

   - Visualização oblíqua transversa: o transdutor é colocado 4 cm lateralmente aos processos espinhosos ao longo da linha intercristal, imediatamente acima da crista ilíaca, e o raio é orientado discretamente para a direção medial (Figura 21-9).
   - Visualização em trevo: o transdutor é colocado no flanco acima da crista ilíaca e orientado medialmente (Figura 21-10).

O alvo no nível vertebral para a varredura por US (L3 ou L4) é identificado em ambos os casos. De posterior a anterior, veem-se os músculos eretor da espinha, quadrado do lombo e psoas como estruturas musculares hipoecoicas em torno do contorno vertebral. Se o processo transverso for identificado, o transdutor é então deslocado craniocaudalmente e inclinado para insonar o espaço intertransverso no nível do processo articular. O espaço paravertebral lombar é visto entre o processo articular e o corpo vertebral; o plexo lombar é visto em continuidade, entrando no compartimento do músculo psoas.

Acesso e Trajetória da Agulha

Para o acesso sagital, a agulha é inserida fora ou dentro do plano desde a extremidade caudal do transdutor e guiada através da janela acústica dos processos transversos de L3 e L4, indo à face posterior do músculo psoas maior, próximo ao plexo lombar (Figura 21-11).

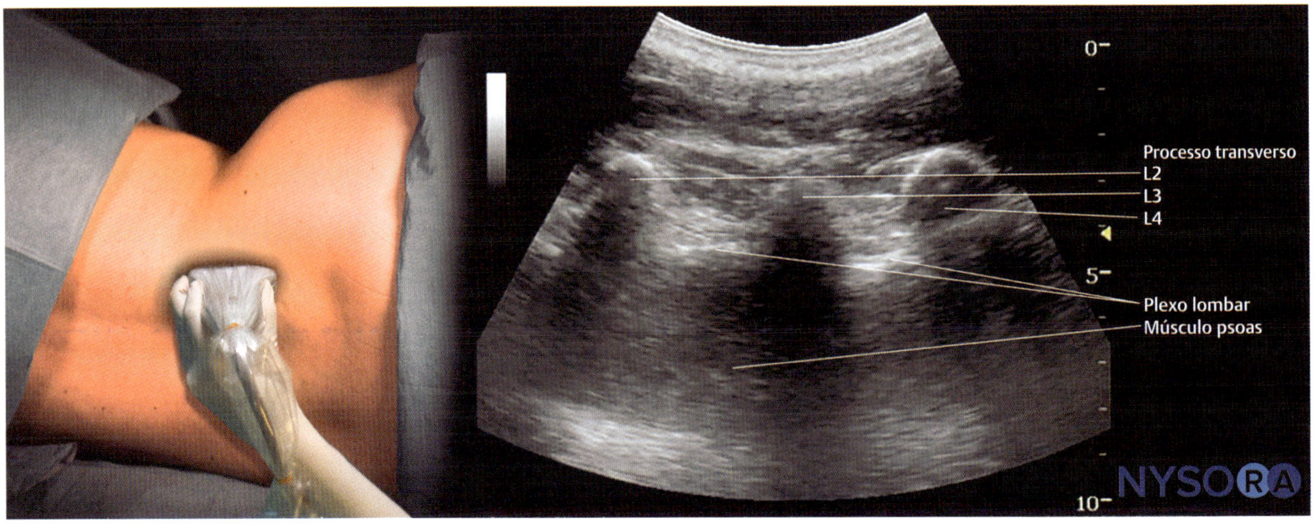

FIGURA 21-8. Posição do transdutor em uma orientação sagital e a correspondente sonoanatomia do plexo lombar.

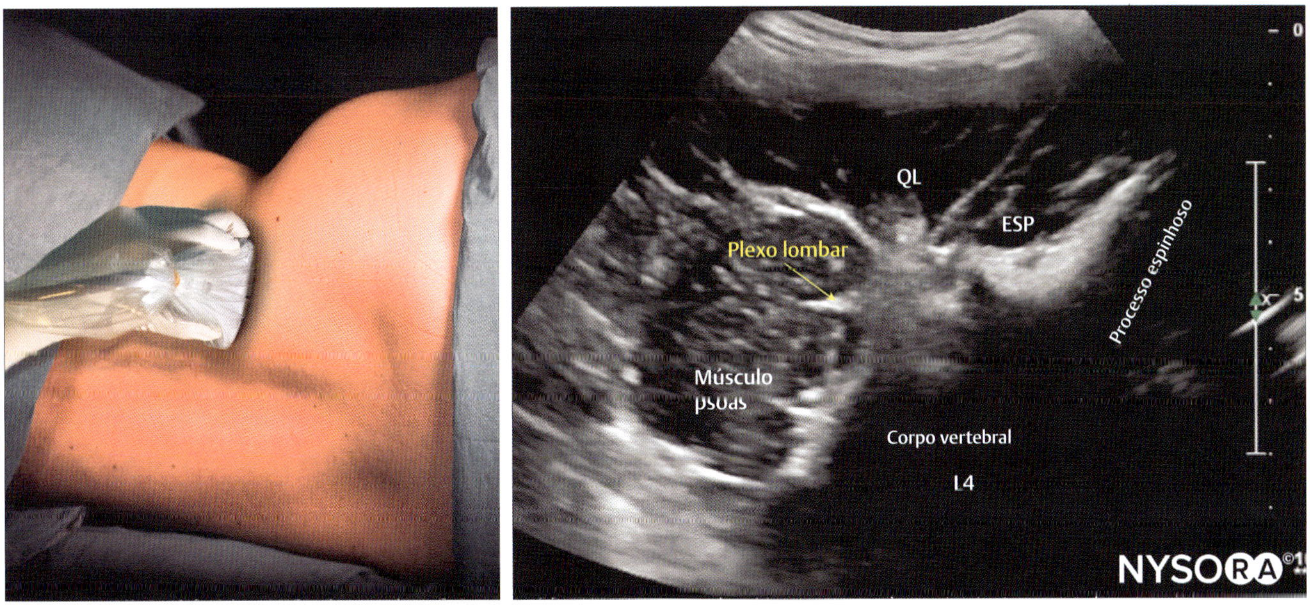

FIGURA 21-9. Posição do transdutor em uma orientação oblíqua transversal e a correspondente sonoanatomia do plexo lombar. QL, quadrado do lombo; ESP, músculos eretores da espinha.

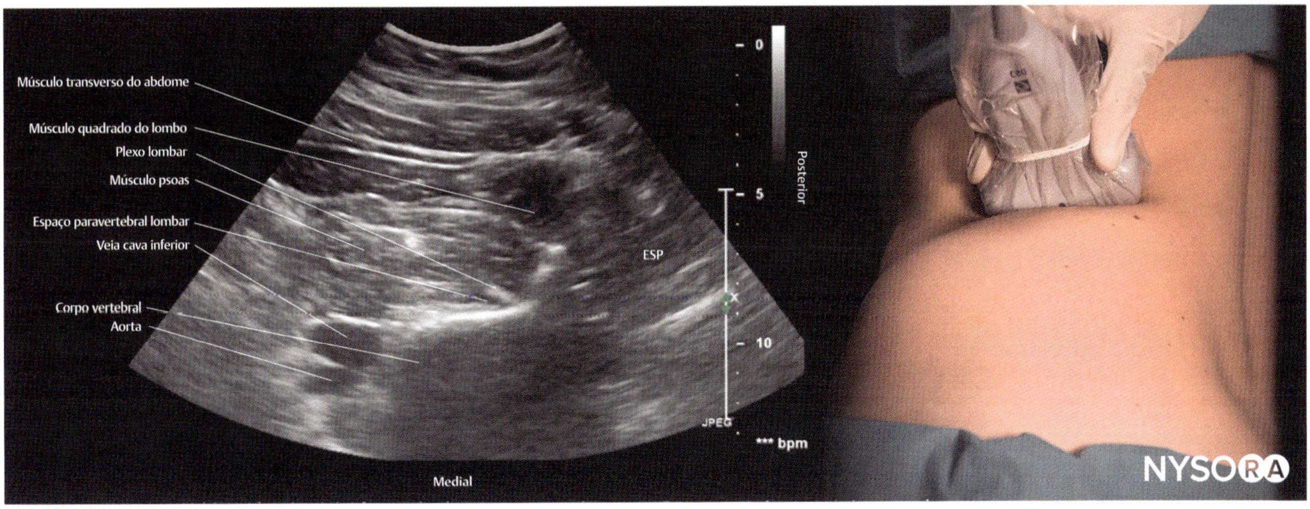

FIGURA 21-10. Posição do transdutor em uma orientação transversal para obter uma visualização em trevo e a correspondente sonoanatomia do plexo lombar.

Para o acesso transverso (Figura 21-12) e o acesso em trevo (Figura 21-13), a agulha é inserida 4 cm lateralmente à linha média e lentamente avançada dentro do plano até a face posterior do músculo psoas. Corrija a direção, se necessário, até que a ponta se localize próxima ao plexo lombar no compartimento fascial.

Distribuição do Anestésico Local

Depois de aspiração negativa, injetam-se 1 a 2 mL de AL para confirmar o local correto da injeção. O bloqueio se completa enquanto se observa a propagação da injeção no compartimento lombar em torno do plexo lombar, o que se visualiza melhor, pois é circundado pelo AL hipoecoico.

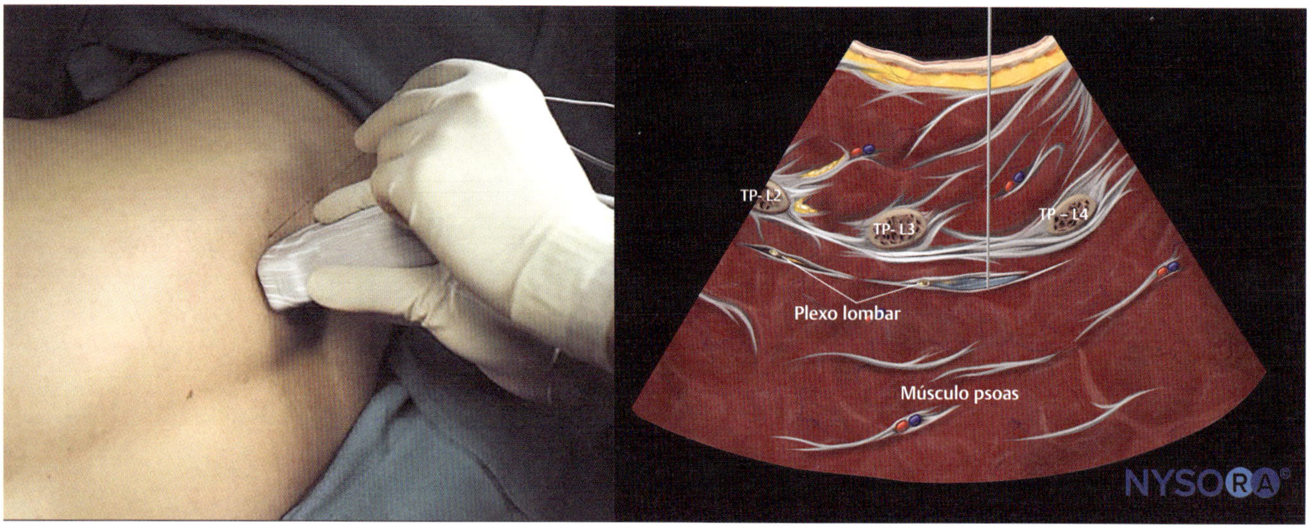

FIGURA 21-11. Anatomia reversa por ultrassonografia de um bloqueio do plexo lombar em um acesso sagital com a agulha inserida fora do plano.

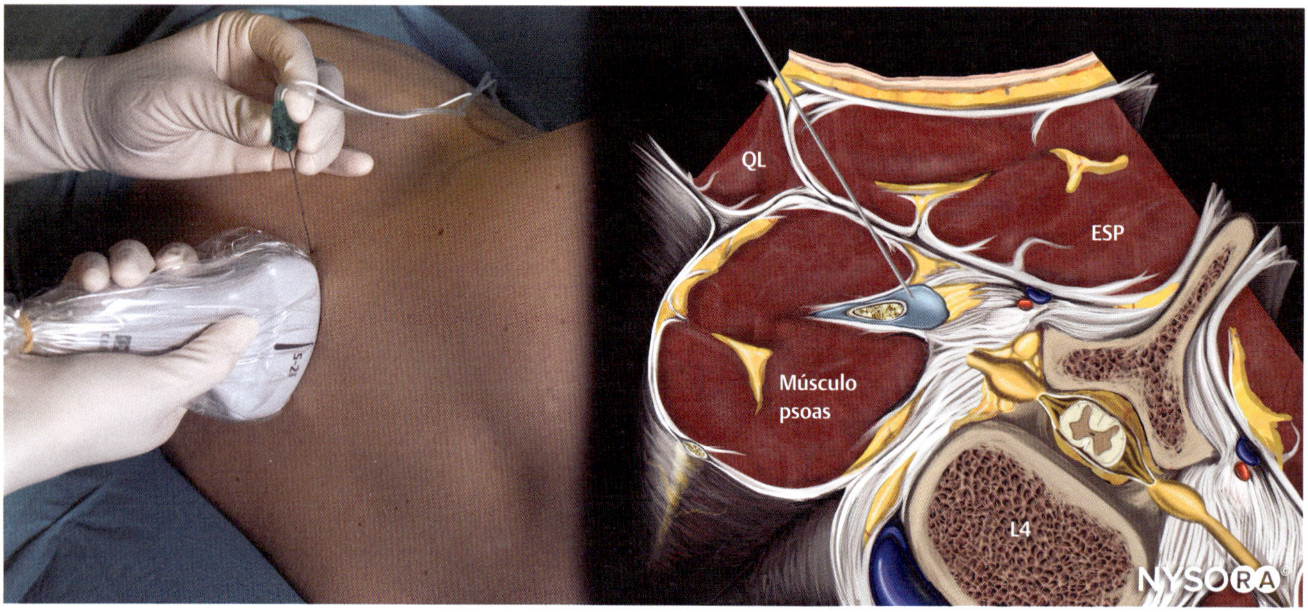

FIGURA 21-12. Anatomia reversa por ultrassonografia de um bloqueio do plexo lombar usando o acesso oblíquo transverso. QL, quadrado do lombo; ESP, músculos eretores da espinha.

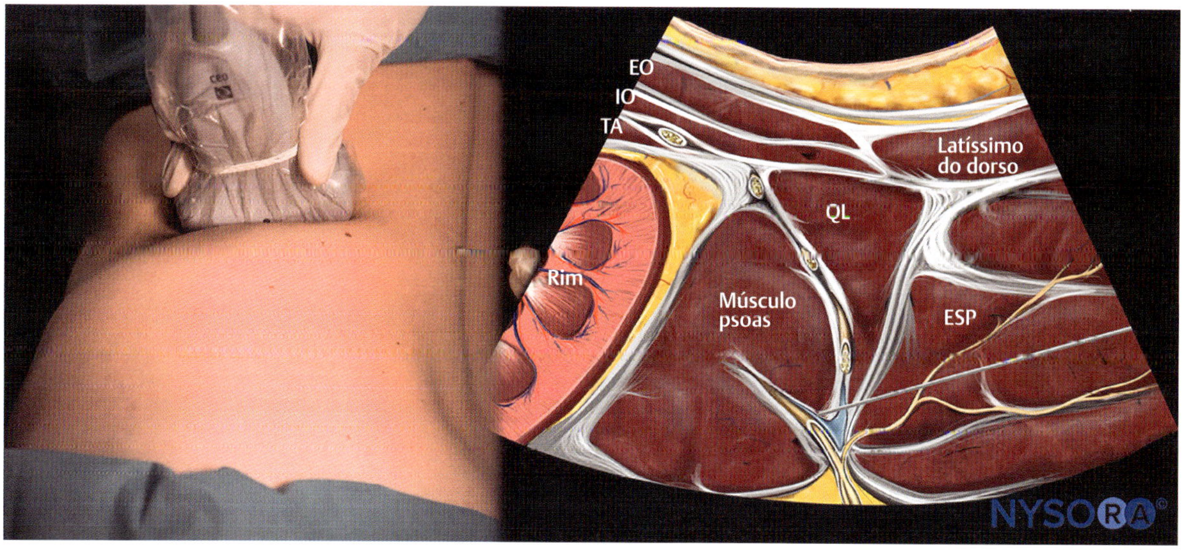

FIGURA 21-13. Anatomia reversa por ultrassonografia de um bloqueio do plexo lombar usando a visualização em trevo. QL, quadrado do lombo; ESP, músculos eretores da espinha; EO, oblíquo externo; IO, oblíquo interno; TA, músculo transverso do abdome.

Dicas para Resolução de Problemas

- Para obter a visualização ideal do processo transverso, é necessário fazer pequenos ajustes do transdutor (inclinação, pressão e deslizamento) para insonar o espaço intertransverso.
- Devido à vascularização e à localização profunda, o bloqueio do plexo lombar não é recomendado em pacientes com coagulopatia ou que estejam recebendo tromboprofilaxia.
- As imagens por US do músculo psoas podem ser mais desafiadoras em pacientes idosos devido ao contraste das imagens dos tecidos moles das raízes inferiores, em comparação com os pacientes mais jovens.
- Um índice de massa corporal (IMC) alto torna difícil fazer imagens da anatomia paravertebral lombar e orientar a agulha.
- Altas pressões de injeção (20 psi) se associam à incidência mais alta de propagação epidural.

Fluxograma

Algoritmo de Técnica de Bloqueio do Plexo Lombar

Posição do paciente
Sentado ou em decúbito lateral com o lado a ser bloqueado voltado para cima

Ajustes iniciais
- Transdutor curvilíneo
- Profundidade: 6-8 cm
- Estimulador nervoso @ 0,5 mA

Posição do transdutor
Sagital ou Transversa

Sagital
Orientação sagital, 4 cm lateralmente à linha média no nível da crista ilíaca.

OBJETIVO: Identificar os processos transversos lombares de L2-L3-L4 lançando sombras acústicas divergentes ("sinal do tridente")

- O processo transverso aparece como reflexão hiperecoica com sombra acústica anterior, que é um padrão sonográfico que se conhece como " sinal do tridente".
- O músculo psoas é visualizado como estrutura hipoecoica contendo estriações hiperecoicas vistas através da janela acústica do tridente.
- O plexo lombar é visto como estruturas hiperecoicas longitudinais na face posterior do músculo psoas.

Identificados os processos transversos lombares?

Não: Deslize o transdutor medialmente, direcionando o raio do ultrassom discretamente para a linha média até que fique visível o "sinal do tridente".

Sim: Avance a agulha fora do plano ou dentro do plano desde a extremidade caudal do transdutor, passando pela janela acústica dos processos transversos de L3-L4, indo à face posterior do músculo psoas, próximo ao plexo lombar.

Transversa
- Orientação oblíqua transversa: 4 cm lateralmente à linha média ao longo da linha intercristal, imediatamente acima da crista ilíaca e direcionada medialmente.
- Visualização em trevo: No flanco acima da crista ilíaca e orientada medialmente

OBJETIVO: Identificar o ESP, o psoas maior, o músculo QL e o plexo lombar

- De posterior a anterior, os músculos ESP, QL e psoas são vistos como estrutura musculares hipoecoicas em torno do contorno vertebral.
- O plexo lombar é visto como estrutura hiperecoica separada em um espaço hipoecoico, o compartimento do psoas, na face posterior do músculo psoas.

Identificado o plexo lombar:

Não: Se, em vez disso, for identificado o processo transverso, deslize o transdutor cranialmente ou caudalmente, ajustando a inclinação para visualizar o espaço intertransverso no nível do processo articular.

Sim: Avance a agulha dentro do plano 4 cm lateralmente à linha média, em direção à face posterior do músculo psoas até que a ponta se localize próximo ao plexo lombar no compartimento fascial.

- Depois de aspiração negativa, injete 1-2 mL e verifique a propagação do AL no plano correto
- Reposicione a agulha, se necessário, para obter a propagação desejada
- Complete o bloqueio com 15-20 mL de AL

Use o método RAPT durante a injeção a cada 3-5 mL

R = **R**esposta motora ausente com 0,5 mA
A = **A**spiração (negativa)
P = **P**ressão de injeção 15 psi
T = **T**otal em mL injetados

LEITURAS SUGERIDAS

Aida S, Takahashi H, Shimoji K. Renal subcapsular hematoma after lumbar plexus block. *Anesthesiology.* 1996;84:452-455.

Bendtsen T, Pedersen E, Haroutounian S, et al. The suprasacral parallel shift vs lumbar plexus blockade with ultrasound guidance in healthy volunteers-A randomised controlled trial. *Anaesthesia.* 2014;69:1227-1240.

Gadsden JC, Lindenmuth DM, Hadzic A, Xu D, Somasundarum L, Flisinski KA. Lumbar plexus block using high-pressure injection leads to contralateral and epidural spread. *Anesthesiology.* 2008;109:683-688.

Karmakar MK, Ho AM-H, Li X, Kwok WH, Tsang K, Ngan Kee WD. Ultrasound-guided lumbar plexus block through the acoustic window of the lumbar ultrasound trident. *Br J Anaesth.* 2008;100:533-537.

Karmakar MK, Li JW, Kwok WH, Hadzic A. Ultrasound-guided lumbar plexus block using a transverse scan through the lumbar intertransverse space: a prospective case series. *Reg Anesth Pain Med.* 2015;40:75–81.

Karmakar MK, Li JW, Kwok WH, Soh E, Hadzic A. Sonoanatomy relevant for lumbar plexus block in volunteers correlated with cross-sectional anatomic and magnetic resonance images. *Reg Anesth Pain Med.* 2013;38:391-397.

Kirchmair L, Entner T, Kapral S, Mitterschiffthaler G. Ultrasound guidance for the psoas compartment block: an imaging study. *Anesth Analg.* 2002;94:706-710.

Klein SM, D'Ercole F, Greengrass RA, Warner DS. Enoxaparin associated with psoas hematoma and lumbar plexopathy after lumbar plexus block. *Anesthesiology.* 1997;87:1576-1579.

Nielsen MV, Bendtsen TF, Børglum J. Superiority of ultrasound-guided shamrock lumbar plexus block. *Minerva Anestesiol.* 2018;84:115-121.

Sato M, Sasakawa T, Izumi Y, Onodera Y, Kunisawa T. Ultrasound-guided lumbar plexus block using three different techniques: a comparison of ultrasound image quality. *J Anesth.* 2018; 32:694-701.

Sauter AR, Ullensvang K, Niemi G, et al. The shamrock lumbar plexus block: a dose-finding study. *Eur J Anaesthesiol.* 2015;32:764-770.

Weller RS, Gerancher JC, Crews JC, Wade KL. Extensive retroperitoneal hematoma without neurologic deficit in two patients who underwent lumbar plexus block and were later anticoagulated. *Anesthesiology.* 2003;98:581-585.

22 Bloqueio da Fáscia Ilíaca

BLOQUEIO EM RESUMO

Bloqueio dos nervos do plexo lombar sob a fáscia ilíaca no nível do ligamento inguinal (nervos femoral e cutâneo femoral lateral).

- **Indicações:** Analgesia para fraturas do quadril e do fêmur, analgesia depois de cirurgia do quadril e do joelho e procedimentos na parte anterior da coxa.
- **Objetivo:** Propagação medial, lateral e cranial do anestésico local (AL) sob a fáscia ilíaca.
- **Volume de anestésico local:** 20 a 40 mL.

Considerações Gerais

O bloqueio da fáscia ilíaca, também chamado bloqueio do compartimento da fáscia ilíaca, é alternativa bem estabelecida aos bloqueios do plexo lombar ou do nervo femoral para proporcionar analgesia para procedimentos no quadril. Sua efetividade no manejo da dor pré-operatória de pacientes com fratura do quadril está bem documentada, levando várias sociedades e instituições a recomendarem seu uso como parte dos protocolos analgésicos de rotina multimodal para essa indicação.

A eficácia analgésica desta técnica admite que a injeção do AL abaixo da fáscia ilíaca se propaga abaixo dela até chegar aos nervos femoral, cutâneo femoral lateral e obturatório, proximalmente, embora um bloqueio do nervo obturatório não seja consistente. Esse bloqueio tem sido realizado há décadas usando-se pontos de referência e a técnica da perda de resistência; entretanto, com a introdução da ultrassonografia (US), tornou-se aparente que muitas dessas injeções "às cegas" não ocorrem no plano apropriado. O bloqueio da fáscia ilíaca evoluiu do acesso infrainguinal "clássico" para uma técnica suprainguinal com o objetivo de propagar a injeção de AL cranialmente, chegando de modo mais consistente com o plexo lombar e resultando em eficácia analgésica superior à do acesso infrainguinal.

Limitações

Embora a propagação do AL em direção ao nervo femoral possa ser confirmada pela US, não se pode monitorar ou garantir a extensão do AL proximalmente em direção ao plexo lombar. Como a propagação não pode ser inteiramente controlada, essa técnica é primariamente usada para analgesia, não anestesia.

Riscos Específicos

São baixas as complicações gerais envolvendo o bloqueio do compartimento da fáscia ilíaca. Considerando-se uma técnica no plano fascial, são incomuns as injeções intravasculares ou as lesões neurológicas, pois o local de injeção é remoto das estruturas neurovasculares maiores. As complicações mais comumente relatadas incluem hematomas no ponto de injeção e a toxicidade sistêmica do anestésico local (LAST, do inglês *local anesthetic systemic toxicity*). Os níveis plasmáticos depois de uma injeção de 30 mL de levobupivacaína 0,25% ficam abaixo do limiar tóxico, até mesmo em pacientes idosos, que são os beneficiários mais comuns da técnica. No entanto, há relatos de pneumoperitônio e de punção da bexiga.

Anatomia

A fáscia ilíaca cobre o músculo ilíaco em toda a sua descida da crista pélvica, indo à parte superior da coxa, e se funde medialmente com a fáscia que fica sobre o músculo psoas. O nervo femoral (L2-L4) e o nervo cutâneo femoral lateral (L2-L3) emergem da borda lateral do músculo psoas maior e caminham sob a fáscia ilíaca sobre a superfície ventral do músculo ilíaco em seu trajeto intrapélvico e inguinal (Figura 22-1). Ao descer distalmente ao ligamento inguinal, o nervo femoral dá alguns nervos sensitivos e motores para os músculos quadríceps e sartório. No entanto, os ramos articulares para o quadril saem tanto proximal como distalmente ao ligamento inguinal para oferecer inervação à superfície anterolateral da cápsula.

O nervo obturatório (L2-L4) emerge da borda medial do músculo psoas e tem uma direção posterior atrás das artérias ilíacas comuns em direção do forame obturado. Durante seu curso intrapélvico é separado do compartimento da fáscia

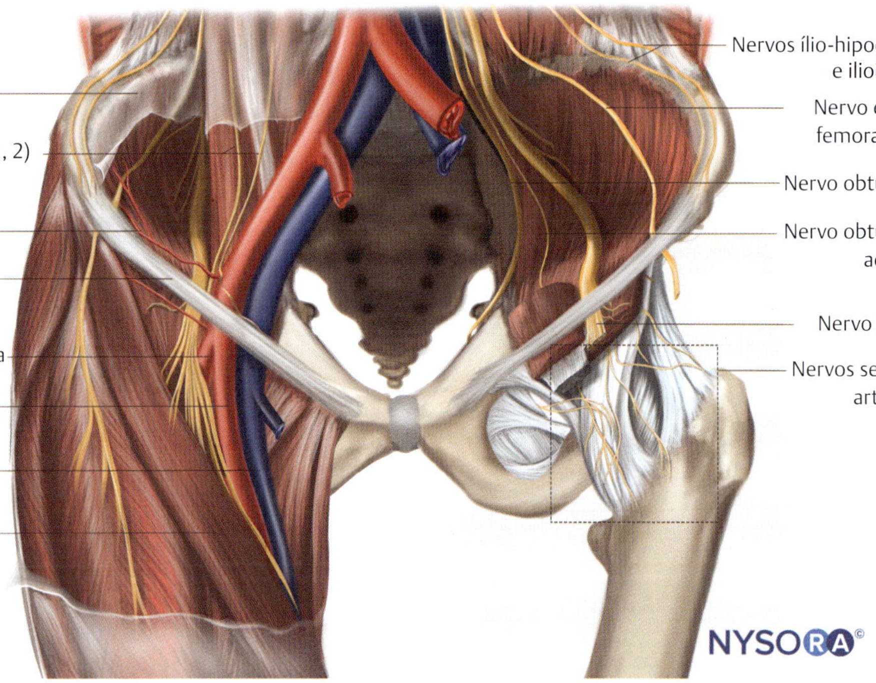

FIGURA 22-1. Anatomia da fáscia ilíaca e relação com os nervos femoral, cutâneo femoral lateral e obturatório.

ilíaca pelo músculo psoas; portanto, não é consistentemente anestesiado por um bloqueio da fáscia ilíaca. Os ramos articulares se originam antes da passagem do forame obturado para inervar a face inferomedial da cápsula do quadril (Figura 22-1).

Quando o nervo obturatório acessório está presente (10%-50%, dependendo dos estudos), sai do nervo obturatório lateralmente, proximalmente na fossa pélvica, e atravessa acima do ramo púbico. Nesses casos, contribui para a inervação da face anteromedial da cápsula do quadril (Figura 22-1). (Ver, no Capítulo 23, uma descrição mais detalhada da inervação da articulação do quadril.)

Anatomia em Corte Transversal e Visualização por Ultrassonografia

No nível do ligamento inguinal, o músculo ilíaco aparece em sua localização mais superficial. Desse modo, essa localização é a mais conveniente para acessar o compartimento da fáscia ilíaca. Cranial e medialmente, o músculo reveste o osso ilíaco e é coberto pelos músculos da parede abdominal. Caudal e lateralmente, o músculo iliopsoas é coberto pelo músculo sartório (Figura 22-2). O nervo femoral se localiza imediatamente profundo à fáscia ilíaca, ficando separado dos vasos femorais pelo arco iliopectíneo. As artérias ilíacas circunflexas profunda e superficial cursam em direção cranial e lateral superficialmente à fáscia ilíaca nesse nível.

Com o transdutor colocado perpendicularmente ao ligamento inguinal, a fáscia ilíaca é vista como linha hiperecoica cobrindo o músculo iliopsoas hipoecoico. O sartório pode ser visto como forma triangular superficial no lado lateral-caudal, e o músculo oblíquo interno é visualizado no lado cranial-medial. A artéria ilíaca circunflexa profunda aparece entre o músculo e a fáscia ilíaca (Figura 22-2).

Com o transdutor colocado distalmente ao ligamento inguinal, o nervo femoral e os vasos femorais ficam prontamente aparentes no lado medial da fáscia ilíaca (Figura 22-2).

Distribuição da Anestesia e da Analgesia

A distribuição do bloqueio sensitivo e motor depende da extensão cranial do AL e dos nervos envolvidos, embora o bloqueio dos nervos femoral e cutâneo femoral lateral seja consistentemente obtido com ambas as abordagens. Dependendo da concentração de AL usada, o bloqueio motor do quadríceps variará de paresia à paralisia completa (Figura 22-3).

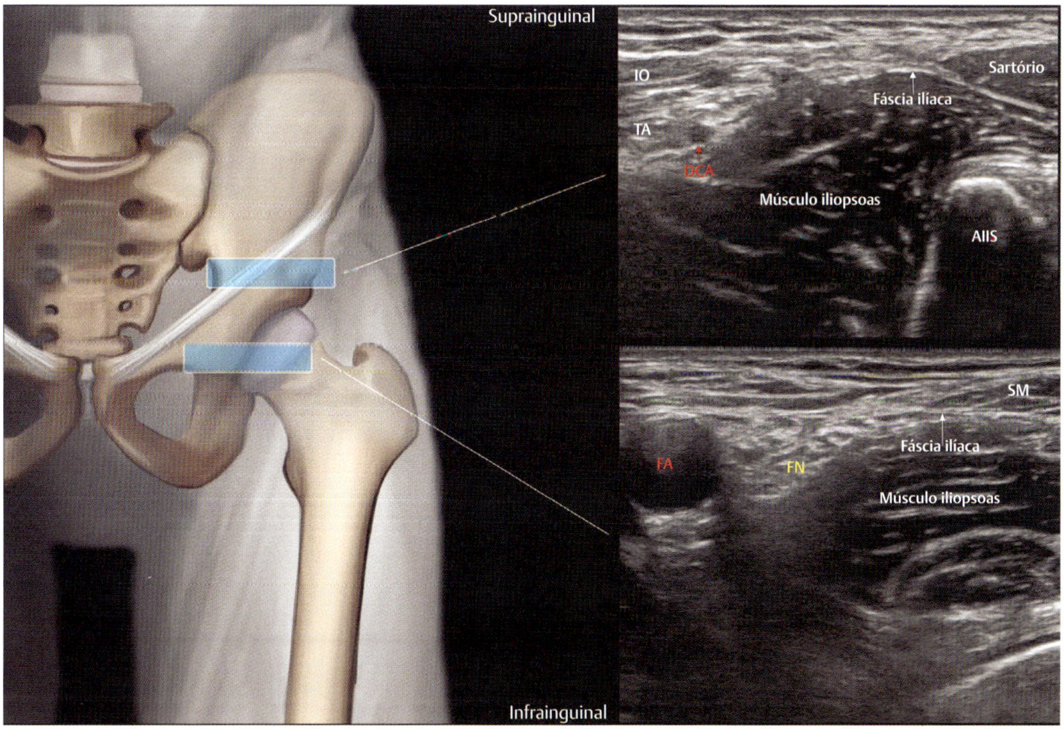

FIGURA 22-2. Pontos de referência ósseos e posições do transdutor para realizar um bloqueio suprainguinal e infrainguinal da fáscia ilíaca.

Preparação do Bloqueio

Equipamento

- Transdutor: Transdutor linear de alta frequência
- Agulha: Agulha estimuladora isolada, com bisel curto, calibre 22, com 50 a 100 mm

Anestésico Local

Como o bloqueio do compartimento fascial depende da distribuição de alto volume de AL (30-40 mL) sob a mesma, usam-se, mais comumente, concentrações de ALs de longa duração, como a bupivacaína, a levobupivacaína e a ropivacaína em concentrações de 0,2% a 0,3%. Concentrações mais altas podem resultar em bloqueio motor e hipoestesia prolongados, demora até a deambulação e risco de LAST. Dados recentes obtidos de cadáveres e voluntários sugerem que é necessário volume de 40 mL para alcançar o nervo obturatório. No entanto, na prática clínica, volumes de 20 a 30 mL resultam em analgesia efetiva para procedimentos no quadril. O acréscimo de bupivacaína lipossomal à mistura deve prolongar a analgesia para cirurgia do quadril, embora sejam necessários estudos que confirmem isso.

Posicionamento do Paciente

O paciente deve ficar em decúbito dorsal com o leito em posição plana para maximizar o acesso à área inguinal (Figura 22-4).

TÉCNICAS

A. Bloqueio Infrainguinal da Fáscia Ilíaca

Pontos de Referência e Posição Inicial do Transdutor

O transdutor é colocado em uma orientação transversa na prega femoral, distalmente ao ligamento inguinal, para identificar a artéria femoral, o músculo iliopsoas e a fáscia ilíaca.

Técnica de Varredura

Inclinar e pressionar o transdutor ajudam a identificar a fáscia ilíaca hiperecoica na superfície do músculo iliopsoas hipoecoico. O nervo femoral se situa profundamente à fáscia e lateralmente à artéria. O transdutor é então movido lateralmente até que seja identificado o músculo sartório por sua típica forma triangular quando comprimido pelo transdutor (Figura 22-5).

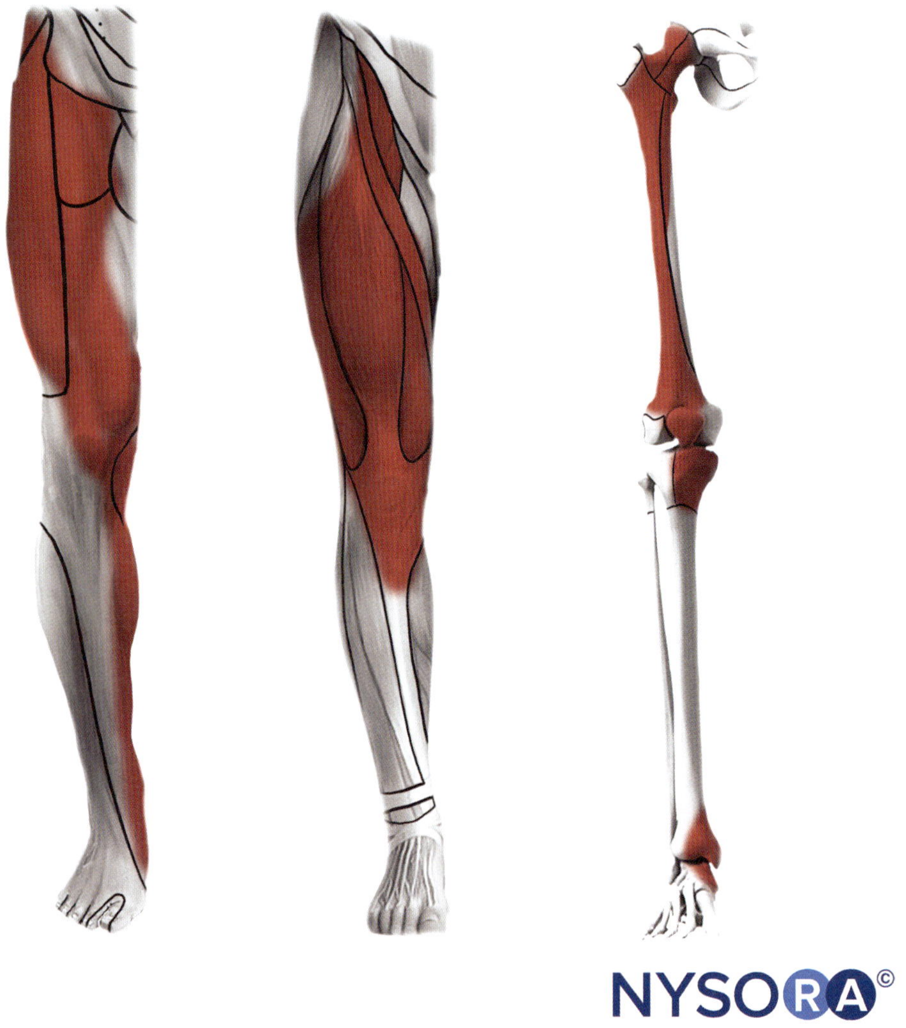

FIGURA 22-3. Distribuição do bloqueio sensitivo e motor esperado em um bloqueio da fáscia ilíaca.

Acesso e Trajetória da Agulha

A agulha é inserida dentro do plano em direção de lateral a medial, muitas vezes através do músculo sartório, indo em direção à fáscia ilíaca. Quando a agulha encontra a fáscia ilíaca, recuando-se a mesma segue-se uma perda de resistência quando a ponta da agulha perfura o plano fascial. Depois de aspiração negativa, injetam-se 1 a 2 mL de AL para confirmar a distribuição apropriada do AL no plano fascial, entre a fáscia e o músculo iliopsoas (Figura 22-6).

Distribuição do Anestésico Local

A propagação do AL progride na direção medial-lateral e cranial-caudal desde o ponto de injeção, separando a fáscia do músculo. Quando ocorre a injeção acima da fáscia, entre as camadas da fáscia (injeção intrafascial) ou no músculo, a ponta da agulha deve ser reposicionada.

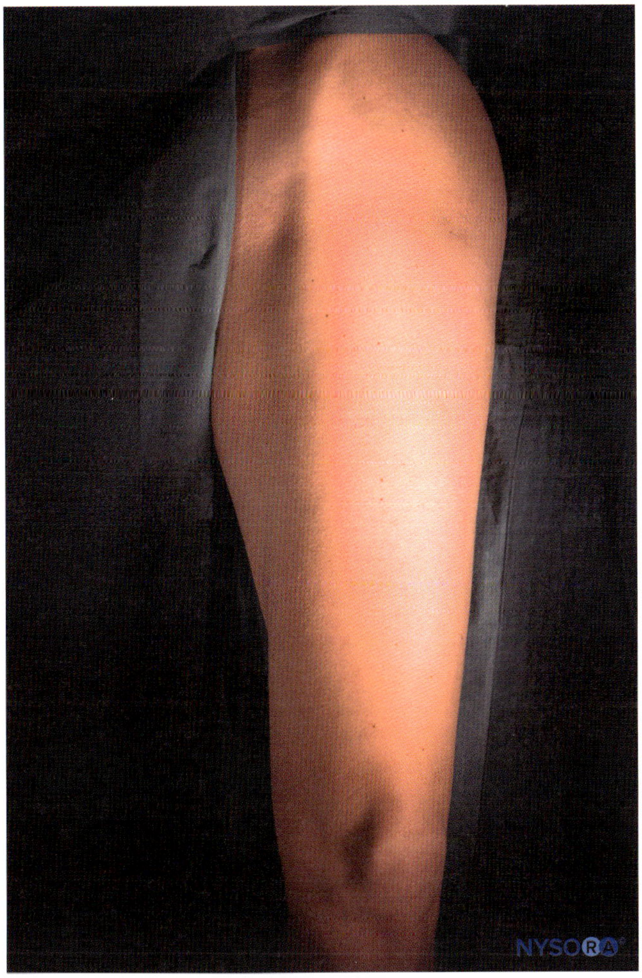

FIGURA 22-4. Posição do paciente para um bloqueio da fáscia ilíaca.

B. Bloqueio Suprainguinal da Fáscia Ilíaca

Pontos de Referência e Posição Inicial do Transdutor para uma Orientação Oblíqua Sagital

A espinha ilíaca anterossuperior (EIAS) é palpada e o transdutor é colocado medialmente a ela em uma orientação oblíqua sagital perpendicular ao ligamento inguinal em uma linha entre a EIAS e o tubérculo púbico.

Técnica de Varredura

Partindo da posição inicial, deslize o transdutor caudal e medialmente ao longo do ligamento inguinal até que a forma triangular da espinha ilíaca anteroinferior (EIAI) seja visualizada com contorno hiperecoico profundo ao músculo ilíaco. Superficialmente à fáscia ilíaca, vê-se o músculo sartório lateralmente e o oblíquo interno medialmente (formando a chamada imagem de gravata borboleta ou em ampulheta) (Figura 22-7). A artéria ilíaca circunflexa profunda é identificada entre os músculos abdominais e a fáscia ilíaca, 1 a 2 cm e cranialmente ao ligamento inguinal, sendo importante ponto de referência para colocação da agulha.

Técnica Alternativa de Varredura

O transdutor é colocado em uma *orientação transversa* sobre a prega femoral para identificar a artéria femoral, o músculo iliopsoas e a fáscia ilíaca. O transdutor é primeiramente movido lateralmente até que se identifique o músculo sartório; depois é movido cranialmente até que se visualize a EIAI profundamente ao músculo ilíaco. A imagem de US é a mesma descrita para o acesso oblíquo e pode ser mais facilmente obtida, em particular, em pacientes obesos ou que não possam ser bem posicionados.

Acesso e Trajetória da Agulha

A agulha é inserida dentro do plano de lateral a medial e é avançada até que a ponta perfure a fáscia ilíaca em seu ponto mais superficial, sob o ligamento inguinal. Depois de confirmar a posição correta da agulha profundamente ao plano fascial por injeção de 1 a 2 mL de AL, a agulha pode ser avançada com mais segurança ainda mais medialmente no espaço criado pelo *pool* de AL (Figura 22-8).

Distribuição do Anestésico Local

Quando injetado corretamente, a propagação do AL resulta na separação da fáscia ilíaca e do músculo ilíaco, profundamente aos músculos da parede abdominal (oblíquo interno e transverso do abdome) e à artéria ilíaca circunflexa, que costuma ser deslocada anteriormente com a injeção.

Dicas para Resolução de Problemas

- Em pacientes obesos, é útil afastar com uma fita o tecido abdominal redundante para facilitar o acesso à área inguinal.
- Depois de iniciar a injeção, mover o transdutor medialmente e incliná-lo para encontrar novamente a artéria femoral pode ajudar a confirmar que a propagação do AL tenha ocorrido profundamente à fáscia ilíaca.
- Se ocorrer propagação para o músculo ilíaco, a agulha é retirada e direcionada mais superficialmente.

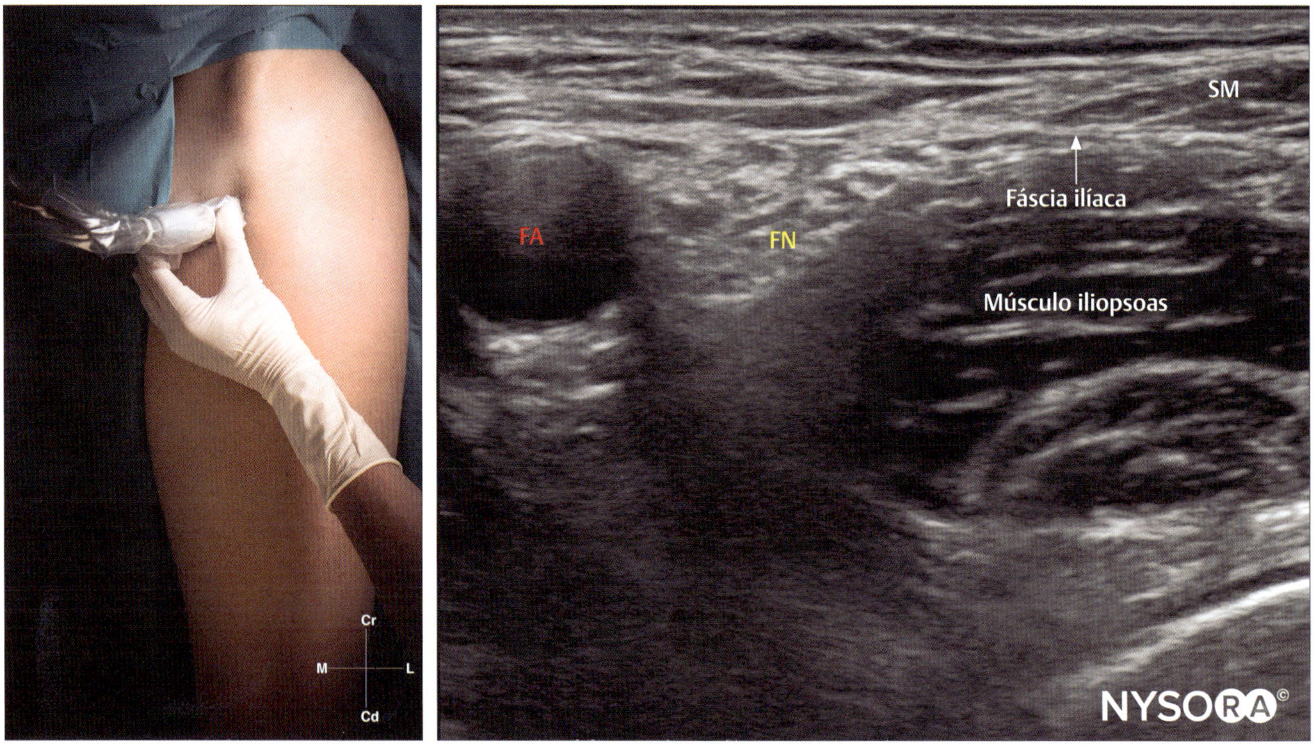

FIGURA 22-5. Posição do transdutor e imagem de ultrassonografia de um bloqueio infrainguinal da fáscia ilíaca. FA, artéria femoral; FN, nervo femoral; SM, músculo sartório.

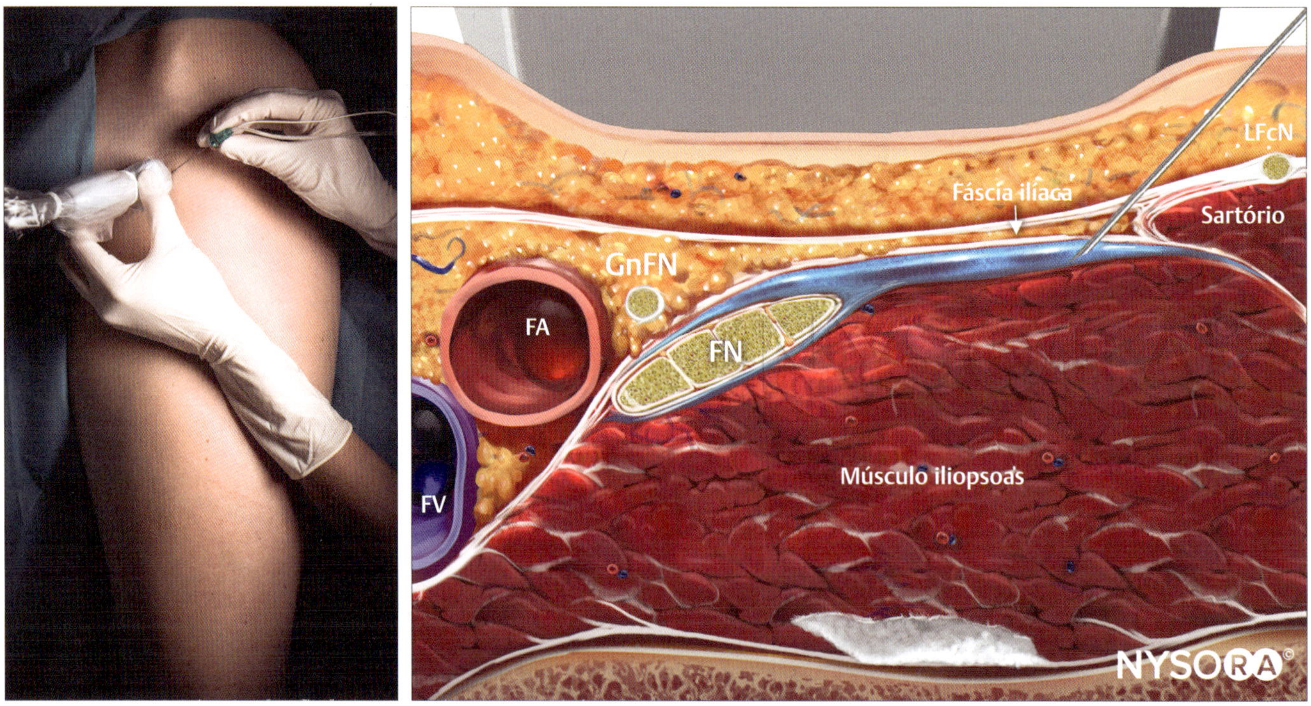

FIGURA 22-6. Anatomia reversa por ultrassonografia para um bloqueio infrainguinal da fáscia ilíaca com inserção da agulha dentro do plano. FV, veia femoral; FA, artéria femoral; FN, nervo femoral; GnFN, nervo genitofemoral; LFcN, nervo cutâneo femoral lateral.

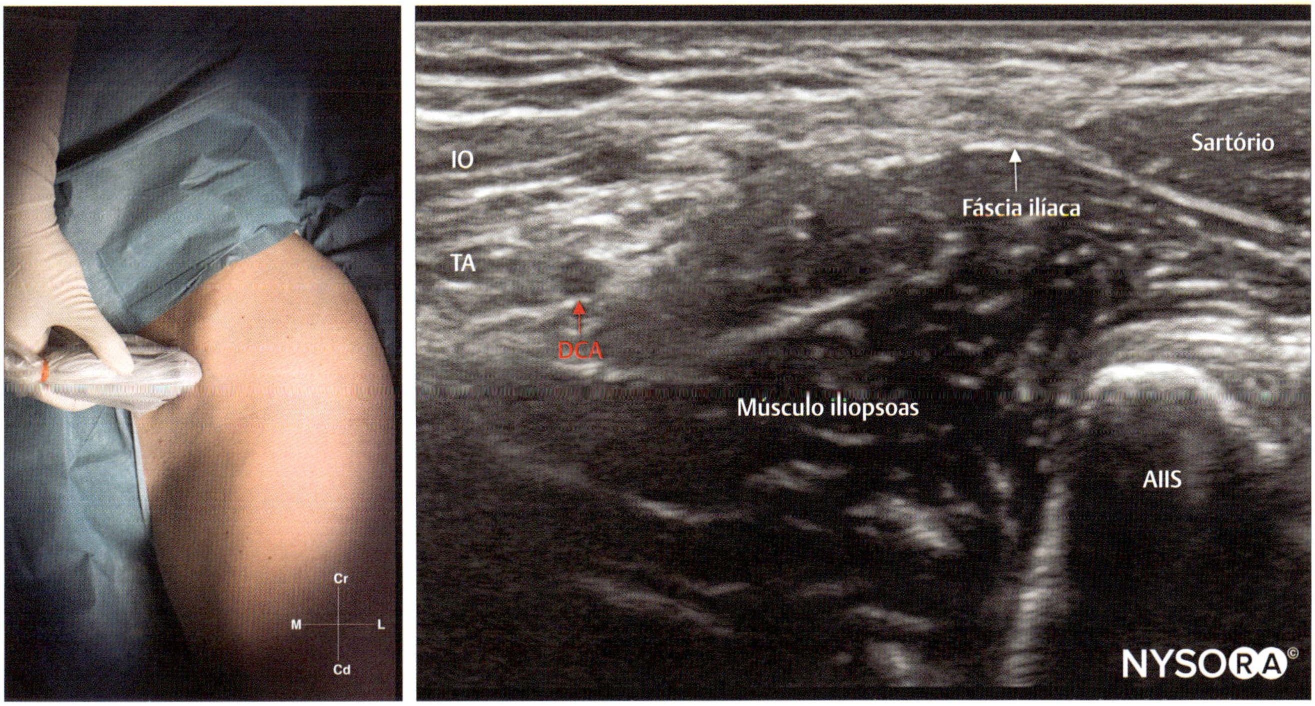

FIGURA 22-7. Posição do transdutor e imagem de ultrassonografia de um bloqueio suprainguinal da fáscia ilíaca. IO, músculo oblíquo interno; TA, músculo transverso do abdome; DCA, artéria circunflexa profunda; AIIS, espinha ilíaca anteroinferior.

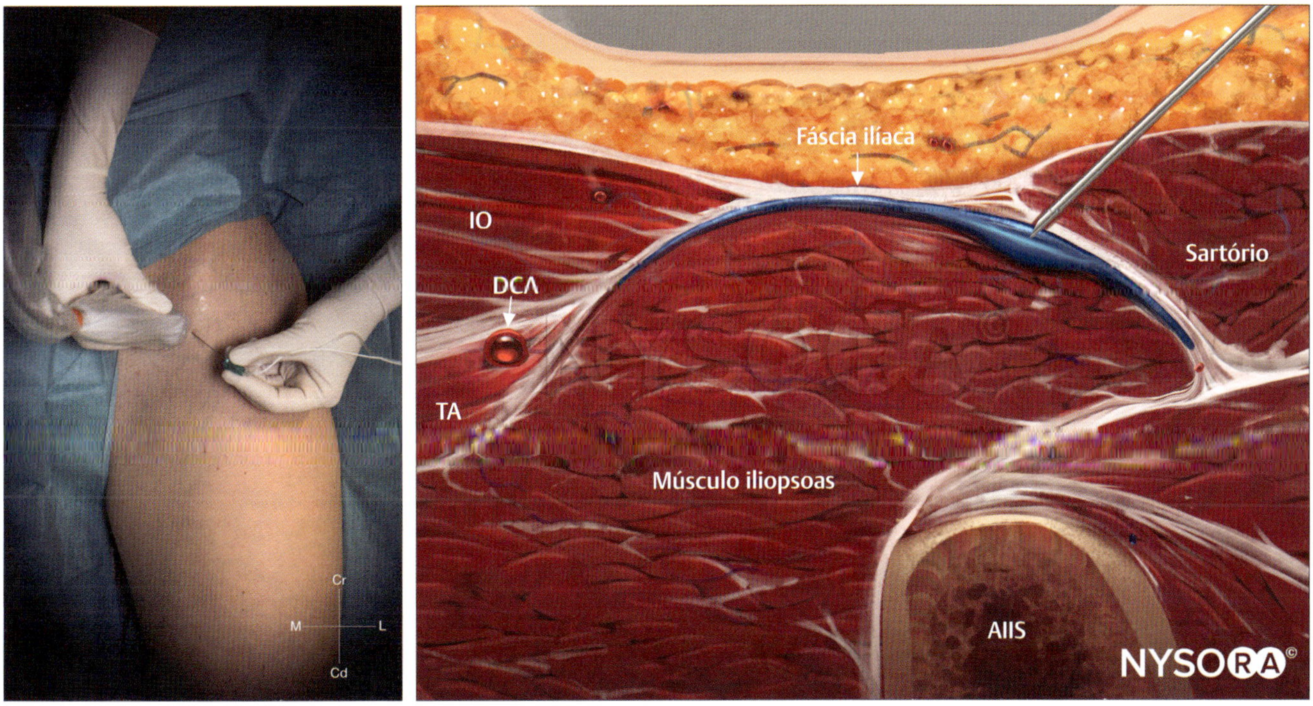

FIGURA 22-8. Ilustração da anatomia reversa por ultrassonografia da fáscia ilíaca suprainguinal com inserção da agulha (dentro do plano). IO, músculo oblíquo interno; TA, músculo transverso do abdome; DCA, artéria circunflexa profunda; AIIS, espinha ilíaca anteroinferior.

Fluxograma

Algoritmo da Técnica de Bloqueio Suprainguinal da Fáscia Ilíaca

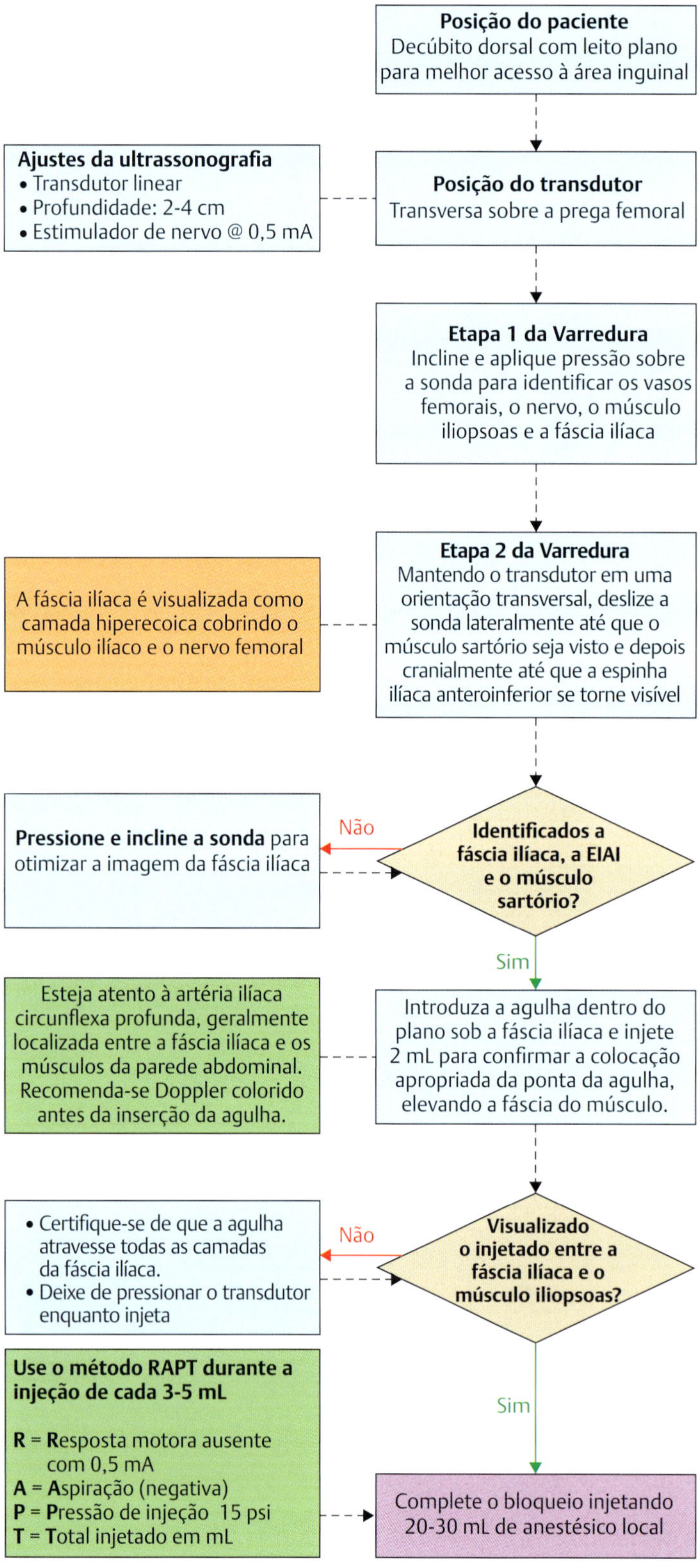

LEITURAS SUGERIDAS

Behrends M, Yap EN, Zhang AL, Kolodzie K, Kinjo S, Harbell MW. Preoperative fascia iliaca block does not improve analgesia after arthroscopic hip surgery, but causes quadriceps muscles weakness. *Anesthesiology.* 2018;129:536-543.

Cai L, Song Y, Wang Z, She W, Luo X, Song Y. The efficacy of fascia iliaca compartment block for pain control after hip arthroplasty: a meta-analysis. *Int J Surg.* 2019. doi:10.1016/j. ijsu.2018.12.012 [Epub ahead of print]

Capdevila X, Biboulet P, Bouregba M, Barthelet Y, Rubenovitch J, D'Athis F. Comparison of the three-in-one and fascia iliaca compartment blocks in adults: clinical and radiographic analysis. *Anesth Analg.* 1998;86:1039-1044.

Cooper AL, Nagree Y, Goudie A, Watson PR, Arendts G. Ultrasound-guided femoral nerve blocks are not superior to ultrasound-guided fascia iliaca blocks for fractured neck of femur. *Emerg Med Australas.* 2019;31(3):393-398.

Desmet M, Balocco AL, Van Belleghem V. Fascia iliaca compartment blocks: different techniques and review of the literature. *Best Pract Res Clin Anaesthesiol.* 2019;33:57-66.

Desmet M, Vermeylen K, Van Herreweghe I, Carlier L, Soetens F, Lambrecht S. A longitudinal supra-inguinal fascia iliaca compartment block reduces morphine consumption after total hip arthroplasty. *Reg Anesth Pain Med.* 2017;42:327-333.

Dolan J, Williams A, Murney E, Smith M, Kenny GNC. Ultrasound guided fascia iliaca block: a comparison with the loss of resistance technique. *Reg Anesth Pain Med.* 2008;33:526-533.

Foss NB, Kristensen BB, Bundgaard M, Bak M, Heiring C, Virkelyst C. Fascia iliaca compartment blockade for acute pain control in hip fracture patients. *Anesthesiology.* 2007;106:773-778.

Gasanova I, Alexander JC, Estrera K, Wells J, Sunna M, Minhajuddin A. Ultrasound-guided suprainguinal fascia iliaca compartment block versus periarticular infiltration for pain management after total hip arthroplasty: a randomized controlled trial. *Reg Anesth Pain Med.* 2019;44:206-211.

Guay J, Parker MJ, Griffiths R, Kopp SL. Peripheral nerve blocks for hip fractures: a Cochrane Review. *Anesth Analg.* 2018;126(5):1695-1704.

Halaszynski TM. Pain management in the elderly and cognitively impaired patient: the role of regional anesthesia and analgesia. *Curr Opin Anaesthesiol.* 2009;22:594-599.

Hebbard P, Ivanusic J, Sha S. Ultrasound-guided supra-inguinal fascia iliaca block: a cadaveric evaluation of a novel approach. *Anaesthesia.* 2011;66:300-305.

Miller BR. Ultrasound-guided fascia iliaca compartment block in pediatric patients using a long-axis, in-plane needle technique: a report of three cases. *Pediatr Anesth.* 2011;21:1261-1264.

Mouzopoulos G, Vasiliadis G, Lasanianos N, Nikolaras G, Morakis E, Kaminaris M. Fascia iliaca block prophylaxis for hip fracture patients at risk for delirium: a randomized placebo-controlled study. *J Orthop Traumatol.* 2009;10:127-133.

Odor PM, Cavalier AC, Reynolds ND, Ang KS, Parrington SJ, Xu H. Safety and pharmacokinetics of levobupivacaine following fascia iliaca compartment block in elderly patients. *Drugs Aging.* 2019. doi:10.1007/s40266-019-00652-1

Shelley BG, Haldane GJ. Pneumoretroperitoneum as a consequence of fascia iliaca block. *Reg Anesth Pain Med.* 2006;31:582-592.

Steenberg J, Møller AM. Systematic review of the effects of fascia iliaca compartment block on hip fracture patients before operation. *Br J Anaesth.* 2018;120:1368-1380.

Swenson JD, Davis JJ, Stream JO, Crim JR, Burks RT, Greis PE. Local anesthetic injection deep to the fascia iliaca at the level of the inguinal ligament: the pattern of distribution and effects on the obturator nerve. *J Clin Anesth.* 2015;27:652-657.

Vermeylen K, Desmet M, Leunen I, Soetens F, Neyrinck A, Carens D. Supra-inguinal injection for fascia iliaca compartment block results in more consistent spread towards the lumbar plexus than an infra-inguinal injection: a volunteer study. *Reg Anesth Pain Med.* 2019;44:483-491.

Vermeylen K, Soetens F, Leunen I, et al. The effect of the volume of supra-inguinal injected solution on the spread of the injectate under the fascia iliaca: a preliminary study. *J Anesth.* 2018;32:908-913.

Weller RS. Does fascia iliaca block result in obturator block? *Reg Anesth Pain Med.* 2008;34:524-530.

Yun MJ, Kim YH, Han MK, Kim JH, Hwang JW, Do SH. Analgesia before a spinal block for femoral neck fracture: fascia iliaca compartment block. *Acta Anaesthesiol Scand.* 2009;53:1282-1287.

Zhang X, Ma J. The efficacy of fascia iliaca compartment block for pain control after total hip arthroplasty: a meta-analysis. *J Orthop Surg Res.* 2019;14:1-10.

23 Bloqueios para Analgesia do Quadril

BLOQUEIO EM RESUMO

O bloqueio do quadril (PENG) consiste em uma infiltração de anestésico local (AL) ao longo da inserção proximal da cápsula anterior do quadril, profundamente ao músculo iliopsoas, para bloquear os ramos sensitivos que inervam a articulação do quadril. Além da infiltração, pode-se realizar um bloqueio do nervo cutâneo femoral lateral (NCFL) para cirurgia no quadril.

- **Indicações:** Analgesia depois de artroplastia total do quadril ou outras cirurgias do quadril que resultem em dor pós-operatório moderada a intensa e dor crônica no quadril.
- **Objetivo:** Propagação de AL entre o músculo iliopsoas e a cápsula anterior do quadril cranialmente à borda acetabular.
- **Volume de anestésico local:** 10 a 12 mL.

Considerações Gerais

O bloqueio pericapsular do quadril tem o intuito de fornecer analgesia para procedimentos no quadril enquanto preserva sua função motora para permitir deambulação pós-operatória precoce. Bloqueios da fáscia ilíaca e do nervo femoral são as técnicas mais comumente realizadas de anestesia regional para tratar dor aguda no quadril. No entanto, resultam em fraqueza motora do músculo quadríceps, limitando sua utilidade em melhorar os protocolos de recuperação e aumentando potencialmente o risco de quedas. Em decorrência da busca por modalidades alternativas intervencionais de analgesia para oferecer um bloqueio sensitivo articular seletivo, têm sido propostas várias técnicas de infiltração pericapsular. Elas todas consistem em uma injeção de AL em torno do acetábulo no plano entre o músculo iliopsoas e a inserção proximal da cápsula anterior do quadril, mas diferem na orientação do transdutor, no acesso da agulha e nos volumes de AL recomendados. Desse modo, o local ideal para injeção, com respeito ao tendão iliopsoas (lateral, abaixo ou medial) e às implicações resultantes da propagação do injetado ainda não estão bem definidas. Os relatos iniciais sugerem que esse bloqueio seja efetivo para analgesia depois de fraturas do quadril e em cirurgias de artroplastias do quadril.

Limitações

Os planos musculofasciais profundos podem ser difíceis de visualizar com ultrassonografia (US), muitas vezes exigindo transdutores curvos com baixa frequência para imagens adequadas. A localização e a extensão de propagação do AL podem ser inconsistentes quando se usam baixos volumes ou podem chegar a ramos motores do nervo femoral ao se usarem grandes volumes.

Riscos Específicos

O nervo e a artéria femorais podem não ficar prontamente visíveis quando se usam transdutores curvilíneos, o que aumenta o risco de punção acidental. De igual modo, o NCFL pode ser lesado inadvertidamente devido à sua localização no plano superficial, profundamente à fáscia lata e lateralmente ao transdutor, perto da entrada da agulha. Adicionalmente, ao se realizar um bloqueio do quadril, a introdução da agulha poderia ser razoavelmente profunda ou seguir um trajeto longo ou ambos, possivelmente resultando em colocação intra-abdominal (pelve) e intra-articular da mesma.

Anatomia

As técnicas analgésicas para procedimentos no quadril têm como alvo a inervação nociceptiva, predominantemente localizada na superfície anterior da cápsula do quadril, que é inervada por nervos do plexo lombar (Figura 23-1).

- **Nervo femoral:** Os ramos articulares do nervo femoral percorrem a superfície da incisura do iliopsoas, que se localiza entre a espinha ilíaca anteroinferior (EIAI) e a face medial da eminência iliopúbica. Essas terminações nervosas chegam ao plano entre o músculo iliopsoas e o ligamento iliofemoral (plano do iliopsoas) e inervam as faces anterior e lateral da cápsula do quadril.

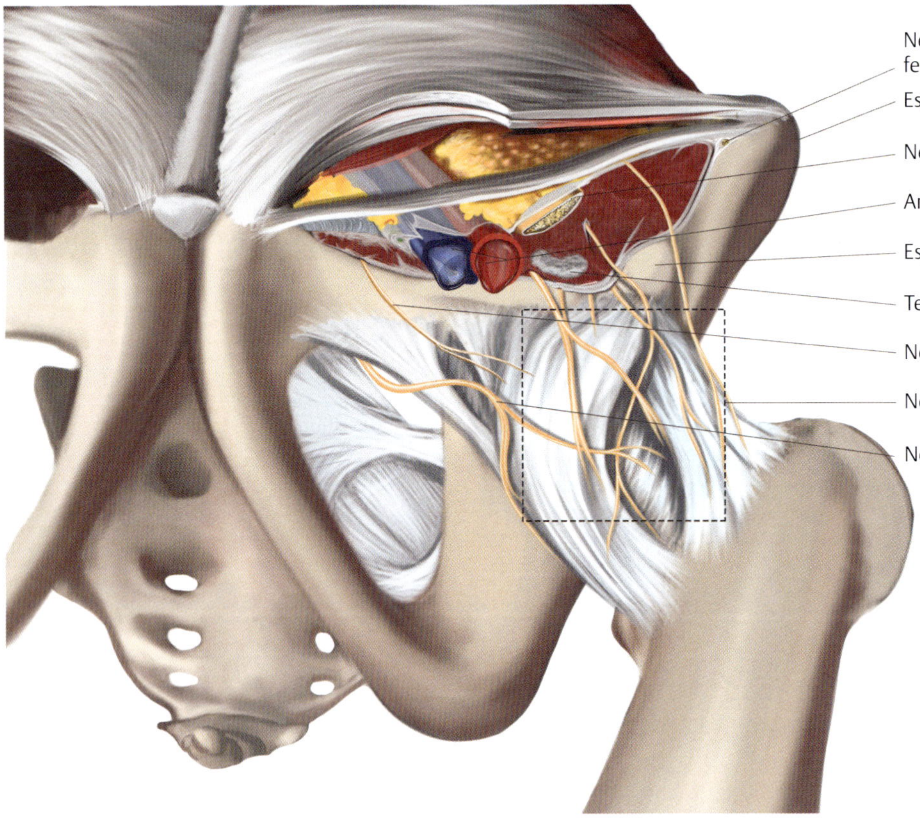

FIGURA 23-1. Inervação da face anterior da cápsula do quadril.

- **Nervo obturatório:** Os ramos articulares saem da pelve através do forame obturado entre os músculos obturador externo e pectíneo para inervar as faces anteromediais da cápsula do quadril.
- **Nervo obturatório acessório:** Este nervo é formado pelas divisões anteriores de L2-L5 e está presente em 10% a 30% dos casos. Seu percurso é profundo ao músculo psoas e sobre o ramo púbico superior, inervando as faces anterior e medial da cápsula do quadril.

A inervação cutânea da região anterolateral da coxa é proporcionada, em sua maior parte, pelo NCFL, cujo trajeto se dá sob o ligamento inguinal, medialmente à espinha ilíaca anterossuperior (EIAS), com percurso distal superficialmente ao músculo sartório.

A parte posterior do quadril é inervada pelo nervo isquiático e ramos do plexo sacral, como os nervos glúteos superior e inferior, e um ramo articular do nervo do quadrado femoral.

Anatomia em Corte Transversal e Visualização por Ultrassonografia

Um corte transversal ao longo da borda anterior da bacia, no nível da incisura do iliopsoas, limitado lateralmente pela EIAI e medialmente pela eminência iliopúbica, mostra o músculo iliopsoas e o tendão entrando na coxa. Nesse nível, os ramos articulares dos nervos femoral e obturatório acessório entram na cápsula do quadril profundamente ao plano fascial do iliopsoas (embora isso não seja visível). Quando se fazem imagens por US, a EIAI, a incisura do iliopsoas e a eminência iliopúbica são visualizadas como borda hiperecoica (borda pélvica) profundamente ao músculo ilíaco hipoecoico e o tendão do psoas hiperecoico e com forma redonda. Superficialmente, a artéria, a veia e o nervo femorais se localizam no lado medial, e o músculo sartório e o NCFL, lateralmente (Figuras 23-1 e 23-2).

A Figura 23-2 mostra um corte oblíquo sagital da articulação do quadril ao longo do eixo da cabeça e colo e lateralmente ao tendão do iliopsoas. O músculo iliopsoas cobre a cabeça do fêmur, o acetábulo, o lábio e os ligamentos da cápsula anterior, superficialmente.

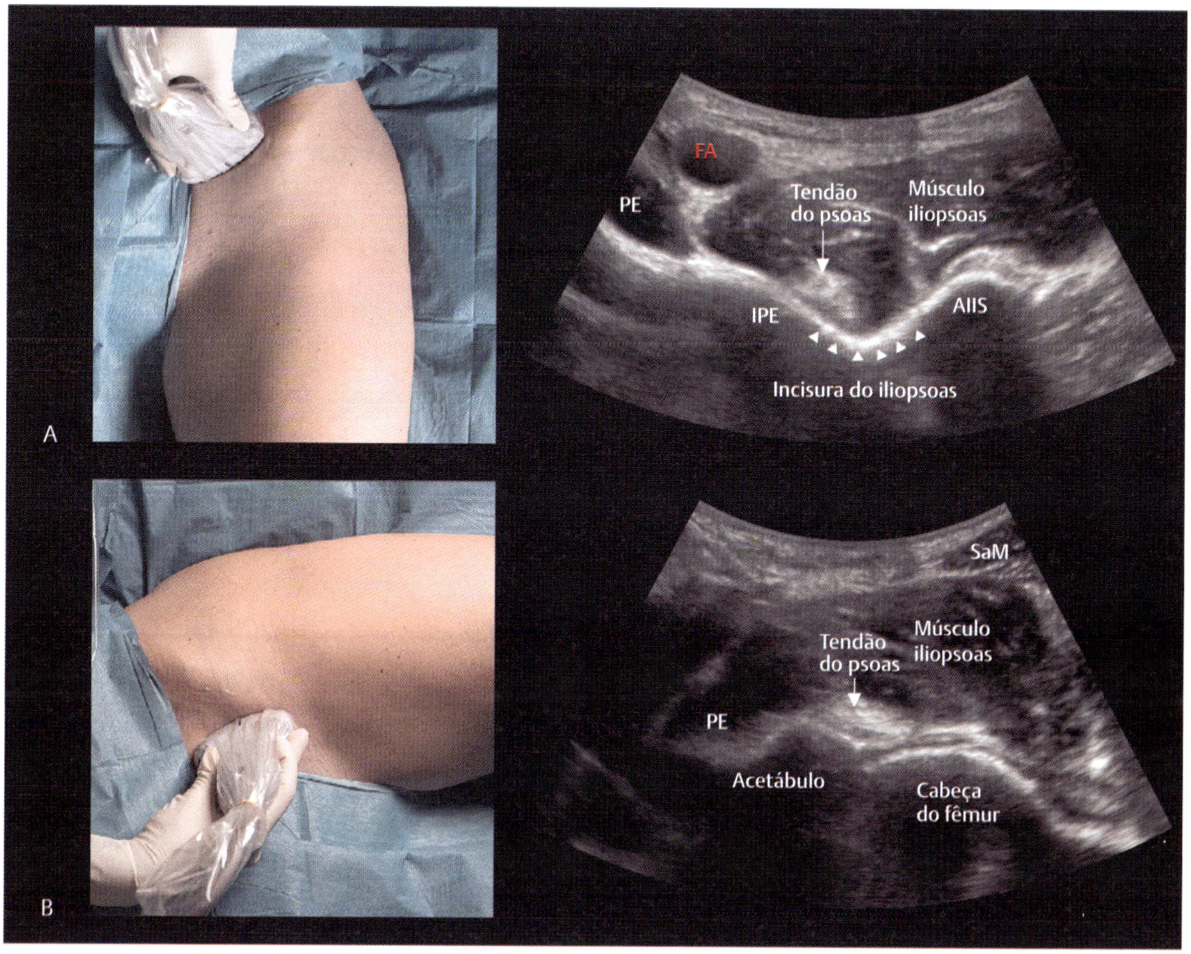

FIGURA 23-2. Posição do transdutor e sonoanatomia para se realizar um bloqueio do quadril. A. Bloqueio do grupo de nervos pericapsulares. B. Bloqueio do plano do iliopsoas. FA, artéria femoral; PE, músculo pectíneo; IPE, eminência iliopúbica; AIIS, espinha ilíaca anteroinferior; SaM, músculo sartório.

Distribuição da Analgesia

A extensão do bloqueio sensitivo depende da propagação do AL; confere analgesia à maior parte da face anteromedial da articulação do quadril.

Para oferecer analgesia cutânea no local da incisão, recomenda-se um bloqueio adicional do nervo cutâneo femoral lateral (ver Capítulo 26).

Preparação do Bloqueio

Equipamento

- Transdutor: Transdutor com baixa frequência (ou transdutor linear com alta frequência em pacientes com baixo índice de massa corporal)
- Agulha: agulha estimuladora isolada com bisel curto, calibre 22, 80 a 100 mm

Anestésico Local

As evidências disponíveis sobre a duração do bloqueio pericapsular no quadril ainda são escassas; entretanto, indicam-se altas concentrações de ALs de longa duração (bupivacaína 0,5% ou ropivacaína 0,5%-0,75%) para proporcionar analgesia prolongada depois de uma cirurgia do quadril. De modo semelhante, como em muitas outras infiltrações de planos fasciais, acrescentar bupivacaína lipossomal à bupivacaína pode prolongar a duração da analgesia.

Posicionamento do Paciente

Coloque o paciente em decúbito dorsal com o membro inferior inteiramente estendido e com discreta rotação externa (Figura 23-3).

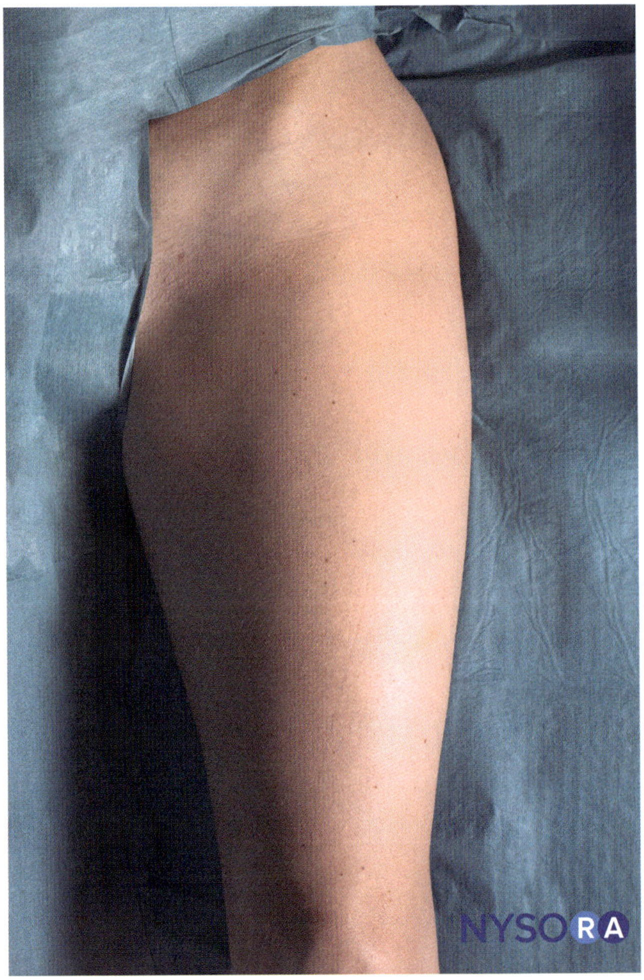

FIGURA 23-3. Posição do paciente para realização de um bloqueio do quadril.

TÉCNICAS

Foram descritas três abordagens para realizar este bloqueio, de acordo com a orientação do transdutor (A, B e C) (Figura 23-4).

A. Oblíqua Transversal (Bloqueio do Grupo de Nervos Pericapsulares e Bloqueio do Quadril)

Pontos de Referência e Posição Inicial do Transdutor

A imagem ideal na US da borda pélvica, no nível da incisura do iliopsoas, pode ser feita após duas estratégias de varredura:

- **Opção 1:** O transdutor é colocado sobre a EIAI em uma orientação transversal e depois rodado aproximadamente 45° para alinhar o transdutor com a borda pélvica.

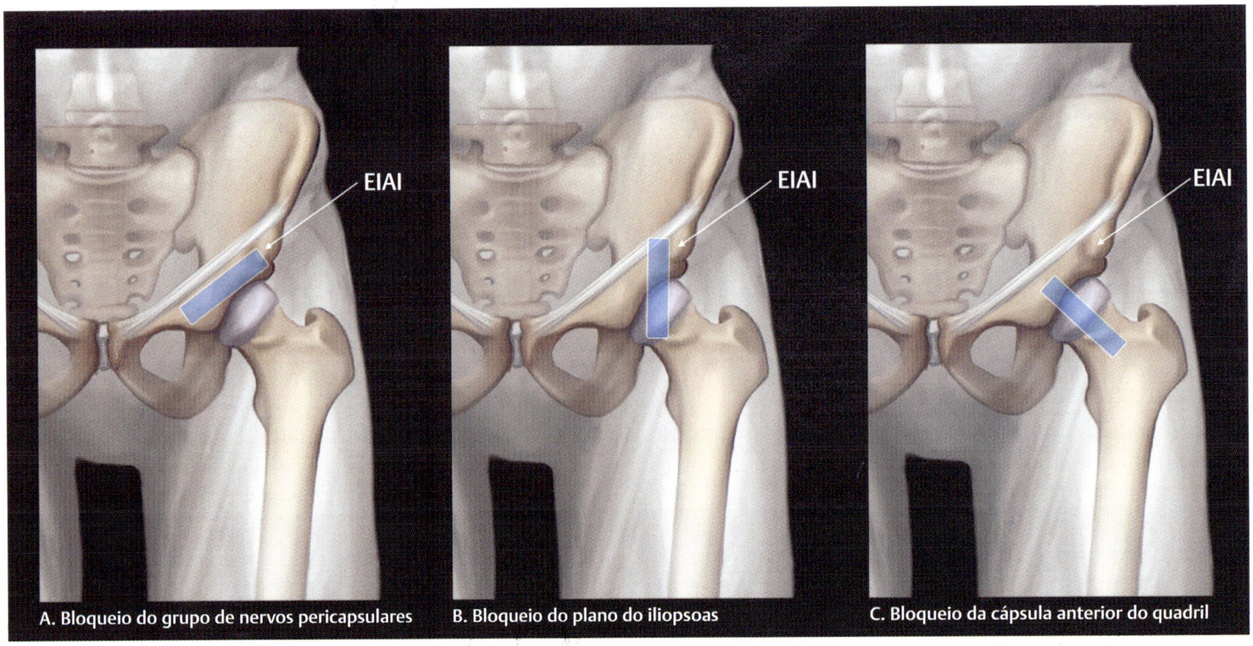

FIGURA 23-4. Posições do transdutor para realização de um bloqueio do quadril. (A) Oblíqua transversal. (B) Sagital. (C) Oblíqua sagital.

- **Opção 2:** O transdutor é colocado sobre a prega femoral em uma orientação oblíqua, paralelo ao ligamento inguinal, para se fazer a imagem da cabeça do fêmur e, então, é movido cranialmente até que a superfície da incisura do iliopsoas seja visualizada.

Técnica de Varredura

Aplicar movimentos leves do transdutor, como deslizamento, rotação, inclinação e pressionar pode melhorar a visualização da incisura do iliopsoas hiperecoica entre a EIAI e a eminência iliopúbica, o músculo iliopsoas hipoecoico e a forma oval hiperecoica do tendão. Também é importante identificar a artéria e o nervo femorais superficiais ao músculo iliopsoas para evitar lesar essas estruturas (Figura 23-2).

Acesso e Trajetória da Agulha

A agulha é inserida do plano lateral para o medial, atravessando o músculo iliopsoas e seguindo em direção ao plano entre o tendão do iliopsoas e o osso (Figura 23-5).

Distribuição do Anestésico Local

Depois de aspiração negativa, injetam-se 10 a 12 mL de AL em etapas incrementais enquanto se observa se há uma propagação adequada ao longo do plano fascial. A agulha é mais avançada se a injeção for intramuscular ou discretamente retirada se for percebida alta resistência.

B. Sagital (Bloqueio no Plano do Iliopsoas) e C. Oblíquo Sagital (Bloqueio da Cápsula Anterior do Quadril)

Pontos de Referência e Posição Inicial do Transdutor

Esses dois acessos têm o intuito de visualizar tanto a cabeça do fêmur como a borda acetabular/lábio no maior eixo. Há duas estratégias de varredura para obter essa imagem em US.

1. **Sagital:** O transdutor é colocado sobre a EIAS em uma orientação sagital e depois movido medialmente até que sejam visualizados a cabeça do fêmur e o acetábulo, cobertos pelo músculo ilíaco. Se for visto o espesso tendão do iliopsoas no maior eixo, o transdutor deve ser levemente movido de modo lateral.
2. **Sagital oblíqua:** O transdutor é colocado sobre a prega femoral em uma orientação oblíqua sagital a 45° para se visualizarem a cabeça e o colo do fêmur no maior eixo. Depois, o transdutor é movido cranialmente até que o acetábulo também seja visualizado profundamente ao músculo ilíaco.

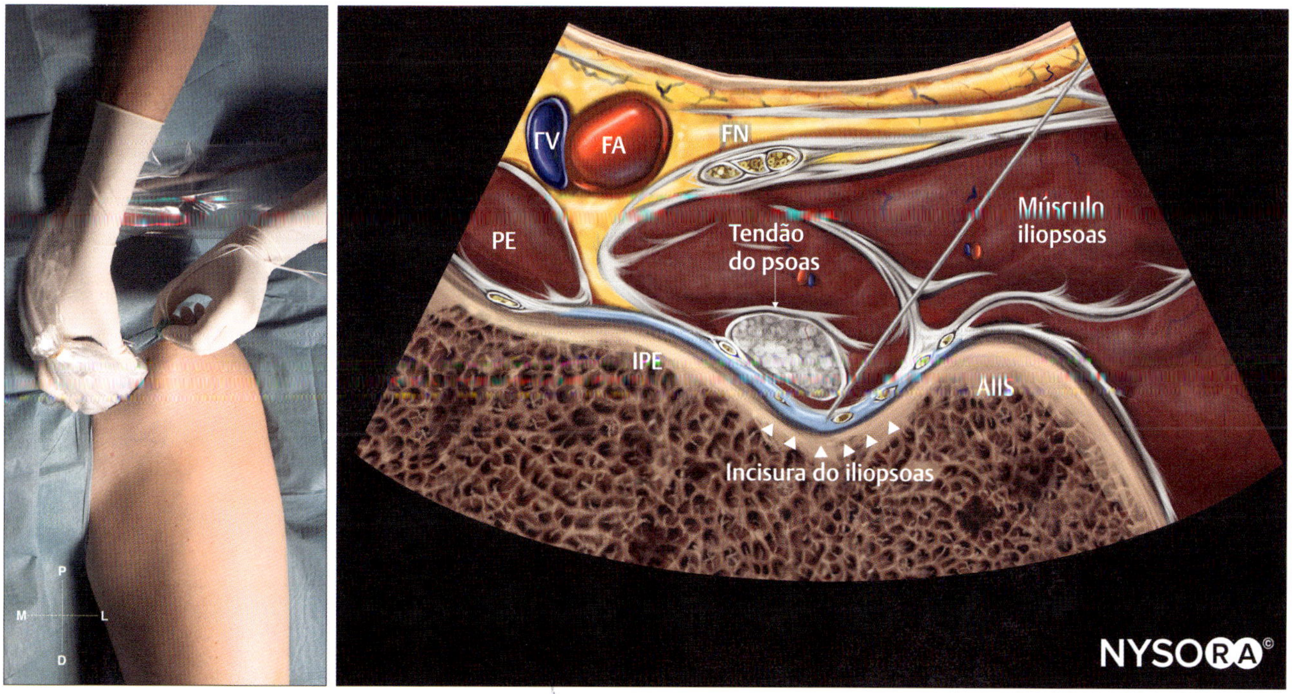

FIGURA 23-5. Bloqueio do quadril; anatomia reversa por ultrassonografia com inserção da agulha dentro do plano. FV, veia femoral; FA, artéria femoral; FN, nervo femoral; PE, músculo pectíneo; IPE, eminência iliopúbica; AIIS, espinha ilíaca anteroinferior.

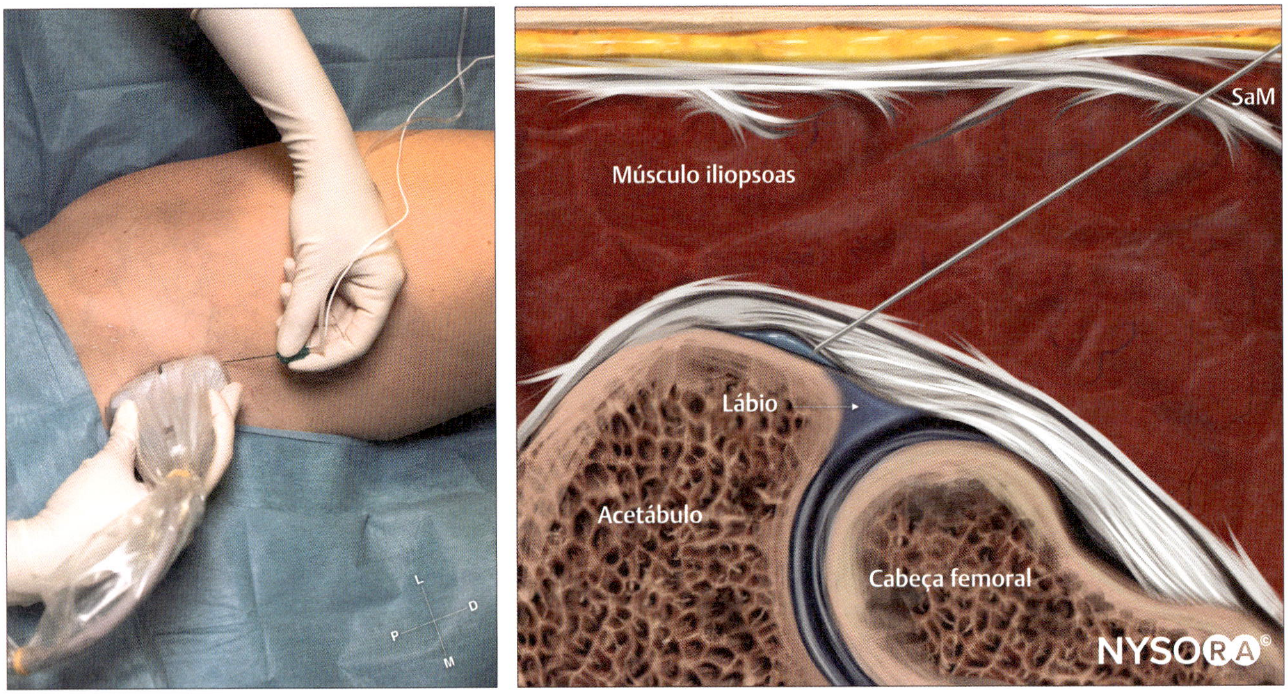

FIGURA 23-6. Bloqueio do plano do iliopsoas; anatomia reversa por ultrassonografia com inserção da agulha dentro do plano. SaM, músculo sartório.

Técnica de Varredura

Semelhante à técnica de varredura previamente descrita, pequenos ajustes da posição do transdutor e da angulação ajudam nas imagens do côndilo femoral, da borda acetabular e dos ligamentos da cápsula anterior como estruturas hiperecoicas conectando-as (Figura 23-2).

Acesso e Trajetória da Agulha

A agulha é inserida dentro do plano de distal a proximal em direção ao lábio/acetábulo até que se sinta o contato com o osso ou até que a ponta da agulha se localize superficialmente ao plano iliofemoral (Figura 23-6).

Distribuição do Anestésico Local

Depois de aspiração negativa, o AL é injetado enquanto se confirma a propagação entre o músculo iliopsoas e a borda do acetábulo/lábio e superficialmente aos ligamentos capsulares.

No acesso sagital, a injeção ocorre lateralmente ao tendão do iliopsoas, enquanto na orientação oblíqua sagital a injeção ocorre medialmente ao tendão. Isso pode ter implicações na extensão do bloqueio, em particular quando se usam baixos volumes.

Dicas para Resolução de Problemas

- Use Doppler colorido para identificar os vasos femorais quando eles não forem claramente visualizados.
- Ajuste a configuração do aparelho de US cuidadosamente (profundidade, ganho e foco) para melhorar a visualização de estruturas profundas com a sonda curvilínea.
- Escolha uma agulha de comprimento e rigidez apropriados para chegar ao alvo.
- Ao usar um acesso oblíquo transversal, é necessário inserir a agulha em um ângulo agudo para evitar a punção dos nervos e vasos femorais.

Fluxograma

Algoritmo do Bloqueio do Quadril

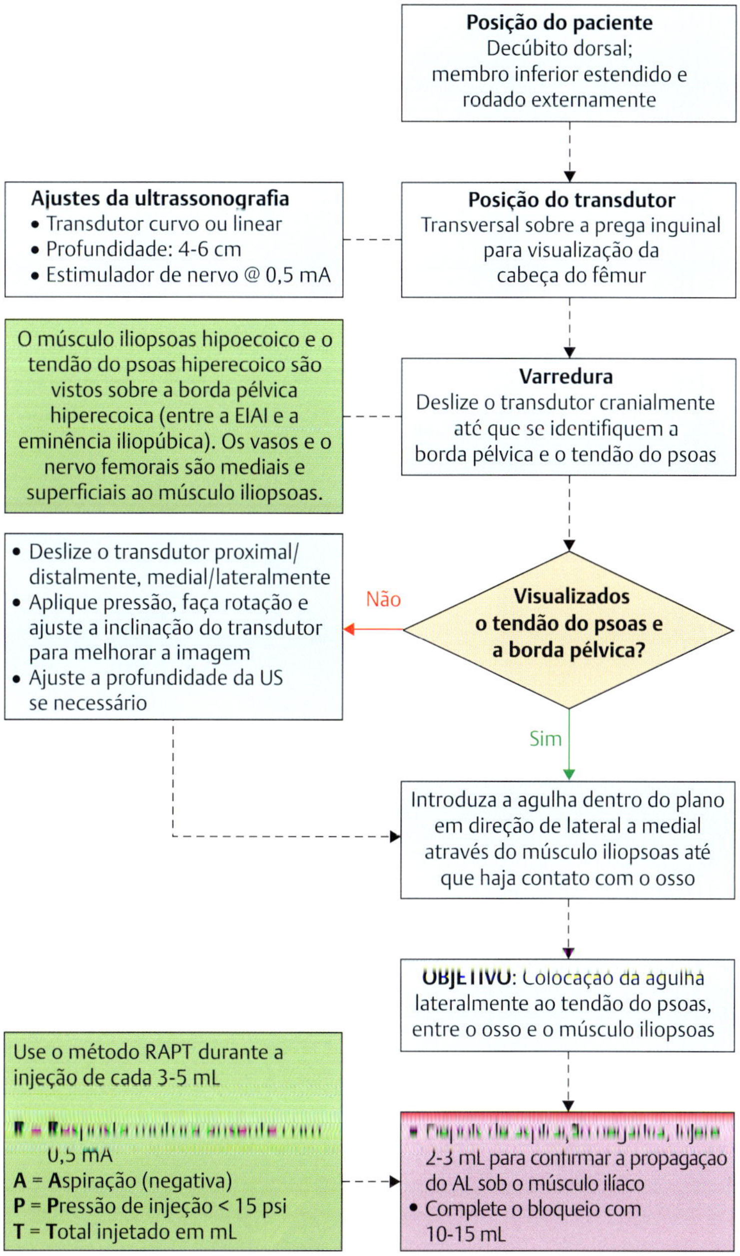

LEITURAS SUGERIDAS

Birnbaum K, Prescher A, Hepler S, Heller K-D. The sensory innervation of the hip joint—an anatomical study. *Surg Radiol Anat.* 1997;19:371-375.

Gasanova I, Alexander JC, Estrera K, et al. Ultrasound-guided suprainguinal fascia iliaca compartment block versus periarticular infiltration for pain management after total hip arthroplasty: a randomized controlled trial. *Reg Anesth Pain Med.* 2019;44:206-211.

Gerhardt M, Johnson K, Atkinson R, et al. Characterisation and classification of the neural anatomy in the human hip joint. *HIP Int.* 2012;22:75-81.

Girón-Arango L, Peng PWH, Chin KJ, Brull R, Perlas A. Pericapsular nerve group (PENG) block for hip fracture. *Reg Anesth Pain Med.* 2018;43(8):859-863.

Guay J, Parker MJ, Griffiths R, Kopp S. Peripheral nerve blocks for hip fractures. *Cochrane Database Syst Rev.* 2017:1-117 doi:10.1002/14651858.CD001159.pub2

Haversath M, Hanke J, Landgraeber S, et al. The distribution of nociceptive innervation in the painful hip: a histological investigation. *Bone Jt J.* 2013;95-B:770-776.

Nielsen ND, Greher M, Moriggl B, et al. Spread of injectate around hip articular sensory branches of the femoral nerve in cadavers. *Acta Anaesthesiol Scand.* 2018;62:1-6.

Nielsen TD, Moriggl B, Søballe K, Kolsen-Petersen JA, Børglum J, Bendtsen TF. A cadaveric study of ultrasound-guided subpectineal injectate spread around the obturator nerve and its hip articular branches. *Reg Anesth Pain Med.* 2017;42:357-361.

Orozco S, Muñoz D, Jaramillo S, Herrera AM. Pericapsular Nerve Group (PENG) block for perioperative pain control in hip arthroscopy. *J Clin Anesth.* 2019;59:3-4.

Short AJ, Barnett JJG, Gofeld M, et al. Anatomic study of innervation of the anterior hip capsule: implication for image-guided intervention. *Reg Anesth Pain Med.* 2018;43(2):186-192.

Turgut M, Protas M, Gardner B, Oskouian RJ, Loukas M, Tubbs RS. The accessory obturator nerve: an anatomical study with literature analysis. *Anatomy.* 2017;11:121-127.

Ueshima H, Otake H. Clinical experiences of Pericapsular Nerve Group (PENG) block for hip surgery. *J Clin Anesth.* 2018;51:60-61.

24 Bloqueio do Nervo Femoral

BLOQUEIO EM RESUMO

Bloqueio do nervo femoral (NF) proximalmente à sua divisão na prega inguinal.

- **Indicações:** Anestesia e analgesia depois de procedimentos no quadril, fêmur, parte anterior da coxa, joelho e patela,
- **Objetivo:** Propagação de anestésico local (AL) em torno do NF.
- **Volume de anestésico local:** 10 a 20 mL.

Considerações Gerais

O bloqueio do NF é técnica de anestesia regional já bem estabelecida. É o método analgésico isolado mais potente para tratar dor depois de grandes cirurgias do joelho, seja em injeção única ou em bloqueio contínuo. No entanto, um bloqueio do NF, invariavelmente, resulta em paresia do músculo quadríceps, o que pode impedir a mobilização ativa e a deambulação precoce. Os protocolos para melhora da recuperação depois da cirurgia incluem mobilização precoce como requisito e, portanto, um bloqueio do NF pode interferir com essa meta. Alternativamente, as técnicas mais distais de analgesia intervencional com menor comprometimento da deambulação podem-se adequar melhor a alguns pacientes e cirurgias. Essas opções incluem bloqueios dos ramos distais do NF em diferentes níveis no espaço subsartorial, infiltração pericapsular ou de tecidos moles com um AL. Também se podem usar doses e concentrações mais baixas de ALs para o bloqueio do NF e a infiltração periarticular de ALs.

De qualquer modo, o bloqueio do NF ainda é amplamente usado em pacientes com fraturas do quadril tanto como modalidade de analgesia como no serviço de emergência para facilitar o posicionamento do paciente para anestesia espinal. Em situações clínicas nas quais a mobilização precoce não seja exigida, o bloqueio femoral é o método analgésico intervencional mais efetivo e consistente. Finalmente, um bloqueio do NF costuma ser usado como anestesia única para reparos da laceração do músculo quadríceps e de rompimento de tendões, evacuação de hematoma do joelho depois de cirurgia de artroplastia total do joelho e para cirurgia da patela.

Limitações

O bloqueio do NF se associa a um risco de quedas pós-operatório no hospital devido à fraqueza do músculo quadríceps. São necessários protocolos para especificação do risco e prevenções de risco sempre que se usam bloqueios de nervos das extremidades inferiores, particularmente para bloqueios femorais e isquiáticos. A incidência de lesão do NF relatada na literatura é mais baixa do que a dos bloqueios de nervos da extremidade superior. No entanto, a deficiência associada à lesão do NF é significativa. Portanto, recomendamos estrita adesão à monitoração tripla (ou seja, ultrassonografia [US], estimulação nervosa e pressão de abertura da injeção).

Anatomia

O NF se origina das divisões posteriores dos ramos anteriores dos nervos lombares L2-L4. Aproximadamente no nível do quinto corpo vertebral lombar, o NF sai do músculo psoas em uma direção de medial a lateral, profundamente à fáscia ilíaca. Continua caudalmente e entra no compartimento anterior da coxa, passando profundamente ao ligamento inguinal, anteriormente ao músculo iliopsoas e lateralmente à artéria e à veia femoral (Figura 24-1). No triângulo femoral, o nervo se divide rapidamente em múltiplos ramos terminais. Os ramos profundos inervam a face anterior do quadril, do fêmur e do joelho; ramos musculares inervam os músculos ilíaco, psoas maior, pectíneo, reto femoral, vasto lateral, vasto intermédio, vasto medial e sartório; ramos cutâneos inervam a pele da face anterior da coxa e do joelho. O nervo safeno se origina do NF e continua em percurso com a artéria femoral no lado medial da perna e distalmente à parte média do pé, inervando a pele nesse trajeto. Abaixo da patela, o ramo infrapatelar atravessa o joelho e ainda se divide em três ramos que se combinam com nervos cutâneos da coxa e formam o plexo patelar.

Anatomia em Corte Transversal e Visualização por Ultrassonografia

No nível da prega femoral, o NF se situa superficialmente ao músculo ilíaco, sendo coberto pela fáscia ilíaca em posição imediatamente lateral ao compartimento vascular.

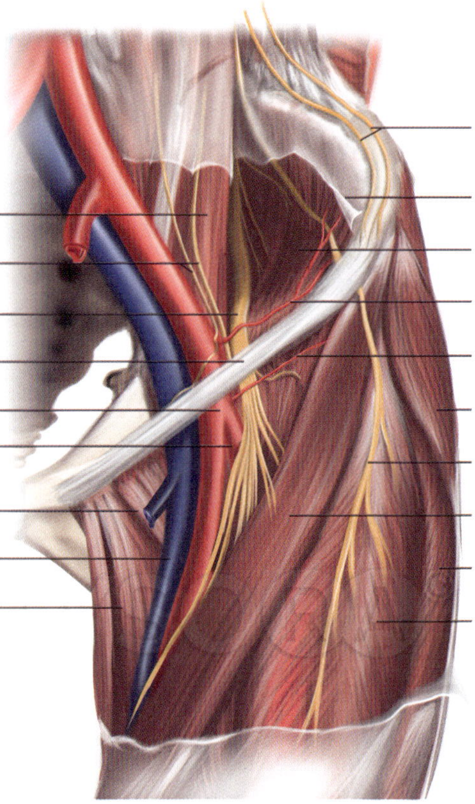

FIGURA 24-1. Anatomia do femoral na prega femoral.

A disposição do nervo, lateralmente à artéria e veia femorais, é relativamente consistente. Na US, o nervo é visto como grupo triangular ou oval achatado de fascículos envolvidos em duas camadas da fáscia ilíaca, tipicamente a uma profundidade de 2 a 4 cm (Figura 24-2). A artéria ilíaca circunflexa superficial sai da artéria femoral no triângulo femoral e tem percurso lateral e cranial superficialmente à fáscia ilíaca. Fazendo uma varredura mais distal, podem-se identificar a saída da artéria femoral profunda e a ramificação do NF (Figura 24-1).

Distribuição da Anestesia e da Analgesia

O bloqueio do NF resulta em anestesia da face anterior do fêmur, quadril, joelho, músculos e pele da parte anterior da coxa, bem como da pele na face medial do tornozelo e do pé (Figura 24-3).

Preparação do Bloqueio

Equipamento

- Transdutor: Transdutor linear de alta frequência
- Agulha: Agulha estimuladora calibre 22 com 50 mm

Anestésico Local

Os ALs de longa duração (bupivacaína 0,5% ou ropivacaína 0,5%) são usados para anestesia ou analgesia depois de cirurgia do joelho. Misturas diluídas desse ALs (p. ex., 0,125%-0,25%) podem ser usadas para diminuir, mas não eliminar, a paresia do quadríceps. Um volume de 10 a 15 mL geralmente é suficiente para um bloqueio efetivo.

Já se descreveu um acréscimo de bupivacaína lipossomal para um bloqueio do NF. Estudos mostram uma diminuição nas pontuações de dor e no consumo de opioides por até 48 horas. Até o momento, essa formulação de liberação prolongada de ALs não foi aprovada para bloqueio do NF.

Posicionamento do Paciente

O paciente é posicionado em decúbito dorsal com a extremidade inferior inteiramente estendida e discretamente rodada externamente (Figura 24-4). Em pacientes obesos, afastar com uma fita o tecido adiposo abdominal pode ajudar a otimizar o acesso à prega inguinal (Figura 24-5). O aparelho de US deve ser colocado perto do paciente de maneira contralateral e voltado para o profissional.

Técnica

Pontos de Referência, Posição do Transdutor e Técnica de Varredura

O transdutor é colocado em orientação transversal sobre a prega inguinal. A artéria femoral é visualizada como estrutura pulsátil anecoica redonda, tendo a veia femoral facilmente compressível medial a si. Quando se veem a bifurcação da artéria femoral e a profunda femoral, o transdutor deve

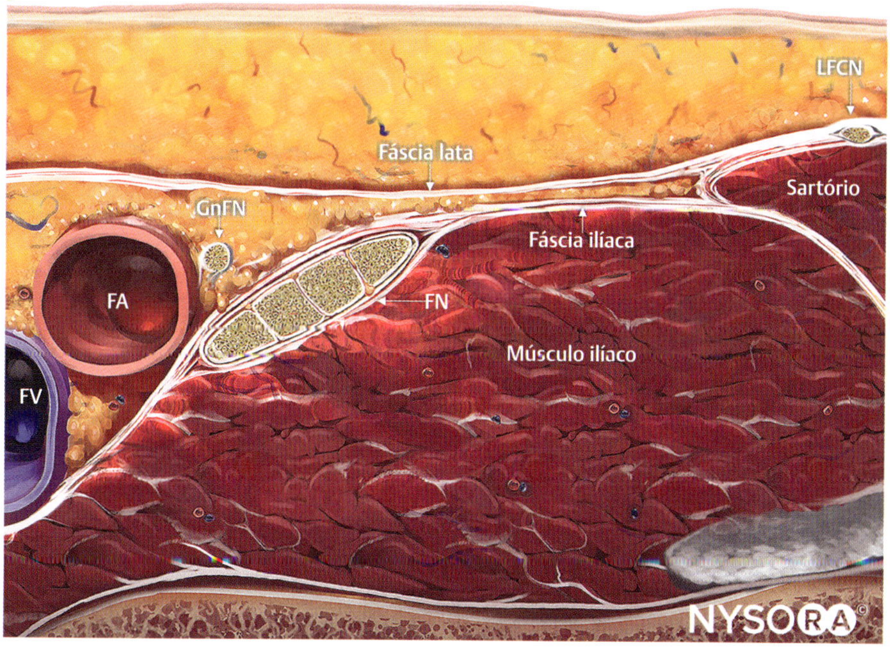

FIGURA 24-2. Anatomia em corte transversal do nervo femoral. FN, nervo femoral; FA, artéria femoral; FV, veia femoral; LFCN, nervo cutâneo femoral lateral; GnFN, nervo genitofemoral.

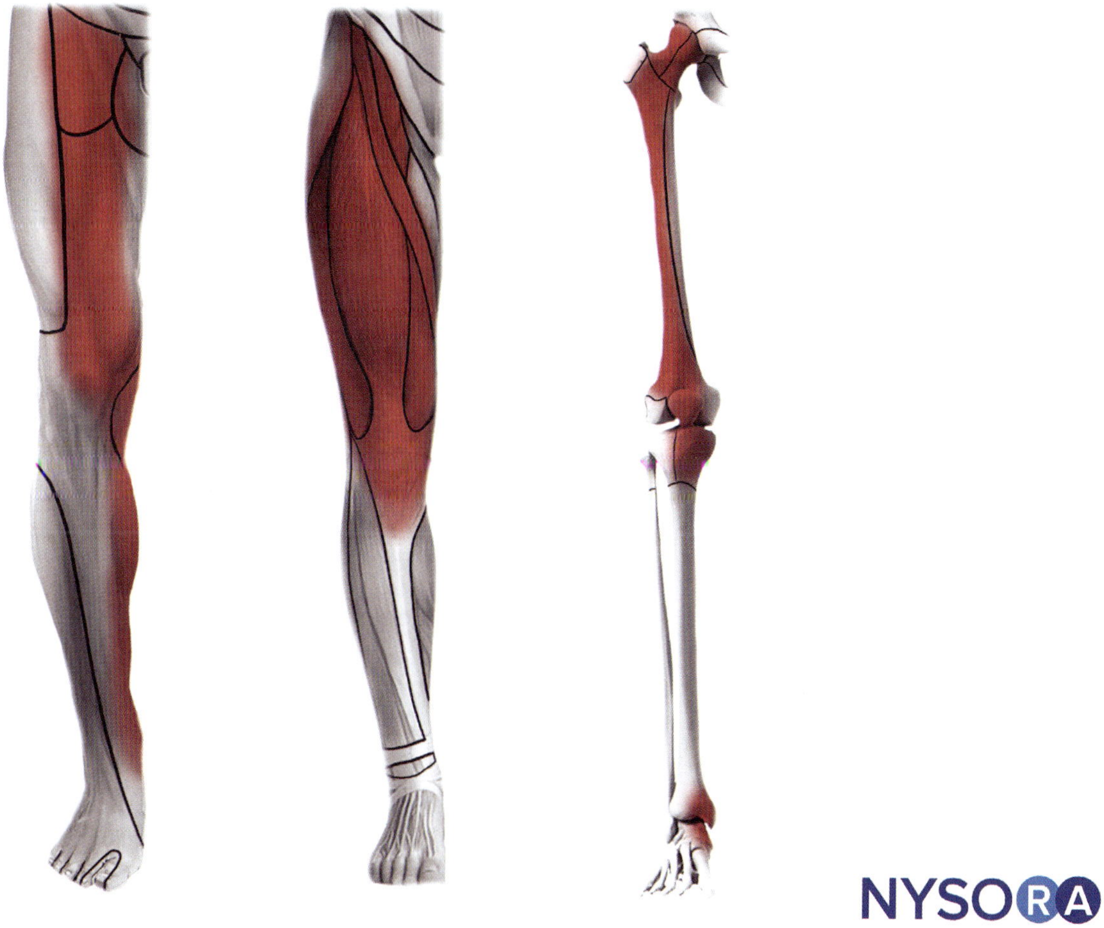

FIGURA 24-3. Distribuição da anestesia com um bloqueio do nervo femoral. Da esquerda para a direita: dermátomos, miótomos e osteótomos.

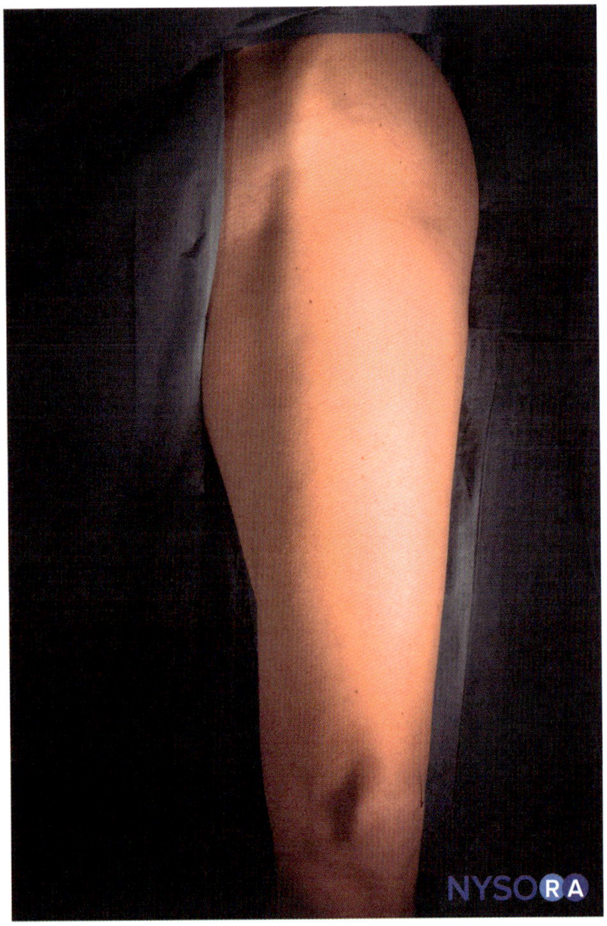

FIGURA 24-4. Posição do paciente para um bloqueio do nervo femoral.

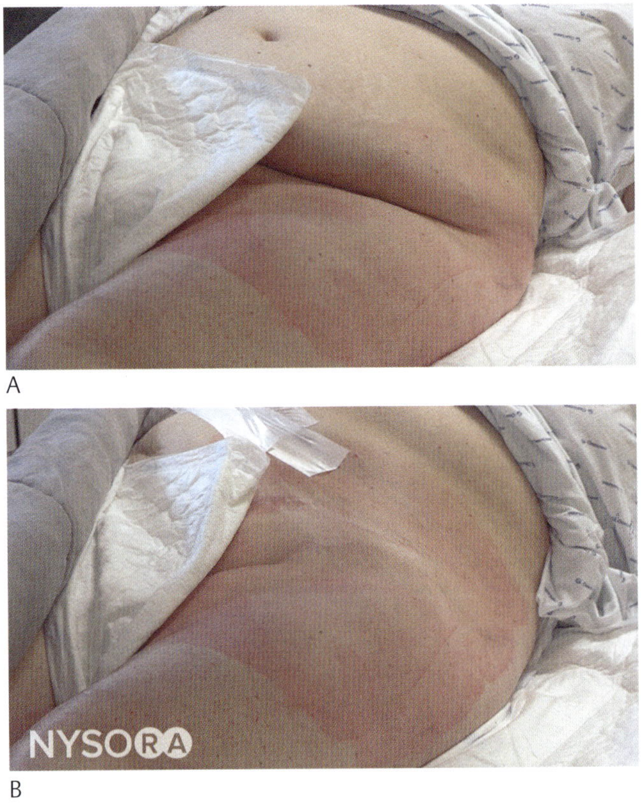

FIGURA 24-5. Técnica NYSORA para facilitar exposição da prega femoral em pacientes obesos.

ser movido proximalmente se for necessário um bloqueio do tronco inteiro do NF (Figura 24-6). Aplicando-se pressão ao transdutor e ajustando-se a inclinação, tanto o NF como a fáscia ilíaca podem ser mais bem visualizados (Figura 24-7).

Acesso e Trajetória da Agulha

A agulha é avançada dentro do plano de lateral a medial em direção à borda lateral do NF, tendo-se o objetivo de atravessar a fáscia ilíaca que cobre o nervo. Depois de penetrar a fáscia, a ponta da agulha avança mais até que esteja no espaço entre as duas camadas da fáscia que contêm o NF (Figura 24-8).

Distribuição do Anestésico Local

Antes da injeção, faz-se a *checklist* RAPT para descartar uma resposta motora (R) à estimulação nervosa, aspiração negativa (A) para evitar colocação intravascular da agulha, baixa pressão de abertura da injeção (P) para evitar injeção intraneural e o volume total (T) a ser administrado. Depois da RAPT, injetam-se 1 a 2 mL de AL para avaliar a distribuição do injetado

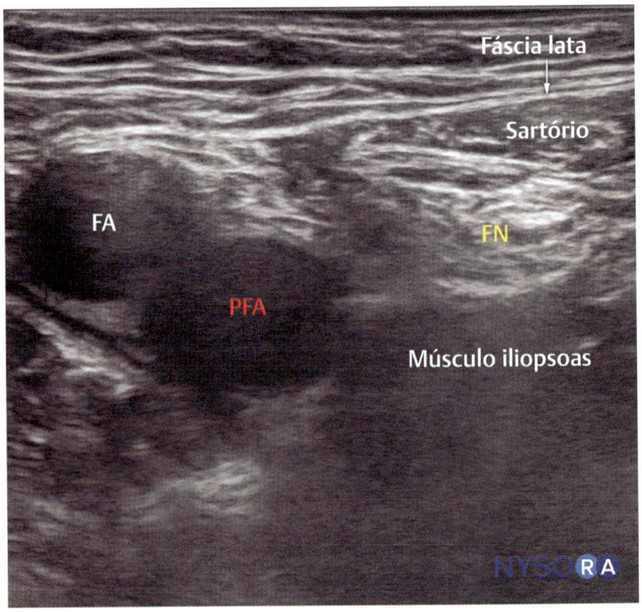

FIGURA 24-6. Bifurcação da artéria femoral (FA) em artéria femoral profunda (PFA). Para um bloqueio completo do nervo femoral (FN), a injeção é feita proximalmente à bifurcação, onde apenas uma artéria é vista na ultrassonografia.

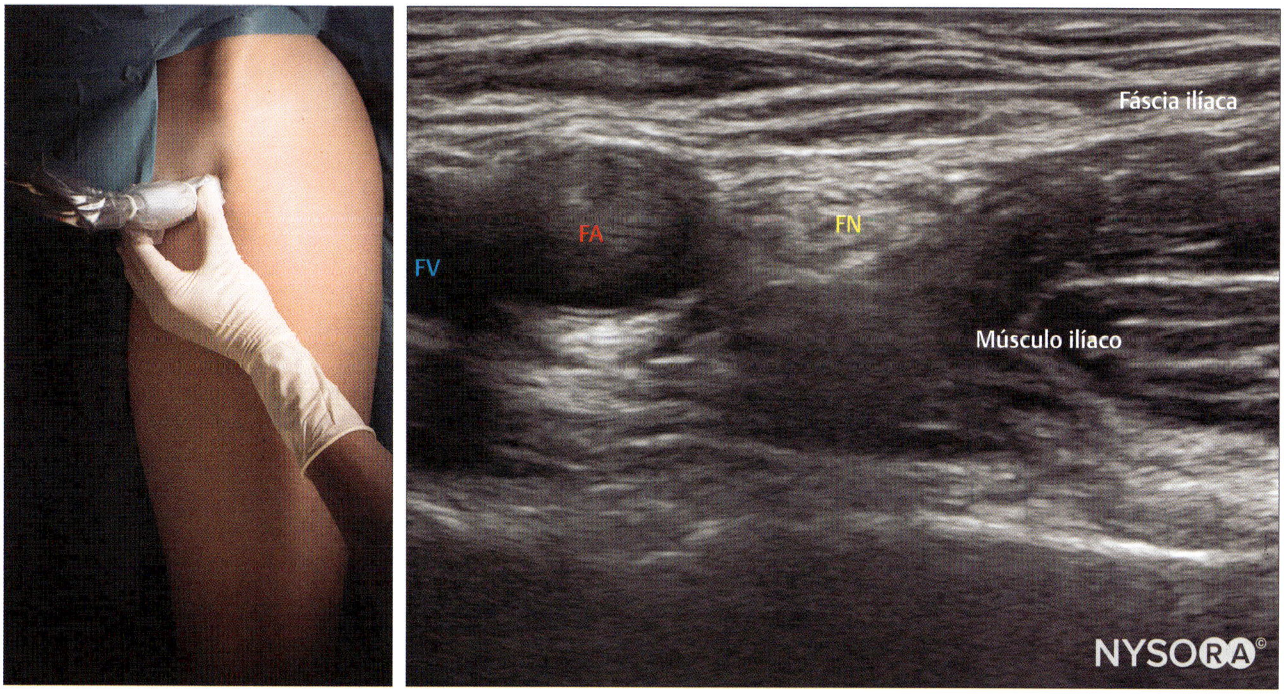

FIGURA 24-7. Posição do transdutor e sonoanatomia do nervo femoral (FN) na prega femoral. FV, veia femoral; FA, artéria femoral.

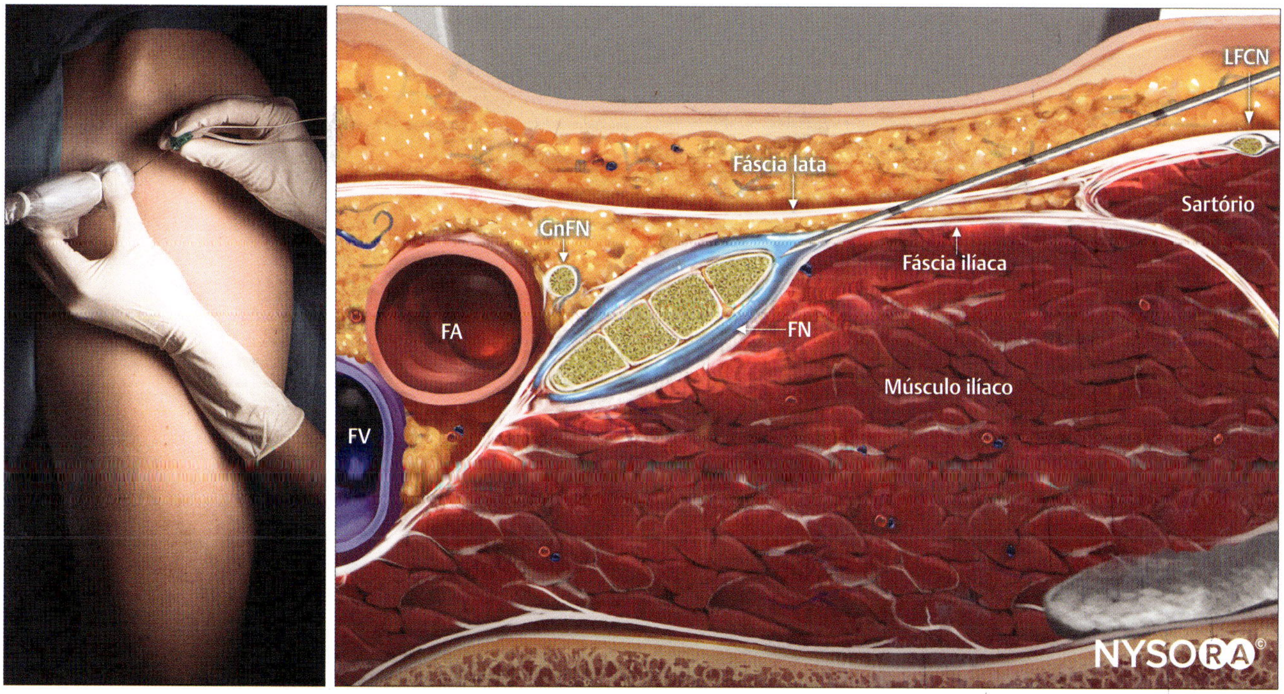

FIGURA 24-8. Anatomia reversa por ultrassonografia de um bloqueio do nervo femoral (FN), mostrando inserção da agulha dentro do plano. FV, veia femoral; FA, artéria femoral; GnFN, nervo genitofemoral.

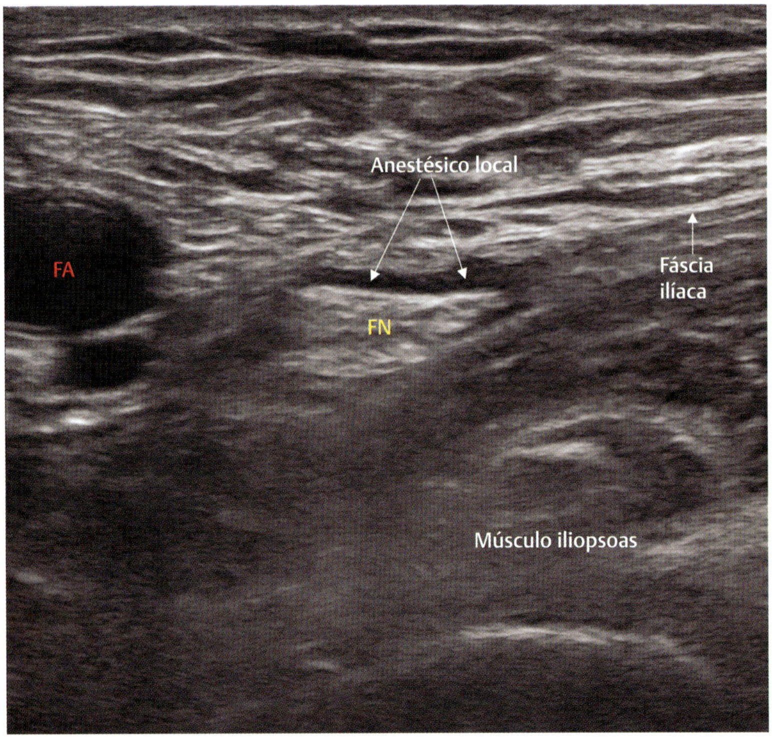

FIGURA 24-9. Imagem de ultrassonografia depois de um bloqueio do nervo femoral (FN), mostrando uma propagação ideal do anestésico local. FA, artéria femoral.

em torno do NF, ao mesmo tempo monitorando a pressão de injeção; a injeção no espaço próprio resultará no deslocamento do NF da fáscia e do músculo adjacentes (Figura 24-9).

Dicas para Resolução de Problemas

- Incline o transdutor craniocaudalmente para otimizar a imagem do nervo.
- Perfure a fáscia ilíaca lateralmente à borda do NF.
- Se for usada estimulação do nervo (0,5 mA, 0,1 ms), o contato da ponta da agulha com o NF se associa a uma resposta motora do grupo muscular do quadríceps.
- Cuidado com a paresia motora do quadríceps – risco de quedas.
- A propagação circunferencial do AL em torno do nervo não é necessária para este bloqueio.

Fluxograma

Algoritmo da Técnica de Bloqueio do Nervo Femoral

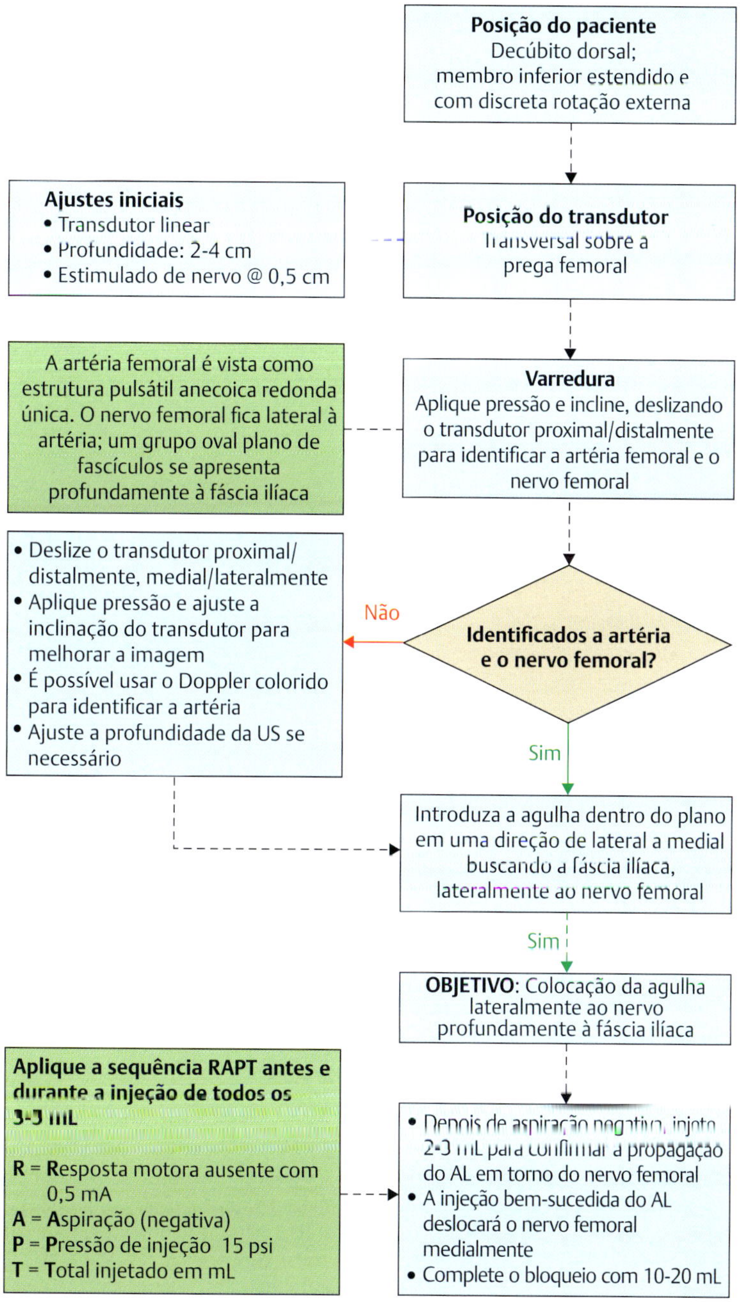

LEITURAS SUGERIDAS

Bech B, Melchiors J, Børglum J, Jensen K. The successful use of peripheral nerve blocks for femoral amputation. *Acta Anaesthesiol Scand.* 2009;53(2):257-260.

Bodner G, Bernathova M, Galiano K, Putz D, Martinoli C, Felfernig M. Ultrasound of the lateral femoral cutaneous nerve: normal findings in a cadaver and in volunteers. *Reg Anesth Pain Med.* 2009;34(3):265-268.

Casati A, Baciarello M, Di Cianni S, et al. Effects of ultrasound guidance on the minimum effective anaesthetic volume required to block the femoral nerve. *Br J Anaesth.* 2007;98:823-827.

Ee-Yuee C, Fransen M, Parker DA, Pryseley NA, Chua N. Femoral nerve blocks for acute postoperative pain after knee replacement surgery (Review). *Cochrane Database Syst Rev.* 2016;13:CD009941.

Errando CL. Ultrasound-guided femoral nerve block: catheter insertion in a girl with skeletal abnormalities. [Article in Spanish.] *Rev Esp Anestesiol Reanim.* 2009;56(3):197-198.

Fredrickson M. "Oblique" needle-probe alignment to facilitate ultrasound-guided femoral catheter placement. *Reg Anesth Pain Med.* 2008;33(4):383-384.

Fredrickson MJ, Danesh-Clough TK. Ambulatory continuous femoral analgesia for major knee surgery: a randomized study of ultrasound-guided femoral catheter placement. *Anaesth Intensive Care.* 2009;37(5):758-766.

Fredrickson MJ, Kilfoyle DH. Neurological complication analysis of 1000 ultrasound guided peripheral nerve blocks for elective orthopaedic surgery: a prospective study. *Anaesthesia.* 2009;64(8):836-844.

Gabriel RA, Kaye AD, Nagrebetsky A, Jones MR, Dutton RP, Urman RD. Utilization of femoral nerve blocks for total knee arthroplasty. *J Arthroplasty.* 2016;31:1680-1685.

Gupta PK, Chevret S, Zohar S, Hopkins PM. What is the ED95 of prilocaine for femoral nerve block using ultrasound? *Br J Anaesth.* 2013;110:831-836.

Gurnaney H, Kraemer F, Ganesh A. Ultrasound and nerve stimulation to identify an abnormal location of the femoral nerve. *Reg Anesth Pain Med.* 2009;34(6):615.

Helayel PE, da Conceição DB, Feix C, Boos GL, Nascimento BS, de Oliveira Filho GR. Ultrasound-guided sciatic-femoral block for revision of the amputation stump. Case report. *Rev Bras Anestesiol.* 2008;58(5):482.

Hishiyama S, Ishiyama T, Asano N, Kotoda M, Ikemoto K, Matsukawa T. Femoral nerve block for total knee arthroplasty. *Masui.* 2014;63(8):872-876.

Hotta K, Sata N, Suzuki H, Takeuchi M, Seo N. Ultrasound-guided combined femoral nerve and lateral femoral cutaneous nerve blocks for femur neck fracture surgery—case report. *Masui.* 2008;57(7):892-894.

Koscielniak-Nielsen ZJ, Rasmussen H, Hesselbjerg L. Long-axis ultrasound imaging of the nerves and advancement of perineural catheters under direct vision: a preliminary report of four cases. *Reg Anesth Pain Med.* 2008;33(5):477-482.

Lang SA. Ultrasound and the femoral three-in-one nerve block: weak methodology and inappropriate conclusions. *Anesth Analg.* 1998;86(5):1147-1148.

Marhofer P, Harrop-Griffiths W, Willschke H, Kirchmair L. Fifteen years of ultrasound guidance in regional anaesthesia: part 2-recent developments in block techniques. *Br J Anaesth.* 2010;104(6):673-683.

Marhofer P, Schrögendorfer K, Koinig H, Kapral S, Weinstabl C, Mayer N. Ultrasonographic guidance improves sensory block and onset time of three-in-one blocks. *Anesth Analg.* 1997;85(4):854-857.

Mariano ER, Loland VJ, Sandhu NS, et al. Ultrasound guidance versus electrical stimulation for femoral perineural catheter insertion. *J Ultrasound Med.* 2009;28(11):1453-1460.

Murray JM, Derbyshire S, Shields MO. Lower limb blocks. *Anaesthesia.* 2010;65:57-66.

Niazi AU, Prasad A, Ramlogan R, Chan VW. Methods to ease placement of stimulating catheters during in-plane ultrasound-guided femoral nerve block. *Reg Anesth Pain Med.* 2009;34(4):380-381.

Oberndorfer U, Marhofer P, Bösenberg A, et al. Ultrasonographic guidance for sciatic and femoral nerve blocks in children. *Br J Anaesth.* 2007;98(6):797-801.

O'Donnell BD, Mannion S. Ultrasound-guided femoral nerve block, the safest way to proceed? *Reg Anesth Pain Med.* 2006;31(4):387-388.

Ogami K, Murata H, Sakai A, et al. Deep and superficial circumflex iliac arteries and their relationship to the ultrasound-guided femoral nerve block procedure: a cadaver study. *Clin Anat.* 2017;30:413-420.

Reid N, Stella J, Ryan M, Ragg M. Use of ultrasound to facilitate accurate femoral nerve block in the emergency department. *Emerg Med Australas.* 2009;21(2):124-130.

Riddell M, Ospina M, Holroyd-Leduc JM. Use of femoral nerve blocks to manage hip fracture pain among older adults in the emergency department: a systematic review. *Can J Emerg Med.* 2016;18:245-252.

Ruiz A, Sala-Blanch X, Martinez-Ocón J, Carretero MJ, Sánchez-Etayo G, Hadzic A. Incidence of intraneural needle insertion in ultrasound-guided femoral nerve block: a comparison between the out-of-plane versus the in-plane approaches. *Rev Esp Anestesiol Reanim.* 2014;61:73-77.

Salinas FV. Ultrasound and review of evidence for lower extremity peripheral nerve blocks. *Reg Anesth Pain Med.* 2010;35 (2 Suppl):S16-S25.

Schafhalter-Zoppoth I, Moriggl B. Aspects of femoral nerve block. *Reg Anesth Pain Med.* 2006;31(1):92-93.

Sites BD, Beach M, Gallagher JD, Jarrett RA, Sparks MB, Lundberg CJ. A single injection ultrasound-assisted femoral nerve block provides side effect-sparing analgesia when compared with intrathecal morphine in patients undergoing total knee arthroplasty. *Anesth Analg.* 2004;99(5):1539-1543.

Sites BD, Beach ML, Chinn CD, Redborg KE, Gallagher JD. A comparison of sensory and motor loss after a femoral nerve block conducted with ultrasound versus ultrasound and nerve stimulation. *Reg Anesth Pain Med.* 2009;34(5):508-513.

Soong J, Schafhalter-Zoppoth I, Gray AT. The importance of transducer angle to ultrasound visibility of the femoral nerve. *Reg Anesth Pain Med.* 2005;30(5):505.

Taha AM, Abd-Elmaksoud AM. Ropivacaine in ultrasound-guided femoral nerve block: what is the minimal effective anaesthetic concentration (EC90)? *Anaesthesia.* 2014;69:678-682.

Tran DQ, Muñoz L, Russo G, Finlayson RJ. Ultrasonography and stimulating perineural catheters for nerve blocks: a review of the evidence. *Can J Anaesth.* 2008;55(7):447-457.

Tsui B, Suresh S. Ultrasound imaging for regional anesthesia in infants, children, and adolescents: a review of current literature and its application in the practice of extremity and trunk blocks. *Anesthesiology.* 2010;112(2):473-492.

Villegas Duque A, Ortiz de la Tabla González R, Martínez Navas A, Echevarría Moreno M. Continuous femoral block for postoperative analgesia in a patient with poliomyelitis. [Article in Spanish.] *Rev Esp Anestesiol Reanim.* 2010;57(2):123-124.

Wang AZ, Gu L, Zhou QH, Ni WZ, Jiang W. Ultrasound-guided continuous femoral nerve block for analgesia after total knee arthroplasty: catheter perpendicular to the nerve versus catheter parallel to the nerve. *Reg Anesth Pain Med.* 2010;35(2):127-131.

25 Bloqueios Subsartoriais: Bloqueios do Nervo Safeno, do Canal Adutor e do Triângulo Femoral

BLOQUEIO EM RESUMO

Bloqueio do nervo safeno sob o músculo sartório na face medial do terço médio da coxa. Dependendo do nível da injeção e do volume injetado, também pode bloquear ramos dos nervos femoral e obturatório.

- **Indicações:** Propagação do AL em torno da artéria femoral no compartimento fascial entre os músculos sartório, vasto medial e adutor.
- **Objetivo:** Propagação de anestésico local (AL) em torno do NF.
- **Volume de anestésico local:** 10 a 20 mL.

Considerações Gerais

Sob a classificação de "bloqueios subsartoriais", descrevemos três bloqueios relacionados, mas distintos: bloqueios subsartorial do nervo safeno, do canal adutor e do triângulo femoral.

O **bloqueio subsartorial do nervo safeno** é uma técnica bem estabelecida para anestesiar a face medial da perna, o tornozelo e a parte média do pé. É comumente realizado como adjunto do bloqueio do nervo isquiático para cirurgia na perna. O uso de orientação por ultrassonografia (US) melhora sua taxa de sucesso, permitindo a determinação do local ideal para injeção e a monitoração da propagação do AL.

O **bloqueio do canal adutor** é semelhante ao bloqueio subsartorial do nervo safeno, exceto que se usam volumes maiores de AL. Foi introduzido como alternativa ao bloqueio do nervo femoral para evitar paresia do quadríceps depois de cirurgia do joelho. O bloqueio do canal adutor é comumente usado no esquema analgésico multimodal da melhor recuperação depois dos protocolos de cirurgia (ERAS) para artroplastia do joelho.

O **bloqueio do triângulo femoral** é uma injeção de AL proximalmente ao canal adutor para anestesiar ramos terminais adicionais do nervo femoral. Isso resulta em melhor analgesia, mas também em mais fraqueza motora do músculo quadríceps.

Conquanto a eficácia analgésica do canal adutor esteja bem documentada, o nível ideal em que o AL deve ser injetado permanece sem resposta. Recentes estudos anatômicos sugeriram que, além do nervo safeno, muitas vezes estão presentes, ramos do nervo para o vasto medial e ramos articulares do nervo obturatório no canal adutor e contribuem para a inervação da face anteromedial do joelho. O nível da injeção (proximal-distal) e o volume do injetado são fatores que determinam os resultados do bloqueio. Por exemplo, o bloqueio do triângulo femoral com grande volume de AL resulta em propagação proximal ao nervo femoral e à paresia do quadríceps. No entanto, um bloqueio proximal também confere melhor analgesia à cápsula anterior do joelho. Conquanto a injeção no canal adutor não resulte em bloqueio completo do nervo femoral, estudos recentes sugerem que o AL pode se propagar pelo hiato de Hunter e ir à fossa poplítea. Isso, por sua vez, pode resultar em um bloqueio dos ramos articulares para a cápsula posterior a partir do nervo isquiático e do nervo obturatório (plexo poplíteo).

Limitações

O nervo safeno corre com a artéria e a veia femorais na parte média da coxa. Embora fácil de localizar, há um risco de punção vascular femoral ao se realizar o bloqueio, particularmente em pacientes maiores ou quando a pressão do transdutor colapsar a veia. Também já se relatou dissecção da artéria femoral depois de um bloqueio do canal adutor.

A qualidade e a extensão da analgesia proporcionada pelo bloqueio subsartorial dependem do nível da injeção e do volume do AL usado. No entanto, nenhuma das técnicas cobrirá todos os ramos articulares que inervam o joelho; portanto, é obrigatória uma abordagem com analgesia multimodal. Um bloqueio do canal adutor não é completamente desprovido de risco de paresia do quadríceps. Consequentemente, é obrigatório programar protocolos para prevenção de quedas no pós-operatório ao usar bloqueios da extremidade inferior.

Anatomia

O nervo safeno é o ramo mais longo do nervo femoral. Seu percurso se faz com a artéria e a veia femorais no lado medial da coxa. Ao nível do joelho, o nervo safeno perfura a fáscia lata entre os tendões dos músculos sartório e grácil e se torna subcutâneo. Daí em diante, desce ao lado medial da perna até a parte média do pé, inervando a pele em sua trajetória (Figura 25-1).

O músculo sartório se origina da espinha ilíaca anterossuperior e desce obliquamente pela parte anterior da coxa em uma direção de lateral para medial. A intersecção da borda medial do músculo sartório com a borda medial do músculo adutor longo define o ápice do triângulo femoral e o limite proximal do canal adutor (Figura 25-2). Na parte média da coxa, o músculo sartório cobre o canal adutor. O canal é mais ou menos um túnel triangular delimitado anteriormente pelo vasto medial, posteriormente pelos músculos adutores, e o teto é uma aponeurose espessa que conecta esses músculos (ou seja, membrana do vastoadutor) (Figura 25-2). O limite distal do canal é o hiato adutor, através do qual os vasos femorais entram na fossa poplítea.

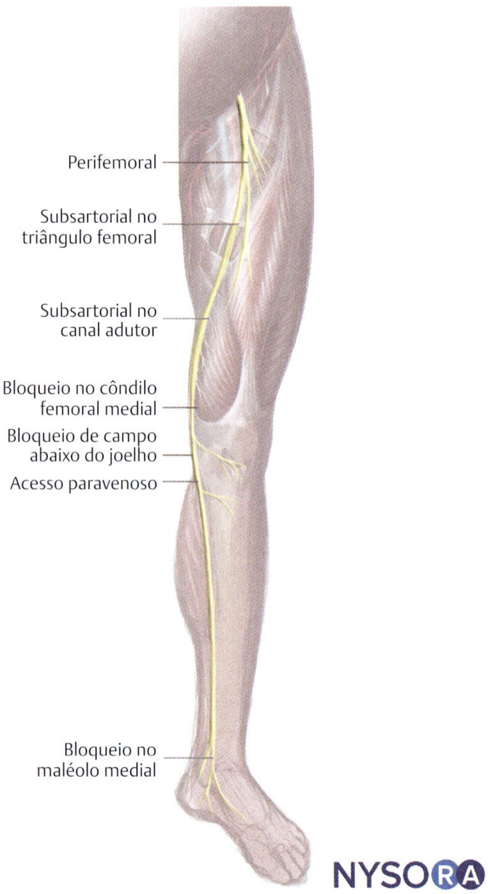

FIGURA 25-1. Nervo safeno e os níveis onde pode ser bloqueado.

Anatomia em Corte Transversal e Visualização por Ultrassonografia

Em um plano em corte transversal, o canal adutor aparece como espaço com forma triangular, limitado pelo músculo sartório e a membrana do vastoadutor (superficialmente), músculo vasto medial (anterolateralmente) e músculos adutor longo e adutor magno (posteromedialmente). O espaço interfascial contém a artéria e a veia femorais, o nervo safeno, o nervo cutâneo femoral medial e ramos do nervo para o vasto medial (Figura 25-3). Ramos do nervo obturatório também podem passar pelo canal adutor, mas isso não é consistente.

Distribuição da Anestesia e da Analgesia

Um bloqueio subsartorial resulta em anestesia cutânea da face medial da perna abaixo do joelho, tornozelo e parte média do pé. Injeções proximais de grande volume de AL podem resultar em um bloqueio motor parcial do quadríceps. A extensão da analgesia da articulação do joelho dependeria do local da injeção (Figura 25-4).

Preparação do Bloqueio

Equipamento

- Transdutor: Transdutor linear de alta frequência
- Agulha: Agulha estimuladora isolada calibre 22 de 50 mm

Anestésico Local

Bupivacaína ou ropivacaína 0,25% a 0,5% são mais adequadas para este bloqueio. Embora 5 a 10 mL sejam suficientes para o bloqueio do nervo safeno, geralmente se usam 10 a 20 mL nos bloqueios do canal adutor para analgesia depois de cirurgia do joelho. Um volume mais alto (p. ex., 30 mL) se associa ao risco de paresia do quadríceps. Os dados indicam que um bloqueio contínuo do canal adutor prolongue a analgesia sem comprometer a função do quadríceps. Também se pode usar bupivacaína lipossomal para prolongar a duração do bloqueio sem o cateter.

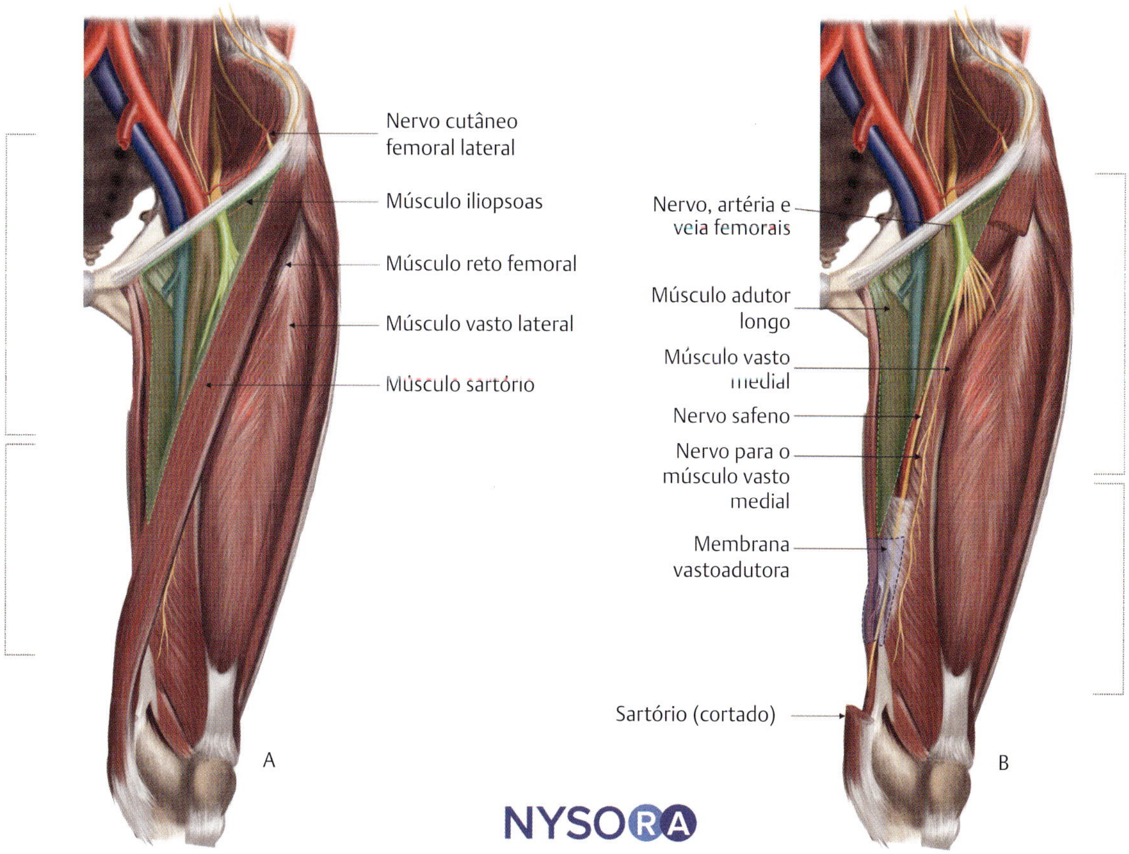

FIGURA 25-2. Limites anatômicos do triângulo femoral (em verde) e do canal adutor (em azul).

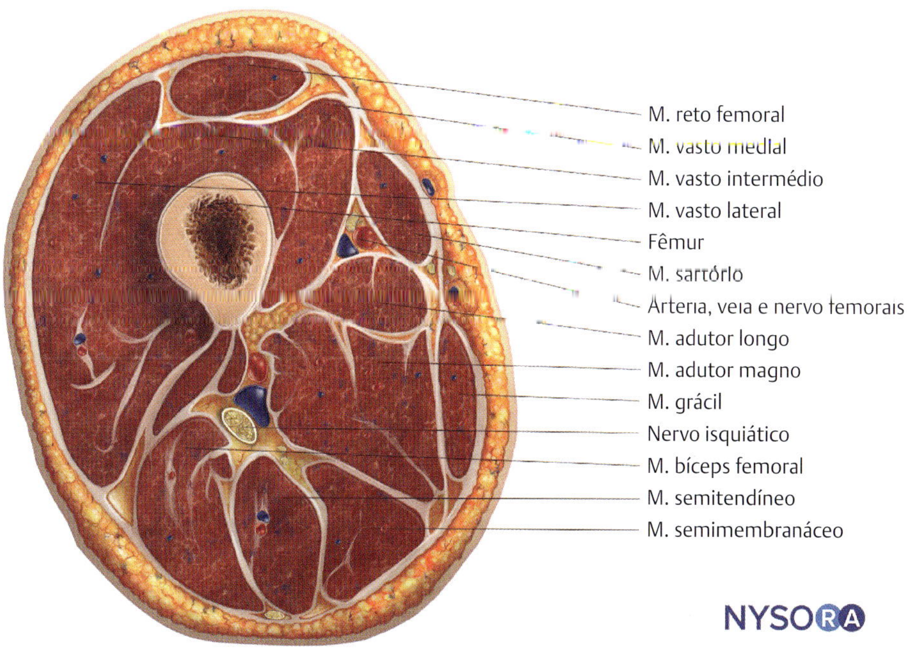

FIGURA 25-3. Anatomia em corte transversal da parte média da coxa.

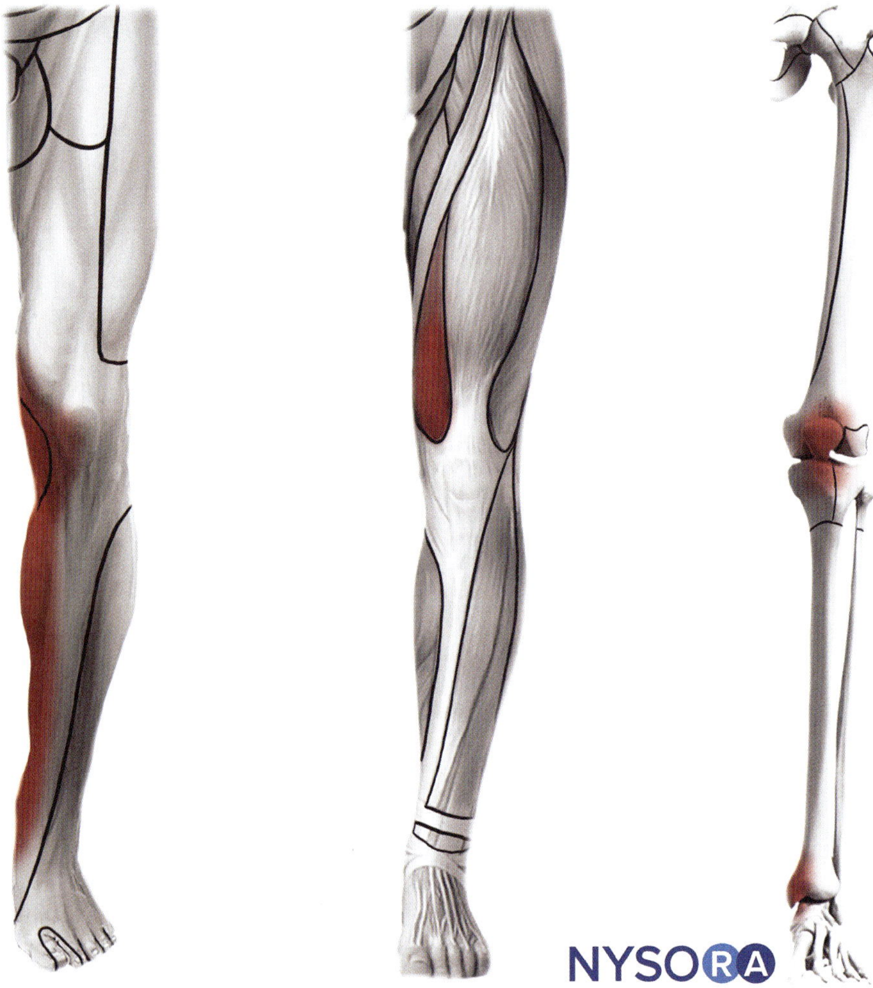

FIGURA 25-4. Distribuição da anestesia nos bloqueios subsartoriais. Da direita para a esquerda: osteótomos, miótomos e dermátomos.

Posicionamento do Paciente

O paciente é posicionado em decúbito dorsal com o joelho discretamente flexionado e rodado externamente para melhor exposição do lado medial da coxa (Figura 25-5). O aparelho de US é colocado próximo ao paciente no lado contralateral, voltado para o profissional.

Técnica

Pontos de Referência e Posição do Transdutor

O transdutor é colocado em uma orientação transversal sobre a face medial da parte média da coxa. A artéria femoral é visualizada como estrutura pulsátil anecoica redonda profunda ao músculo sartório.

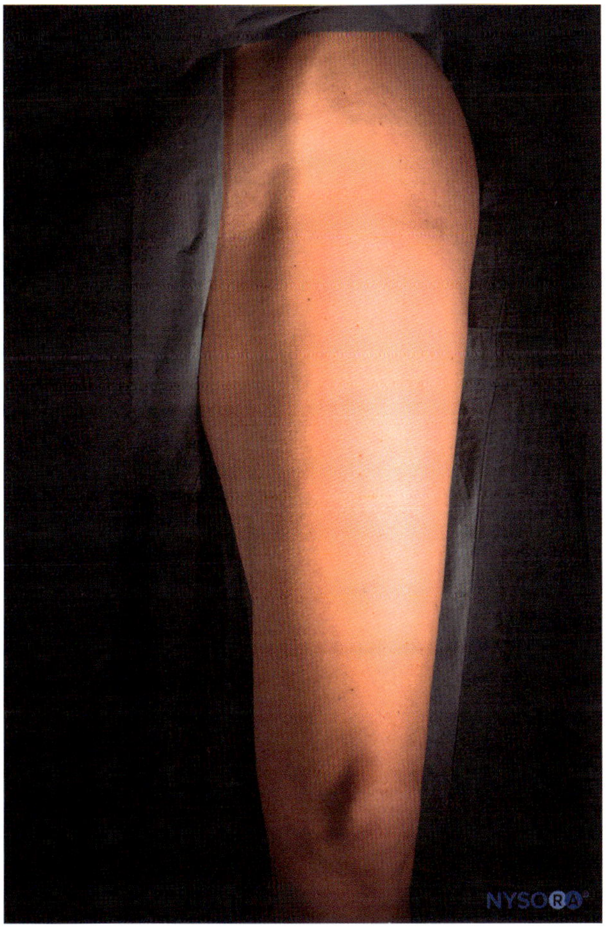

FIGURA 25-5. Posição do paciente.

Técnica de Varredura

Para encontrar o local da injeção mais precisamente, o músculo sartório é seguido de proximal a distal para identificar os pontos de referência da anatomia sonográfica interna que definem o triângulo femoral e o canal adutor. O ápice do triângulo femoral é identificado pela intersecção entre a borda medial do músculo sartório e a borda medial do músculo adutor longo (Figura 25-6A). Uma injeção distal a esse limite ocorrerá no canal adutor (Figura 25-6B).

A artéria femoral é rastreada proximal e distalmente até que seja localizada abaixo do ponto médio do músculo sartório. Nesse nível (canal adutor), o nervo safeno é lateral à artéria e pode ser consistentemente bloqueado (Figura 25-7).

Acesso e Trajetória da Agulha

A agulha é avançada dentro do plano de lateral e medial em direção à fáscia profunda ao músculo sartório, lateralmente à artéria femoral. A pressão do transdutor deve ser liberada para identificação da posição da veia femoral antes da injeção (Figura 25-8).

Distribuição do Anestésico Local

Depois de aspiração negativa, injetam-se 1 a 2 mL de AL para confirmar o local de injeção correto. O bloqueio é completado com 10 a 15 mL de AL enquanto se observa a propagação entre o músculo sartório, o vasto medial e a artéria femoral. A injeção geralmente facilita as imagens do nervo safeno (Figura 25-9).

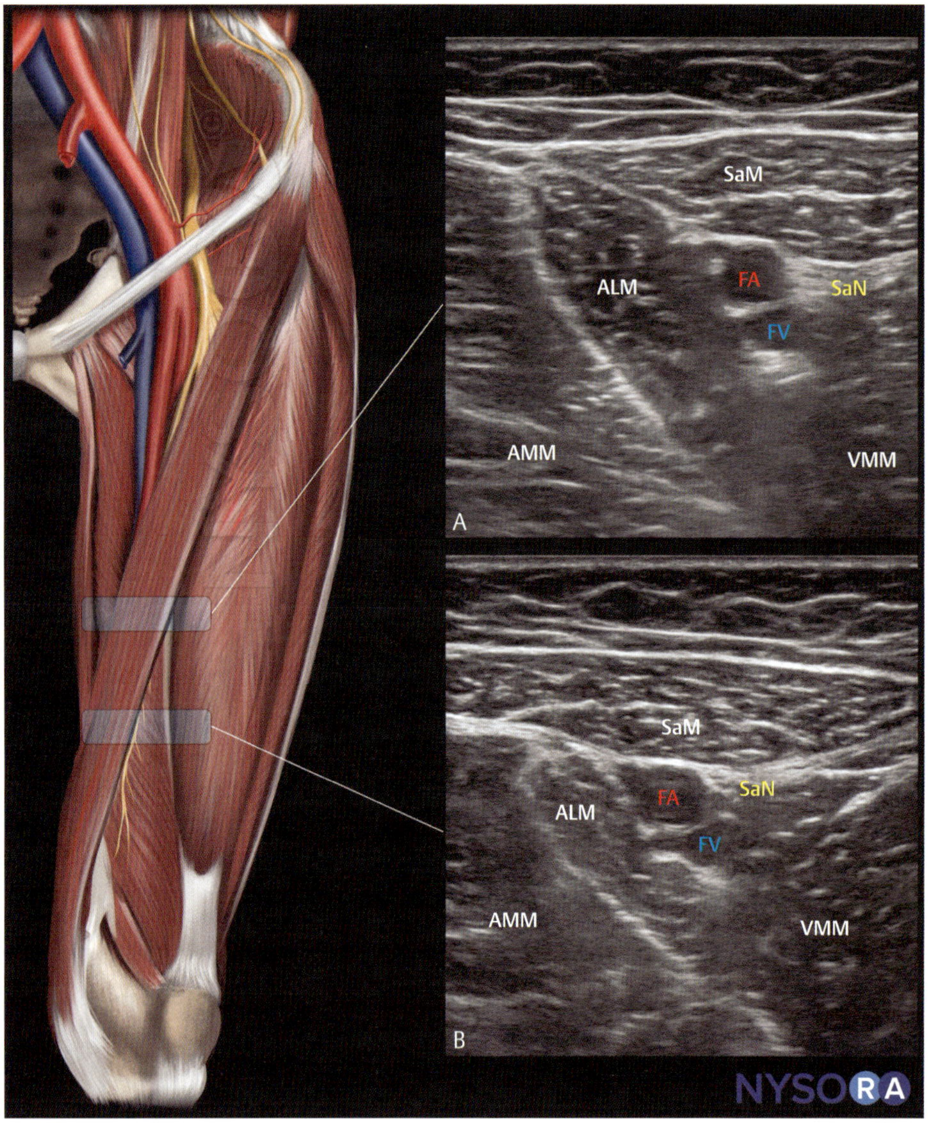

FIGURA 25-6. Pontos de referência ultrassonográficos definindo o limite distal (A) do triângulo femoral e (B) do canal adutor. SaM, músculo sartório; SaN, nervo safeno; FA, artéria femoral: FV, veia femoral; VMM, músculo vasto medial; ALM, músculo adutor longo; AMM, músculo adutor magno.

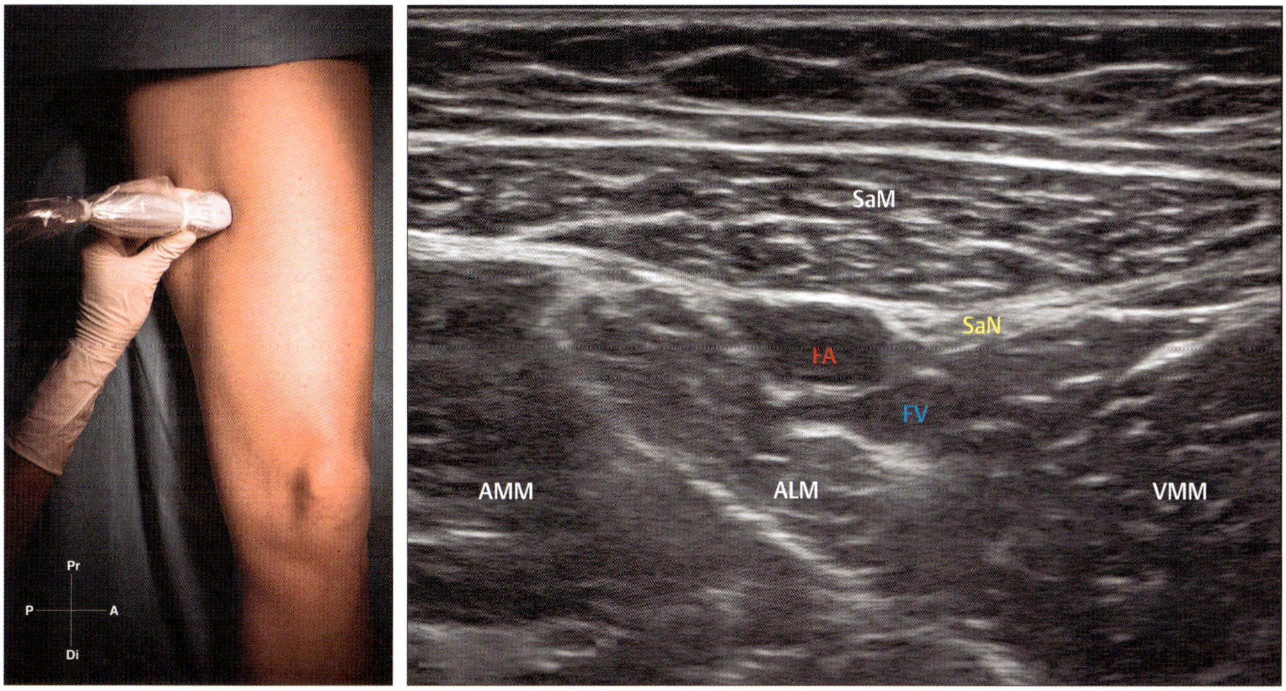

FIGURA 25-7. Posição do transdutor e sonoanatomia do canal adutor. SaM, músculo sartório; SaN, nervo safeno; FA, artéria femoral: FV, veia femoral; VMM, músculo vasto medial; ALM, músculo adutor longo; AMM, músculo adutor magno.

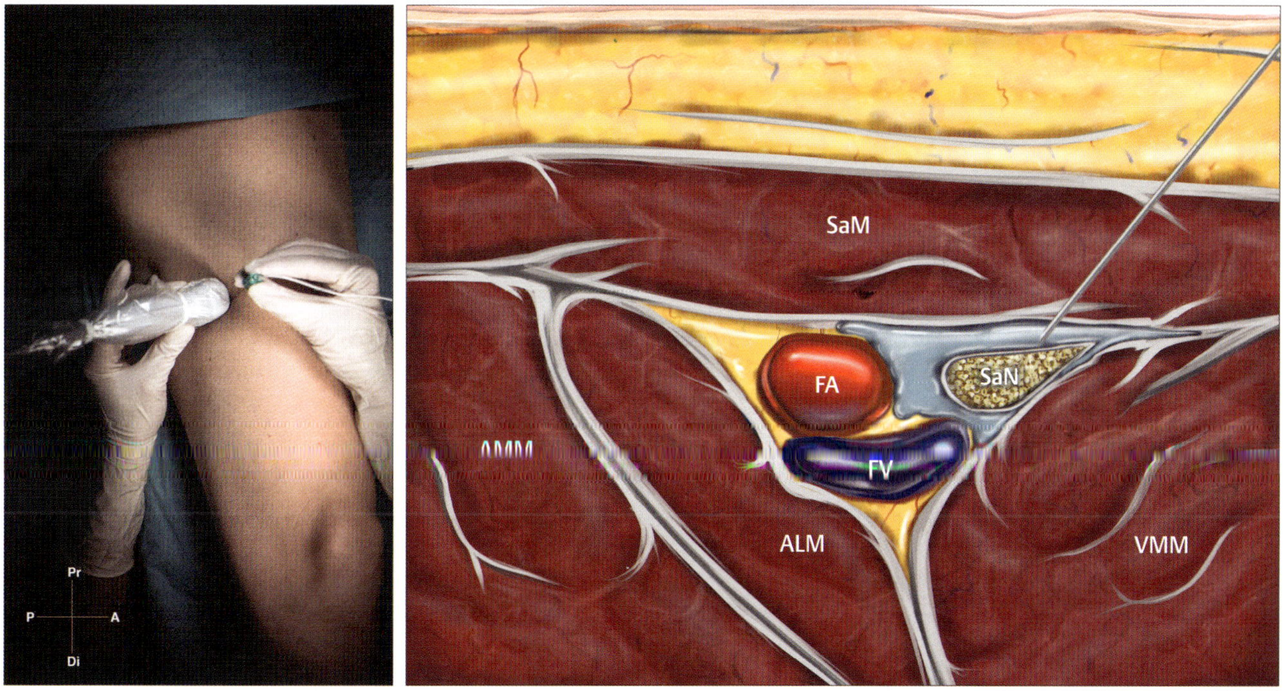

FIGURA 25-8. Anatomia reversa por ultrassonografia de um bloqueio do canal adutor com inserção de agulha dentro do plano. SaM, músculo sartório; SaN, nervo safeno; FA, artéria femoral: FV, veia femoral; VMM, músculo vasto medial; ALM, músculo adutor longo; AMM, músculo adutor magno.

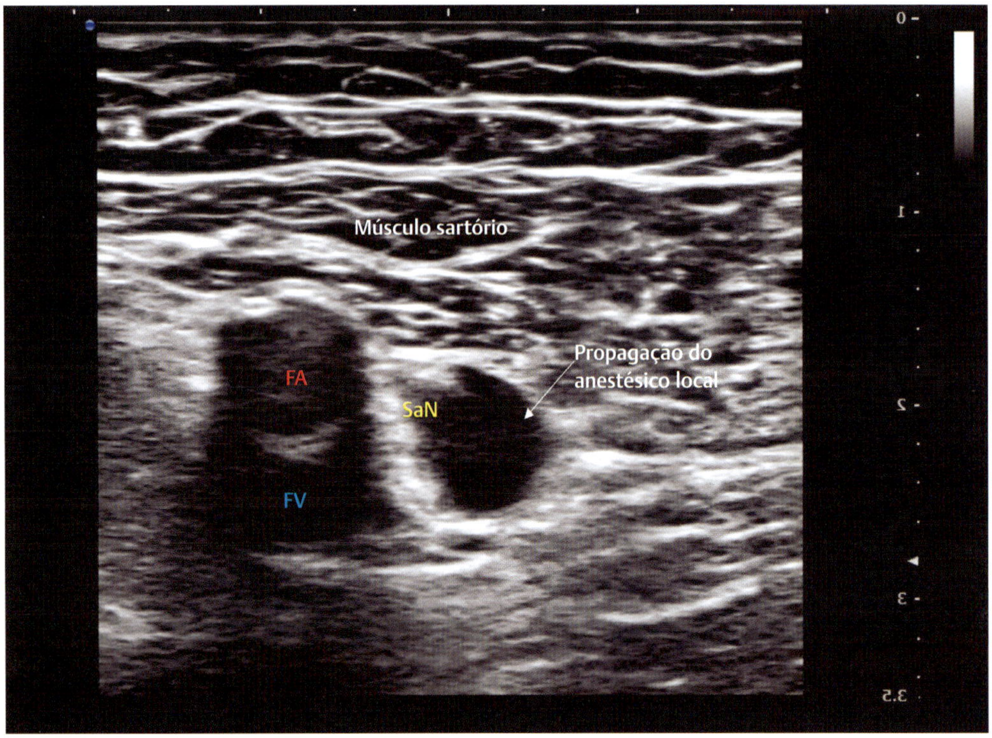

FIGURA 25-9. Distribuição do anestésico local depois da injeção no canal adutor. FA, artéria femoral; FV, veia femoral; SaN, nervo safeno.

Dicas para Resolução de Problemas

- Incline e deslize o transdutor cranial e caudalmente para aperfeiçoar a imagem dos planos fasciais.
- Doppler colorido: Se a artéria não puder ser visualizada: (1) Use Doppler colorido ou o modo *power* Doppler e/ou (2) Faça imagem da artéria femoral na prega femoral e siga a artéria por varredura distal.
- Volume do anestésico local: Não use mais de 10 mL de AL. Volumes maiores podem resultar em bloqueio motor do músculo quadríceps.
- O aspecto sonográfico do nervo safeno é hiperecoico; o nervo pode não ser sempre visualizado (p. ex., pacientes maiores). O nervo safeno costuma ser mais bem visualizado depois da injeção lateral à artéria femoral como ponto de referência.
- Uma abordagem fora do plano pode ser mais fácil em pacientes maiores.

Fluxograma

Bloqueio do Nervo Safeno: Algoritmo da Técnica do Canal Adutor

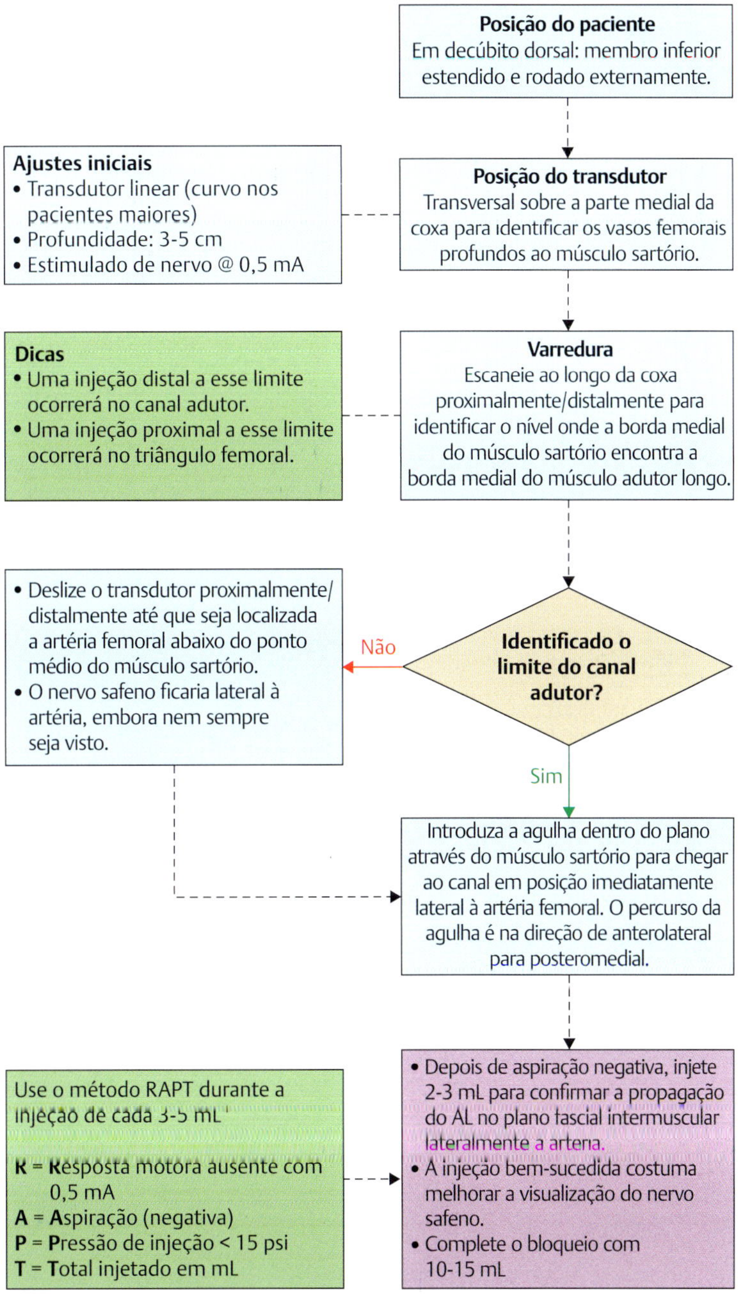

* A resposta motora local pode indicar colocação errada (intramuscular) da agulha. Resposta motora mais distal pode indicar contato da agulha-nervo com o nervo safeno, o que exige cautela para evitar sua lesão pela agulha ou a injeção.

LEITURAS SUGERIDAS

Bendtsen TF, Moriggl B, Chan V, Børglum J. Basic topography of the saphenous nerve in the femoral triangle and the adductor canal. *Reg Anesth Pain Med.* 2015;40:391-392.

Burckett-St Laurant D, Peng P, Girón Arango L, et al. The nerves of the adductor canal and the innervation of the knee: an anatomic study. *Reg Anesth Pain Med.* 2016;41:321-327.

Cowlishaw P, Kotze P. Adductor canal block—or subsartorial canal block? *Reg Anesth Pain Med.* 2015;40:175-176.

Davis JJ, Bond TS, Swenson JD. Adductor canal block: more than just the saphenous nerve? *Reg Anesth Pain Med.* 2009;34:618-619.

Goffin P, Lecoq J-P, Ninane V, et al. Interfascial spread of injectate after adductor canal injection in fresh human cadavers. *Anesth Analg.* 2016;123:501-503.

Gray A, Collins A. Ultrasound-guided saphenous nerve block. *Reg Anesth Pain Med.* 2003;28:148.

Head SJ, Leung RC, Hackman GPT, Seib R, Rondi K, Schwarz SKW. Ultrasound-guided saphenous nerve block—within versus distal to the adductor canal: a proof-of-principle randomized trial. *Can J Anesth.* 2015;62:37-44.

Horn J-L, Pitsch T, Salinas F, Benninger B. Anatomic basis to the ultrasound-guided approach for saphenous nerve blockade. *Reg Anesth Pain Med.* 2009;34:486-489.

Jæger P, Jenstrup MT, Lund J, et al. Optimal volume of local anaesthetic for adductor canal block: using the continual reassessment method to estimate ED95. *Br J Anaesth.* 2015;115:920-926.

Kapoor R, Adhikary SD, Siefring C, McQuillan PM. The saphenous nerve and its relationship to the nerve to the vastus medialis in and around the adductor canal: an anatomical study. *Acta Anaesthesiol Scand.* 2012;56:365-367.

Kirkpatrick JD, Sites BD, Antonakakis JG. Preliminary experience with a new approach to performing an ultrasound-guided saphenous nerve block in the mid to proximal femur. *Reg Anesth Pain Med.* 2010;35:222-223.

Krombach J, Gray A. Sonography for saphenous nerve block near the adductor canal. *Reg Anesth Pain Med.* 2007;32:369-370.

Lundblad M, Kapral S, Marhofer P, Lönnqvist P-A. Ultrasound-guided infrapatellar nerve block in human volunteers: description of a novel technique. *Br J Anaesth.* 2006;97:710-714.

Manickam B, Perlas A, Duggan E, Brull R, Chan VWS, Ramlogan R. Feasibility and efficacy of ultrasound-guided block of the saphenous nerve in the adductor canal. *Reg Anesth Pain Med.* 2009;34:578-580.

Marsland D, Dray A, Little NJ, Solan MC. The saphenous nerve in foot and ankle surgery: its variable anatomy and relevance. *Foot Ankle Surg.* 2013;19:76-79.

Miller BR. Ultrasound-guided proximal tibial paravenous saphenous nerve block in pediatric patients. *Paediatr Anaesth.* 2010;20:1059-1060.

Pannell WC, Wisco JJ. A novel saphenous nerve plexus with important clinical correlations. *Clin Anat.* 2011;24:994-996.

Sahin L, Sahin M, Isıkay N. A different approach to an ultrasound-guided saphenous nerve block. *Acta Anaesthesiol Scand.* 2011;55:1030-1031.

Saranteas T, Anagnostis G, Paraskeuopoulos T, et al. Anatomy and clinical implications of the ultrasound-guided subsartorial saphenous nerve block. *Reg Anesth Pain Med.* 2011;36:399-402.

Sehmbi H, Brull R, Shah UJ, et al. Evidence basis for regional anesthesia in ambulatory arthroscopic knee surgery and anterior cruciate ligament reconstruction: Part II: Adductor canal nerve block—A systematic review and meta-analysis. *Anesth Analg.* 2019;128:223-238.

Smith LM, Barrington MJ. Disappointing discourse adductor canal versus femoral nerve block. *Reg Anesth Pain Med.* 2016;41:653.

Swenson JD, Davis JJ, Loose EC. The subsartorial plexus block a variation on the adductor canal block. *Reg Anesth Pain Med.* 2015;40:732-733.

Tran J, Chan VWS, Peng PWH, Agur AMR. Evaluation of the proximal adductor canal block injectate spread: a cadaveric study. *Reg Anesth Pain Med.* 2020;45:124-130.

Tsai PB, Karnwal A, Kakazu C, Tokhner V, Julka IS. Efficacy of an ultrasound-guided subsartorial approach to saphenous nerve block: a case series. *Can J Anesth.* 2010;57:683-688.

Tsui BCH, Özelsel T. Ultrasound-guided transsartorial perifemoral artery approach for saphenous nerve block. *Reg Anesth Pain Med.* 2009;34:177-178.

26 Bloqueio do Nervo Cutâneo Femoral Lateral

BLOQUEIO EM RESUMO

Bloqueio do nervo cutâneo femoral lateral distalmente à espinha ilíaca anterossuperior.

- **Indicações:** Analgesia para cirurgia na parte anterolateral da coxa; enxerto cutâneo, biópsia muscular, meralgia parestésica.
- **Objetivo:** Propagação de anestésico local em torno do nervo superficial ou lateralmente ao músculo sartório.
- **Volume de anestésico local:** 3 a 10 mL.

Considerações Gerais

O bloqueio do nervo cutâneo femoral lateral (NCFL) é uma técnica comumente realizada para oferecer anestesia cutânea ou analgesia à face anterolateral da coxa. O bloqueio também pode ajudar a diagnosticar e tratar meralgia parestésica. Essa mononeuropatia do NCFL se manifesta por dor, disestesia ou hipoestesia na área inervada pelo NCFL. A ultrassonografia (US) facilita a identificação clara do nervo e garante a colocação da agulha no plano fascial correto.

Anatomia

O NCFL é um pequeno nervo sensitivo que se origina das divisões posteriores de L2-L3. Depois de emergir da borda lateral do músculo psoas maior, seu percurso se faz sob a fáscia ilíaca lateralmente em direção à espinha ilíaca anterossuperior (EIAS). O nervo, então, passa sob o ligamento inguinal e corre distalmente sobre o músculo sartório, entrando na coxa, onde se divide em dois ramos (anterior e posterior) para dar a inervação da face anterolateral da coxa (Figura 26-1). Há muitas variações anatômicas do nervo com referência à sua entrada na coxa.

Anatomia em Corte Transversal e Visualização por Ultrassonografia

No nível da EIAS, o NCFL se localiza imediatamente medial à inserção do músculo sartório. À medida que o músculo sartório desce em uma direção de lateral à medial ao longo da parte anterior da coxa, o NCFL corre superficialmente de sua borda medial para a lateral. Alguns centímetros distalmente, o NCFL se localiza entre os músculos sartório e tensor da fáscia lata. Na US o nervo aparece como pequena estrutura neural hiperecoica 0,5 a 2 cm abaixo da superfície da pele entre a fáscia lata e a fáscia superficial do sartório ou dentro de um espaço hipoecoico cheio de gordura entre os músculos sartório e tensor da fáscia lata (Figura 26-2).

Distribuição da Anestesia e da Analgesia

O NCFL é um nervo puramente sensitivo e oferece inervação cutânea à parte anterolateral da coxa (Figura 26-3). O território de inervação do NCFL é altamente variável.

Preparação do Bloqueio

Equipamento

- Transdutor: Transdutor linear de alta frequência
- Agulha: Agulha calibre 25 com 25 a 40 mm

Anestésico Local

Para anestesia cutânea comumente se usa lidocaína 2% ou ropivacaína 0,2%. Para meralgia parestésica usam-se anestésicos locais (ALs) de longa duração com esteroides.

Posicionamento do Paciente

O paciente é colocado em decúbito dorsal com a extremidade inferior em extensão para maximizar a exposição à parte proximal da coxa (Figura 26-4).

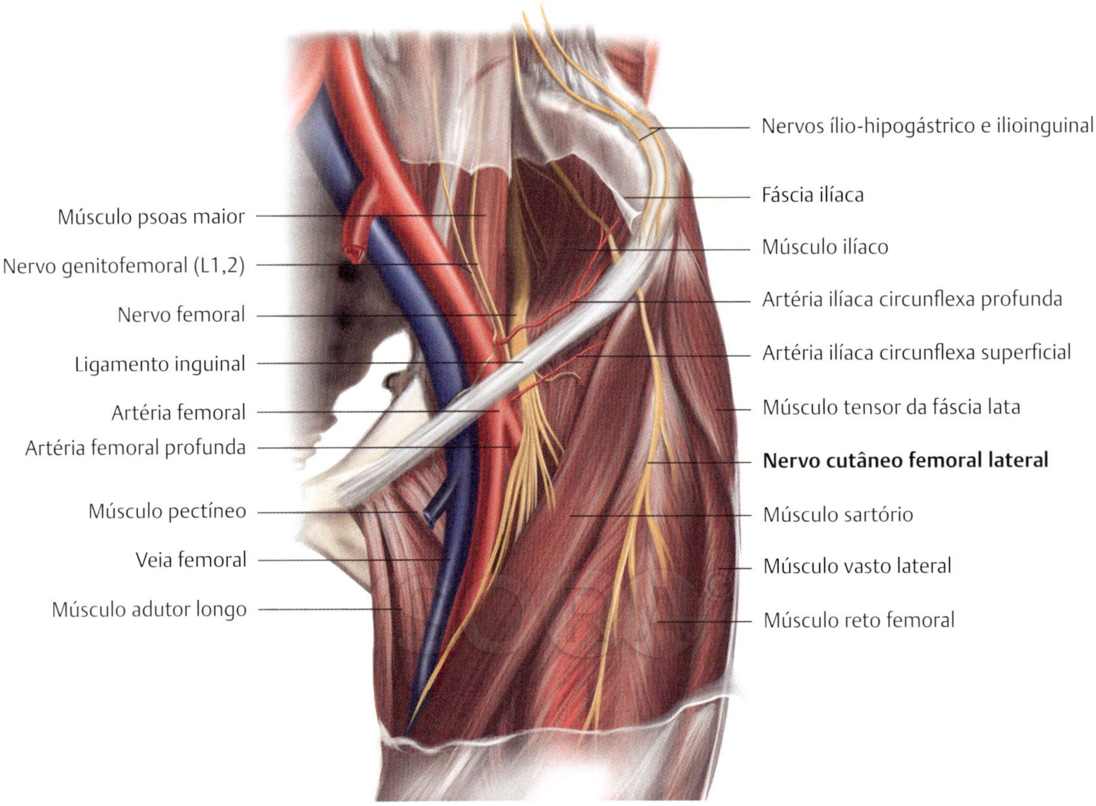

FIGURA 26-1. Anatomia do nervo cutâneo femoral lateral.

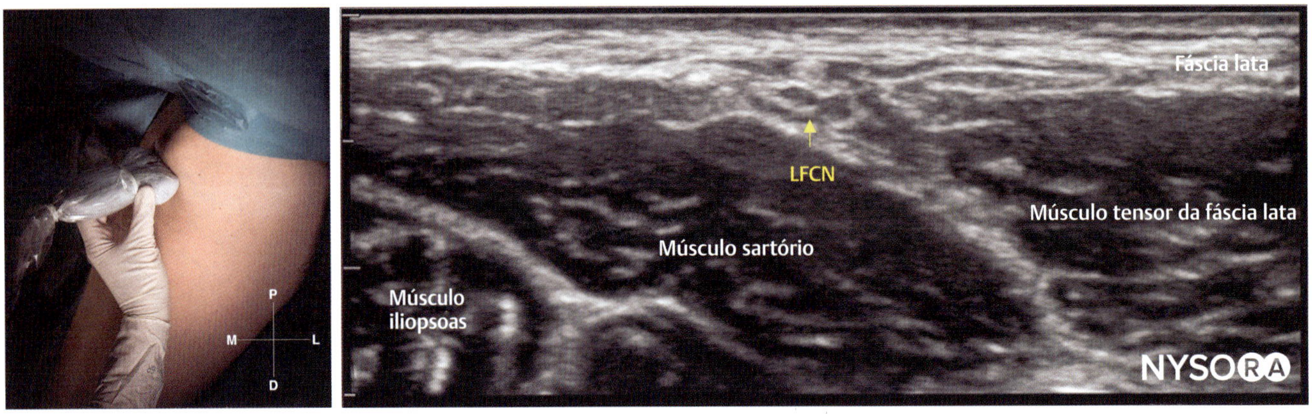

FIGURA 26-2. Posição do transdutor e sonoanatomia do nervo cutâneo femoral lateral.

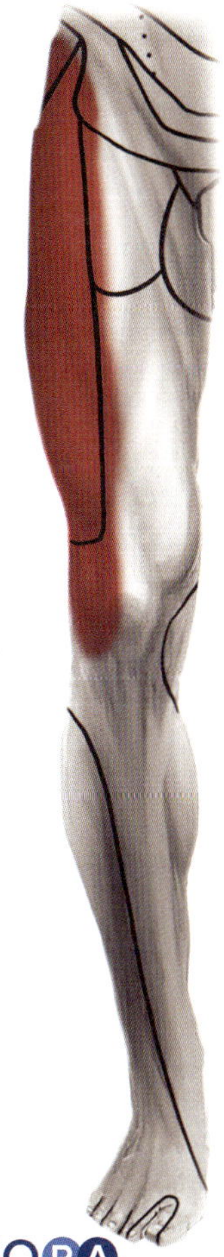

FIGURA 26-3. Distribuição sensitiva esperada do nervo cutâneo femoral lateral (destacada em vermelho).

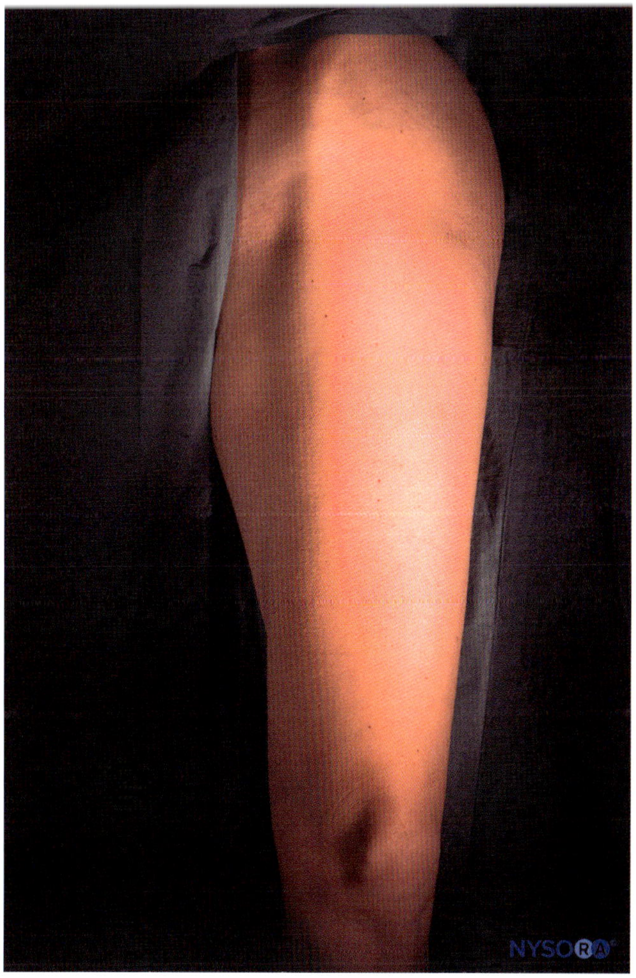

FIGURA 26-4. Posição do paciente para realização de um bloqueio do nervo cutâneo femoral lateral guiada por ultrassonografia.

Técnica

Pontos de Referência e Posição Inicial do Transdutor

Depois da identificação da EIAS, o transdutor é colocado em uma orientação transversal imediatamente distal a ela para identificar o músculo sartório como estrutura triangular hipoecoica.

Técnica de Varredura

O transdutor é deslizado distalmente sobre o músculo sartório, ajustando-se a inclinação e a pressão para ver do NCFL que aparece pequeno. O NCFL é identificado como estrutura hiperecogênica com um movimento superficial ao músculo em direção a um minúsculo espaço entre os músculos sartório e tensor da fáscia lata. O nervo é acessado onde se torna mais visível (Figura 26-2).

Acesso e Trajetória da Agulha

A agulha é avançada dentro ou fora do plano, profundamente à fáscia lata, próxima ao nervo. Depois de aspiração negativa, injeta-se 1 mL de AL para confirmar a posição correta da agulha (Figura 26-5).

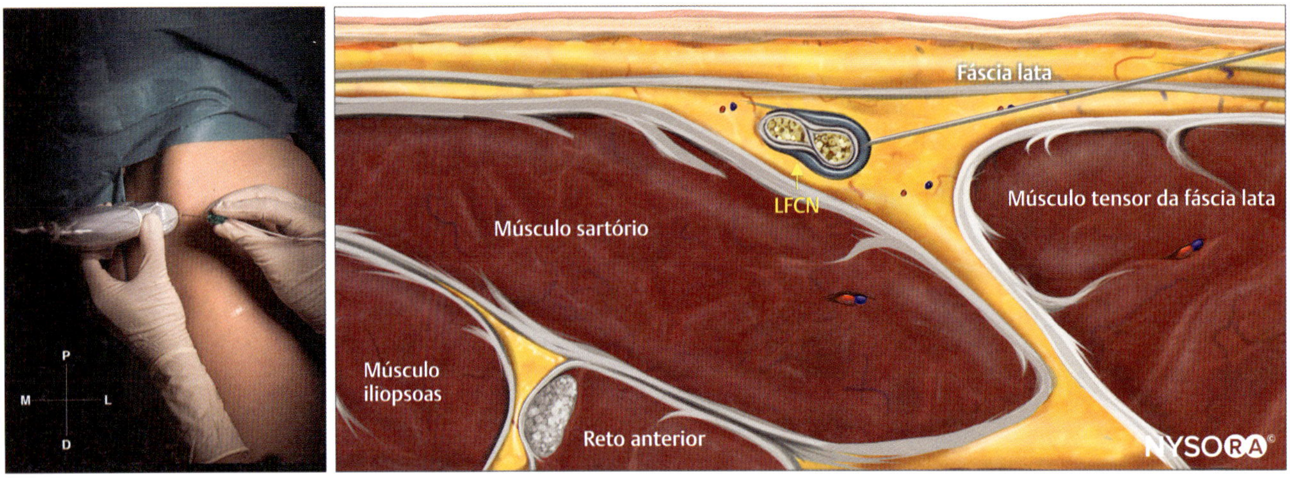

FIGURA 26-5. Anatomia reversa por ultrassonografia com inserção da agulha dentro do plano para bloquear o nervo cutâneo femoral lateral.

Distribuição do Anestésico Local

A propagação do AL em torno do NCFL assegura um bloqueio bem-sucedido. Se o nervo não estiver claramente visível, uma infiltração cuidadosa superficialmente à fáscia do músculo sartório é suficiente para um bloqueio bem-sucedido.

Fluxograma

Algoritmo da Técnica de Bloqueio do Nervo Cutâneo Femoral Lateral (NCFL)

Posição do paciente
decúbito dorsal; membro inferior em extensão.

↓

Posição do transdutor
Transversal imediatamente distal à EIAS para identificar o músculo sartório.

Ajustes iniciais
- Transdutor linear
- Profundidade: 3 cm

↓

Varredura
Deslize o transdutor desde a inserção até a EIAS distalmente sobre o músculo sartório para identificar o NCFL.

O NCFL aparece como estrutura triangular hipoecoica localizada entre os músculos sartório e tensor da fáscia lata.

↓

NCFL identificado?

Não → Se o nervo não estiver claramente visível, uma infiltração cuidadosa superficialmente à fáscia do músculo sartório pode ser suficiente.

Sim ↓

Introduza a agulha dentro ou fora do plano profundamente à fáscia lata e próximo ao NCFL.

↓

Depois de aspiração negativa, injete 3-5 mL e verifique a propagação do AL em torno do NCFL.

LEITURAS SUGERIDAS

Bodner G, Bernathova M, Galiano K, Putz D, Martinoli C, Felfernig M. Ultrasound of the lateral femoral cutaneous nerve: normal findings in a cadaver and in volunteers. *Reg Anesth Pain Med.* 2009;34:265-268.

Davies A, Crossley AP, Harper MW, O'Loughlin EJ. Lateral cutaneous femoral nerve blockade-limited skin incision coverage in hip arthroplasty. *Anaesth Intensive Care.* 2014;42:625-630.

Grothaus MC, Holt M, Mekhail AO, Ebraheim NA, Yeasting RA. Lateral femoral cutaneous nerve: an anatomic study. *Clin Orthop Relat Res.* 2005:164-168. doi:10.1097/01.blo.0000164526.08610.97.

Hara K, Sakura S, Shido A. Ultrasound-guided lateral femoral cutaneous nerve block: comparison of two techniques. *Anaesth Intensive Care.* 2011;39:69-72.

Nersesjan M, Hägi-Pedersen D, Andersen JH, et al. Sensory distribution of the lateral femoral cutaneous nerve block—a randomised, blinded trial. *Acta Anaesthesiol Scand.* 2018;62:863-873.

Ng I, Vaghadia H, Choi PT, Helmy N. Ultrasound imaging accurately identifies the lateral femoral cutaneous nerve. *Anesth Analg.* 2008;107:1070-1074.

Nielsen TD, Moriggl B, Barckman J, et al. The lateral femoral cutaneous nerve: description of the sensory territory and a novel ultrasound-guided nerve block technique. *Reg Anesth Pain Med.* 2018;43:357-366.

Shteynberg A, Riina LH, Glickman LT, Meringolo JN, Simpson RL. Ultrasound guided lateral femoral cutaneous nerve (LFCN) block: safe and simple anesthesia for harvesting skin grafts. *Burns.* 2013;39:146-149.

Thybo KH, Mathiesen O, Dahl JB, Schmidt H, Hägi-Pedersen D. Lateral femoral cutaneous nerve block after total hip arthroplasty: a randomised trial. *Acta Anaesthesiol Scand.* 2016;60:1297-1305.

Vilhelmsen F, Nersesjan M, Andersen JH, et al. Lateral femoral cutaneous nerve block with different volumes of ropivacaine: a randomized trial in healthy volunteers. *BMC Anesthesiol.* 2019;19:1-8.

27 Bloqueio do Nervo Obturatório

BLOQUEIO EM RESUMO

Bloqueio do nervo obturatório na prega inguinal.

- **Indicações:** Analgesia suplementar para cirurgias do quadril e do joelho (considerado bloqueio de resgate para cirurgia do joelho), prevenção de adução da coxa durante cirurgia vesical transuretral, alívio de espasticidade dolorosa ou permanente do adutor do quadril.
- **Objetivo:** Propagação de anestésico local (AL) nos planos fasciais contendo os ramos do nervo obturatório.
- **Volume de anestésico local:** 5 a 10 mL em cada espaço interfascial ou em torno de cada ramo do nervo obturatório. Para acesso proximal, use 10 a 15 mL.

Considerações Gerais

O bloqueio do nervo obturatório é técnica bem estabelecida para cirurgias no quadril e no joelho, tradicionalmente realizadas com base em pontos de referência e estimulação nervosa. No entanto, a variabilidade anatômica e a localização profunda das estruturas tornam difícil obter resultados consistentes. A disponibilidade generalizada de ultrassonografia (US) no ponto de tratamento levou a um interesse renovado por essa técnica porque a US permite a visualização dos nervos e a injeção precisa dos ALs nos planos fasciais que eles percorrem. Foram propostas modificações da técnica para aperfeiçoar a propagação do injetado em torno do nervo obturatório e ao longo do canal obturatório, proximalmente à bifurcação do nervo. O bloqueio do nervo obturatório pode acrescentar qualidade de analgesia depois de cirurgias no quadril e no joelho; entretanto, seu valor analgésico, no contexto de um esquema multimodal de analgesia, ainda precisa ser determinado.

Limitações e Riscos Específicos

Uma limitação dessa técnica inclui a dificuldade em obter boas imagens por US das estruturas na área inguinal. De igual modo, a propagação cranial insuficiente do AL e a variabilidade anatômica podem resultar em uma extensão inconsistente do bloqueio e limitam o valor analgésico para tratar dor no quadril.

O risco de punção vascular é complicação comum relacionada com esse bloqueio porque a artéria obturatória se anastomosa com um ramo da artéria femoral circunflexa medial nas vizinhanças do nervo obturatório.

Anatomia

O nervo obturatório se origina nos ramos anteriores dos nervos lombares de L2 a L4. Desce à pelve pelo músculo psoas maior, emergindo de sua borda medial e, então, assume direção posterior com as artérias ilíacas comuns e lateralmente ao longo da parede pélvica em direção ao forame obturado, por meio do qual entra na coxa (Figura 27-1). Na maioria dos indivíduos o nervo se divide, antes de sair da pelve, em um ramo anterior e outro posterior, que se separam primeiramente por fibras do obturatório externo e, mais distalmente, pelos músculos adutores curtos. Os ramos articulares que inervam a articulação do quadril geralmente são derivados do nervo obturatório comum, proximalmente à sua divisão, e apenas ocasionalmente dos ramos individuais.

O **ramo anterior** do nervo obturatório inicialmente percorre o plano interfascial entre os músculos pectíneo e adutor curto. Continua correndo caudalmente entre os músculos adutor longo e adutor curto, inervando os músculos adutor longo, adutor curto e grácil. O **ramo posterior** percorre a fáscia entre os músculos adutor curto e o adutor magno (Figura 27-1). O nervo inerva múltiplos ramos para o adutor magno e os músculos adutores curtos e, ocasionalmente, inerva também os músculos obturatório externo e adutor longo. O ramo posterior também fornece ramos articulares para a face medial da articulação do joelho.

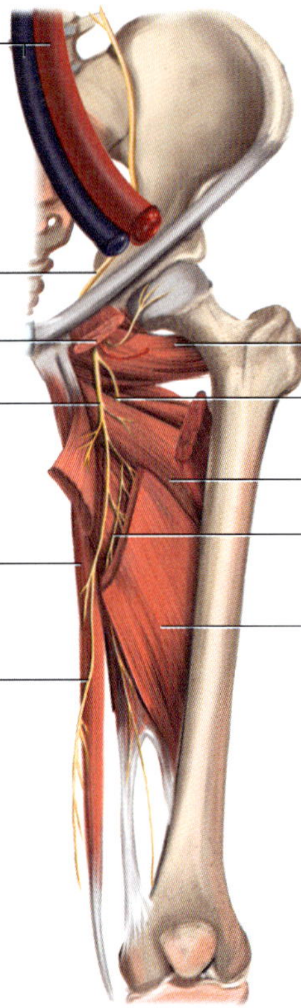

FIGURA 27-1. Anatomia do nervo obturatório na coxa.

Anatomia em Corte Transversal e Visualização por Ultrassonografia

No nível do ligamento inguinal, imediatamente distal ao forame obturado, os ramos do nervo obturatório correm superficialmente ao músculo obturador externo e profundamente ao músculo pectíneo (Figura 27-2A).

Discretamente em direção distal, os ramos do nervo obturatório divergem ao chegar ao músculo adutor curto (Figura 27-2B).

Ainda mais distalmente, o ramo anterior se situa entre o adutor longo e o curto, enquanto o ramo posterior corre entre o adutor curto e o magno. A identificação dos planos fasciais dos adutores, imediatamente mediais ao músculo pectíneo, é fácil com um transdutor de US linear, embora possa ocorrer que os ramos do nervo obturatório nem sempre sejam visualizados (Figura 27-2C).

Distribuição da Anestesia e da Analgesia

O nervo obturatório oferece inervação motora para os músculos grácil e os adutores longo, curto e magno. Os músculos pectíneo e adutor magno recebem coinervação do nervo femoral e dos nervos isquiáticos, respectivamente. Consequentemente, uma diminuição da força dos músculos adutores de mais de 40% a 50% costuma ser usada como definição de um bloqueio bem-sucedido do nervo obturatório.

O nervo obturatório também contribui para a inervação sensitiva do quadril e do joelho. O ramo para o quadril não é bloqueado pelas abordagens de bloqueio distal descritas. A anestesia cutânea da face medial da coxa é inconsistente e tem extensão variável (Figura 27-3).

Preparação do Bloqueio

Equipamento

- Transdutor: Transdutor linear ou curvo de alta frequência
- Agulha: Agulha estimuladora isolada, com bisel curto, calibre 21 ou 22 e com 50 ou 100 mm

Escolha do Anestésico Local

Para evitar contrações dos músculos adutores durante cirurgia endoscópica da bexiga, indicam-se ALs de ação curta ou intermediária, como a lidocaína 2%. Para analgesia depois de cirurgia do quadril ou do joelho, recomendam-se os ALs de longa duração (p. ex., bupivacaína 0,5% ou ropivacaína 0,5%). Como a maioria dos bloqueios de planos fasciais, o sucesso do bloqueio depende do volume injetado. Portanto, comumente injetam-se 10 a 15 mL para obter um padrão de propagação adequado.

LEIT
Anagn
Cha
obtu
conv
Ane:
Kim Y.
inte
nerv
clin
Lee SH
obtu
Ane.
Lin J-A
nerv
201
Nielse
bloc
arth
201
Nielse
J, Be

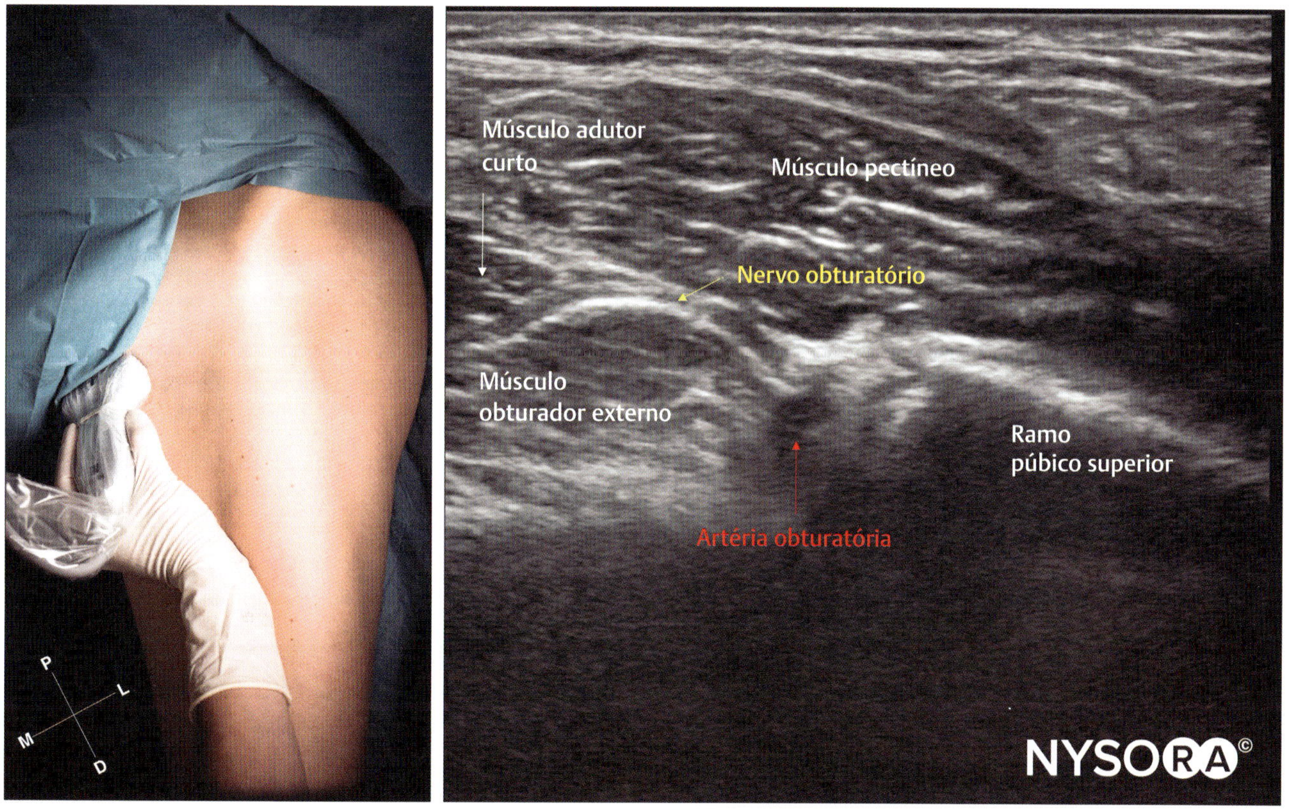

FIGURA 27-7. Acesso proximal para bloqueio do nervo obturatório; posição do transdutor e sonoanatomia.

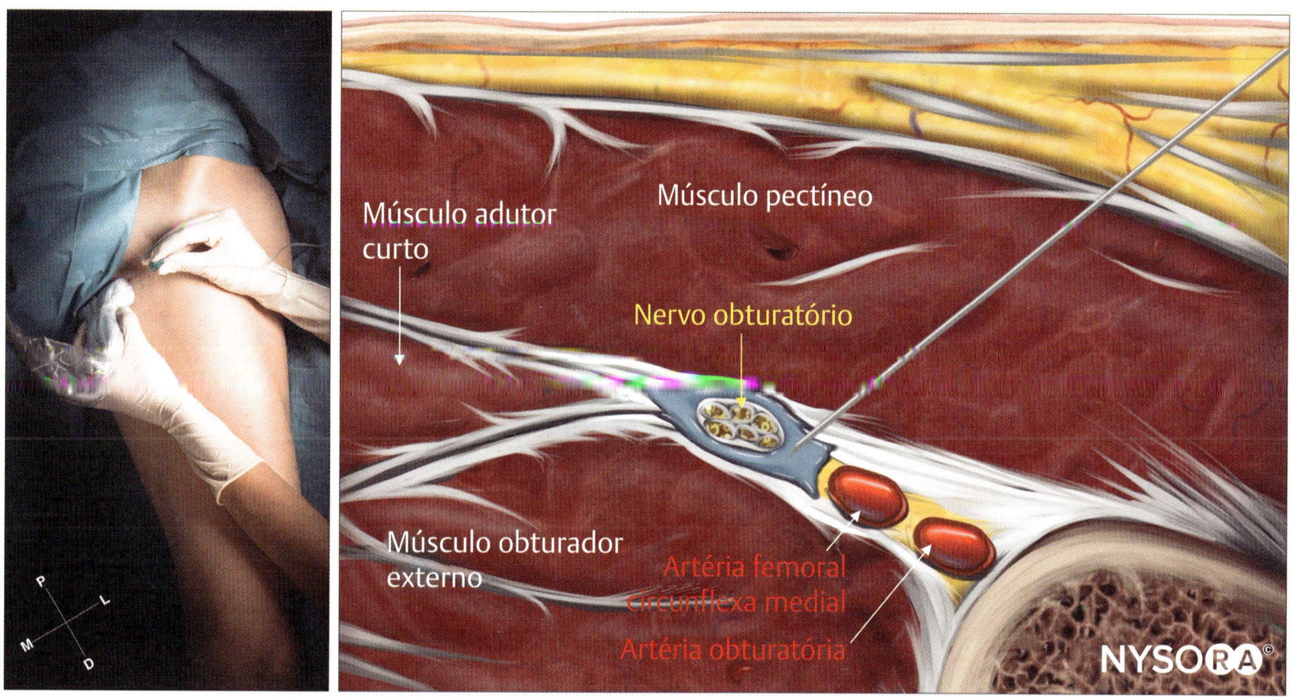

FIGURA 27-8. Acesso proximal ao bloqueio do nervo obturatório; anatomia reversa por ultrassonografia com inserção da agulha dentro do plano.

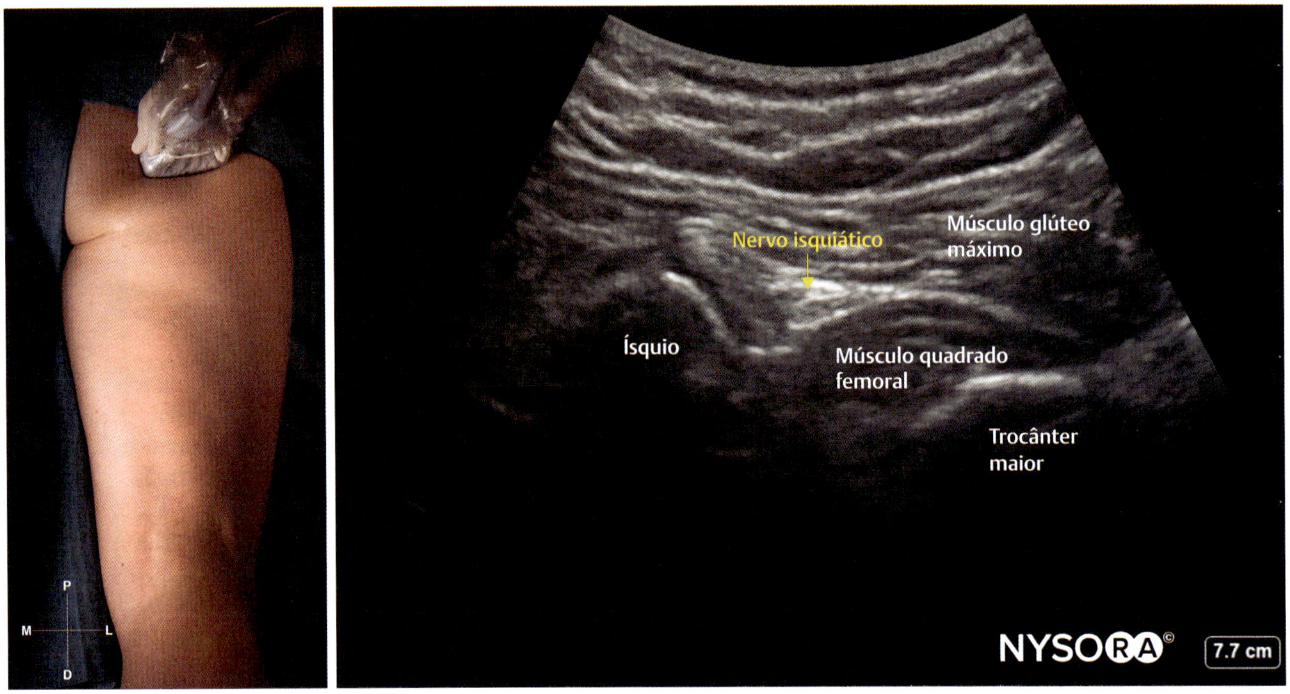

FIGURA 28-6. Posição do transdutor e sonoanatomia do nervo isquiático no nível glúteo.

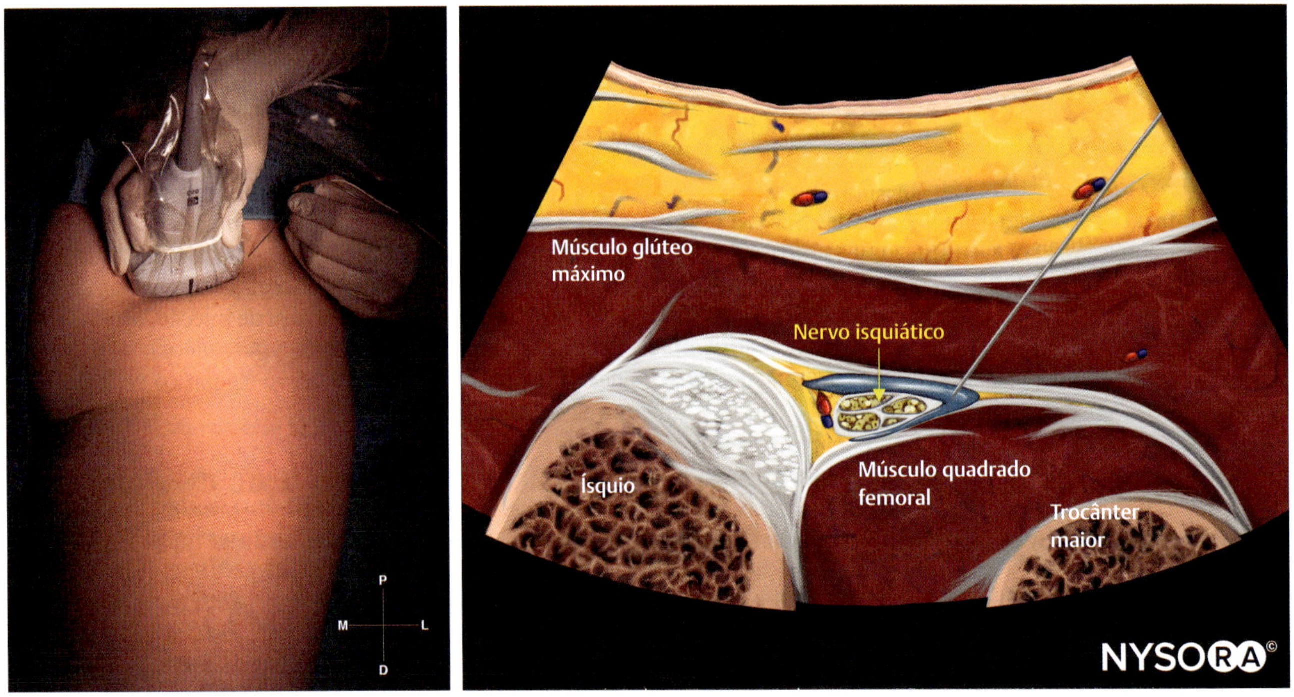

FIGURA 28-7. Anatomia reversa por ultrassonografia de um bloqueio proximal do nervo isquiático no nível glúteo com inserção da agulha dentro do plano.

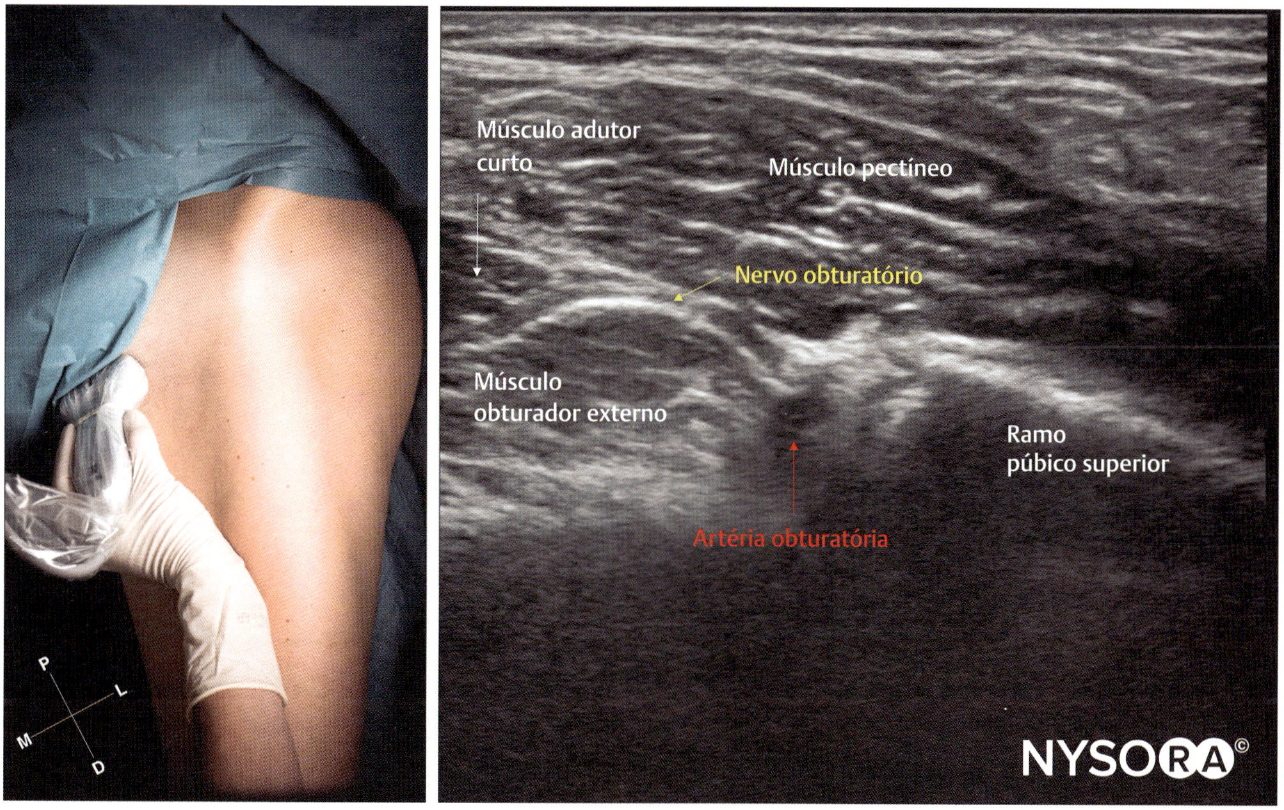

FIGURA 27-7. Acesso proximal para bloqueio do nervo obturatório; posição do transdutor e sonoanatomia.

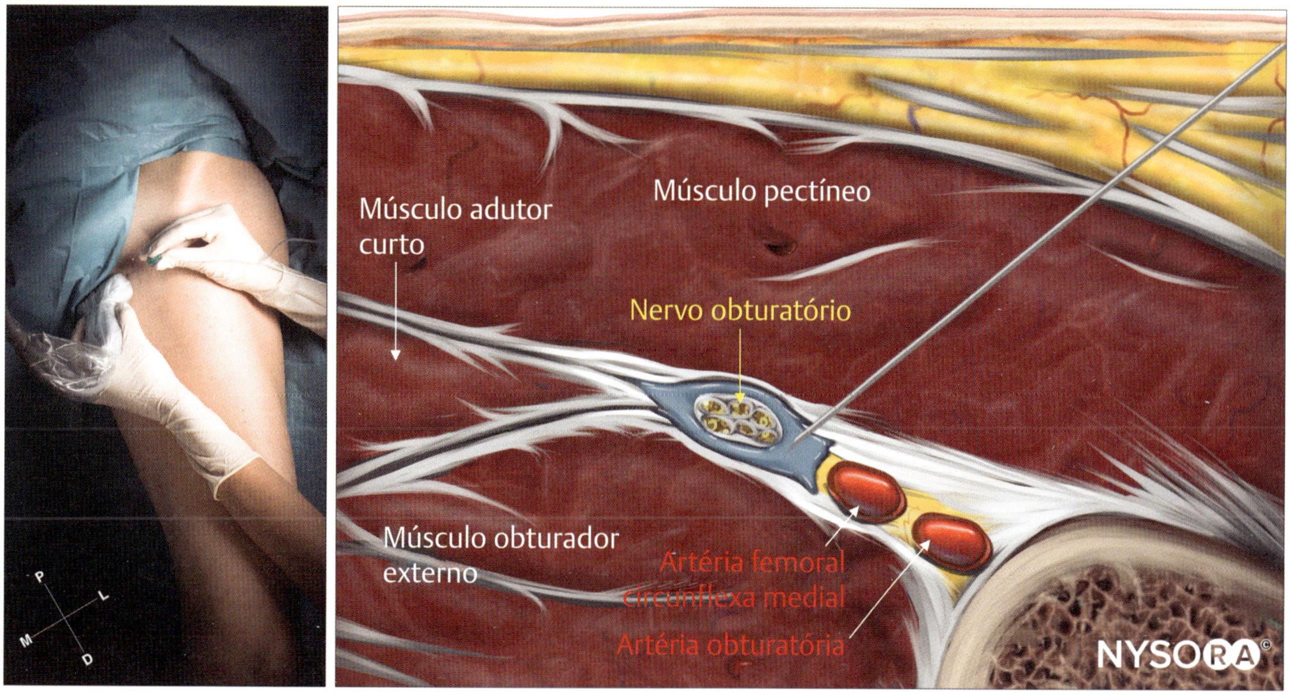

FIGURA 27-8. Acesso proximal ao bloqueio do nervo obturatório; anatomia reversa por ultrassonografia com inserção da agulha dentro do plano.

Fluxograma

Algoritmo da Técnica de Bloqueio do Nervo Obturatório

Posição do paciente
Decúbito dorsal com a coxa discretamente abduzida e em rotação externa

Ajustes iniciais
- Transdutor linear
- Profundidade: 4-6 cm
- Estimulador nervoso @ 0,5 mA

Posição do transdutor
- Transversal sobre a prega femoral

Objetivo: Visualizar os vasos femorais

- O ramo anterior cursa entre os músculos adutor longo e curto.
- O ramo posterior cursa entre o adutor curto e o adutor magno.
- Geralmente são vistos planos fasciais relevantes; os nervos talvez não sejam sempre identificados

Varredura
1. Deslize o transdutor medialmente para visualizar os músculos pectíneo, adutores longo curto e magno (L-B-M).
2. Procure pelos ramos anterior e posterior do nervo obturatório nos planos fasciais superficiais ou profundos ao músculo adutor curto.

Planos fasciais intermusculares identificados?

Não:
- Incline o transdutor na direção caudal-cranial.
- Verifique as configurações de profundidade: pode ser necessário aumentar.
- Aplique pressão no transdutor.
- Se não houver certeza sobre a anatomia, volte aos vasos femorais e repita a sequência de varredura.
- Para identificar o nervo obturatório, estabeleça o foco sobre planos fasciais relevantes.

Sim:

Acesso distal
Avance a agulha
1. Entre o adutor longo e o curto e
2. Entre o adutor curto e o magno

Acesso proximal
1. Escaneie e incline o transdutor aproximadamente 45° cranialmente para identificar os músculos pectíneo e obturador externo.
2. Avance a agulha entre os músculos pectíneo e obturador externo.

Use o método RAPT durante a injeção de cada 3-5 mL

R = **R**esposta motora ausente com 0,5 mA
A = **A**spiração (negativa)
P = **P**ressão de injeção < 15 psi
T = **T**otal injetado em mL

- Depois de aspiração negativa, injete 1-2 mL para confirmar a propagação do AL no plano fascial intermuscular.
- Complete o bloqueio com volume de 5-10 mL em cada plano fascial ou 10-15 mL para o acesso proximal.

LEITURAS SUGERIDAS

Anagnostopoulou S, Kostopanagiotou G, Paraskeuopoulos T, Chantzi C, Lolis E, Saranteas T. Anatomic variations of the obturator nerve in the inguinal region: implications in conventional and ultrasound regional anesthesia techniques. *Reg Anesth Pain Med.* 2009;34:33-39.

Kim YB, Park HY, Kim KM, Shin HJ, Kim SB, Lee MG. The effect of interfascial injection on obturator nerve block compared with nerve stimulating approach by ultrasound-guide: a randomized clinical trial. *Urol J.* 2019;16(4):407-411.

Lee SH, Jeong CW, Lee HJ, Yoon MH, Kim WM. Ultrasound guided obturator nerve block: a single interfascial injection technique. *J Anesth.* 2011;25:923-926.

Lin J-A, Nakamoto T, Yeh S-D. Ultrasound standard for obturator nerve block: the modified Taha's approach. *Br J Anaesth.* 2015;114:337-339.

Nielsen ND, Runge C, Clemmesen L, et al. An obturator nerve block does not alleviate postoperative pain after total hip arthroplasty: a randomized clinical trial. *Reg Anesth Pain Med.* 2019;44:466-471.

Nielsen TD, Moriggl B, Søballe K, Kolsen-Petersen JA, Børglum J, Bendtsen TF. A cadaveric study of ultrasound-guided subpectineal injectate spread around the obturator nerve and its hip articular branches. *Reg Anesth Pain Med.* 2017;42:357-361.

Paraskeuopoulos T, Saranteas T. Ultrasound-guided obturator nerve block: the importance of the medial circumflex femoral vessels. *Reg Anesth Pain Med.* 2012;37:565.

Runge C, Børglum J, Jensen JM, et al. The analgesic effect of obturator nerve block added to a femoral triangle block after total knee arthroplasty: a randomized controlled trial. *Reg Anesth Pain Med.* 2016;41:445-451.

Shah N, Sofi K, Nengroo S. Obturator nerve block in transurethral resection of bladder tumor: a comparison of ultrasound-guided technique versus ultrasound with nerve stimulation technique. *Anesth Essays Res.* 2017;11:411-415.

Taha AM. Ultrasound-guided obturator nerve block: a proximal interfascial technique. *Anesth Analg.* 2012;114:236-239.

Yoshida T, Onishi T, Furutani K, Baba H. A new ultrasound-guided pubic approach for proximal obturator nerve block: clinical study and cadaver evaluation. *Anaesthesia.* 2016;71:291-297.

Yoshida T, Nakamoto T, Kamibayashi T. Ultrasound-guided obturator nerve block: a focused review on anatomy and updated techniques. *Biomed Res Int.* 2017;2017:1-9.

28 Bloqueio Proximal do Nervo Isquiático

BLOQUEIO EM RESUMO

Bloqueio do nervo isquiático no nível glúteo, subglúteo ou na coxa proximal.

- **Indicações:** Anestesia e analgesia para cirurgia no pé e no tornozelo, procedimentos envolvendo a face posterior da coxa e o joelho e para amputação acima do joelho.
- **Objetivo:** Propagação do anestésico local no interior da bainha contendo o nervo isquiático.
- **Volume de anestésico local:** 10 a 20 mL.

Considerações Gerais

O bloqueio do nervo isquiático é técnica de anestesia regional bem estabelecida para cirurgia da extremidade inferior, com ou sem combinação de bloqueio do nervo safeno. Algumas vezes é realizado como componente opcional de estratégias multimodais de analgesia para cirurgia do joelho. O desenvolvimento de orientação por ultrassonografia (US) na anestesia regional tem aumentado a taxa de sucesso, ao mesmo tempo reduzindo o volume necessário de anestésico local (AL) para um bloqueio bem-sucedido. O nervo isquiático pode ser acessado em vários níveis ao longo de seu trajeto proximal (parassacral, glúteo, subglúteo) e por meio de diferentes acessos com agulha (posterior, lateral ou anterior). No entanto, a popularidade dessas técnicas parece estar declinando em favor de abordagens mais distais ou de bloqueios dos ramos sensitivos dos componentes do nervo isquiático, poupando o componente motor. Por exemplo, os bloqueios poplíteos ou do tornozelo são preferidos para a cirurgia ambulatorial do pé (Capítulos 29 e 32), pois interferem menos na deambulação precoce. De modo semelhante, a analgesia intervencional para cirurgia do joelho está evoluindo para bloqueios mais seletivos, visando aos ramos sensitivos terminais da cápsula posterior do joelho (Capítulo 31).

Limitações

Pode ser um desafio obter imagem ideal do nervo isquiático no nível glúteo em razão de sua localização profunda, particularmente em pacientes obesos. A distribuição da anestesia abaixo do joelho decorrente de um bloqueio proximal é equivalente à de um acesso poplíteo, mas o bloqueio motor resultante do compartimento posterior da coxa limita a autonomia do paciente. A trajetória mais profunda da agulha em direção ao nervo isquiático é menos tolerada, exigindo grau mais alto de sedação.

Anatomia

O nervo isquiático é um grande nervo, originado no plexo lombossacral (L4-L5 e S1-S3). O nervo sai da pelve por meio do forame isquiático maior, abaixo do músculo piriforme. Seu trajeto é distal ao longo dos planos fasciais entre o músculo glúteo máximo (posterior) e o grupo interno de músculos (ou seja, músculos gêmeos superior e inferior, obturador interno e quadrado femoral). O nervo desce à parte posterior da coxa entre o trocânter maior do fêmur e a tuberosidade isquiática, e continua a descer até a fossa poplítea entre o bíceps femoral e o adutor magno. O nervo cutâneo femoral posterior corre junto com o nervo isquiático no nível glúteo até que se separem pela inserção do músculo bíceps femoral na tuberosidade isquiática (Figura 28-1).

Anatomia em Corte Transversal e Anatomia por Ultrassonografia

No **nível glúteo**, o nervo se localiza entre o glúteo máximo (superficial) e músculos profundos (obturador interno, gêmeo inferior ou quadrado femoral). Usando um transdutor curvilíneo entre o trocânter maior (lateral) e a tuberosidade isquiática (medial), o músculo glúteo máximo é visto na camada muscular mais superficial, geralmente com vários centímetros de espessura, e o músculo quadrado femoral profundamente a ele. O plano fascial intermuscular faz a ligação entre as duas estruturas ósseas. O nervo isquiático é visto como estrutura hiperecoica triangular no plano fascial, pouco mais perto da tuberosidade isquiática do que do trocânter maior (Figura 28-2A).

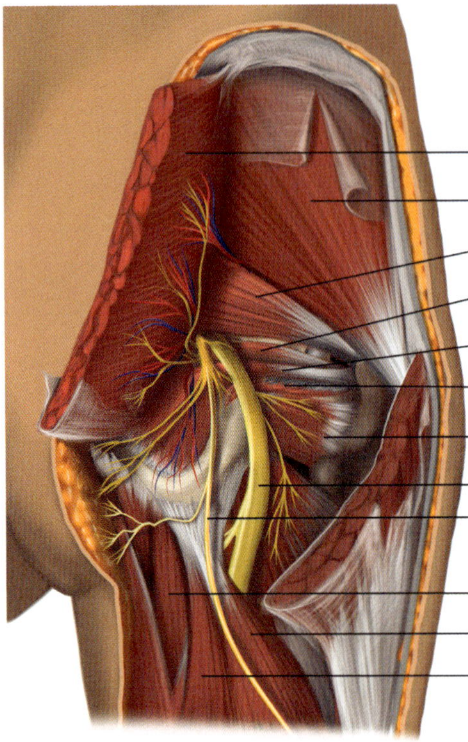

FIGURA 28-1. Anatomia do nervo isquiático na parte posterior da coxa.

Mais distalmente, na **prega glútea**, o nervo isquiático fica mais superficial e mais fácil de bloquear à medida que o músculo glúteo máximo vai se afilando. O nervo se localiza entre o glúteo máximo (posterior) e o adutor magno (anterior). A cabeça longa do bíceps femoral e os músculos isquiotibiais se originam na tuberosidade isquiática, em situação imediatamente medial ao nervo isquiático nesse nível. Colocando um transdutor linear (ou curvilíneo) na prega glútea, visualiza-se o nervo isquiático como estrutura hiperecoica triangular ou oval no plano fascial intermuscular (Figura 28-2B).

Na **parte proximal da coxa**, o nervo isquiático também pode ser bloqueado por meio do **acesso lateral** ou **anterior**. No entanto, essas técnicas são mais desafiadoras em razão da localização profunda do nervo. A artéria femoral e seu ramo profundo femoral podem ser identificados com Doppler colorido na US medialmente ao nervo. O fêmur é prontamente visto como borda hiperecoica com a correspondente sombra lateral ao nervo. O nervo isquiático é visualizado como estrutura hiperecoica em uma profundidade de 6 a 8 cm no plano fascial entre os músculos adutor magno e bíceps femoral (Figura 28-3).

Distribuição da Anestesia e da Analgesia

O bloqueio do nervo isquiático proximal resulta em um bloqueio sensitivo e motor da face posterior da coxa e da perna abaixo do joelho. Na coxa, o bloqueio motor envolve todos os músculos do compartimento posterior (bíceps femoral, semimembranáceo e semitendíneo) e, parcialmente, dos músculos adutores magnos. O bloqueio sensitivo inclui as cápsulas posteriores do quadril e do joelho. O nervo cutâneo femoral posterior geralmente é poupado pelos acessos subglúteo e anterior. A menos que a incisão cirúrgica envolva a parte posterior da coxa, a falta de anestesia cutânea nessa área é de pouca relevância clínica. Abaixo do joelho, um bloqueio

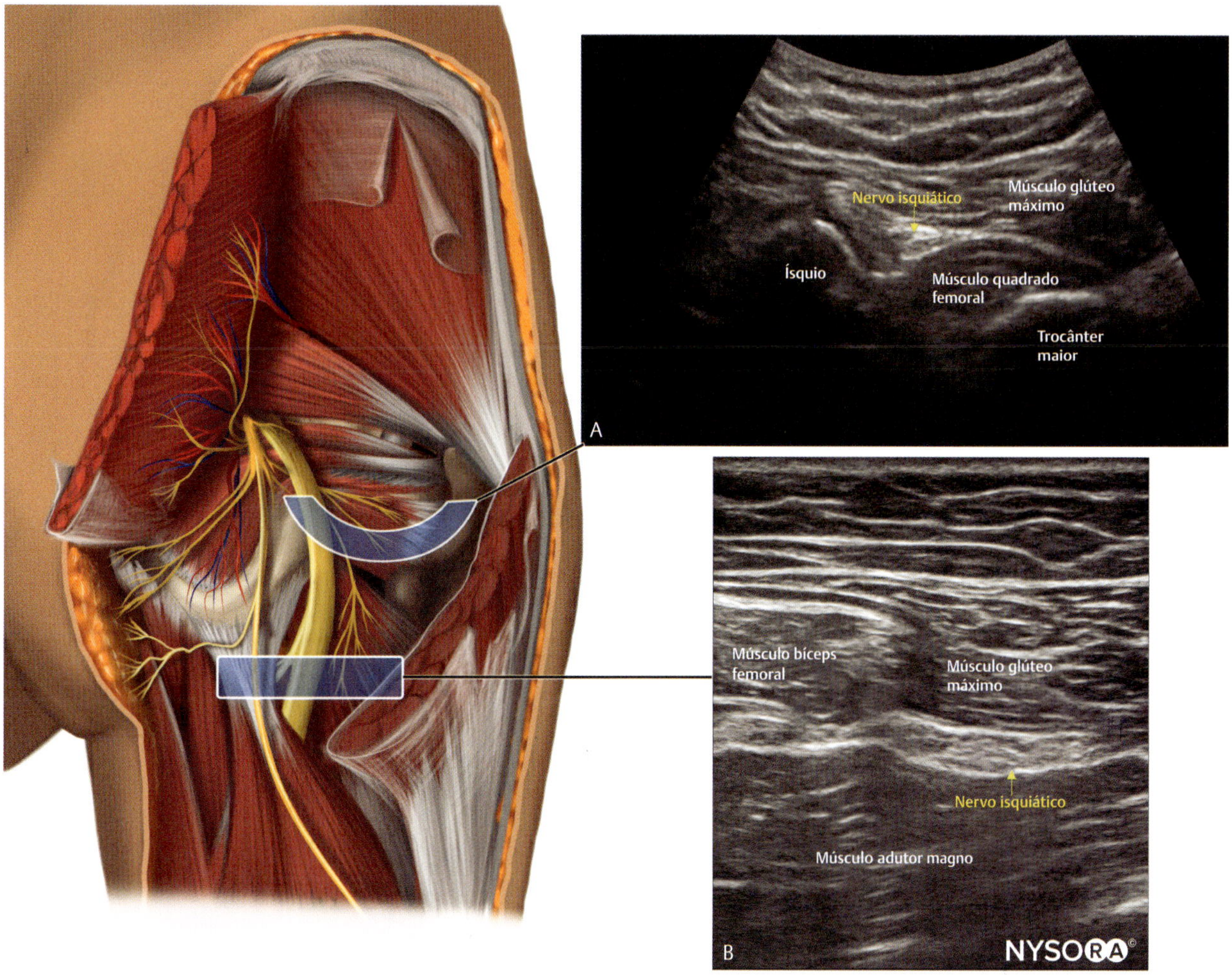

FIGURA 28-2. Sonoanatomia do nervo isquiático (A) no nível glúteo com um transdutor curvilíneo e (B) na prega glútea (nível subglúteo) com um transdutor linear.

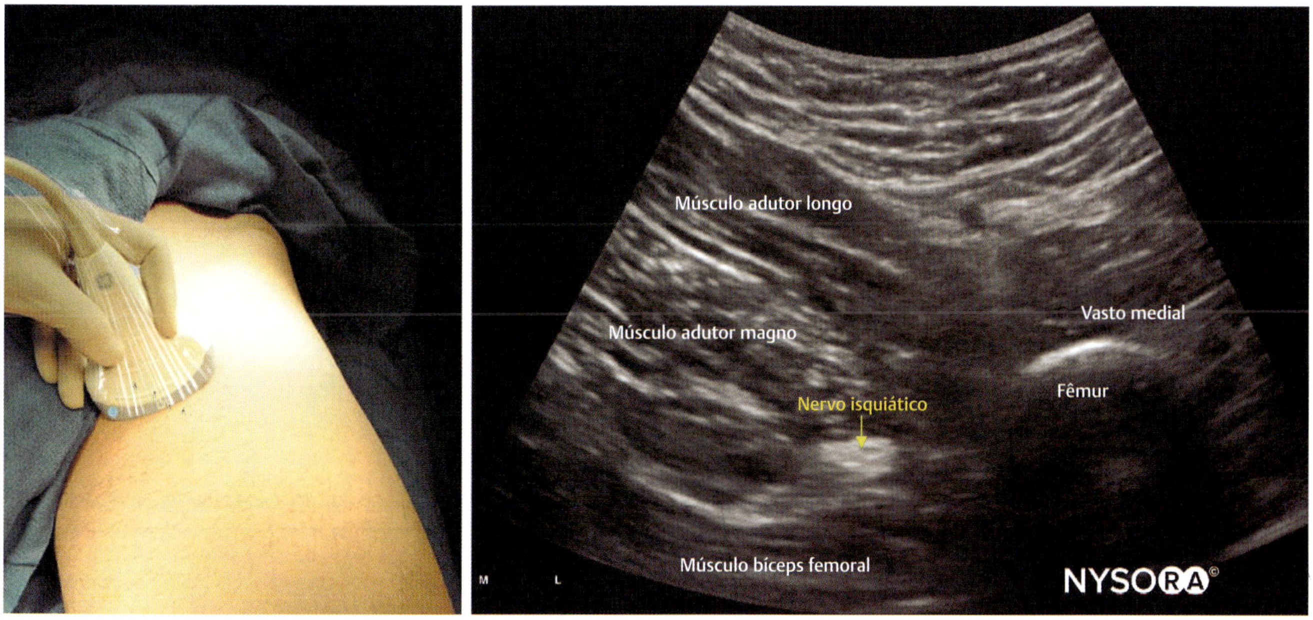

FIGURA 28-3. Sonoanatomia do nervo isquiático quando a imagem é feita por acesso anterior.

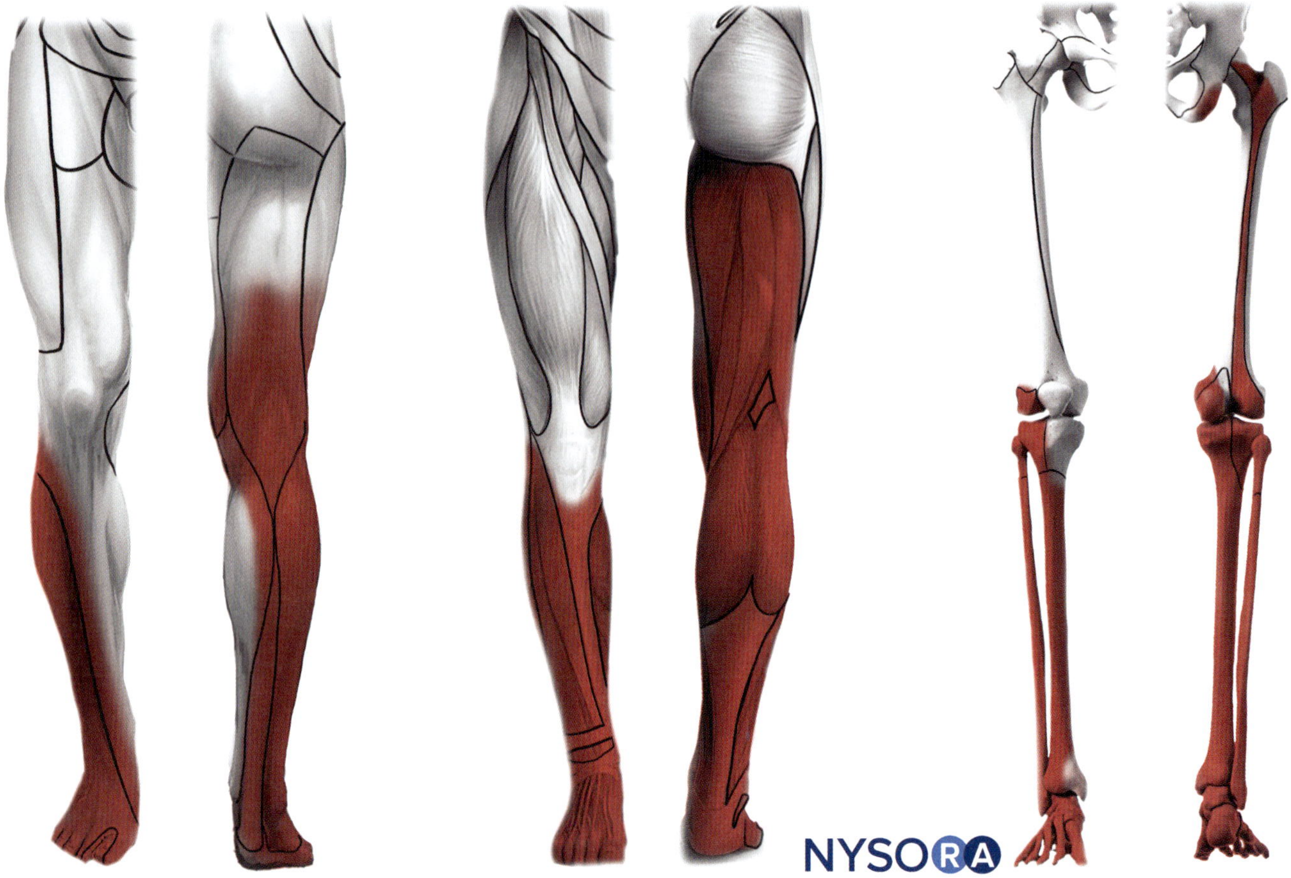

FIGURA 28-4. Distribuição sensitiva e motora depois de um bloqueio do nervo isquiático em um nível glúteo ou subglúteo.

isquiático resulta em anestesia completa, exceto para o território do nervo safeno na parte medial da perna, tornozelo e pé (Figura 28-4).

Preparação do Bloqueio

Equipamento

- Transdutor: Transdutor curvilíneo com baixa frequência (ou transdutor linear com alta frequência para acesso subglúteo)
- Agulha: Agulha estimuladora isolada, calibre 22 com 80 a 100 mm

Anestésico Local

O bupivacaína ou a ropivacaína 0,5% são usadas para anestesia e analgesia para cirurgias no pé e no tornozelo. Podem-se usar misturas diluídas desses ALs (p. ex., 0,125%-0,25%) para proporcionar analgesia depois de cirurgia do joelho. ALs com ação curta, como a lidocaína 2%, são comumente usados para procedimentos curtos e menos dolorosos. Um volume de 10 a 20 mL geralmente é suficiente para um bloqueio efetivo. Aumentar o volume até 30 mL pode não prolongar significativamente a duração do bloqueio.

Posicionamento do Paciente

Para o acesso glúteo ou subglúteo, o paciente pode ser colocado em decúbito lateral (posição de Sim) com a extremidade a ser bloqueada flexionada no quadril e no joelho ou em decúbito ventral (Figura 28-5). Exposições da coxa, panturrilha e pé são necessárias para detectar uma resposta motora ao usar estimulação nervosa.

Para os acessos anterior e lateral, o paciente é colocado em decúbito dorsal com o quadril abduzido e em rotação externa para facilitar a colocação do transdutor e da agulha. Também se descreve o decúbito dorsal para o acesso lateral.

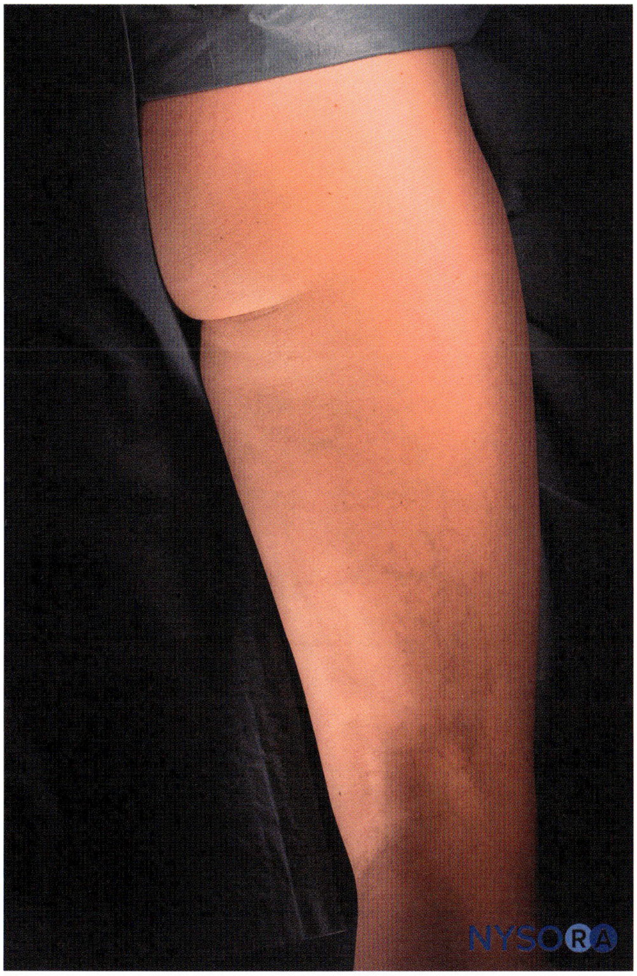

FIGURA 28-5. Posição do paciente para realização de um bloqueio proximal do nervo isquiático.

Técnicas

Acesso Glúteo

O transdutor é posicionado em uma orientação transversal sobre a região glútea entre o trocânter maior e a tuberosidade isquiática para identificar a fáscia profunda do músculo glúteo máximo, ligando os dois pontos de referência. Aplicando-se pressão e ajustando a inclinação, o nervo isquiático é identificado como imagem hiperecoica triangular no plano fascial (Figura 28-6).

A agulha é avançada dentro do plano, de lateral a medial, na direção da borda lateral do nervo isquiático, no interior do plano fascial, e se injetam 1-2 mL de AL para confirmar o local da injeção (Figura 28-7). Observe que esse acesso também é denominado "subglúteo" na literatura, referindo-se a uma injeção profundamente ao músculo glúteo.

Acesso Subglúteo

O transdutor é colocado sobre a prega glútea para identificar os planos fasciais entre os músculos glúteo máximo (posterior), bíceps femoral (medial) e adutor magno (anterior). O nervo isquiático é visto como estrutura oval hiperecoica no plano fascial. Fazer a varredura distalmente enquanto se ajusta a inclinação ajuda a distinguir o nervo isquiático em continuidade com as estruturas tendíneas fixadas à tuberosidade isquiática nesse nível (Figura 28-8). A agulha é avançada dentro do plano, de lateral a medial, em direção à borda lateral do nervo isquiático no interior do plano fascial (Figura 28-9). Esse acesso também é conhecido como "infraglúteo", referindo-se a uma injeção distal aos músculos glúteos.

Acesso Anterior

O transdutor curvo é colocado em uma orientação transversal sobre a face anteromedial da parte proximal da coxa. A artéria e o nervo femorais são vistos superficialmente no lado medial, aparecendo o trocânter menor na parte lateral. O nervo isquiático é visualizado como estrutura oval hiperecoica no plano fascial profundo, entre o músculo adutor magno e o bíceps femoral (Figura 28-3). Deslizar e inclinar o transdutor geralmente ajuda a melhorar a visualização. Se o paciente conseguir fazer a dorsiflexão e/ou flexão plantar do tornozelo, essa manobra pode ser usada para rodar o nervo ou movê-lo nos planos musculares, facilitando a identificação.

A agulha é inserida dentro ou fora do plano e avançada em direção ao plano fascial, onde se localiza o nervo isquiático. É importante identificar os vasos femorais (Doppler colorido) e o nervo femoral antes de inserir a agulha para evitar punção inadvertida.

Devido ao ângulo agudo, pode ser difícil a visualização da ponta da agulha.

Distribuição do Anestésico Local

Uma vez posicionada a ponta da agulha no plano fascial próximo à bainha do nervo isquiático, injetam-se 1 a 2 mL de AL para confirmar o local apropriado de injeção. Muitas vezes é necessário reposicionar a agulha para efetuar a propagação desejada do AL em torno do nervo isquiático para aumentar a velocidade e o sucesso do bloqueio.

Dicas para Resolução de Problemas

- Também se pode usar um transdutor linear em pacientes menores e para o acesso subglúteo. No entanto, o setor mais largo do transdutor curvo geralmente é melhor para um bloqueio proximal do nervo isquiático, pois permite a visualização dos pontos de referência ósseos.
- A capacidade de visualizar o nervo isquiático proximalmente depende da identificação dos planos fasciais corretos. Seguir os planos musculares proximal e distalmente ou a partir de seus pontos de inserção costuma ajudar a encontrar o nervo isquiático.
- A profundidade do nervo isquiático muda ao longo de seu trajeto, dependendo da espessura dos músculos em volta. Consequentemente, o nervo isquiático exibe alto grau de anisotropia. É essencial ajustar a inclinação ao longo do caminho para obter uma visualização ideal do nervo isquiático.

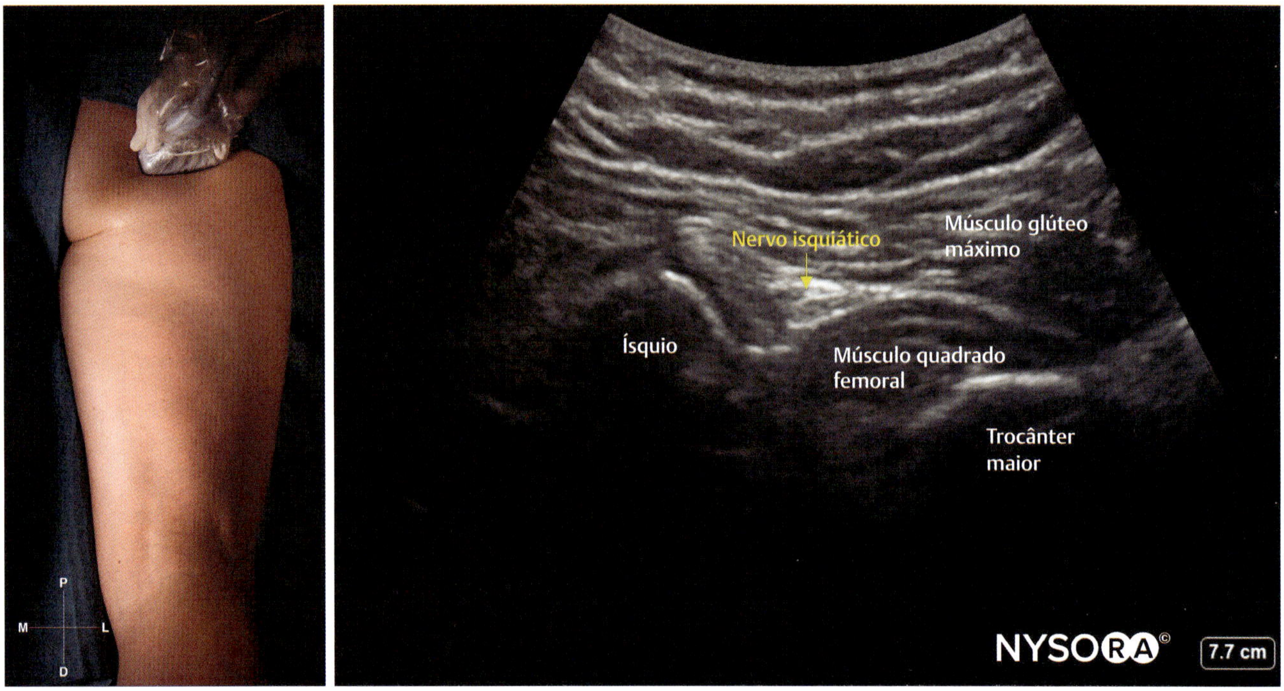

FIGURA 28-6. Posição do transdutor e sonoanatomia do nervo isquiático no nível glúteo.

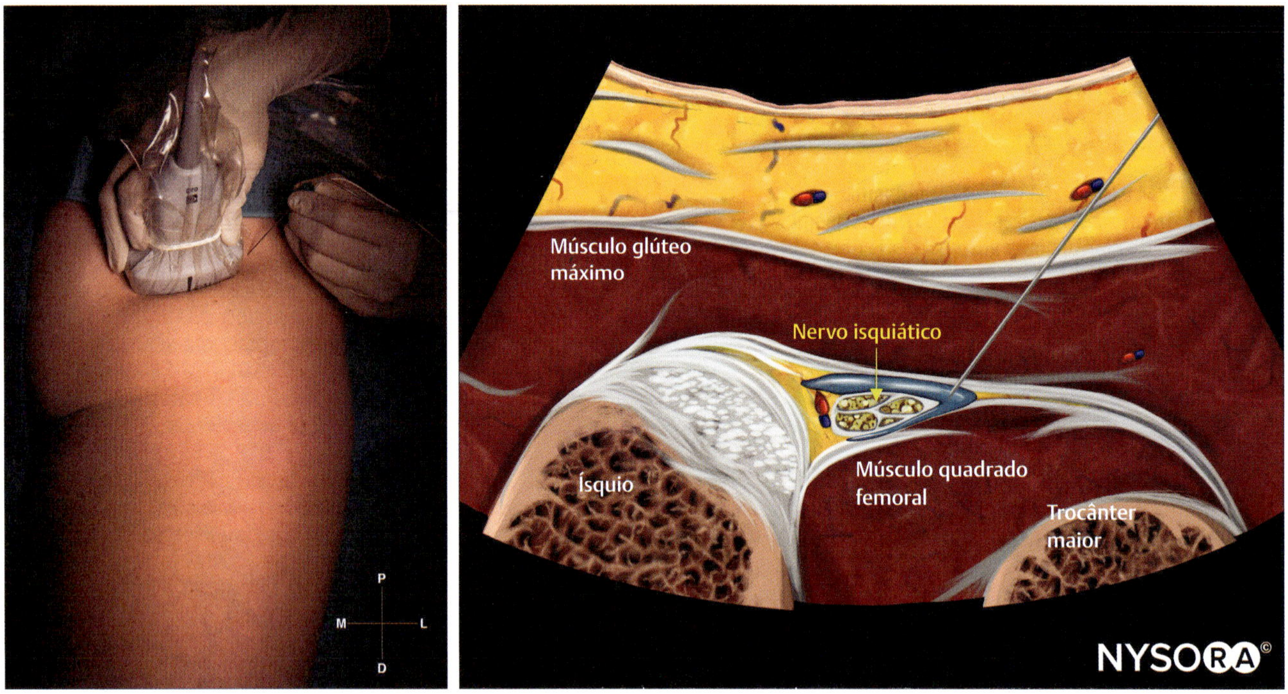

FIGURA 28-7. Anatomia reversa por ultrassonografia de um bloqueio proximal do nervo isquiático no nível glúteo com inserção da agulha dentro do plano.

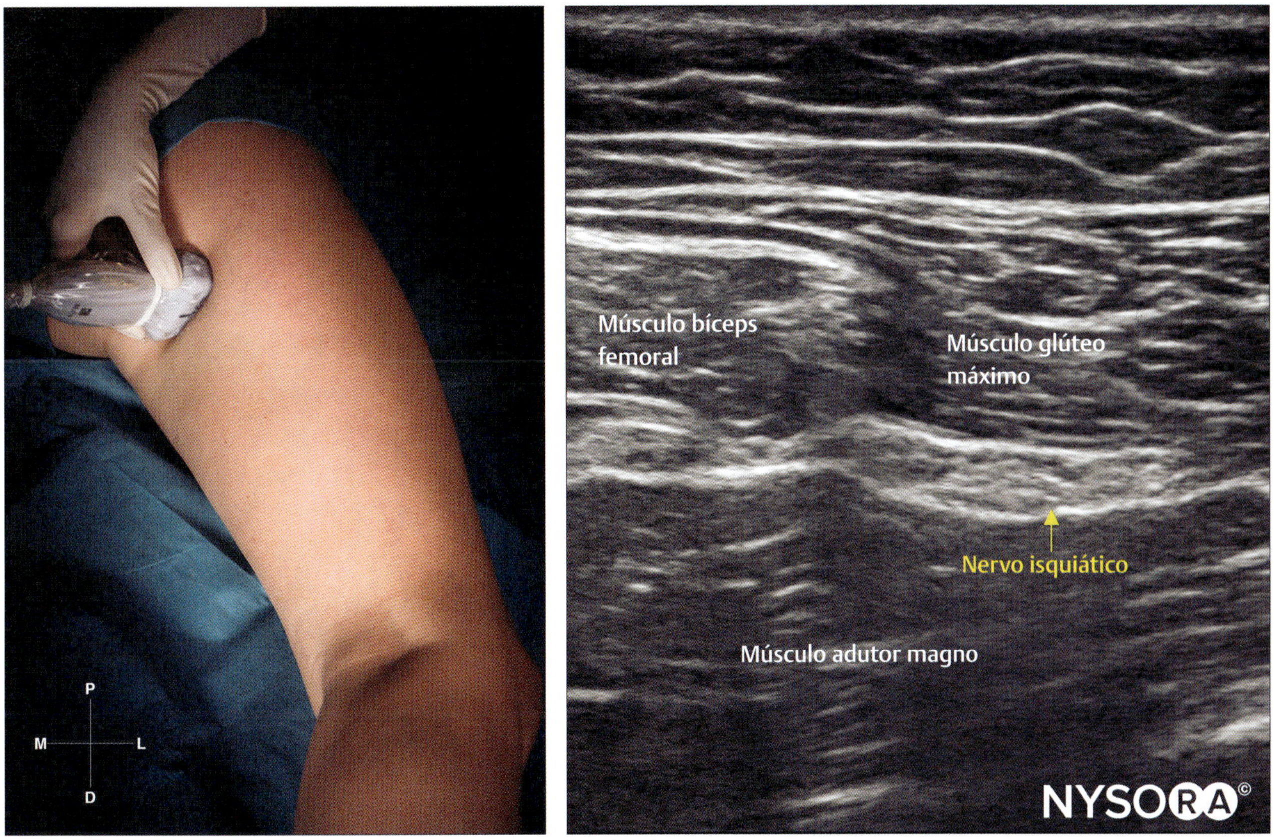

FIGURA 28-8. Posição do transdutor e sonoanatomia do nervo isquiático no nível subglúteo.

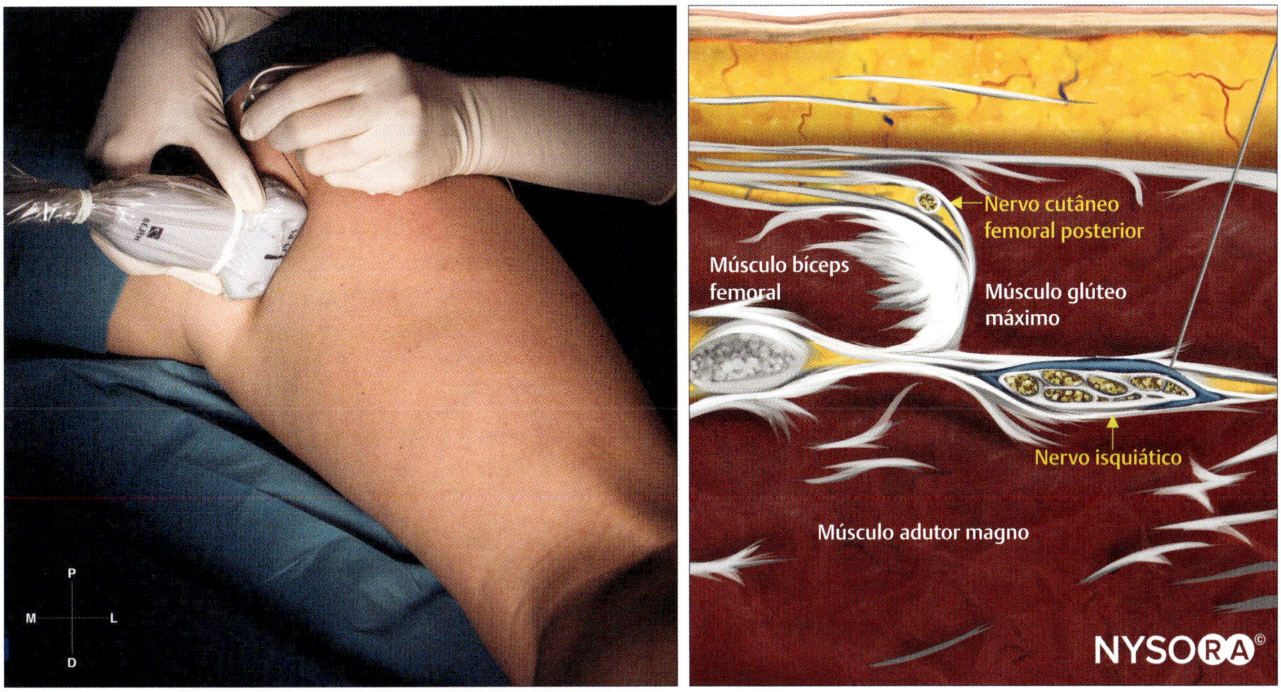

FIGURA 28-9. Anatomia reversa por ultrassonografia de um bloqueio proximal do nervo isquiático no nível subglúteo com inserção da agulha dentro do plano.

Fluxograma

Algoritmo da Técnica de Bloqueio Subglúteo do Nervo Isquiático

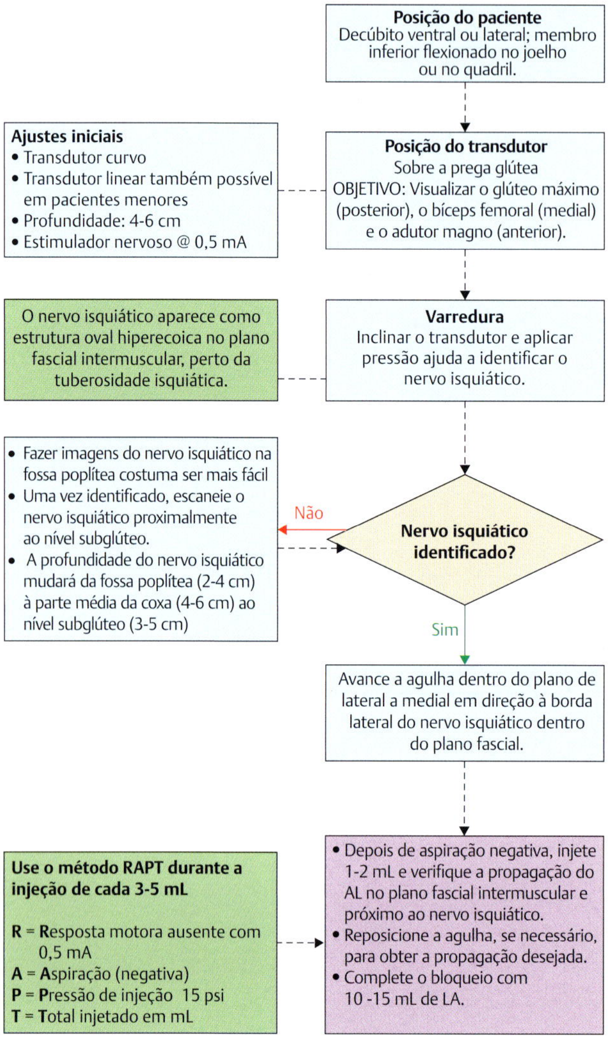

LEITURAS SUGERIDAS

Abdallah FW, Chan VW, Koshkin A, Abbas S, Brull R. Ultrasound-guided sciatic nerve block in overweight and obese patients. *Reg Anesth Pain Med.* 2013;38:547-552.

Alsatli R. Comparison of ultrasound-guided anterior versus transgluteal sciatic nerve blockade for knee surgery. *Anesth Essays Res.* 2012;6:29.

Cappelleri G, Ambrosoli AL, Turconi S, Gemma M, Ricci EB, Cornaggia G. Effect of local anesthetic dilution on the onset time and duration of double-injection sciatic nerve block: a prospective, randomized, blinded evaluation. *Anesth Analg.* 2014;119:489-493.

Christiansen CB, Madsen MH, Rothe C, Andreasen AM, Lundstrøm LH, Lange KHW. Volume of ropivacaine 0.2% and common peroneal nerve block duration: a randomised, double-blind cohort trial in healthy volunteers. *Anaesthesia.* 2018;73:1361-1367.

Dolan J. Ultrasound-guided anterior sciatic nerve block in the proximal thigh: an in-plane approach improving the needle view and respecting fascial planes. *Br J Anaesth.* 2013;110:319-320.

Hara K, Sakura S, Yokokawa N. The role of electrical stimulation in ultrasound-guided subgluteal sciatic nerve block: a retrospective study on how response pattern and minimal evoked current affect the resultant blockade. *J Anesth.* 2014;28:524-531.

Hara K, Sakura S, Yokokawa N, Tadenuma S. Incidence and effects of unintentional intraneural injection during ultrasound-guided subgluteal sciatic nerve block. *Reg Anesth Pain Med.* 2012;37:289-293.

Johnson CS, Johnson RL, Niesen AD, Stoike DE, Pawlina W. Ultrasound-guided posterior femoral cutaneous nerve block: a cadaveric study. *J Ultrasound Med.* 2018;37:897-903.

Karmakar MK, Kwok WH, Ho AM, Tsang K, Chui PT, Gin T. Ultrasound-guided sciatic nerve block: description of a new approach at the subgluteal space. *Br J Anaesth.* 2007;98:390-395.

Nwawka OK, Meyer R, Miller TT. Ultrasound-guided subgluteal sciatic nerve perineural injection: report on safety and efficacy at a single institution. *J Ultrasound Med.* 2017;36:2319-2324.

Osaka Y, Kashiwagi M, Nagatsuka Y, Miwa S. Ultrasound-guided medial mid-thigh approach to sciatic nerve block with a patient in a supine position. *J Anesth.* 2011;25:621-624.

Tammam TF. Ultrasound-guided sciatic nerve block: a comparison between four different infragluteal probe and needle alignment approaches. *J Anesth.* 2014;28:532-537.

Wiesmann T, Hüttemann I, Schilke N, et al. Ultrasound-guided single injection versus continuous sciatic nerve blockade on pain management and mobilization after total knee arthroplasty (CoSinUS trial): a randomized, triple-blinded controlled trial. *Eur J Anaesthesiol.* 2018;35:782-789.

Yamamoto H, Sakura S, Wada M, Shido A. A prospective, randomized comparison between single- and multiple-injection techniques for ultrasound-guided subgluteal sciatic nerve block. *Anesth Analg.* 2014;119:1442-1448.

Yoshida T, Nakamoto T, Hashimoto C, Aihara S, Nishimoto K, Kamibayashi T. An ultrasound-guided lateral approach for proximal sciatic nerve block: a randomized comparison with the anterior approach and a cadaveric evaluation. *Reg Anesth Pain Med.* 2018;43:712-719.

29 Bloqueio Isquiático Poplíteo

BLOQUEIO EM RESUMO

Bloqueio do nervo isquiático na fossa poplítea.

- **Indicações:** Cirurgia do pé e tornozelo; analgesia depois de grande cirurgia do joelho.
- **Objetivo:** Propagação do anestésico local (AL) no interior da bainha (bainha de Vloka) do nervo isquiático entre os nervos tibial e fibular comum.
- **Volume de anestésico local:** 15 a 20 mL.

Considerações Gerais

O bloqueio poplíteo é técnica anestésica comumente usada para procedimentos no pé e tornozelo, particularmente no contexto de cirurgia ambulatorial. Oferece um bloqueio sensitivomotor da extremidade inferior abaixo do joelho. O efeito anestésico é semelhante ao do bloqueio proximal do nervo isquiático, mas poupa os músculos isquiossurais.

A introdução da ultrassonografia (US) e da pesquisa na anatomia da anestesia funcional do espaço poplíteo resultou em substancial refinamento e padronização das técnicas de bloqueio poplíteo. Em particular, a US permite monitoração da propagação de AL proximal/distalmente e a determinação do nível em que o nervo isquiático se divide como o local ideal para injeção. A monitoração da propagação do injetado também permite uma redução do volume de AL e da dose necessária para um bloqueio bem-sucedido. O bloqueio poplíteo pode ser realizado em diferentes posições do paciente e com diferentes técnicas de inserção da agulha para obter resultados consistentes.

Limitações

O bloqueio poplíteo resulta em bloqueio motor completo abaixo do joelho, limitando a capacidade de deambular sem dispositivos de assistência.

Anatomia

O nervo isquiático desce através do compartimento posterior da coxa e vai à fossa poplítea, onde seus principais componentes, o nervo tibial (NT) e o nervo fibular comum (NFC), divergem. O nível em que ocorre a divergência do NT e do NFC varia, sendo aproximadamente 2 a 4 cm proximal à prega poplítea. A partir de sua origem na pelve, o NT e o NFC são envolvidos por uma bainha de tecido conjuntivo comum que continua ao longo dos nervos individualmente depois de sua separação (Figura 29-1). A nomenclatura, a consistência e a função da bainha de tecido conjuntivo em torno do nervo isquiático tem sido assunto para considerável debate. Nesse texto optamos por chamá-la *bainha de Vloka* em reconhecimento à contribuição do Dr. Jerry Vloka ao conhecimento da bainha isquiática e de seu papel no bloqueio poplíteo isquiático.

Na fossa poplítea, o nervo se torna relativamente superficial à medida que o bíceps femoral se afila em um tendão. O NT continua seu trajeto ao longo da face posterior da veia e artéria poplíteas, enquanto o NFC tem um trajeto lateralmente profundo ao tendão do músculo bíceps femoral e desce em torno da cabeça e colo da fíbula. O músculo semimembranáceo e o tendão do músculo semitendíneo se localizam no lado medial da fossa poplítea.

Anatomia em Corte Transversal e Visualização por Ultrassonografia

Na prega poplítea, a artéria poplítea está localizada em uma profundidade de aproximadamente 2 a 4 cm entre os côndilos do fêmur. A veia poplítea corre posterior à artéria, e o NT é visto posteriormente (superficialmente) à veia e discretamente lateral. O NFC se localiza anteriormente (profundamente) ao tendão do músculo bíceps femoral (Figura 29-2A).

No nível da divisão do nervo isquiático, o NT e o NFC são claramente vistos como estruturas individuais encerradas na bainha de Vloka. Os vasos poplíteos se distanciam do nervo isquiático pela gordura poplítea, cuja quantidade varia substancialmente entre os indivíduos (Figura 29-2B).

Proximalmente à divisão do nervo isquiático, os vasos poplíteos se situam mais profundamente (anteriormente) e se torna um desafio maior fazer sua imagem. O nervo isquiático é profundo (anterior) à cabeça longa do bíceps femoral entre a cabeça curta do bíceps na parte lateral do músculo semimembranáceo no lado medial (Figura 29-2C).

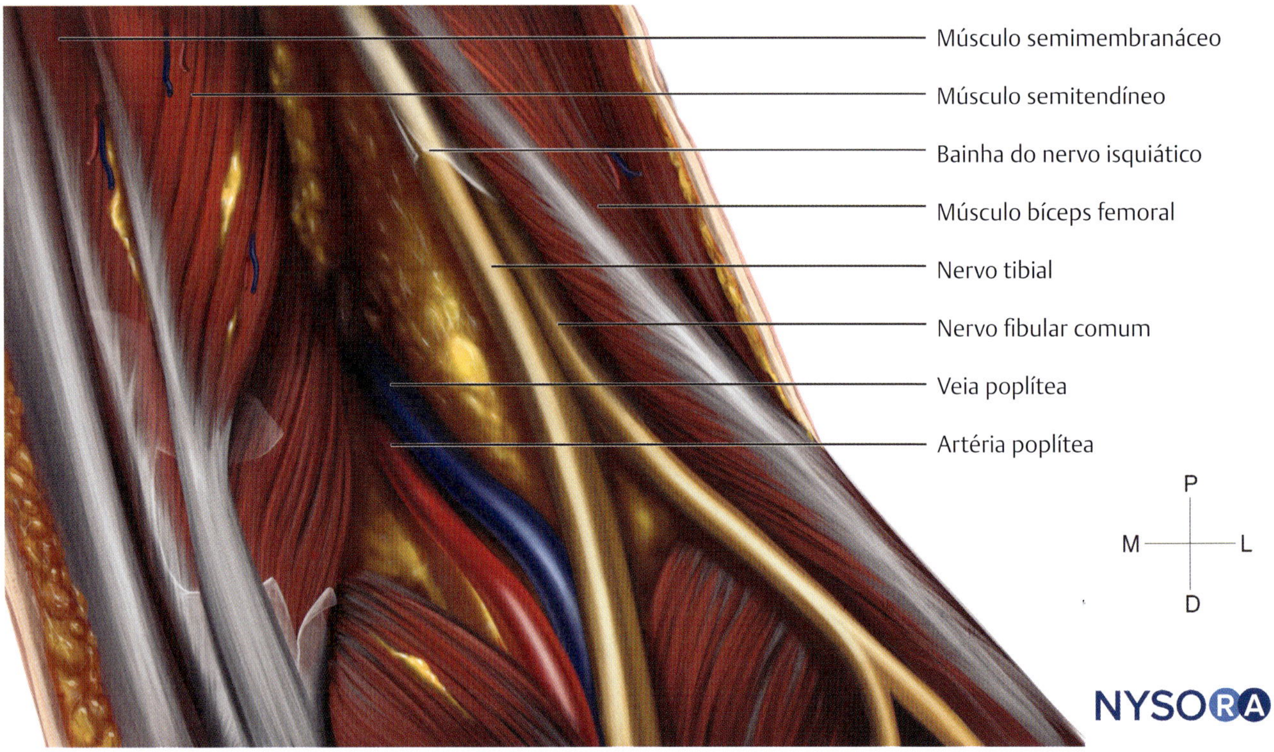

FIGURA 29-1. Anatomia do nervo isquiático na fossa poplítea.

Distribuição da Anestesia e da Analgesia

O bloqueio poplíteo do nervo isquiático resulta em anestesia da extremidade inferior abaixo do joelho, exceto na pele, na face medial da perna, até a parte média do pé (área inervada pelo nervo safeno, um ramo do nervo femoral). O bloqueio motor inclui flexão e extensão do tornozelo e dos dedos, esperando-se, portanto, um pé caído. As fibras sensitivas que chegam à face posterior da cápsula do joelho também são anestesiadas, mas não os músculos isquiossurais, que são responsáveis pela flexão do joelho. Combinado a um bloqueio do nervo safeno, o bloqueio poplíteo resulta em anestesia completa da perna e do tornozelo (Figura 29-3).

Preparação do Bloqueio

Equipamento

- Transdutor: Transdutor linear de alta frequência
- Agulha: Agulha estimuladora com bisel curto, calibre 22 e com 50 mm (na maioria dos pacientes)

Anestésico Local

Usa-se bupivacaína ou ropivacaína 0,5% para anestesia e analgesia para cirurgias no pé e no tornozelo. ALs de ação curta, como a lidocaína 2%, são comumente usados para procedimentos curtos menos dolorosos. Um volume de 10 a 20 mL geralmente é suficiente para um bloqueio efetivo.

Posicionamento do Paciente

O bloqueio poplíteo pode ser realizado com o paciente em posição lateral (oblíqua), em decúbito ventral ou dorsal. Em todas as posições, é necessária a exposição da panturrilha e do pé para que se possam observar as respostas motoras à estimulação nervosa (Figura 29-4).

Com o paciente em *posição lateral*, subjacentemente, a perna não operada é fletida, a perna superior é estendida e se coloca um apoio para o pé sob o tornozelo.

No *decúbito ventral*, as pernas do paciente ficam quase inteiramente em extensão e levemente abduzidas, ficando o pé sobre um pequeno apoio. Desse modo, os tendões isquiossurais ficam relaxados, tornando mais fácil a colocação e a manipulação do transdutor.

Finalmente, se o procedimento for realizado em decúbito dorsal, é preciso ter certeza de que haja espaço suficiente para acomodar o transdutor abaixo do joelho e da coxa. Isso pode ser efetuado usando-se um apoio elevado para o pé.

Técnica

Posição Inicial do Transdutor

O transdutor é colocado em orientação transversal 2 a 3 cm proximais à prega sobre a borda medial do músculo bíceps femoral. Alternativamente, pode ser posicionado na prega poplítea para identificação dos vasos poplíteos e do NT posterior a eles. No último caso, o NT é seguido proximalmente até que se una com o NFC na bainha comum do nervo isquiático (Vloka) (Figura 29-5).

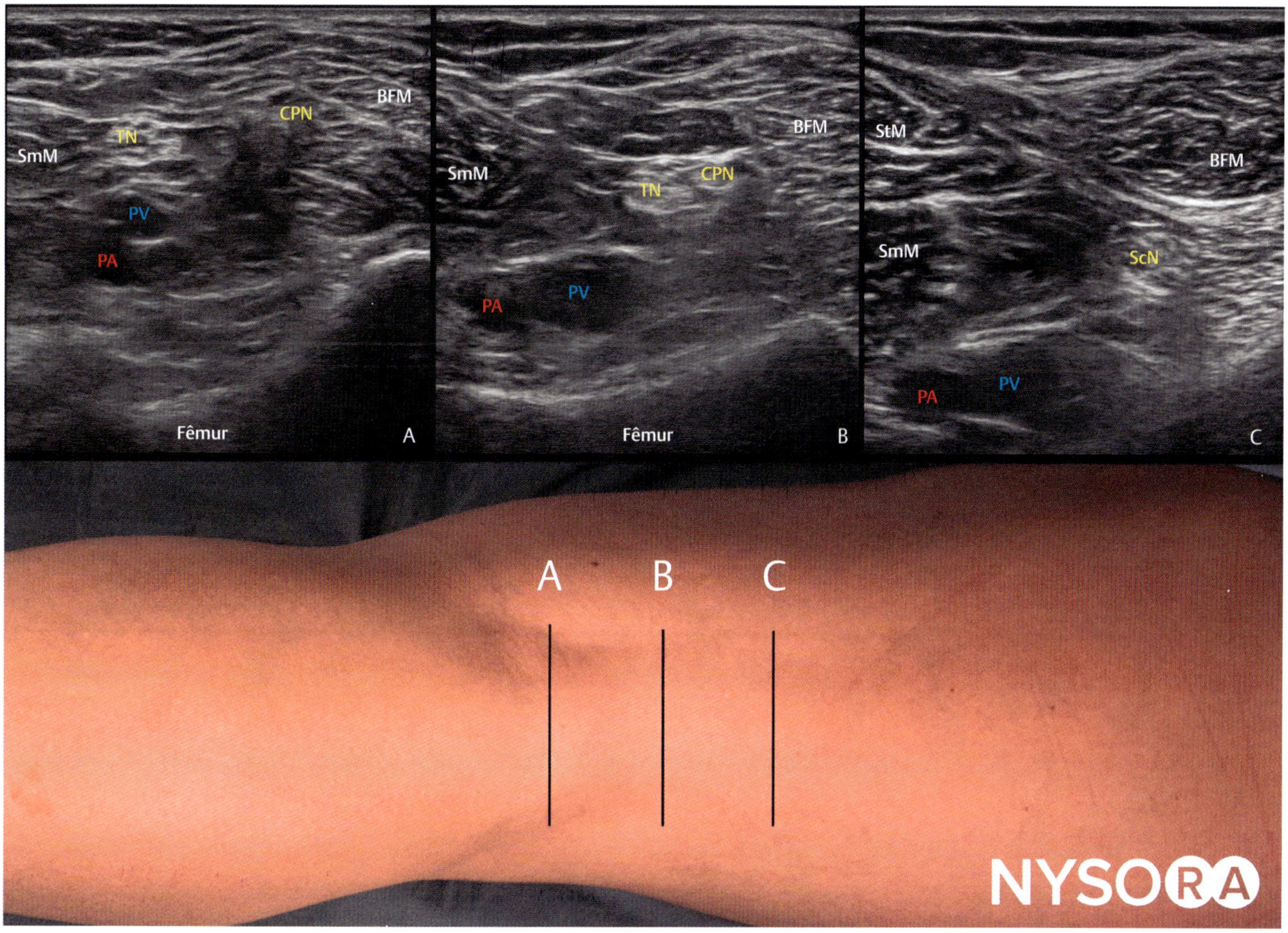

FIGURA 29-2. Posição do transdutor e sonoanatomia do nervo isquiático. (A) Na prega poplítea onde os nervos tibiais (TNs) e o nervo fibular comum (CPNs) se separam; (B) no nível da divisão e (C) proximalmente à divisão. BFM, músculo bíceps femoral, ScN, nervo isquiático; TN, nervo tibial; CPN, nervo fibular comum; PV, veia poplítea; PA, artéria poplítea; SmM, músculo semimembranáceo; StM, músculo semitendíneo.

Técnica de Varredura

As manobras em estoque para visualizar o nervo isquiático são pressão e inclinação do transdutor, caudalmente, para pegar a forma redonda hiperecoica do(s) nervo(s). O nível de bifurcação pode, então, ser encontrado deslizando-se o transdutor proximal e distalmente enquanto se ajusta a inclinação de modo correspondente. O local ideal para injeção é onde os nervos começam a divergir, mas ainda estão juntos na bainha de Vloka comum. Ajustando a pressão no lado medial ou lateral do transdutor (manobra de *heeling*), pode-se ajustar a posição relativa dos dois nervos de horizontal a oblíqua para acessos fora do plano e dentro do plano respectivamente.

Inserção da Agulha

Usando uma técnica dentro ou fora do plano, introduza a agulha e avance a ponta até a bainha do nervo isquiático entre o NT e o NFC.

- **Acesso lateral dentro do plano:** A agulha é inserida através do músculo bíceps femoral e suas fáscias em direção ao espaço entre o NT e o NFC (Figura 29-6). À medida que a agulha entra na bainha, sente-se uma perda de resistência e pode-se detectar como uma indentação pela US, seguida por uma recuperação.
- **Acesso fora do plano:** A agulha é então inserida a partir da localização posterior e é direcionada à bainha, como descrito anteriormente. Esse acesso se associa a menos desconforto, pois a trajetória da agulha através da pele e do tecido adiposo, e não através do músculo, é mais curta (Figura 29-7).

A estimulação do nervo pode resultar em flexão ou extensão do tornozelo ou dos dedos se a ponta entrar em contato com o NT ou o NFC.

Distribuição do Anestésico Local

A injeção de 1 a 2 mL de AL deve resultar em separação do NT e o NFC na bainha de Vloka. Tem-se certeza da injeção correta quando a propagação do AL se estende na bainha vários centímetros proximalmente ao ponto de injeção, bem como distalmente em torno de ambas as divisões do nervo (Figura 29-8).

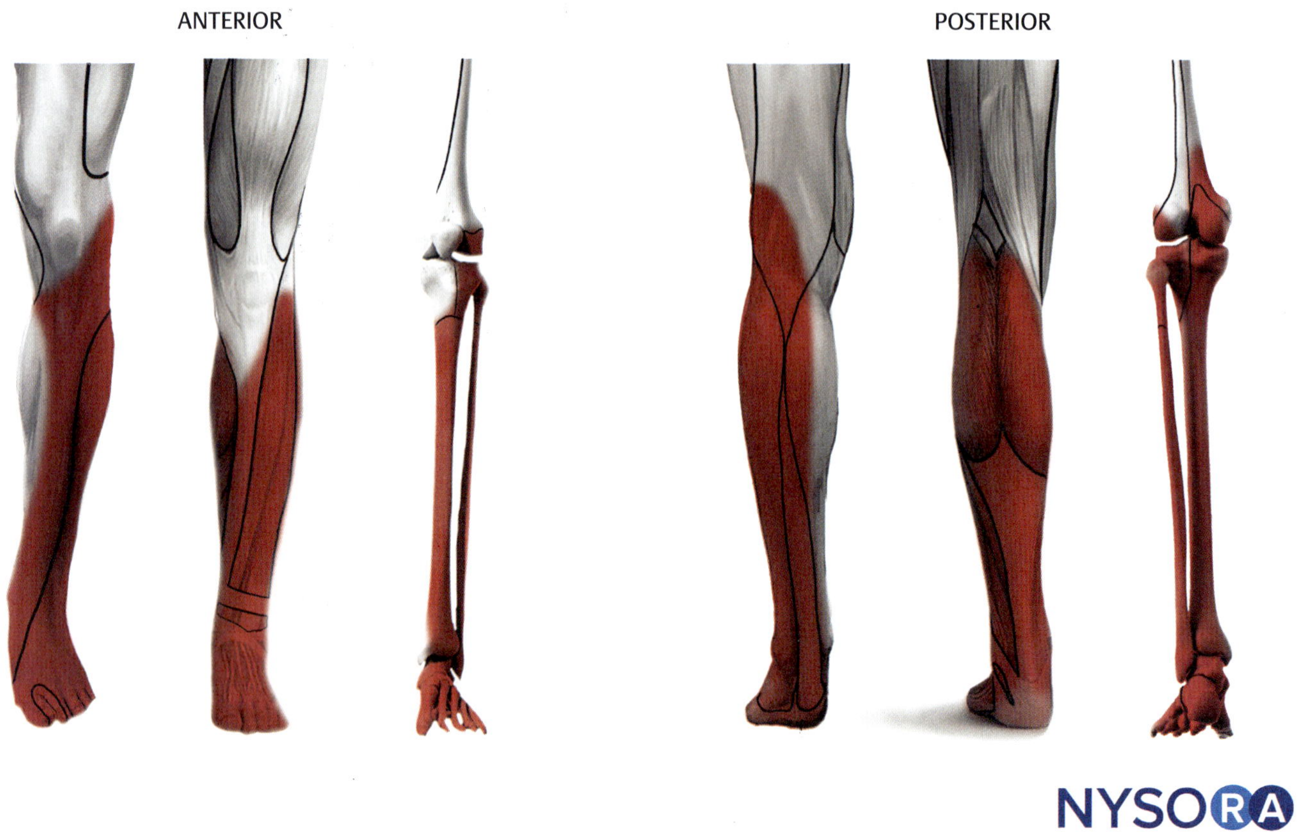

FIGURA 29-3. Distribuição da anestesia com um bloqueio poplíteo. Da esquerda para a direita: dermátomos, miótomos e osteótomos.

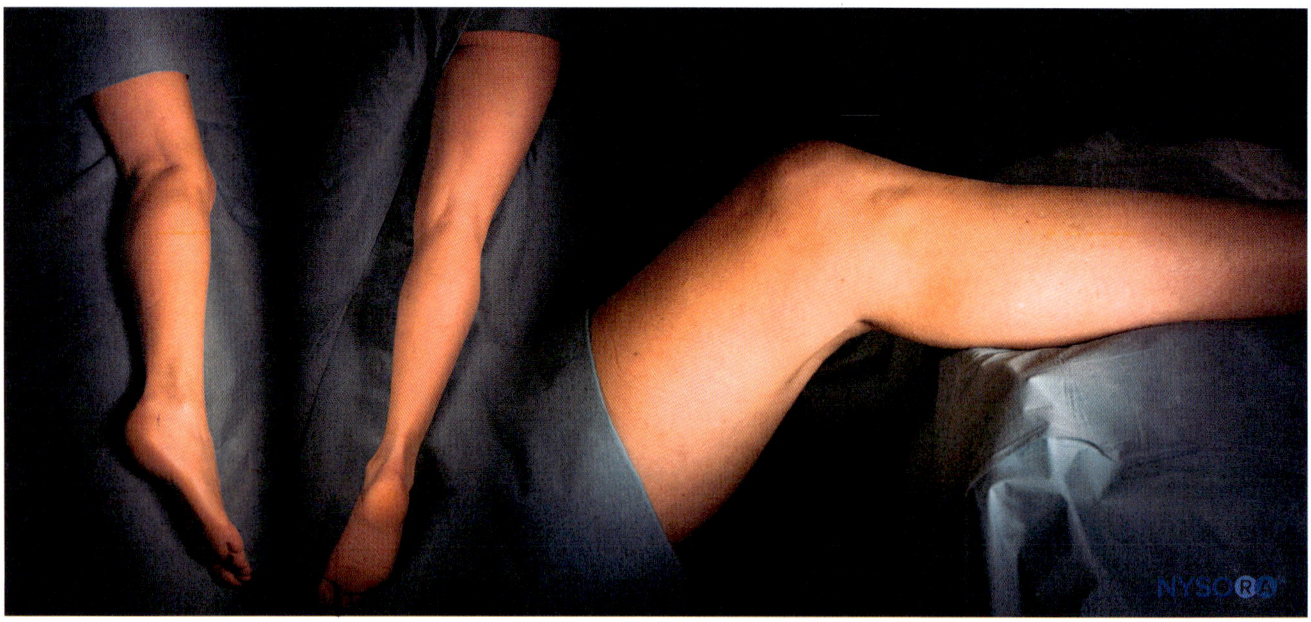

A B C

FIGURA 29-4. Posição do paciente para várias abordagens do bloqueio poplíteo: (A) lateral, (B) em decúbito ventral e (C) em decúbito dorsal com apoio para o pé elevado.

Bloqueio Isquiático Poplíteo Contínuo Guiado por Ultrassonografia

O objetivo do bloqueio isquiático poplíteo contínuo é colocar o cateter na bainha do nervo isquiático na fossa poplítea.

A agulha é inserida dentro do plano (ou foram do plano) de lateral a medial e avançada até o espaço entre o NT e o NFC. A colocação correta da agulha pode ser confirmada injetando-se 4 a 5 mL de AL na bainha comum dos nervos. Essa injeção de AL distende a bainha e facilita o avanço

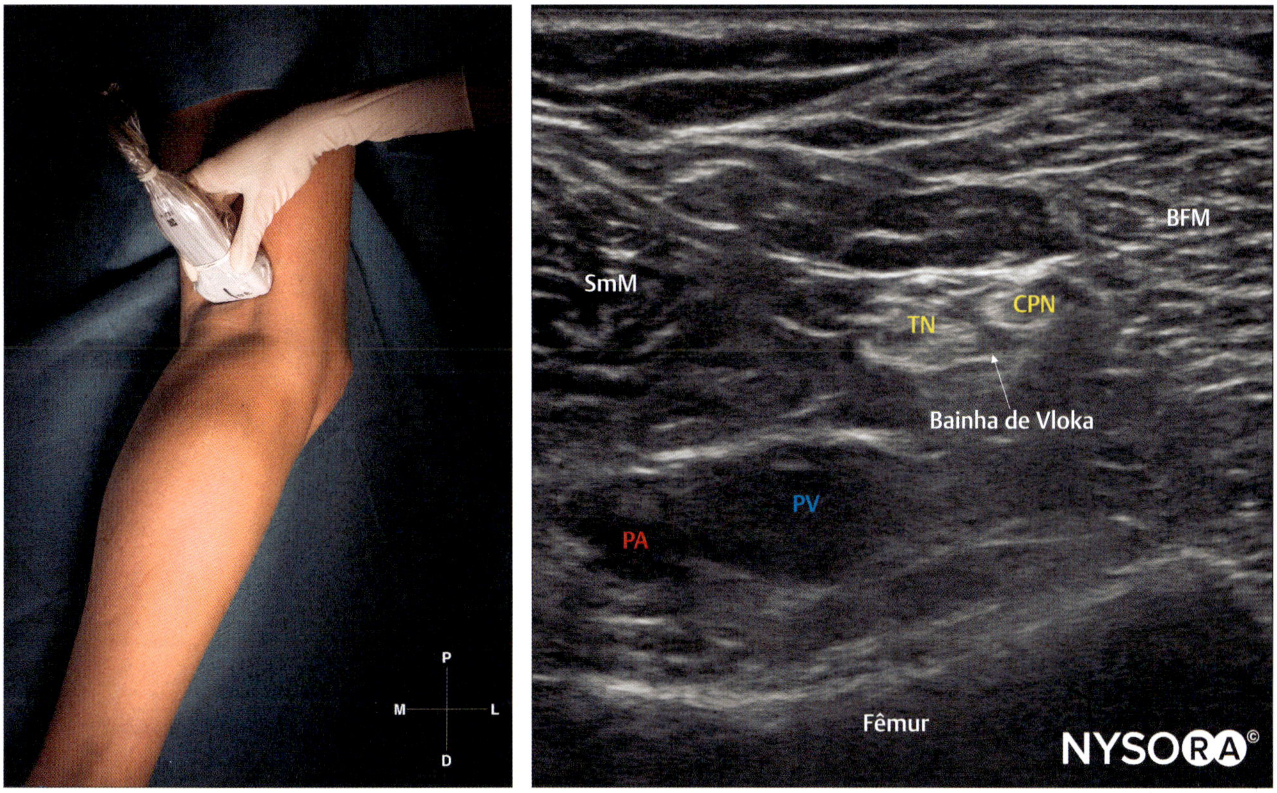

FIGURA 29-5. Posição do transdutor e sonoanatomia do nervo isquiático proximalmente à prega da fossa poplítea. TN, nervo tibial; CPN, nervo fibular comum; PA, artéria poplítea; PV, veia poplítea; SmM, músculo semimembranáceo; BFM, músculo bíceps femoral.

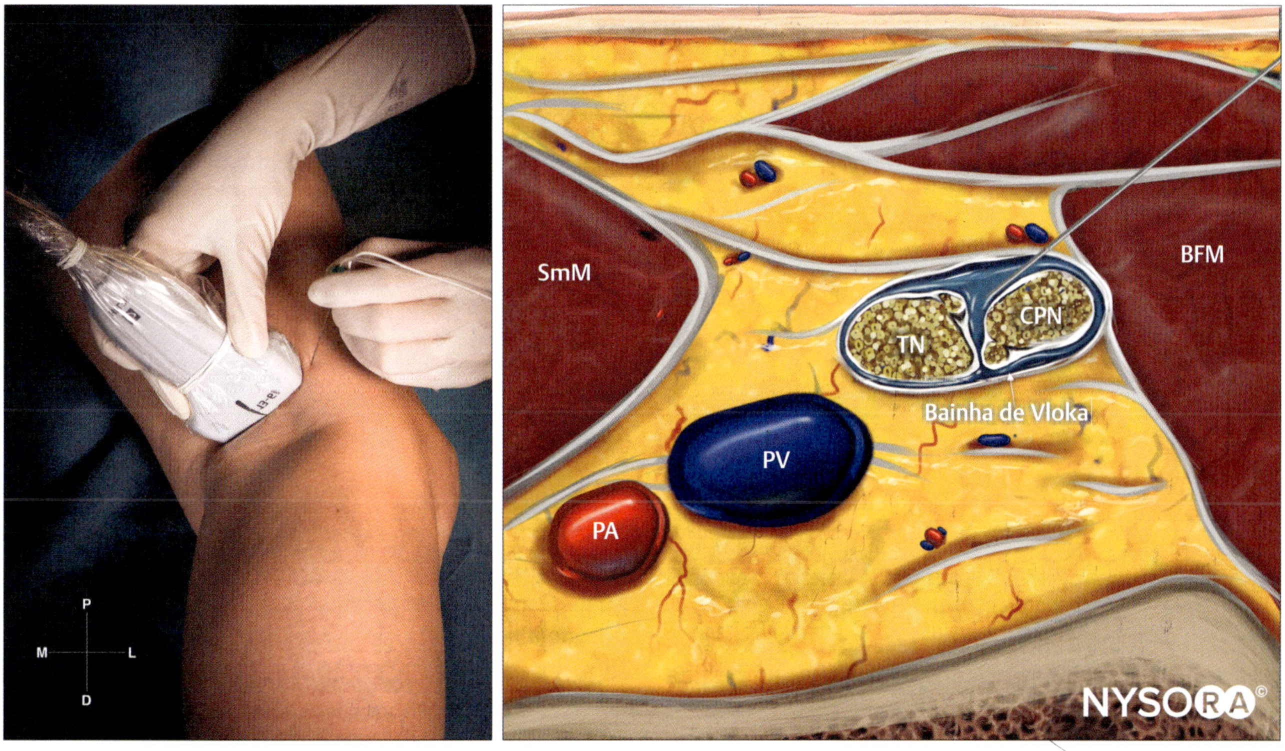

FIGURA 29-6. Anatomia reversa por ultrassonografia de um bloqueio poplíteo com inserção da agulha dentro do plano. TN, nervo tibial; CPN, nervo fibular comum. PA, artéria poplítea; PV, veia poplítea; SmM, músculo semimembranáceo; BFM, músculo. Bíceps femoral.

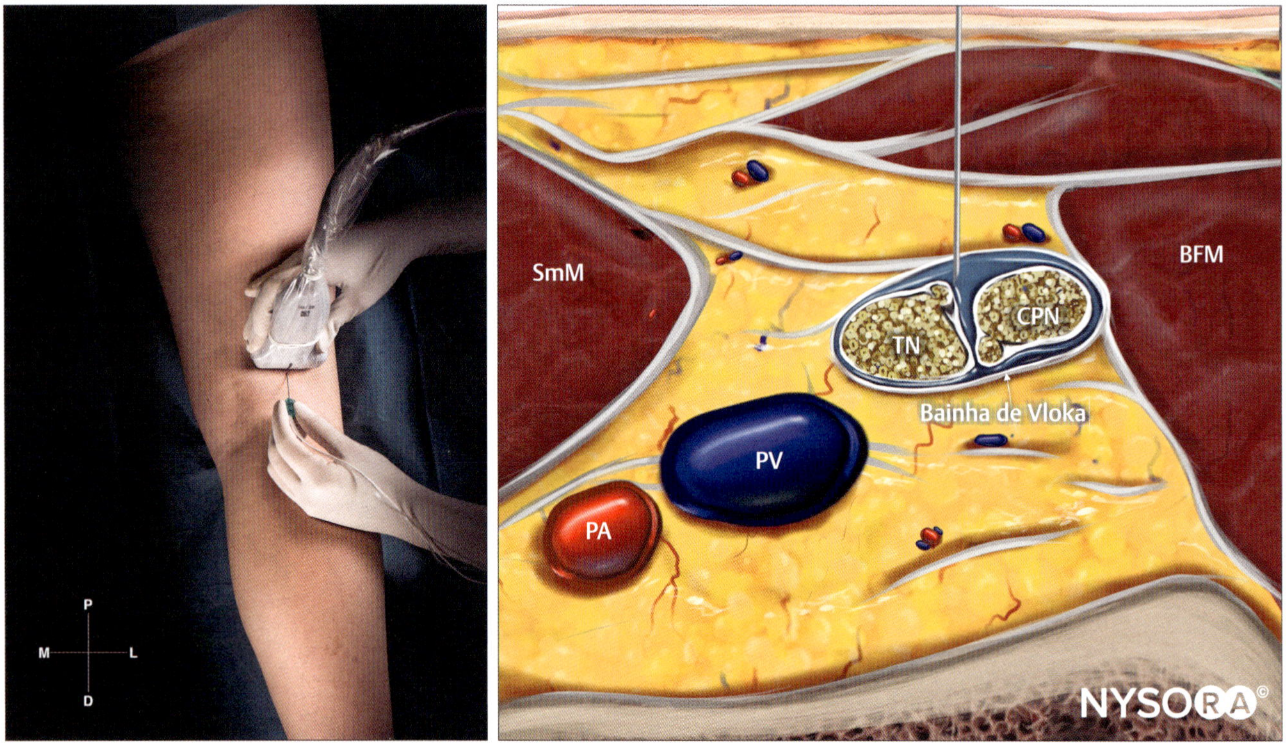

FIGURA 29-7. Anatomia reversa por ultrassonografia de um bloqueio poplíteo com inserção da agulha fora do plano. TN, nervo tibial; CPN, nervo fibular comum. PA, artéria poplítea; PV, veia poplítea; SmM, músculo semimembranáceo; BFM, músculo bíceps femoral.

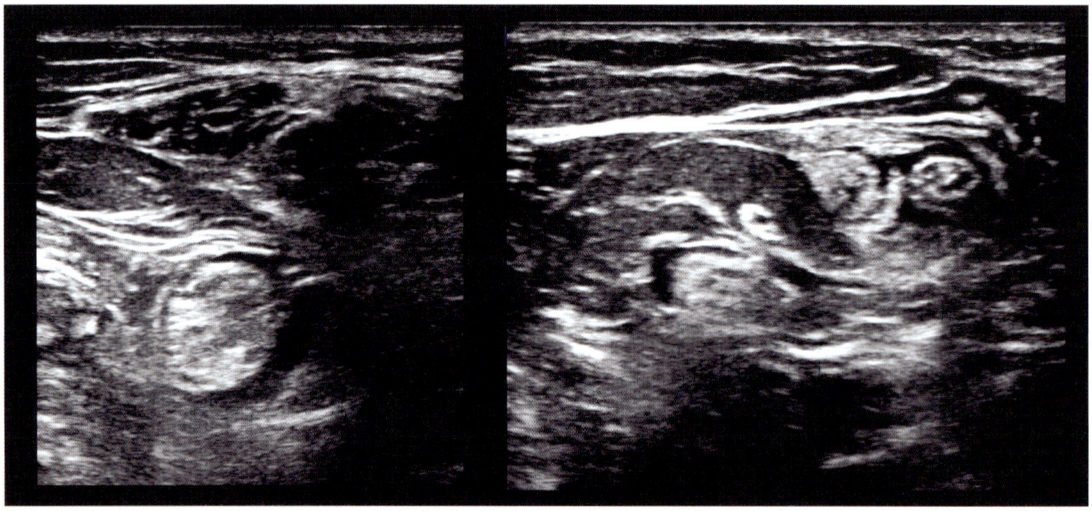

FIGURA 29-8. Distribuição adequada de anestésico local depois de um bloqueio poplíteo. (A) Proximalmente, em torno do nervo isquiático. (B) Distalmente, em torno tanto do NT como do NFC.

do cateter. Mantendo a agulha em uma posição constante dentro da bainha, o cateter é avançado 3 a 5 cm e a agulha é então retirada. A injeção através do cateter deve resultar na extensão da propagação ao espaço contendo os dois nervos proximal e distalmente.

O acesso lateral dentro do plano pode ter algumas vantagens sobre o acesso em decúbito ventral com referência à colocação do cateter. A inserção do cateter através do músculo bíceps femoral pode estabilizar o cateter e diminuir a chance de desalojamento, em comparação com o tecido subcutâneo da fossa poplítea no acesso em decúbito ventral. Quando o joelho é flexionado e estendido, o lado da coxa fica menos móvel do que a parte posterior do joelho. Finalmente, o acesso ao local do cateter é mais conveniente com a abordagem lateral, em comparação com a abordagem em decúbito ventral. Um esquema comum de início da infusão é infundir ropivacaína 0,2% na taxa de 5 mL/hora com um bolo de 5 mL oferecido ao paciente a cada 60 minutos.

Dicas para Resolução de Problemas

- Para facilitar a visualização dos vasos poplíteos, aplique Doppler colorido e ajuste a inclinação do transdutor. A compressão da panturrilha também ajudará a identificar a veia poplítea, aumentando o fluxo sanguíneo.
- Flexão dorsoplantar do tornozelo pode ajudar, pois faz o nervo rodar com relação ao que o cerca.

Fluxograma

Algoritmo da Técnica de Bloqueio Isquiático Poplíteo Guiado por Ultrassonografia

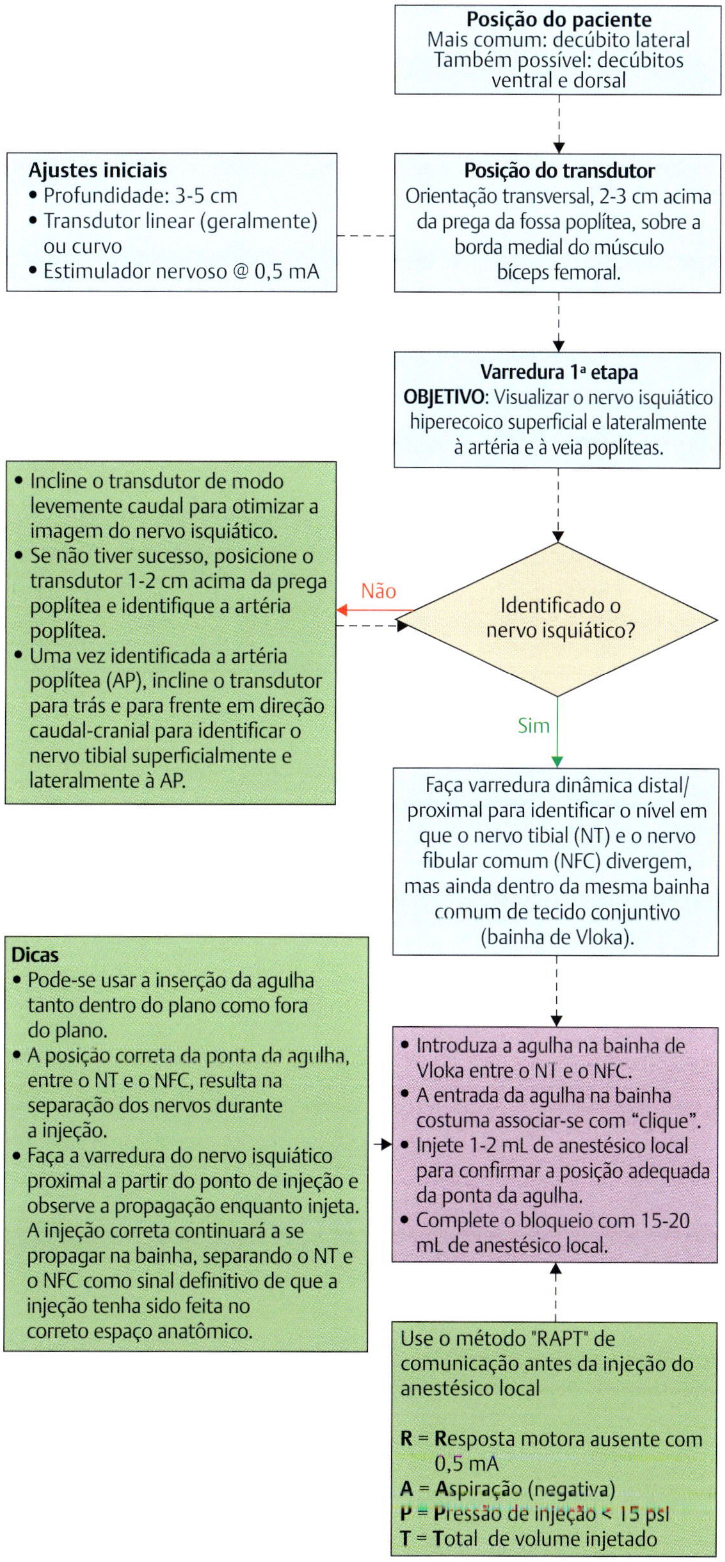

LEITURAS SUGERIDAS

Andersen HL, Andersen SL, Tranum-Jensen J. Injection inside the paraneural sheath of the sciatic nerve: direct comparison among ultrasound imaging, macroscopic anatomy, and histologic analysis. *Reg Anesth Pain Med.* 2012;37:410-414.

Bang SU, Kim DJ, Bae JH, Chung K, Kim Y. Minimum effective local anesthetic volume for surgical anesthesia by subparaneural, ultrasound-guided popliteal sciatic nerve block: a prospective dose-finding study. *Medicine (Baltimore).* 2016;95:1-6.

Choquet O, Noble GB, Abbal B, Morau D, Bringuier S, Capdevila X. Subparaneural versus circumferential extraneural injection at the bifurcation level in ultrasound-guided popliteal sciatic nerve blocks: a prospective, randomized, double-blind study. *Reg Anesth Pain Med.* 2014;39:306-311.

Jeong JS, Shim JC, Jeong MA, Lee BC, Sung IH. Minimum effective anaesthetic volume of 0.5% ropivacaine for ultrasound-guided popliteal sciatic nerve block in patients undergoing foot and ankle surgery: determination of ED50 and ED95. *Anaesth Intensive Care.* 2015;43:92-97.

Karmakar MK, Shariat AN, Pangthipampai P, Chen J. High-definition ultrasound imaging defines the paraneural sheath and the fascial compartments surrounding the sciatic nerve at the popliteal fossa. *Reg Anesth Pain Med.* 2013;38:447-451.

Lopez AM, Sala-Blanch X, Castillo R, Hadzic A. Ultrasound guided injection inside the common sheath of the sciatic nerve at division level has a higher success rate than an injection outside the sheath. *Rev Esp Anestesiol Reanim.* 2014;61:304-310.

Missair A, Weisman RS, Suarez MR, Yang R, Gebhard RE. A 3-dimensional ultrasound study of local anesthetic spread during lateral popliteal nerve block: what is the ideal end point for needle tip position? *Reg Anesth Pain Med.* 2012;37:627-632.

Perlas A, Wong P, Abdallah F, Hazrati L-N, Tse C, Chan V. Ultrasound-guided popliteal block through a common paraneural sheath versus conventional injection: a prospective, randomized, double-blind study. *Reg Anesth Pain Med.* 2013;38:218-225.

Sala-Blanch X, Franco J, Bergé R, Marín R, López AM, Agustí M. Estimación del volumen de anestésico local en contacto con el nervio ciático en el bloqueo poplíteo. *Rev Esp Anestesiol Reanim.* 2016;64:125-130.

Sala-Blanch X, Reina MA, Ribalta T, Prats-Galino A. Sciatic nerve structure and nomenclature: epineurium to paraneurium: is this a new paradigm? *Reg Anesth Pain Med.* 2013;38:463-465.

Sala-Blanch X, López A, Prats-Galino A. Vloka sciatic nerve sheath: a tribute to a visionary. *Reg Anesth Pain Med.* 2015;40(2):174.

Sala-Blanch X, Riva N de, Carrera A, López AM, Prats A, Hadzic A. Ultrasound-guided popliteal sciatic block with a single injection at the sciatic division results in faster block onset than the classical nerve stimulator technique. *Anesth Analg.* 2012;114:1121-1127.

Sala-Blanch X, López AM, Pomés J, Valls-Sole J, García AI, Hadzic A. No clinical or electrophysiologic evidence of nerve injury after intraneural injection during sciatic popliteal block. *Anesthesiology.* 2011 Sep;115:589-595.

Soberón JR, McInnis C, Bland KS, et al. Ultrasound-guided popliteal sciatic nerve blockade in the severely and morbidly obese: a prospective and randomized study. *J Anesth.* 2016;30:397-404.

Techasuk W, Bernucci F, Cupido T, et al. Minimum effective volume of combined lidocaine-bupivacaine for analgesic subparaneural popliteal sciatic nerve block. *Reg Anesth Pain Med.* 2014;39:108-111.

Tiyaprasertkul W, Bernucci F, González AP, et al. A randomized comparison between single- and triple-injection subparaneural popliteal sciatic nerve block. *Reg Anesth Pain Med.* 2015;40:315-320.

Tran DQH, Dugani S, Pham K, Al-Shaafi A, Finlayson RJ. A randomized comparison between subepineural and conventional ultrasound-guided popliteal sciatic nerve block. *Reg Anesth Pain Med.* 2011;36:548-552.

Tran DQH, González AP, Bernucci F, Pham K, Finlayson RJ. A randomized comparison between bifurcation and prebifurcation subparaneural popliteal sciatic nerve blocks. *Anesth Analg.* 2013;116:1170-1175.

Bloqueio Contínuo

Ambrosoli AL, Guzzetti L, Chiaranda M, Cuffari S, Gemma M, Cappelleri G. A randomised controlled trial comparing two popliteal nerve catheter tip positions for postoperative analgesia after day-case hallux valgus repair. *Anaesthesia.* 2016;71:1317-1323.

Ilfeld BM, Sandhu NS, Loland VJ, et al. Ultrasound-guided (needle-in-plane) perineural catheter insertion: the effect of catheter-insertion distance on postoperative analgesia. *Reg Anesth Pain Med.* 2011;36:261-265.

Kim TE, Howard SK, Funck N, et al. A randomized comparison of long-axis and short-axis imaging for in-plane ultrasound-guided popliteal-sciatic perineural catheter insertion. *J Anesth.* 2014;28:854-860.

Monahan AM, Madison SJ, Loland VJ, et al. Continuous popliteal sciatic blocks: does varying perineural catheter location relative to the sciatic bifurcation influence block effects? A dual-center, randomized, subject-masked, controlled clinical trial. *Anesth Analg.* 2016;122:1689-1695.

30 Bloqueio dos Nervos Geniculares

BLOQUEIO EM RESUMO

Infiltração em torno dos ramos sensitivos que dão a inervação à articulação do joelho (nervos geniculares) antes de entrarem na cápsula do joelho.

- **Indicações:** Dor crônica no joelho, artroplastia total do joelho ou procedimentos no joelho associados à dor moderada a intensa no pós-operatório.
- **Objetivo:** Propagação do anestésico local às artérias geniculares (se visíveis) ou na junção da epífise e diáfise do fêmur e tíbia.
- **Volume de anestésico local:** 4 a 5 mL por nervo.

Considerações Gerais

O bloqueio dos nervos geniculares e a terapia de ablação por radiofrequência foram inicialmente descritos para tratar dor crônica intensa no joelho. Uma versão estendida da técnica do bloqueio sob orientação por ultrassonografia (US) foi recentemente introduzida para proporcionar analgesia depois de cirurgia do joelho. A infiltração visa somente aos ramos sensitivos para a articulação do joelho, preservando a força do músculo quadríceps. Desse modo, a nova técnica analgésica poderia ser usada como alternativa quando não forem indicados ou desejáveis os bloqueios do nervo femoral e do canal adutor.

O primeiro bloqueio dos nervos geniculares publicado sob orientação fluoroscópica se baseou nos pontos de referência ósseos. A introdução da US permite reconhecimento fácil dos mesmos pontos de referência e oferece visualização adicional dos tecidos moles e dos vasos, o que é necessário para identificar o local da injeção. Os dados disponíveis ainda são limitados, entretanto, séries de casos mostram resultados promissores do bloqueio dos nervos geniculares no contexto perioperatório. Ensaios clínicos estão em andamento, atualmente, para determinar a eficácia dessa nova técnica para tratar dor aguda depois de artroplastia total do joelho.

Limitações

Os nervos geniculares variam em número e trajetória e, por causa do seu pequeno tamanho, não são visualizados com a tecnologia de US à disposição. Os bloqueios dos nervos geniculares se baseiam nos pontos de referência fornecidos pela US, o que pode resultar em analgesia inconsistente, particularmente se for usado um baixo volume de anestésico local (AL).

Riscos Específicos

A proximidade do nervo genicular inferolateral (NGIL) com o nervo fibular comum (NFC) é um fator de risco para bloqueio não pretendido do bloqueio do NFC, resultando em pé caído. Desse modo, esse nervo é poupado se for planejada denervação para tratar dor crônica. Punções vasculares ou intra-articulares são outros riscos em potencial.

Anatomia

A inervação do joelho é complexa, originando os ramos dos nervos femoral, obturatório e isquiático (Figura 30-1). A variabilidade interindividual explica a discrepância na literatura sobre a nomenclatura e a origem dos nervos geniculares.

Para facilitar a compreensão da inervação do joelho, a maioria dos autores divide o joelho em compartimentos anterior e posterior e depois ainda dividem o compartimento anterior em quatro quadrantes. Para a finalidade da descrição da técnica, os nervos geniculares são chamados nervos geniculares superolateral (NGSL), superomedial (NGSM), inferolateral (NGIL) e inferomedial (NGIM), que inervam, primariamente, cada quadrante correspondente. Vários estudos em cadáver também mostram uma contribuição de outros ramos, como o nervo fibular recorrente, o nervo para o vasto medial, o intermédio, o lateral e o ramo infrapatelar.

- O NGDL tem um percurso em torno da diáfise do fêmur, passando entre o vasto lateral e o epicôndilo lateral. Acompanha a artéria genicular lateral superior.

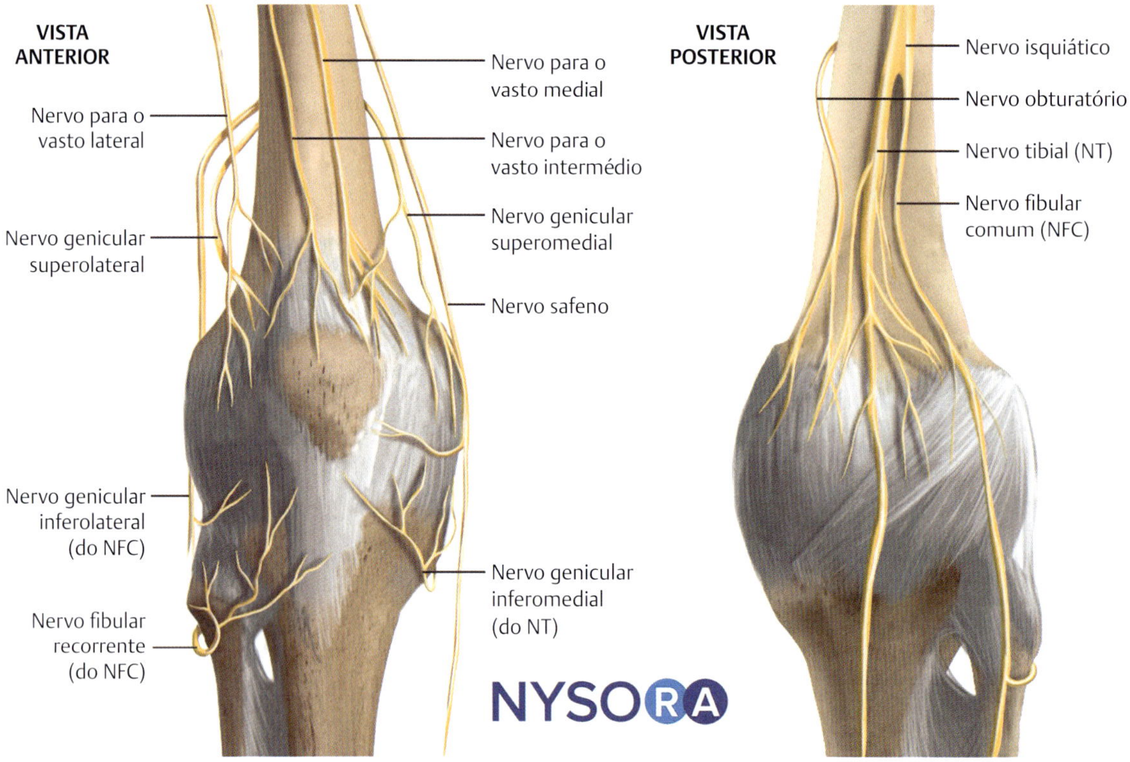

FIGURA 30-1. Inervação do joelho. A origem dos nervos geniculares superomedial e superolateral (do nervo isquiático ou do nervo femoral) é controversa.

- O NGSM tem um percurso em torno da diáfise do fêmur, seguindo a artéria genicular medial superior, passando entre o tendão do adutor magno e o epicôndilo medial abaixo do vasto medial.
- O NGIL tem um percurso em torno do epicôndilo lateral tibial profundamente ao ligamento colateral lateral, seguindo a artéria genicular lateral inferior, superiormente à cabeça da fíbula.
- O NGIM tem um percurso horizontalmente abaixo do ligamento colateral medial, entre o epicôndilo medial tibial e a inserção do ligamento colateral. Acompanha a artéria genicular medial inferior.
- O nervo fibular recorrente se origina na região poplítea inferior a partir do nervo fibular comum e tem um percurso horizontalmente em torno da fíbula, passando imediatamente inferior à cabeça da fíbula e assumindo um trajeto superior ao epicôndilo tibial anterolateral. Acompanha a artéria tibial recorrente.

Visualização por Ultrassonografia

A posição relativa dos nervos geniculares com relação aos pontos de referência óssea no nível do joelho parece ser consistente, de acordo com estudos realizados em cadáveres, oferecendo uma base anatômica confiável para um bloqueio guiado por ultrassonografia. Os pontos de referência na US são os planos osteomusculares no nível da metáfise (a junção entre a epífise e a diáfise) do fêmur e da tíbia. Pontos de referência adicionais são as artérias correspondentes, que seguem a mesma via que os nervos e os ligamentos colaterais (Figura 30-2).

Distribuição da Analgesia

O bloqueio dos nervos geniculares é uma técnica que poupa a função motora e anestesia os ramos terminais sensitivos que inervam a articulação do joelho, resultando em anestesia do compartimento anterior do joelho. A distribuição da anestesia de cada nervo se dá, principalmente, no quadrante correspondente.

Preparação do Bloqueio

Equipamento

- Transdutor: Transdutor linear de alta frequência
- Agulha: Agulha com bisel curto, calibre 22 com 50 mm

Anestésico Local

ALs de longa duração, como a bupivacaína ou a ropivacaína (0,25%-0,5%), em um volume de 4 a 5 mL por nervo, é o que se sugere.

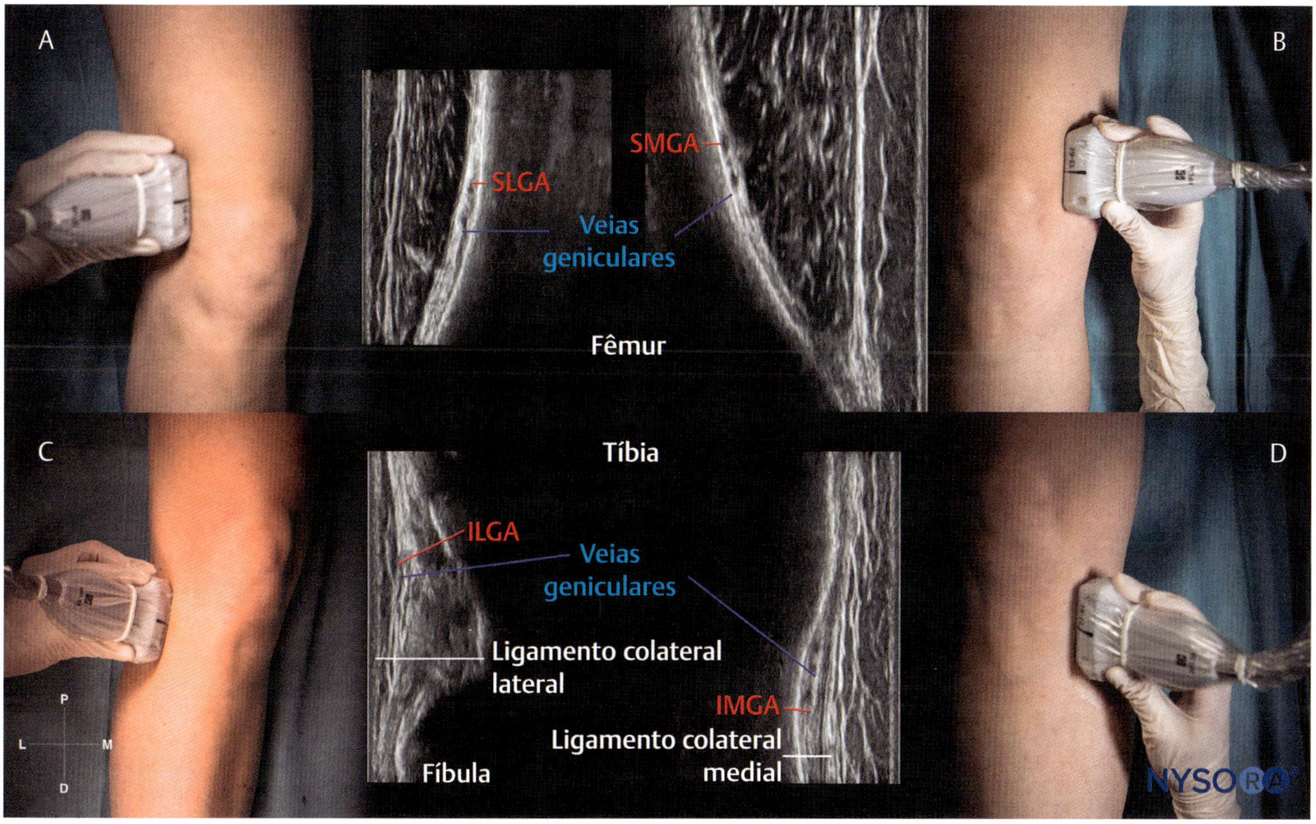

FIGURA 30-2. Sonoanatomia dos nervos geniculares em um plano coronal. SLGA, artéria genicular superolateral; SMGA, artéria genicular superomedial; ILGA, artéria genicular inferolateral; IMGA, artéria genicular inferomedial. (A) Posição do transdutor e sonoanatomia do nervo genicular superomedial. (B) Posição do transdutor e sonoanatomia do nervo genicular inferomedial. (C) Posição do transdutor e sonoanatomia do nervo genicular superolateral. (D) Posição do transdutor e sonoanatomia do nervo genicular inferolateral.

Posicionamento do Paciente

O paciente é colocado em decúbito dorsal com o joelho levemente flexionado, colocando-se um travesseiro na fossa poplítea (Figura 30-3).

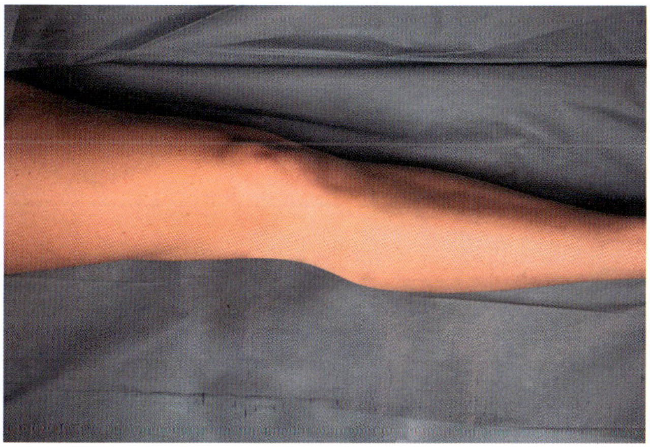

FIGURA 30-3. Posição do paciente para realizar um bloqueio de nervo genicular.

Técnica

Posição Inicial do Transdutor e Técnica de Varredura

- NGSL: O transdutor é colocado em uma orientação coronal sobre o epicôndilo lateral do fêmur e então é movido proximalmente para visualização da metáfise do osso. A artéria genicular superolateral pode ser vista entre a fáscia profunda do vasto lateral e o fêmur nesse nível (Figura 30-2A).
- NGSM: O transdutor é colocado em uma orientação coronal sobre o epicôndilo medial do fêmur (Figura 30-2B). O transdutor é movido de maneira levemente proximal para visualização da metáfise do osso em posição imediatamente anterior ao tubérculo do adutor. A artéria GSM pode ser vista nesse nível entre a fáscia profunda do vasto medial e o fêmur.
- NGIL: O transdutor é colocado em uma orientação coronal sobre o lado lateral da parte distal do joelho. Depois de identificar o epicôndilo lateral da tíbia, o transdutor é movido distalmente para visualização da cabeça da fíbula. A artéria genicular inferolateral pode ser vista entre o ligamento colateral e o côndilo lateral da tíbia (Figura 30-2C).
- NGIM: O transdutor é colocado em uma orientação coronal sobre o côndilo medial da tíbia e movido distalmente para visualização da metáfise do osso. Nesse nível, a artéria

genicular inferomedial é vista abaixo do ligamento colateral medial (Figura 30-2D).

- Adicionalmente, o nervo fibular recorrente também pode ser bloqueado: o transdutor é colocado em uma orientação coronal sobre o lado anterolateral da parte distal do joelho para visualizar a junção da epífise lateral tibial e a diáfise, anteriormente à fíbula. A artéria tibial recorrente é visualizada superficialmente ao osso.

Acesso e Trajetória da Agulha

Uma vez identificado o local da injeção, a ponta da agulha é avançada para próxima do vaso (se visto) até que o contato ósseo seja sentido, usando-se um acesso dentro ou fora do plano. Alternativamente, o transdutor pode ser rodado em orientação transversa e a ponta da agulha é redirecionada em direção à superfície óssea. Depois de confirmar a posição correta, o restante do AL é injetado (Figura 30-4).

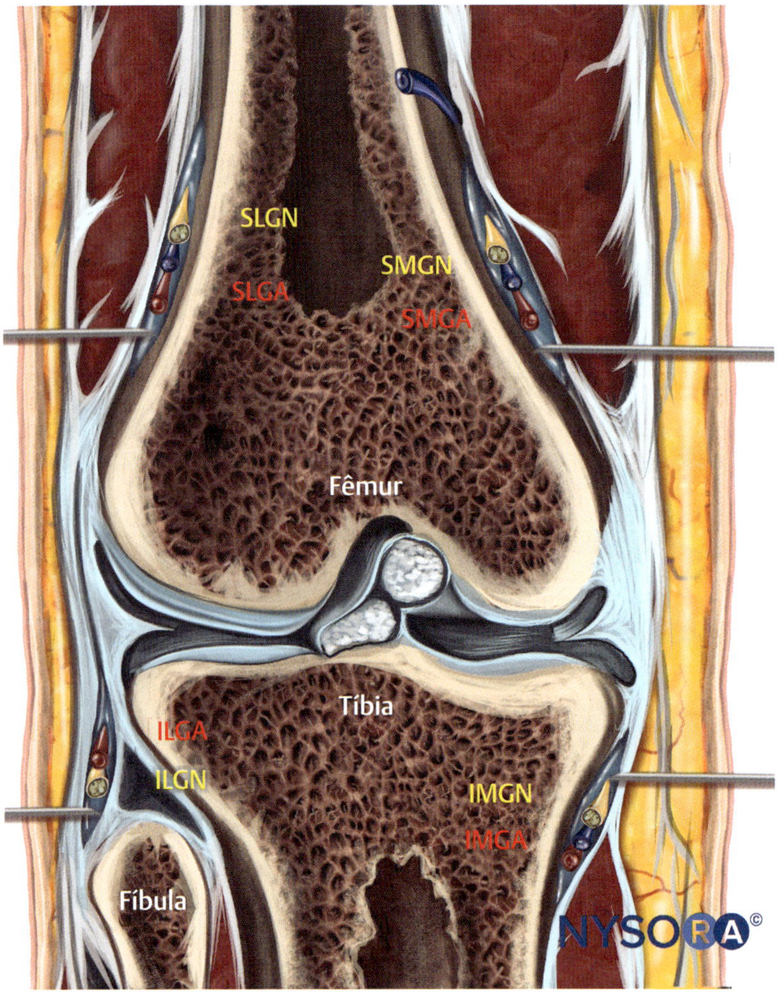

FIGURA 30-4. Anatomia reversa por ultrassonografia dos nervos geniculares mostrando inserção e distribuição do anestésico. SLGN, nervo e artéria geniculares superolaterais; SMGN, nervo e artéria geniculares superomediais; ILGN, nervo e artéria geniculares inferolaterais; IMGN, nervo e artéria geniculares inferomediais.

Fluxograma

Algoritmo da Técnica de Bloqueios dos Nervos Geniculares

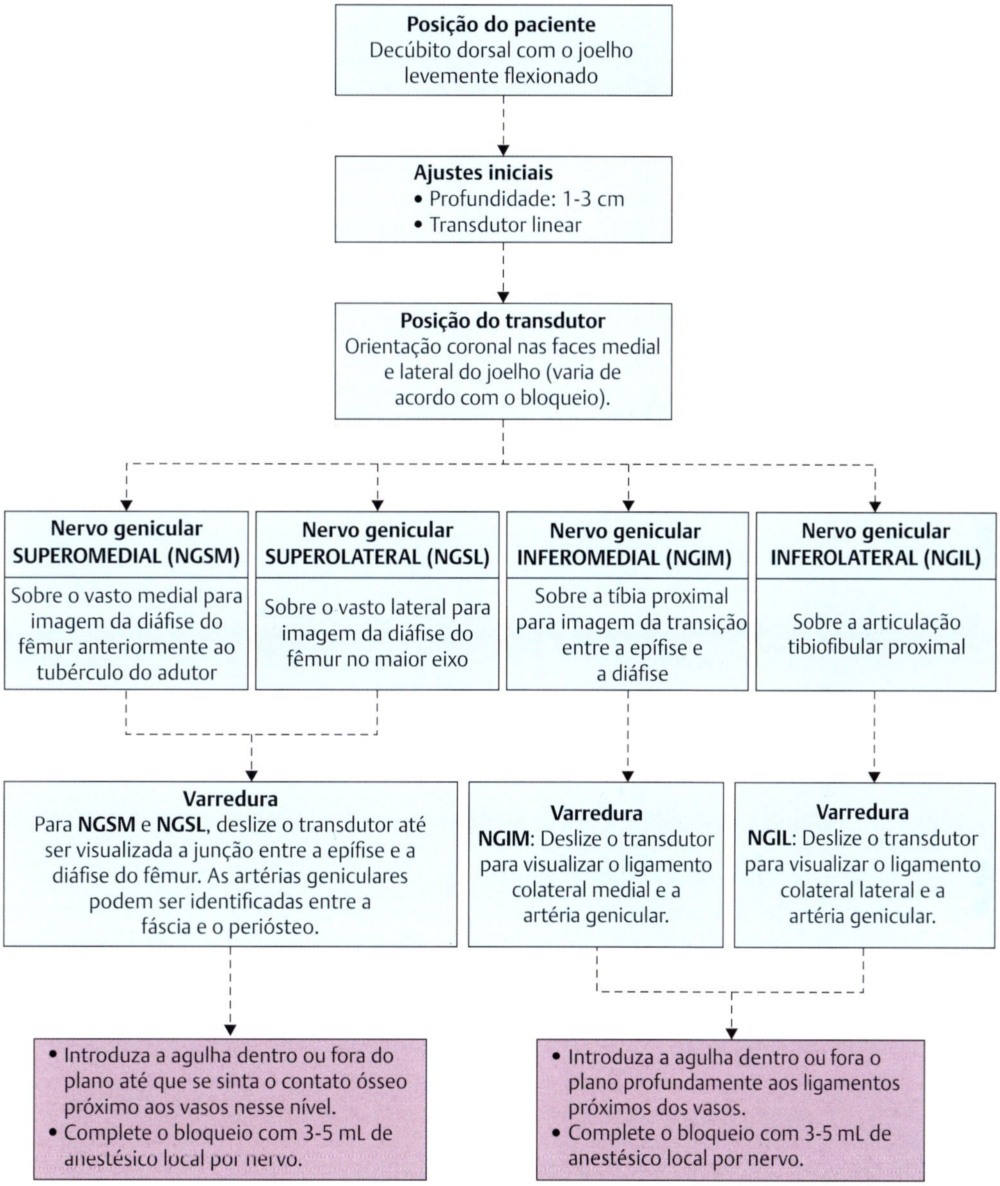

LEITURAS SUGERIDAS

Burckett-St Laurant D, Peng P, Girón Arango L, et al. The nerves of the adductor canal and the innervation of the knee: an anatomic study. *Reg Anesth Pain Med.* 2016;41:321-327.

Choi WJ, Hwang SJ, Song JG, et al. Radiofrequency treatment relieves chronic knee osteoarthritis pain: a double-blind randomized controlled trial. *Pain.* 2011;152:481-487.

Davis T, Loudermilk E, DePalma M, et al. Prospective, multicenter, randomized, crossover clinical trial comparing the safety and effectiveness of cooled radiofrequency ablation with corticosteroid injection in the management of knee pain from osteoarthritis. *Reg Anesth Pain Med.* 2018;43:84-91.

El-Hakeim EH, Elawamy A, Kamel EZ, et al. Fluoroscopic guided radiofrequency of genicular nerves for pain alleviation in chronic knee osteoarthritis: a single-blind randomized controlled trial. *Pain Physician.* 2018;21:169-177.

Fonkoue L, Behets CW, Steyaert A, Kouassi JEK, Detrembleur C, Cornu O. Anatomical evidence supporting the revision of classical landmarks for genicular nerve ablation. *Reg Anesth Pain Med.* 2019:1-2. doi:10.1136/rapm-2019-101103.

Fonkoue L, Behets CW, Steyaert A, et al. Accuracy of fluoroscopic-guided genicular nerve blockade: a need for revisiting anatomical landmarks. *Reg Anesth Pain Med.* 2019;44:950-958.

Franco CD, Buvanendran A, Petersohn JD, Menzies RD, Menzies LP. Innervation of the anterior capsule of the human knee:

implications for radiofrequency ablation. *Reg Anesth Pain Med.* 2015;40:363-368.

Gofeld M. Letter to the editor. *Pain.* 2014;155:836-837.

González Sotelo V, Maculé F, Minguell J, Bergé R, Franco C, Sala-Blanch X. Ultrasound-guided genicular nerve block for pain control after total knee replacement: preliminary case series and technical note. *Rev Española Anestesiol y Reanim* (English Ed). 2017;64:568-576.

Roberts SL, Burnham RS, Agur AM, Loh EY. A cadaveric study evaluating the feasibility of an ultrasound-guided diagnostic block and radiofrequency ablation technique for sacroiliac joint pain. *Reg Anesth Pain Med.* 2017;42:69-74.

Tran J, Agur A, Peng P. Revisiting the anatomical evidence supporting the classical landmark of genicular nerve ablation. *Reg Anesth Pain Med.* 2019:2018. doi:10.1136/rapm-2019-101024.

Tran J, Peng PWH, Lam K, Baig E, Agur AMR, Gofeld M. Anatomical study of the innervation of anterior knee joint capsule: implication for image-guided intervention. *Reg Anesth Pain Med.* 2018;43:407-414.

Valls JMO, Vallejo R, Pais PL, et al. Anatomic and ultrasonographic evaluation of the knee sensory innervation a cadaveric study to determine anatomic targets in the treatment of chronic knee pain. *Reg Anesth Pain Med.* 2017;42:90-98.

Vanneste B, Tomlinson J, Desmet M, Krol A. Feasibility of an ultrasound-guided approach to radiofrequency ablation of the superolateral, superomedial and inferomedial genicular nerves: a cadaveric study. *Reg Anesth Pain Med.* 2019;44:966-970.

Yasar E, Kesikburun S, Kılıç C, Güzelküçük Ü, Yazar F, Tan AK. Accuracy of ultrasound-guided genicular nerve block: a cadaveric study. *Pain Physician.* 2015;18:E899-E904.

31 Bloqueio iPACK

BLOQUEIO EM RESUMO

Infiltração do anestésico local no espaço entre a artéria poplítea (***p**opliteal **a**rtery*) e a **c**ápsula posterior do joelho (***k**nee*) (iPACK).

- **Indicações:** Analgesia depois de artroplastia de joelho, de reparo do ligamento cruzado e de procedimentos envolvendo a face posterior do joelho.
- **Objetivo:** Infiltração de anestésico local na face posterior do fêmur sob a artéria poplítea.
- **Volume de anestésico local:** 15 a 20 mL.

Considerações Gerais

A dor pós-operatória após artroplastia total de joelho (ATJ) é mediada por ramos dos nervos obturatório (medial) femoral (anterior) e isquiático (posterior). Conquanto o nervo isquiático resulte na melhor analgesia para a face posterior do joelho, a paresia motora da extremidade inferior, impedindo a reabilitação precoce, e o mascaramento de lesão intraoperatória do nervo fibular comum (NFC) desestimulam o uso dessa modalidade analgésica. Uma infiltração que poupa a força muscular no interespaço entre a artéria poplítea e a cápsula posterior do joelho (iPACK) é um suplemento analgésico alternativo aos bloqueios femorais ou do canal adutor para a dor na parte posterior do joelho. O bloqueio iPACK visa aos ramos articulares sensitivos do nervo isquiático, ao mesmo tempo poupando os ramos motores do nervo tibial (NT) e o NFC, evitando o pé caído que ocorre com o bloqueio do nervo isquiático.

Limitações e Riscos Específicos

O bloqueio iPACK oferece analgesia limitada à face posterior da cápsula do joelho e, portanto, deve ser visto como suplemento do bloqueio femoral e/ou do canal adutor. Adicionalmente, as imagens por ultrassonografia (US) dos vasos poplíteos e do nervo isquiático para evitar sua lesão durante iPACK podem ser difíceis nos pacientes obesos.

Os riscos específicos relacionados com essa técnica são a injeção vascular ou a lesão nervosa inadvertida devido à proximidade dos vasos poplíteos e do nervo isquiático com a cápsula posterior do joelho, onde a agulha passa durante a infiltração. Com a técnica de inserção da agulha de medial a lateral, o nervo safeno pode ficar no caminho e ser lesado. Recomenda-se a identificação sonográfica de rotina do nervo para se determinar o ponto seguro e a via de inserção da agulha.

Anatomia

A inervação da parte posterior do joelho é oferecida por ramos articulares que se originam do NT, do NFC, do isquiático e da divisão posterior do nervo obturatório (Figura 31-1).

Ramos articulares provenientes do NT são a principal fonte de inervação da cápsula posterior da articulação do joelho. Eles se originam proximal ou distalmente à borda superior do côndilo femoral medial e percorrem transversalmente à região intercondilar, onde se ramificam ainda mais.

Os ramos articulares provenientes do isquiático e/ou do NFC se dividem, ainda, em ramos anterior e posterior para inervar a cápsula anterolateral e posterolateral, respectivamente.

Finalmente, o ramo articular do nervo obturatório posterior tem um percurso através do hiato dos adutores, juntamente com a artéria e a veia femorais, e entra na fossa poplítea. No nível dos côndilos femorais, divide-se em dois a três ramos terminais que inervam a face superomedial da cápsula posterior.

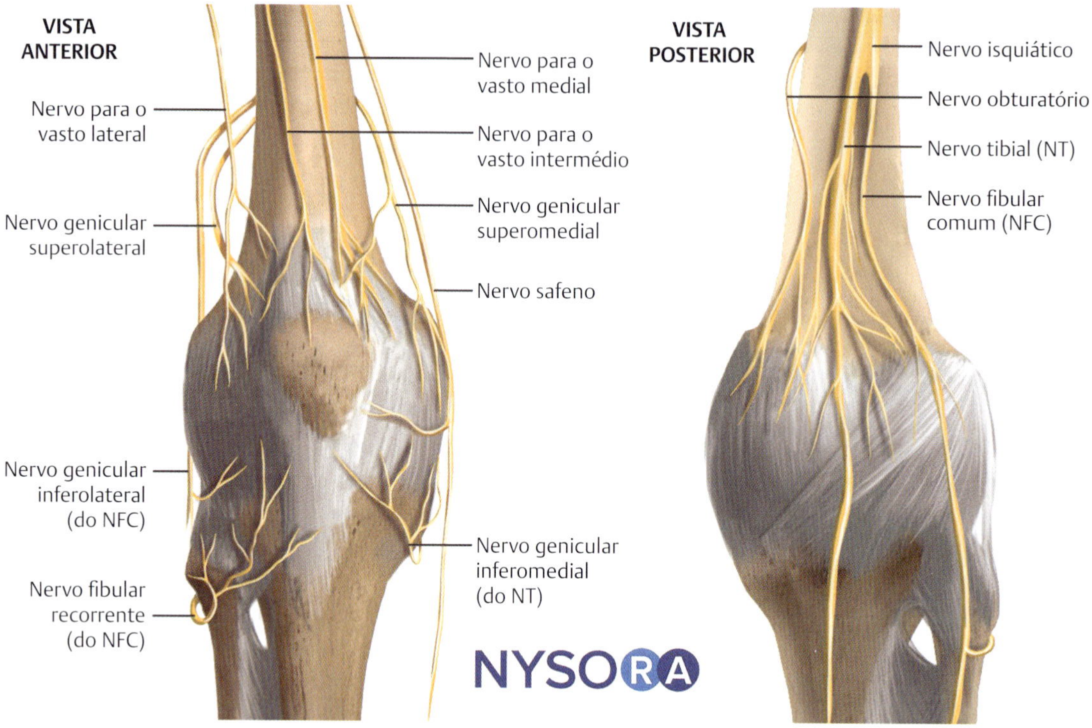

FIGURA 32-1. Anatomia da inervação anterior e posterior da articulação do joelho.

Anatomia em Corte Transversal e Visualização por Ultrassonografia

Na fossa poplítea, proximalmente aos côndilos femorais, a superfície plana do fêmur é separada da artéria e da veia poplíteas por gordura e tecido frouxo, onde os ramos sensitivos e vasos têm seu percurso para inervar a cápsula posterior (Figura 31-2).

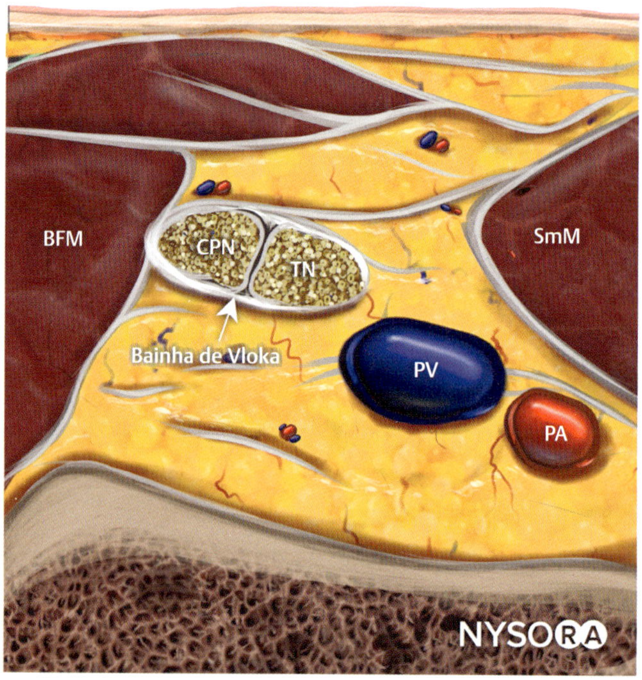

FIGURA 31-2. Anatomia sonográfica do bloqueio iPACK. PA, artéria poplítea; PV, veia poplítea; SmM, músculo semimembranáceo; StM, músculo semitendíneo; TN, nervo tibial; CPN, nervo fibular comum.

Distribuição da Analgesia

O bloqueio iPACK é uma técnica que poupa a função motora, anestesiando os pequenos nervos sensitivos articulares a partir do plexo poplíteo, resultando em analgesia da cápsula posterior do joelho. Estudos em cadáver têm verificado a propagação do injetado anteriormente, sugerindo que a técnica pode, em alguns casos, chegar às partes anterolateral e anteromedial da cápsula articular do joelho.

Preparação do Bloqueio

Equipamento

- Transdutor: Transdutor linear curvo com baixa frequência ou de alta frequência
- Agulha: Agulha estimuladora isolada, com bisel curto, calibres 20-22, com 80-100 mm

Anestésicos Locais

Não foram determinados a concentração e o volume ideais dos anestésico locais (ALs) para realizar um bloqueio iPACK. Bupivacaína ou ropivacaína, nas concentrações de 0,2% a 0,5%, parecem ser comumente usados com base nas informações publicadas.

Posicionamento do Paciente

O bloqueio iPACK pode ser realizado com o paciente em decúbito dorsal com o joelho flexionado ou elevado em um apoio do pé ou então em decúbito ventral (Figura 31-3).

Técnica

Pontos de Referência e Posição Inicial do Transdutor

O transdutor é colocado em uma orientação transversal sobre a face medial da coxa, aproximadamente 2 cm acima da patela. O objetivo é identificar o espaço entre a diáfise femoral e a artéria poplítea. Nessa localização, o NT e o NFC também podem ser visualizados profunda e posteriormente aos vasos poplíteos. Os músculos vasto medial e sartório se localizam medialmente, e o músculo semimembranáceo, posteriormente (Figura 31-4).

Técnica de Varredura

O bloqueio iPACK é realizado proximalmente à prega da fossa poplítea. Se os côndilos femorais forem inicialmente visualizados, deslize o transdutor proximalmente até que os côndilos desapareçam e a diáfise femoral distal seja identificada.

Acesso e Trajetória da Agulha

A agulha é inserida dentro do plano, a partir da face anteromedial do joelho, indo em direção ao espaço entre a artéria poplítea e o fêmur. Normalmente, a inserção da agulha em um ângulo agudo é necessária para se estar próximo da diáfise femoral e para evitar punção dos nervos e vasos. Uma vez alcançada a face posterior da artéria poplítea, injete 2 mL do AL para confirmar a posição apropriada da agulha, observando como o espaço entre a artéria e a diáfise do fêmur é preenchido (Figura 31-5).

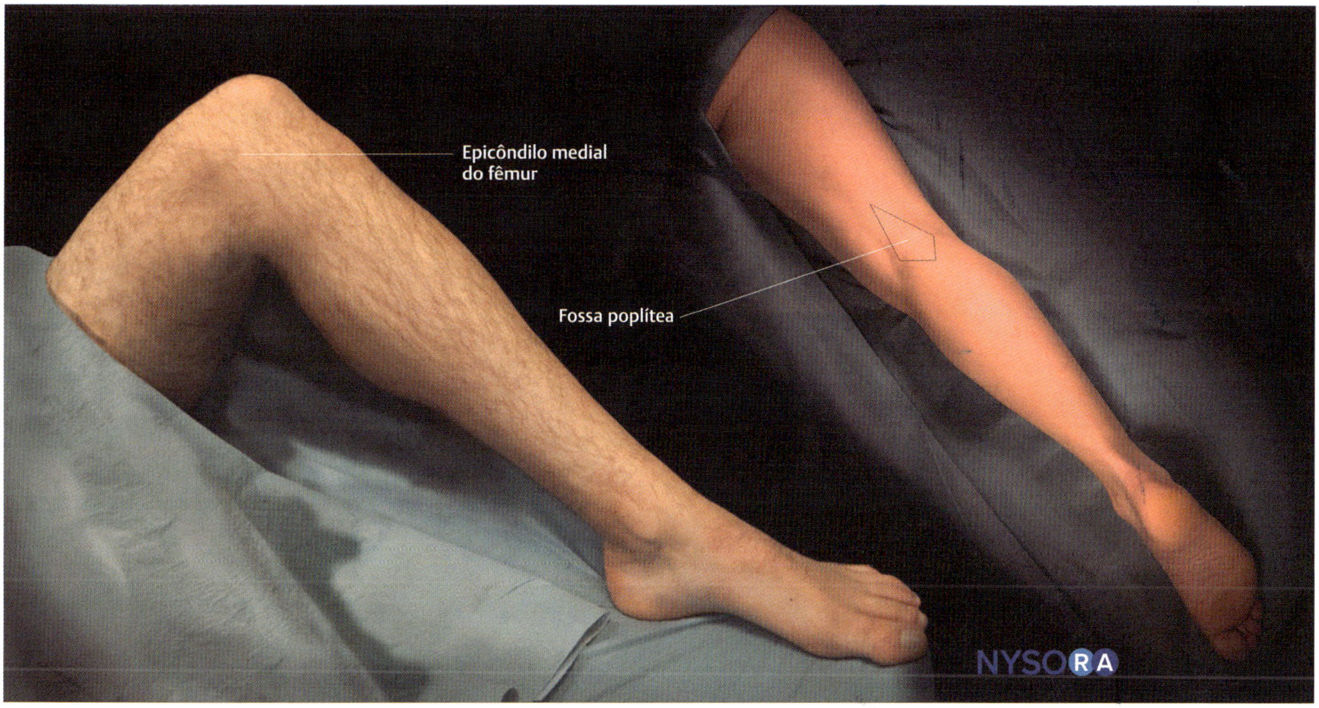

FIGURA 31-3. Posição do paciente para diferentes abordagens a um bloqueio iPACK.

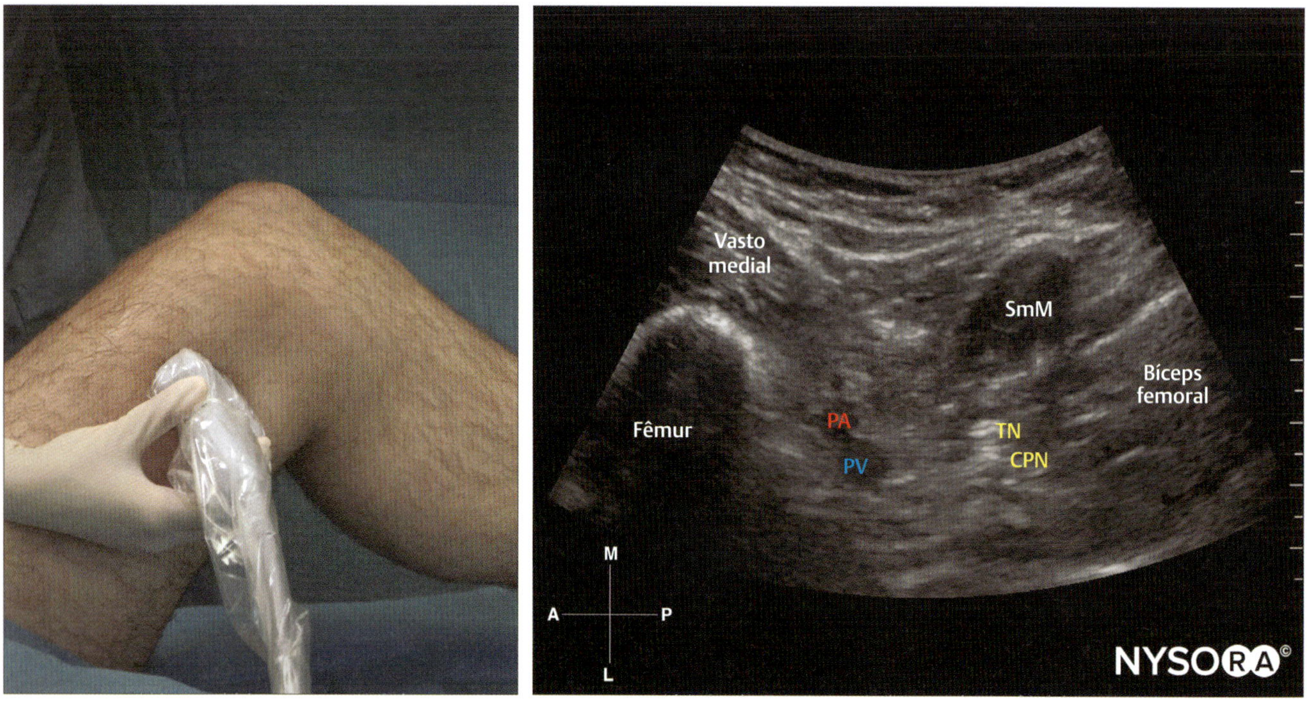

FIGURA 31-4. Posição do transdutor e sonoanatomia para um bloqueio iPACK. SmM, músculo semimembranáceo; StM, músculo semitendíneo; PA, artéria poplítea; PV, veia poplítea; TN, nervo tibial; CPN, nervo fibular comum.

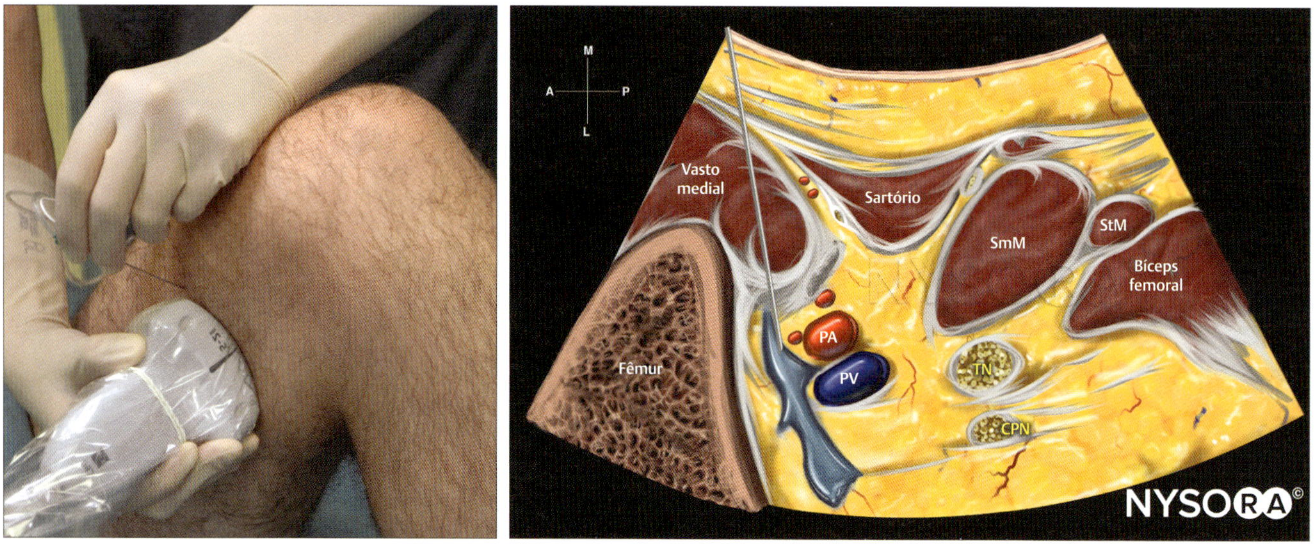

FIGURA 31-5. Anatomia reversa em ultrassonografia de bloqueio iPACK com inserção da agulha dentro do plano. SmM, músculo semimembranáceo; StM, músculo semitendíneo; PA, artéria poplítea; PV, veia poplítea; TN, nervo tibial; CPN, nervo fibular comum.

Abordagem Alternativa

Coloque o transdutor sobre a prega da fossa poplítea a fim de visualizar o NT, o NFC, a artéria poplítea e os côndilos femorais. A partir dessa localização, deslize o transdutor proximalmente até que a face posterior plana da diáfise do fêmur se torne visível. Quando o espaço entre a artéria poplítea e a diáfise do fêmur for claramente identificado, a agulha é inserida dentro do plano a partir do lado medial (ou lateral) e avançada entre a artéria poplítea e o fêmur. A injeção prossegue como descrito anteriormente (Figura 31-6).

Dicas para Resolução de Problemas

- Use Doppler colorido para facilitar a identificação dos vasos poplíteos.
- Ao realizar uma abordagem de medial a lateral, é necessária a inserção da agulha em um ângulo agudo para ficar próxima da diáfise femoral e evitar puncionar nervos e vasos.

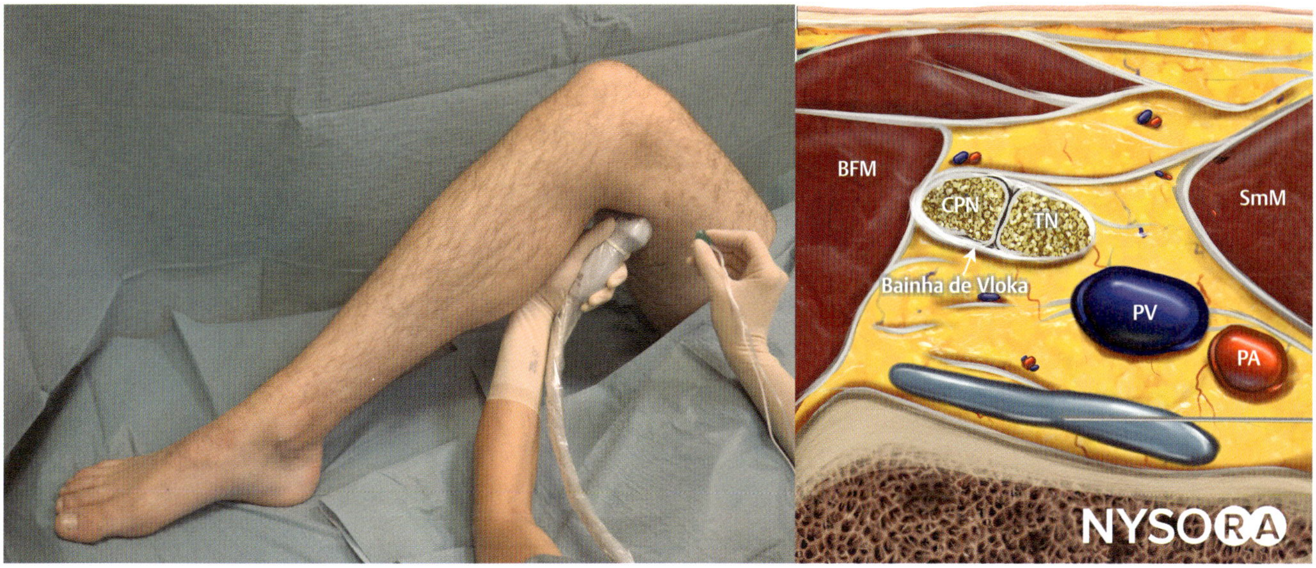

FIGURA 31-6. Posição alternativa do transdutor na fossa poplítea para realização de um bloqueio iPACK.

Fluxograma

Algoritmo da Técnica do Bloqueio iPACK

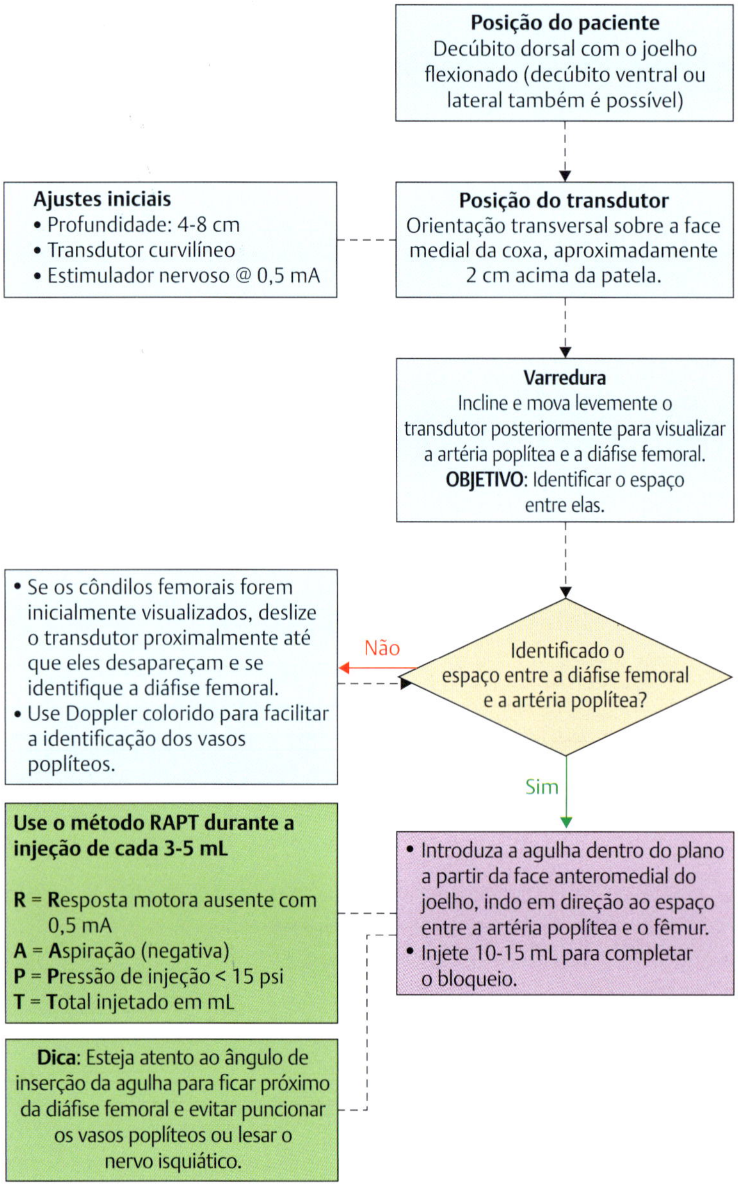

LEITURAS SUGERIDAS

Amer N. Combined adductor canal and i-PAK blocks is better than combined adductor canal and periarticular injection blocks for painless ACL reconstruction surgery. *J Anesth Crit Care.* 2018;10:154-157.

Ardon AE, Prasad A, McClain RL, Melton MS, Nielsen KC, Greengrass R. Regional anesthesia for ambulatory anesthesiologists. *Anesthesiol Clin.* 2019;37:265-287.

Elliott CE, Thobhani S. The adductor canal catheter and interspace between the popliteal artery and the posterior capsule of the knee for total knee arthroplasty. *Tech Reg Anesth Pain Manag.* 2014;18:126-129.

Kampitak W, Tansatit T, Tanavalee A, Ngarmukos S. Optimal location of local anesthetic injection in the interspace between the popliteal artery and posterior capsule of the knee (iPACK) for posterior knee pain after total knee arthroplasty: an anatomical and clinical study. *Korean J Anesthesiol.* 2019;72:486-494.

Kandarian BS, Elkassabany NM, Tamboli M, Mariano ER. Updates on multimodal analgesia and regional anesthesia for total knee arthroplasty patients. *Best Pract Res Clin Anaesthesiol.* 2019;33:111-123.

Kandarian B, Indelli PF, Sinha S, et al. Implementation of the iPACK (Infiltration between the Popliteal Artery and Capsule of the Knee) block into a multimodal analgesic pathway for total knee replacement. *Korean J Anesthesiol.* 2019;72:238-244.

Kim DH, Beathe JC, Lin Y, et al. Addition of infiltration between the popliteal artery and the capsule of the posterior knee and adductor canal block to periarticular injection enhances postoperative pain control in total knee arthroplasty: a randomized controlled trial. *Anesth Analg.* 2018;129(2):526-535.

Niesen AD, Harris DJ, Johnson CS, et al. Interspace between popliteal artery and posterior capsule of the knee (iPACK) injectate spread: a cadaver study. *J Ultrasound Med.* 2019;38:741-745.

O'Donnell R, Dolan J. Anaesthesia and analgesia for knee joint arthroplasty. *Br J Anaesth.* 2017;18:8-15.

Ohgoshi Y, Matsutani M, Kubo EN. Use of iPACK block with continuous femoral triangle block for total knee arthroplasty: a clinical experience. *J Clin Anesth.* 2019;54:52-54.

Reddy AG, Ajit J, Reddy R, Murlidhar S, Arshaj G, Reddy A. To compare effect of combined block of adductor canal block (ACB) with iPACK (Interspace between the Popliteal Artery and the Capsule of the posterior Knee) and adductor canal block (ACB) alone on total knee replacement in immediate postoperative rehabilitation. *Int J Orthop Sci.* 2017;3:141-145.

Safa B, Gollish J, Haslam L, McCartney CJL. Comparing the effects of single-shot sciatic nerve block versus posterior capsule local anesthetic infiltration on analgesia and functional outcome after total knee arthroplasty a prospective, randomized, double-blinded, controlled trial. *J Arthroplasty.* 2014;29:1149-1153.

Sankineani SR, Reddy ARC, Eachempati KK, Jangale A, Reddy AVG. Comparison of adductor canal block and iPACK block (interspace between the popliteal artery and the capsule of the posterior knee) with adductor canal block alone after total knee arthroplasty: a prospective control trial on pain and knee function in immediate postoperative period. *Eur J Orthop Surg Traumatol.* 2018;28:1391-1395.

Sebastian MP, Bykar H, Sell A. Saphenous nerve and iPACK block. *Reg Anesth Pain Med.* 2019;0:1.

Sinha S, Abrams J, Sivasenthil S, et al. Use of ultrasound-guided popliteal fossa infiltration to control pain after total knee arthroplasty: a prospective, randomized, observer-blinded study. Presented at the American Society of Regional Anesthesia (ASRA) Meeting, March 15-18, 2012 in San Diego; Abstract P 52.

Sinha SK, Abrams JH, Arumugam S, et al. Femoral nerve block with selective tibial nerve block provides effective analgesia without foot drop after total knee arthroplasty: a prospective, randomized, observer-blinded study. *Anesth Analg.* 2012;115:202-206.

Sinha SK, Suter S. New blocks for the same old joints. *Curr Opin Anaesthesiol.* 2018;31:630-635.

Soffin EM, Wu CL. Regional and multimodal analgesia to reduce opioid use after total joint arthroplasty: a narrative review. *HSS J.* 2019;15:57-65.

Tran J, Giron Arango L, Peng P, Sinha SK, Agur A, Chan V. Evaluation of the iPACK block injectate spread: a cadaveric study. *Reg Anesth Pain Med.* 2019;44:689-694.

Tran J, Peng PWH, Gofeld M, Chan V, Agur AMR. Anatomical study of the innervation of posterior knee joint capsule: implication for image-guided intervention. *Reg Anesth Pain Med.* 2019;44:234-238.

Thobhani S, Scalercio L, Elliott CE, et al. Novel regional techniques for total knee arthroplasty promote reduced hospital length of stay: an analysis of 106 patients. *Ochsner J.* 2017:233-238.

Tran J, Peng PWH, Gofeld M, Chan V, Agur AMR. Anatomical study of the innervation of posterior knee joint capsule: implication for image-guided intervention. *Reg Anesth Pain Med.* 2019;44:234-238.

32 Bloqueio do Tornozelo

BLOQUEIO EM RESUMO

Bloqueio dos quatro ramos terminais do nervo isquiático e do nervo safeno (opcional) no nível da parte distal da perna e no tornozelo.

- **Indicações:** Cirurgia distal no pé e nos dedos, amputações transmetatarsais ou dos dedos.
- **Objetivo:** Propagação do anestésico local (AL) em torno de cada nervo individual.
- **Volume de anestésico local:** 3 a 5 mL por nervo.

Considerações Gerais

O bloqueio do tornozelo é uma técnica de anestesia regional comumente realizada para procedimentos na parte anterior do pé. As técnicas tradicionais se baseavam nos pontos de referência de superfície e na estimulação nervosa com vistas a dois nervos profundos (tibial e fibular profundo) e exigiam uma infiltração em anel subcutânea adicional em torno do tornozelo para bloquear os três nervos superficiais (fibular superficial, sural e safeno). A orientação por ultrassonografia (US) permite identificação precisa de cada nervo e um bloqueio consistente, usando volumes mais baixos de AL. Qualidade, duração e distribuição dos bloqueios em torno do tornozelo são semelhantes às de abordagens mais proximais do nervo isquiático.

A maior vantagem do bloqueio de tornozelo é a preservação da mobilidade do mesmo e, portanto, da deambulação sem assistência.

Limitações e Riscos Específicos

A principal limitação se deve ao fato de que, por exigir múltiplas injeções, o tempo necessário para se completar o bloqueio é mais longo. Um torniquete de isquemia no nível do tornozelo é bem tolerado mesmo com um bloqueio do tornozelo. No entanto, é necessária sedação ou anestesia adicionais para localizações mais proximais do torniquete. São extremamente raras as complicações específicas do bloqueio do tornozelo.

Anatomia

O nervo tibial é o maior dos cinco nervos no nível do tornozelo e oferece inervação a músculos intrínsecos, ossos, articulações e pele do calcanhar e da planta do pé. O nervo passa, posteriormente, ao maléolo medial, em estreito contato com a artéria e as veias tibiais posteriores, profundamente ao retináculo dos flexores, onde se divide em nervos calcâneos e plantares mediais laterais (Figura 32-1).

O nervo fibular profundo atravessa a superfície anterior do tornozelo, profundamente aos tendões dos músculos tibial anterior, extensor longo do hálux e extensor longo dos dedos próximo à artéria tibial anterior. O nervo entra no pé para inervar os músculos extensor curto dos dedos e extensor curto do hálux e todas as estruturas profundas do dorso do pé. Termina como fibras cutâneas que inervam a pele entre o hálux e o segundo dedo (Figura 32-1).

O ramo fibular superficial emerge 10 a 20 cm proximalmente ao maléolo lateral, situando-se superficialà fáscia crural entre os compartimentos musculares lateral e anterior, 10 a 20 cm proximais ao maléolo lateral. Divide-se em dois ou três pequenos ramos e termina como fibras cutâneas na superfície dorsal e lateral do pé (Figura 32-1).

O nervo sural é formado por dois componentes, dos nervos tibial e fibular comum, e corre superficialmente ao longo da linha média posterior da perna. No tornozelo, seu percurso é lateral ao tendão do calcâneo (de Aquiles), próximo à veia safena menor, indo inervar a margem lateral do pé e do tornozelo (Figura 32-1).

O nervo safeno tem uma trajetória que desce na parte medial da perna ao lado da veia safena magna. Inerva o maléolo medial e uma porção variável da face medial da perna abaixo do joelho.

Anatomia em Corte Transversal

No nível da articulação do tornozelo, o **nervo tibial** se situa posterior ou lateralmente à artéria e às veias tibiais posteriores, profundamente ao retináculo flexor e superficialmente ao músculo flexor longo do hálux e seu tendão. O **nervo fibular profundo** se localiza lateralmente à artéria tibial anterior entre a face anterior da tíbia e os tendões dos músculos extensores. No nível da parte média da perna, o **nervo fibular**

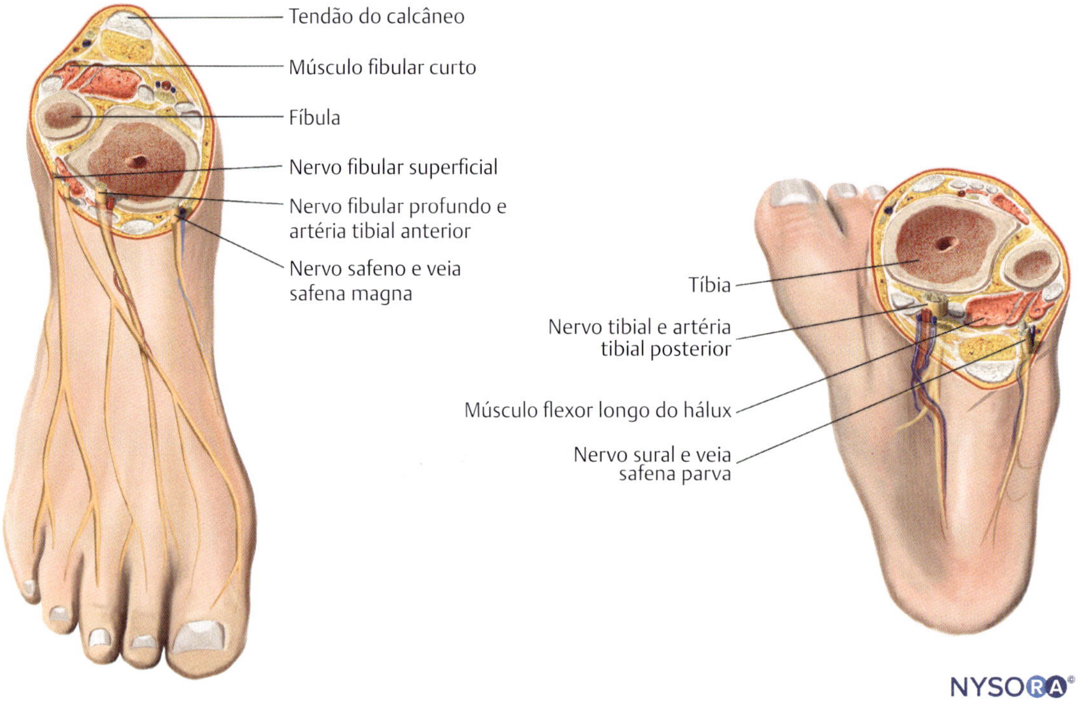

FIGURA 32-1. Posição relativa dos nervos terminais no nível do tornozelo.

superficial se localiza imediatamente profundo à fáscia crural entre os músculos fibulares e o extensor longo dos dedos. O **nervo sural** se situa entre o maléolo lateral e o tendão do calcâneo, estreitamente associado à veia safena parva e superficialmente à fáscia profunda. Os minúsculos ramos distais do **nervo safeno** situam-se perto da veia safena, embora sejam difíceis de visualizar no tornozelo. A Figura 32-2 ilustra a posição relativa dos nervos no nível do tornozelo.

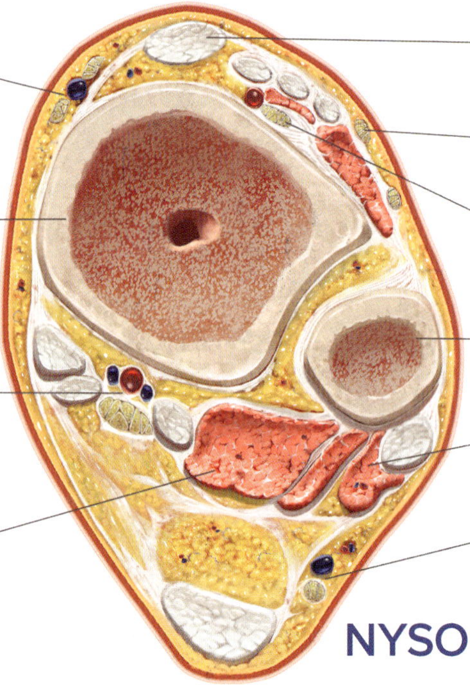

FIGURA 32-2. Corte transversal no nível do tornozelo, ilustrando a distribuição e a relação anatômica dos nervos para realizar um bloqueio do tornozelo.

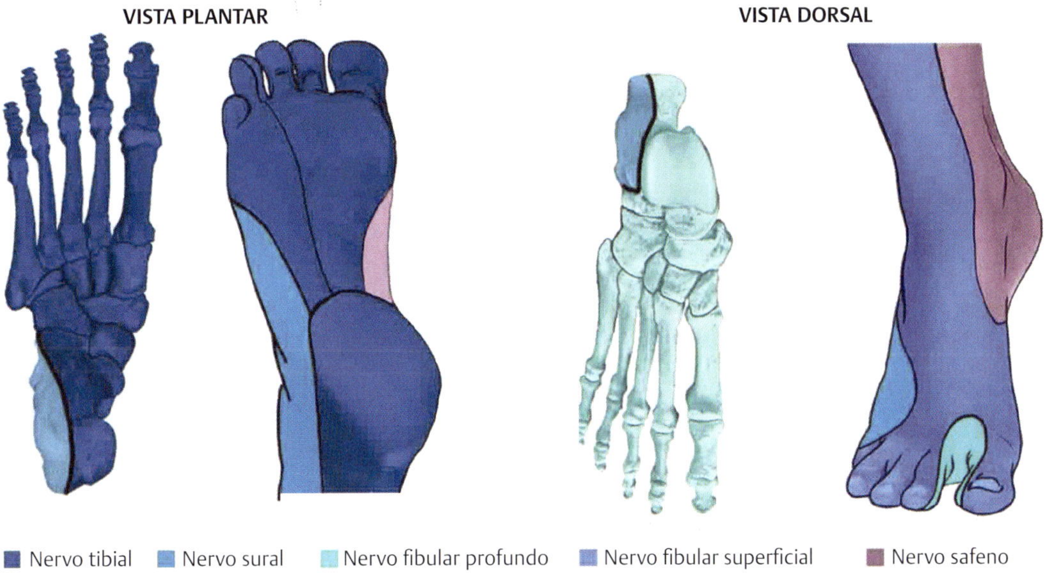

FIGURA 32-3. Distribuição do bloqueio sensitivo no tornozelo.

Distribuição da Anestesia e da Analgesia

Um bloqueio do tornozelo resulta em anestesia do pé inteiro distalmente ao tornozelo se o nervo safeno for incluído (Figura 32-3). Bloqueios seletivos podem ser indicados para anestesiar apenas a área de interesse.

Preparação do Bloqueio

Equipamento

- Transdutor: Transdutor linear de alta frequência
- Agulha: agulha calibre 25 com 30 a 40 mm

Anestésico Local

Para prolongar a duração da analgesia pós-operatória, são preferíveis ALs de longa ação, como a bupivacaína 0,5% ou a ropivacaína 0,5%.

Posicionamento do Paciente

O paciente pode descansar em decúbito dorsal confortável e o pé é elevado, sendo colocado um suporte sob a panturrilha para facilitar a varredura em torno do tornozelo (Figura 32-4). Delicada rotação interna ou externa é útil para melhor acesso aos nervos tibial e sural, respectivamente.

Técnica

Nervo Tibial

O transdutor é colocado em uma orientação transversal entre o maléolo medial e o tendão do calcâneo. O nervo pode ser visto como estrutura hiperecoica oval imediatamente posterior à artéria e às veias tibiais posteriores (Figuras 32-5 e 32-6). O Doppler colorido pode ajudar na localização dos vasos. Para evitar a identificação errada com os tendões, deve-se ter em

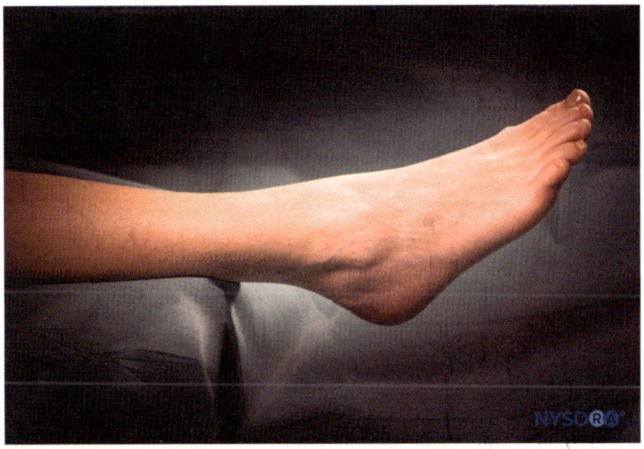

FIGURA 32-4. Posicionamento ideal do paciente para realização de um bloqueio do tornozelo guiado por ultrassonografia.

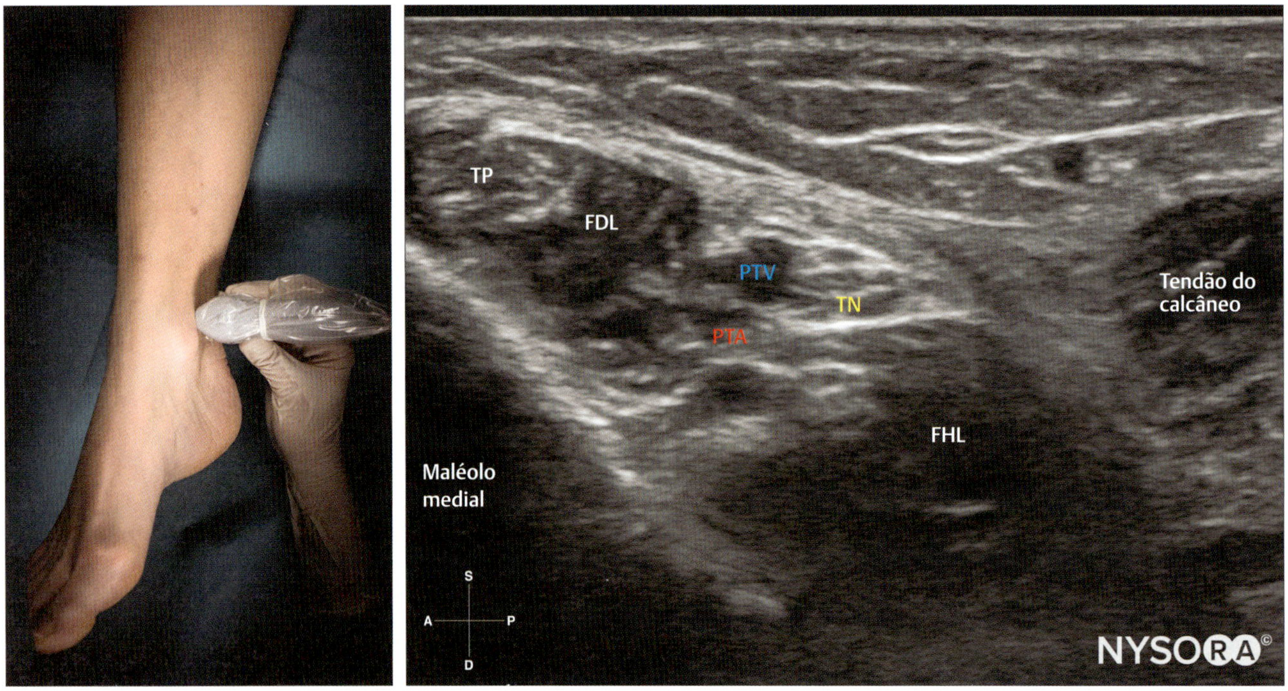

FIGURA 32-5. Posição do transdutor e anatomia sonográfica para o bloqueio do nervo tibial. TP, músculo tibial posterior; FDL, flexor longo dos dedos; PTA, artéria tibial posterior; PTV, veia tibial posterior; TN, nervo tibial; FHL, flexor longo do hálux.

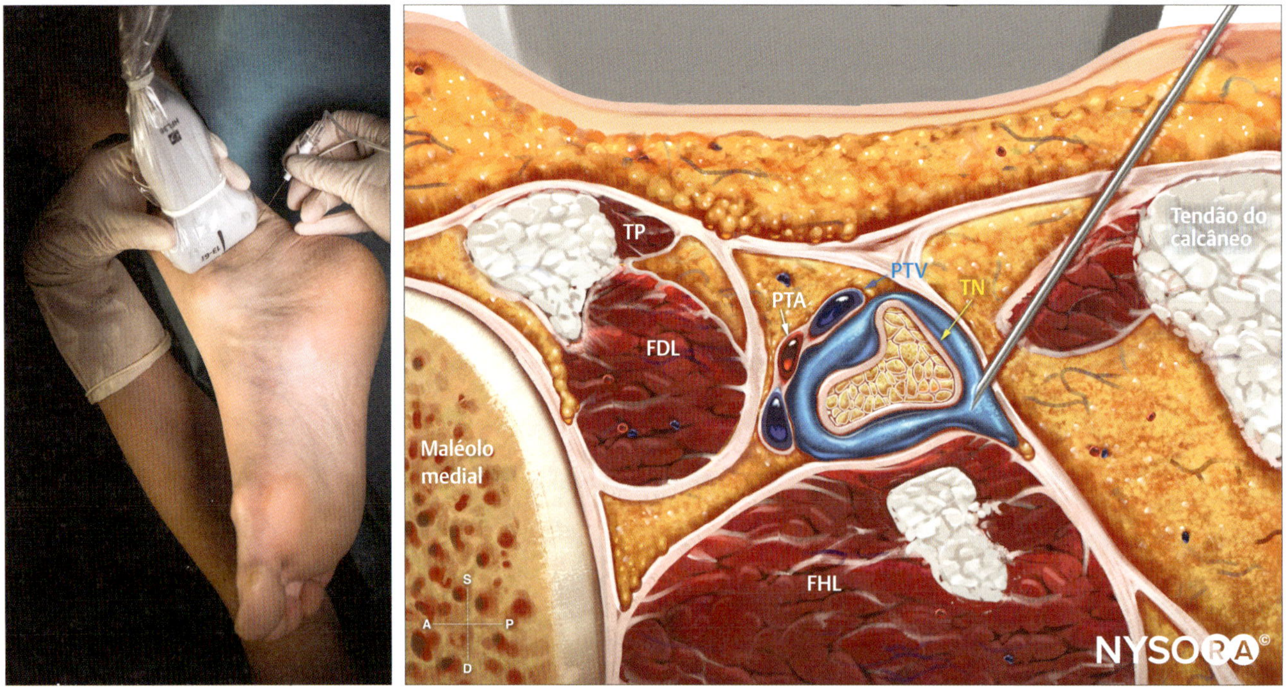

FIGURA 32-6. Anatomia reversa por ultrassonografia do bloqueio do nervo tibial com inserção da agulha dentro do plano. TP, músculo tibial posterior; FDL, flexor longo dos dedos; PTA, artéria tibial posterior; PTV, veia tibial posterior; TN, nervo tibial; FHL, flexor longo do hálux.

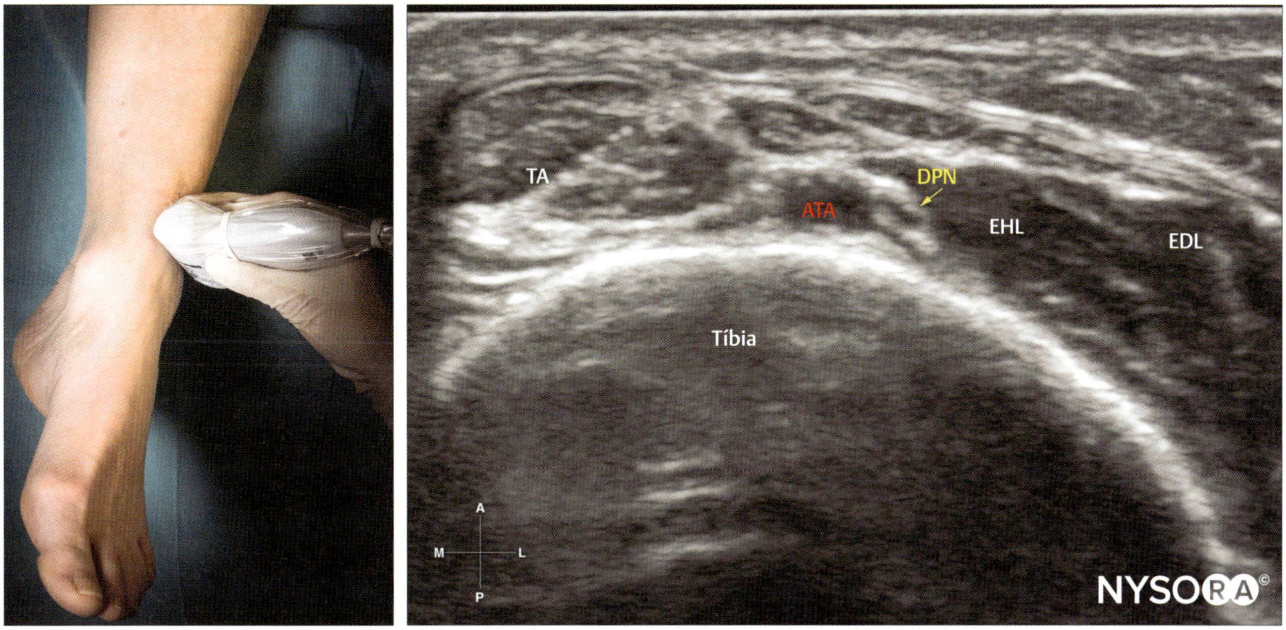

FIGURA 32-7. Posição do transdutor e anatomia sonográfica para bloquear o nervo fibular profundo. TA, músculo tibial anterior; ATA, artéria tibial anterior; DPN, nervo fibular profundo; EHL, extensor longo do hálux; EDL, extensor longo dos dedos.

mente o relacionamento estreito do nervo com a artéria. Se em dúvida, seguir as estruturas de modo proximal diferenciará claramente o nervo dos tendões quando estes estiverem em transição para músculos.

Nervo Fibular Profundo

O transdutor é colocado em uma orientação transversal na face anterior do tornozelo. O nervo fibular profundo pode ser visto como dois pequenos fascículos hipoecoicos com uma borda hiperecoica, imediatamente laterais ou superficiais à artéria tibial anterior. O nervo pode ser difícil de distinguir do tecido em seu redor (Figuras 32-7 e 32-8).

Nervo Fibular Superficial

O transdutor é colocado em uma orientação transversal 10 a 15 cm proximalmente ao maléolo lateral. O nervo aparece

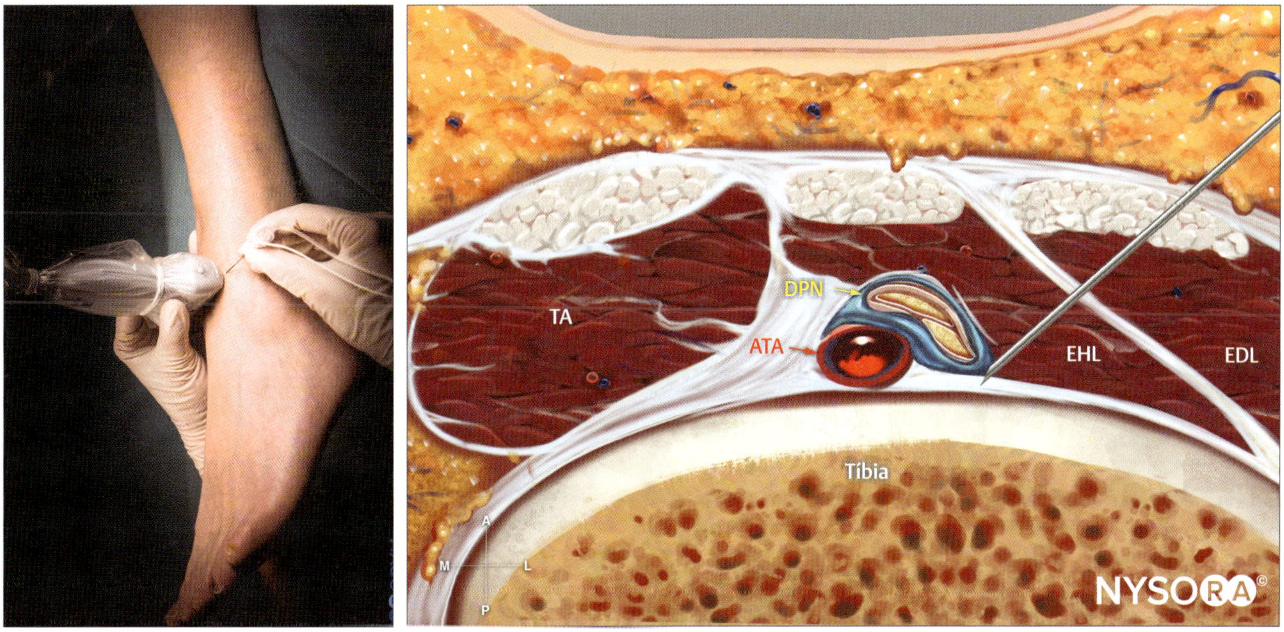

FIGURA 32-8. Anatomia reversa por ultrassonografia do bloqueio fibular profundo com inserção da agulha dentro do plano. TA, músculo tibial anterior; ATA, artéria tibial anterior; DPN, nervo fibular profundo; EHL, extensor longo do hálux; EDL, extensor longo dos dedos.

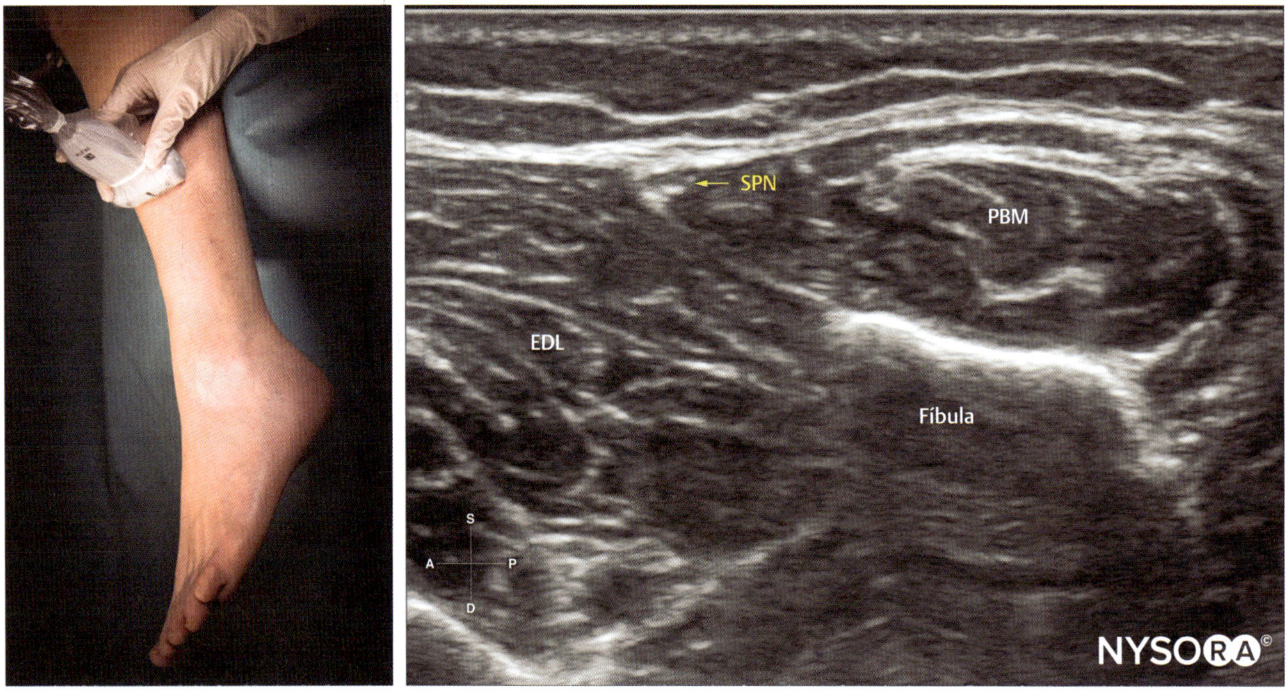

FIGURA 32-9. Posição do transdutor e anatomia sonográfica para bloqueio do nervo fibular superficial. EDL, extensor longo dos dedos; SPN, nervo fibular superficial; PBM, músculo fibular curto.

como estrutura plana hipoecoica na intersecção entre a fáscia crural e o septo intermuscular que separa os compartimentos musculares lateral e anterior. Antes da injeção, o nervo deve ser seguido proximalmente, pois costuma se dividir antes de penetrar na fáscia para evitar bloqueios incompletos (Figuras 32-9 e 32-10).

Nervo Sural

O transdutor é posicionado em uma orientação transversal entre a borda posterior do maléolo lateral e o tendão do calcâneo. O nervo sural aparece como minúscula estrutura oval hiperecoica em estreito contato com a veia safena parva (Figuras 32-11 e 32-12).

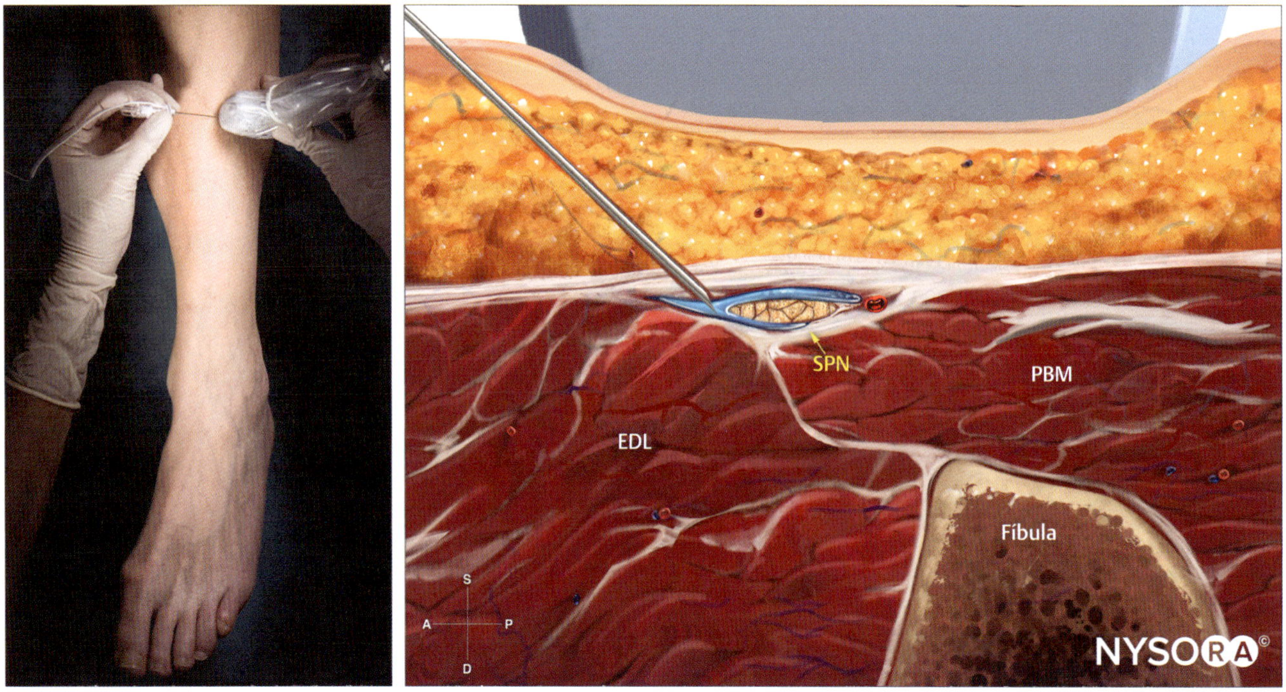

FIGURA 32-10. Anatomia reversa por ultrassonografia do bloqueio do nervo fibular superficial com inserção da agulha dentro do plano. EDL, extensor longo dos dedos; SPN, nervo fibular superficial; PBM, músculo fibular curto.

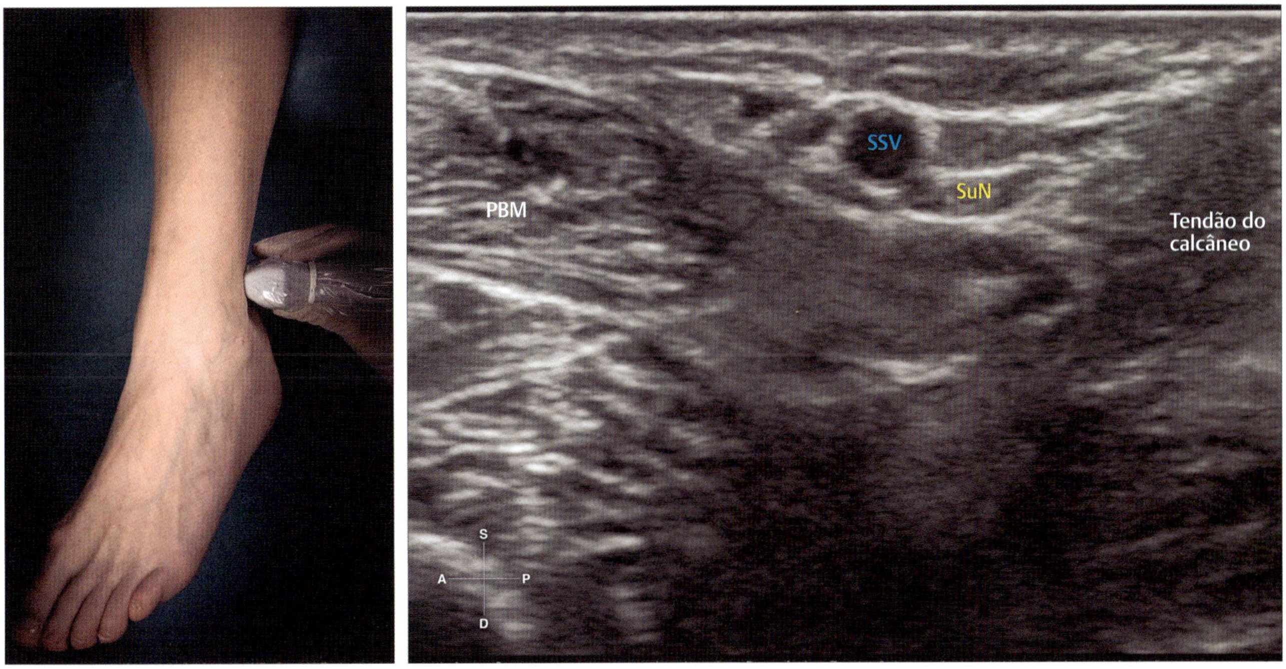

FIGURA 32-11. Posição do transdutor e anatomia sonográfica do bloqueio do nervo sural. PBM, músculo fibular curto; SuN, nervo sural; SSV, veia safena parva.

Acesso da Agulha

Para cada um dos bloqueios, a agulha pode ser inserida dentro ou fora do plano. A ergonomia costuma ditar qual acesso seja o mais efetivo (Figuras 32-6, 32-8, 32-10 e 32-12).

Distribuição do Anestésico Local

De modo ideal, o AL se propaga de maneira imediatamente adjacente ao nervo; não é necessário o redirecionamento para obter uma propagação circunferencial para os pequenos nervos, pois o AL se difunde rapidamente ao tecido neural. Para o nervo tibial, o AL deve ser injetado, de modo ideal, na bainha neurovascular para evitar a demora para o início da ação.

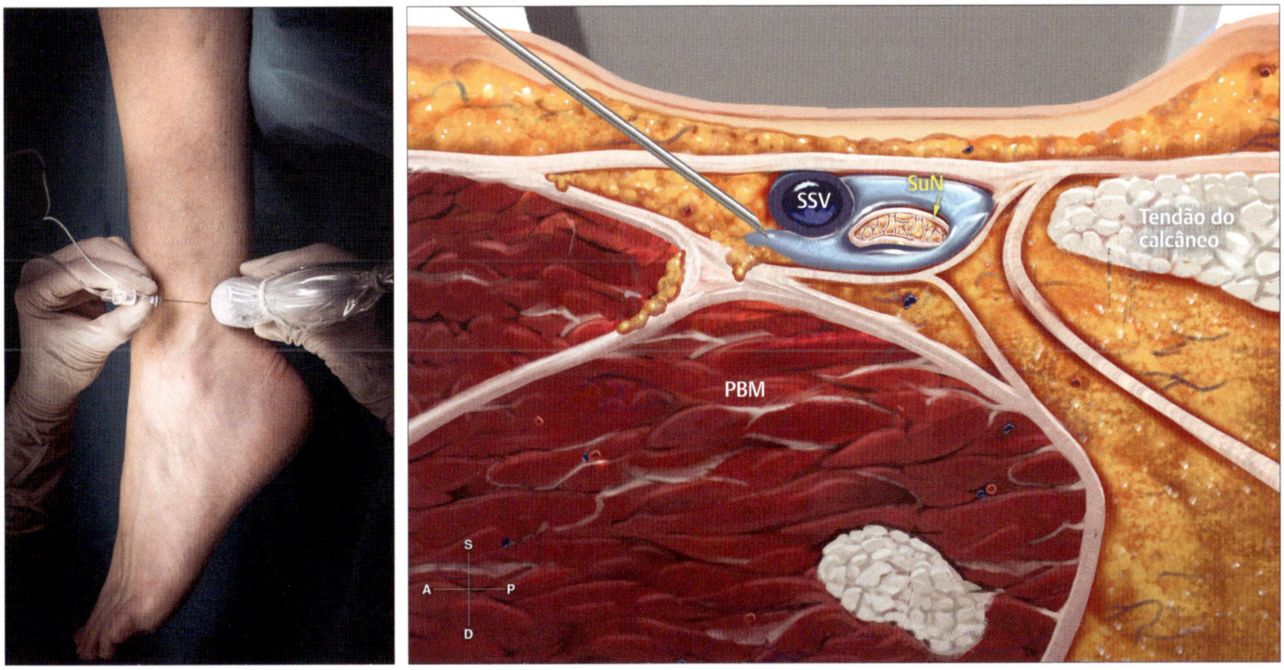

FIGURA 32-12. Anatomia reversa por ultrassonografia do bloqueio do nervo sural com inserção da agulha dentro do plano. PBM, músculo fibular curto; SuN, nervo sural; SSV, veia safena parva.

Dicas para Resolução dos Problemas

- Fazer a varredura por alguns centímetros em direção craniocaudal enquanto se faz o ajuste da inclinação da sonda, que ajudará a melhorar a visualização dos pequenos nervos.
- Ao fazer a varredura em torno do tornozelo, é necessário ter certeza de que a sonda esteja bem acoplada à superfície da pele.
- Ao usar veias como pontos de referência, use a menor pressão possível no transdutor para permitir que as veias se encham e aspire antes de injetar o AL.

Fluxograma

Algoritmo da Técnica de Bloqueio do Tornozelo

Posição do paciente
Decúbito dorsal com o pé elevado

↓

Ajustes iniciais do aparelho de US
Transdutor linear
Profundidade: 3 cm

↓

Posição do transdutor
Em torno do tornozelo
(varia de acordo com o nervo a bloquear)

↓

NERVO TIBIAL (NT)	NERVO FIBULAR PROFUNDO (NFP)	NERVO FIBULAR SUPERFICIAL (NFS)	NERVO SURAL (NS)
1 Transversal entre o maléolo medial e o tendão do calcâneo	2 Transversal sobre a face anterior da tíbia	3 Transversal 10 a 15 cm proximalmente ao maléolo lateral	4 Transversal entre o maléolo lateral e o tendão do calcâneo

↓

Varredura
Faça a varredura proximalmente/distalmente enquanto ajusta a inclinação para otimizar a imagem.

↓

NT: Redondo, hiperecoico, lateral aos vasos tibiais posteriores e profundo ao retináculo flexor.
NFP: Pequeno, hiperecoico e lateralmente à artéria tibial anterior.
NFS: Pequeno, hiperecoico, profundo à fáscia crural.
NS: Pequeno, hiperecoico, próximo à veia safena parva. Muitas vezes, não visualizado antes da injeção do AL.

↓

Introduza a agulha para alcançar o plano fascial que envolve o nervo e injete 1 mL para confirmar a posição correta.

↓

Cada bloqueio exige 3-5 mL por nervo

Use o método RAPT durante a injeção de cada 3-5 mL

R = **R**esposta motora ausente com 0,5 mA
A = **A**spiração (negativa)
P = **P**ressão de injeção 15 psi
T = **T**otal injetado em mL

LEITURAS SUGERIDAS

Antonakakis JG, Scalzo DC, Jorgenson AS, et al. Ultrasound does not improve the success rate of a deep peroneal nerve block at the ankle. *Reg Anesth Pain Med.* 2010;35:217-221.

Benzon HT, Sekhadia M, Benzon HA, et al. Ultrasound-assisted and evoked motor response stimulation of the deep peroneal nerve. *Anesth Analg.* 2009;109:2022-2024.

Canella C, Demondion X, Guillin R, et al. Anatomic study of the superficial peroneal nerve using sonography. *AJR Am J Roentgenol.* 2009;193:174-179.

Chin KJ, Wong NW, Macfarlane AJ, Chan VW. Ultrasound-guided versus anatomic landmark-guided ankle blocks: a 6-year retrospective review. *Reg Anesth Pain Med.* 2011;36:611-618.

López AM, Sala-Blanch X, Magaldi M, Poggio D, Asuncion J, Franco CD. Ultrasound-guided ankle block for forefoot surgery: the contribution of the saphenous nerve. *Reg Anesth Pain Med.* 2012;37:554-557.

Marsland D, Dray A, Little NJ, Solan MC. The saphenous nerve in foot and ankle surgery: its variable anatomy and relevance. *Foot Ankle Surg.* 2013;19:76-79.

Prakash, Bhardwaj AK, Singh DK, Rajini T, Jayanthi V, Singh G. Anatomic variations of superficial peroneal nerve: clinical implications of a cadaver study. *Ital J Anat Embryol.* 2010;115:223-228.

Redborg KE, Antonakakis JG, Beach ML, Chinn CD, Sites BD. Ultrasound improves the success rate of a tibial nerve block at the ankle. *Reg Anesth Pain Med.* 2009;34:256-260.

Redborg KE, Sites BD, Chinn CD, et al. Ultrasound improves the success rate of a sural nerve block at the ankle. *Reg Anesth Pain Med.* 2009;34:24-28.

Russell DF, Pillai A, Kumar CS. Safety and efficacy of forefoot surgery under ankle block anaesthesia. *Scott Med J.* 2014;59:103-107.

Snaith R, Dolan J. Ultrasound-guided superficial peroneal nerve block for foot surgery. *AJR Am J Roentgenol.* 2010;194:W538.

SEÇÃO 5

Bloqueios no Tronco e na Parede Abdominal

Capítulo 33	Bloqueio de Nervos Intercostais	325
Capítulo 34	Bloqueio de Nervos Peitorais	333
Capítulo 35	Bloqueio do Plano do Serrátil	341
Capítulo 36	Bloqueio Paravertebral	349
Capítulo 37	Bloqueio do Plano dos Eretores da Espinha	359
Capítulo 38	Bloqueios do Plano do Transverso do Abdome	367
Capítulo 39	Bloqueio da Bainha do Músculo Reto	379
Capítulo 40	Bloqueios do Quadrado Lombar	385

33 Bloqueio de Nervos Intercostais

BLOQUEIO EM RESUMO

Injeção do anestésico local no espaço intercostal no interior dos planos através dos quais passam os nervos intercostais.

- **Indicações:** Analgesia para fraturas das costelas, analgesia pós-cirúrgica para cirurgia torácica e na parte superior do abdome (ou seja, toracotomia, toracostomia, mastectomia, gastrostomia e colecistectomia), herpes-zóster ou neuralgia pós-herpética.
- **Objetivo:** Propagação de anestésico local no plano intermuscular em torno do nervo intercostal.
- **Volume de anestésico local:** 3 a 5 mL em cada nível.

Considerações Gerais

O bloqueio de nervos intercostais é uma técnica de bloqueio nervoso bem estabelecida para proporcionar analgesia à parede torácica. A técnica baseada em pontos de referência foi considerada uma técnica "avançada" com risco relativamente alto de complicações. O uso especializado de ultrassonografia (US) ajuda a diminuir o risco de pneumotórax, pois a pleura é prontamente identificada, e isso pode ser evitado. Os bloqueios intercostais podem ser realizados com agulhas de pequeno calibre e são uma boa alternativa em pacientes que precisem de analgesia após cirurgia torácica, particularmente quando a analgesia epidural não é indicada (p. ex., protocolos de recuperação melhorados com anticoagulação).

Limitações e Riscos Específicos

Para a maioria das indicações são necessários bloqueios de nervos intercostais em múltiplos níveis para cobrir a área de interesse, o que aumenta o desconforto e o risco de eventos adversos. As complicações relatadas de bloqueios de nervos intercostais incluem pneumotórax (1%), lesão do peritônio e de vísceras abdominais, toxicidade sistêmica pelo anestésico local (LAST), hematoma por lesão da artéria intercostal e anestesia espinal inadvertida. É amplamente sabido que se trata de um procedimento de bloqueio nervoso com uma das taxas mais rápidas de captação sistêmica do anestésico local (AL), pois o nervo corre em estreito contato com a artéria e a veia correspondentes.

Anatomia

Os nervos espinais T2-T12 inervam a parede torácica e a parte superior do abdome. Depois de emergirem de seus respectivos forames intervertebrais, as raízes nervosas torácicas se dividem em ramos posterior e anterior. Os ramos posteriores fornecem a inervação à pele e aos músculos da região paravertebral. Os ramos anteriores continuam lateralmente como nervos intercostais (Figura 33-1). Cada nervo intercostal, então, penetra na membrana intercostal posterior aproximadamente 3 cm lateral ao forame intervertebral e entra no sulco subcostal da costela. Inicialmente, os nervos passam entre a pleura parietal e a membrana intercostal. No entanto, de maneira imediatamente lateral ao ângulo costal, entram no espaço entre os músculos intercostais íntimos e os internos, onde continuam por grande parte do restante do seu percurso juntamente com as artérias e veias intercostais (Figura 33-2). Pequenos nervos colaterais atravessam o espaço e têm um percurso ao longo da borda superior da costela abaixo. Na linha axilar média, o nervo intercostal dá origem ao ramo cutâneo lateral, que penetra nos músculos intercostais internos e externos. Esse ramo dá a inervação aos músculos e à pele da parte lateral do tórax e da parede abdominal superior (Figura 33-1). A continuação do nervo intercostal termina como ramo cutâneo anterior, dando inervação à pele e aos músculos da parte anterior do tórax e da parede abdominal, incluindo a pele sobre o esterno e o reto do abdome.

A maioria das fibras do primeiro nervo torácico (T1) sai do espaço intercostal cruzando o colo da primeira costela para unir-se às fibras de C8. Somente um feixe menor que T1 continua como nervo intercostal para inervar os músculos do espaço intercostal. Fibras do segundo e, algumas vezes, do terceiro nervo intercostal (T2 ou T3) formam o nervo intercostobraquial, que inerva a axila e a pele da face medial do braço, distalmente, até o cotovelo. O ramo anterior de T12 é chamado nervo subcostal porque não corre entre duas costelas.

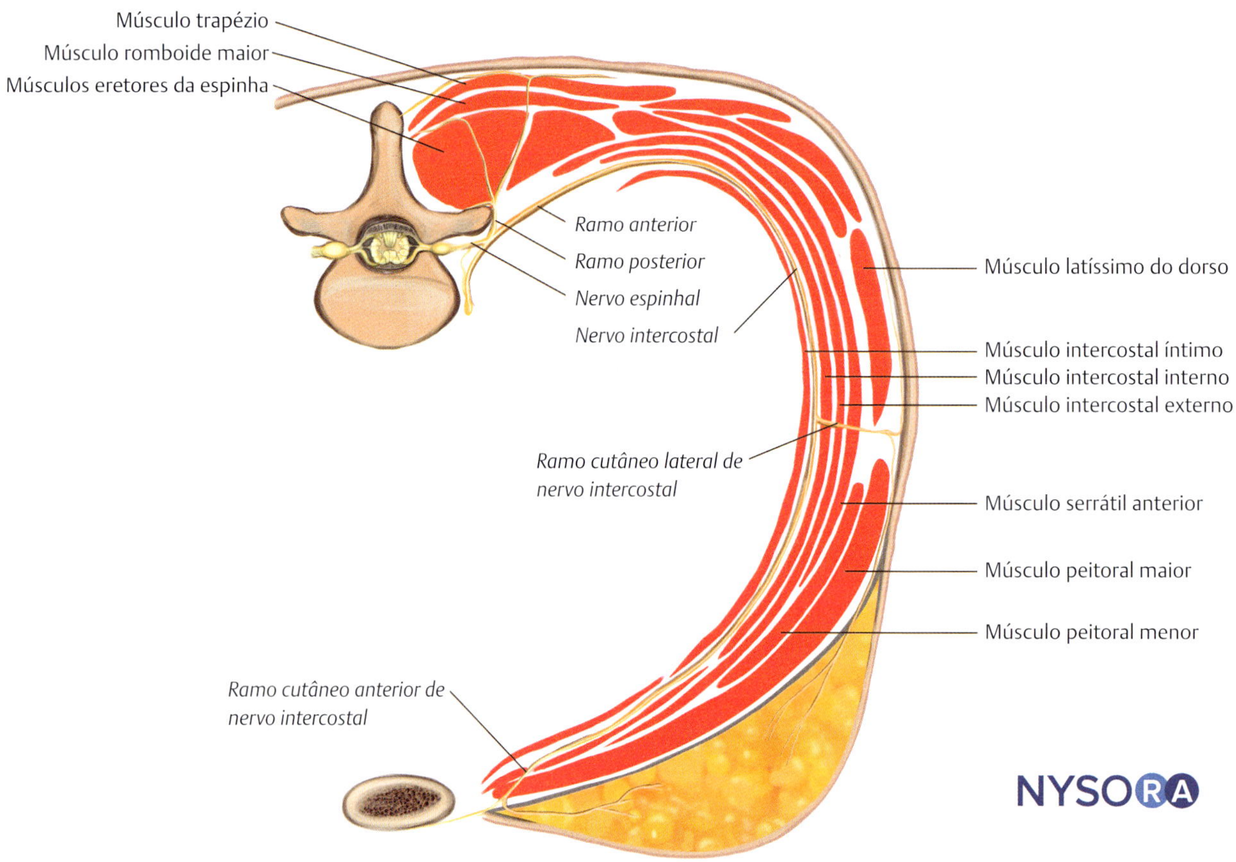

FIGURA 33-1. Ilustração esquemática da anatomia dos nervos espinais torácicos e intercostais.

Anatomia em Corte Transversal e Visualização por Ultrassonografia

Um corte transversal sagital do espaço intercostal na face posterior da parede torácica mostra, da superfície ao pulmão: a pele e tecido subcutâneo, músculos superficiais do dorso, duas costelas conectadas por camadas musculares finas (músculos intercostais externos, internos e íntimos), a fáscia endotorácica e as camadas parietal e visceral da pleura. Medialmente ao ângulo costal (Figura 33-3A), o espaço intercostal é visto profundamente sob os músculos eretores da espinha. Nesse nível, somente o músculo intercostal externo e a membrana intercostal estão presentes, e o feixe neurovascular está em contato com a fáscia endotorácica e a pleura abaixo. Lateralmente ao ângulo costal, o feixe neurovascular se localiza no sulco subcostal entre os músculos intercostais internos e íntimos, sendo o nervo a estrutura mais caudal (Figura 33-3B).

Distribuição da Anestesia e da Analgesia

A distribuição da anestesia é unilateral e metamérica ao longo do segmento inervado pelo nervo intercostal correspondente. Para um bloqueio bem-sucedido é necessário um número suficiente de injeções nos espaços intercostais corretos.

Preparação do Bloqueio

Equipamento

- Transdutor: Transdutor linear
- Agulha: Agulha calibre 22 a 25 com 30 a 50 mm

Anestésico Local

Para o bloqueio de nervo intercostal com injeção única, comumente se usam 3 a 5 mL de bupivacaína 0,25% a 0,5% ou

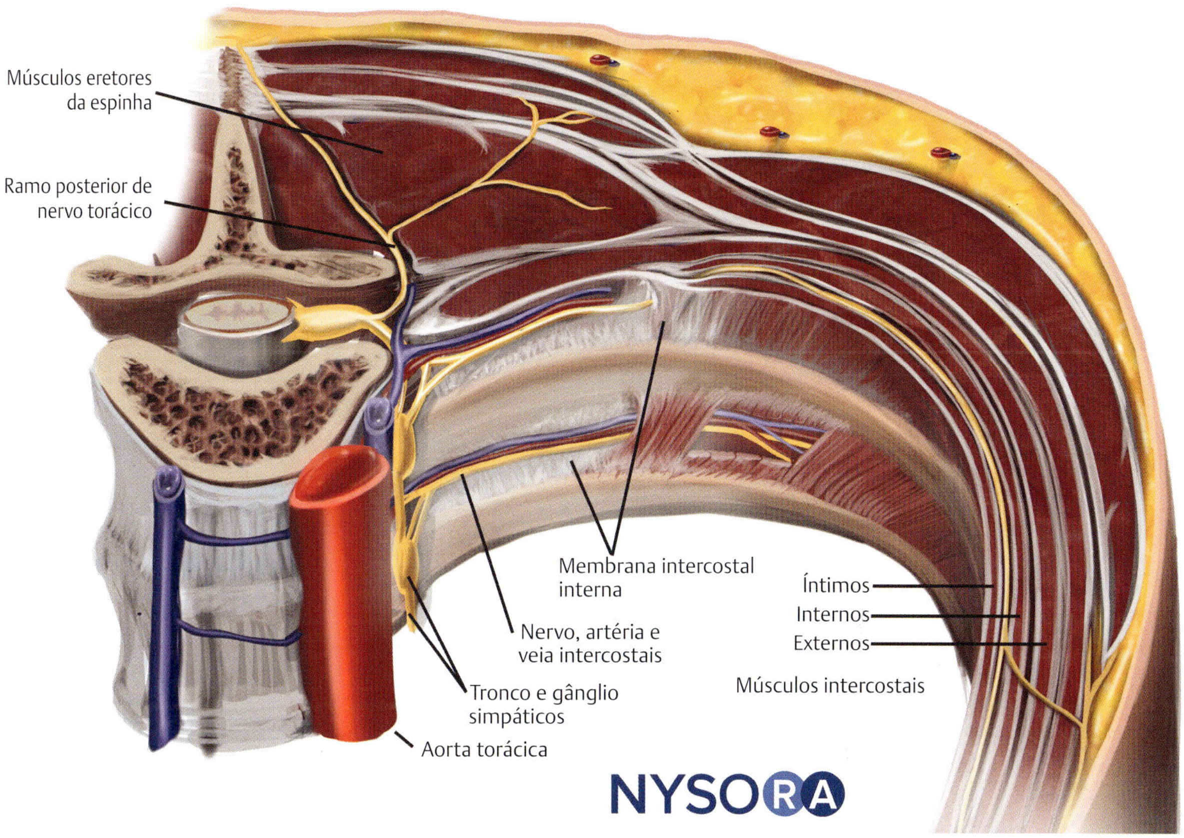

FIGURA 33-2. Anatomia do nervo intercostal no sulco subcostal.

ropivacaína 0,5%. A duração da analgesia é de 6 a 12 horas para a ropivacaína e até 24 horas com bupivacaína com epinefrina. Há grande variabilidade na duração de bloqueio a bloqueio. O acréscimo de epinefrina pode tornar mais lenta a absorção sistêmica e aumentar em 30% a dose máxima permissível com uma única injeção. Algumas vezes usa-se lidocaína 1% a 2% com epinefrina 1:200.000 a 1:400.000 para analgesia durante a inserção de tubo torácico ou em bloqueios diagnósticos.

Para um bloqueio de nervo intercostal com múltiplas injeções, a dose máxima permissível precisa ser calculada e o volume ajustado para cada nível. A dose máxima de bupivacaína é de 2 mg/kg (para solução simples) a 3 mg/kg (com epinefrina) e de 7 a 10 mg/kg/dia. A dose máxima de lidocaína é de até 5 a 7 mg/kg e de 20 mg/kg/dia. Em um estudo mostrou-se que a bupivacaína lipossomal tem eficácia semelhante à da analgesia epidural torácica.

Posicionamento do Paciente

Um bloqueio de nervo intercostal pode ser realizado com o paciente na posição sentada, em decúbito lateral ou ventral (Figura 33-4). Com o paciente sentado ou em posição lateral, é útil pedir ao paciente para que sua coluna fique arqueada, tendo os braços estendidos à frente, descansando sobre um travesseiro ou segurando-o. O apoio de um assistente também pode melhorar o conforto do paciente durante o procedimento. Quando o paciente for colocado em decúbito ventral, deve ser colocado um travesseiro sob a parte superior do abdome, permitindo-se que os braços fiquem pendentes aos lados do leito. Essa posição move a escápula lateralmente e permite acesso aos ângulos posteriores das costelas acima do nível de T7.

Técnica

Pontos de Referência e Posição Inicial do Transdutor

As costelas não podem ser contadas com US, seja iniciando-se da 12ª costela (mais baixa palpável) ou a partir da 7ª costela (inferior à ponta da escápula). O transdutor é colocado lateralmente ao ângulo da costela, em orientação oblíqua sagital perpendicular à direção de duas costelas consecutivas. Observe que o ângulo da posição do transdutor muda levemente em diferentes níveis intercostais.

Técnica de Varredura

O ângulo inferior da escápula é bom ponto de partida para a varredura. Corresponde ao 7º espaço intercostal quando o paciente fica adequadamente posicionado. Para a abordagem lateral, continue fazendo a varredura do espaço intercostal lateralmente ao ângulo costal. O Doppler colorido pode ajudar a identificar a artéria intercostal, mas não é comum visualizar o próprio nervo intercostal (Figura 33-5). Para uma abordagem medial, o transdutor é colocado na orientação sagital 4 a 5 cm lateralmente ao processo espinhoso para identificar a pleura profundamente ao músculo intercostal externo e à membrana intercostal.

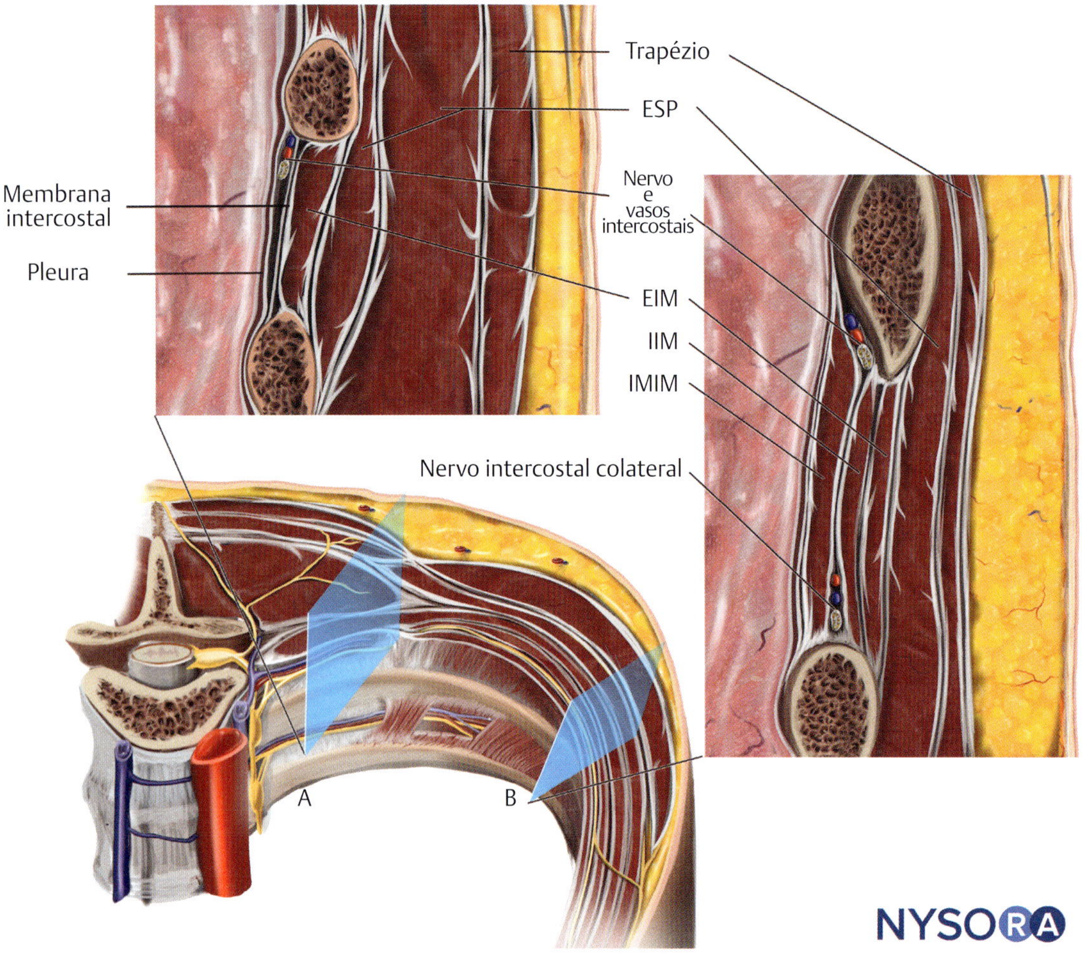

FIGURA 33-3. Anatomia em corte transversal sagital do nervo intercostal medialmente (A) e lateralmente (B) ao ângulo costal. ESP, músculos eretores da espinha; EIM, músculo intercostal externo, IIM, músculo intercostal interno; IMIM, músculo intercostal íntimo.

Acesso e Trajetória da Agulha

O ponto de entrada da agulha fica imediatamente abaixo da margem inferior da costela, em algum ponto entre o ângulo costal e a linha axilar posterior, proximalmente à saída do ramo lateral, para assegurar o bloqueio completo do nervo intercostal. A agulha é avançada dentro ou fora do plano, penetrando nos músculos intercostais externos e internos. O destino final ideal como alvo da agulha é uma localização imediatamente abaixo do músculo intercostal interno para assegurar que a ponta da agulha permaneça superficial à pleura parietal (Figura 33-6). A hidrodissecção facilita a visualização da ponta da agulha e a identificação do espaço entre os músculos intercostais internos e íntimos. Para identificar o plano correto para injeção, considere usar soro fisiológico normal ou soro glicosado para diminuir a dose total de AL. Se o bloqueio for realizado medialmente ao ângulo costal, a agulha será avançada abaixo do músculo intercostal externo. O deslocamento da pleura com a injeção confirma a posição correta da ponta da agulha.

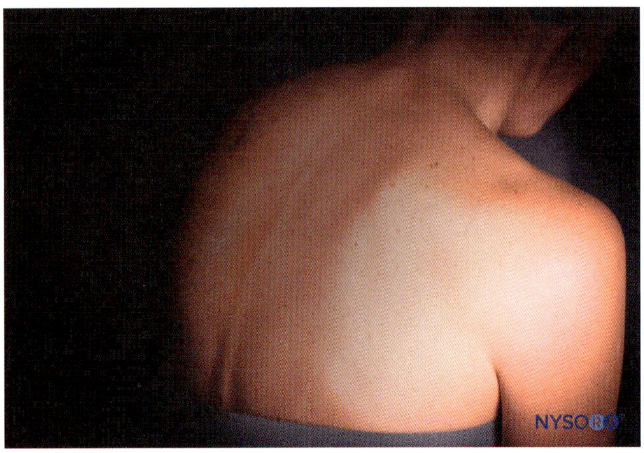

FIGURA 33-4. Posição do paciente (sentado) para um bloqueio de nervo intercostal guiado por ultrassonografia.

Distribuição do Anestésico Local

A solução de AL injetada no sulco subcostal se propaga ao longo do espaço intercostal e pode chegar distal e proximalmente; uma parte do injetado pode entrar no espaço paravertebral, bem como se grandes volumes forem usados.

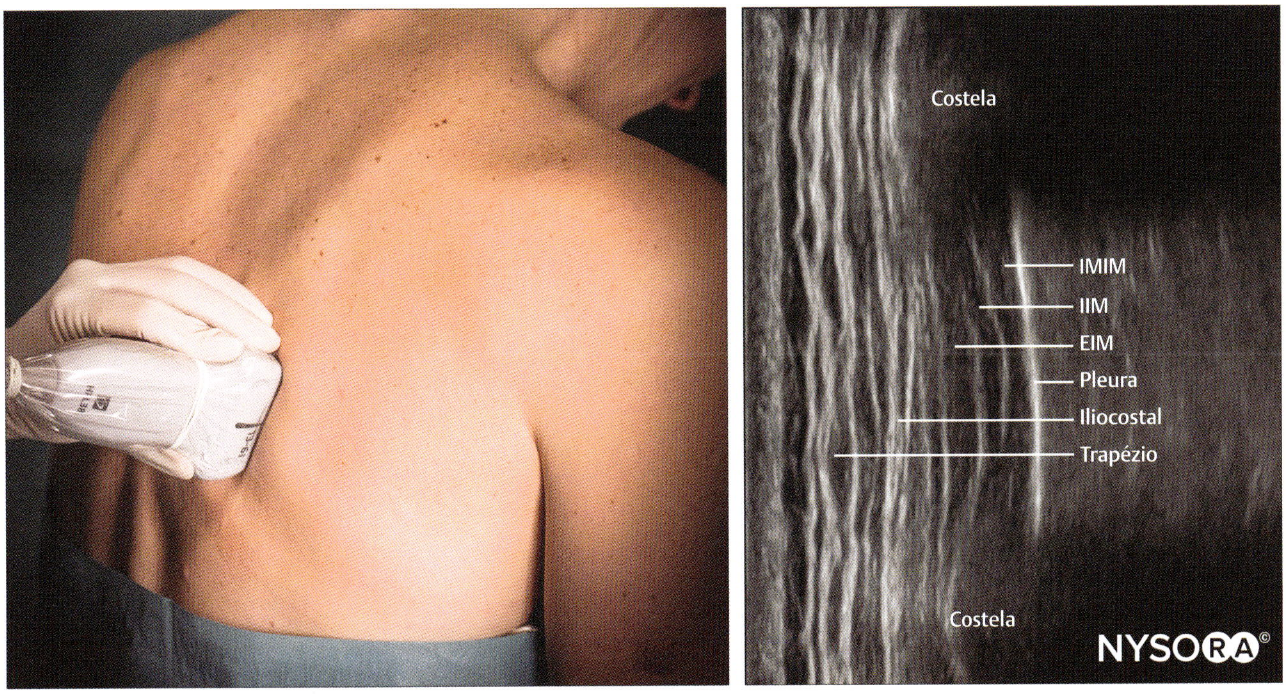

FIGURA 33-5. Posição do transdutor e imagem de ultrassonografia de um bloqueio de nervo intercostal. EIM, músculo intercostal externo; IIM, músculo intercostal interno; IMIM, músculo intercostal íntimo.

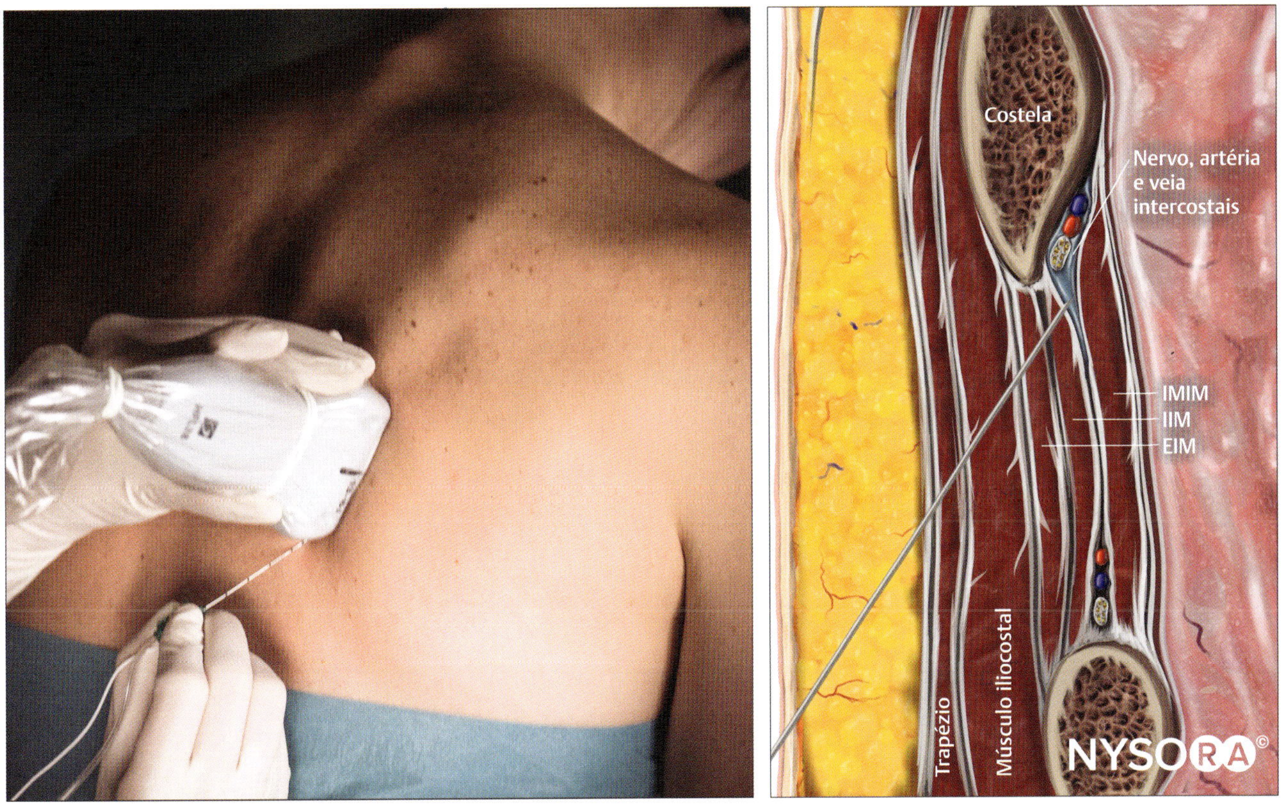

FIGURA 33-6. Ilustração da anatomia reversa por ultrassonografia de bloqueio de nervo intercostal com inserção da agulha dentro do plano. EIM, músculo intercostal externo; IIM, músculo intercostal interno; IMIM, músculo intercostal íntimo.

Dicas para Resolução de Problemas

- Dificuldades para visualizar a camada desejada muitas vezes podem ser evitadas ajustando-se a inclinação do transdutor de US.
- Realize hidrodissecção, pois isso, muitas vezes, facilita a visualização da ponta da agulha e a identificação da camada tecidual correta (espaço entre os músculos intercostais internos e íntimos).
- O músculo intercostal íntimo nem sempre é visualizado, de modo que não é ponto de referência útil para guiar a injeção. O músculo intercostal interno é mais prontamente identificado e pode servir como alvo sonográfico substituto para colocação da agulha.
- Os bloqueios de nervos intercostais acima de T7 podem ser difíceis por causa das escápulas; deve-se considerar uma técnica alternativa, como o bloqueio paravertebral ou epidural.

Fluxograma

Algoritmo da Técnica de Bloqueio dos Nervos Intercostais Guiado por Ultrassonografia

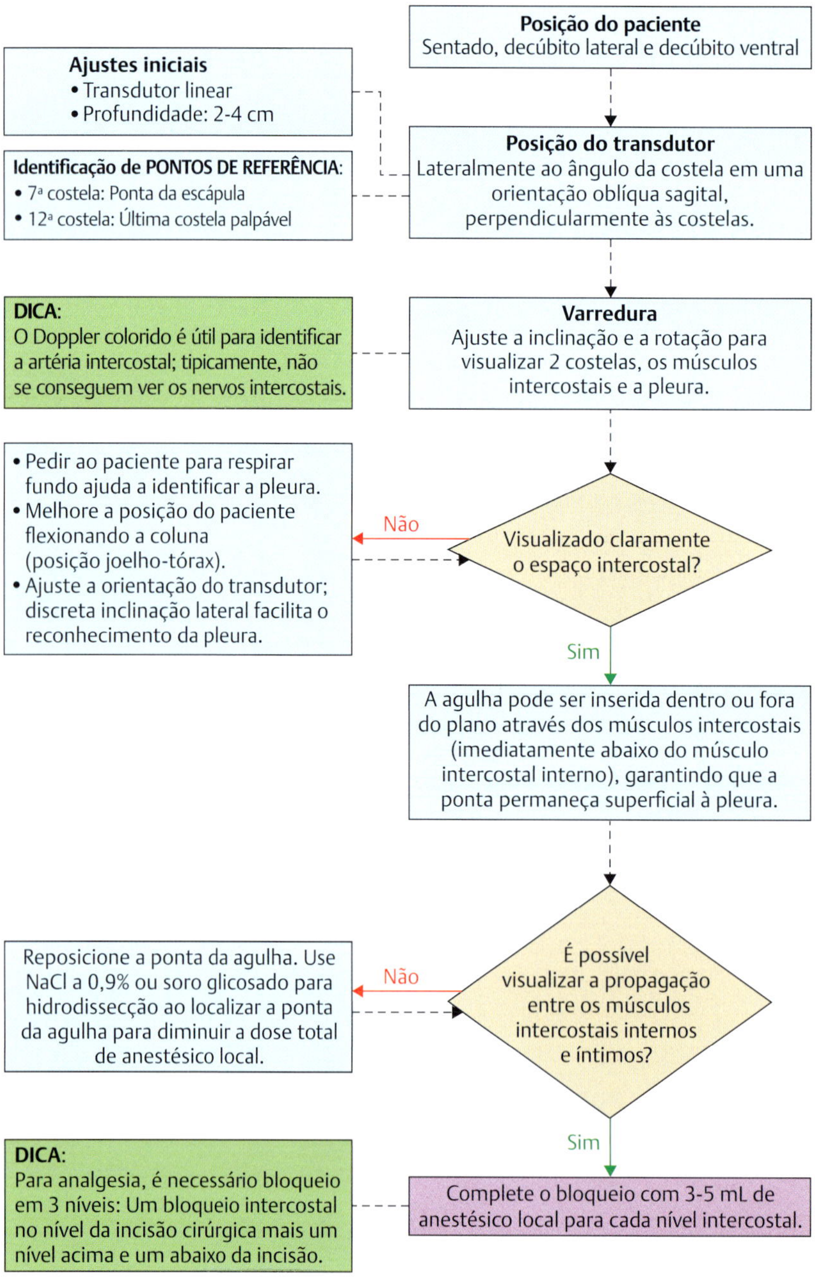

LEITURAS SUGERIDAS

Karmakar MK, Ho AMH. Acute pain management of patients with multiple fractured ribs. *J Trauma*. 2003;54:612-615.

Karmakar MK, Critchley LAH, Ho AMH, et al. Continuous thoracic paravertebral infusion of bupivacaine for pain management in patients with multiple fractured ribs. *Chest*. 2003;123:424-431.

Kopacz DJ, Thompson GE. Intercostal blocks for thoracic and abdominal surgery. *Tech Reg Anesth Pain Manage*. 1998;2:25-29.

Nunn JF, Slavin G. Posterior intercostal nerve block for pain relief after cholecystectomy. Anatomical basis and efficacy. *Br J Anaesth*. 1980;52:253-260.

Strømskag KE, Kleiven S. Continuous intercostals and interpleural nerve blockades. *Tech Reg Anesth Pain Manage*. 1998;2:79-89.

Rice DC, Cata JP, Mena GE, Rodriguez-Restrepo A, Correa AM, Mehran RJ. Posterior intercostal nerve block with liposomal bupivacaine: an alternative to thoracic epidural analgesia. *Ann Thorac Surg*. 2015;99:1953-1960.

Stromskag KE, Kleiven S. Continuous intercostals and interpleural nerve blockades. *Tech Reg Anesth Pain Manage*. 1998;2:79-89.

Truitt MS, Murry J, Amos J, et al. Continuous intercostal nerve blockade for rib fractures: ready for primetime? *J Trauma Inj Infect Crit Care*. 2011;71:1548-1552.

Vandepitte C, Gautier P, Bellen P, Murata H, Salviz EA, Hadzic A. Use of ultrasound-guided intercostal nerve block as a sole anaesthetic technique in a high-risk patient with Duchenne muscular dystrophy. *Acta Anaesthesiol Belg*. 2013;64(2):91-94.

Vlassakov K, Vafai A, Ende D, et al. A prospective, randomized comparison of ultrasonographic visualization of proximal intercostal block vs paravertebral block. *BMC Anesthesiol*. 2020;20:1-9.

Zhan Y, Chen G, Huang J, Hou B, Liu W, Chen S. Effect of intercostal nerve block combined with general anesthesia on the stress response in patients undergoing minimally invasive mitral valve surgery. *Exp Ther Med*. 2017;14:3259-3264.

Zinboonyahgoon N, Luksanapruksa P, Piyaselakul S, et al. The ultrasound-guided proximal intercostal block: anatomical study and clinical correlation to analgesia for breast surgery. *BMC Anesthesiol*. 2019;19:1-10.

34 Bloqueio de Nervos Peitorais

BLOQUEIO EM RESUMO

Injeção de anestésico local (AL) no plano fascial entre os músculos peitorais e entre os músculos peitoral menor e serrátil anterior.

- **Indicações:** Analgesia depois de cirurgia de mama, toracotomia, fraturas costais e da clavícula e neuralgia por herpes-zóster.
- **Objetivo:** Analgesia depois de cirurgia de mama, toracotomia, fraturas costais e da clavícula e neuralgia por herpes-zóster.
- **Volume de anestésico local:** 15 a 30 mL.

Considerações Gerais

O bloqueio dos nervos peitorais guiado por ultrassonografia (US) (Pecs I e II) são novas técnicas no plano fascial introduzidas para analgesia depois de cirurgia da mama. As técnicas podem ser vistas como alternativas mais simples aos bloqueios epidural, paravertebral ou intercostal, que exigem maior grau de habilidades técnicas. Essas técnicas estão sendo cada vez mais usadas devido à sua simplicidade e eficácia documentadas. Recente metanálise concluiu que o bloqueio Pecs II, no contexto de analgesia multimodal, reduz a necessidade de opioides depois de cirurgia da mama. Recentes evidências sugerem que Pecs II se associe a uma incidência mais baixa de dor crônica depois de mastectomia.

Em comparação com o bloqueio paravertebral, Pecs I e II têm várias vantagens: os planos fasciais visados são mais superficiais e mais fáceis de identificar, os bloqueios podem ser realizados em decúbito dorsal, e o risco de complicações é mais baixo. No entanto, a extensão e a qualidade da analgesia dos bloqueios Pecs I e II são mais baixos, em comparação com os bloqueios paravertebrais, que podem ser usados como anestesia completa para cirurgia de mama.

O Pecs I foi descrito primeiro e consiste em uma injeção interfascial de AL entre os músculos peitoral maior e menor, tendo como alvo os nervos peitorais medial e lateral. O Pecs II foi então introduzido como modificação para extensão da analgesia à fossa axilar e nervos intercostais superiores, acrescentando uma segunda infiltração em um plano fascial mais profundo entre os músculos peitoral menor e serrátil anterior.

Limitações

As atuais imagens de US não conseguem identificar os pequenos ramos nervosos que passam nesses planos fasciais. É comum a variabilidade interindividual em extensão e duração dos bloqueios sensitivos, o que limita a reprodutibilidade desses bloqueios. O bloqueio do nervo torácico longo pode interferir com a monitoração do nervo durante cirurgia na fossa axilar.

A infiltração de grandes volume e doses de ALs em planos intermusculares vascularizados traz um risco de toxicidade sistêmica por anestésico local (LAST). As complicações mais comumente relatadas são de hematomas locais. No entanto, também pode ocorrer pneumotórax, particularmente durante o Pecs II, devido à proximidade dos músculos intercostais com a pleura.

Anatomia

Os nervos peitorais lateral e medial são ramos do plexo braquial que se originam dos fascículos lateral e medial respectivamente. Esses ramos são interconectados pela alça peitoral, uma fina rede neural. Eles inervam os músculos peitoral maior e menor, a articulação acromioclavicular e contribuem para a inervação das costelas e da clavícula através das origens e inserções dos músculos peitorais.

O **nervo peitoral lateral** penetra na fáscia clavipeitoral seguindo o percurso do ramo peitoral da artéria toracoacromial e da veia cefálica, profundamente ao músculo peitoral maior, ao qual inerva. O **nervo peitoral medial** corre distalmente e penetra no músculo peitoral menor, enviando ramos para inervar esse músculo e o músculo peitoral maior (Figura 34-1).

Os **nervos intercostais (III-VII)**, inervando a parede torácica alta, passam entre os músculos intercostais íntimos e internos. Seus ramos laterais saem no nível das linhas axilares anterior ou média, penetrando os músculos intercostais

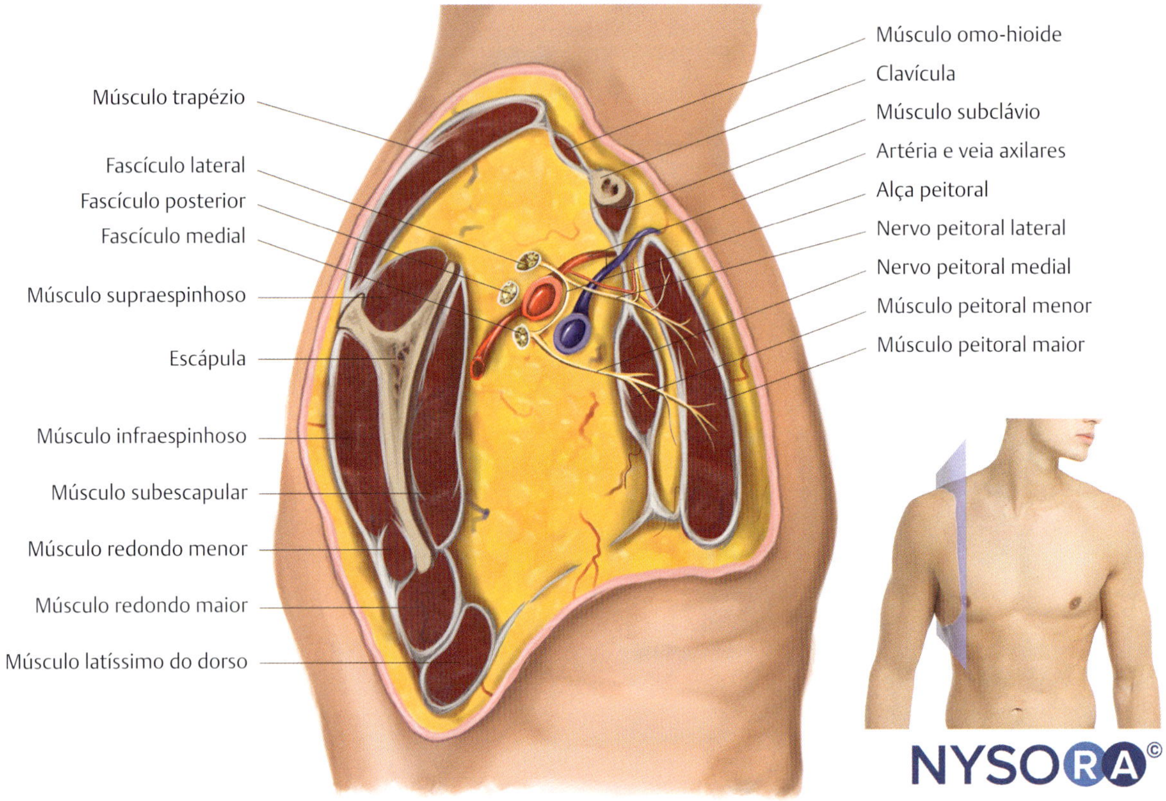

FIGURA 34-1. Corte sagital da axila mostrando a origem e o trajeto dos nervos peitorais medial e lateral.

internos e externos e também o serrátil anterior, chegando ao tecido subcutâneo, onde se dividem em ramos anterior e posterior (Figura 34-2). Esses ramos inervam o tecido subcutâneo e a fáscia torácica. O nervo intercostal continua anteriormente para se tornar subcutâneo próximo à linha média, onde fornece inervação à área paraesternal.

O ramo lateral do segundo intercostal, o **nervo intercostobraquial**, inerva a pele e o tecido subcutâneo da axila e o lado medial proximal do braço. O **nervo torácico longo** é um ramo do tronco superior do plexo braquial que passa sob a clavícula acima da primeira e segunda costelas. Desce, então, inferior e lateralmente ao longo da superfície externa do serrátil anterior, entre as linhas axilares anterior e posterior. Ali dá os ramos para cada digitação do músculo serrátil (Figura 34-3).

Anatomia em Corte Transversal e Visualização por Ultrassonografia

Um corte transversal da parede torácica lateral abaixo do sulco axilar (no nível da intersecção entre a 3ª costela e a linha axilar anterior) mostra os dois compartimentos interfasciais de interesse para bloqueios Pecs. Esses compartimentos ficam (a) entre os dois músculos peitorais e (b) entre os músculos peitoral menor e serrátil anterior. Vale observar que o segundo compartimento se comunica com a axila (Figura 34-2). Pela US o músculo serrátil anterior é visto sobrejacente às costelas e aos músculos intercostais externos. As três camadas musculares são vistas separadas pelos planos fasciais hiperecoicos. A 3ª e a 4ª costelas são vistas como estruturas arredondadas hipoecoicas que lançam uma sombra acústica, enquanto os músculos intercostais e a linha hiperecoica da pleura são vistos conectando as costelas.

Distribuição da Analgesia

Uma injeção de AL, entre e profundamente aos músculos peitorais maior e menor, anestesia os nervos peitoral lateral e medial, os ramos laterais cutâneos dos nervos intercostais e pode bloquear os nervos intercostobraquiais e os torácicos longos igualmente. Entretanto, a analgesia apresenta eficácia variável. Figura 34-4 ilustra os dermátomos, miótomos e osteótomos cobertos por esta técnica.

Equipamento

- Transdutor: Transdutor linear de alta frequência
- Agulha: Agulha calibre 22 a 25 com 80 a 100 mm

Anestésico Local

Bupivacaína, l-bupivacaína ou ropivacaína diluídas para chegar a um volume apropriado são mais adequadas para analgesia depois de cirurgia de mama ou de incisões na parede torácica. A bupivacaína e a ropivacaína 0,25% a 0,50% são mais

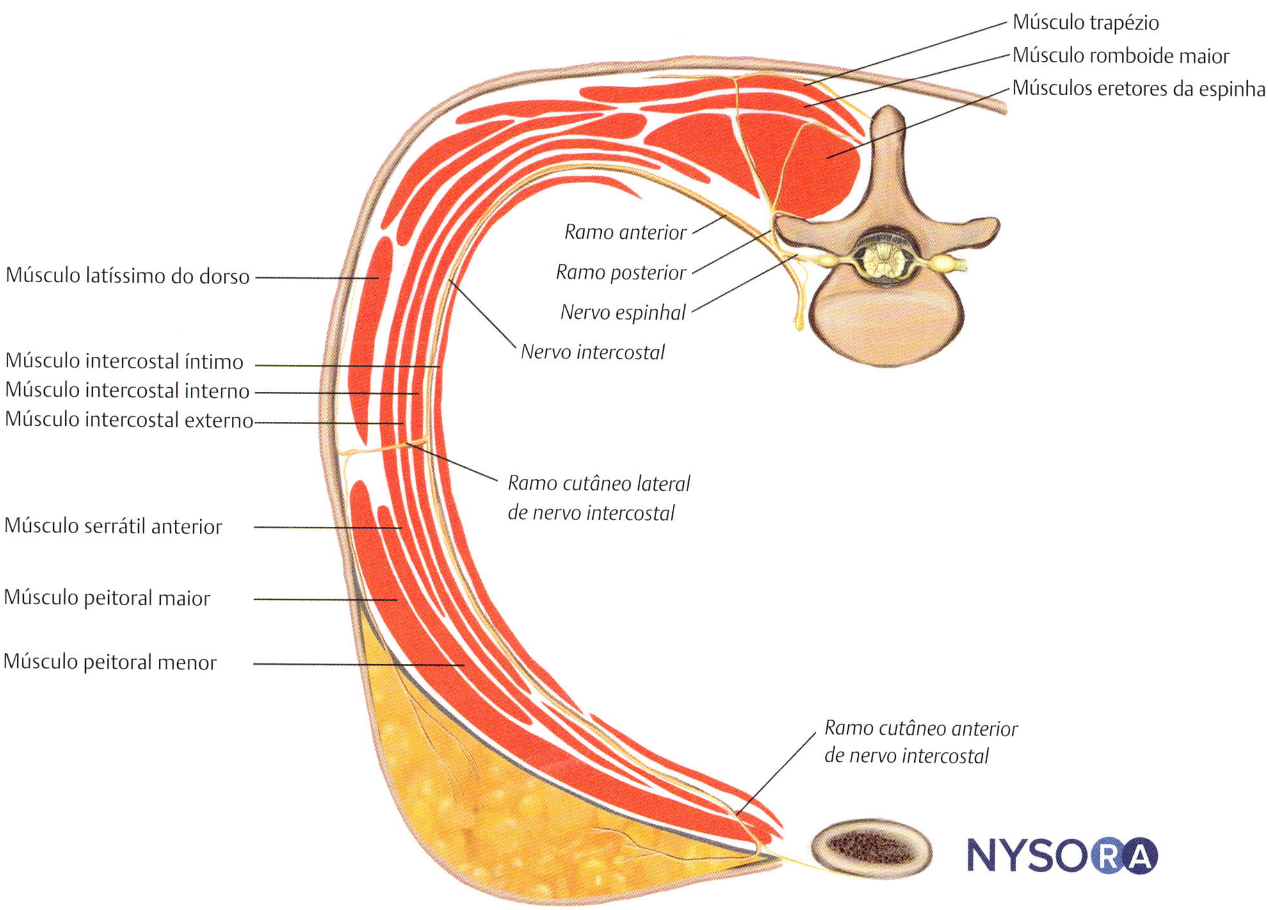

FIGURA 34-2. Ilustração esquemática da anatomia, curso e ramos de um nervo intercostal.

comumente publicadas na literatura, não excedendo 0,2 a 0,4 mL/kg^{-1}.

Posição do Paciente

Os bloqueios Pecs podem ser realizados com o paciente em decúbito dorsal com o braço em abdução de 90° ou na posição lateral com o lado a ser bloqueado para cima e o braço ipsilateral flexionado para frente (Figura 34-5).

Técnica

Pontos de Referência e Posição Inicial do Transdutor

O transdutor é colocado em uma orientação sagital na área subclavicular média para identificação do músculo peitoral maior.

Técnica de Varredura

O transdutor é então movido caudal e lateralmente enquanto se contam as costelas até a borda lateral do peitoral menor ser profundamente identificada ao músculo peitoral maior. Nesse ponto, o músculo serrátil anterior é visto acima da 3ª e 4ª costelas (Figura 34-6).

Acesso e Trajetória da Agulha

A agulha é avançada dentro do plano de medial a lateral em direção à fáscia profunda do músculo peitoral maior (Figura 34-7).

- Pecs I e a primeira injeção do Pecs II: O AL é injetado entre os músculos peitorais maior e menor.
- A segunda injeção do Pecs II: A injeção é feita entre os músculos peitoral menor e serrátil anterior.

Distribuição do Anestésico Local

Depois de aspiração negativa, injetam-se 1 a 2 mL de AL para confirmar o local correto da injeção. O bloqueio se completa com 10 a 15 mL de AL em cada plano fascial enquanto se observa a propagação entre os músculos. Se a injeção ocorrer no interior do músculo, a ponta da agulha será reposicionada (Figura 34-7).

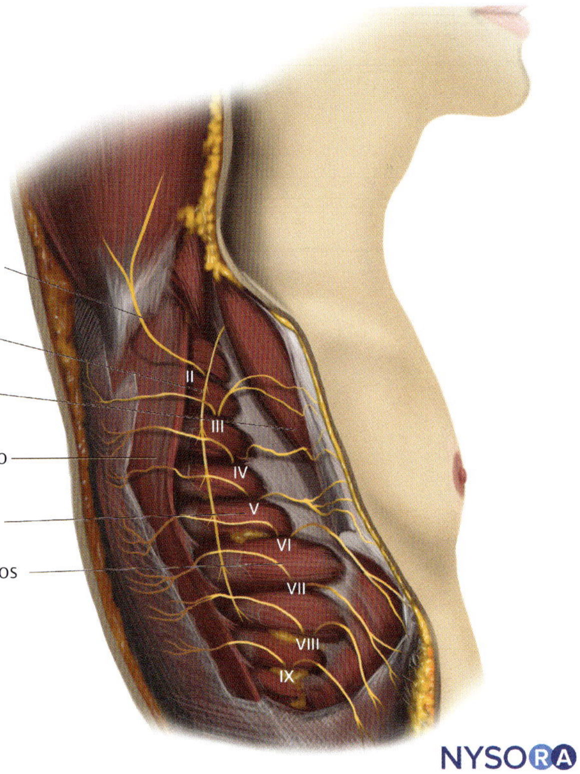

FIGURA 34-3. Anatomia e trajeto do nervo torácico longo ao longo da superfície do músculo serrátil anterior.

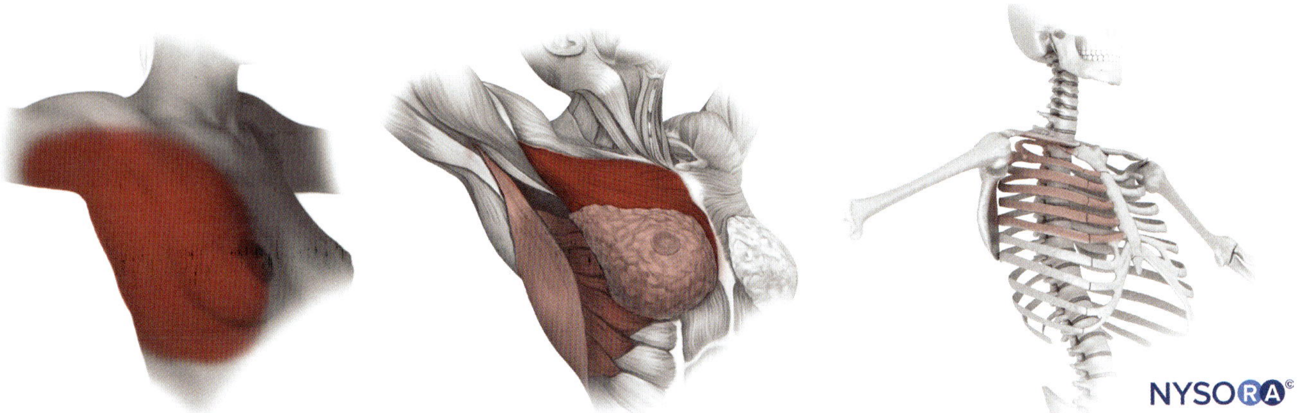

FIGURA 34-4. Da esquerda para a direita: dermátomos, miótomos e osteótomos cobertos por bloqueio peitoral.

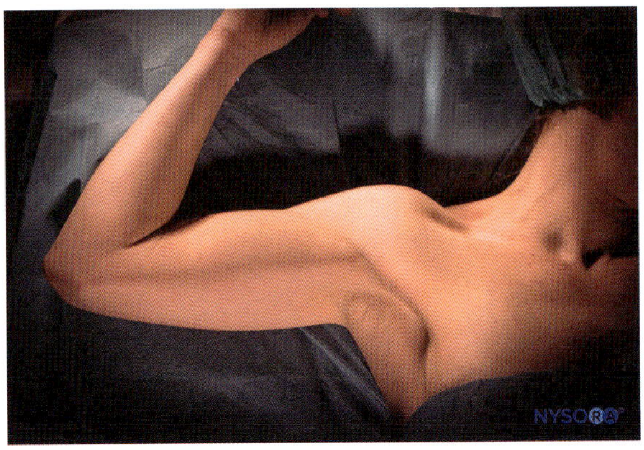

FIGURA 34-5. Posição do paciente para realização de um bloqueio Pecs.

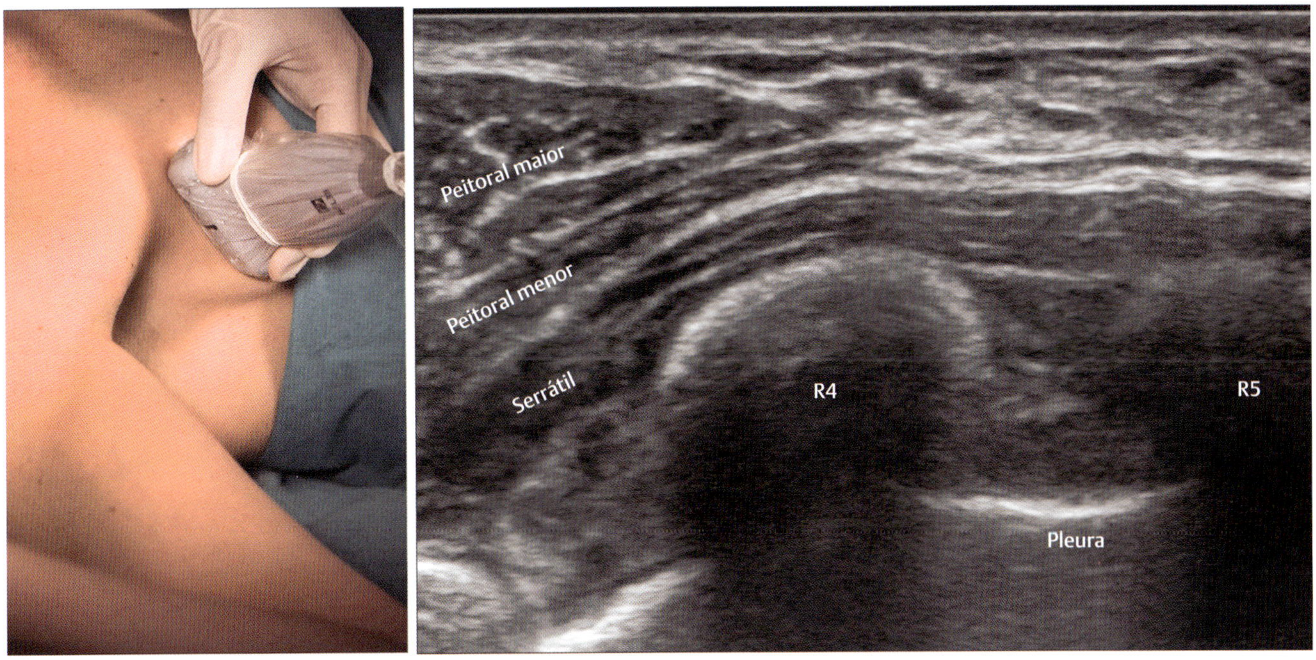

FIGURA 34-6. Posição do transdutor e sonoanatomia para realização de um bloqueio Pecs.

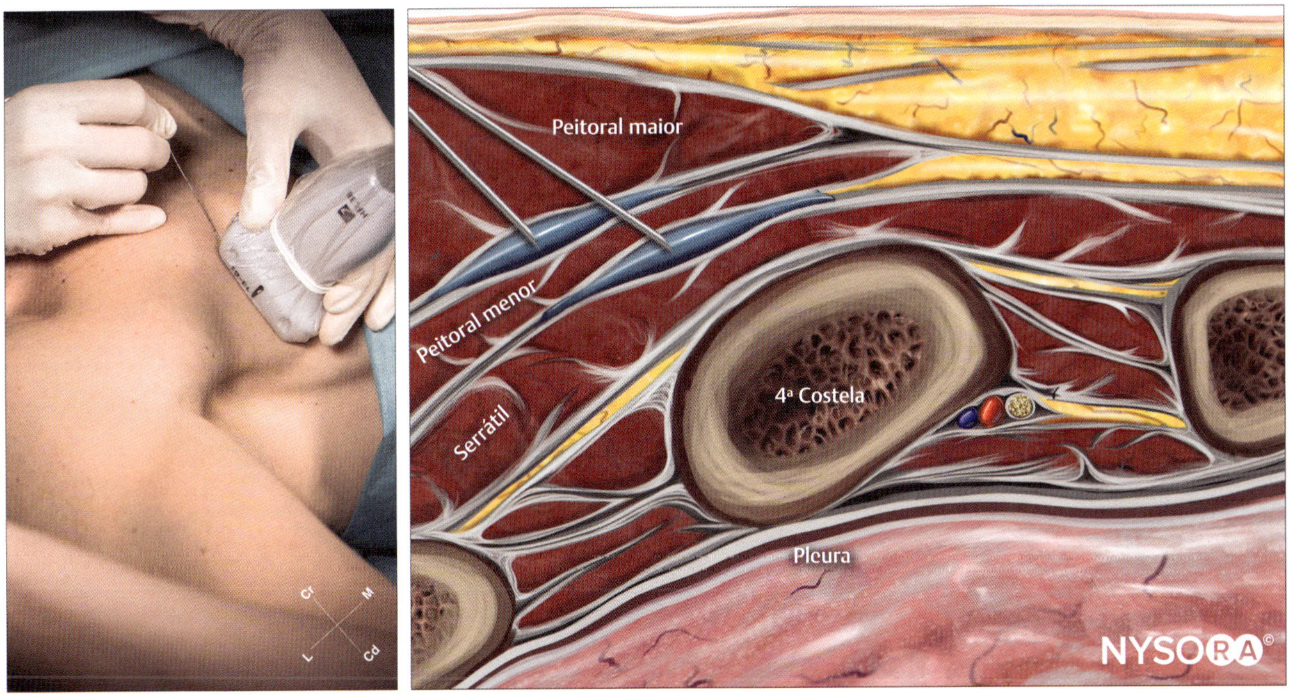

FIGURA 34-7. Bloqueio Pecs; anatomia reversa por ultrassonografia mostrando a inserção da agulha dentro do plano.

Dicas para Resolução de Problemas

- A artéria toracoacromial pode ajudar a identificar o plano fascial interpeitoral. A propagação do AL próximo à artéria garante o bloqueio dos nervos peitorais medial e lateral.
- Deslize o transdutor cranial e caudalmente enquanto ajusta a inclinação para identificar a borda lateral do músculo peitoral menor.
- Alguns clínicos preferem injetar o AL no plano fascial mais profundo primeiro (entre os músculos peitoral menor e serrátil anterior) para preservar a visualização por US.
- O acompanhamento da agulha sob US é importante para diminuir o risco de pneumotórax.

Fluxograma

Algoritmo da Técnica de Bloqueio do Plano Peitoral

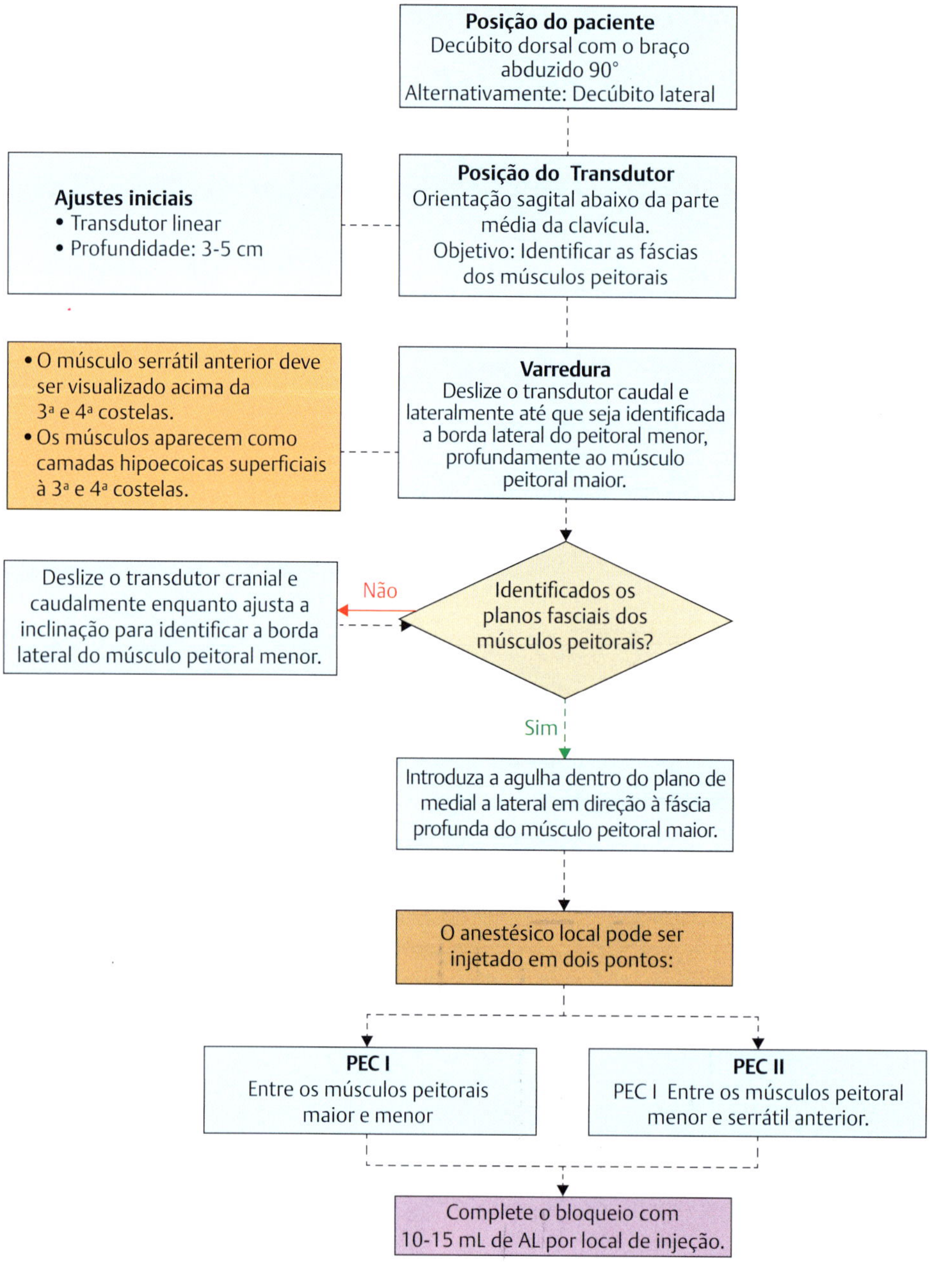

LEITURAS SUGERIDAS

Blanco R. The "pecs block": a novel technique for providing analgesia after breast surgery. *Anaesthesia.* 2011;66:847-848.

Blanco R, Fajardo M, Parras Maldonado T. Ultrasound description of Pecs II (modified Pecs I): a novel approach to breast surgery. *Rev Esp Anestesiol Reanim.* 2012;59:470-475.

Chin KJ, Pawa A, Forero M, Adhikary S. Ultrasound-guided fascial plane blocks of the thorax: pectoral I and II, serratus anterior plane, and erector spinae plane blocks. *Adv Anesth.* 2019;37:187-205.

Franco CD, Inozemtsev K. Refining a great idea: the consolidation of PECS I, PECS II and serratus blocks into a single thoracic fascial plane block, the SAP block. *Reg Anesth Pain Med.* 2019. doi:10.1136/rapm-2019-101042.

Fujii T, Shibata Y, Akane A, et al. A randomised controlled trial of pectoral nerve-2 (PECS 2) block vs. serratus plane block for chronic pain after mastectomy. *Anaesthesia.* 2019;74:1558-1562.

Grape S, El-Boghdadly K, Albrecht E. Analgesic efficacy of PECS vs paravertebral blocks after radical mastectomy: a systematic review, meta-analysis and trial sequential analysis. *J Clin Anesth.* 2020;63:109745.

Grape S, Jaunin E, El-Boghdadly K, Chan V, Albrecht E. Analgesic efficacy of PECS and serratus plane blocks after breast surgery: a systematic review, meta-analysis and trial sequential analysis. *J Clin Anesth.* 2020;63:109744.

Jack JM, McLellan E, Versyck B, Englesakis MF, Chin KJ. The role of serratus anterior plane and pectoral nerves blocks in cardiac surgery, thoracic surgery and trauma: a qualitative systematic review. *Anaesthesia.* 2020;16:1-14.

Miller B, Pawa A, Mariano E. Problem with the Pecs II block: the long thoracic nerve is collateral damage. *Reg Anesth Pain Med.* 2019. doi: 10.1136/rapm-2019-100559.

Schuitemaker R JB, Sala-Blanch X, Rodriguez-Pérez CL, Mayoral R JT, López-Pantaleon LA, Sánchez-Cohen AP. The PECS II block as a major analgesic component for clavicle operations: a description of 7 case reports. *Rev Esp Anestesiol Reanim.* 2018;65:53-58.

Versyck B, van Geffen G-J, Chin KJ. Analgesic efficacy of the Pecs II block: a systematic review and meta-analysis. *Anaesthesia.* 2019;74:663-673.

35 Bloqueio do Plano do Serrátil

BLOQUEIO EM RESUMO

Injeção de anestésico local (AL) no plano interfascial, profunda ou superficialmente ao músculo serrátil anterior no nível da 3ª à 6ª costelas.

- **Indicações:** Analgesia depois de cirurgia da mama, toracoscopia, fraturas costais e procedimentos que exijam incisões na parede torácica lateral ou anterior.
- **Objetivo:** Propagação do AL sob a fáscia superficial ou profunda do músculo serrátil anterior para bloquear os ramos laterais dos nervos intercostais III a VI.
- **Volume de anestésico local:** 15 a 20 mL.

Considerações Gerais

Os bloqueios dos planos do peitoral e do serrátil guiados por ultrassonografia (US) são técnicas de analgesia intervencional usadas depois de cirurgias no hemitórax. São consideradas alternativas em potencial aos bloqueios epidurais, paravertebrais, intercostais torácicos e intrapleurais. Em comparação com o bloqueio epidural paravertebral ou torácico, o bloqueio do plano do serrátil anterior oferece benefícios em termos de simplicidade, segurança e facilidade de realização. Por exemplo, uma inserção de agulha distante do neuroeixo e de estruturas anatômicas críticas pode reduzir o risco de lesão da medula espinal, de hematomas epidurais ou de infecção ou, ainda, de punção pleural. No entanto, em termos de analgesia, o bloqueio do plano do serrátil anterior não oferece resultados equivalentes aos dos bloqueios paravertebrais ou epidurais torácicos. De igual modo, os padrões analgésicos resultantes podem variar de acordo com a distribuição do injetado através dos planos fasciais, o que é determinado, primariamente, pelo volume, local de injeção e força da injeção. Até o momento estudos têm mostrado que injeções, sejam superficiais ou profundas, no músculo serrátil anterior, parecem ter efeitos analgésicos semelhantes. Não obstante, o volume efetivo mínimo, o local ideal de injeção e o número de injeções ainda não ficaram bem estabelecidos.

Limitações

O risco de toxicidade sistêmica de anestésico local (LAST) deve ser considerado devido à absorção da medicação em uma grande superfície. Sempre tenha em mente a dose máxima de ALs, considerando usar um marcador farmacológico (p. ex., epinefrina) para detectar injeção intravascular, e tenha cuidado com a dose especialmente em populações de alto risco.

Anatomia

A parede torácica é inervada pelos nervos intercostais, originados dos ramos anteriores dos nervos espinhais torácicos (T3-T10). Os nervos intercostais passam sob a borda inferior das costelas, entre os músculos intercostais internos e íntimos. Na linha axilar média, os ramos cutâneos laterais se originam dos nervos intercostais e penetram nos músculos intercostais e serrátil anterior. Daí em diante, eles se dividem em ramos anterior e posterior para inervar a face lateral da parede torácica (Figura 35-1).

O músculo serrátil anterior se origina da superfície anterior da 1ª à 8ª costela, inserindo-se na face medial da escápula. É inervado pelo nervo torácico longo (C5-C7), que é um ramo do plexo braquial. Os planos miofasciais são formados superficial e profundamente a esse músculo, que é penetrado pelos ramos cutâneos laterais dos nervos intercostais antes de eles se dividirem mais. O músculo latíssimo do dorso é superficial e posterior ao músculo serrátil anterior; é inervado pelo nervo toracodorsal, um ramo terminal do fascículo posterior do plexo braquial, que tem um percurso com a artéria toracodorsal (ramo da artéria subescapular) ao longo da parede posterior da axila (Figura 35-2).

O ramo cutâneo lateral do segundo nervo intercostal é chamado nervo intercostobraquial. Depois de penetrar o músculo serrátil anterior, atravessa a axila para o lado medial do braço e para proporcionar inervação cutânea à região axilar e à metade superior da face medial e posterior do braço (Figura 35-2).

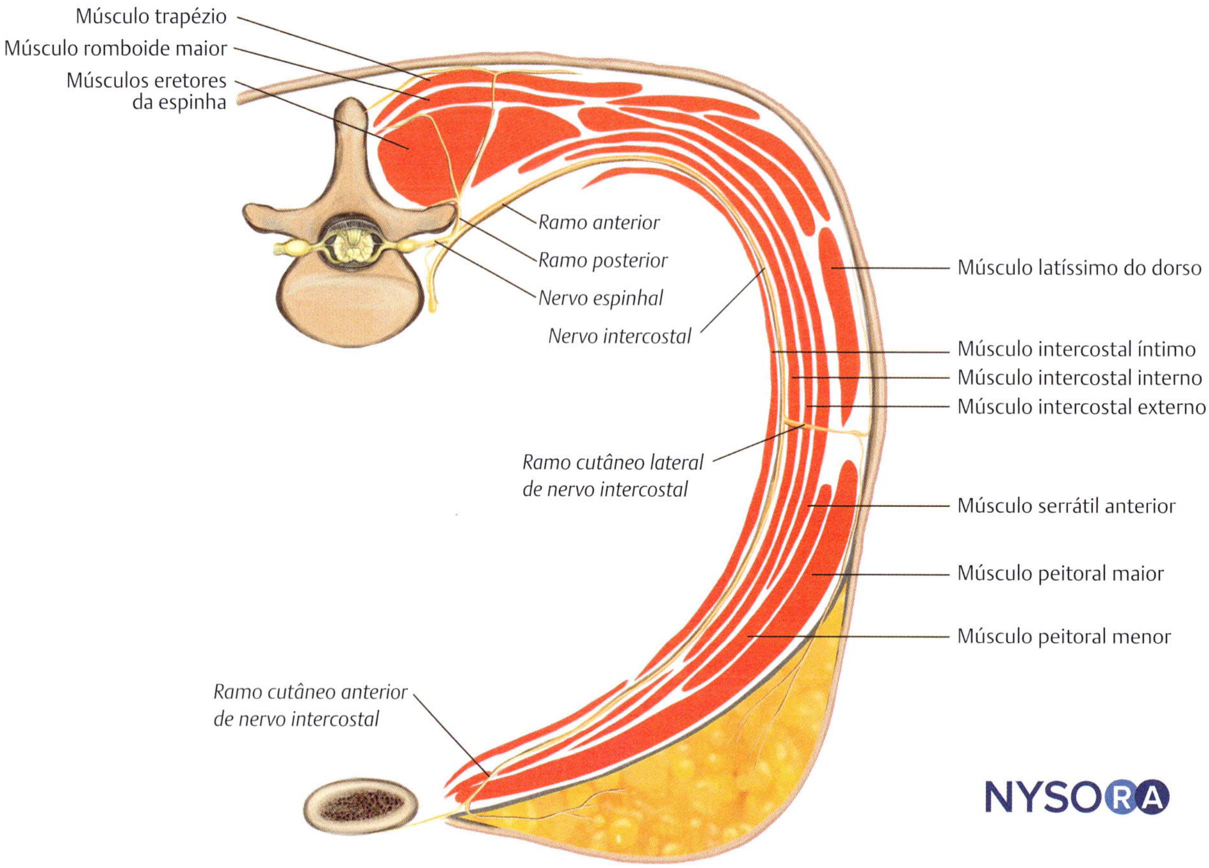

FIGURA 35-1. Trajeto anatômico e ramos de um nervo intercostal.

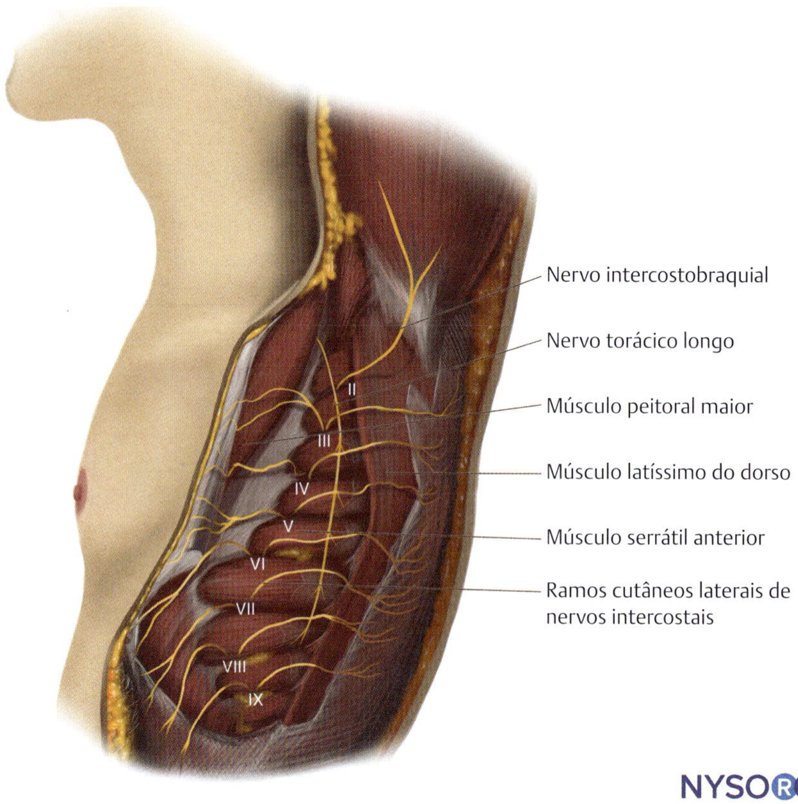

FIGURA 35-2. Anatomia do músculo serrátil anterior.

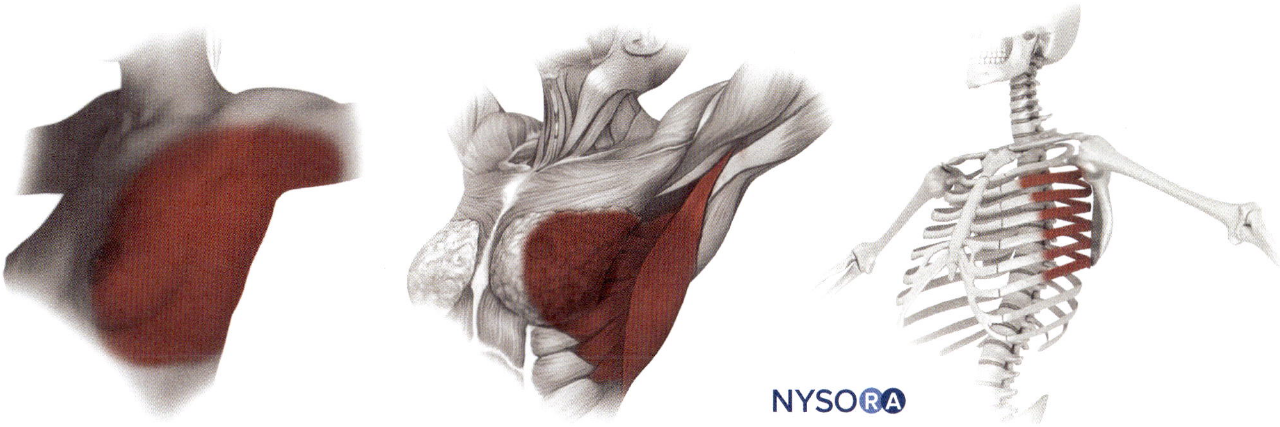

FIGURA 35-3. Distribuição da analgesia de um bloqueio no plano do serrátil.

Anatomia em Corte Transversal e Visualização por Ultrassonografia

Uma visualização transversal da parede torácica lateral imediatamente abaixo da axila mostra as costelas e seus correspondentes músculos intercostais cobertos pelo músculo serrátil anterior e o tecido subcutâneo. Quando feita a imagem por US, a 4ª e 5ª costelas aparecem como linhas hiperecoicas redondas lançando uma sombra acústica atrás, e a linha hiperecoica da pleura mais profundamente entre as duas. Os músculos serrátil e latíssimo do dorso hipoecoicos aparecem superficialmente às costelas, sendo o segundo posterior ao músculo serrátil anterior. A artéria toracodorsal costuma ser vista entre os dois músculos (Figura 35-1).

Distribuição da Analgesia

Uma injeção de AL superficial ou profundamente ao músculo serrátil anterior pode chegar aos nervos intercostobraquial, torácico longo e toracodorsal, bem como aos ramos cutâneos laterais dos nervos intercostais de T3 a T9 em uma extensão variável. A injeção profunda resulta em analgesia dos dermátomos do hemitórax ipsilateral (Figura 35-3).

Preparação do Bloqueio

Equipamento

- Transdutor: Transdutor linear de alta frequência
- Agulha: Agulha calibres 22 a 25 com 50 mm

Anestésico Local

Como com outras técnicas do plano fascial torácico, o sucesso do bloqueio depende do volume e distribuição do AL entre os músculos. ALs com longa ação, como a bupivacaína, a levobupivacaína e a ropivacaína, em concentrações de 0,25% a 0,5%, são tipicamente usadas em doses de 0,15 a 0,2 mL/kg. Vale observar que, como a absorção do AL com esta técnica é alta, evitam-se complicações calculando-se a dose máxima para o peso.

Posicionamento do Paciente

O paciente é colocado em decúbito dorsal com o braço abduzido 90° ou em decúbito lateral com o lado a ser bloqueado voltado para cima e o membro superior estendido anteriormente para facilitar o acesso à área axilar (Figura 35-4).

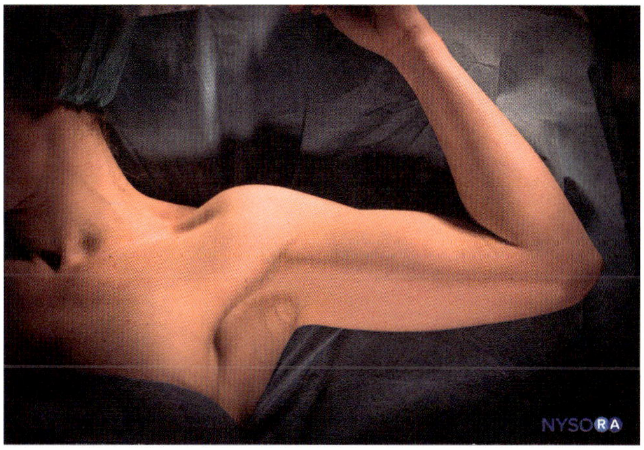

FIGURA 35-4. Posição do paciente para realização de um bloqueio no plano do serrátil

Técnica

O bloqueio do plano do serrátil anterior pode ser realizado em diferentes níveis entre as linhas axilares anterior e posterior e entre a 3ª e a 6ª costelas.

Posição do Transdutor

O transdutor é colocado na linha axilar média em uma orientação de obstrução perpendicular ao eixo principal da 4ª à 5ª costelas (Figura 35-5). Alternativamente, o transdutor pode ser colocado, inicialmente, em uma orientação sagital imediatamente abaixo da região clavicular média para identificar os músculos peitorais maior e menor e depois é lentamente movido caudal e lateralmente, contando-se as costelas ao aparecerem até que a 5ª costela seja identificada na linha axilar média.

Técnica de Varredura

Neste nível, o músculo serrátil anterior é visto sobrejacente às costelas. Deslizando-se o transdutor em direção à linha axilar posterior, o músculo latíssimo do dorso será visto como camada muscular mais espessa superficial ao músculo serrátil anterior. A artéria toracodorsal pode ser visualizada entre os dois músculos (Figura 35-5). Quando não vista prontamente, o uso do Doppler colorido pode ajudar a identificar a artéria.

Acesso e Trajetória da Agulha

A agulha é avançada dentro do plano, de superoanterior a posteroinferior, para chegar ao plano fascial superficial ou profundamente ao músculo serrátil anterior. Uma posição correta da agulha é confirmada injetando-se 1 a 2 mL de AL.

Distribuição do Anestésico Local

O bloqueio se completa com 10 a 15 mL de AL, ao mesmo tempo observando-se a propagação ao longo da fáscia superficial ou profunda do músculo serrátil anterior (Figura 35-6).

Dicas para Resolução de Problemas

- A artéria toracodorsal pode ajudar a identificar o plano entre os músculos serrátil anterior e o latíssimo do dorso. Use Doppler colorido para identificar a artéria.
- Libere a pressão no transdutor enquanto injeta a fim de permitir melhor distribuição do AL.
- Se a propagação ocorre no músculo serrátil anterior, a agulha será retirada e direcionada mais superficialmente ou mais profundamente.
- Mantenha a agulha sob visualização durante o avanço e dirija a ponta para as costelas para diminuir o risco de pneumotórax.

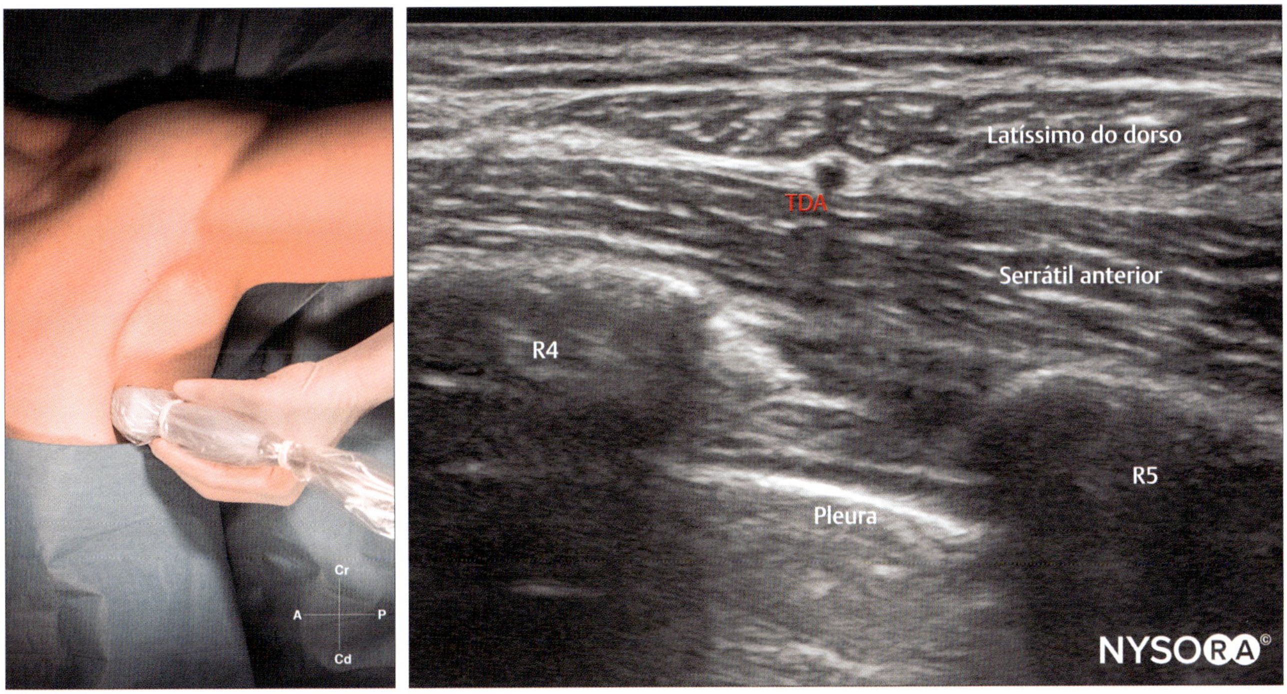

FIGURA 35-5. Posição do transdutor e sonoanatomia para um bloqueio no plano do serrátil anterior. TDA, artéria toracodorsal.

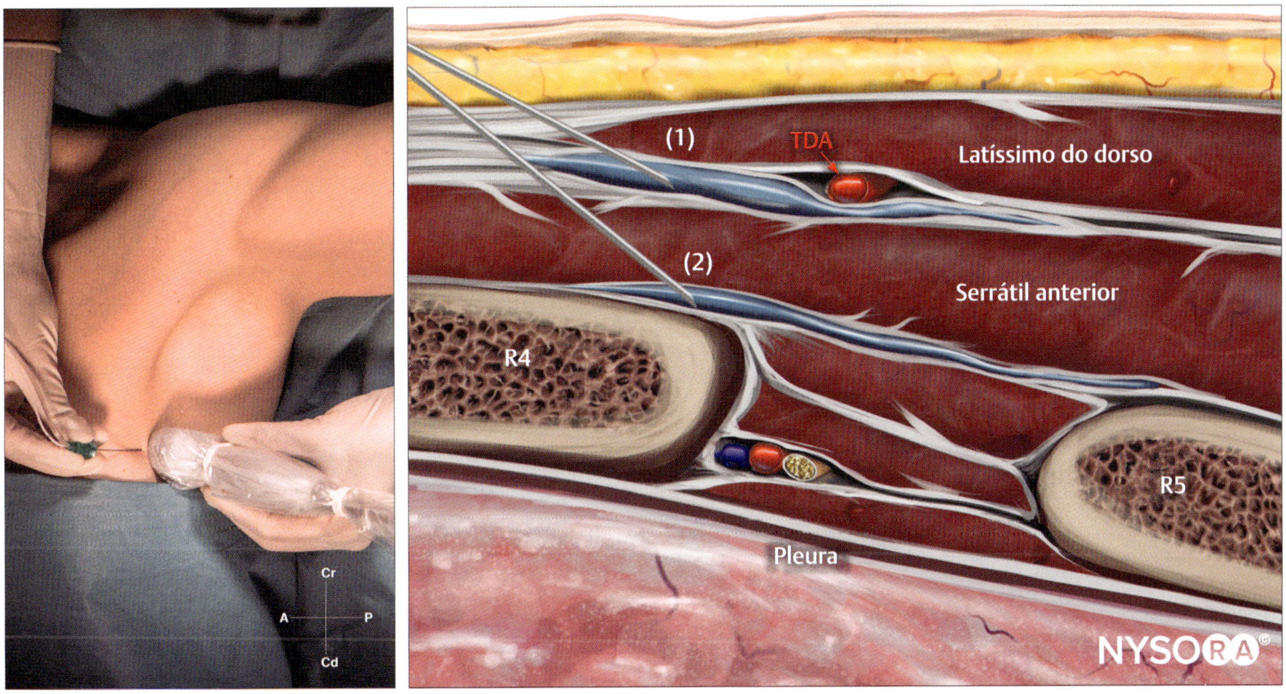

FIGURA 35-6. Bloqueio no plano do serrátil anterior; anatomia reversa por ultrassonografia com inserção da agulha dentro do plano e propagação do AL (1) entre os músculos latíssimo do dorso e serrátil anterior ou (2) sob o músculo serrátil anterior. TDA, artéria toracodorsal.

Fluxograma

Algoritmo da Técnica de Bloqueio no Plano do Serrátil Anterior

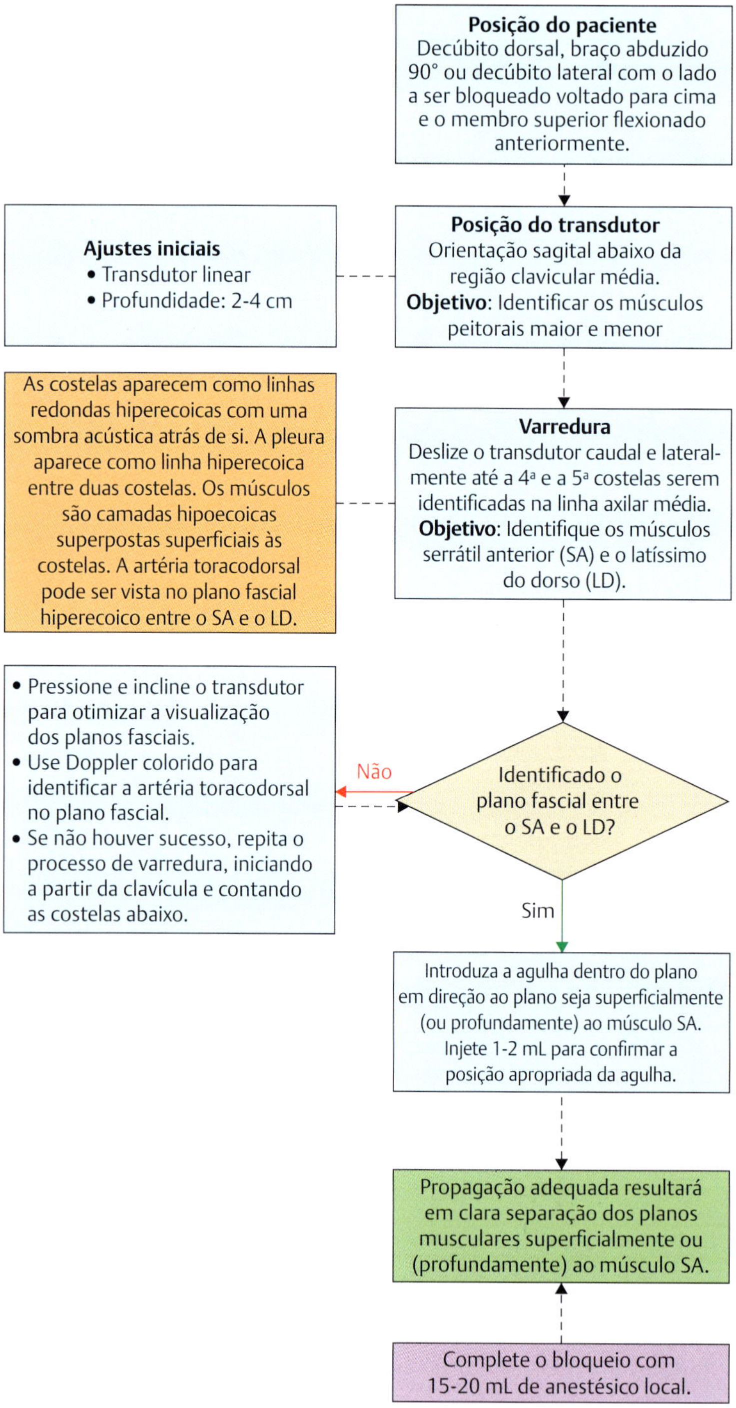

LEITURAS SUGERIDAS

Biswas A, Castanov V, Li Z, et al. Serratus plane block: a cadaveric study to evaluate optimal injectate spread. *Reg Anesth Pain Med.* 2018;43:854-858.

Blanco R. The "pecs block": a novel technique for providing analgesia after breast surgery. *Anaesthesia.* 2011;66:847-848.

Blanco R, Parras T, McDonnell JG, Prats-Galino A. Serratus plane block: a novel ultrasound-guided thoracic wall nerve block. *Anaesthesia.* 2013;68:1107-1113.

Blanco R, Fajardo M, Parras Maldonado T. Ultrasound description of Pecs II (modified Pecs I): a novel approach to breast surgery. *Rev Esp Anestesiol Reanim.* 2012;59: 470-475.

Chin KJ. Thoracic wall blocks: from paravertebral to retrolaminar to serratus to erector spinae and back again—a review of evidence. *Best Pract Res Clin Anaesthesiol.* 2019;33:67-77.

Chin KJ, Pawa A, Forero M, Adhikary S. Ultrasound-guided fascial plane blocks of the thorax: pectoral I and II, serratus anterior plane, and erector spinae plane blocks. *Adv Anesth.* 2019;37:187-205.

Chong M, Berbenetz N, Kumar K, Lin C. The serratus plane block for postoperative analgesia in breast and thoracic surgery: a systematic review and meta-analysis. *Reg Anesth Pain Med.* 2019;44:1066-1074.

Eid M, Nassr M, Aziz A. Serratus anterior plane block for flail chest injury. *Anaesthesia Cases.* 2014, June;2014-0074.

Fujiwara A, Komasawa N, Minami T. Pectoral nerves (PECS) and intercostal nerve block for cardiac resynchronization therapy device implantation. *Springerplus.* 2014;3:409.

Fujiwara S, Komasawa N, Minami T. Pectral nerve blocks and serratus-intercostal plane block for intractable postthoracotomy syndrome. *J Clin Anesth.* 2015;27:275-276.

Fuzier R, Despres C. Serratus plane block: new insights but still many questions. *Reg Anesth Pain Med.* 2018;43:2018.

George RM, Wilson SH. Serratus plane blocks: not quite plane and simple. *Reg Anesth Pain Med.* 2019;44:530-531.

Hards M, Harada A, Neville I, et al. The effect of serratus plane block performed under direct vision on postoperative pain in breast surgery. *J Clin Anesth.* 2016;34:427-431.

Helander EM, Webb MP, Kendrick J, et al. PECS, serratus plane, erector spinae, and paravertebral blocks: a comprehensive review. *Best Pract Res Clin Anaesthesiol.* 2019;33:573-581.

Iwamoto W, Ueshima H, Otake H. Serratus plane block for a contraction of the latissimus dorsi muscle. *Reg Anesth Pain Med.* 2016;23:471-473.

Jack JM, McLellan E, Versyck B, Englesakis MF, Chin KJ. The role of serratus anterior plane and pectoral nerves blocks in cardiac surgery, thoracic surgery and trauma: a qualitative systematic review. 2020:1-14. doi:10.1111/anae.15000

Kaushal B, Chauhan S, Saini K, et al. Comparison of the efficacy of ultrasound-guided serratus anterior plane block, pectoral nerves II block, and intercostal nerve block for the management of postoperative thoracotomy pain after pediatric cardiac surgery. *J Cardiothorac Vasc Anesth.* 2019;33:418-425.

Kim DH, Oh YJ, Lee JG, Ha D, Chang YJ, Kwak HJ. Efficacy of ultrasound-guided serratus plane block on postoperative quality of recovery and analgesia after video-assisted thoracic surgery: a randomized, triple-blind, placebo-controlled study. *Anesth Analg.* 2018;126:1353-1361.

Kiss G, Castillo M. Non-intubated anesthesia in thoracic surgery-technical issues. *Ann Transl Med.* 2015;3:109.

Kunhabdulla NP, Agarwal A, Gaur A, Gautam SK, Gupta R, Agarwal A. Serratus anterior plane block for multiple rib fractures. *Pain Physician.* 2014;17:E651-E653.

Kunigo T, Murouchi T, Yamamoto S, Yamakage M. Injection volume and anesthetic effect in serratus plane block. *Reg Anesth Pain Med.* 2017;42:737-740.

Madabushi R, Tewari S, Gautam SK, Agarwal A, Agarwal A. Serratus anterior plane block: a new analgesic technique for post-thoracotomy pain. *Pain Physician.* 2015;18(3):E421-E424.

Mayes J, Davison E, Panahi P, et al. An anatomical evaluation of the serratus anterior plane block. *Anaesthesia.* 2016;71: 1064-1069.

Mazzinari G, Rovira L, Casasempere A, et al. Interfascial block at the serratus muscle plane versus conventional analgesia in breast surgery: a randomized controlled trial. *Reg Anesth Pain Med.* 2019;44:52-58.

Park MH, Kim JA, Ahn HJ, Yang MK, Son HJ, Seong BG. A randomised trial of serratus anterior plane block for analgesia after thoracoscopic surgery. *Anaesthesia.* 2018;73:1260-1264.

Piracha MM, Thorp SL, Puttanniah V, Gulati A. "A tale of two planes" deep versus superficial serratus plane block for postmastectomy pain syndrome. *Reg Anesth Pain Med.* 2017;42:259-262.

Purcell N, Wu D. Novel use of the PECS II block for upper limb fistula surgery. *Anaesthesia.* 2014;69:1294.

Semyonov M, Fedorina E, Grinshpun J, et al. Ultrasound-guided serratus anterior plane block for analgesia after thoracic surgery. *J Pain Res.* 2019;12:953-960.

Thiruvenkatarajan V, Cruz H, Das S. An update on regional analgesia for rib fractures. *Curr Opin Anaesthesiol.* 2018;31(5):601-607.

Tighe SQM, Karmakar MK. Serratus plane block: do we need to learn another technique for thoracic wall blockade? *Anaesthesia.* 2013;68:1099-1103.

Varela O, Melone A, López-Menchaca R, et al. Radiological study to evaluate the spreading of two volumes (10 vs. 20 ml) of radiological contrast in the block of cutaneous branches of intercostal nerves in medial axillary line (BRILMA) in a porcine experimental model. *Rev Esp Anestesiol Reanim.* 2018;65(8):441-446.

Versyck B, van Geffen GJ, Chin KJ. Analgesic efficacy of the Pecs II block: a systematic review and meta-analysis. *Anaesthesia.* 2019;74:663-673.

Wahba SS, Kamal SM. Thoracic paravertebral block versus pectoral nerve block for analgesia after breast surgery. *Egyptian J Anaesth.* 2014;30:129-135.

Womack J, Varma MK. Serratus plane block for shoulder surgery. *Anaesthesia.* 2014;69:395-396.

36 Bloqueio Paravertebral

BLOQUEIO EM RESUMO

Injeção de anestésico local no espaço paravertebral torácico.

- **Indicações:** Analgesia depois de cirurgia da mama, toracoscopia, fraturas costais e procedimentos que exijam incisões na parede torácica lateral ou anterior.
- **Objetivo:** Propagação de anestésico local no espaço paravertebral em torno dos nervos espinais ao surgirem do forame intervertebral.
- **Volume de anestésico local:** 4 a 5 mL por espaço a ser bloqueado.

Considerações Gerais

O bloqueio paravertebral (BPV) torácico é uma técnica de intervenção bem estabelecida para analgesia em pacientes submetidos a uma cirurgia torácica, da parede torácica ou da mama. De igual modo, costuma ser usada para controle da dor em pacientes com fraturais costais. O BPV oferece um bloqueio unilateral efetivo dos ramos anterior e posterior dos nervos espinhais correspondentes, bem como da cadeia simpática. Os BPVs também podem diminuir o risco de dor crônica depois de cirurgias de mama e torácicas e reduzir a recorrência de câncer de mama, mas este último possível benefício ainda requer confirmação.

A orientação por ultrassonografia (US) ajuda a identificar o espaço paravertebral (EPV) com mais precisão do que a técnica baseada em pontos de referência. Também ajuda a monitorar a colocação da agulha e a propagação do anestésico local (AL). No entanto, o uso de US no BPV exige alto grau de habilidade devido à estreita proximidade de estruturas altamente vulneráveis e à profundidade do EPV. O potencial para complicações e os desafios da técnica inspiraram o desenvolvimento de várias abordagens alternativas visando aos ramos dos nervos espinais nas localizações mais distais e superficiais. Neste capítulo descrevemos princípios gerais de BPV torácico; recomenda-se que os leitores usem as informações anatômicas e técnicas apresentadas aqui para elaborar sua própria abordagem alinhada com sua experiência.

Riscos Específicos e Limitações

A proximidade da ponta da agulha com a pleura, estrutura do neuroeixo e artérias e veias segmentares traz o risco de pneumotórax, de lesão da medula espinal, de bloqueio espinal ou epidural inadvertido e de punção vascular. Nos pacientes em uso de terapia antitrombótica ou trombolítica, devem ser tomadas as mesmas precauções que para as técnicas neuroaxiais. Uma das limitações do BPV é a inconsistência da propagação craniocaudal do AL, o que pode exigir injeções em múltiplos níveis para cobrir a área desejada.

Anatomia

O EPV é uma área em forma de cunha entre as cabeças e os colos das costelas e que contém os nervos espinhais torácicos e o tronco simpático (Figura 36-1). Sua parede posterior é formada pelo ligamento costotransverso superior, e a parede anterolateral, pela pleura parietal com a fáscia endotorácica. A parede medial é composta pela superfície lateral do corpo vertebral e o disco intervertebral. O EPV se comunica medialmente com o espaço epidural por meio do forame intervertebral inferiormente e, superiormente, ao longo da cabeça e o colo das costelas. Consequentemente, a injeção do AL no EPV frequentemente resulta em anestesia epidural unilateral (algumas vezes, bilateral). O limite cranial do EPV torácico não está bem definido, enquanto o limite caudal fica na origem do músculo psoas em L1. O EPV também se comunica com os espaços intercostais, lateralmente, resultando na propagação do AL ao sulco intercostal e resultante bloqueio intercostal como parte do mecanismo de ação.

Anatomia em Corte Transversal e Visualização por Ultrassonografia

O EPV pode ser insonado através de janelas intertransversas com o transdutor posicionado em uma orientação oblíqua

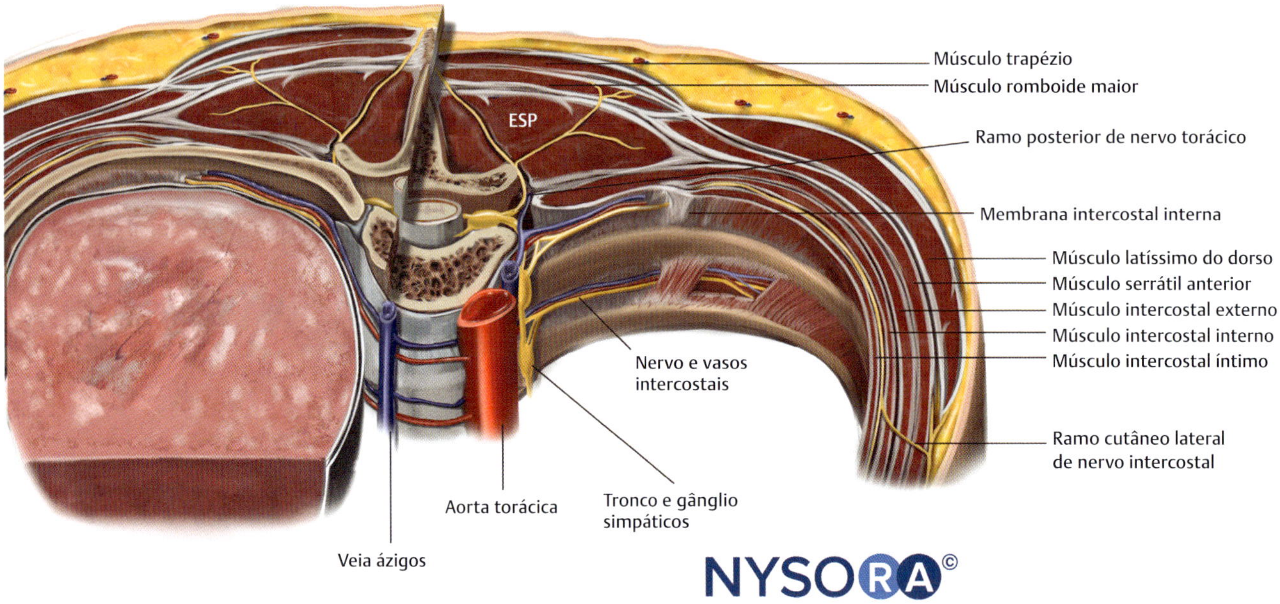

FIGURA 36-1. Anatomia do espaço paravertebral. Lado esquerdo: no nível da costela; lado direito: no nível do espaço intercostal. ESP, músculos eretores da espinha.

sagital ou transversal. Em um corte transversal oblíquo, as seguintes estruturas podem ser identificadas: pele e tecido subcutâneo; músculos trapézio, romboide, eretor da espinha e intercostais externos; e a membrana intercostal interna. A pleura é vista como interface hiperecoica brilhante que se move com a respiração. O EPV identificado como espaço hipoecoico em forma de cunha demarcado pela membrana intercostal interna e a pleura abaixo (Figura 36-2).

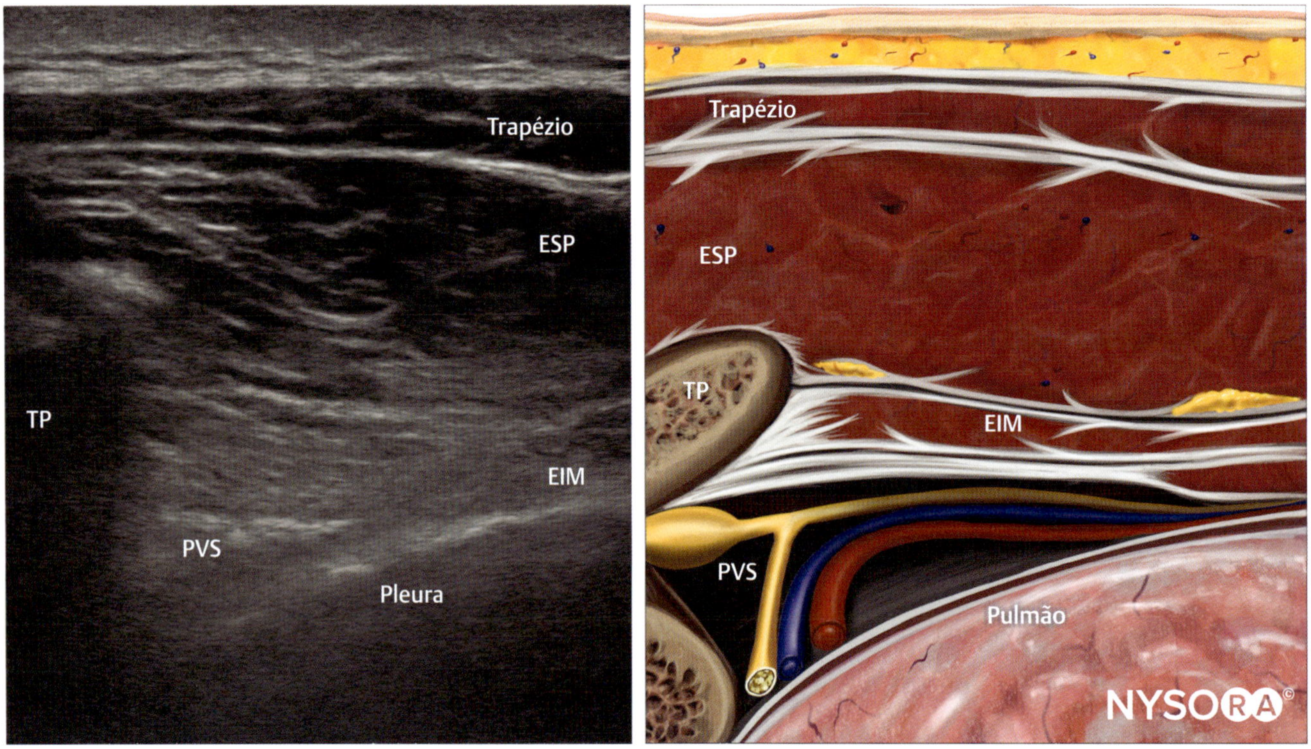

FIGURA 36-2. Visualização sonográfica oblíqua em corte transversal do espaço paravertebral e ilustração de anatomia reversa. TP, processo transverso; ESP, músculos eretores da espinha; PVS, espaço paravertebral; EIM, músculo intercostal externo.

Distribuição da Anestesia e da Analgesia

Um BPV produz bloqueio de nervos somáticos e do simpático ipsilaterais por um efeito direto do AL sobre nervos somáticos e do simpático no EPV, bem como extensão ao espaço intercostal lateralmente e ao espaço epidural, medialmente. A contribuição global da propagação epidural para a distribuição da anestesia nos dermátomos após um BPV ainda não ficou bem definida. Embora as injeções se propaguem cranial e caudalmente ao local da injeção, a distribuição da anestesia nos dermátomos após injeção única de um grande volume varia (Figura 36-3). Por essa razão, uma técnica com múltiplas injeções, tendo pequenos volumes (3-4 mL) de AL em vários níveis torácicos contíguos, é preferível à injeção única de grande volume. Isso é particularmente importante quando se deseja anestesia confiável ao longo de vários dermátomos torácicos ipsilaterais, como quando se usa um BPV torácico para anestesia durante cirurgia da mama. Anestesia contralateral segmentar adjacente ao ponto de injeção ocorre em aproximadamente 10% dos pacientes depois de BPV com injeção única e pode ser causada por propagação epidural ou pré-vertebral.

Preparação do Bloqueio

Equipamento

- Transdutor: Transdutor linear de alta frequência
- Agulha: Agulha calibre 21 a 22 com 80 a 100 mm

Anestésico Local

Bupivacaína, L-bupivacaína ou ropivacaína diluídas para alcançar um volume apropriado são as mais adequadas para analgesia depois de cirurgia de mama ou incisões na parede torácica. Bupivacaína ou ropivacaína 0,25% a 0,50% são comumente relatadas na literatura, não excedendo 0,2 a 0,4 mL/kg^{-1}.

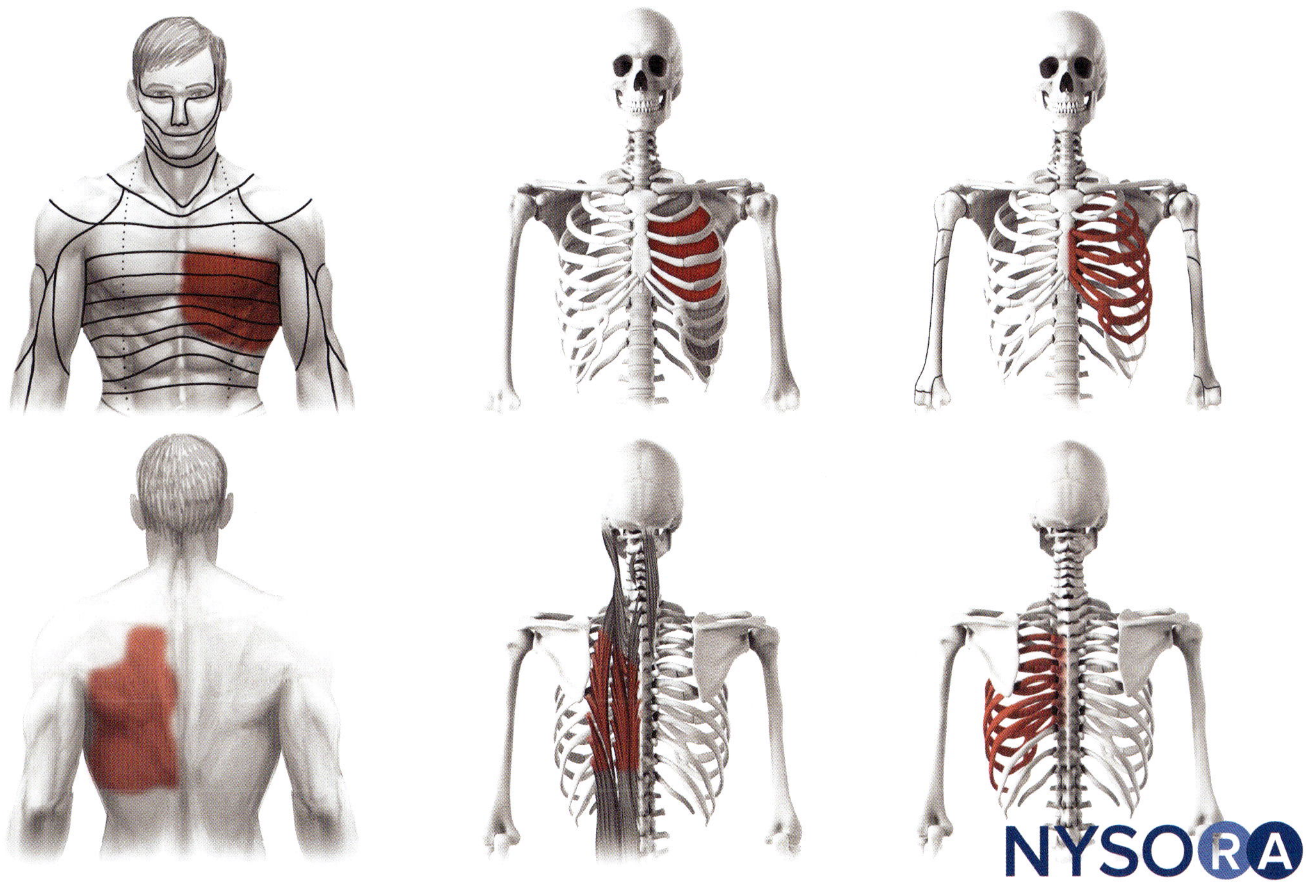

FIGURA 36-3. Distribuição da anestesia depois de um bloqueio paravertebral.

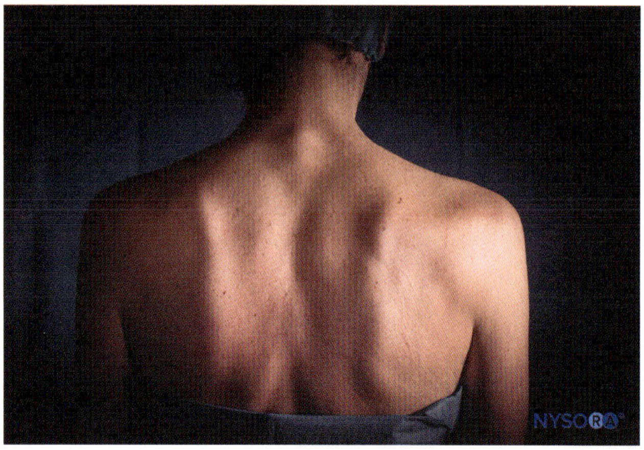

FIGURA 36-4. Posição do paciente para um bloqueio paravertebral.

Posicionamento do Paciente

O BPV frequentemente é realizado com o paciente na posição sentada (Figura 36-4). Alternativamente, pode ser realizado com o paciente em decúbito ventral ou na posição lateral com o lado a ser bloqueado voltado para cima.

TÉCNICAS

Oblíqua Transversal

Pontos de Referência e Posição Inicial do Transdutor

O transdutor é posicionado imediatamente lateral ao processo espinhoso, no nível desejado, em orientação oblíqua transversal paralelamente ao curso das costelas. Os processos transversos e costelas são visualizados como estruturas hiperecoicas com sombras acústicas abaixo delas (Figura 36-5A).

Técnica de Varredura

Uma vez que os processos transversos e costelas sejam identificados, o transdutor é movido um pouco mais caudalmente para o espaço intercostal para identificação da ponta do processo transverso e da linha hiperecoica da pleura. Aplicando-se discretos ajustes, a membrana intercostal interna hiperecoica pode ser visualizada limitando o EPV torácico e unindo-se ao espaço intercostal como camada hipoecoica em forma de cunha (Figura 36-5B).

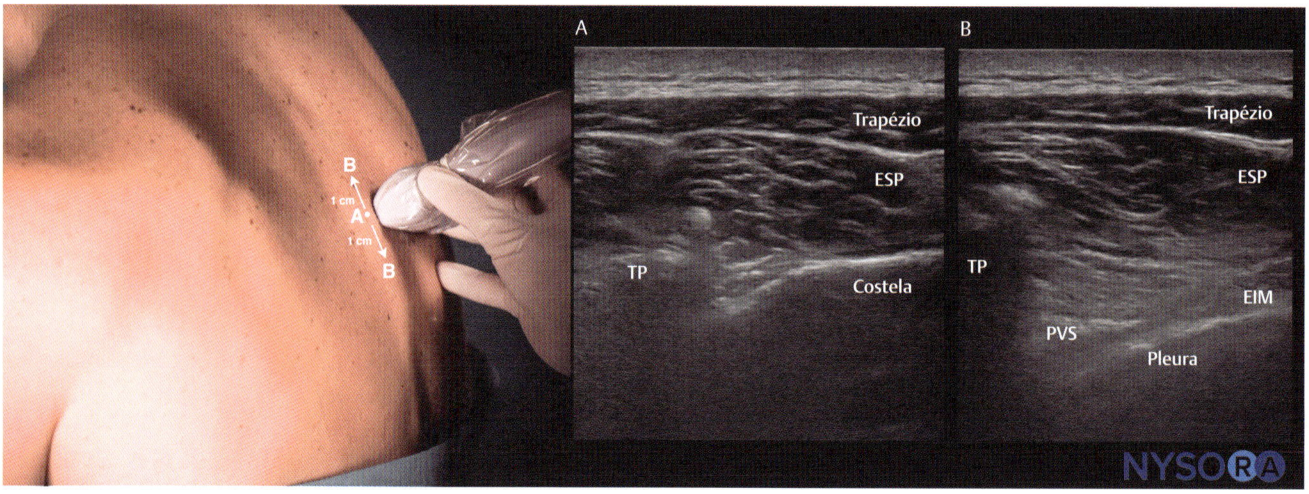

FIGURA 36-5. (A) Posição inicial do transdutor em uma orientação oblíqua transversal paralela ao curso da costela e a correspondente sonoanatomia. (B) Posição do transdutor em uma orientação oblíqua transversal no espaço intercostal e a correspondente sonoanatomia do EPV. TP, processo transverso; ESP, músculos eretores da espinha; PVS, espaço paravertebral; EIM, músculo intercostal externo.

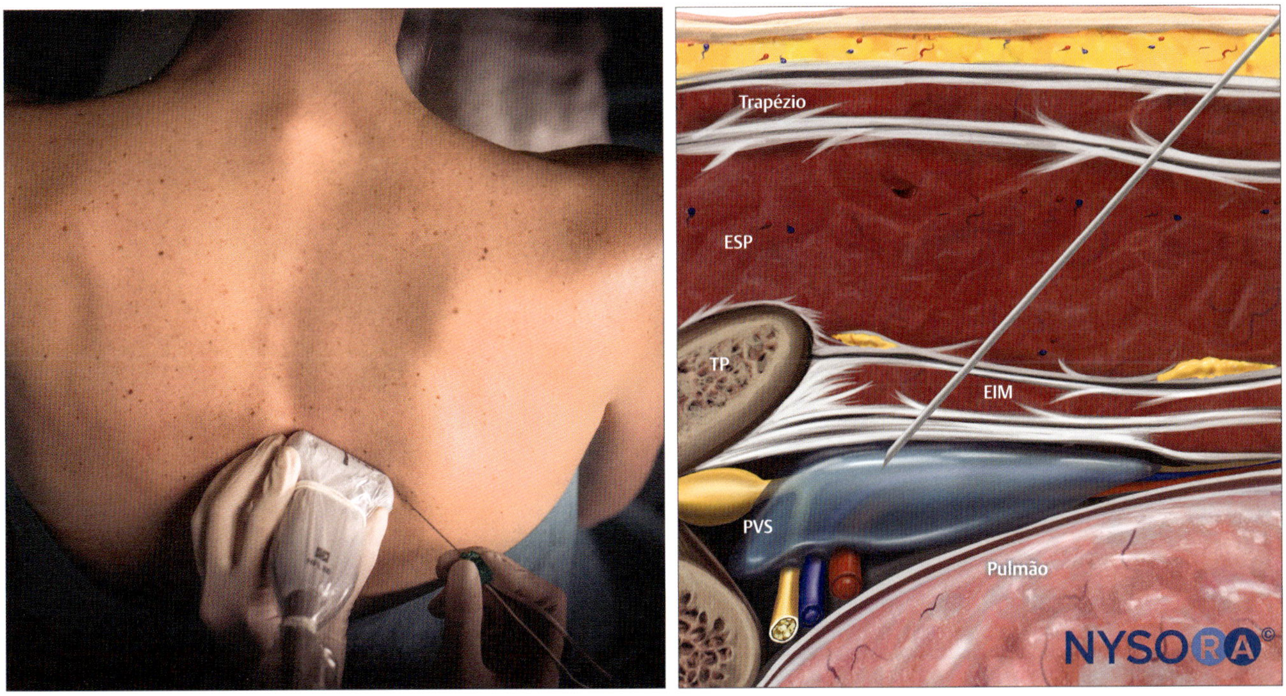

FIGURA 36-6. Anatomia reversa por ultrassonografia de um bloqueio paravertebral quando o transdutor é colocado em uma orientação oblíqua transversal. TP, processo transverso; ESP, músculos eretores da espinha; PVS, espaço paravertebral; EIM, músculo intercostal externo.

Acesso e Trajetória da Agulha

A agulha é avançada dentro do plano de lateral a medial em direção ao EPV e, depois de cuidadosa aspiração negativa, injetam-se 1 a 2 mL. O objetivo da técnica é injetar o AL abaixo do ligamento e da membrana intercostais internos, resultando em deslocamento caudal da pleura, indicando a propagação apropriada do AL (Figura 36-6).

Sagital

Pontos de Referência e Posição Inicial do Transdutor

Coloque o transdutor 5 a 6 cm lateralmente a partir da linha média no nível desejado e em orientação sagital para identificar as costelas arredondadas e a pleura parietal abaixo delas (Figura 36-7A).

Técnica de Varredura

O transdutor é então movido medialmente de maneira progressiva até que se identifiquem os processos transversos como estruturas mais profundas e de forma quadrada. Colocação do transdutor em posição medial demais produzirá uma imagem das lâminas, ponto em que o transdutor é movido um pouco mais lateralmente para se fazer a imagem dos processos transversos. Uma vez identificados os processos transversos, o transdutor é levemente inclinado lateralmente para melhorar a visualização da pleura hiperecoica e do ligamento costotransverso (Figura 36-7B).

Acesso e Trajetória da Agulha

A agulha é avançada dentro do plano de caudal a cranial ou fora do plano, em direção ao EPV, entre o ligamento costotransverso e a pleura (Figura 36-8). Para o acesso fora do plano, a agulha é inserida até o contato com o processo transverso e depois retirada do processo de transferência 1 a 1,5 cm mais fundo para injeção do AL.

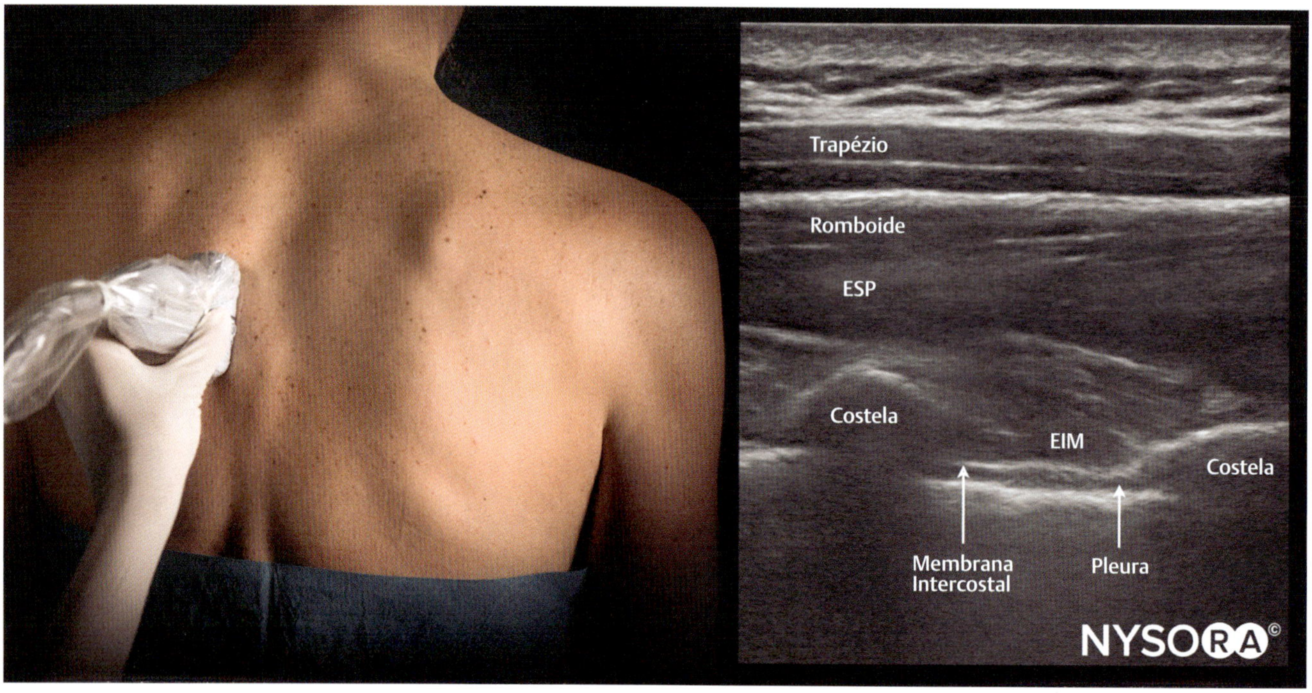

A

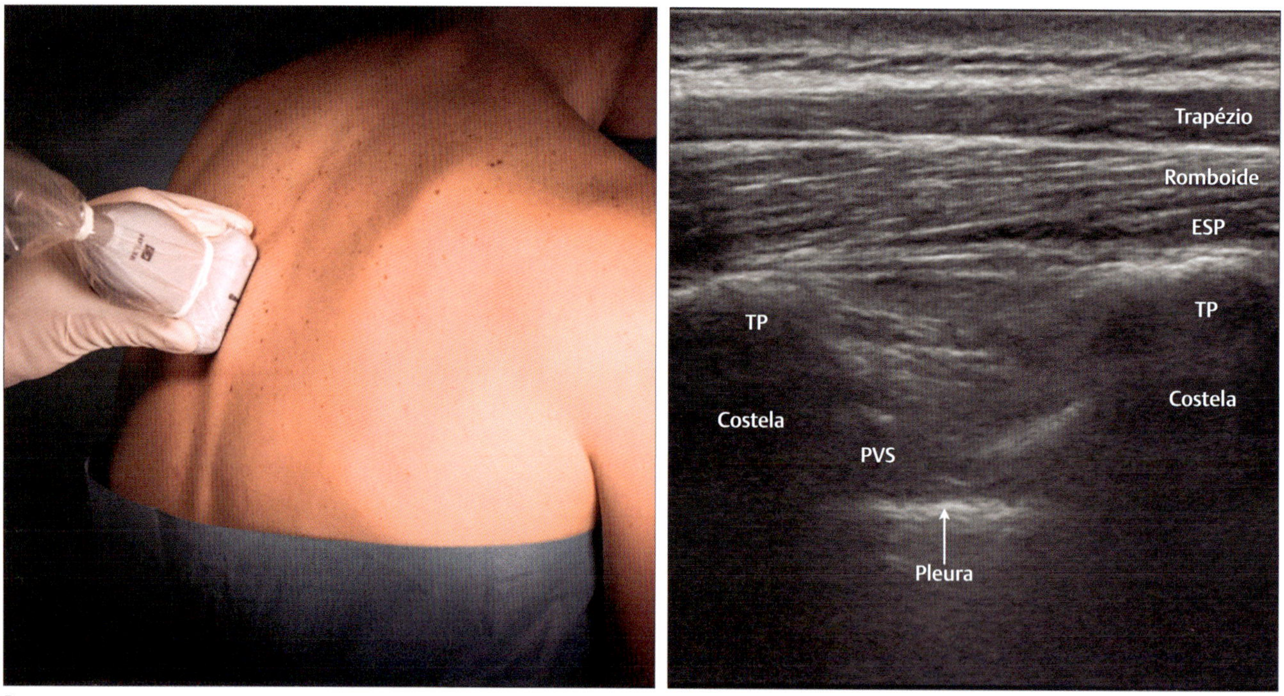

B

FIGURA 36-7. (A) Posição inicial do transdutor em uma orientação sagital a 5 cm da linha média e sonoanatomia correspondente nessa localização. (B) Movendo o transdutor medialmente, o espaço paravertebral pode ser visto entre as formas quadradas dos processos transversos e imediatamente superficial à linha hiperecoica da pleura. TP, processo transverso; ESP, músculos eretores da espinha; PVS, espaço paravertebral; EIM, músculo intercostal externo.

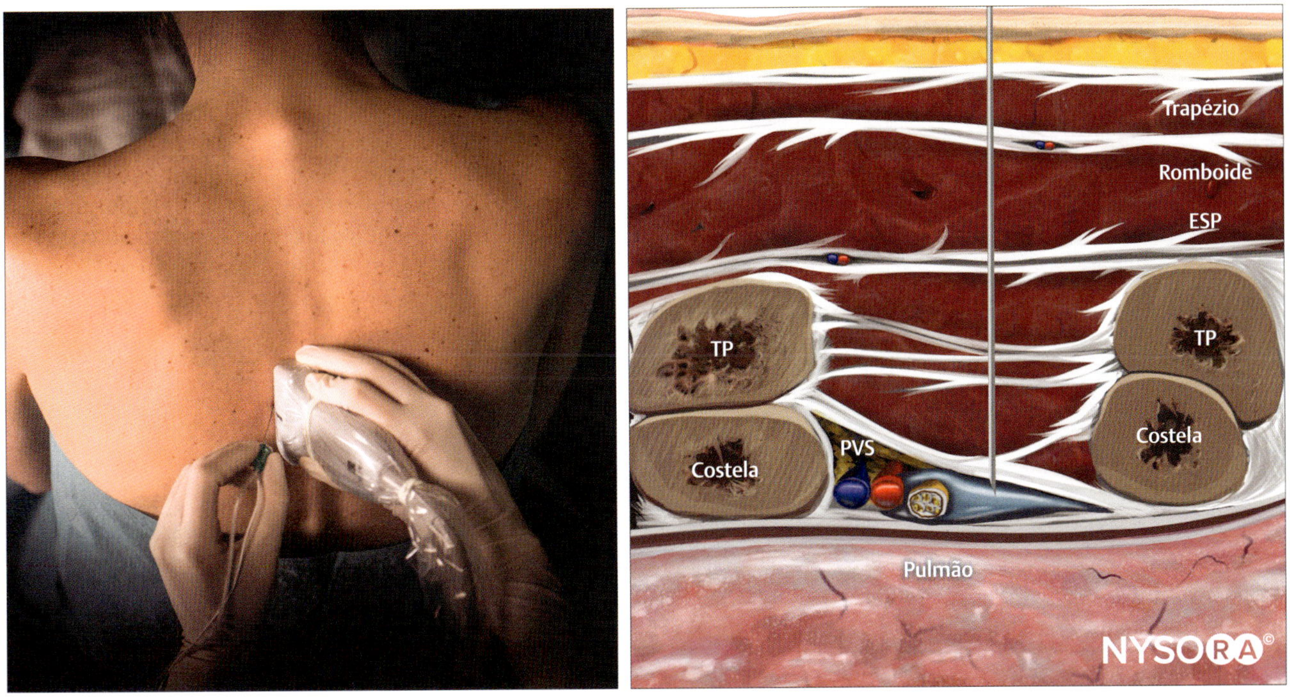

FIGURA 36-8. Anatomia reversa por ultrassonografia de um bloqueio paravertebral quando o transdutor é colocado em uma orientação sagital. TP, processo transverso; PVS, espaço paravertebral; ESP, músculos eretores da espinha.

Distribuição do Anestésico Local

O objetivo, em ambos os casos, é observar um deslocamento caudal da pleura. Examinando de maneira craniocaudal, o AL pode ser visto se propagando aos espaços intertransversos adjacentes. Esta técnica é então repetida nos níveis desejados.

Dicas para Resolução de Problemas

- Sugerem-se várias recomendações para diminuir o risco de complicações em potencial com o BPV torácico guiado por ultrassonografia:
- Para abordagens dentro do plano, a visualização do trajeto da agulha em todas as vezes é crucial para reduzir o risco de entrada da agulha em locais não desejados (pleura, espaço neuroaxial).
- A abordagem fora do plano na técnica sagital guiada por ultrassonografia pode ser mais segura do que a abordagem dentro do plano em direção ao neuroeixo. Esta técnica é análoga às técnicas baseadas em superfície testadas e aprovadas com identificação mais acurada dos processos transversos.
- A inserção de um cateter através da agulha colocada no EPV traz risco de má colocação do cateter no espaço epidural ou mediastinal ou através da pleura na cavidade torácica.
- Orientar o bisel da ponta da agulha Tuohy para longe da pleura pode reduzir o risco de penetração na pleura.
- Um "estalido" ou "clique" fascial frequentemente é sentido quando a agulha penetra na membrana intercostal interna, alertando o operador da posição da agulha no EPV.
- Para injeção em um único local, o AL (15-20 mL) é injetado lentamente em pequenos incrementos, evitando-se a injeção forçada com alta pressão para reduzir o risco de propagação epidural bilateral.

Fluxograma

Algoritmo da Técnica de Bloqueio Paravertebral

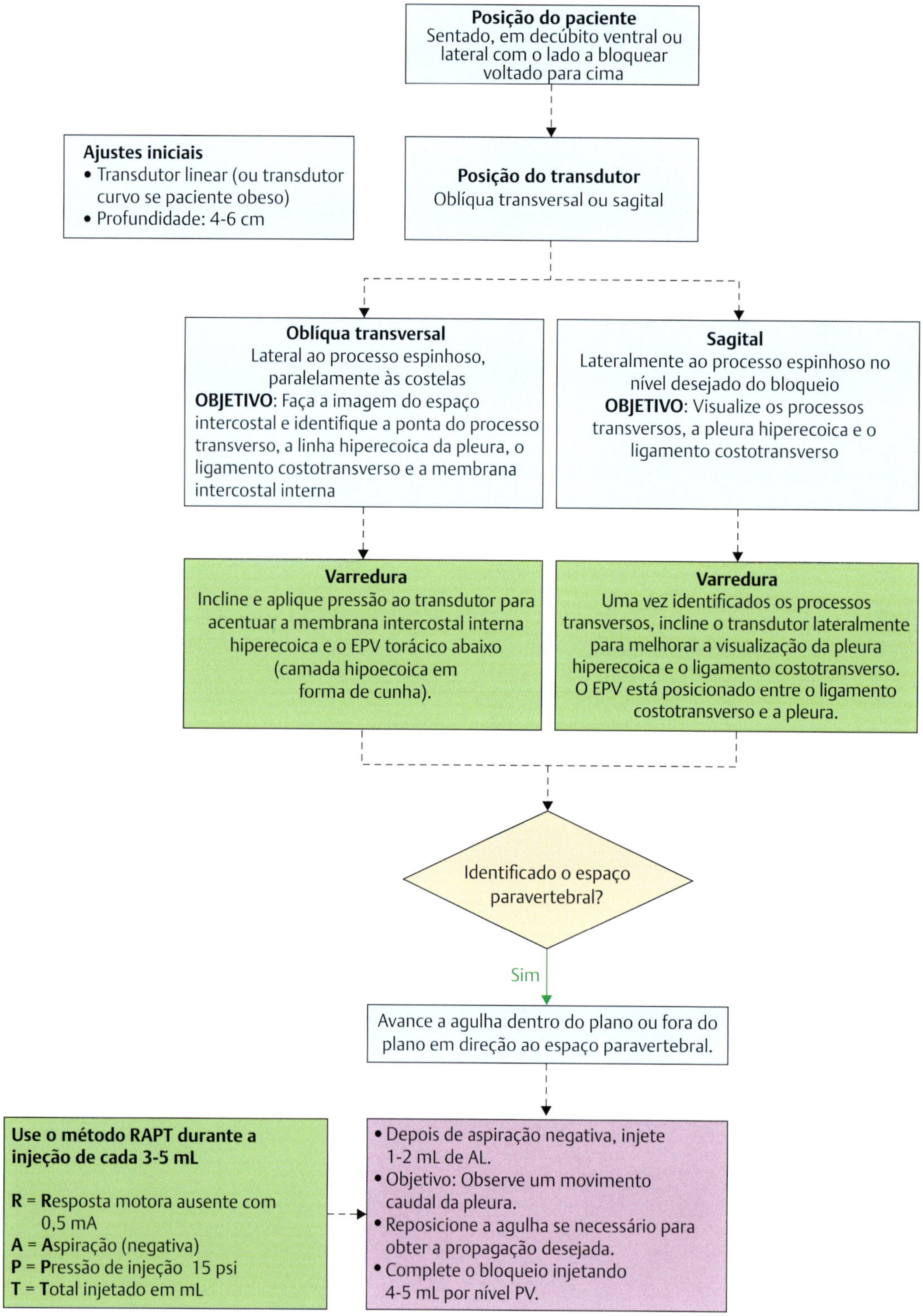

LEITURAS SUGERIDAS

Bouzinac A, Delbos A, Mazieres M, Rontes O. Ultrasound-guided bilateral paravertebral thoracic block in an obese patient. *Ann Fr Anesth.* 2010;30:162-163.

Cowie B, McGlade D, Ivanusic J, Barrington MJ. Ultrasound-guided thoracic paravertebral blockade: a cadaveric study. *Anesth Analg.* 2010;110:1735-1739.

Eason MJ, Wyatt R. Paravertebral thoracic block—a reappraisal. *Anaesthesia.* 1979;34:638-642.

Karmakar MK, Chui PT, Joynt GM, Ho AM. Thoracic paravertebral block for management of pain associated with multiple fractured ribs in patients with concomitant lumbar spinal trauma. *Reg Anesth Pain Med.* 2001;26:169-173.

Lonnqvist PA, Hildingsson U. The caudal boundary of the thoracic paravertebral space. A study in human cadavers. *Anaesthesia.* 1992;47(12):1051.

Luyet C, Eichenberger1 U, Greif1 R, et al. Ultrasound-guided paravertebral puncture and placement of catheters in human cadavers: an imaging study. *Br J Anaesth.* 2009;102(4):534-539.

Luyet C, Herrmann G, Ross S, et al. Ultrasound-guided thoracic paravertebral puncture and placement of catheters in human cadavers. *Br J Anaesth.* 2011;106:246-254.

Moorthy SS, Dierdorf SF, Yaw PB. Influence of volume on the spread of local anesthetic–methylene blue solution after injection for intercostal block. *Anesth Analg.* 1992;75:389-391.

Mowbray A, Wong KK. Low volume intercostal injection. A comparative study in patients and cadavers. *Anaesthesia.* 1988;43:633-634.

Mowbray A, Wong KK, Murray JM. Intercostal catheterisation. An alternative approach to the paravertebral space. *Anaesthesia.* 1987;42:958-961.

O Riain SC, Donnell BO, Cuffe T, Harmon DC, Fraher JP, Shorten G. Thoracic paravertebral block using real-time ultrasound guidance. *Anesth Analg.* 2010;110:248-251.

Renes SH, Bruhn J, Gielen MJ, Scheffer GJ, van Geffen GJ. In-plane ultrasound-guided thoracic paravertebral block: a preliminary report of 36 cases with radiologic confirmation of catheter position. *Reg Anesth Pain Med.* 2010;35:212-216.

37 Bloqueio do Plano dos Eretores da Espinha

BLOQUEIO EM RESUMO

Injeção de anestésico local (AL) no plano interfascial entre os músculos eretores da espinha e os processos transversos nos níveis segmentares que inervam a área de interesse.

- **Indicações:** Analgesia depois de cirurgia da mama, toracoscopia, fraturas costais e procedimentos que exijam incisões na parede torácica lateral ou anterior.
- **Objetivo:** Propagação de um AL no plano profundo aos músculos eretores da espinha com o objetivo de distribuição craniocaudal ao longo de vários níveis vertebrais para bloquear os ramos posteriores (e, possivelmente, os anteriores) dos nervos espinais.
- **Volume de anestésico local:** 20 a 30 mL.

Considerações Gerais

O bloqueio do plano dos eretores da espinha (BPEE) é uma nova técnica de plano interfascial, tendo por alvo bloquear os ramos posteriores e anteriores dos nervos espinais para proporcionar analgesia em múltiplos dermátomos dos níveis cervical, torácico e lombar. Vários relatos de casos e poucos ensaios clínicos randomizados e controlados têm sido publicados para dar o suporte à eficácia clínica do BPEE em um número crescente de indicações. Os mecanismos de ação ainda não são adequadamente compreendidos; acredita-se que a propagação para o espaço paravertebral seja um dos possíveis locais de ação, mas estudos descrevendo a distribuição do AL depois da injeção mostram considerável variabilidade e resultados conflitantes. Trabalhos publicados descrevem técnicas com injeção única, seguida por bolo intermitente e infusão contínua, realizadas primariamente no nível torácico, lombar e algumas no nível cervical.

Riscos Específicos e Limitações

Conquanto haja insuficiência de dados para se comentarem os riscos de complicações com um BPEE, um caso de pneumotórax, um caso de neuropatia autônoma parcial e alguns casos de hematoma sugerem que a técnica não seja desprovida de riscos. Como o alvo da injeção pode ser bem identificado com ultrassonografia (US) e o local da injeção é distante do neuroeixo e de estruturas vasculares importantes, o potencial para complicações poderia ser mais baixo em comparação com um bloqueio paravertebral.

Como o BPEE é um bloqueio interfascial dependente de volume, os níveis sistêmicos de ALs poderiam ser mais altos do que com a maioria dos bloqueios de nervos periféricos devido à sua absorção ao longo de uma grande superfície. Ao realizar um BPEE considere o uso de um marcador farmacológico (como a epinefrina) e seja conservador com a dose de AL, especialmente nas populações de alto risco (p. ex., os idosos).

Anatomia

Os músculos eretores da espinha compreendem o iliocostal, o longuíssimo e o espinal. Eles se localizam paralelamente ao longo de ambos os lados da coluna do crânio à bacia e à região sacral e dos processos espinhosos aos transversos, estendendo-se às costelas. Seu tamanho varia, assim como sua estrutura, em diferentes níveis da coluna. Os músculos eretores da espinha são inervados pelos ramos posteriores dos nervos espinais e sua função é estabilizar, fazer a extensão e a lateralização da coluna (Figura 37-1).

Anatomia em Corte Transversal e Visualização por Ultrassonografia

Os músculos eretores da espinha simétricos se situam ao longo do processo transverso e da lâmina. O plano fascial profundo é separado do espaço paravertebral pelos processos transversos e os ligamentos intertransversos e costotransversos e músculos.

As raízes dos nervos espinais saem do canal vertebral pelos forames intervertebrais e se dividem em ramos posteriores, que cursam em direção posterior através dos eretores da espinha para inervar a musculatura do dorso e a pele adjacente; os ramos anteriores, que continuam como nervos intercostais de T1 a T12 e inervam o tórax anterolateral e a parede abdominal; e os ramos comunicantes para o tronco simpático e o espaço paravertebral (Figura 37-2).

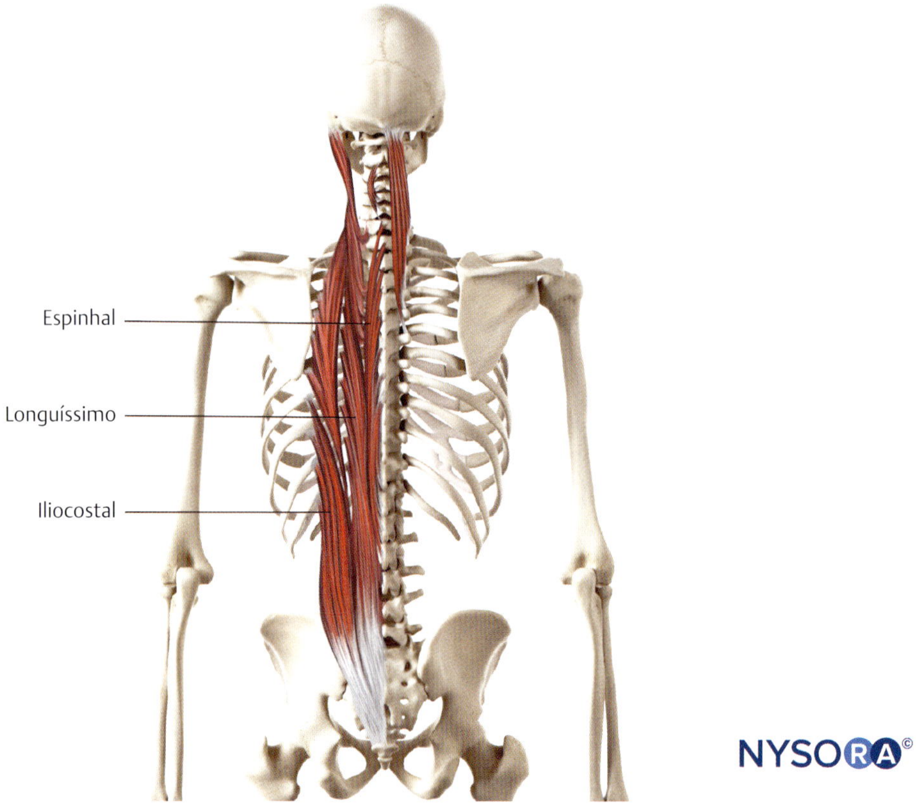

FIGURA 37-1. Anatomia dos músculos eretores da espinha.

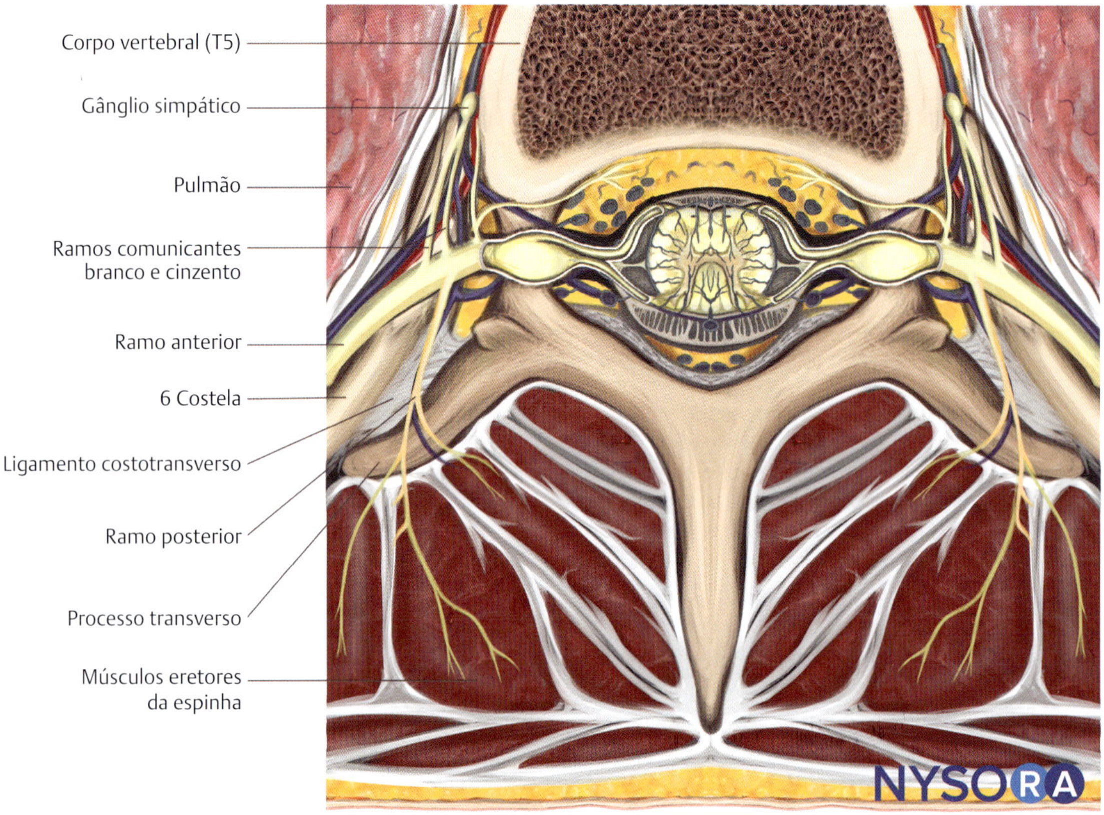

FIGURA 37-2. Corte transversal de uma vértebra torácica ilustrando um nervo espinhal, os ramos anterior e posterior e sua relação com os músculos eretores da espinha.

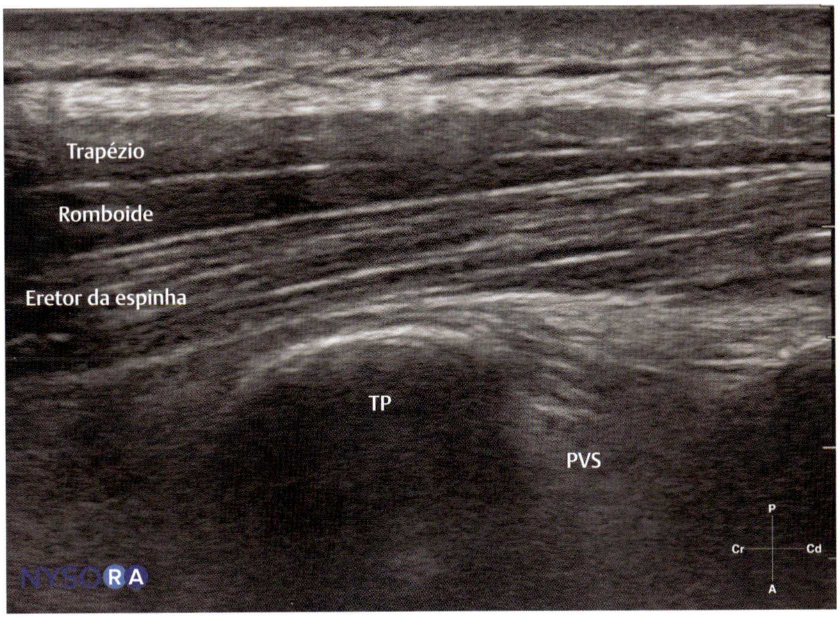

FIGURA 37-3. Sonoanatomia paramediana sagital para um BPEE. TP, processo transverso; PVS, espaço paravertebral.

Usando um transdutor linear posicionado em uma orientação sagital paramediana, a aproximadamente 2 cm da linha média, os processos transversos são identificados como linhas hiperecoicas quadradas com uma sombra acústica atrás de si (Figura 37-3). Em níveis torácicos mais altos (acima de T5), os músculos trapézio, romboide maior e eretores da espinha podem ser identificados como três camadas superficiais aos processos transversos. Nos níveis torácicos médios e inferiores, somente os músculos trapézio e eretores da espinha podem ser vistos.

Distribuição da Anestesia

Os mecanismos de bloqueio nervoso e distribuição do AL com esse bloqueio ainda não foram bem compreendidos. Estudos sugerem que o AL, depois de BPEE, propague-se em uma distribuição craniocaudal, chegando, principalmente, aos ramos posteriores e raramente aos ramos anteriores dos nervos espinais, além de chegarem aos espaços intercostais. Embora possível, a distribuição à cadeia simpática e aos espaços paravertebral e epidural é inconsistente (Figura 37-4).

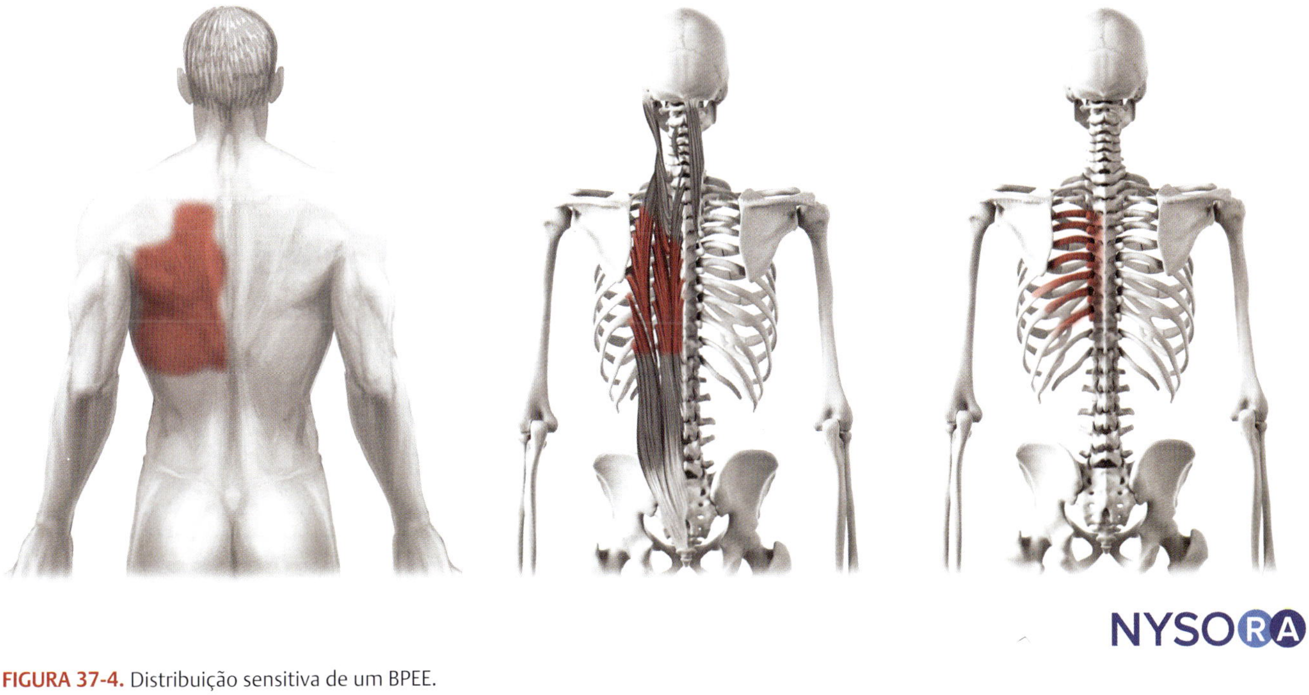

FIGURA 37-4. Distribuição sensitiva de um BPEE.

Preparação do Bloqueio

Equipamento

- Transdutor: Um transdutor linear de alta frequência pode ser usado para os níveis torácicos, enquanto um transdutor com baixa frequência e variedade curva adapta-se melhor para BPEE lombar
- Agulha: Agulha calibre 22 com 50 a 100 mm

Anestésico Local

O BPEE é um bloqueio de plano fascial; portanto, o sucesso depende do volume de AL injetado entre o músculo e o processo transverso. ALs de longa ação ou infusões contínuas através de cateteres têm sido tipicamente usados.

Pontos de Referência e Posição do Paciente

O bloqueio pode ser realizado com o paciente sentado, em decúbito lateral ou ventral. Identifique o nível desejado da injeção, contando a partir da primeira costela (com US) ou palpando os pontos de referência ósseos do dorso e seus correspondentes níveis vertebrais (Figura 37-5).

Considere que, depois da injeção, o AL se propaga caudal e cranialmente; portanto, o processo transverso pretendido (nível para o bloqueio) deve estar em um ponto central, de acordo com os níveis necessários para analgesia.

Técnica

Posição Inicial do Transdutor e Técnica de Varredura

O transdutor é colocado em uma orientação sagital paramediana sobre a área selecionada a aproximadamente 2 cm da linha média.

Se o transdutor for colocado em posição medial demais, as lâminas torácicas serão visualizadas como linhas hiperecoicas planas; deslize o transdutor lateralmente. Quando o transdutor estiver colocado lateral demais, as costelas serão

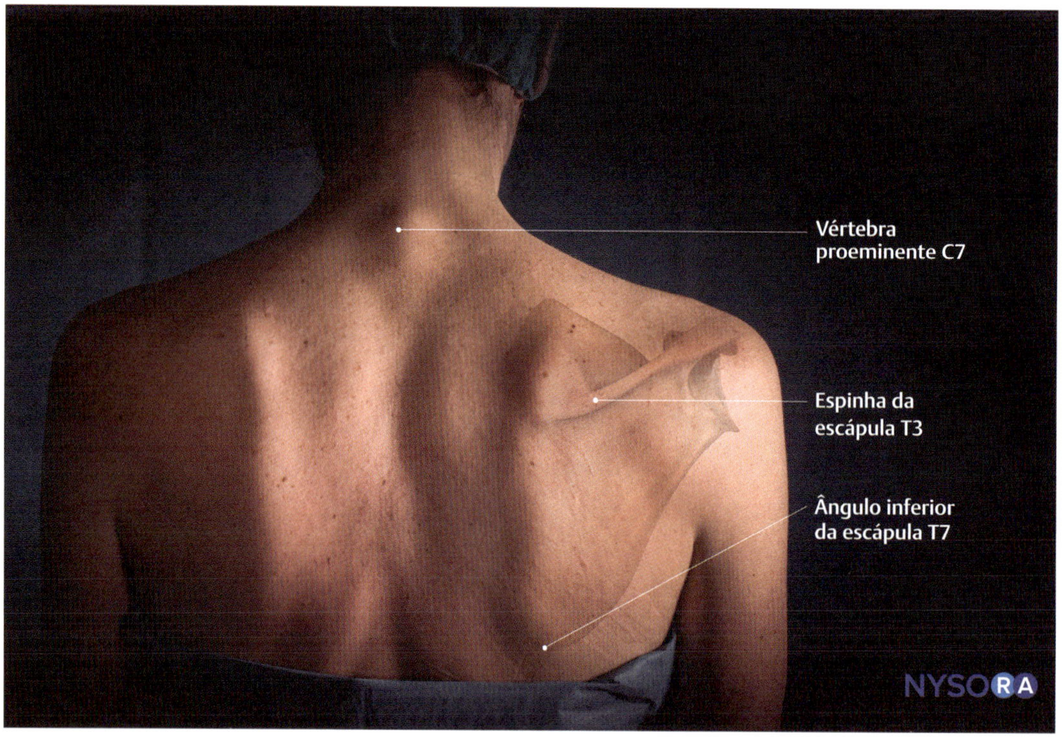

FIGURA 37-5. Posição do paciente para um BPEE.

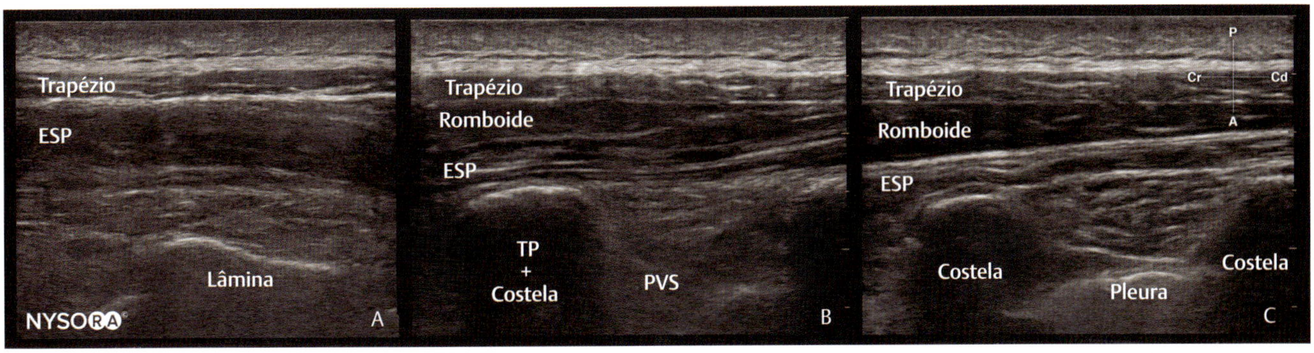

FIGURA 37-6. Varredura durante um BPEE. (A) Transdutor é colocado medial demais. (B) Posição adequada do transdutor para um BPEE. (C) Transdutor colocado lateral demais. ESP, eretores da espinha; TP, processo transverso; PVS, espaço paravertebral; Cr, cranial; Cd, caudal; A, anterior; P, posterior.

visualizadas como linhas hiperecoicas redondas com uma sombra acústica abaixo e uma linha pleural hiperecoica intermediária; deslize o transdutor medialmente (Figura 37-6). Os processos transversos são identificados como linhas hiperecoicas quadradas planas com uma sombra acústica atrás de si. Observe que, com o transdutor perpendicular aos processos transversos, a pleura não é visualizada no nível onde o bloqueio é realizado (Figura 37-7).

Acesso e Trajetória da Agulha

A agulha é inserida dentro do plano, em uma orientação cranial a caudal (ou caudal a cranial), até que a ponta da agulha tenha contato com o processo transverso. Para confirmar a posição apropriada da agulha, injetam-se 1-3 mL de AL.

Distribuição do Anestésico Local

A propagação deve ocorrer profundamente ao músculo eretor da espinha e superficial ao processo transverso, estendendo-se aos níveis adjacentes.

O volume total para completar o bloqueio é de 20 a 30 mL de AL, que se propaga ao longo do plano fascial profundamente a vários níveis vertebrais (Figura 37-8).

Dicas para Resolução de Problemas

- Pode-se usar um transdutor linear de alta frequência para os níveis torácicos inferiores, enquanto um transdutor da variedade curva com baixa frequência pode ser mais adaptado para injeções lombares ou pacientes obesos, casos em que as camadas do eretor da espinha são mais profundas (profundidade acima de 4 cm).
- Pode-se usar inserção da agulha dentro ou fora do plano.
- Quando se tiver imagem da pleura em qualquer momento, significa que o transdutor está colocado ou inclinado demasiadamente lateral. Deslize medialmente e mantenha o transdutor perpendicular até que se identifiquem os processos transversos e que a pleura não mais seja vista.
- O BPEE é uma técnica no plano fascial – portanto, um bloqueio dependente de volume para o sucesso. No entanto, esteja ciente sobre a dose total dos ALs, tendo em mente o risco de toxicidade sistêmica pelo anestésico local (LAST) e medidas de ressuscitação, caso ocorram.
- Embora geralmente se espere cobertura de múltiplos dermátomos, direcione a injeção para um nível vertebral correspondente à incisão cirúrgica. Nas técnicas contínuas recomenda-se que a ponta do cateter também esteja localizada nesse nível.
- Par os cateteres de BPEE, primeiramente injetam-se 5 mL de AL para criar um espaço em que o cateter possa, então, ser avançado.

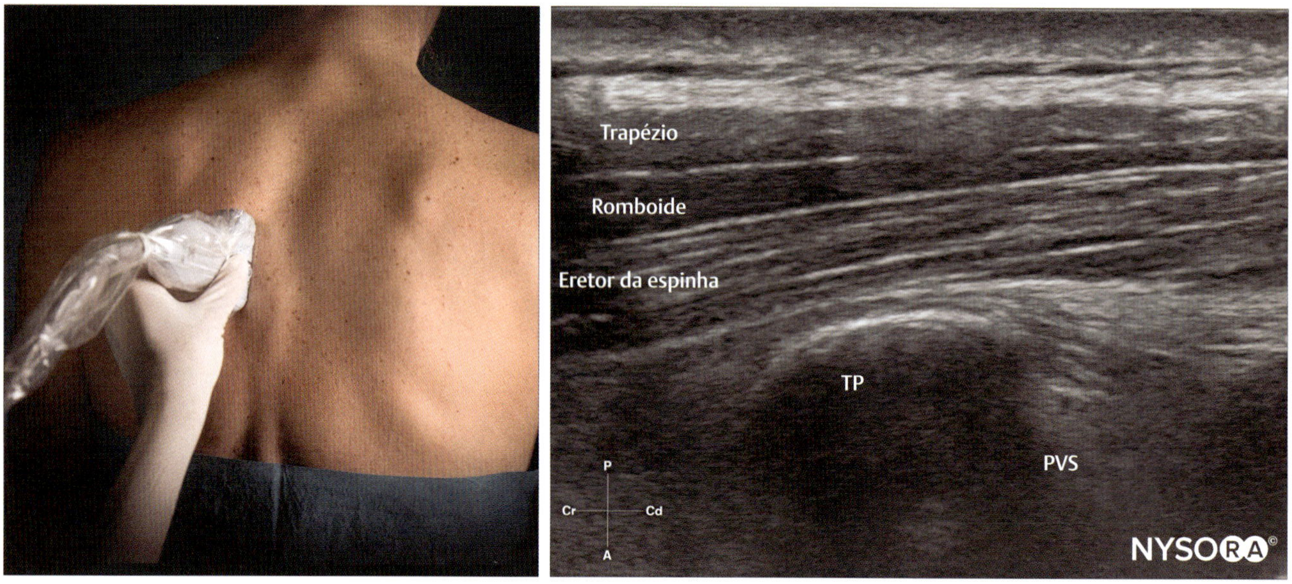

FIGURA 37-7. Posição do transdutor e sonoanatomia para realizar um BPEE no nível de T5. TP, processo transverso; PVS, espaço paravertebral; Cr, cranial; Cd, caudal; A, anterior; P, posterior.

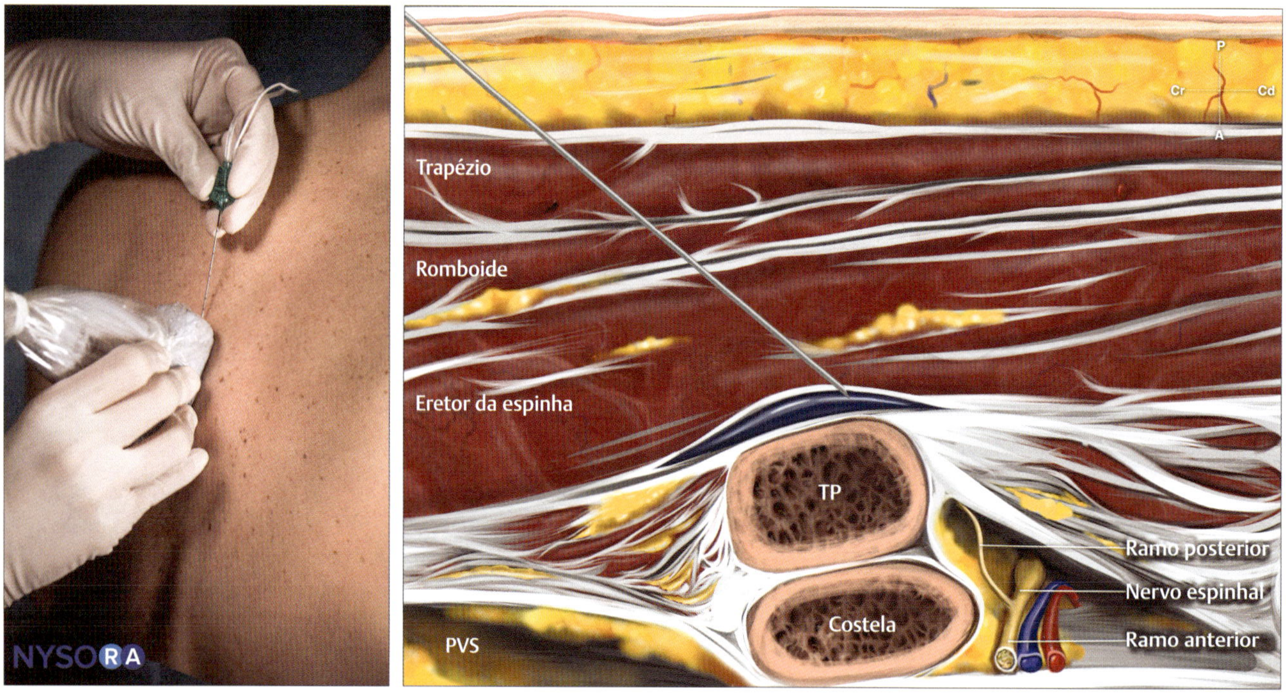

FIGURA 37-8. Anatomia reversa por ultrassonografia de um BPEE com inserção da agulha dentro do plano. Também se visualizam: Um nervo espinhal saindo do espaço paravertebral (PVS) e o ramo posterior em trajeto em direção posterior para inervar músculos do dorso. TP, processo transverso; Cr, cranial; Cd, caudal; A, anterior; P, posterior.

Fluxograma

Algoritmo da Técnica de Bloqueio do Plano dos Eretores da Espinha

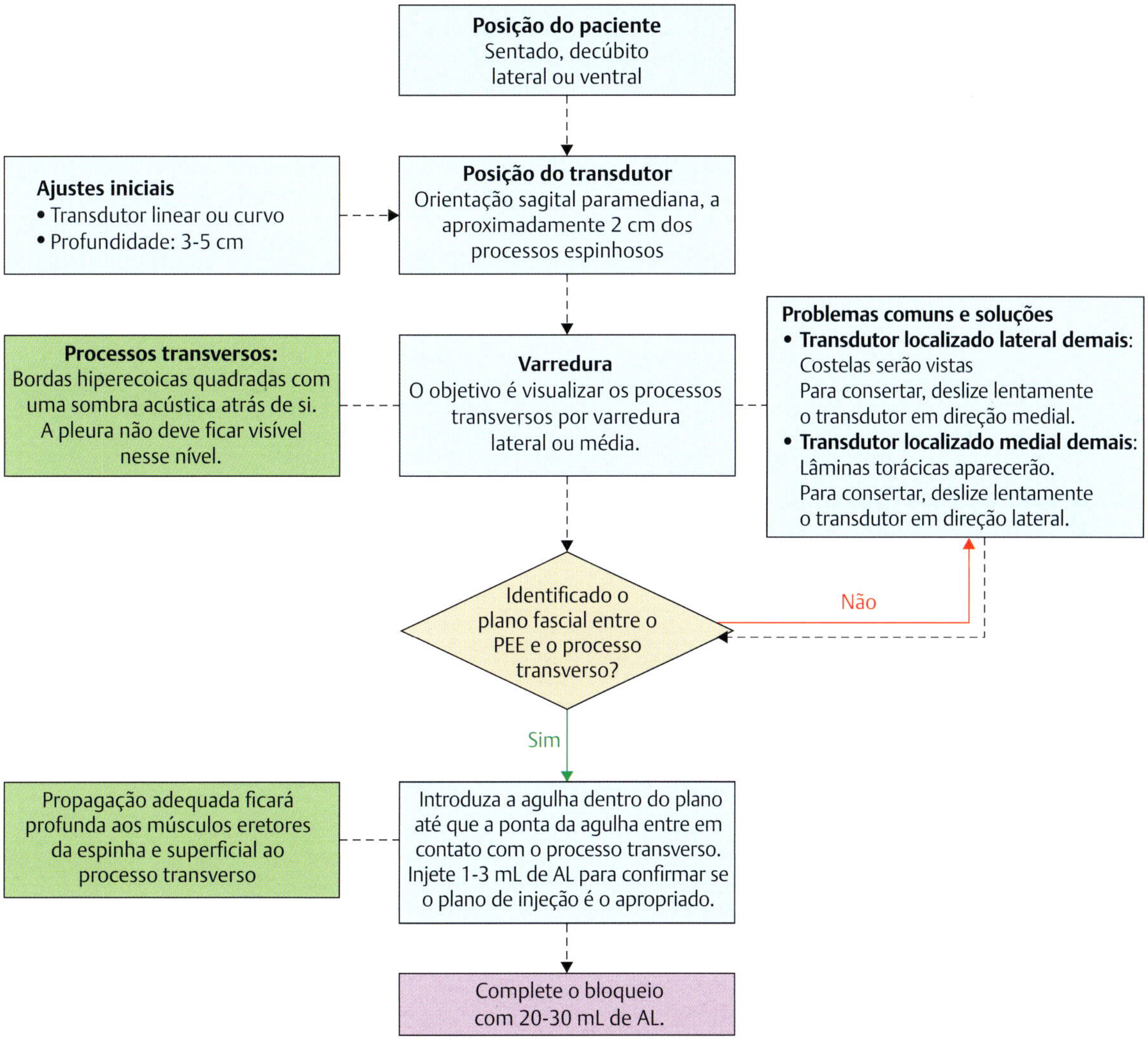

LEITURAS SUGERIDAS

Adhikary SD, Prasad A, Soleimani B, Chin KJ. Continuous erector spinae plane block as an effective analgesic option in anticoagulated patients after left ventricular assist device implantation: a case series. *J Cardiothorac Vasc Anesth.* 2019;33:1063-1067.

Altıparmak B, Korkmaz Toker M, Uysal Aİ, Turan M, Demirbilek SG. Comparison of the effects of modified pectoral nerve block and erector spinae plane block on postoperative opioid consumption and pain scores of patients after radical mastectomy surgery: a prospective, randomized, controlled trial. *J Clin Anesth.* 2019;54:61-65.

Aponte A, Sala-Blanch X, Prats-Galino A, Masdeu J, Moreno LA, Sermeus LA. Anatomical evaluation of the extent of spread in the erector spinae plane block: a cadaveric study. *Can J Anesth.* 2019;66:886-893.

Bonvicini D, Tagliapietra L, Giacomazzi A, Pizzirani E. Bilateral ultrasound-guided erector spinae plane blocks in breast cancer and reconstruction surgery. *J Clin Anesth.* 2018;44:3-4.

Chen N, Qiao Q, Chen R, Xu Q, Zhang Y, Tian Y. The effect of ultrasound-guided intercostal nerve block, single-injection erector spinae plane block and multiple-injection paravertebral block on postoperative analgesia in thoracoscopic surgery: a randomized, double-blinded, clinical trial. *J Clin Anesth.* 2019;59:106-111.

Chin KJ, Adhikary S, Forero M. Is the erector spinae plane (ESP) block a sheath block? A reply. *Anaesthesia.* 2017;72: 916-917.

Chin KJ, Adhikary S, Sarwani N, Forero M. The analgesic efficacy of pre-operative bilateral erector spinae plane (ESP) blocks in patients having ventral hernia repair. *Anaesthesia.* 2017;72:452-460.

Chin KJ. Thoracic wall blocks: from paravertebral to retrolaminar to serratus to erector spinae and back again—a review of evidence. *Best Pract Res Clin Anaesthesiol.* 2019;33:67-77.

Chin KJ, Malhas L, Perlas A. The erector spinae plane block provides visceral abdominal analgesia in bariatric surgery a report of 3 cases. *Reg Anesth Pain Med.* 2017;42:372-376.

Costache I, Pawa A, Abdallah FW. Paravertebral by proxy—time to redefine the paravertebral block. *Anaesthesia.* 2018;73: 1185-1188.

Evans HT, Leslie GJ, Rutka O, Keevil E, Burckett-St Laurent D. Bilateral erector spinae plane block for surgery on the posterior aspect of the neck. *Anesth Analg.* 2019;12:356-358.

Fiorelli S, Leopizzi G, Saltelli G, et al. Bilateral ultrasound-guided erector spinae plane block for postoperative pain management in surgical repair of pectus excavatum via Ravitch technique. *J Clin Anesth.* 2019;56:28-29.

Forero M, Adhikary SD, Lopez H, Tsui C, Chin KJ. The erector spinae plane block: a novel analgesic technique in thoracic neuropathic pain. *Reg Anesth Pain Med.* 2016;41:621-627.

Forero M, Rajarathinam M, Adhikary S, Chin KJ. Erector spinae plane block for the management of chronic shoulder pain: a case report. *Can J Anesth.* 2017;65:288-293.

Forero M, Rajarathinam M, Adhikary S, Chin KJ. Continuous erector spinae plane block for rescue analgesia in thoracotomy after epidural failure: a case report. *Anesth Analg.* 2017;8:254-256.

Greenhalgh K, Womack J, Marcangelo S. Injectate spread in erector spinae plane block. *Anaesthesia.* 2018;74:126-127.

Gürkan Y, Aksu C, Kuş A, Yörükoğlu UH. Erector spinae plane block and thoracic paravertebral block for breast surgery compared to IV-morphine: a randomized controlled trial. *J Clin Anesth.* 2019;59:84-88.

Gürkan Y, Aksu C, Kuş A, Yörükoğlu UH, Kılıç CT. Ultrasound guided erector spinae plane block reduces postoperative opioid consumption following breast surgery: a randomized controlled study. *J Clin Anesth.* 2018;50:65-68.

Ivanusic J, Konishi Y, Barrington MJ. A cadaveric study investigating the mechanism of action of erector spinae blockade. *Reg Anesth Pain Med.* 2018;43:567-571.

Kimachi PP, Martins EG, Peng P, Forero M. The erector spinae plane block provides complete surgical anesthesia in breast surgery. *Anesth Analg.* 2018;11:1.

Kot P, Rodriguez P, Granell M, et al. The erector spinae plane block: a narrative review. *Korean J Anesthesiol.* 2019;73:209-2020.

Krishna SN, Chauhan S, Bhoi D, et al. Bilateral erector spinae plane block for acute post-surgical pain in adult cardiac surgical patients: a randomized controlled trial. *J Cardiothorac Vasc Anesth.* 2018;33:368-375.

López MB, Cadórniga ÁG, González JML, Suárez ED, Carballo CL, Sobrino FP. Erector spinae block: a narrative review. *Cent Eur J Clin Res.* 2018;1:28-39.

Muñoz-Leyva F, Chin KJ, Mendiola WE, et al. Bilateral continuous erector spinae plane (ESP) blockade for perioperative opioid-sparing in median sternotomy: a case series. *J Cardiothorac Vasc Anesth.* 2018;33:1698-1703.

Muñoz F, Cubillos J, Bonilla AJ, Chin KJ. Erector spinae plane block for postoperative analgesia in pediatric oncological thoracic surgery. *Can J Anesth.* 2017;64:880-882.

Muñoz F, Mendiola WE, Bonilla AJ, Cubillos J, Moreno DA, Chin KJ. Continuous erector spinae plane (ESP) block for postoperative analgesia after minimally invasive mitral valve surgery. *J Cardiothorac Vasc Anesth.* 2018;32:2271-2274.

Munshey F, Rodriguez S, Diaz E, Tsui B. Continuous erector spinae plane block for an open pyeloplasty in an infant. *J Clin Anesth.* 2018;47:47-49.

Nagaraja P, Ragavendran S, Singh NG, et al. Comparison of continuous thoracic epidural analgesia with bilateral erector spinae plane block for perioperative pain management in cardiac surgery. *Ann Card Anaesth.* 2018;21:323-327.

Noss C, Anderson KJ, Gregory AJ. Erector spinae plane block for open-heart surgery: a potential tool for improved analgesia. *J Cardiothorac Vasc Anesth.* 2018;32:376-377.

Ohgoshi Y, Ikeda T, Kurahashi K. Continuous erector spinae plane block provides effective perioperative analgesia for breast reconstruction using tissue expanders: a report of two cases. *J Clin Anesth.* 2018;44:1-2.

Oksuz G, Bilgen F, Arslan M, Duman Y. Ultrasound-guided bilateral erector spinae block versus tumescent anesthesia for postoperative analgesia in patients undergoing reduction mammoplasty: a randomized controlled study. *Anesth Plast Surg.* 2018: [Epub ahead of print] doi:10.1007/s00266-018-1286-8

Schwartzmann A, Peng P, Maciel MA, Forero M. Mechanism of the erector spinae plane block: insights from a magnetic resonance imaging study. *Can J Anesth.* 2018;65:1165-1166.

Tsui BCH, Fonseca A, Munshey F, McFadyen G, Caruso TJ. The erector spinae plane (ESP) block: a pooled review of 242 cases. *J Clin Anesth.* 2019;53:29-34.

Tulgar S, Kapakli MS, Senturk O, Selvi O, Serifsoy TE, Ozer Z. Evaluation of ultrasound-guided erector spinae plane block for postoperative analgesia in laparoscopic cholecystectomy: a prospective, randomized, controlled clinical trial. *J Clin Anesth.* 2018;49:101-106.

Tulgar S, Selvi O, Kapakli MS. Erector spinae plane block for different laparoscopic abdominal surgeries: case series. *Case Rep Anesthesiol.* 2018;18:1-3.

Tulgar S, Selvi O, Senturk O, Ermis MN, Cubuk R, Ozer Z. Clinical experiences of ultrasound-guided lumbar erector spinae plane block for hip joint and proximal femur surgeries. *J Clin Anesth.* 2018;47:5-6.

Ueshima H. Pneumothorax after the erector spinae plane block. *J Clin Anesth.* 2018;48:12.

Ueshima H, Otake H. Blocking of multiple posterior branches of cervical nerves using an erector spinae plane block. *J Clin Anesth.* 2018;46:44.

Veiga M, Costa D, Brazão I. Bloqueo en el plano del músculo erector de la columna para mastectomía radical: ¿una nueva indicación? *Rev Esp Anestesiol Reanim.* 2017:8-11.

Vidal E, Giménez H, Forero M, Fajardo M. Erector spinae plane block: a cadaver study to determine its mechanism of action. *Rev Esp Anestesiol Reanim.* 2018;65:514-519.

Willard FH, Vleeming A, Schuenke MD, Danneels L, Schleip R. The thoracolumbar fascia: anatomy, function and clinical considerations. *J Anat.* 2012;221:507-536.

Yamak Altinpulluk E, García Simón D, Fajardo-Pérez M. Erector spinae plane block for analgesia after lower segment caesarean section: case report. *Rev Esp Anestesiol Reanim.* 2018;65:284-286.

Yang H, Choi YJ, Kwon H, Cho TH, Kim SH. Comparison of injectate spread and nerve involvement between retrolaminar and erector spinae plane blocks in the thoracic region: a cadaveric study. *Anaesthesia.* 2018;73:1244-1250.

38 Bloqueios do Plano do Transverso do Abdome

BLOQUEIO EM RESUMO

Injeções no plano fascial do anestésico local (AL) entre os músculos transverso do abdome e oblíquo interno.

- **Indicações:** Analgesia para a parede abdominal e o peritônio parietal.
- **Objetivo:** Propagação do AL no plano para bloquear os ramos lateral e anterior dos nervos espinais T6-L1.
- **Volume de anestésico local:** 10 a 20 mL por local, dependendo da extensão de bloqueio necessária e da dose máxima recomendada.

Considerações Gerais

O bloqueio do plano do transverso do abdome (PTA) guiado por ultrassonografia (US) é técnica analgésica comumente usada para cirurgias envolvendo a parede abdominal, como parte de um tratamento pós-operatório multimodal para dor. A analgesia com o boqueio do PTA se limita ao componente somático e é altamente dependente da extensão da propagação interfascial. Foram descritas várias abordagens ao longo do plano fascial para bloquear áreas específicas da parede abdominal. A eficácia de um bloqueio do PTA está documentada em várias indicações, como no parto cesariano, histerectomia, colecistectomia, colectomia, prostatectomia e reparo de hérnia.

Limitações

Semelhantes a outras infiltrações em planos fasciais, a duração, a extensão e a qualidade da analgesia mostram considerável variabilidade, que depende da quantidade de AL que, efetivamente, chega aos nervos pretendidos.

Anatomia

Os efeitos analgésicos do bloqueio do PTA guiado por US podem ser explicados pela organização dos nervos toracolombares ao longo da anatomia musculofascial da parede abdominal anterolateral. Há quatro pares de músculos na parede abdominal anterolateral: os músculos reto do abdome (superficial, paralelo à linha média), oblíquo externo, oblíquo interno e transverso do abdome (profundo e mais lateral). O plano miofascial de interesse para o bloqueio do PTA se localiza entre os músculos transverso do abdome e oblíquo interno.

A parede abdominal é inervada pelos nervos toracoabdominais (T6-T12) e pelos nervos ilioinguinal/ílio-hipogástrico (L1). Depois de emergir do espaço paravertebral, os ramos anteriores dos nervos intercostais entram no plano PTA, entre os músculos transverso do abdome e oblíquo interno. No nível da linha axilar média, os ramos anteriores dão os ramos cutâneos laterais perfurantes, que inervam a parede abdominal lateral. Os nervos segmentares de T6-T9 entram no PTA medialmente à linha axilar anterior, enquanto os outros nervos entram de modo progressivo, mais lateralmente. Os nervos intercostais finalmente entram na bainha do músculo reto do abdome em sua margem lateral (linha semilunar). Aqui, os nervos intercostais dão os ramos cutâneos anteriores perfurantes que fornecem inervação da parede abdominal anteromedial (Figura 38-1). A fáscia transversal cobre a superfície interna do músculo transverso do abdome e da aponeurose, separando-as da gordura pré-peritoneal subjacente e do peritônio.

Anatomia em Corte Transversal e Visualização por Ultrassonografia

A disposição e a inter-relação das camadas musculares da parede abdominal variam, dependendo do nível do corte transversal (Figura 38-2).

Quando um transdutor linear é posicionado de maneira transversal sobre a parede abdominal, os músculos abdominais são identificados como estruturas hipoecoicas longas

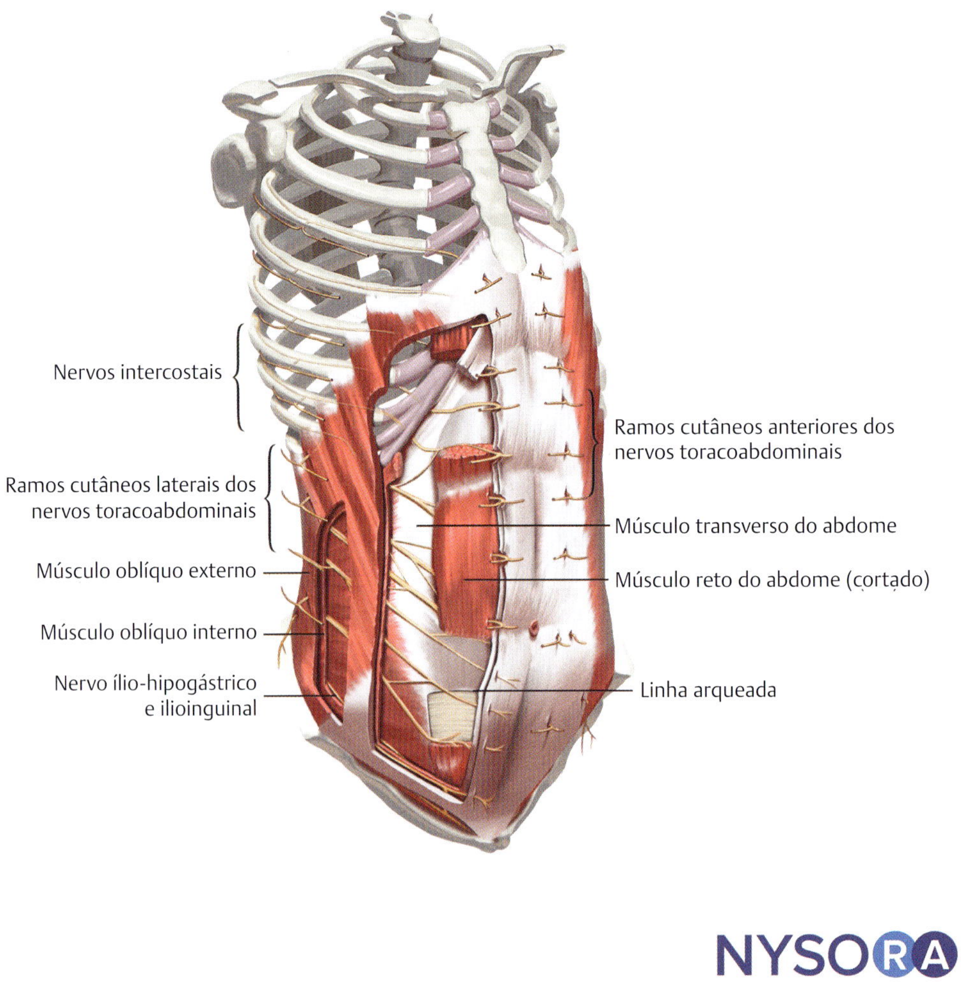

FIGURA 38-1. Anatomia e inervação da parede abdominal.

profundas ao tecido subcutâneo. O oblíquo externo é o mais superficial, o oblíquo interno se localiza intermediariamente, e o transverso do abdome é o mais profundo. As fáscias que envolvem cada músculo são visualizadas como camadas hiperecoicas que auxiliam no reconhecimento dos planos miofasciais. Profundamente ao músculo transverso do abdome, a fáscia transversal e o peritônio também aparecem como linhas hiperecoicas, mal diferenciáveis entre si.

Distribuição da Analgesia

A distribuição da analgesia somática com um bloqueio do PTA depende do local da injeção e do volume de AL usado (Figura 38-3). Um **acesso subcostal** do bloqueio do PTA resultará em um bloqueio sensitivo cutâneo do quadrante superior ipsilateral da parede abdominal anterior. Quando a injeção é medial à linha semilunar, a cobertura será de T6-T7, enquanto uma injeção mais lateral cobrirá T9-T10. Vale observar que a pele lateral à linha axilar anterior não será coberta. No entanto, um **acesso lateral** do PTA bloqueará a pele que cobre o quadrante inferior ipsilateral da parede abdominal, os dermátomos T10-T12, enquanto L1 não será consistentemente coberta. O **acesso posterior** pode bloquear os dermátomos T9-T12 da parede anterior e, possivelmente, a parede abdominal lateral entre a margem costal e a crista ilíaca. O **bloqueio ilioinguinal e o ílio-hipogástrico** anestesiarão o dermátomo L1 (pele da região inguinal).

Preparação do Bloqueio

Equipamento

- Transdutor: Transdutor linear de alta frequência
- Agulha: Agulha calibre 22 a 25 com 50 a 100 mm

Anestésico Local

Geralmente é necessário um grande volume de AL em baixa concentração para efetividade do bloqueio do PTA. Recomenda-se um volume mínimo de 15 mL para um local único de injeção (0,2-0,3 mL/kg). Sempre tenha em mente o peso do paciente para ter certeza de que não seja excedida a dose máxima segura. Isso é especialmente importante quando forem realizados bloqueios do PTA bilaterais ou combinados ou quando um bloqueio do PTA for combinado com outras técnicas de analgesia intervencional.

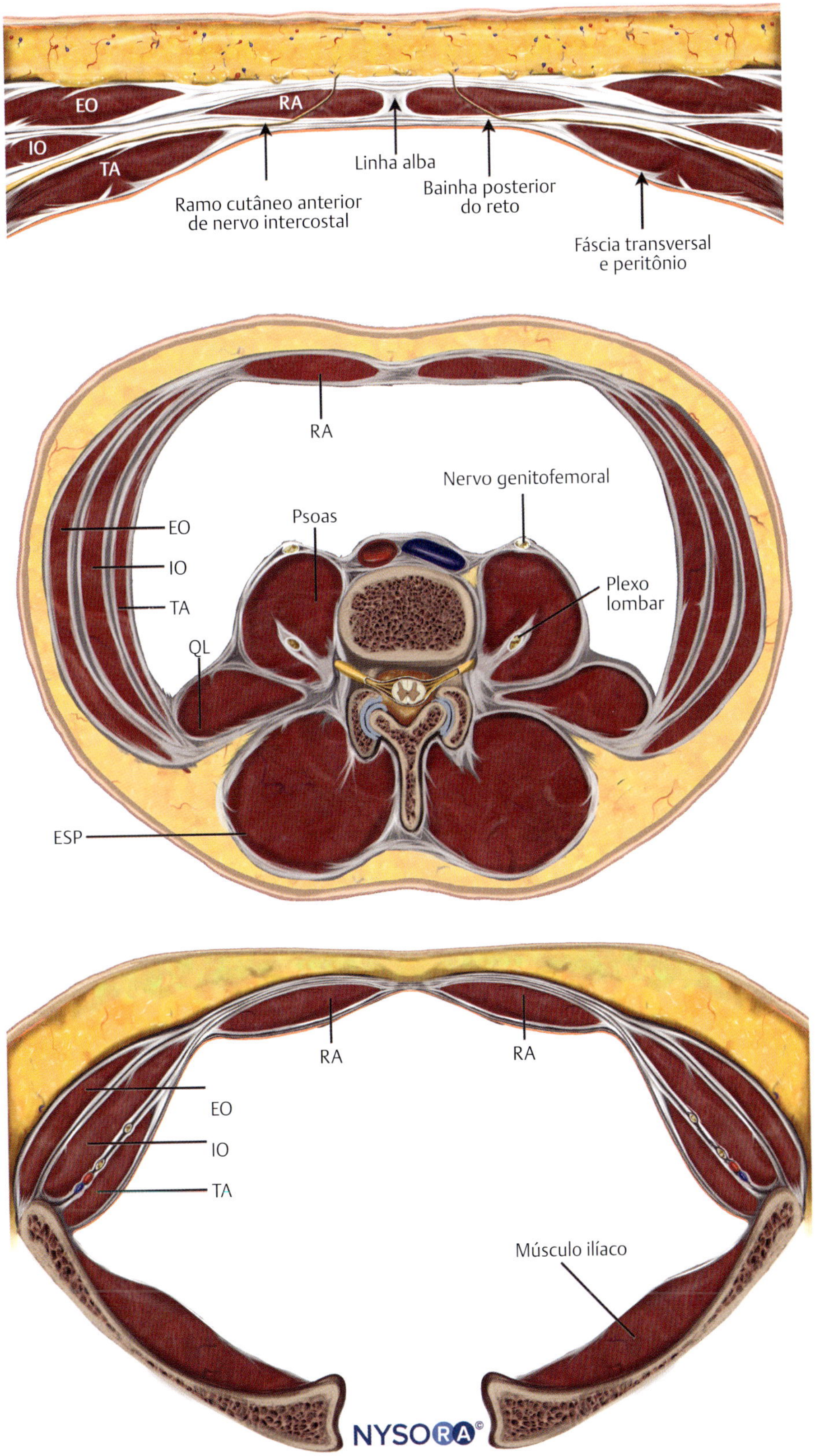

FIGURA 38-2. Corte transversal da fossa poplítea proximalmente aos côndilos do fêmur. BF, músculo bíceps femoral; CPN, nervo fibular comum; PA, artéria poplítea; PV, veia poplítea; SmM, músculo semimembranáceo; TN, nervo tibial.

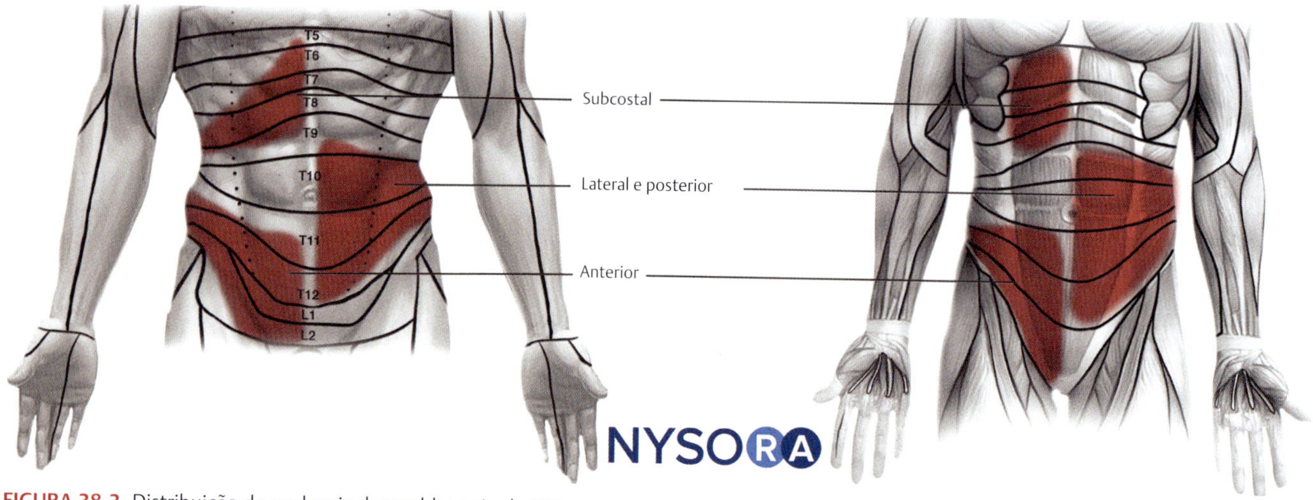

FIGURA 38-3. Distribuição da analgesia de um bloqueio do PTA.

Posicionamento do Paciente

Para os acessos subcostal, lateral e ilioinguinal-ílio-hipogástrico, o paciente é colocado em decúbito dorsal. Para o acesso posterior é necessária uma posição em decúbito lateral ou semilateral.

TÉCNICAS

A. Bloqueio Subcostal do PTA Guiado por Ultrassonografia

Pontos de Referência e Posição Inicial da Sonda

O transdutor é colocado em uma orientação oblíqua, ao longo da margem inferior do gradeado costal, lateralmente ao processo xifoide, na posição mais medial e cranial possível.

Técnica de Varredura e Pontos de Injeção

O músculo reto do abdome e sua bainha posterior são visualizados superficialmente ao músculo transverso do abdome. Nesse nível, somente a aponeurose do oblíquo interno é visível entre os músculos transverso e oblíquo externo. Aplicar certa pressão e inclinar o transdutor pode ajudar a otimizar a imagem para melhor identificação dos planos miofasciais (Figura 38-4).

Acesso e Trajetória da Agulha

A agulha é inseria dentro do plano e avançada de medial a lateral (alternativamente, de lateral a medial). O ponto final da injeção é o plano fascial entre os músculos reto do abdome e transverso do abdome (ponto de injeção1) ou entre os músculos oblíquo interno e transverso do abdome (ponto de injeção 2). Vale observar que, quando se desejar cobertura de T6-T8, o ponto de injeção deverá ficar entre os músculos reto e transverso do abdome (Figura 38-5).

B. Bloqueio Lateral do PTA Guiado por Ultrassonografia

Pontos de Referência e Posição Inicial do Transdutor

O transdutor é colocado em uma orientação transversa sobre a linha axilar média, entre a margem subcostal e a crista ilíaca (Figura 38-6).

Técnica de Varredura

Visualizam-se as três camadas hipoecoicas dos músculos da parede abdominal; de superficial à profunda estão os músculos oblíquo externo, oblíquo interno e transverso do abdome.

Acesso e Trajetória da Agulha

A agulha é inserida dentro do plano na linha axilar anterior e avançada em uma direção de anterior a posterior. O ponto final da injeção é o plano fascial entre os músculos oblíquo interno e transverso do abdome, aproximadamente na linha axilar média (Figura 38-7).

C. Bloqueio Posterior do PTA Guiado por Ultrassonografia

Um acesso alternativo é injetar o AL na extremidade mais posterior do PTA, perto do quadrado do lombo.

Pontos de Referência e Posição Inicial da Sonda

Com o paciente em decúbito lateral, o transdutor é colocado em uma orientação transversal sobre a linha axilar média entre a margem subcostal e a crista ilíaca (Figura 38-8).

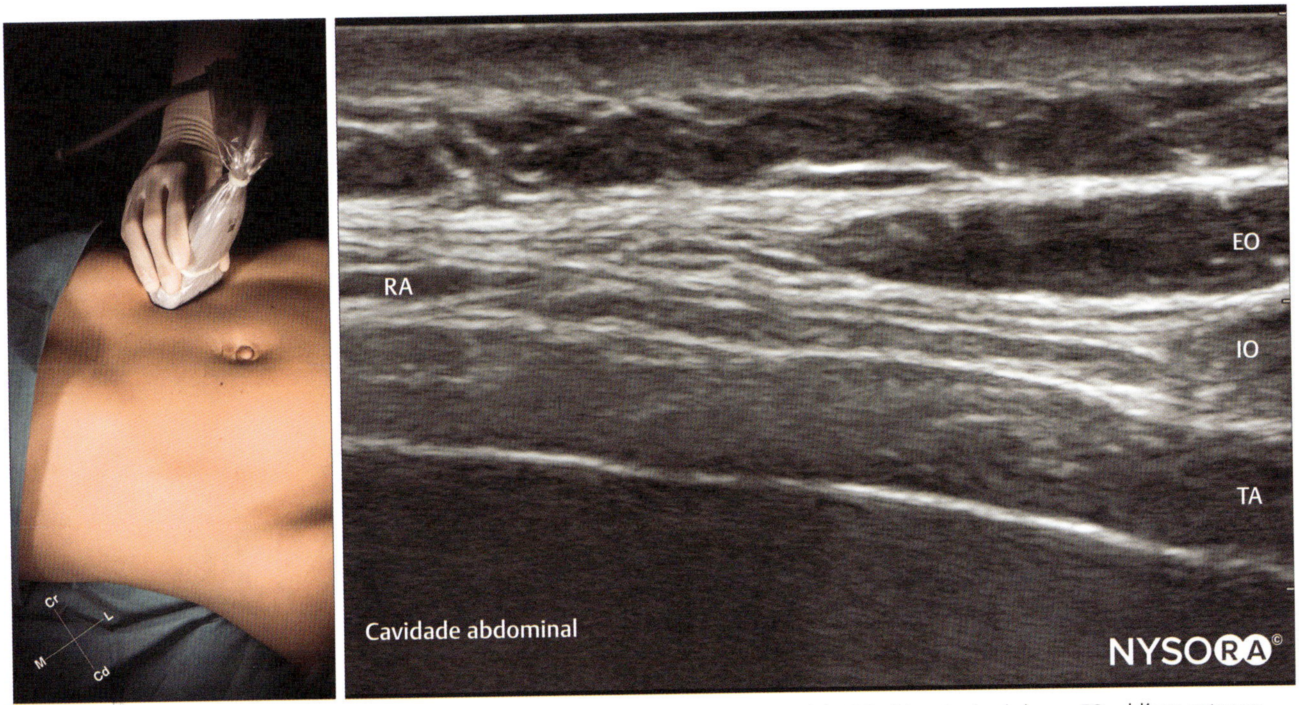

FIGURA 38-4. Posição do transdutor e sonoanatomia para realizar um bloqueio subcostal do PTA. RA, reto do abdome. EO, oblíquo externo; IO, oblíquo interno; TA, transverso do abdome.

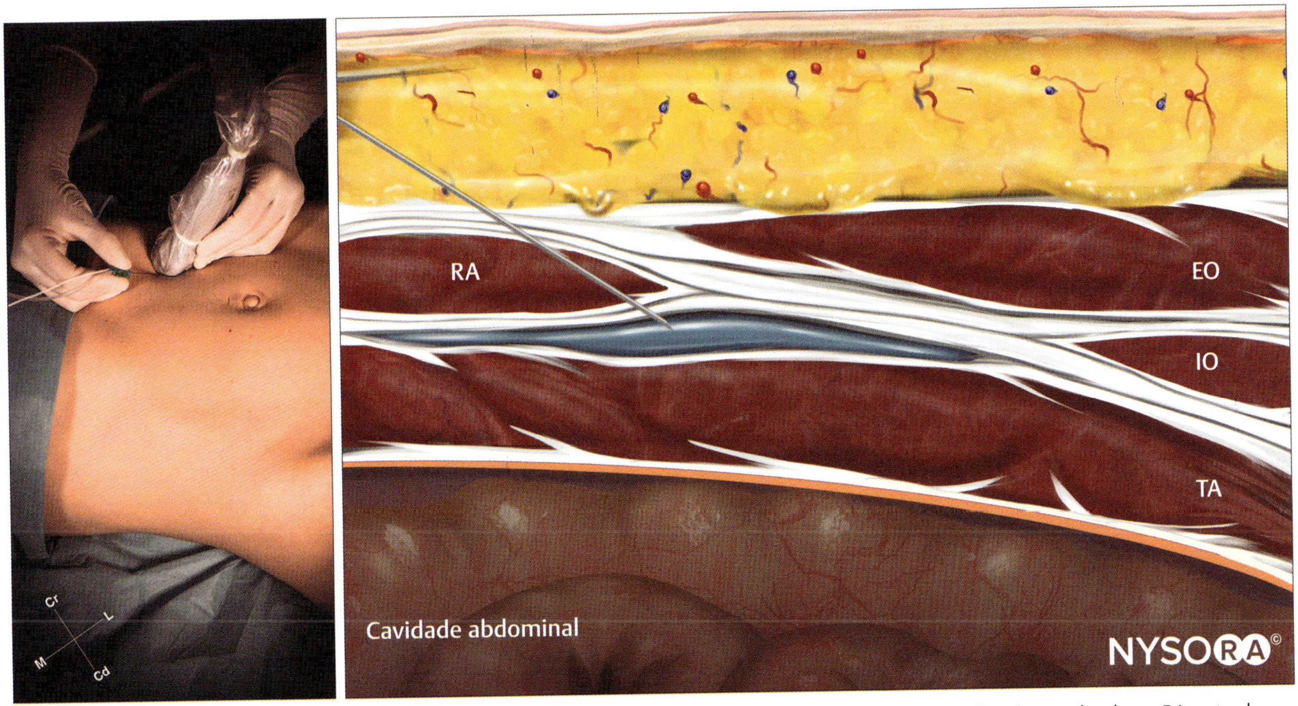

FIGURA 38-5. Bloqueio subcostal do PTA; anatomia reversa por ultrassonografia mostrando inserção da agulha dentro do plano. RA, reto do abdome; EO, oblíquo externo; IO, oblíquo interno; TA, transverso do abdome.

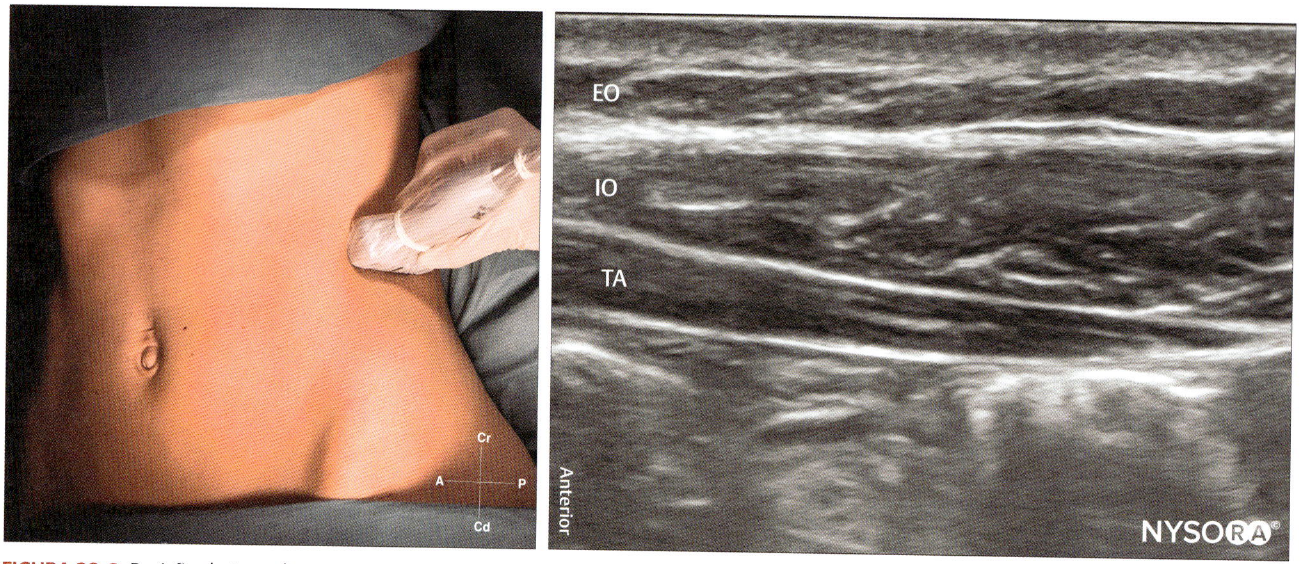

FIGURA 38-6. Posição do transdutor e sonoanatomia para realizar um bloqueio lateral do PTA. EO, oblíquo externo; IO, oblíquo interno; TA, transverso do abdome.

Técnica de Varredura

Os músculos da parede abdominal são identificados e o transdutor é movido posteriormente, seguindo o plano fascial entre os músculos oblíquo interno e transverso do abdome até a inserção posterior. O alvo é a extremidade mais posterior do PTA, lateralmente ao músculo quadrado do lombo.

Acesso e Trajetória da Agulha

A agulha é inserida dentro do plano na linha axilar média, de anterior a posterior, e avançada através dos músculos abdominais até que chegue à extremidade do PTA, sempre superficial à fáscia transversal (Figura 38-9).

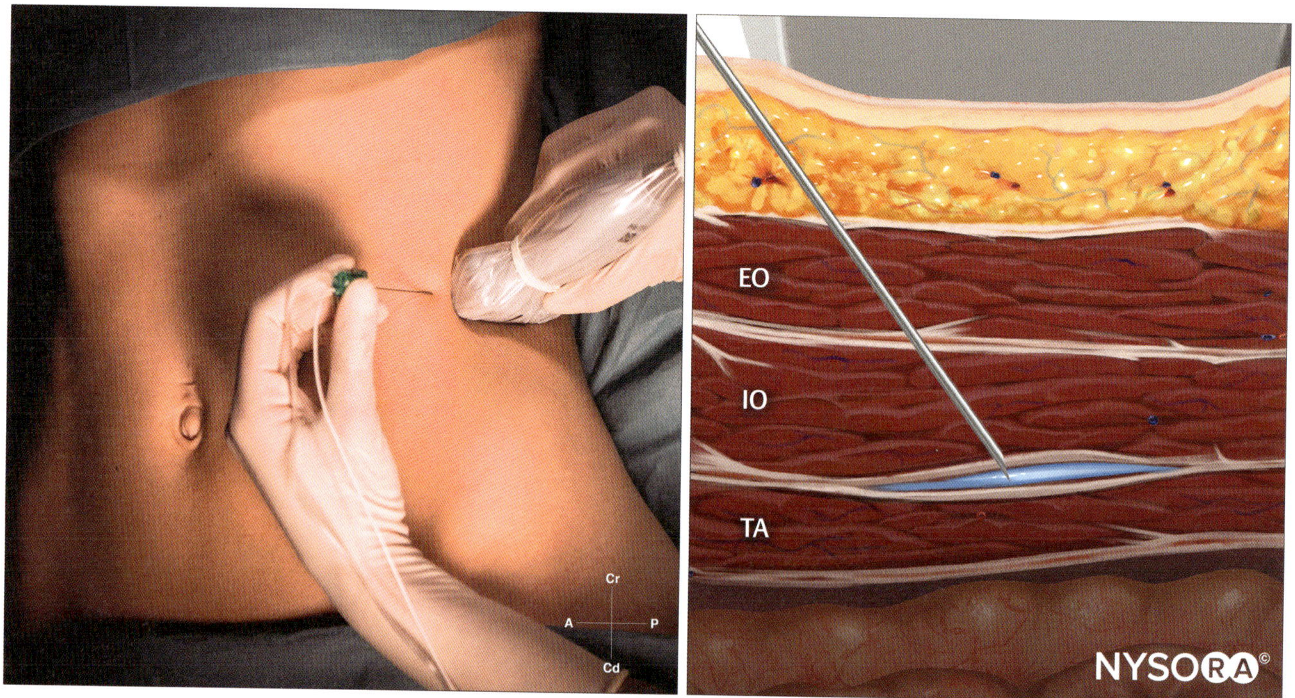

FIGURA 38-7. Bloqueio lateral do PTA; anatomia reversa por ultrassonografia mostrando inserção da agulha dentro do plano. EO, oblíquo externo; IO, oblíquo interno; TA, transverso do abdome.

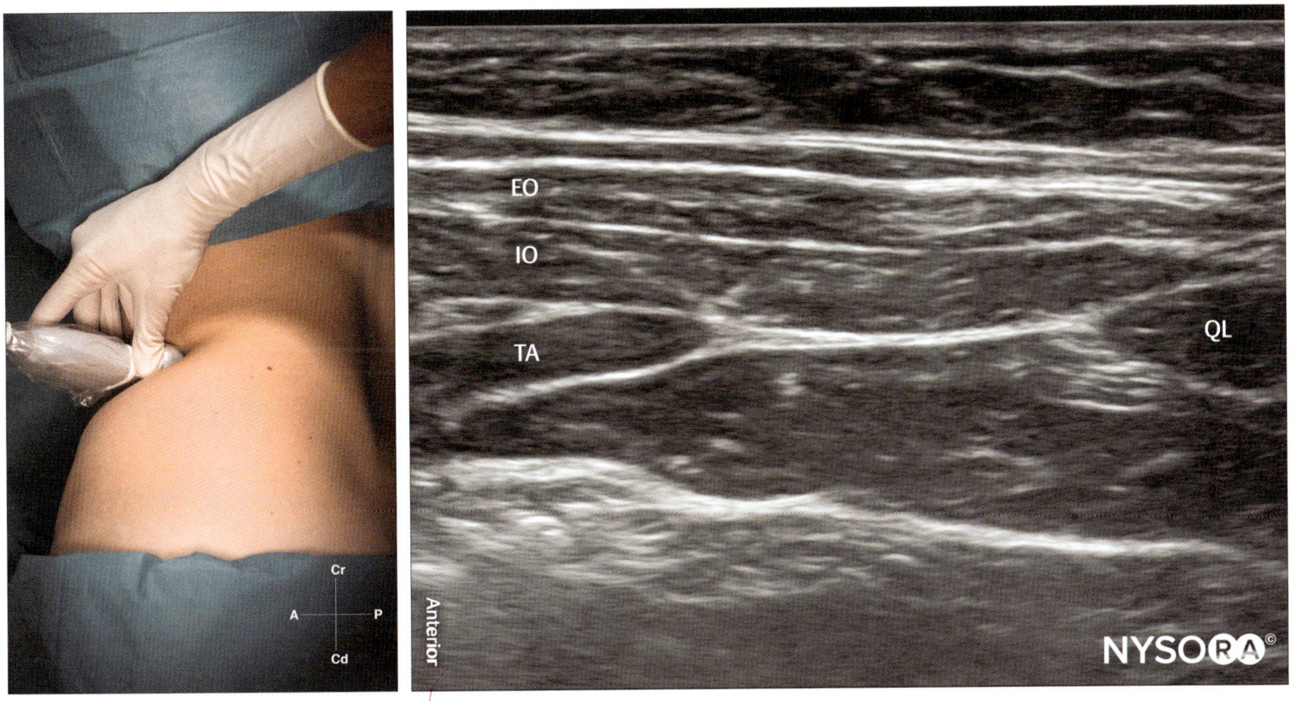

FIGURA 38-8. Posição do transdutor e sonoanatomia para realizar um bloqueio posterior do PTA. EO, oblíquo externo; IO, oblíquo interno; TA, transverso do abdome; QL, quadrado do lombo.

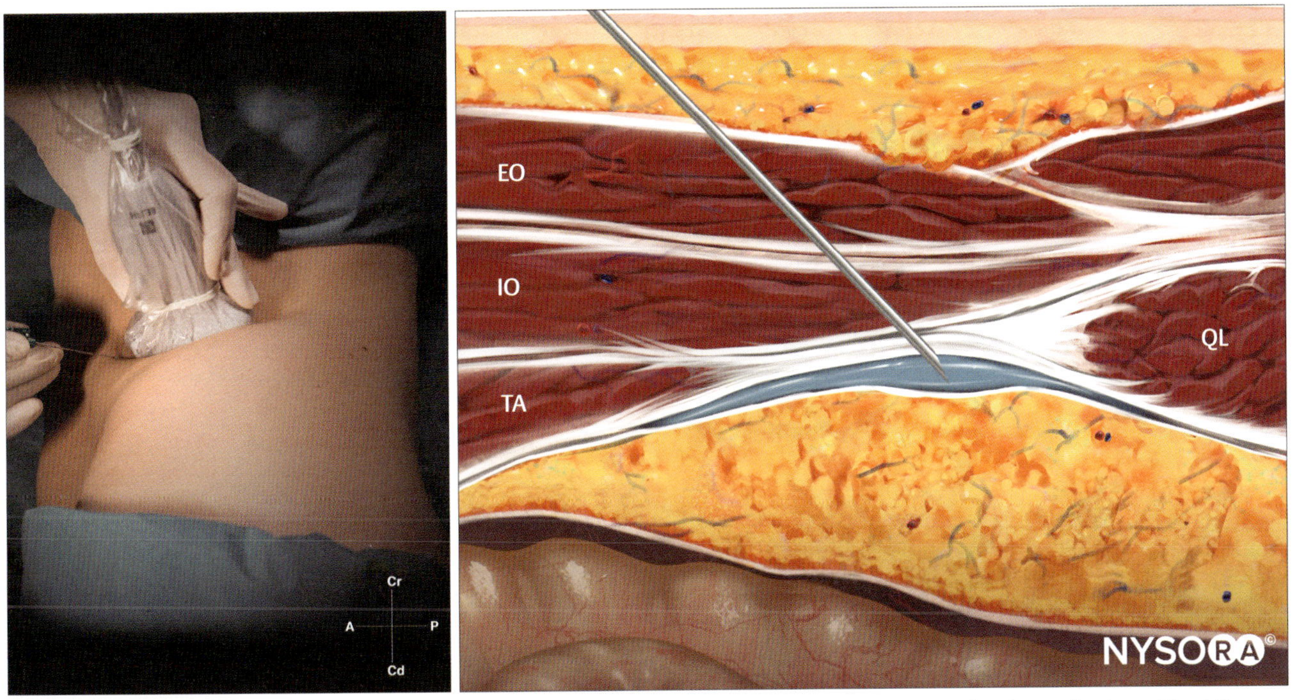

FIGURA 38-9. Bloqueio posterior do PTA; anatomia reversa por ultrassonografia mostrando inserção da agulha dentro do plano. EO, oblíquo externo; IO, oblíquo interno; TA, transverso do abdome; QL, quadrado do lombo.

D. Bloqueio Ilioinguinal-Ílio-hipogástrico Guiado por Ultrassonografia (Bloqueio Anterior do PTA)

Pontos de Referência e Posição Inicial da Sonda

O transdutor é colocado em uma orientação oblíqua com a borda lateral sobre a espinha ilíaca anterossuperior (EIAS) e a borda medial apontando para a cicatriz umbilical (Figura 38-10).

Técnica de Varredura

Aplicar pressão enquanto se inclina o transdutor caudalmente pode otimizar a visualização das três camadas musculares da parede abdominal anterior: oblíquo externo, oblíquo interno e transverso do abdome. Se forem vistas apenas duas camadas musculares, o transdutor deve ser avançado cranial e lateralmente até que se visualizem os três músculos.

Acesso e Trajetória da Agulha

A agulha é inserida dentro do plano em direção medial para lateral ou lateral para medial e é avançado até que a ponta da agulha seja colocada entre os músculos oblíquo interno e transverso do abdome (Figura 38-11).

Dicas para Resolução de Problemas

- Para a identificação precisa das camadas musculares, siga-as até a inserção anterior ou posterior, onde possam ser mais bem diferenciadas.
- Como a direção das fibras musculares difere entre as três camadas, inclinar o trandutor em ambas as direções ajuda a identificar seus limites.
- Bloqueio ilioinguinal e ílio-hipogástrico: Se forem identificados apenas os músculos oblíquo interno e transverso do abdome, os nervos já podem ter saído do PTA e estar superficiais ao músculo oblíquo interno, para depois penetrá-lo. O transdutor deve ser reposicionado, fazendo-se a varredura mais cranial e lateralmente até que sejam visualizadas as três camadas musculares.
- Bloqueio ilioinguinal-ílio-hipogástrico: O Doppler colorido pode ajudar a identificar a artéria ilíaca circunflexa, ajudando a confirmar o plano adequado de injeção.
- Para o sucesso com um bloqueio do PTA, escolha a melhor abordagem de enquadramento, considerando a distribuição de nervos segmentares.
- Uma técnica fora do plano pode ser melhor em pacientes obesos. Administre pequenos bolos (0,5-1 mL) intermitentes à medida que a agulha é avançada através do músculo oblíquo interno para confirmar a posição da ponta da agulha.

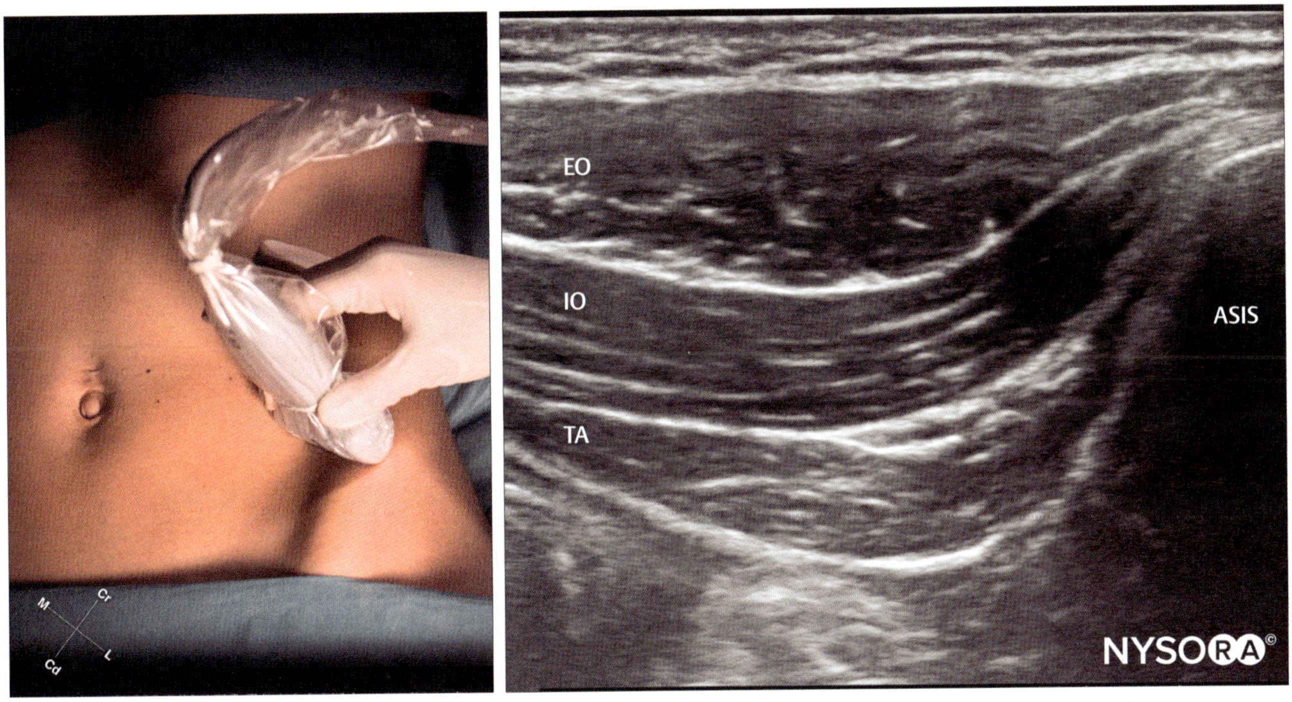

FIGURA 38-10. Posição do transdutor e sonoanatomia para realizar um bloqueio anterior do PTA. EO, oblíquo externo; IO, oblíquo interno; TA, transverso do abdome; ASIS, espinha ilíaca anterossuperior.

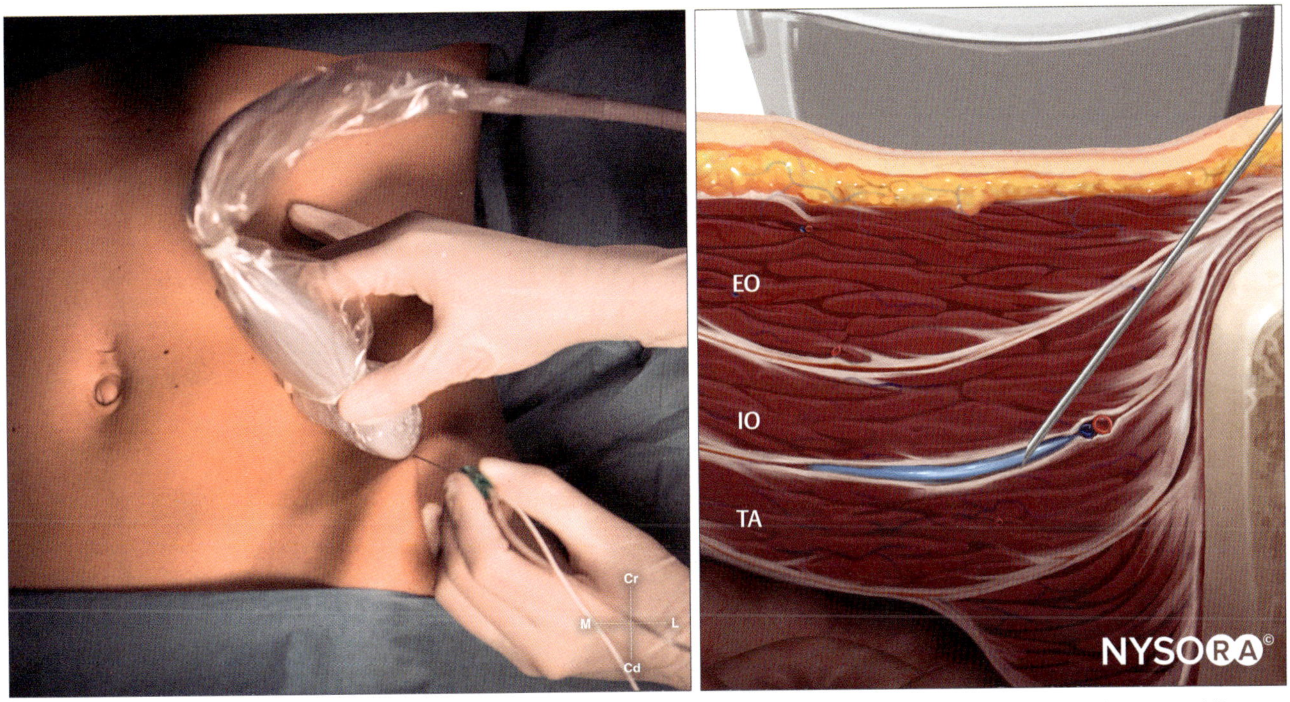

FIGURA 38-11. Bloqueio anterior do PTA; anatomia reversa por ultrassonografia mostrando inserção da agulha dentro do plano. EO, oblíquo externo; IO, oblíquo interno; TA, transverso do abdome.

Fluxograma

Algoritmo da Técnica de Bloqueio do Plano do Transverso do Abdome (PTA)

Posição do paciente
Decúbito dorsal ou lateral para o acesso posterior

↓

Ajustes iniciais
- Transdutor linear
- Profundidade: 1-4 cm

↓

Posição do transdutor
Varia de acordo com o acesso do PTA

↓

Acesso subcostal
Oblíquo ao longo da margem costal lateralmente ao processo xifoide.
OBJETIVO: Identifique o plano fascial entre os músculos RA e TA.

Acesso lateral
Transversal sobre a linha axilar média, entre a margem costal e a crista ilíaca.
OBJETIVO: Identifique o plano fascial entre os músculos OI e o TA.

Acesso posterior
Transversal sobre a linha axilar posterior.
OBJETIVO: Identifique a extremidade posterior do músculo TA.

Acesso anterior
Oblíquo medialmente à espinha ilíaca anterossuperior e orientado em direção à cicatriz umbilical.
OBJETIVO: Identifique o plano entre os músculos OI e o TA.

↓

Sob a ultrassonografia, os músculos da parede abdominal aparecem como camada superposta de estruturas hipoecoicas com as camadas de fáscia hiperecoicas no meio.

↓

Identificado o plano fascial de interesse?

Não →
- Aplique pressão e incline o transdutor, ao mesmo tempo fazendo a varredura dinâmica para otimizar a visualização das camadas miofasciais.
- Ajuste a profundidade do transdutor se necessário.

Sim ↓

Introduza a agulha dentro do plano ou fora do plano em direção ao plano fascial de interesse. Injete 1-2 mL de anestésico local para confirmar a posição apropriada da agulha.

↓

Propagação adequada resultará em clara separação dos planos miofasciais.

↓

Complete o bloqueio com 10-20 mL de AL por local. Não exceda a dose máxima recomendada em injeções bilaterais ou múltiplas.

LEITURAS SUGERIDAS

Abdallah FW, Chan VW, Brull R. Transversus abdominis plane block: a systematic review. *Reg Anesth Pain Med.* 2012;37:193-209.

Baeriswyl M, Kirkham KR, Kern C, Albrecht E. The analgesic efficacy of ultrasound-guided transversus abdominis plane block in adult patients. *Anesth Analg.* 2015;121:1640-1654.

Børglum J, Gögenür I, Bendtsen TF. Abdominal wall blocks in adults. *Curr Opin Anaesthesiol.* 2016;29:638-643.

Carney J, Finnerty O, Rauf J, Bergin D, Laffey JG, Mc Donnell JG. Studies on the spread of local anaesthetic solution in transversus abdominis plane blocks. *Anaesthesia.* 2011;66:1023-1030.

Carney J, McDonnell JG, Ochana A, Bhinder R, Laffey JG. The transversus abdominis plane block provides effective postoperative analgesia in patients undergoing total abdominal hysterectomy. *Anesth Analg.* 2008;107:2056-2060.

Chen Y, Shi KJ, Xia Y, et al. Sensory assessment and regression rate of bilateral oblique subcostal transversus abdominis plane block in volunteers. *Reg Anesth Pain Med.* 2018;43:174-179.

Chin KJ, McDonnell JG, Carvalho B, Sharkey A, Pawa A, Gadsden J. Essentials of our current understanding: abdominal wall blocks. *Reg Anesth Pain Med.* 2017;42:133-183.

Hebbard PD. Transversalis fascia plane block, a novel ultrasound-guided abdominal wall nerve block. *Can J Anesth.* 2009;56:618-620.

Hutchins J, Argenta P, Berg A, Habeck J, Kaizer A, Geller MA. Ultrasound-guided subcostal transversus abdominis plane block with liposomal bupivacaine compared to bupivacaine infiltration for patients undergoing robotic-assisted and laparoscopic hysterectomy: a prospective randomized study. *J Pain Res.* 2019;12:2087-2094.

Karmakar MK, Gin T, Ho AM-H. Ipsilateral thoraco-lumbar anaesthesia and paravertebral spread after low thoracic paravertebral injection. *Br J Anaesth.* 2001;87:312-316.

Karnik P, Dave N, Shah H, Kulkarni K. Comparison of ultrasound-guided transversus abdominis plane (TAP) block versus local infiltration during paediatric laparoscopic surgeries. *Indian J Anaesth.* 2019;63:356-360.

Leng JC, Mariano ER. A little better is still better: using marginal gains to enhance "enhanced recovery" after surgery. *Reg Anesth Pain Med.* 2020;45:173-175.

Mathew P, Aggarwal N, Kumari K, Gupta A, Panda N, Bagga R. Quality of recovery and analgesia after total abdominal hysterectomy under general anesthesia: a randomized controlled trial of TAP block vs epidural analgesia vs parenteral medications. *J Anaesthesiol Clin Pharmacol.* 2019;35:170-175.

McCarthy RJ, Ivankovich KG, Ramirez EA, et al. Association of the addition of a transversus abdominis plane block to an enhanced recovery program with opioid consumption, postoperative antiemetic use, and discharge time in patients undergoing laparoscopic bariatric surgery: a retrospective study. *Reg Anesth Pain Med.* 2020;45:180-186.

Mitchell KD, Smith CT, Mechling C, Wessel CB, Orebaugh S, Lim G. A review of peripheral nerve blocks for cesarean delivery analgesia. *Reg Anesth Pain Med.* 2020;45:52-62.

McDonnell JG, Curley G, Carney J, et al. The analgesic efficacy of transversus abdominis plane block after cesarean delivery: a randomized controlled trial. *Anesth Analg.* 2008;106:186-191.

Skandalakis JE, Colborn GL, Weidman TA, et al. *Skandalakis' Surgical Anatomy: The Embryologic and Anatomic Basis of Modern Surgery.* 2nd ed. Greece: Paschalidis Medical Publications; 2004.

Soffin EM, Freeman C, Hughes AP, et al. Effects of a multimodal analgesic pathway with transversus abdominis plane block for lumbar spine fusion: a prospective feasibility trial. *Eur Spine J.* 2019;28:2077-2086.

Statzer N, Cummings KC. Transversus abdominis plane blocks. *Adv Anesth.* 2018;36:163-180.

Tsai H-C, Yoshida T, Chuang T-Y, et al. Transversus abdominis plane block: an updated review of anatomy and techniques. *Biomed Res Int.* 2017;2017:1-12.

Varshney A, Prabhu M, Periyadka B, Nanjundegowda D, Rao A. Transversus abdominis plane (TAP) block with levobupivacaine versus levobupivacaine with dexmedetomidine for postoperative analgesia following cesarean delivery. *J Anaesthesiol Clin Pharmacol.* 2019;35:161-164.

Willard FH, Vleeming A, Schuenke MD, Danneels L, Schleip R. The thoracolumbar fascia: anatomy, function and clinical considerations. *J Anat.* 2012;221:507-536.

Yang HM, Kim SH. Injectate spread in interfascial plane block: a microscopic finding. *Reg Anesth Pain Med.* 2019; doi:10.1136/rapm-2019-100693

Zhao XT, Tong Y, Ren H, et al. Transversus abdominis plane block for postoperative analgesia after laparoscopic surgery: a systematic review and meta-analysis. *Int J Clin Exp Med.* 2014;7:2966-2975.

39 Bloqueio da Bainha do Músculo Reto

BLOQUEIO EM RESUMO

Injeção de anestésico local (AL) no plano fascial entre o músculo reto do abdome e sua bainha posterior.

- **Indicações:** Analgesia pós-operatória para incisões abdominais na linha média (reparo de hérnia umbilical, cirurgias periumbilicais).
- **Objetivo:** Propagação do AL ao longo do plano fascial para bloquear os ramos cutâneos anteriores dos nervos intercostais.
- **Volume de anestésico local:** 10 a 15 mL.

Considerações Gerais

O bloqueio da bainha do reto proporciona analgesia somática na linha média abdominal; portanto, é indicado em cirurgia abdominal envolvendo uma laparotomia na linha média. O bloqueio comumente é usado na população pediátrica para reparo de hérnia umbilical. Em adultos também é usado para colecistectomia com incisão simples e alguns procedimentos ginecológicos. A orientação por ultrassonografia (US) permite maior confiabilidade em administrar AL no plano correto, tornando este bloqueio mais reproduzível e diminuindo o risco do potencial para complicações. Os bloqueios contínuos da bainha do reto também são descritos em pacientes depois de laparotomia. Entre as vantagens relatadas estão a redução da necessidade de opioides, mobilização precoce e falta de complicações relacionadas com as técnicas neuroaxiais.

Limitações

Duração, extensão e qualidade da analgesia com um bloqueio da bainha do reto podem variar. Como com outras técnicas em planos fasciais, a eficácia depende da propagação do AL e, portanto, do volume de AL que chega aos nervos pretendidos. Embora a ultrassonografia possa reduzir o risco de complicações, pode ocorrer punção peritoneal e do intestino se a profundidade e o trajeto não forem controlados. A punção dos vasos epigástricos que possam estar no caminho da agulha pode levar à formação de hematoma na bainha do reto.

Anatomia

Os músculos retos do abdome são pares, sua apresentação é vertical, têm forma oval e se localizam na parede abdominal anterior. Ligam-se na linha média pela linha alba. Originam-se da sínfise púbica e da crista púbica e se inserem no processo xifoide e nas cartilagens das costelas de 7 a 10. O músculo reto do abdome fica dentro da bainha do reto, que é formada pela aponeurose dos três músculos localizados lateralmente: o oblíquo externo, o oblíquo interno e o transverso do abdome. A camada anterior da bainha do reto é integralmente completa, enquanto a camada posterior está ausente no quarto inferior do músculo reto do abdome (Figura 39-1). Isso é conhecido como a linha arqueada, que define o ponto onde a aponeurose posterior dos músculos oblíquo interno e do transverso do abdome se tornam parte da bainha anterior do reto, deixando somente a fáscia transversal cobrindo o músculo reto do abdome posteriormente. Essa linha arqueada é encontrada a um terço da distância da cicatriz umbilical para a crista púbica.

A parede abdominal é inervada pelos nervos toracoabdominais (T6-T12) e os nervos ilioinguinal/ílio-hipogástrico (L1). Depois de dar os ramos cutâneos laterais perfurantes, os nervos intercostais continuam em um percurso no plano entre os músculos transverso do abdome e oblíquo interno e, finalmente, entram na bainha do reto do abdome em sua margem lateral (linha semilunar). Aqui os nervos se localizam no espaço entre o músculo reto do abdome e sua bainha posterior do reto, surgindo os ramos cutâneos anteriores perfurantes que inervam a parede abdominal anteromedial.

Anatomia em Corte Transversal e Visualização por Ultrassonografia

Um corte transversal da parede abdominal anterior mostra os músculos retos como estruturas fusiformes simétricas separadas pela linha alba. A fáscia transversal e o peritônio separam os músculos da cavidade abdominal e de seu conteúdo (Figura 39-2).

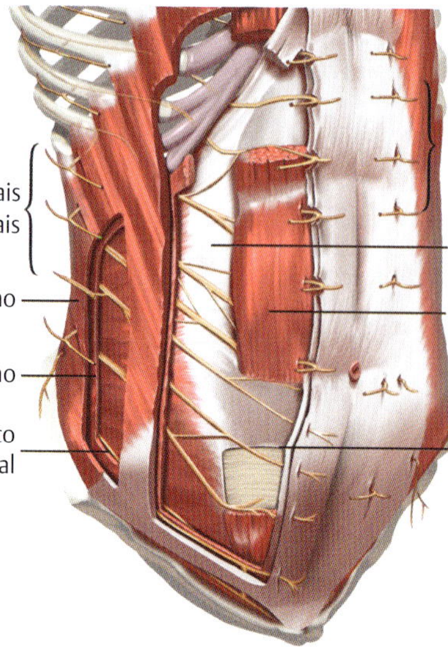

FIGURA 39-1. Anatomia e inervação da parede abdominal.

As imagens de US revelam o músculo reto do abdome como estrutura oval hipoecoica cercada por seu epimísio hiperecoico. Se o transdutor for colocado transversalmente entre a margem costal e a linha arqueada (cranialmente à cicatriz umbilical), a bainha posterior do reto é vista como camada fascial hiperecoica bem definida profundamente ao músculo reto do abdome. Como previamente descrito, caudalmente à linha arqueada, a bainha posterior do reto não está presente, e a face posterior do músculo reto do abdome é coberta apenas pela fáscia transversal e peritônio.

Os ramos dos nervos intercostais que inervam a parede abdominal são difíceis de visualizar por US. No entanto, os planos fasciais que percorrem são prontamente identificados, sendo tudo o que é necessário para o bloqueio da bainha do músculo reto. Adicionalmente, pode-se usar Doppler colorido para identificar as pequenas artérias epigástricas, que percorrem o mesmo plano. Sua identificação pode ser usada como confirmação adicional do plano fascial correto para injeção e para evitar sua punção durante o procedimento.

Distribuição da Analgesia

Um bloqueio bilateral da bainha do músculo reto resulta em analgesia da parede abdominal anteromedial e a área periumbilical (dermátomos espinais 9, 10 e 11). A área limitada da analgesia exige uma seleção prudente e realista das indicações (Figura 39-3).

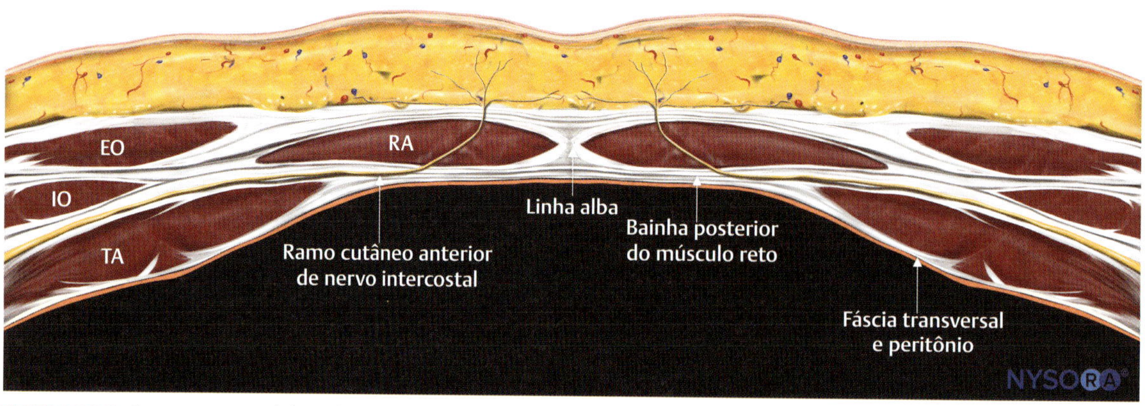

FIGURA 39-2. Corte transversal do músculo reto do abdome cranialmente à linha arqueada, mostrando a trajetória e a distribuição dos ramos cutâneos anteriores dos nervos intercostais. EO, oblíquo externo; IO, oblíquo interno; TA, transverso do abdome; RA, reto do abdome.

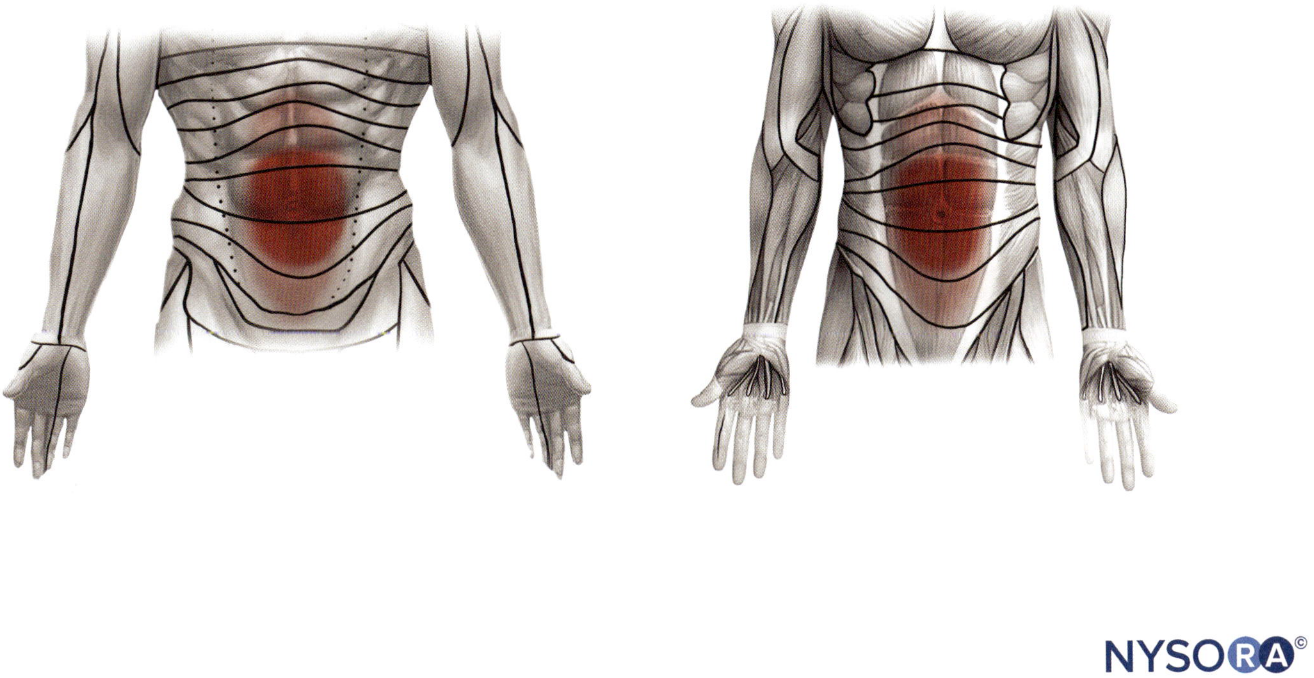

FIGURA 39-3. Distribuição da analgesia de um bloqueio da bainha do músculo reto.

Preparação do Bloqueio

Equipamento

- Transdutor: Transdutor linear
- Agulha: Agulha calibre 22 com 50 a 100 mm

Anestésico Local

Em um paciente adulto, 10 mL de AL (p. ex., ropivacaína 0,5% ou 0,375%) por lado geralmente são suficientes para um bloqueio bem-sucedido. Nas crianças, um volume de 0,1 mL/kg por lado é adequado para analgesia efetiva.

Posicionamento do Paciente

Para realizar um bloqueio da bainha do músculo reto, a posição do paciente é o decúbito dorsal.

Técnica

Pontos de Referência, Posição Inicial da Sonda e Técnica de Varredura

O transdutor é colocado superiormente à cicatriz umbilical em uma orientação transversal e discretamente lateral à linha média (Figura 39-4). O primeiro objetivo é visualizar o músculo reto do abdome, sua bainha posterior e o espaço hipoecoico entre eles. Pode-se usar Doppler colorido para identificar as artérias epigástricas na detecção do plano fascial correto e evitar sua punção.

Alternativamente, o transdutor pode ser aplicado de maneira sagital. O transdutor é girado 90° e se posiciona no ponto médio entre o processo xifoide e a cicatriz umbilical. A orientação sagital de um transdutor resulta em uma visualização longitudinal do músculo reto do abdome coberto pela bainha posterior hiperecoica do músculo reto abaixo.

Acesso e Trajetória da Agulha

A agulha é inserida dentro do plano em direção medial a lateral (ou lateral a medial) através do tecido subcutâneo. A agulha atravessa o corpo da bainha anterior do músculo reto do abdome até que a ponta chegue ao espaço entre o epimísio do músculo e a bainha posterior do músculo reto (Figura 39-5). Uma técnica fora do plano também é adequada e muitas vezes preferida em pacientes obesos. Depois de aspiração negativa, injetam-se 1 a 2 mL de AL para verificar a localização da ponta da agulha.

Distribuição do Anestésico Local

Uma propagação adequada elevará o epimísio do músculo reto do abdome, ao mesmo tempo deslocando a fáscia posterior e o peritônio para baixo (Figura 39-5). O bloqueio é feito bilateralmente.

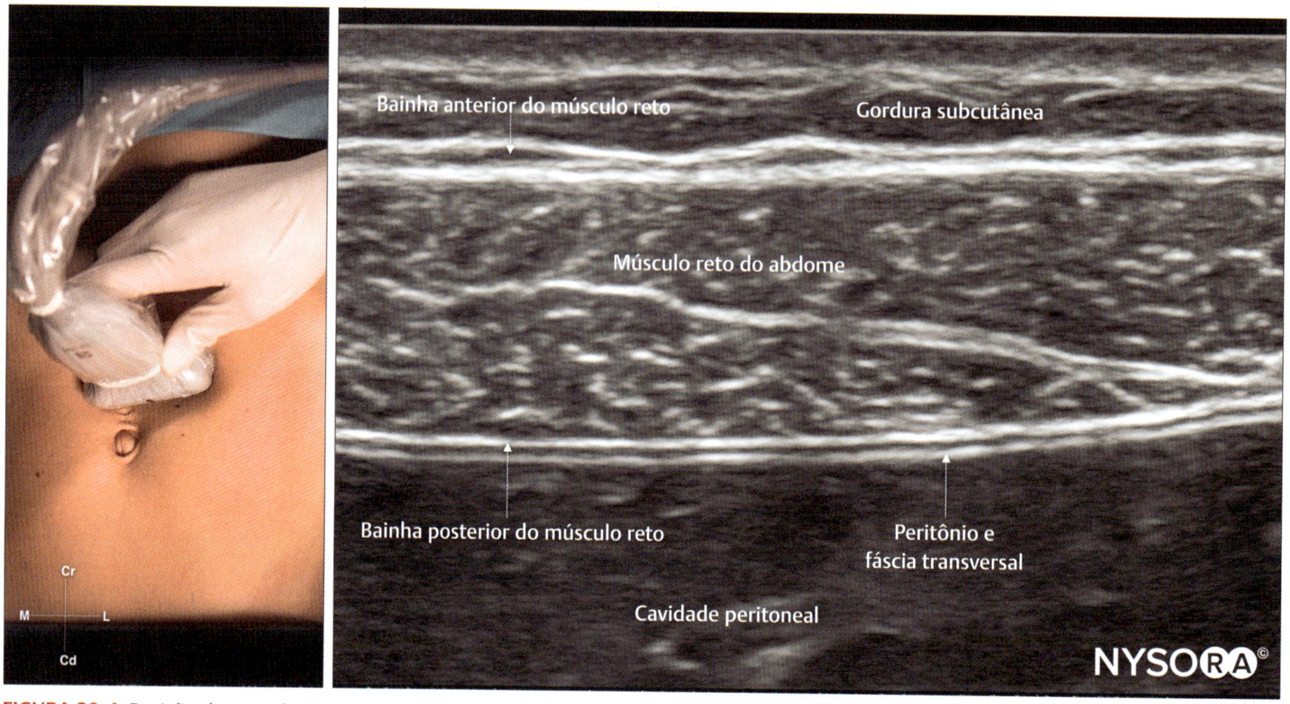

FIGURA 39-4. Posição do transdutor e sonoanatomia para realizar um bloqueio da bainha do músculo reto.

Dicas para Resolução de Problemas

- Quando a injeção do AL se propaga no interior do músculo reto do abdome, a agulha é ainda avançada e sua posição verificada por injeção de mais 1 a 2 mL de AL (hidrodissecção).
- Quando se planeja um grande volume de AL (p. ex., ao combinar bloqueios bilaterais do PTA e da bainha do reto do abdome), pode-se usar soro fisiológico a 0,9% para hidrodissecção a fim de diminuir a dose do AL.
- Também pode ser usada uma técnica fora do plano. Pequenos bolos de AL são injetados à medida que a agulha é avançada em direção à bainha posterior do músculo reto, confirmando a posição correta da ponta da agulha.

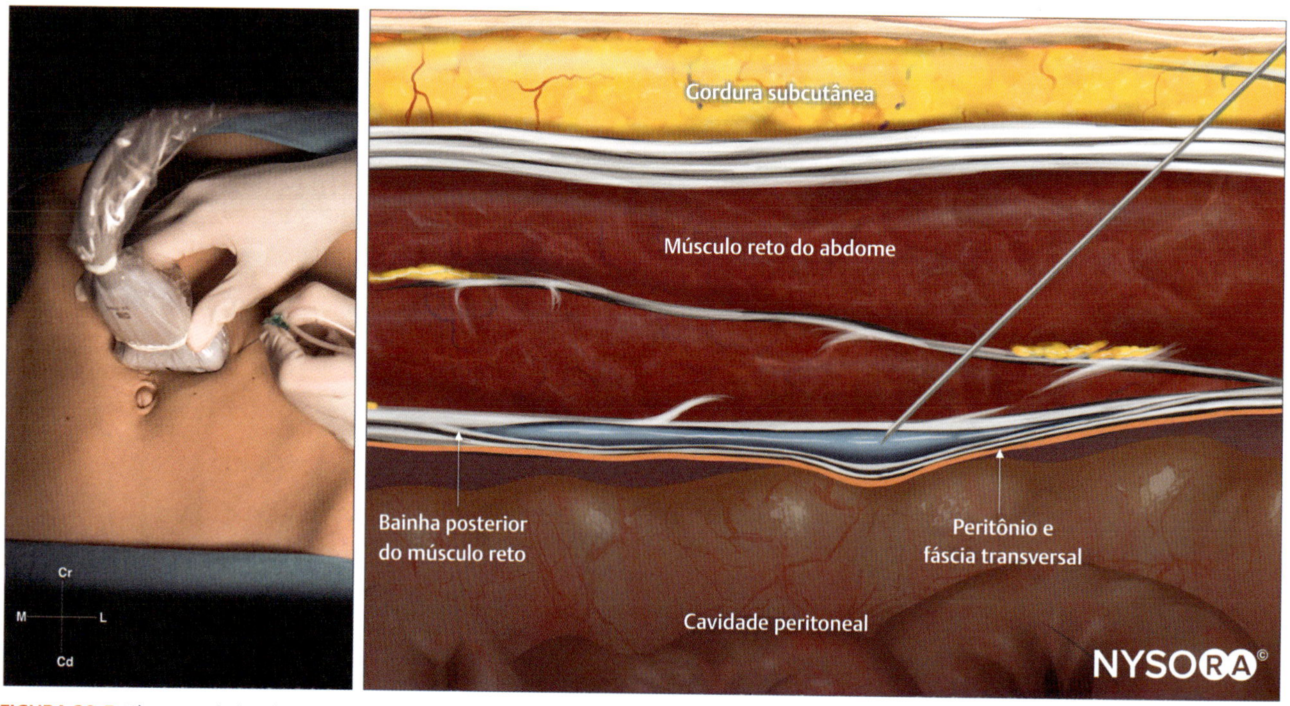

FIGURA 39-5. Bloqueio da bainha do músculo reto; anatomia reversa por ultrassonografia mostrando a inserção da agulha dentro do plano.

Fluxograma

Algoritmo da Técnica do Bloqueio da Bainha do Músculo Reto

Posição do paciente
Decúbito dorsal

↓

Posição do transdutor
Transversal, superiormente à cicatriz umbilical, paramedial.

Ajustes iniciais
- Transdutor linear
- Profundidade: 3-4 cm

↓

Objetivo nº 1:
Visualizar o músculo reto do abdome (RA) e a bainha posterior do músculo reto.

↓

Varredura
Deslize o transdutor de maneira craniocaudal entre o processo xifoide e a cicatriz umbilical para resolução pela melhor imagem da bainha posterior do músculo reto.

- O RA aparece como estrutura hipoecoica oval cercada por sua bainha hiperecoica (epimísio).
- A bainha posterior do músculo reto aparece como camada fascial hiperecoica adicional localizada entre o epimísio do músculo e o peritônio parietal.

↓

Objetivo nº 2:
Identifique o plano fascial entre o músculo RA e a bainha posterior.

↓

Introduza a agulha dentro ou fora do plano através do RA para chegar ao espaço entre o músculo e a bainha posterior do músculo reto.

↓

A propagação adequada elevará o músculo RA e empurrará para baixo a bainha posterior do músculo reto.

↓

Complete o bloqueio com 10 mL de anestésico local por lado. **O bloqueio é feito bilateralmente.**

LEITURAS SUGERIDAS

Abrahams MS, Horn JL, Noles LM, Aziz MF. Evidence-based medicine: ultrasound guidance for truncal blocks. *Reg Anesth Pain Med.* 2010;35:S36-S42.

Bakshi SG, Mapari A, Shylasree TS. Rectus sheath block for postoperative analgesia in gynecological oncology surgery (RESONS): a randomized controlled trial. *Can J Anesth.* 2016;63:1335-1344.

Castro-Alves LJ, Kendall MC. Confounding factors in the efficacy of rectus sheath block? *J Pediatr Surg.* 2018;53:1637.

Chung W, Yoon Y, Kim JW, et al. Comparing two different techniques of rectus sheath block after single port laparoscopic surgery in benign adnexal mass patients: surgical versus ultrasonography guidance—a randomized, single-blind, case-controlled study. *Eur J Obstet Gynecol Reprod Biol.* 2017;217:29-33.

Doctor JR, Solanki SL, Bakshi S. Knotty catheter!—An unusual complication of rectus sheath block. *Indian J Anaesth.* 2019;63:947-948.

Dolan J, Lucie P, Geary T, Smith M, Kenny GN. The rectus sheath block: accuracy of local anesthetic placement by trainee anesthesiologists using loss of resistance or ultrasound guidance. *Reg Anesth Pain Med.* 2009;34:247-250.

Dolan J, Smith M. Visualization of bowel adherent to the peritoneum before rectus sheath block: another indication for the use of ultrasound in regional anesthesia. *Reg Anesth Pain Med.* 2009;34:280-281.

Godden A, Marshall M, Grice A, Daniels I. Ultrasonography guided rectus sheath catheters versus epidural analgesia for open colorectal cancer surgery in a single center. *Ann R Coll Surg Engl.* 2013;95:591-594.

Hamilton DL, Manickam BP. Is a thoracic fascial plane block the answer to upper abdominal wall analgesia? *Reg Anesth Pain Med.* 2018;43:891-892.

Hong S, Kim H, Park J. Analgesic effectiveness of rectus sheath block during open gastrectomy: a prospective double-blinded randomized controlled clinical trial. *Medicine.* 2019;98:e15159.

Husain NK, Ravalia A. Ultrasound-guided ilio-inguinal and rectus sheath nerve blocks. *Anaesthesia.* 2006;61:1126.

Kato J, Ueda K, Kondo Y, et al. Does ultrasound-guided rectus sheath block reduce abdominal pain in patients with postherpetic neuralgia? *Anesth Analg.* 2011;112(3):740-741.

Maloney C, Kallis M, El-Shafy IA, Lipskar AM, Hagen J, Kars M. Ultrasound-guided bilateral rectus sheath block vs. conventional local analgesia in single port laparoscopic appendectomy for children with nonperforated appendicitis. *J Pediatr Surg.* 2018;53:431-436.

Murouchi T, Iwasaki S, Yamakage M. Chronological changes in ropivacaine concentration and analgesic effects between transversus abdominis plane block and rectus sheath block. *Reg Anesth Pain Med.* 2015;40:568-571.

Phua DS, Phoo JW, Koay CK. The ultrasound-guided rectus sheath block as an anaesthetic in adult paraumbilical hernia repair. *Anaesth Intensive Care.* 2009;37:499-500.

Rahiri J, Tuhoe J, Svirskis D, Lightfoot NJ, Lirk PB, Hill AG. Systematic review of the systemic concentrations of local anaesthetic after transversus abdominis plane block and rectus sheath block. *Br J Anaesth.* 2017;118:517-526.

Rucklidge M, Beattie E. Rectus sheath catheter analgesia for patients undergoing laparotomy. *BJA Educ.* 2018;18:166-172.

Sandeman DJ, Dilley AV. Ultrasound-guided rectus sheath block and catheter placement. *ANZ J Surg.* 2008;78:621-623.

Seidel R, Wree A, Schulze M. Does the approach influence the success rate for ultrasound-guided rectus sheath blocks? An anatomical case series. *Local Reg Anesth.* 2017;10:61-65.

Shido A, Imamachi N, Doi K, Sakura S, Saito Y. Continuous local anesthetic infusion through ultrasound-guided rectus sheath catheters. *Can J Anaesth.* 2010;57:1046-1047.

Shuman LS, Cohen AJ, Mccalley MG, Welch CE, Malt RA. Ultrasound guided rectus sheath block—analgesia for abdominal surgery. *N Engl J Med.* 1983;309:498-499.

Tanaka M, Azuma S, Hasegawa Y, et al. Case of inguinal hernia repair with transversus abdominis plane block and rectus sheath block [in Japanese]. *Masui.* 2009;58:1306-1309.

Urits I, Ostling PS, Novitch MB, et al. Truncal regional nerve blocks in clinical anesthesia practice. *Best Pract Res Clin Anaesthesiol.* 2019;33:559-571.

Vonu PM, Campbell P, Prince N, Mast BA. Analgesic efficacy of nerve blocks after abdominoplasty: a systematic review. *Aesthetic Surg J.* 2020;40(11):1208-1215.

Willschke H, Bosenberg A, Marhofer P, et al. Ultrasonography-guided rectus sheath block in paediatric anaesthesia—a new approach to an old technique. *Br J Anaesth.* 2006;97:244-249.

Yarwood J, Berrill A. Nerve blocks of the anterior abdominal wall. *Cont Educ Anaesth Crit Care Pain.* 2010;10:182-186.

40 Bloqueios do Quadrado Lombar

BLOQUEIO EM RESUMO

Compreende um grupo de injeções de anestésico local no plano interfascial em diferentes localizações em torno do músculo quadrado do lombo.

- **Indicações:** Analgesia para a parede abdominal anterolateral e o peritônio parietal.
- **Objetivo:** Propagação do anestésico local lateralmente (QL1), posteriormente (QL2) ou anteriormente (QL3) ao músculo quadrado lombar para bloquear os ramos anteriores dos nervos espinhais T10-L1 (e, finalmente, a cadeia simpática paravertebral).
- **Volume de anestésico local:** 15 a 30 mL.

Considerações Gerais

O bloqueio do quadrado lombar (QL) guiado por ultrassonografia foi desenvolvido a partir do bloqueio do plano do transverso do abdome (PTA), para se obter um bloqueio mais consistente e em maior extensão dos ramos anteriores dos nervos espinhais que inervam a parede abdominal. As várias técnicas de bloqueio do QL (QL1, QL2, QL3) visam a melhorar a analgesia depois de cirurgias envolvendo a parede abdominal. Foram elaboradas muitas variações das técnicas para potencializar a propagação do anestésico local (AL) a fim de que ele alcance o espaço paravertebral torácico e, finalmente, a cadeia simpática. Outras variações visam a estender o bloqueio ao plexo lombar e proporcionar analgesia à extremidade inferior. Novas modificações continuam a ser implementadas: acredita-se, por exemplo, que o QL3 paramediano oblíquo transversal (POT) e o anterior suprailíaco resultem em uma propagação mais cranial e caudal do AL, respectivamente. No entanto, as evidências obtidas até aqui são insuficientes para que se tirem conclusões.

Os mecanismos de ação das variantes de bloqueio do QL se relacionam, principalmente, com o local anatômico da injeção, mas são inconsistentes. Por exemplo, a propagação do AL com um bloqueio anterior do QL (QL3) pode chegar ao espaço paravertebral, as raízes de nervos lombares e a cadeia simpática e resultar em paresia das extremidades inferiores, como já foi relatado. Para segurança e eficácia dos bloqueios do QL, são cruciais as imagens de ultrassonografia (US) adequadas, embora, muitas vezes, seja um desafio obtê-las. Sem imagens adequadas, os bloqueios do QL se associam a taxas variáveis de sucesso e a riscos de lesão iatrogênica do rim, do fígado e/ou do baço.

Limitações

Semelhantemente a muitos bloqueios de planos interfasciais, a duração, a extensão e a qualidade da analgesia entre os diferentes bloqueios do QL variam. As características do bloqueio dependem do local de injeção, das características anatômicas dos planos fasciais, do volume de AL injetado e se o injetado chega aos nervos-alvo pretendidos.

Anatomia

O músculo QL se origina da parte posterior da crista ilíaca e do ligamento iliolombar e se insere na 12ª costela e nos processos transversos das vértebras L1-L4. O músculo QL se localiza entre o músculo psoas (anterior) e os músculos eretores da espinha (posteriores). Tanto o QL como o psoas passam posteriormente aos ligamentos arqueados medial e lateral do diafragma para inserir-se nos processos transversos (Figura 40-1). Para compreender os mecanismos em potencial da ação do bloqueio do QL, é essencial compreender a anatomia das fáscias que cercam os músculos nesse nível.

A ***fáscia toracolombar*** (***FTL***) é um arranjo complexo de planos fasciais em múltiplas camadas e de bainhas aponeuróticas que formam o retináculo em torno dos músculos paraespinais das regiões lombar e sacral. São comuns as variações anatômicas da FTL, mas geralmente são descritas como estrutura fascial, consistindo em camadas anterior, média e posterior. A camada posterior da FTL circunda os músculos

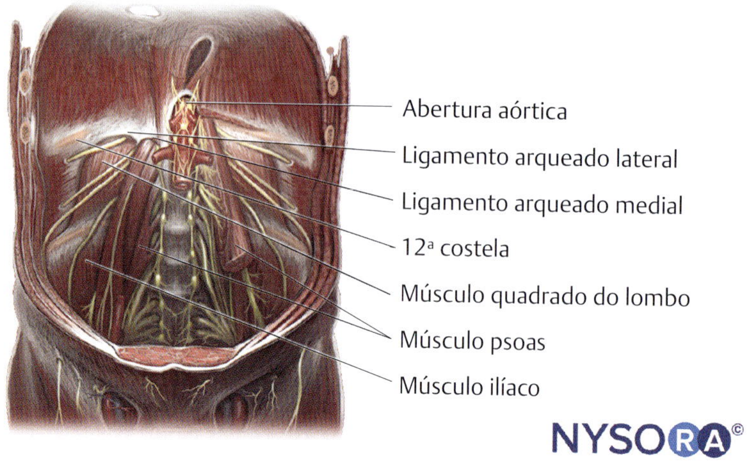

FIGURA 40-1. Anatomia do quadrado lombar.

eretores da espinha, a camada média separa o QL dos músculos eretores da espinha, e a camada anterior cobre a face anterior do músculo QL (Figura 40-2). Cranialmente, essas camadas da fáscia seguem os músculos QL e psoas através dos ligamentos arqueados e do hiato aórtico do diafragma e continuam com a fáscia endotorácica, oferecendo uma via em potencial para a propagação do injetado em direção ao espaço paravertebral torácico.

A ***rafe lateral*** é uma camada densa de tecido conjuntivo formada onde a aponeurose dos músculos transverso do abdome e oblíquo interno se unem à fusão da FTL posterior e média na borda lateral dos músculos eretores da espinha. O **triângulo interfascial lombar** (**TIFL**) é um preenchido por gordura ao longo da borda lateral dos músculos eretores da espinha da 12ª costela à crista ilíaca.

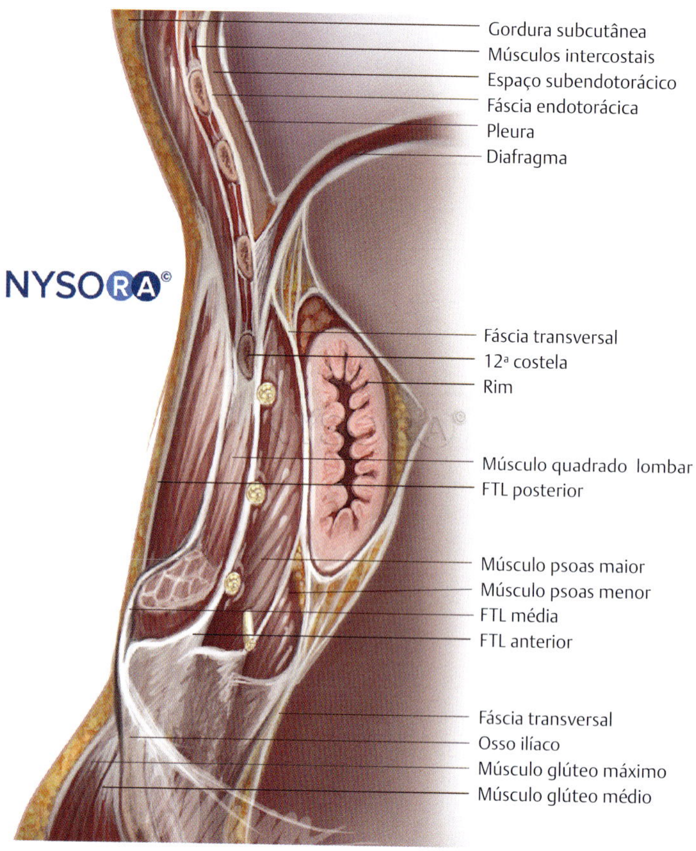

FIGURA 40-2. Anatomia das fáscias em torno do músculo quadrado lombar, mostrando a fáscia toracolombar (FTL) e suas camadas posterior, média e anterior.

A ***fáscia transversal*** (***FT***) é a camada mais interna da fáscia parietal do abdome. Faz parte da fáscia endoabdominal, que envolve a cavidade abdominal e cobre a superfície profunda dos músculos transverso do abdome, QL e psoas maior. Comunica-se com a fáscia endotorácica posteriormente ao diafragma, com possibilidade de propagação do AL ao espaço paravertebral torácico e se estende também caudalmente, comunicando-se com a fáscia ilíaca sobre os músculos psoas maior e ilíaco, resultando em uma potencial propagação de AL aos ramos do plexo lombar.

Anatomia em Corte Transversal e Visualização por Ultrassonografia

Um corte transversal no nível da vértebra L3 mostra uma visualização transversal dos músculos paraespinais e dos planos fasciais em redor, juntamente com os ramos anteriores dos nervos espinais (Figura 40-3). Os nervos subcostal (T12), ílio-hipogástrico e ilioinguinal (L1) passam entre o músculo psoas maior e o músculo QL, entrando no plano do transverso do abdome. Podem ser vistos elementos do plexo lombar entre o forame intervertebral e o compartimento do músculo psoas.

Com o transdutor colocado sobre o flanco do paciente e orientado medialmente, o processo transverso da vértebra L4 aparece como estrutura hiperecoica com uma sombra acústica atrás de si. Os músculos psoas maior, QL e eretores da espinha aparecem como estruturas hipoecoicas cercadas por fáscias hiperecoicas, localizadas anterior, superficial e posteriormente ao processo transverso, respectivamente. Esse arranjo dos músculos produz um padrão sonográfico muitas vezes denominado "sinal do trevo" (Figura 40-4). Não se conseguem ver os nervos minúsculos.

Distribuição da Analgesia

Os padrões de distribuição da analgesia somática com os bloqueios do QL dependem do local da injeção, entre outros fatores. A extensão dos bloqueios sensitivos na Figura 40-5 tem apenas o propósito de orientação.

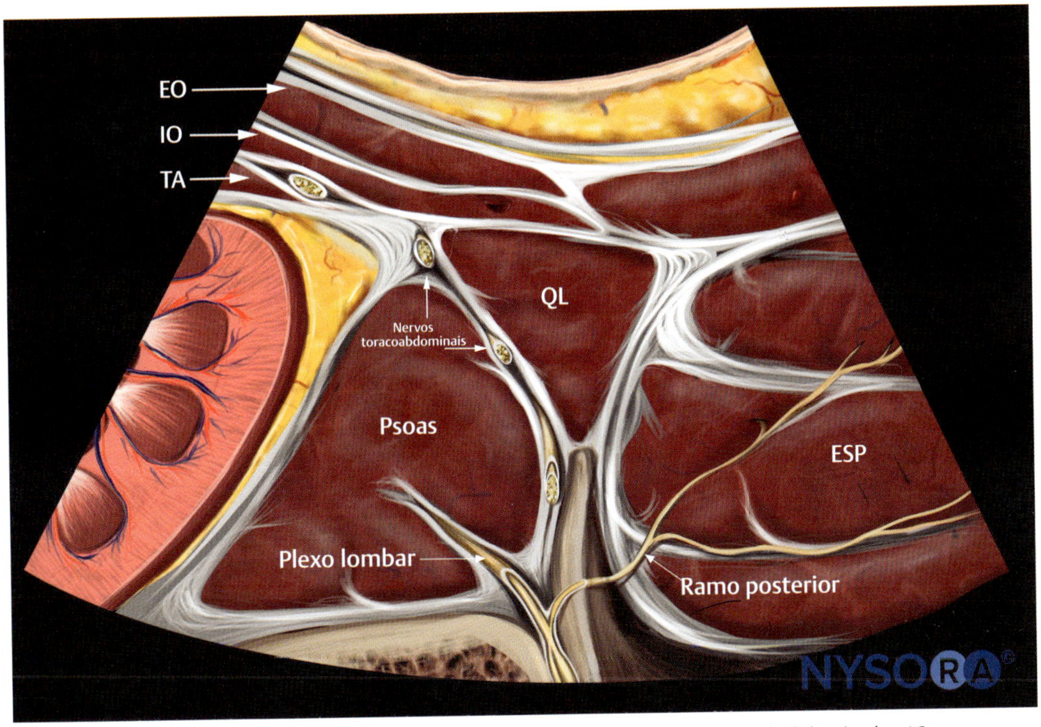

FIGURA 40-3. Anatomia de corte transversal do músculo quadrado lombar (QL) no nível da vértebra L3. EO, músculo oblíquo externo; IO, músculo oblíquo interno; TA, músculo transverso do abdome; ESP, músculos eretores da espinha.

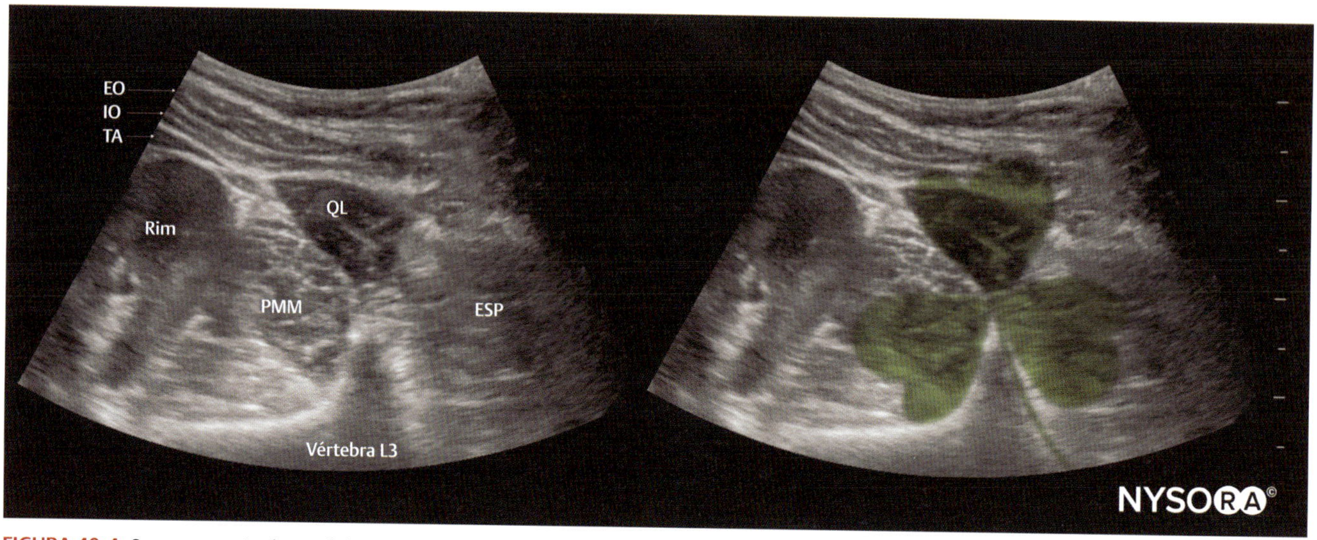

FIGURA 40-4. Sonoanatomia do sinal do trevo: psoas maior (PMM) localizado anteriormente, quadrado do lombo (QL)superficialmente, e músculos eretores da espinha (ESP) posteriormente ao processo transverso. EO, músculo oblíquo externo; IO, músculo oblíquo interno; TA, músculo transverso do abdome.

Preparação do Bloqueio

Equipamento

- Transdutor: Transdutor linear de alta frequência para QL1 e transdutor curvo com baixa frequência para QL2 e QL3
- Agulha: Agulhas calibres 22 a 25 com 80 a 100 mm

Anestésico Local

Os bloqueios do QL tipicamente exigem 15 a 30 mL de AL (0,2-0,4 mL/kg). Devem ser usadas baixas concentrações (ou seja, 0,125%-0,375%) de ALs de longa ação, como a bupivacaína, a levobupivacaína ou a ropivacaína.

Posicionamento do Paciente

Para os bloqueios do QL, pode-se usar o decúbito lateral ou a posição sentada. A posição em decúbito lateral pode permitir melhor ergonomia e imagens das estruturas relevantes na US e do neuroeixo (Figura 40-6). O decúbito dorsal é adequado apenas para bloqueios laterais do QL (QL1 e QL2), embora a visualização de estruturas do neuroeixo e paravertebrais fique comprometida. Para o QL3 POT, o paciente deve estar em posição lateral ou sentada.

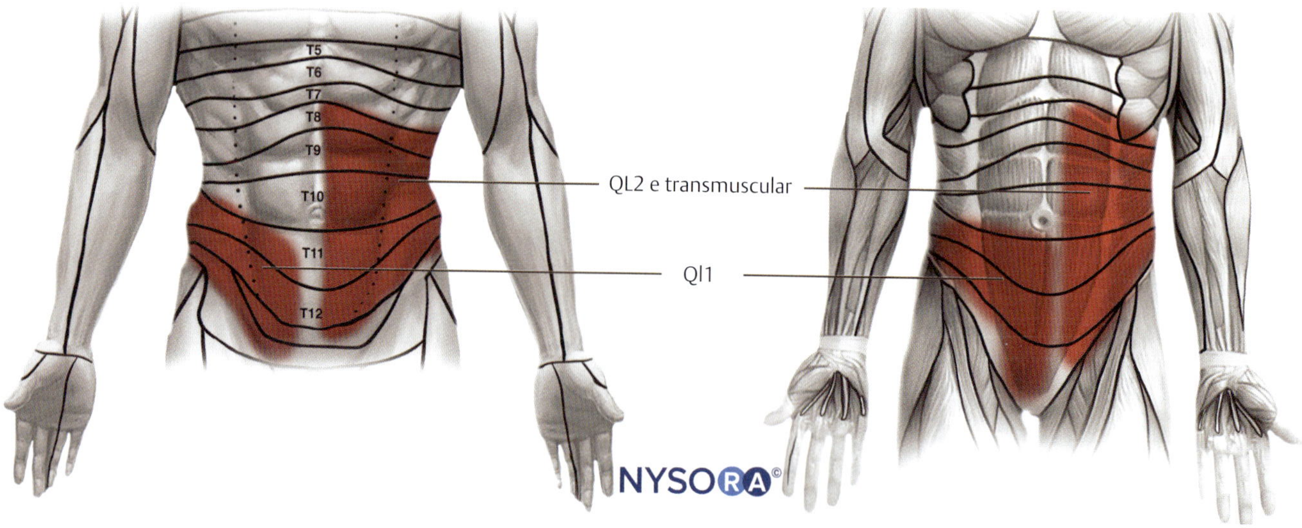

FIGURA 40-5. Distribuição sensitiva depois da realização de diferentes bloqueios do QL.

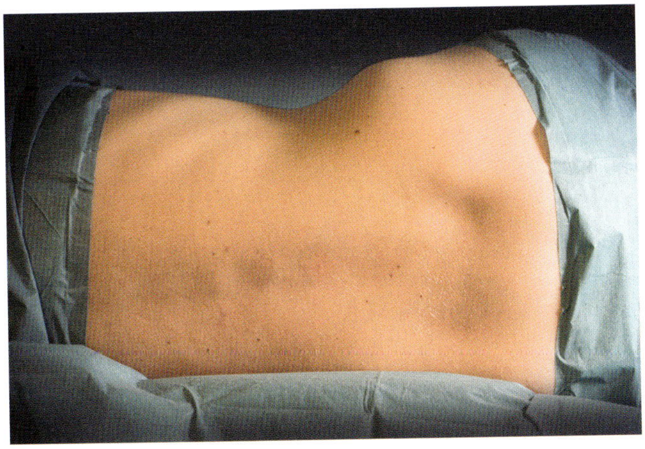

FIGURA 40-6. Posição do paciente para realização do bloqueio do QL.

TÉCNICAS

Para todas as técnicas de bloqueio do QL, os pontos de referência externos são a crista ilíaca, a margem costal e as linhas axilares posterior e média.

Bloqueio Lateral do Quadrado Lombar (QL1)

Posição Inicial da Sonda e Técnica de Varredura

Com o transdutor linear, a técnica é semelhante à do bloqueio posterior do PTA (v. Cap. 38 para bloqueios do PTA). O transdutor curvilíneo é colocado em orientação transversal na linha axilar média, entre a crista ilíaca e a margem costal. O objetivo é visualizar os músculos da parede abdominal (Figura 40-7).

O transdutor é então deslizado posteriormente até se identificar a aponeurose dos músculos transverso do abdome, oblíquo interno e o QL. O alvo está imediatamente profundo à aponeurose do PTA, mas superficial à FT na margem lateral do músculo QL. Aplicar certa pressão e inclinar o transdutor pode melhorar as imagens dos planos fasciais.

Acesso e Trajetória da Agulha

A agulha é inserida dentro do plano a partir da extremidade anterior ou posterior do transdutor até que a ponta penetre a aponeurose posterior do músculo TA, lateralmente ao músculo QL. A injeção de 1 a 2 mL de AL deve resultar em propagação visível ao longo da parte lateral do músculo QL, entre a aponeurose do TA e a fáscia transversal (Figura 40-8).

Bloqueio Posterior do Quadrado do Lombo (QL2)

Posição Inicial da Sonda e Técnica de Varredura

O transdutor é colocado em orientação transversal na linha axilar média e deslizado posteriormente (semelhantemente ao que se faz no bloqueio QL1). O objetivo é visualizar o plano fascial entre a face posterior do músculo QL e a camada média da FTL (Figura 40-7).

Acesso e Trajetória da Agulha

A agulha é inserida dentro do plano, vindo da extremidade anterior ou posterior do transdutor e indo em direção à face posterior do músculo QL e à camada média da FTL. A injeção de 1 a 2 mL de AL deve resultar no acúmulo de AL ao longo da face posterior do músculo QL, posteriormente ao TIFL (Figura 40-8).

Bloqueio Anterior ou Transmuscular do Quadrado Lombar (QL3)

Posição Inicial da Sonda e Técnica de Varredura

O transdutor é colocado em uma orientação transversal sobre o flanco do paciente, imediatamente cranial à crista ilíaca e inclinado caudalmente. O objetivo é visualizar a sombra acústica do processo transverso de L4, os músculos eretores da espinha, posteriormente, o músculo QL, lateralmente, e o músculo psoas maior, anteriormente (ou seja, sinal do trevo) (Figura 40-7).

Acesso e Trajetória da Agulha

A agulha é inserida dentro do plano e vem do lado posterior, atravessando os músculos eretores da espinha e QL até que a ponta chegue ao plano entre os músculos QL e psoas. A injeção de 1 a 2 mL de AL deve propagar-se ao longo desse plano fascial (Figura 40-9).

Distribuição do Anestésico Local

Depois da confirmação da posição correta da ponta da agulha, o bloqueio é completado com a injeção de 20 mL de AL enquanto se observa a propagação ao longo do plano fascial correspondente.

Variações do Bloqueio Anterior QL3

Têm sido descritas muitas variações do bloqueio QL3:

- O *paramediano oblíquo transversal (POT do QL)* é semelhante ao QL3, mas realizado no nível de L2.
- A *técnica do bloqueio suprailíaco anterior do QL* é realizada no nível do processo transverso de L5.

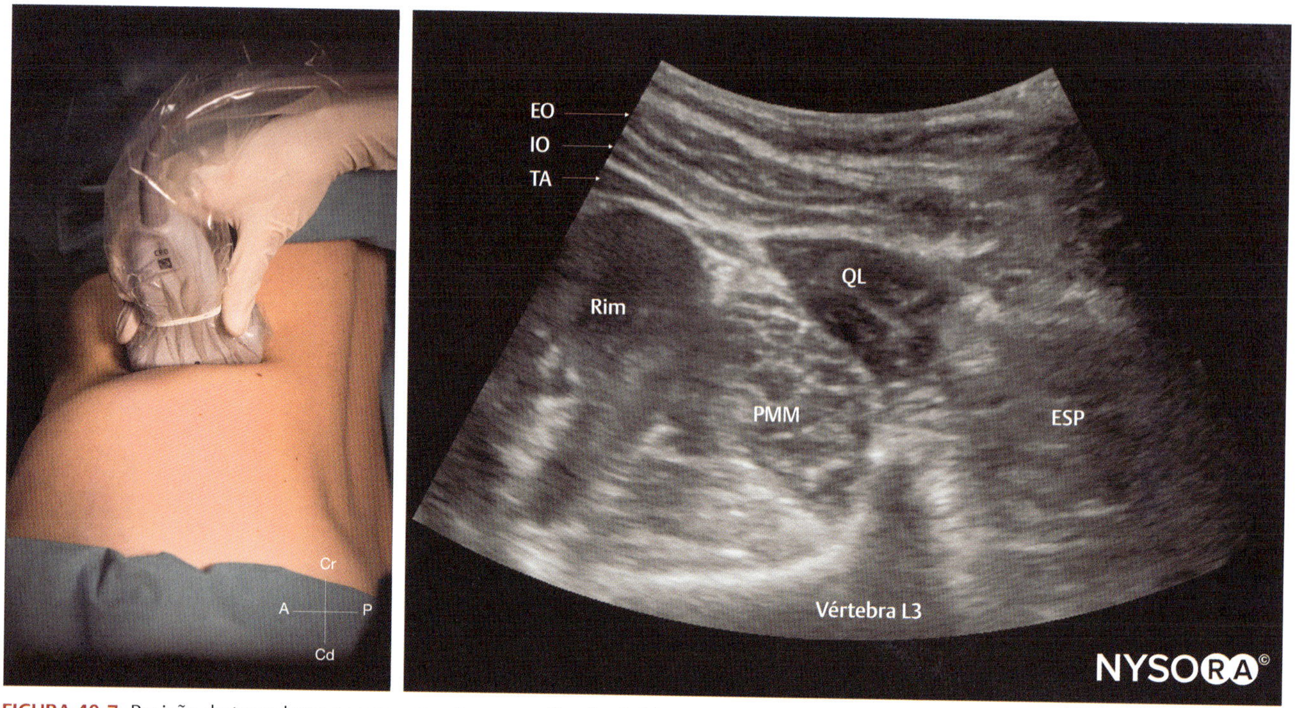

FIGURA 40-7. Posição do transdutor e sonoanatomia para realização de bloqueio QL2 ou QL3. EO, músculo oblíquo externo; IO, músculo oblíquo interno; TA, músculo transverso do abdome; QL, quadrado lombar; PMM, músculo psoas maior; ESP, músculos eretores da espinha.

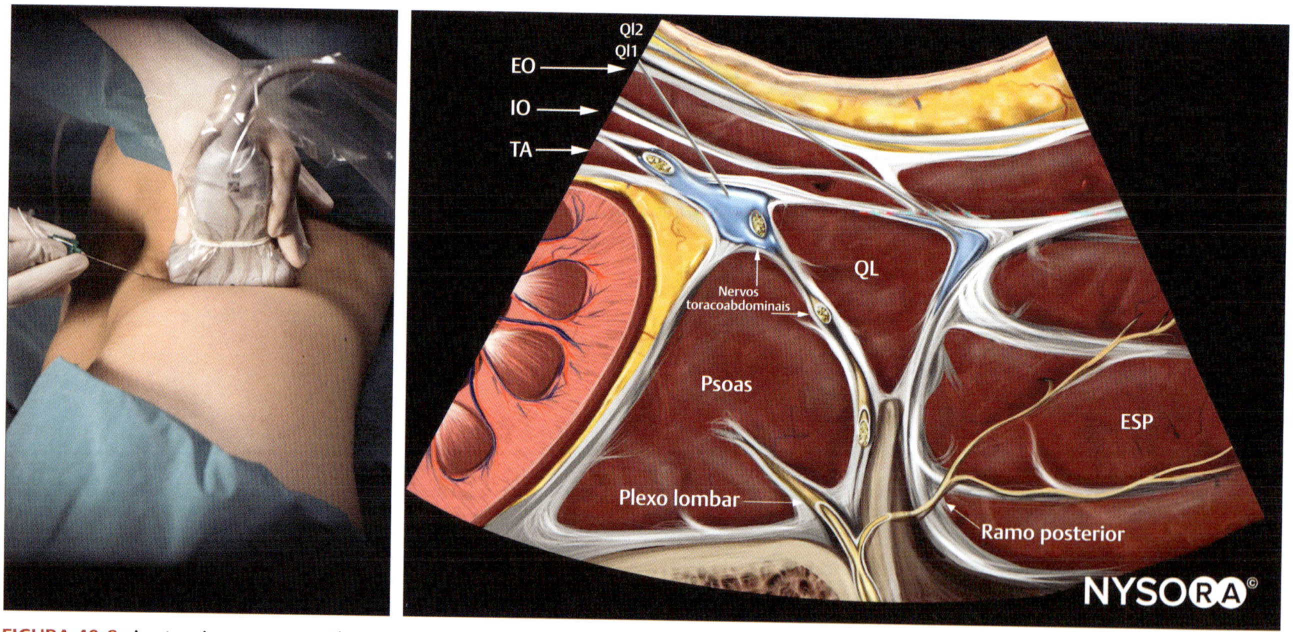

FIGURA 40-8. Anatomia reversa por ultrassonografia de um bloqueio QL1 ou QL2 com inserção da agulha dentro do plano. EO, músculo oblíquo externo; IO, músculo oblíquo interno; TA, músculo transverso do abdome; QL, quadrado lombar; ESP, músculos eretores da espinha.

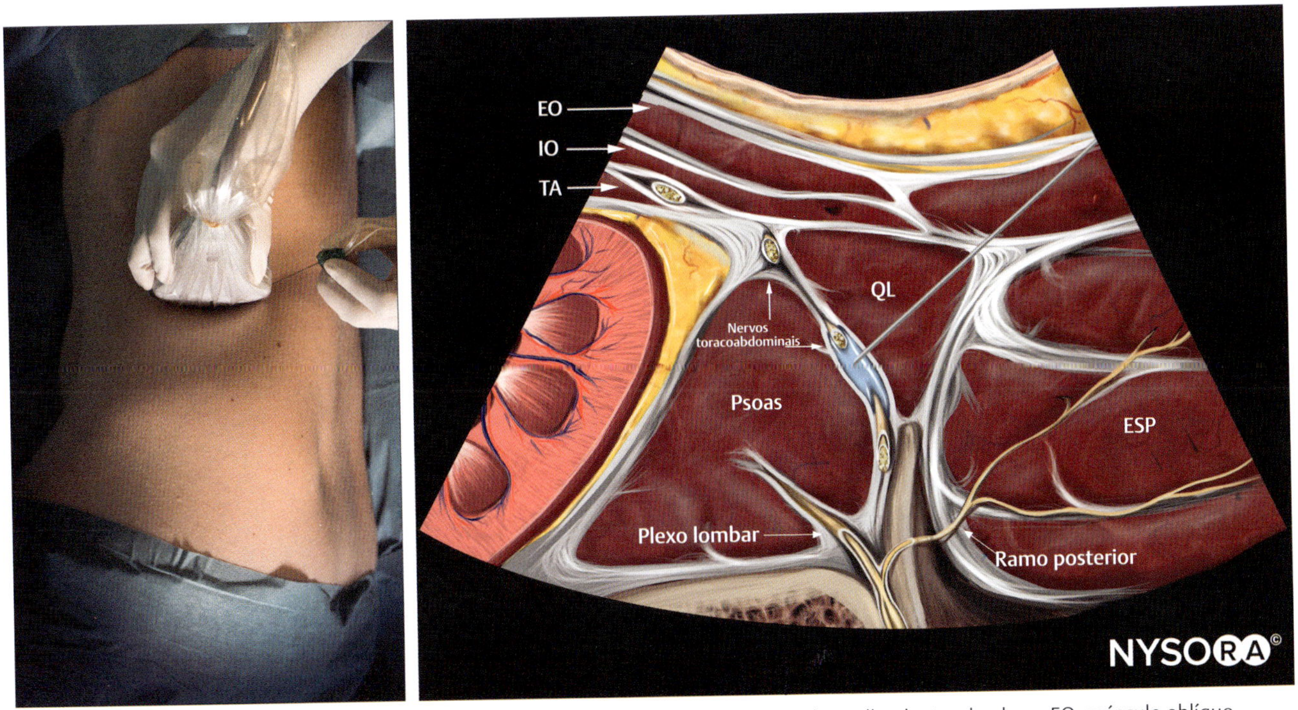

FIGURA 40-9. Anatomia reversa por ultrassonografia de um bloqueio QL3 com inserção da agulha dentro do plano. EO, músculo oblíquo externo; IO, músculo oblíquo interno; TA, músculo transverso do abdome; QL, quadrado lombar; ESP, músculos eretores da espinha.

Dicas para Resolução de Problemas

- Próximo ao processo transverso, o músculo QL é fino e as imagens são melhores a partir de uma tomada anteroposterior. Quando a imagem é feita a partir do flanco, o músculo aparece mais largo.
- Recomendam-se imagens em Doppler colorido antes da inserção da agulha para descartar artérias lombares na face posterior do músculo QL.
- O músculo QL, em geral, é hipoecoico e posterior ao músculo transverso do abdome. Os músculos latíssimo do dorso e eretores da espinha são superficiais e mais hiperecoicos.
- Se o músculo QL não for identificado facilmente, tente abduzir a flexionar lateralmente o quadril ipsilateral em direção ao mesmo lado do bloqueio para contrair o músculo QL.
- Os rins, baço e fígado estão nas vizinhanças e se expõem a lesões iatrogênicas, particularmente quando as imagens de US forem subideais. Portanto, o uso de bloqueios do QL deve englobar avaliação de risco/benefício.

Fluxograma

Algoritmo da Técnica de Bloqueio do Quadrado Lombar Guiada por Ultrassonografia

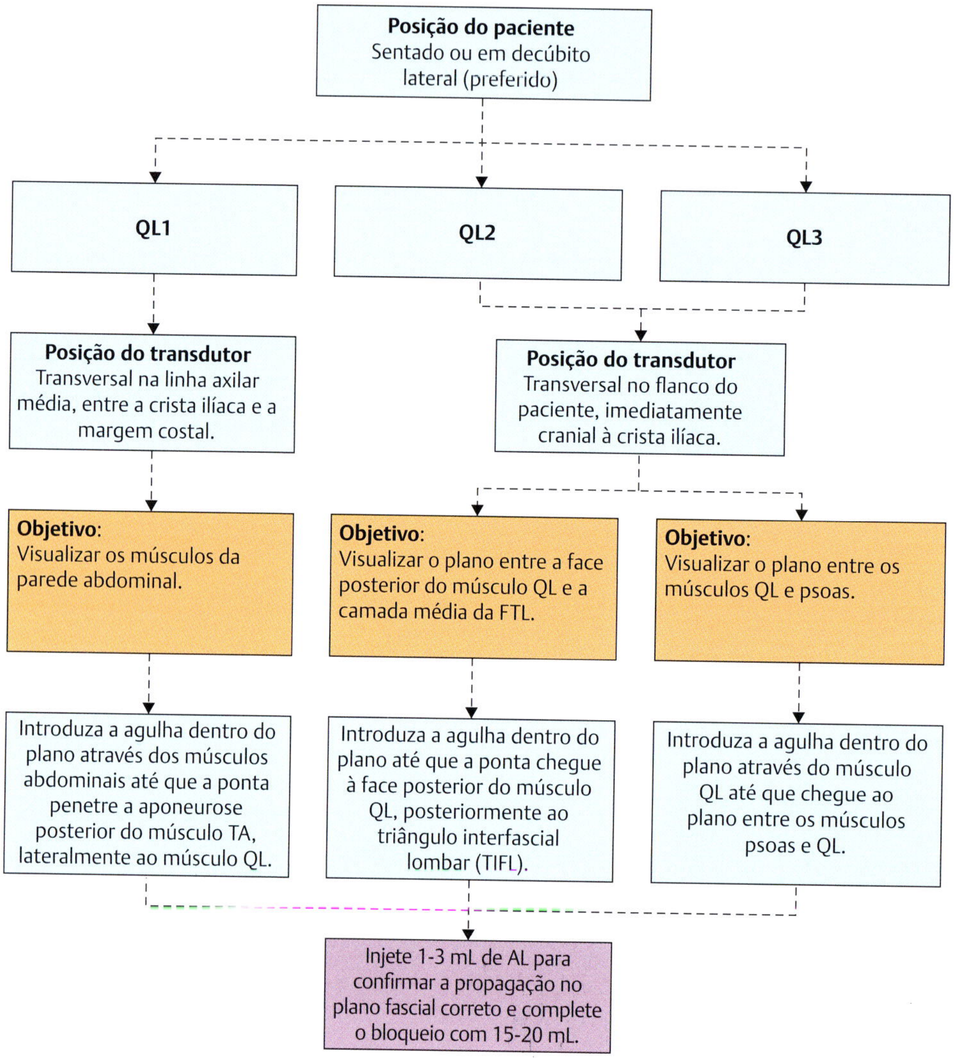

LEITURAS SUGERIDAS

Albrecht E, Chin KJ. Advances in regional anaesthesia and acute pain management: a narrative review. *Anaesthesia*. 2020;75:e101-e110.

Arrivé L, Azizi L, Lewin M, et al. MR lymphography of abdominal and retroperitoneal lymphatic vessels. *Am J Roentgenol*. 2007;189:1051-1058.

Behr AU, Chan VWS, Stecco C. Living versus cadaver fascial plane injection. *Reg Anesth Pain Med*. 2019;45:157-158.

Blanco R, Ansari T, Girgis E. Quadratus lumborum block for postoperative pain after caesarean section: A randomised controlled trial. *Eur J Anaesthesiol*. 2015;32:812-818.

Blanco R. Optimal point of injection: the quadratus lumborum type I and II blocks. *Anesthesia*. 2013;68.

Blanco R. Tap block under ultrasound guidance: the description of a "no pops" technique. *Reg Anesth Acute Pain Med*. 2007;70:2004.

Børglum J, Christensen AF, Hoegberg LCG, et al. Bilateral-dual transversus abdominis plane (BD-TAP) block or thoracic paravertebral block (TPVB)? Distribution patterns, dermatomal anaesthesia and LA pharmacokinetics. *Reg Anesth Pain Med*. 2012;37:E1-311.

Børglum J, Moriggl B, Jensen K, et al. Ultrasound-guided transmuscular quadratus lumborum blockade. *BJA Br J Anaesth*. 2013;111.

Carney J, Finnerty O, Rauf J, et al. Studies on the spread of local anaesthetic solution in transversus abdominis plane blocks. *Anaesthesia*. 2011;66:1023-1030.

Dam M, Hansen CK, Børglum J, et al. A transverse oblique approach to the transmuscular Quadratus Lumborum block. *Anaesthesia*. 2016;71:603-604.

Dam M, Moriggl B, Hansen CK, et al. The pathway of injectate spread with the transmuscular quadratus lumborum block: A cadaver study. *Anesth Analg*. 2017;125:303-312.

Elsharkawy H, Bajracharya GR, El-Boghdadly K, et al. Comparing two posterior quadratus lumborum block approaches with low thoracic erector spinae plane block: An anatomic study. *Reg Anesth Pain Med*. 2019;44:549-555.

Elsharkawy H, El-Boghdadly K, Barrington M: Quadratus lumborum block: Anatomical concepts, mechanisms, and techniques. *Anesthesiology*. 2019;130:322-335.
Elsharkawy H, Pawa A, Hons M, et al. Interfascial plane blocks: Back to basics. *Reg Anesth Acute Pain Med*. 2018;43:341-346.
Elsharkawy H. Quadratus lumborum block with paramedian sagittal oblique (subcostal) approach. *Anaesthesia*. 2016;71:240-241.
Hansen CK, Dam M, Steingrimsdottir GE, et al. Ultrasound-guided transmuscular quadratus lumborum block for elective cesarean section significantly reduces postoperative opioid consumption and prolongs time to first opioid request: a double-blind randomized trial. *Reg Anesth Pain Med*. 2019;44:896-900.
Hebbard PD. Transversalis fascia plane block, a novel ultrasound-guided abdominal wall nerve block. *Can J Anesth*. 2009;56: 618-620.
Kumar A, Sadeghi N, Wahal C, et al. Quadratus lumborum spares paravertebral space in fresh cadaver injection. *Anesth Analg*. 2017;125:708-709.
Ökmen K, MetinÖ kmen B, Topal S. Ultrasound-guided posterior quadratus lumborum block for postoperative pain after laparoscopic cholecystectomy: a randomized controlled double blind study. *J Clin Anesth*. 2018;49:112-117.
Schuenke MD, Vleeming A, Hoof T Van, Willard FH. A description of the lumbar interfascial triangle and its relation with the lateral raphe: Anatomical constituents of load transfer through the lateral margin of the thoracolumbar fascia. *J Anat*. 2012;221:568-576.
Ueshima H, Hiroshi O. Incidence of lower-extremity muscle weakness after quadratus lumborum block. *J Clin Anesth*. 2018;44:104.
Wikner M. Unexpected motor weakness following quadratus lumborum block for gynaecological laparoscopy. *Anaesthesia*. 2017;72:230-232.
Willard FH, Vleeming A, Schuenke MD, Danneels L, Schleip R. The thoracolumbar fascia: Anatomy, function and clinical considerations. *J Anat*. 2012;221:507-536.

ÍNDICE REMISSIVO

Atenção! Os números seguidos das letras *f* ou *t* referem-se a figuras e tabelas, respectivamente.

A

Abdução, 23*t*
Acesso
  anterior na fossa supraclavicular, 189
  distal, 275
  posterior na fossa supraespinal, 189
  proximal, 275
Aditivos para anestésicos locais, 41
Adrenalina como monitor da injeção intravascular, 75
Adução, 23*t*
Agulha(s)
  de bloqueio dos nervos, 48
  de estimulação, 60
  "ecogênicas", 50
  isoladas, 60
  não isoladas, 60
Alergia a anestésicos locais, 107, 112
  manejo, 113
  manifestação clínica de, 113*t*
  mecanismos, 112
  sintomas e diagnóstico, 112
Amidas, 37
Anestesia regional, 3
Anestésicos locais, 33
  ligados à amida, 40
  ligados ao éster, 39
  mecanismo de ação de, 34, 36*f*
  mistura de, 43
  propriedades
    clínicas relacionadas com a estrutura de, 34
    farmacológicas de, 37
  tipos de, 39
Anisotropia, 70
Artefatos da ultrassonografia, 70
Articulação(ões)
  acetabulofemoral, 24*t*, 25*t*
  carpometacarpais, 24*t*
  do cotovelo, 23*t*, 26*t*, 26*f*
  do joelho, 25*t*, 27, 28*f*
  do ombro, 23*t*, 26*t*, 26*f*
  do punho, 23*t*
  do quadril, 24*t*, 25*t*, 27, 27*f*
  do tornozelo, 25*t*
  glenoumeral, 23*t*
  interfalângicas, 24*t*
  metacarpofalângicas, 24*t*
  radiocarpal, 23*t*
  talocrural, 25*t*
  tibiofemoral, 25*t*
  ulnocarpal, 23*t*
  umerorradial, 23*t*
  umeroulnar, 23*t*
Avaliação e informação pré-anestésica, 123
Axonotmese, 117

B

Bandejas de bloqueio do nervo periférico, 48
Bloqueio(s)
  axilar do plexo braquial, 90*t*, 177
    acesso e trajetória da agulha, 179
    anatomia, 177, 177*f*, 178*f*
      em corte transversal e visualização por ultrassonografia, 178
    anestésico local, 178
    considerações gerais, 177
    dicas para resolução de problemas, 182
    distribuição da anestesia e da analgesia, 178, 178*f*
    fluxograma, 183
    posicionamento do paciente, 178, 178*f*
    preparação do bloqueio, 178
    técnica
      de varredura, 179
      pontos de referência e posição inicial do transdutor, 178*f*, 179
  comuns das extremidades superiores, 90 *t*
  contínuos de nervos periféricos, 101, 102
    benefícios, 103
    contraindicações, 102
    história e contexto dos, 101
    indicações, 102
    inserção e manejo de cateteres, 102
    riscos, 103
    seleção de pacientes para, 102
  costoclavicular do plexo braquial, 90*t*, 169
    acesso e trajetória da agulha, 171
    anatomia, 169, 170*f*
      em corte transversal e visualização por ultrassonografia, 169, 172*f*
    considerações gerais, 169
    dicas para resolução de problemas, 173
    distribuição da anestesia e da analgesia, 170, 171*f*
    fluxograma, 174
    limitações e riscos específicos, 169
    posicionamento do paciente, 171, 171*f*
    preparação do bloqueio, 171
    técnica de varredura, 171
  da bainha do músculo reto, 95*t*, 379
    anatomia, 379, 380*f*
      em corte transversal e visualização por ultrassonografia, 379, 380*f*
    anestésico local, 381
    considerações gerais, 379
    dicas para resolução de problemas, 382
    distribuição da analgesia, 380, 381*f*
    fluxograma, 383
    limitações, 379
    posicionamento do paciente, 381
    preparação do bloqueio, 381
    técnica, 381
  da extremidade superior, 141
  da fáscia ilíaca, 92*t*, 229
    anatomia, 229, 230*f*
      em corte transversal e visualização por ultrassonografia, 230, 231*f*
    anestésico local, 231
    considerações gerais, 229
    dicas para resolução de problemas, 233
    distribuição da anestesia e da analgesia, 230, 232*f*
    fluxograma, 236
    limitações, 229
    posicionamento do paciente, 231, 233*f*
    preparação do bloqueio, 231
    riscos específicos, 229
    técnicas, 231
  da parede torácica e abdominal, 9*t*
  das extremidades
    inferiores, 89, 215
    superiores, 89
  de nervos intercostais, 325
    acesso e trajetória da agulha, 328
    anatomia, 325, 326*f*, 327*f*
      em corte transversal e visualização por ultrassonografia, 326, 328*f*
    anestésico local, 326
    considerações gerais, 325
    dicas para resolução de problemas, 330
    distribuição da anestesia e da analgesia, 326
    fluxograma, 330
    limitações e riscos específicos, 325
    posicionamento do paciente, 327, 328*f*
    preparação do bloqueio, 326
    técnica, 327
  de nervos peitorais, 333
    anatomia, 333, 334*f*, 335*f*, 336*f*
      em corte transversal e visualização por ultrassonografia, 334
    anestésico local, 334
    considerações gerais, 333
    dicas para resolução de problemas, 338
    distribuição da analgesia, 334
    fluxograma, 338

limitações, 333
posição do paciente, 335, 336*f*
técnica(s)
acesso e trajetória da agulha, 335
de varredura, 335
distribuição do anestésico local, 335
pontos de referência e posição inicial do transdutor, 335, 336*f*
de nervos periféricos
complicações neurológicas dos, 117
indicações dos, 89
seleção de anestésicos locais para os, 43
de punho, 91*t*
do canal adutor, 255
do eretor da espinha, 94*t*
do nervo axilar, 191
do nervo cutâneo femoral lateral, 265
anatomia, 265, 266*f*
em corte transversal e visualização por ultrassonografia, 265, 268*f*
anestésico local, 265
considerações gerais, 265
distribuição da anestesia e da analgesia, 265, 267*f*
fluxograma, 268
posicionamento do paciente, 265, 267*f*
preparação do bloqueio, 265
técnica
acesso e trajetória da agulha, 267
de varredura, 267
distribuição do anestésico local, 268
pontos de referência e posição inicial do transdutor, 267
do nervo femoral, 92*t*, 247
acesso e trajetória da agulha, 250
anatomia, 247, 248*f*
em corte transversal e visualização por ultrassonografia, 247, 249*f*, 251*f*, 252*f*
anestésico local, 248
considerações gerais, 247
dicas para resolução de problemas, 252
distribuição da anestesia e da analgesia, 248, 249*f*
fluxograma, 253
limitações, 247
pontos de referência, 248
posição do transdutor, 248
posicionamento do paciente, 248, 250*f*
preparação do bloqueio, 248
técnica de varredura, 248
do nervo intercostal, 94*t*
do nervo isquiático poplíteo, 93*t*
do nervo obturatório, 271
anatomia, 271, 272*f*
em corte transversal e visualização por ultrassonografia, 272, 273*f*
considerações gerais, 271
dicas para resolução de problemas, 275
distribuição da anestesia e da analgesia, 272, 274*f*
escolha do anestésico local, 272
fluxograma, 278
limitações e riscos específicos, 271
posicionamento do paciente, 274, 275*f*
preparação do bloqueio, 272
técnica
acesso e trajetória da agulha, 275, 276*f*, 277*f*
de varredura, 274
pontos de referência e posição inicial do transdutor, 274
do nervo supraescapular, 185, 189
do ombro, 90*t*
do plano do serrátil, 94*t*, 341
acesso e trajetória da agulha, 344
anatomia, 341, 342*f*
em corte transversal e visualização por ultrassonografia, 343
anestésico local, 343
considerações gerais, 341
dicas para resolução de problemas, 344
distribuição da analgesia, 343, 343*f*
fluxograma, 346
limitações, 341
posicionamento do paciente, 343, 343*f*
preparação do bloqueio, 343
técnica, 344
posição do transdutor, 344, 345*f*
do plano do transverso do abdome, 367
anatomia, 367, 368*f*
em corte transversal e visualização por ultrassonografia, 367, 369*f*
anestésico local, 368
considerações gerais, 367
dicas para resolução de problemas, 374
distribuição da analgesia, 368, 370*f*
fluxograma, 376
preparação do bloqueio, 368
técnicas, 370, 371*f*, 372*f*, 373*f*, 374, 375*f*
do plano dos eretores da espinha, 359
anatomia, 359, 360*f*
em corte transversal e visualização por ultrassonografia, 359, 361*f*
anestésico local, 362
considerações gerais, 359
dicas para resolução de problemas, 363
distribuição da anestesia, 361, 361*f*
fluxograma, 365
pontos de referência e posição do paciente, 362, 362*f*
preparação do bloqueio, 362
riscos específicos e limitações, 359
técnica, 362, 363*f*, 364*f*
do plano peitoral, 94*t*
do plano transverso do abdome (TAP), 94*t*
do plexo cervical, 131
anatomia, 131*f*, 132, 132*f*, 133*f*
em corte transversal e visualização por ultrassonografia, 134
anestésico local, 135
considerações gerais, 131
dicas para resolução de problemas, 136
distribuição da anestesia e da analgesia, 135, 135*f*
fluxograma, 138
introdução da agulha, 136
posição inicial do transdutor, 134*f*, 135, 137*f*
posicionamento do paciente, 135, 135*f*
preparação do bloqueio, 135
riscos específicos, 132
técnica, 135, 136*f*, 137*f*
de varredura, 135
do plexo lombar, 92*t*, 217
anatomia, 217, 218*f*, 219*f*
em corte transversal e visualização por ultrassonografia, 218
anestésico local, 219
considerações gerais, 217
dicas para resolução de problemas, 225
distribuição da anestesia e analgesia, 219, 221*f*
fluxograma, 226
limitações e complicações, 217
posicionamento do paciente, 222, 222*f*
preparação do bloqueio, 219
técnica, 220*f*, 221*f*, 222, 224*f*, 225*f*
acesso e trajetória da agulha, 222, 224*f*
distribuição do anestésico local, 223
do punho, 205
anatomia, 205, 206*f*, 207*f*
em corte transversal e visualização por ultrassonografia, 206, 209*f*
anestésico local, 208
considerações gerais, 205
dicas para resolução de problemas, 212
distribuição da anestesia e da analgesia, 206, 207*f*
fluxograma, 213
limitações, 205
posicionamento do paciente, 208, 208*f*
preparação do bloqueio, 208
riscos específicos, 205
técnica, 209*f*, 210*f*, 211*f*, 212*f*
distribuição do anestésico local, 212, 212*f*
nervo mediano, 208
nervo ulnar, 208
ramo superficial do nervo radial, 208
do quadrado lombar, 95*t*, 385
anatomia, 385, 386*f*
em corte transversal e visualização por ultrassonografia, 387, 387*f*, 388*f*
anestésico local, 388
considerações gerais, 385
dicas para resolução de problemas, 391
distribuição da analgesia, 387, 388*f*
limitações, 385
posicionamento do paciente, 388, 389*f*
preparação do bloqueio, 388
técnicas, 389, 390*f*, 391*f*
do tornozelo, 93*t*, 313
anatomia, 313, 313*f*
em corte transversal, 313
anestésico local, 315

considerações gerais, 313
dicas para resolução dos problemas, 320
distribuição da anestesia e da analgesia, 315, 315*f*
fluxograma, 320
limitações e riscos específicos, 313
posicionamento do paciente, 315, 315*f*
preparação do bloqueio, 315
técnica, 315, 316*f*, 317, 317*f*, 318, 318*f*, 319, 319*f*
do triângulo femoral/canal adutor, 92*t*, 255
dos nervos geniculados, 90*t*, 299
acesso e trajetória da agulha, 302
anatomia, 299, 300*f*, 302*f*
anestésico local, 300
considerações gerais, 299
distribuição da analgesia, 300
fluxograma, 303
limitações, 299
posicionamento do paciente, 301, 301*f*
preparação do bloqueio, 300
riscos específicos, 299
técnica, 301, 301*f*
visualização por ultrassonografia, 300, 301*f*
dos nervos
mediano, ulnar e radial, 91*t*
periféricos contraindicações de, 89*t*
em cabeça e pescoço, 129
ílio-hipogástrico, 368
ilioinguinal, 368
infraclavicular do plexo braquial, 90*t*, 161
acesso
e trajetória da agulha, 164
retroclavicular, 166
anatomia, 161, 162*f*
em corte transversal e visualização por ultrassonografia, 162, 163*f*
anestésico local, 163
considerações gerais, 161
dicas para resolução de problemas, 166
distribuição da anestesia e da analgesia, 162, 164*f*
fluxograma, 167
limitações, 161
posicionamento do paciente, 163, 164*f*
preparação do bloqueio, 163
riscos específicos, 161
técnica(s), 165*f*, 166*f*
alternativas, 166
de varredura, 164
pontos de referência e posição inicial do transdutor, 164
interescalênico do plexo braquial, 90*t*, 143
anatomia, 143*f*, 144, 144*f*, 145*f*
em corte transversal e visualização por ultrassonografia, 145, 145*f*
anestésico local, 146
considerações gerais, 143
dicas para resolução de problemas, 149
distribuição da anestesia e da analgesia, 145, 146*f*
fluxograma, 150
introdução da agulha, 147
posicionamento do paciente, 146, 146*f*
preparação do bloqueio, 146
riscos específicos, 144
técnica, 147*f*
de varredura, 147
posição inicial da sonda, 147, 147*f*, 148*f*
iPACK, 305
abordagem alternativa, 309
acesso e trajetória da agulha, 307
anatomia, 305, 306*f*
em corte transversal e visualização por ultrassonografia, 306, 306*f*
anestésicos locais, 307
considerações gerais, 305
dicas para resolução de problemas, 309
distribuição da analgesia, 306
fluxograma, 310
limitações e riscos específicos, 305
posicionamento do paciente, 307, 307*f*
preparação do bloqueio, 306
técnica, 308*f*, 309*f*
de varredura, 307
pontos de referência e posição inicial do transdutor, 307, 308*f*
isquiático anterior, 93*t*
isquiático poplíteo, 291
anatomia, 291, 292*f*
em corte transversal e visualização por ultrassonografia, 291, 293*f*
anestésico local, 292
contínuo guiado por ultrassonografia, 294
considerações gerais, 291
dicas para resolução de problemas, 297
distribuição da anestesia e da analgesia, 292, 294*f*
fluxograma, 297
limitações, 291
posicionamento do paciente, 292, 294*f*
preparação do bloqueio, 292
técnica, 292, 293, 295*f*, 296*f*
na área do cotovelo, 195
anatomia, 195, 196*f*, 197*f*
anatomia em corte transversal e visualização por ultrassonografia, 196*f*, 197
anestésico local, 198
considerações gerais, 195
dicas para resolução de problemas, 202
distribuição da anestesia e da analgesia, 197
fluxograma, 202
limitações, 195
posição do paciente, 198, 198*f*
preparação do bloqueio, 197
riscos específicos, 195
técnica
nervo mediano, 200, 200*f*
nervo radial, 199, 199*f*
nervo ulnar, 201, 201*f*
no tronco e na parede abdominal, 323
para analgesia do ombro, 185
acesso
anterior na fossa supraclavicular, 189
posterior na fossa supraespinal, 189
anatomia, 185, 186*f*, 187*f*, 188*f*
em corte transversal e visualização por ultrassonografia, 186*f*, 187, 187*f*
anestésico local, 189
bloqueio do nervo
axilar, 191
supraescapular, 189
considerações gerais, 185
dicas para resolução de problemas, 192
distribuição da anestesia e da analgesia, 188
fluxograma, 193
posicionamento do paciente, 189, 189*f*
preparação do bloqueio, 189
riscos e limitações específicos, 185
técnicas, 189, 190*f*, 191*f*, 192*f*
para analgesia do quadril, 239
anatomia, 239, 240*f*
em corte transversal e visualização por ultrassonografia, 240
anestésico local, 242
considerações gerais, 239
dicas para resolução de problemas, 244
distribuição da analgesia, 241
limitações, 239
oblíqua
transversal, 242
sagital, 243
posicionamento do paciente, 242, 242*f*
preparação do bloqueio, 241
riscos específicos, 239
sagital, 243
paravertebral, 94*t*, 349
anatomia, 349, 350*f*
em corte transversal e visualização por ultrassonografia, 349, 350*f*
anestésico local, 351
considerações gerais, 349
dicas para resolução de problemas, 355
distribuição da anestesia e da analgesia, 351, 351*f*
fluxograma, 356
posicionamento do paciente, 352, 352*f*
preparação do bloqueio, 351
riscos específicos e limitações, 349
técnicas, 352*f*
oblíqua transversal, 352, 353*f*
sagital, 353, 354*f*
pericapsular do quadril, 9*t*
posterior, 93*t*
poupando o nervo frênico, 185
proximal do nervo isquiático, 281
anatomia, 281, 282*f*
em corte transversal e anatomia por ultrassonografia, 281, 283*f*
anestésico local, 284

considerações gerais, 281
dicas para resolução de problemas, 285
distribuição da anestesia e da analgesia, 282, 284*f*
fluxograma, 288
limitações, 281
posicionamento do paciente, 284, 285*f*
preparação do bloqueio, 284
técnicas, 286*f*, 287*f*
acesso anterior, 285
acesso glúteo, 285
acesso subglúteo, 285
distribuição do anestésico local, 285
subsartoriais, 255
anatomia, 256, 256*f*, 257*f*
em corte transversal e visualização por ultrassonografia, 256, 257*f*
anestésico local, 256
considerações gerais, 255
dicas para resolução de problemas, 262
distribuição da anestesia e da analgesia, 256, 258*f*
do nervo safeno, 255
fluxograma, 263
limitações, 255
posicionamento do paciente, 258, 259*f*
preparação do bloqueio, 256
técnica
acesso e trajetória da agulha, 259
de varredura, 259
distribuição do anestésico local, 259, 262*f*
pontos de referência e posição do transdutor, 258, 260*f*, 261*f*
supraclavicular do plexo braquial, 90*t*, 153
anatomia, 153, 154*f*
em corte transversal e visualização por ultrassonografia, 154, 154*f*
anestésico local, 155
considerações gerais, 153
dicas para resolução de problemas, 156
distribuição da anestesia e analgesia, 155, 155*f*
fluxograma, 158
introdução da agulha, 156
limitações, 153
posicionamento do paciente, 155, 155*f*
preparação do bloqueio, 155
riscos específicos, 153
técnica de varredura, 156, 157*f*
Bombas de infusão, 53
Bupivacaína, 41

C

2-cloroprocaína, 39
Calibre da agulha, 50
Campo elétrico, 57
Capa protetora, 51
Características anatômicas das fibras nervosas, 37
Carga, 58
Carrinho de armazenamento do equipamento de anestesia regional, 48
Cateteres contínuos dos nervos, 52
Clonidina, 42
Cocaína, 39
Componente autônomo dos nervos espinhais, 29
Comunicação entre o sistema nervoso central e os sistemas nervosos periféricos, 6
Condução nervosa, 33
Configurações do equipamento de ultrassonografia, 67
Consentimento informado, 85
Corrente, 57
Cronaxia, 58, 59

D

Densidade de corrente, 57
Dermátomos, 8, 9*f*
Dexametasona, 42
Dexmedetomidina, 42
Distância entre agulha-nervo, 60
Distribuição
do anestésico local, 136
dos dermátomos, miótomos e osteótomos, 9*f*
Doses máximas do anestésico local, 43*t*
Duração do pulso, 58, 62

E

Eletromiografia, 118
Endoneuro, 4
Epineuro, 4
interfascicular, 4
Equipamentos
de ultrassonografia, 51
e pessoal, 123
para bloqueios de nervos periféricos, 47
Erro de velocidade de propagação, 72
Ésteres, 37
Esterilidade, 51
Estimulação
elétrica do nervo periférico, 57, 62
limitações da, 60
uso clínico da, 61
elétrica nervosa, 57
nervosa, 77
e interferência nos marca-passos e desfibriladores, 60
em conjunto com bloqueios dos nervos guiados pela ultrassonografia, 60
funcionamento, 58
Estimuladores nervosos, 54
Extensão, 23*t*

F

Fáscia
toracolombar, 385
transversal, 387
Fixação de cateteres perineurais, 53
Flexão, 23*t*
Foco, 69
Fonte de corrente constante, 57
Formulações de anestésicos locais de liberação prolongada, 44
Frequência
de estímulo, 62
do transdutor, 67

G

Ganho, 69
Gel do transdutor, 51
Grupo
amino, 36
aromático, 36
de ligação, 37

I

Imagem
composta, 67
convencional, 67
Doppler, 70
espelhada, 72
harmônica do tecido, 67
Impedância, 57
Inervação das principais articulações, 20
Intensidade ou amplitude da corrente, 58, 62

L

Lei
de Coulomb, 57
de Ohm, 57, 58*f*
Lesão(ões)
do nervo periférico, 117, 118
fatores de risco, 118
manejo prático da neuropatia pós-operatória, 118
prevenção, 120
inflamatória, 118
mecânica ou traumática, 118
química, 118
vascular, 118
Levobupivacaína, 41
Lidocaína, 40
Lista de verificação (*checklists*), 85
RAPT do NYSORA, 86
Localização do eletrodo, 62

M

Manejo
intraoperatório, 124
pós-operatório, 126
Mepivacaína, 40
Miótomos, 8, 9*f*
Monitoramento
cardiovascular e respiratório, 47
da pressão
de injeção, 51, 78
da ultrassonografia, 76
das relações agulha-nervo, 75
e documentação na anestesia regional, 75

N

Nervo(s)
axilar, 186, 188
ciático, 21*f*
cutâneos do antebraço, 196
espinais, 6*f*, 7, 8*f*
femoral, 239
fibular
profundo, 313
superficial, 313
frênico, 186
ílio-hipogástrico, 8
ilioinguinal, 8
intercostais, 7*f*, 333
intercostobraquial, 334
mediano, 195, 197, 205, 206

musculocutâneo, 186
obturatório, 240
acessório, 240
peitoral
lateral, 186, 333
medial, 333
periférico, 3, 5, 5*f*, 6*f*
radial, 195, 197
safeno, 314
subcostal, 8
subescapular, 186
supraescapular, 185
sural, 314
tibial, 313
torácico longo, 334
ulnar, 196, 197, 205, 206
Neurônio, 3, 4*f*
Neuropraxia, 117
Neurotmese, 117
Nível limiar, 58
Notas do procedimento de bloqueio, 81
Nova tecnologia de rastreamento de agulhas, 74

O
Opioides, 41
Organização sugerida do carrinho de bloqueio dos nervos, 48*t*
Osteótomos, 8, 9*f*
Otimização da imagem de ultrassom, 67

P
Paraneuro, 4
Parede
abdominal anterior, 8
torácica, 8
Parte proximal da coxa, 282
Perineuro, 4
Planos e direções convencionais do corpo, 3*f*
Plexo(s) braquial(is), 13, 14*f*
C5-T1, 14*t*
cervical, 11, 11*f*, 12*t*
lombar, 17, 17*f*
L1-L4, 18*f*, 19*t*
nervosos, 10
sacral, 19, 20*f*
L4-S4, 21*t*
Pneumotórax, 153
Potencial de membrana em repouso, 34*f*
Prega glútea, 282
Preparação
do paciente, 123
para anestesia regional e manejo perioperatório, 123
Prilocaína, 41
Procaína, 40
Procedimento de bloqueio, 124
Profundidade da imagem, 68
Protocolos de manejo perioperatório, 95
Punho (carpo) e mão, 27, 28*f*

R
Rafe lateral, 386
Ramo
anterior do nervo obturatório, 271
posterior do nervo obturatório, 271
superficial(is)
do nervo radial, 205, 206
do plexo cervical, 12*f*
Realce
acústico, 71
posterior, 71
Reobase, 58, 59
Resistência elétrica, 57
Ressuscitação cardiopulmonar específica para LAST, 110
Reverberação, 72
Ropivacaína, 41
Rotação
lateral, 23*t*
medial, 23*t*

S
Sala de indução e de bloqueio, 47
Sensibilidade diferencial de fibras nervosas para os anestésicos locais, 38
Sistema(s)
de rastreamento da ponta da agulha, 50
nervoso
autônomo, 30*f*
central, 6
Sítio de injeção, 37
Sombreamento acústico, 71
Suprimento nervoso para o peritônio, 10

T
Tecido conjuntivo, 3
Técnicas de inserção de agulhas, 73
Testes de condução nervosa, 118
Tetracaína, 40
Time out, 85
Tornozelo e pé, 27, 29*f*
Toxicidade sistêmica do anestésico local (LAST), 107
doença hepática, 108
doença renal, 108
gravidez, 109
insuficiência cardíaca, 108
limitações da injeção intravascular e captação sistêmica, 109
manejo, 110
mecanismos de, 107
pacientes idosos, 108
populações especiais e o risco de, 107
prevenção, 109
recém-nascidos, 107
ressuscitação cardiopulmonar específica para, 110
sintomas e diagnóstico, 109
terapia lipídica, 112
Trajeto e distribuição de um nervo intercostal, 10*f*
Triângulo interfascial lombar, 386

V
Vasoconstritores, 41
Visualização do cateter, 73
Voltagem, 57